中药研究论文集

(2001年)

中国中医研究院中药研究所编

主　编　　蔡仲德

副主编　　吴　杰　朱惠荣

中医古籍出版社

责任编辑　刘越梅
封面设计　于天水

图书在版编目(CIP)数据

中药研究论文集 2001 年/蔡仲德主编 .—北京:中医古籍出版社,2002.9
ISBN 7-80174-093-9

Ⅰ.中… Ⅱ.蔡… Ⅲ.中药学-文集 Ⅳ.R-28-53
中国版本图书馆 CIP 数据核字(2002)第 065055 号

中药研究论文集(2001 年)
中国中医研究院中药研究所编　蔡仲德主编
中医古籍出版社出版发行(100700 北京东直门内北新仓 18 号)
全国新华书店经销
河北省廊坊市印刷厂印刷
787×1092 毫米 16 开本　37 印张　923 千字
2002 年 9 月第 1 版.2002 年 9 月第 1 次印刷
印数:0001～1000 册
ISBN 7—80174—093—9/R·093
定价:60.00 元

目　次

·本草·

·资源与植物·

·制剂·

·化学·

·药理·

·临床·

·书评·

·综述与其它·

CONTENTS OF ACADEMIC THESES OF INSTITUTE OF CHINESE MATERIA MEDICA IN 2001

Materia Medica and Medicine History

Resources and Plants

Preparation

Chemistry and Analysis Chemistry

Pharmacology

Clinical

Comments on Books

Review and Miscellaneous

关于汉简《万物》中所载药物基原的思考

谢宗万

阜阳出土汉简里有一些关于医药、物理、物性的残简约 130 余片[1]，这些汉简，原无书名，最初曾有人以《杂方》[2]名之，后来整理者根据其内容，并参用 W001 号汉简中“万物之本不可不察也”一语，定名为《万物》[1]。据报道，《万物》有可能是战国或更早的春秋时期[2]的书，它比《神农本草经》的成书年代要早得多。因为，它是收载我国药物最早的一部文献，对研究我国医药发展史和自然科学史，特别是对考证这些药物最早的文献出处提供了一个十分有力的依据。

《万物》中有关药物只有药名，有的则伴随记载其治疗的疾病，但无药物形态、生境和产地，当然，更无出土药物标本可资鉴定，如此，这对药物品种考订来说，缺乏基本赖以考证的依据，但《万物》说得好，“万物之本，不可不察也。”这个“本”字，笔者理解，就是与现代生药学中所说的“基原”内涵有十分相似之处。虽然现在考证缺乏证据，然而参考稍后传世的《神农本草经》、《名医别录》、《本草经集注》等本草文献，对其中有关同名药物的诸多记载，运用笔者的“药物品种延续论”[3]的理论，同时参考早期《说文》等文献并运用训诂学方法对古代药物名称进行释名思考，还是可以推断从而得出一些可靠或比较接近的结论的，故本文题为对“药物基原的思考”而不是说“对药物基原的考证”，主要就是这个原因。下面就分述经过缜密思考而得出的一些结论性推断。

1 茈蔘(蓡)(W002)　按古茈字，有“紫’与“柴”二音，此文之“茈”字应与“紫”字相通。而“蔘’字又与“参”字相通，故《万物》之“茈蔘”，实即本草之“紫参”。然“紫参”古今均有异物同名品存在。从吴普曰：“生河西山谷或宛句高山，圆聚生，根黄赤有文，皮黑中紫……”。苏敬《新修本草》曰：“紫参，叶似羊蹄、紫花青穗皮紫黑，肉红白，肉浅皮深，所在有之”来考虑，紫参应为蓼科植物拳参 *Polygonum bistorta* L. 的根茎。

2 石韦(W002)　《万物》载：“已痒以石韦与燕矢也”，按痒，通作“癃”，《神农本草经》主治“五癃闭不通，利小便水道”，古今药用石韦，品种一致，应为水龙骨科石韦属 *Pyrrosia* 植物，主要代表种为石韦(小石韦)*P. lingua*(Thunb.)Farw. 与庐山石韦(大石韦)*P. sheareri*(Bak.)Ching 的全草。现代石韦在医疗上用于利尿排石，与《万物》记载的“已痒”有共同之处。

3 石番(W003)　《神农本草经》有“石帆”主治石淋。陶弘景云：“石帆状如柏，水松状如松”，陈藏器曰：“石帆生海底，高尺余，根如漆色，至梢上渐软，作交罗纹”。《日华子本草》载：“石帆紫色，梗大者如筋，见风渐硬，色如漆，人以饰作珊瑚装。”说明这在古代就有识此为珊瑚类。按“石番”即“石帆”，为动物药珊瑚科动物柳珊瑚 *Gorgonia flabellum* L. 的骨骼全体。此条在汉简上与 W002 石韦相承接，在疗效上亦与石韦有关。

按本品全体呈树状，分枝颇多，常扩展而为一平面，不向四方分被，如船上之帆，石帆之名，即由此而来，其间具无数小水螅体；各水媳体有触手8，其骨骼为石灰质，黑色，质脆，高10～12 cm。本品着生于暖海的岩礁间，我国南部沿海有分布。

4 梓(W004) 《神农本草经》下品载有梓白皮与梓叶，《万物》载有梓根汁，其梓，一也，均指紫葳科植物梓 *Catalpa ovata* G. Don 而言，W076 梓荚条，即梓之果实。

5 贝母(W005) 《万物》"见贝母已寒热也"。《神农本草经》贝母主治"伤寒烦热，淋沥，邪气，疝瘕，喉痹，乳难，金疮，风痉"。二者主疗一致，均指百合科贝母属 *Fritillaria* 植物而言，同属植物甚多，很难确定是哪一种，但代表种以川贝母类型可能性较大。

6 乌喙(W006) 即毛茛科植物乌头 *Aconitum carmichaeli* Debx. 的块根。陶弘景曰："春时茎初生有脑头，如乌鸟之头，故谓之乌头。有两歧共蒂，状如牛角者，名乌喙……"。由此可知，乌喙与乌头其原植物相同，二者只是以根形为别，其实《万物》之乌喙实即今之乌头，而且乌喙较乌头之名出现为早，即乌喙为原名，乌头之名为晚出，其主根即乌喙，并非状如牛角者才叫乌喙，这是《万物》与一般本草文献不同之处。

7 石鼠矢(W007) 疑即夜明砂，为蝙蝠科动物家蝠(伏翼)*Pipistrellus abramus* Temminck 或蝙蝠 *Vespertilio superans* Thomas 的粪便。《神农本草经》蝙蝠又名天鼠、伏翼、石肝，以天鼠屎入药。《本草图经》云仙鼠"在山孔中，食诸乳石精汁，皆千岁，头上有冠，淳白，大如鸠鹊。……而并倒悬石乳中"。按蝙蝠类均形似鼠，且多生于山区和林区，或栖于古老房屋中。

8 牡疠(W008) 即牡蛎，为牡蛎科动物长牡蛎 *Ostrea gigas* Thunb. 或其同属动物的贝壳。

9 截(W009) 《说文》截，酢浆也，按此即为酢浆草科植物酢浆草 *Oxalis corniculata* L. 的全草。

10 腹槕(W011) 疑即《神农本草经》之蓬蘽，为蔷薇科植物灰白毛莓(葵叶莓)*Rubus tephrodes* Hance 或插田泡 *R. coreanus* Miq. 的果实，后者为古代覆盆子品种之一。李时珍谓，蓬蘽与覆盆同类，故《本经》谓一名覆盆。因此《万物》之腹槕，可能包括此2种在内或为其中之一。

11 商坴(W011) 即商陆科植物商陆 *Phytolacca acinosa* Roxb. 的根。商陆，《神农本草经》主水胀，与《万物》已臌胀"之意甚合。从文字学上来分析，古之商坴即今之商陆，有充分的理由。

12 蚕卵(W012) 由饲养蚕蛾科家蚕 *Bombyx mori* L. 所化蚕蛾所产之卵而得。

13 貆膏(W013) 貆为豪猪科动物豪猪 *Hystrix hodgsoni* Gray。说文："豕属也"。《本草纲目》之豪猪，释名貆豬貆猪、鸾猪，李时珍引苏颂曰："豪猪处处深山中有之，髦间有豪如箭，能射人"。

14 艾叶(W015) 艾为菊科植物艾 *Artemisia argyl* Levi. et Vant. 的叶。

15 半夏(W016) 为天南星科植物半夏 *Pinellia ternata*(Thunb.)Breit. 的块茎。本品在《神农本草经》中列为下品。《礼记·月令》"五月半夏生，盖当夏之半也，故名"。从古至今，半夏品种未变。《万物》之半夏，必为本品无疑。

16 细辛(W016) 为马兜铃科植物华细辛 *Asarum siboldii* Miq. 的根部，因本品为药用细辛最早使用的品种，这一点完全可以认定。

17 兰宾(实)(W017) 即古本草中之兰草，为菊科佩兰属植物佩兰 *Eupatorium fortunei* Turcz. 或单叶佩兰 *E. japonicum* Thunb. 的果实。

18 黄土(W018) 即伏龙肝。《五十二病方》有灶黄土，实即《名医别录》之伏龙肝。

19 蜱蛸(W018) 即桑螵蛸,主要为螳螂科昆虫大刀螂 *Tenodera sinensis* Saussure,巨斧螳螂 *Hierodula patellifera* Serville 或南方刀螂 *Tenodera aridifolia* Stoll 的干燥卵鞘,药材名依次为团螵蛸、黑螵蛸或长螵蛸。因《说文》释蜱蛸为堂(螳)蜋子。段注曰:《月令》注云:"螳蜋,螵蛸母也。故蜱蛸即今桑螵蛸"。

20 貙(貆)膏(WO19) "貙"乃"貆"之讹,亦作貆,即豪猪,参见本文 13 貒膏(W013);另说是貉子,见《尔雅·释兽》。

21 杏覈(核) 杏核,为蔷该科植物杏 *Prunus armeniacus* L.的果核。

22 叔(菽)(W024) 即大豆,为豆科植物大豆 *Glycine max*(L.)Merr.的种子。

23 蜘蛛(W030) 为圆蛛科动物大腹圆珠 *Aranea venticosa* (L.Koch),《名医别录》载入下品。按王安石字说云:"设一面之网,物触而诛之",知呼诛义者,故曰蜘蛛"。

24 彘膏(W030) 即猪膏,为猪科动物猪 *Sus scrofa domestica* Brison 的脂膏。

25 昌(菖)蒲(W031) 为天南星科植物菖蒲 *Acorns calamus* L.,又名昌阳和白昌,即今之水菖蒲(泥菖蒲)。此为本属植物中使用最早的品种,避邪与药物均用之,且分布最广,生池泽,习见而易得。其同属植物石菖蒲 *A. tatarinowii Schott*,主供药用。前者根茎粗大,后者较细而节密,亦有称之为菖蒲者。《万物》之菖蒲,以前者水菖蒲(泥菖蒲)可能性较大。

26 姜叶(W031) 为姜科植物姜 *Zingiber officinale* Rosc.的叶。其块茎,自古食用至今,多有栽培,品种长期延续,古今一致。

27 兔丝(W033) 即旋花科植物兔丝子 *Cuscuta chinensis Lam*.以种子入药,本种分布广而习见。

28 羊(W033) 指牛科动物山羊 *Capra hircus* L.,《名医别录》曰:羊肉"补中益气"。

29 龟(W033) 为龟科动物黄喉水龟 *Clemmys mutica*(Cantor),《神农本草经》载有"龟甲",《名医别录》曰:龟肉"作羹臛大补"。

30 梅实(W034) 为蔷薇科植物梅 *Pruunus mume*(Sieb.)Sieb. et Zucc.的果实,为自古食用品种。《神农本草经》载入中品。陆玑《诗疏》云:"梅,杏类也,树、叶皆略似杏,叶有长尖,先众木而花,其实酢,曝干为脯",即为本品。

31 牛胆(W035) 为牛科动物牛 *Bos taurus domesticus* Gmelin 的胆囊。

32 理石(W036) 应为硬石膏。《神农本草经》载于中品,《名医别录》又名肌石,曰:"理石如石膏,顺理而细,生汉中山谷及庐山,采无时"。按本品为硫酸盐矿物硬石膏 *Anhydrite*(斜方晶系),主含硫酸钙,但微量成分不同于石膏、长石。

33 朱臾(茱萸)(W036) 为芸香科植物吴茱萸 *Evodia rutaecarpa* (Juss.)Benth.的果实。宋苏颂在论述蜀椒(花椒)时说"木高四五尺,似茱萸而小",似花椒之茱萸必为吴茱萸而非山茱萸。又古代风俗,夏历九月九日重阳节,佩茱萸囊以去邪辟恶。王维《九月九日忆山东兄弟诗》:"遥知兄弟登高处,遍插茱萸少一人。"亦指本品而言。

34 元根(W038) 为瑞香科植物芫花 *Daphne genkua* Sieb. et Zucc.的根。《神农本草经》列芫花为下品。《山海经》云:"首山其草多芫,是也"。《吴普本草》以根为黄大戟。《名医别录》称"蜀桑"。

35 鲍鱼(W039) 为鲍科动物杂色鲍(九孔鲍)*Haliotis diversicolor* Reeve 或其同属动物。

36 羖羊(W040) 《说文·羊部》"夏羊牡曰羖"。陶弘景曰:"山羊,即《尔雅》羱羊,出西夏。似吴羊而大角"。苏恭曰:"山羊大如牛"、李时珍曰:山羊有 2 种:一种大角盘环,肉至百斤者;一种角细者,《说文》谓之苋羊。现知大角盘环者为牛科盘羊 *Ovis ammon* Linnaeus,可能就是出西夏的夏羊,亦即羖羊。一说羖羊为黑色的公羊。

37 石卦(W045) 疑为古本草之络石,即夹竹桃科植物络石(白花藤)*Trachelospermum jasminoides* (Lindl.)Lem.或桑科薜荔 *Ficus pumila* L.的茎叶。

38 芒草(W057) 《万物》:"杀鱼者以芒草也"。此处当为毒鱼之莽草,即木兰科植物莽草(窄叶红茴香)*Illicium lanceolatum* A.C.Smith,莽草载于《神农本草经》下品。《山海经》也称"芒草",应为同种。

39 齐(荠)(W058) 为十字花科植物荠菜 *Capsella bursa-pastoris*(L.)Medic.的全草。《毛诗·邶风·谷风》:"谁谓荼苦,其甘荠",即指此而言。

40 蝱(W059) 即虻科昆虫虻虫,又称牛虻。主要为双斑黄虻(复带虻)*Atylotus bivittateinus* Takabasi(Tabanus bivittatus Matsumura)。

41 蜀椒(W066) 即花椒,按《神农本草经》载于下品。《名医别录》有巴椒之名,《本草纲目》名川椒,此为川中道地药材,基原应为芸香科植物花椒 *Zanthoxylum bungeanum* Maxim.的果实。

42 蒿(W067) 为菊科蒿属之通称。《万物》之蒿,可能专指中药青蒿,即黄花蒿 *Artemisia annua* L.的全草而言。《万物》用以杀虫,我国民间通常燃点此蒿以驱蚊。

43 龙须(W072) 为灯心草科植物石龙刍 *Juncus effusus* L.var.*decipiens* Buch.*f*.*utilis* Makino的全草,石龙刍《神农本草经》列为上品。《本草纲目》释名龙须。二者为同物异名。

44 药(W073) 《山海经》:郭注:"药,白芷别名"。《广雅·释草》云:"白芷,其叶谓之药",按古之白芷为伞形科植物野生白芷 *Angelica dahurica*(Fisch.)Benth.et Hook.的根。

45 葵(W073) 为锦葵科植物冬葵 *Malva verticillata* L.,本品自古即为药食两用,《神农本草经》载入上品,《本草纲目》将其列入菜部。

46 苦瓠(瓠) 《神农本草经》载有苦瓠。陶弘景认为"苦瓠"是指"瓠"中之味苦者,苏恭则认为"苦瓠"自是一种,与"瓠"不同。《嘉祐本草》曰:"瓠,固匏也……有甘,苦二种,甘者大,苦者小。"今临床所用苦壶芦皆为葫芦科植物小葫芦 *Lagenaria siceraria*(molina) Standl. var.*Microcarpa*(Naud.)Hara的果实,即葫芦之小者也,味苦而不甘,则苦瓠当指此小葫芦而言。

47 莎根(W076) 即莎草科植物莎草 *Cyperus rotundus* L.的块茎,药名香附或香附子。

48 黍(W078) 为禾本科植物黍 *Panicum miliaceum* L.的颖果,自古作为粮食栽培食用,亦称"黍稷"。一般分为两个类型,其粳者古称"稷","穄",今称"稷子","糜子";"糯"者古称"黍",今通称"黍子"、"黏糜子"、"黄粟"。总之,黏者为"黍",不黏者为"稷"。

49 乌韭(W081) 中药乌韭,古今异物同名品甚多,《神农本草经》载乌韭于下品。《名医别录》曰:"乌韭生山谷石上",苏恭曰:"石苔也,又名石发,生岩石之阴,不见日处,与卷柏相类"。陈藏器曰:"生大石及木间阴处,青翠茸茸者,似苔而非苔也"。大明《日华子本草》曰:"此即石衣也,长者可四五寸"。《本草纲目》乌韭又有石马鬃之别名,则其形似土马鬃而生于石上无疑。参考吴其浚《植物名实图考》卷十六之乌韭图,认为古之乌韭应为苔藓类凤尾藓科植物卷叶凤尾藓 *Fissidens cristatus* Mitt,而非蕨类之乌蕨(乌韭、金花草) *Stenoloma chusanum*(L.)Ching的全草。

50 瓜实(W082) 《神农本草经》载有"白瓜子",实即葫芦科植物冬瓜 *Benincasa hispida*

(Thunb.)Cogn.之种子。

51 蚍蜉(W086) 即大蚁,李时珍曰:“蚁……大者为蚍蜉,亦曰蚂蚁”。

52 犀(W090) 为犀牛,一般指犀科动物印度犀 *Rhinoceros unicornis* Linnaeus。

53 碩(鼫鼠)(W091) 为松鼠科岩松鼠 *Sciurotamias davidianus* Milne-Edwards,《本草纲目》列入卷五十一,兽部鼠类,释名硕鼠《周易》,鼢鼠《广雅》,雀鼠《埤雅》,鼢鼠《唐韵》。李时珍曰:“鼫鼠,处处有之,居土穴,树孔中,形大于鼠,头似兔,尾有毛,青黄色,善鸣,能人立,交前两足而舞,好食粟、豆,与鼢鼠俱为田害。鼢小居田,而鼫大而居山也”。

54 土蛄(W093) 即蝼蛄,为蝼蛄科昆虫蝼蛄 *Gryllotalpa africana* Palisot et Beauvois 或大蝼蛄 *G. unispina* Saussure 的全体。

注:文中药名后括号内数字,为原汉简编号

参考文献

[1] 文化部古文献研究室,安徽阜阳地区博物馆,阜阳汉简整理组.阜阳汉简《万物》.文物,1988,(4):36.
[2] 胡平生,韩自强.《万物》·略说.文物,1988,(4):48.
[3] 谢宗万.中药品种理论研究.北京:中国中医药出版社,1991.10.

原载:《中国中药杂志》2001,12(26):863

本草文献整理研究二十年

谢宗万

近二十年来,在国家改革开放、经济和科学长足发展的年代里,本草文献整理研究也大有发展并取得了前所未有的卓越成就。

1 早期亡佚本章著作的辑复整理

1.1 唐《新修本草》的辑复

唐《新修本草》(一名《唐本草》),是唐代政府于公元659年(显庆四年)制定的本草,有中国最早药典之称,也是世界上最早国家药典性质的文献,原帙无存,仅有残卷遗留于世。日本流传的《新修本草》卷子本,加上敦煌出土的卷子本,所得仅为《新修本草》本草部分的半数,所缺半数国内外很多学者都曾有志于搜辑整复它,如清末李梦莹和近代中、日医药专家数人都曾做过该书的辑复工作,得辑成全帙者,除日本冈西为人《重辑新修本草》(1973年)外,我国于1981年由安徽科学技术出版社出版的《唐·新修本草》是我国学者在亡佚本草辑复工作中最早取得的辉煌成果之一,它对本草研究工作具体作用如下:(1)可以找回一些后世本草脱漏佚失的资料,有助于发掘祖国医药学遗产;(2)有助于鉴别后世本草中某些资料的真伪;(3)有助于校正后世本草的舛错;(4)对辑复其他亡佚本草起了一个示范作用。

该书的辑复校订,是以现存最早本为底本,以后出本为该书校勘本,在辑校中,加以新式标点,便于读者阅读使用。

1.2 宋《本草图经》的辑复

《本草图经》，又称《图经本草》，是北宋中叶继唐《新修本草》之后由政府颁布的一部图谱性本草著作。该书集中地反映了当时全国用药的实际情况及博物学水平的成就。该书收载药物814种，其中642种附有药图，各药附图多寡不一，多则10个图，少则1个图，总计全书收录932图。故本书的辑复意义自不待言。

一个比较有利的条件是原书虽然早佚，但其基本内容尚完整地保存在后来的《证类本草》一书之中，故本书的辑复在参考了200多种文献资料之后，能使之大体上恢复了原书的卷次及药品的排列顺序，其主要依据即现存《新修本草》卷目，寇宗奭《本草衍义》及唐慎微《证类本草》、朱丹溪《本草衍义补遗》等本草著作的卷次及药名顺序再加上苏颁原书序文中有关药物编排原则的说明，所以该书的辑复，可说是基本上恢复了《本草图经》的原貌。

综合言之，该书最大的特点，就是附有很多宋代当时所用药物图形，对考证宋代药物基原有很大参考价值，而且对单味药物所作的文献考证很详，对研究单味药物的发展史，有很大帮助。

1.3 《神农本草经》的辑注

《神农本草经》是我国古代战国时期即公元前3～4世纪左右编撰的既知最古的药学专著，为中医药四部经典著作之一。原书早佚，系通过后世有关文献辗转抄录而保存下来，自南宋以后，即开始有《神农本草经》的辑本，迄至现代，约有辑本16种以上，均各有千秋。值得称颂的是1996年由人民卫生出版社出版的《神农本草经辑注》可算是众多辑本中的皎皎者。此辑本由“辑注”和“研究”两个部分组成。“辑注”部分，首先从既知传世的各种早期古籍中收集、分析、编排《神农本草经》佚文资料，并将原书四卷本文及其在汉、魏以前的古注（六朝以后的古注除外）加以辑复。其次将辑复后的《本经》本文及其古注进行校注、考证和按语。立足于重辑佚文、辑、校注三者并举，注重正本清源，考证翔实，注释清当，其佚文的信实程度或校注的深度，比之诸家辑本均有超越之外。“研究”部分，对辑复《本经》的研究思路和辑复方法等有关问题进行了详尽的考证与论述，主要内容则涉及《本经》原书药数、药名及三品药目的考定，《本经》佚文的深入发掘与辨析，《本经》诸辑本信实程度的评估以及引用传世的、出土的和可供间接辑佚古籍版本的依据等23个专题，对诸家辑佚本中的歧异与争议的问题，据证提出意见，以反映最新的研究成果。

本辑本可谓集研究《本经》历代文献之大成，具有很高的文献价值和实用价值，此项辑复研究获国家科技进步三等奖和国家中医药管理局中医药科技进步一等奖。

1.4 《本草经集注》辑校本

《本草经集注》是梁代陶弘景（公元452～536年）在《神农本草经》的基础上，增加魏、晋及其以前名医记录的资料，注释而成，所以该书是《神农本草经》最早的注释本。陶氏原书久佚，辑校者从现存各种古本草和类书中，辑得《本草经集注》药物730条，按敦煌出土《集注序录》中七情畏恶诸药目次编排，计有玉、石、草、木、虫、兽、果、菜、米、有名无实七类，分为七卷。书中所辑条文，皆用多种善本引文，详加校勘，辑文中古词、古字均予以训诂，并将校勘歧异和训诂释文分别注于条末。该书对研究本草史、汉代及魏、晋时期药物发展概况和成就，有一定参考价值。

1.5 《开宝本草》辑复本

《开宝本草》是北宋政府组织刘翰、马志等9人于开宝六年（公元973年）在唐《新修本草》基础上编修的,原书已佚,但其内容散存于《证类本草》中。

辑复者,数十年来从大量古籍中进行搜集整理,以清代乾嘉考据学的方法,按经、史、子、集、专书、类书,相互参证,将该书予以整复,为今后研究本草史和宋代本草文献,提供了重要的参考资料。

历史上辑复亡佚本草是辑复整理的重点,除上述重中之重的本草已经辑复并正式出版外,已辑复整理和出版的尚有《吴普本草》、《名医别录》、《雷公药对》、《雷公炮炙论》、《嘉祐本草》(台湾版),《绍兴本草》、《宝庆本草折衷》、《食疗本草》、《海药本草》等,另《药性论》和《本草拾遗》只见油印本。

2 历代本草的校注

历代本草的校点与注释工作,亦颇见成效,其中以《证类本草》的校注尤引人注目。

2.1 《证类本草》的校注

《证类本草》为宋代唐慎微所著,原名《经史证类备急本草》,经历代翻刻,先后有《大观本草》、《政和本草》等等,各种刊本均有许多衍脱、讹误、颠倒、错简、点校者以1957年人民卫生出版社影印《政和本草》为底本,用各种善本校勘,纠正底本中的讹误,并加标点和释疑,使其通晓易读,成为现时考察古本草发展、单味药历史和辑佚古方书,本草的重要文献来源。

2.2 《本草名著集成》的编辑与校注

本集成选用了在历史上影响较大的名著,同时在篇幅上以中等或较小部头为主,在内容上选择具有一定理论性并切合临床实用,在年代上照顾到不同时代,在形式上尽量兼顾不同类型。为此,本集成实际编选了《汤液本草》、《本草蒙筌》、《本草备要》、《本经逢原》、《得配本草》、《本草纲目拾遗》、《本草求真》、《本草崇原》、《神经本草经百种录》、《本草分经》、《本草思辨录》11种本草名著将其汇集于一书。本书附录有未收本草名著提要(32部本草)。

已完成校点或注释的本草尚有《本草衍义》、《履巉岩本草》、《饮膳正要》、《食物本草》、《本草纪目》(校点本)、《本草乘雅半偈》、《本草从新》、《本草求真》、《本草崇原集说》、《本草易读》、《岭南本草古籍》三种(《南方草木状》、《生草药性备要》《本草求要》)、《本草便方》及《晶珠本草》等。

3 历代本草的影印

祖国医药学经历了数千年的发展历史,历代医药名家辈出,著作汗牛充栋,据统计,传世者达一万余种,散佚者,不计其数,即使传世著作,也有不少孤本、善本,长期深藏馆阁,或流散于国门之外,专家尚难阅览研讨,何论普通的读者,真是欲得之而无门。

3.1 《中国本草全书》

由民间社会团体中国文化研究会组织影印出版的《中国本草全书》是一项跨越2000年的宏大世纪文化工程,在1995～2000年的6年中已影印出版历代本草200卷12万余页,约1亿3千万字。收录了中国古近代(公元前220年至公元1911年)本草专著400余部,相关中药文献2000余种,已出版本草专著36卷,农书本草13卷,地方本草22卷,域外本草49卷,类书本草38卷及方书本草、医书本草多卷。其文献资料采集于全世界130多家图书馆。其中近百部本草专著是流散于海外的孤本、珍本,史料弥足珍贵,其影印技术和装璜均属世界先进水平,该书的首发式分别于2000年1月27日和3月20日在香港国际会展中心和北京人民大会堂隆重举行。

该工程计划庞大,全书出齐时为400卷,收本草专著800卷约3亿5千万字,目前进展神速，由于准备工作细致，文献的采集和编辑工作已完成全书的90%，下一部的工作，主要是制作和印刷，预计2001年即可全部完成。

该全书的出版为继承、发扬、发展和普及中国灿烂的本草文化，推动本草文化热潮的兴起做出了重要的贡献。

3.2 《历代本草精华丛书》

该书共8册，1994年上海中医药大学出版社出版，书目为唐·昝殷《食医心鉴》金·李杲《食物本草》。明·徐彦纯《本草发挥》、王纶《本草集要》、陈嘉谟《本草蒙筌》、张介宾《本草正》、蒋仪《药镜》、清·闵钺《本草详节》、顾元交《本草汇笺》、戈颁平《神农本草经指归》，这些著作大多流传很少，且各有特色，影印出版流传后世，颇有学术价值。

值得重视的另一项影印工作是明《本草纲目》金陵版线装本的影印和《本草原始》线装本的影印，此二书药图对考证明代用药品种有重要参考价值。又清代姚澜撰的《本草分经》和鲁永斌的《法古录》，在八十年代亦有影印本问世。

4 流散海外本草著作的回归

我国古代医药文献由于种种原因，流散于海外者甚多。近年来，我国学者赴日本考察，发现彼邦有藏而于我国却未见者。就本草而言，即有十数种之多。1999年人民卫生出版社出版的《日本现存中国稀覯古医籍丛书》其中就有一部罕见的明代本草《药性会元》三卷（影印），（明·梅得春撰，1595年）。

其它复制成微片回归的本草有《新刊风科本草治风药品》一卷（元·左斗之撰，1258年），《秘传音制本草大成药性赋》四卷（明·徐凤石撰，1500年前后），《药性要略大全》十一卷[明·郑宁（一作康宁）撰，1545年]，《医方药性·草药便览》一卷（明·佚名氏，约16世纪），《药性类明》一卷（明·张梓撰，约16世纪），《（新刊校正李东垣官板）药性大全》二卷（明·叶久龄编，约1602年），《仁寿堂药镜》十卷（明·郑仁阳编，约1619年），《（夕庵）读本草快编》六卷（清·浦士贞编，1697年）等。

5 现代学者编撰的本草和本草性质的著作

5.1 《中华本草》

《中华本草》是20世纪出版的本草文献中最为辉煌的一部本草巨著，它是国家中医药管理局，组织全国60多个协作单位500余名中医药学专家全面系统地对古代本草文献和现代中药研究成果进行收集、整理、研究、总结、医药结合各学科通力合作，整整花了10年时间编纂而成，是中医药界于1999年向建国五十周年大庆重要献礼项目之一。

《中华本草》有全集本和精选本两种版本。全集本共34卷，其中前30卷为中药，先行一次出版，后4卷为民族药专卷，分为藏药、蒙药、维药、傣药各1卷，陆续单独出版。中药部分包括总论1卷，概述本草学各分支学科的理论，内涵和研究进展，药26卷，按自然分布，介绍栽培、养殖、鉴别药材真伪优劣，综述化学成分、药理作用，选列炮制方法，汇集新剂型，反映新工艺，总结性味归经，功能主治，用法用量，阐发各家学说，用药经验；附编1卷，索引2卷，共收载药物8980味，插图8534幅，篇幅约2200万字，引用古今文献1万余种。《中华本草》以继承发扬、整理提高为宗旨，系统整理研究传统药学，广搜博采古今中外研究成果，去粗取精，去伪存真，发皇古义，融会新知，努力体现“全、新、精”的编纂特色。在各论中，每药的记载则分列正名、异名、释名、品种考证、来源、原植（动、矿）物、栽培（养殖）要点、采收加工（或制法）、药材及产销、药材鉴别、化学成分、药理、炮制药性、功能与主治、应用与配伍、用法用量、使用注意、附方、制剂、现代临床研究、药论、集解 23 个项目依次著述。可谓项目齐全，为历代本草之冠。该书还有一个最大特点就是在药物分类上，植物、动物均按现代自然分类系统编排，矿物药按阳离子分类，这是对历代本草药物分类的一大重要改革。所以说本书是继李时珍《本草纲目》之后又一座新的里程碑。

精选本分上、下二册，载常用中药 535 味，都是从全集本中精选出来，对临床用药最为适用。

5.2 《历代中药文献精华》

《历代中药文献精华》首次全面、系统地介绍我国两千多年来本草发展的规律和详情，共记载现存和佚散的本草著作近千种，分上、中、下三编，予以阐述，内容广泛，材料翔实，可查性强。

上编“本草概要”，纵向地条理了中国药学文献发展的源流，突出地介绍了中国药学在不同历史时期的特点、成就及其发展规律。

中编“本草要籍”，以朝代为序，重点介绍了 77 种（另附述 14 种）著名的药学著作，详细地列述其命名、作者、成书、卷、药数、分类、体例、内容、价值、流传、实存、版本等项内容，资料丰富，考证精详，实用价值较大。

下编“本草大系”，辑录了有史以来见诸记载的药学著作资料。

该书为学习和研究本草学不可或缺的良好参考书。

5.3 《本草新诠》

本书总论介绍历代重要本草 78 部，按编年方式，根据药学史的发展过程，将历代本草划分为原始、上古、中古、和近古四个本草时期，对每一种重要本草，仿四库全书提要之例，概括介绍其内容提要、优点、特点和不足之处以及存佚和版本的考略。自唐《新修本草》开始，择其药品中图说可以证明者，增加该药品的原植物或动物的科属名种名，以符新诠之意。概言之《本草新诠》概述了我国本草源流与变迁。沿革和发展的历史，按正式本草和辅佐本草的序录逐句详加校释。

5.4 《新华本草纲要》三册

该书是一部纲要式的药用植物专著。全书共收载药用植物约 6000 种，300 余万字，以植物的科、属、种为单位，按植物系统排列，介绍每种药物植物的名称、历史、分布、成分、功效等项内容，但无植物形态描述和附图，与历代本草关系有较多联系的为“历史”和“功效”二项。“历史”项简要记述该药名称出处，历史记载及释名考订，重点是论证本草记述和目前应用种类的关系。“功效”项简要记述该药药用部位的性味功能和主治。

5.5 《本草学》

20 世纪 80 年代以后编著的本草学。我国大陆、台湾、香港共有四个版本，大陆本为江苏省植物研究所的科研专著。全书内容分两部分，第一部分为本草发展简史，系统而扼要地介绍了我国本草学发展的历史，对我国重要的本草著作内容以及在我国药学史上的地位和所起的作用，作了探讨。第二部分对 50 余种中草药进行了本草学的品种考证，追溯其作为中药材的历史渊源，从本草的角度澄清中药材产生混乱现象的历史原因，为确定正品提供文献依据，全书附插图 300 余幅。

台湾南天书局和中国医药学院先后出版过两个版本的《本草学》，香港出版的是《本草研究入门》（公元 1982 年）。

5.6 《南方草木状考补》

《南方草木状》为晋代学者嵇含作于永兴三年(公元305年),距今近于17个世纪,是世界上最早出现的部分区域植物志,它记述了现今我国两广、云南及越南出产的重要资源植物和药用植物旁及数种外来品共80条,按植物习性与经济效用分为草、木、果、竹四大类,它首录许多岭南药用植物如山姜、甘藷、冬(柊)叶、赪桐、蕹、榕、朱槿花、水松杉、海枣、人面子、簻簩竹、乞力伽、蒟酱、熏陆、诃梨勒、庵摩勒、蜜香纸(沉香)、豆蔻花(白豆蔻)、枫香、藿香(广藿香)、石斛、荆、荜茇、茉莉、苏枋(苏木)、芒茅(白茅)等都沿用至今。

《南方草状考补》主要是对该书所载植物和药物基原进行原植物的考订,对研究"南药"颇有学术参考价值。

5.7 《毒药本草》

《毒药本草》是90年代编成的一部专属性质的本草,全书分上、中、下三卷。上卷为概论篇,简述毒药的有关概念及特点、毒性及毒理、中毒及防治等。中卷为主治篇,归纳汇编毒药的主治病症。下卷为各论篇,共收录有毒中药903味,按功效主治分25章,以409味常用药为重点,按性味、药理、临床研究、古今验方、古籍摘要、近代经验、毒性及毒理、中毒防治等栏目进行全面论述,各章还附表列备用毒药计494味,书末附有药名(中文、拉丁文)索引,以备学习和临床检索之需。全书框架设计合理,重要的是有继承、有发扬、有古代医家论述、有现代科学印证、古今结合合乎时代要求,特别是对中毒及防治各列专条,有实用价值。

该书明确了使用毒性药物的三条中药理论:(1)用毒药如用将论;(2)用毒药得失论;(3)以毒攻毒论。在各论中,具体药物之后,附加"按语"。主要是作者就该药性功效及现代研究特点,提纲挈领地作了归纳性的论述,实际上是对该药的一种综合性的扼要评价。

5.8 《神农本草经贯通》

本书从源到流,融汇古今,对《神农本草经》各药,从注释、效用钩玄、主治例方、扬长阐微、注家荟萃、历代发挥、现代研究等七个方面,逐一详加研讨。

5.9 《本草纲目》补正

《本草纲目》集明以前本草之大成,对后世药物的发展具有极其深远的影响,但是,由于历史条件和当时科学水平的限制,《纲目》中的论述还存在一些遗误和不确切的地方,致使一些医药人员在参考引用该书时出现一些误解和错误,给医药科研、临床和教学工作带来了不利的影响。正是为了避免这些不利影响的产生,遂有《补正》之作。

该书对《本草纲目》中记载的药物在品种、来源、分类、性状、炮制、鉴别、性味、功能、应用、配伍禁忌等各个方面存在的比较重要的错误,进行了系统的补正和纠误。全书载文141篇,涉及药物200多种,是我国第一部对《本草纲目》进行全面系统地补正和纠误的专著。它的出版对李时珍及其《本草纲目》学术研究,提高《本草纲目》科学性、学术价值和应用价值具有重要意义。

5.10 《临床大本草》

《临床大本草》华夏出版社出版,170万字,内容整合历代本草传统理论(气味归经、采制贮藏、畏恶佐使),汇集中医临证用药经验(脏腑用药、脉证用药、用药宜忌、药毒救治)。精选先秦至民国千百名医真知灼见;系统类编,收药200种,每药每法备载各家论述之异同。每药先述基原、异名、生长学说及分布,次按释名、采制气味、归经、功能、主治、临证发挥、用法、宜忌、附方、现代研究等历代相关论述。凸现切合临床实用之知识精要。

5.11 《动物本草》

这是我国历史上第一部收集动物药最多,论述最详尽,侧重于临床应用的动物本草学专著,成书于20世纪90年代末。

全书分上、中、下三卷及附篇。上卷为概论篇,阐述动物药发展简史,动物药学现代研究特点及主要成就,动物药的保存、用法等。中卷为主治篇,归纳了动物药的功效、主治,以便临床选方用药。下卷为各论篇,共收录药用动物1567种,动物药1731种,按功效主治分20章,以757味常用药为重点,按别名、基原、生境分布、采集炮制、药材、化学成分、药理研究、性味归经、功能主治、临床研究、古今验方、古籍摘要、近人经验、用法与用量等栏目进行全面论述,并加按语以评价及论述,而以临床研究为重点,每味药附有药图,并于药后设有参考文献,以备读者查阅。各章还附表列备用动物药计974味,主要介绍性味功效、用法用量。附篇主要介绍动物药及药用动物的分类、人工养殖、鉴定及资源学的基本知识。书末附有药名(中文、拉丁文)索引,以备检索。全书为16开本,200余万字。

5.12 《矿物本草》

该书共收载矿物类中药108味,分别对药物的别名、药材特征、化学成分、药量研究、毒性毒理、性味归经、功用主治、药论选录、临床报道、古今验方等18个方面进行阐述。多数药物在药后附加"按语",该条系作者根据该药的综合内容,古今文献资料及本人的心得体会等加以综合分析而作的简要论述。

此外有关本草文献的编著,还有《本草纲目通释》、《本草纲目评译》、《本草纲目精释》、《本草纲目精要》、《白话全译本草纲目》、《本草纲目索引》、《白话本草纲目拾遗》、《简明本草药用分类》、《本草经典补遗》、《中国医学大成·十、本草医方分册》、《香药本草》等。至于现在有以本草为名而无本草之实的中草药书籍,本文概不收录。

6 中药理论源于本草著作

6.1 本草著作中的药性理论

中药理论是几千年来中医药实践经验的总结,是中药学术的主要特征,是每一个历史阶段的中药理论都散见于每一个历史时期的本草著作之中。《中药药性论》第四篇专章记述"本草著作药性理论提要",即记载了133部本草文献中有关药性理论的论述,以《神农本草经》为例,该书在序列中说:"药性有宜丸者,亦有不可入汤酒者,并随药性,不得违越"。药性理论是中药理论的核心,一般包括性味、归经、升降浮沉、补泻及有毒无毒等理论,这些理论是直接指导中医用药的依据。

中药理论的具体研究方法,主要包括文献研究,实验研究和临床研究等部分,而文献研究又是最基本的,所以中药理论,脱离了本草文献就变成无根之木,无源之水。

6.2 中药品种理论与本草著作

构成中药品种理论22条的主要思路,不少是来源于本草文献,例如药材品种延续论和变异论,就是通过研究历代本草中的中药品种,在相互比较之后得出其延续和变迁规律性的结论,只有比较才能鉴别。

新兴品种的产生,也是如此。证类本草中一药多图,正是宋代药物异物同名的铁证。本草中药物冠以地名有道地药材或地区习惯用药之意。中药"异物同名品"依本性于用论中的"依本性于用"正是陈承《重广补注神农本草并图经》首先提出来的处理办法。又用药新陈品种疗效攸关论中的"六陈"之说,即来源于本草中的"须陈久者良"的记载。"品种虽同在一定条件下性效可变论"，即根据本草记载麻黄为同种，茎与根、药性、功能不同，生姜与干姜、炮姜，基原相同，由于炮制方法不同，以致药性、疗效有别。诸多品种理论的产生，大多与研究本草从中汲取营养并与现代生药学、植物化学等理论相结合化用而来，没有深厚本草学的根底和现代科学的结合，新的理论是无从产生的。

7 本草药物图谱的编纂

7.1 《本草纲目药物彩色图鉴》

《本草纲目》收载中药 1892 种，它旁征博引，集明代以前本草之大成，深得中外世人之推崇，成为研究中药和天然药物必备的参考书。虽然如此，若从现代科学角度来看，由于原作者所处时代和条件的局限。《本草纲目》尚有不尽如人意之处，主要表现在古今药物名实常随时代不同而有所变迁，即对所载药物基原欠明确表述，用现时药名的标准化和国际化的要求来衡量，差距甚远，而且原书所附药图粗放，难以看出其品种特征，这就为继承、研究和运用《本草纲目》带来了诸多不便，正因为如此，《本草纲目药物彩色图鉴》的作者们，从继承本草精华，必须从确定品种入手这个中心思想出发，作为编著此书的宗旨。于是为正本清源目的而设的"品种考证"就成为本书的特点和重中之重。为了说明一个品种与《本草纲目》所载药物的一致性，就在品种考证中将历代本草对药物释名、形态特征、生境等记述，特别是李时珍在《纲目》集解中的论述，结合金陵版或江西版《纲目》药图与现时药物基原形态特征互作比较，是非常重要的一环。《彩色图鉴》的作者们对已考证出的品种通过多年来在全国广大地区爬山涉水的现场调查，鉴定，亲自拍摄了千百幅极为珍贵的药物生态形彩照，特别是带有花果鉴别特征的照片，药图色彩逼真，栩栩如生，这就为完成此书作出了重要的贡献，而文图紧密结合，又为广大读者学习、研究和临床应用参考《本草纲目》提供了极大的便利和不致因中药品种的古今变迁和异物同名带来的复杂性而感到困惑，因而它是一部伴读《本草纲目》的好伴侣，全书收药 1244 味，附彩图 888 幅，总共 120 万字。《纲目》中少数药物连李时珍本人也说不清楚的，则难以考证。又水部、火部及服器部等药物，从现时角度来看，实用价值不大，故《彩色图鉴》则略去不收，以适当减少篇幅。

本书的出版，无疑是给《本草纲目》补上一份极为重要的科学内涵，做到正本清源，图文并茂，对《本草纲目》进一步在国内国际上的广泛流传和应用，将是一个十分有力的学术助手。

与本书性质类似，但无专项"品种考证"或略有引文，言之甚简然附图甚丰者有《本草纲目彩色药图》，另有《本草纲目中药彩色图谱》一书则有图无文。

7.2 《神农本草经中药原色图谱》

该书是对《神农本草经》中多数所载药物作了品种考证，并配以彩色药图 782 幅(包括现时药用与《本经》药物同名品种)。由于《本经》是战国时期的著作年代久远，部分品种在考证方面尚难找到肯定当时药用品种的确切依据。

此外，以本草为名的大型彩色图谱尚有《原色中国本草图鉴》(中日合著)，《中国本草彩色图谱》和《中国本草图录》，其内容为现时中草药原植物彩色图谱。

8 对历代本草文献的专题研究

8.1 对《神农本草经》的研究

作者在 90 年代对《神农本草经》29 个专题研究的基础上汇为一书，名《神农本草经研究》，由北京科学技术出版社出版。

全书共11章,33万余字。对《神农本草经》的成书年代、学术思想及辑复方法进行研究。该书对《本经》成书年代的探讨,最为详尽而突出,通过有关书名、药名、功效、词汇构成和语言风格等的分析,以及郡县建置年代的考察,认为《神农本草经》非先秦著作,而为东汉和帝永元六年即公元94年前后的作品。

8.2　对《雷公炮炙论》成书年代的研究

《雷公炮炙论》一般认为成书于南北朝刘宋时期(公元420～479年),然而有人通过考证,对此提出质疑,《中华医史杂志》1992年4期217页报道根据炼丹史料并从书中药名、置州年代、文字风格及制药工具和方法考证,认为此书成于唐武后垂拱至代宗宝应年间(公元686～762年),传抄于唐末宋初。中国中药杂志2000年第3期报道,认为该书是"隋末唐初之辅宋的雷敩所著,后由唐末五代之胡洽重定,与南北朝之胡(道)洽并非一人",亦即认为《雷公炮炙论》成书于隋末唐初之辅宋亦非南北朝之刘宋时代。

8.3　对《本草品汇精要》的研究

《本草品汇精要》系明朝孝宗帝(朱祐樘)敕命承德朗太医院院判刘文泰等人编撰的,为明代唯一的官修本草。原书于弘治十八年(公元1505年)完稿进呈,全帙36册,计42卷,外卷首1卷,收药1815种,配绘五彩药图1358幅。书成未几,孝宗帝崩,未能刊行。藏贮宫中,后被盗外传。现时有人对原书进行考察后发现,国内外现存有十几部传抄本,可惜国内仅存少数几部残卷,而弘治进呈本及几种明清传抄足本均已流落海外。

8.3.1　亚洲地区:(1)日本　大阪武田氏杏雨书屋珍藏着一部康熙敕绘本残本,23卷存第21～42卷,康熙三十九年(1700年)武英殿监造赫士亨等据明弘治十八年(1505年)原本奉敕重抄。二帙,十册。(2)香港　50年代初流入香港某私人收藏家之手的一部完整抄本(42卷)正是弘治进呈本。此本题签为"御制本草品汇精要",全帙36册,小楠木盒装贮,明清两朝,俱存宫内。1924年冯玉祥驱宣统帝出宫之际,故宫许多珍贵文物相继流入民间,此本为北洋政客朱启钤所得,续而转手北平瓷商郭世五,约1949年,郭之子将许多珍贵文物携去香港。又据报道,此本于60年代初转藏于日本杏雨书屋,《杏雨书屋藏书目录》819页上著录的"明弘治十八年手稿彩色本"即是此本。(3)台湾　台湾"国立中央图书馆"珍藏着一部明代容手抄彩绘本,书名《金石昆虫草木状》12册,27卷。据考此本内容来自《本草品汇精要》弘治进呈本,占原书药图96%强。(4)对北京图书馆藏清抄绘本残卷的考证发现其即为历史上著名的,湮没已久的"康熙重绘本",同时也证明国内许多文献记载由太医院吏目王道纯等重摹弘治本误传。

8.3.2　欧洲地区:英、德、意三国的国家图书馆,也都藏有本书的的抄本。这些手抄本仍然流落海外,迄今未归,实为我国学术界的一大损失。

目前国内仅有一部商务印书馆出版的《本草品汇精要》,可惜有文无图。

鉴于《本草品汇精要》是明代唯一的官修彩绘本草,故有人对其学术成就、药材真伪鉴别、手抄本的海外流传、清抄彩绘本残卷的考察、药图传摹本考辨等作了一系列大量的研究。很幸运的事中国文化研究会组织影印的《中国本草全书》即将设法从海外引入某手抄彩绘本,并同时将该书单独印行。

8.4　对《本草纲目》的研究

《本草纲目》为中国医药学和科学史中的重要代表作,本文作者被誉为"北斗以南一人",这部世界名著,内容极为丰富,世人多从不同角度对其研究而发表的论文极多,近一二十年来仅目见者就有百篇之多,如对《本草纲目》的版本、图版、药物、释名、集解、东被西渐、医学交流、对植物学的贡献、中药炮制的成就、对美容方药、精神科疾病、致幻药、外用药、新增药、药物基原考订及百病主治药研究等,均有所报道或评述,颇有借鉴作用。

8.5　对《本草原始》的研究

明末李中立所著《本草原始》作为我国历代本草中最突出生态形态的一部综合性本草著作,在我国本草史上有其一定的历史地位和价值。《本草原始》对后世本草的影响,主要是药图和有关药材鉴别的内容。

据研究报道,作者为明代李中立,其编著年代,由序文可知约成书于明万历四十年(公元1612年),内容受《本草蒙筌》影响较大,以实用为主,分类为十二卷十部,合计478味药,附药图420幅,药材图引用了《本草蒙筌》中的一些,如天花粉、草果、海带等,比其成书晚8年的《本草汇言》(公元1620年),所绘药图绝大多数袭自《本草原始》。其后的《本草汇》(公元1655年)大部分药图也来自《本草原始》,但《本草汇》所引用书目47家却未列《本草原始》,《本草纲目拾遗》(1765年)也引用了《本草原始》部分有关条文。

《本草原始》成书后不久传入日本,并二次刊行。稻若水的《本草图翼》四卷(公元1714年)将《本草原始》药图及图注全部抄袭而成,其所列引用图书155种,包括《本草原始》前后的书籍,唯未引《本草原始》,可知其窃李氏著书。另外一些日本本草也引用了《本草原始》有关文图,如《本草纲目启蒙》、《和语本草纲目》等。另文对《本草原始》中草部7种药物,果部1种药物品种基原进行了考证,认为藜芦的原植物为石蒜科石蒜属植物,百合科藜芦属植物;狼毒为瑞香科植物瑞香狼毒,大独角莲;谷精草为石竹科植物蚤缀;三七为五加科竹节参类植物;墓头回为败酱科败酱属植物;白龙须为松萝科植物松萝;石莲子为豆科植物喙荚云实。

8.6　对《东垣珍珠囊》的研究

明·万卷楼抄本《东垣珍珠囊》之版本研究一文,从版本学的角度,通过考证研究,认为这部抄本确系明代海虞扬仪"万卷楼"抄本《东垣珍珠囊》(又称《药性珍珠囊》,《用药珍珠囊》),而非《洁古珍珠囊》,并推断为明代中期嘉靖年间抄本。

8.7　对《植物名实图考》的研究

《植物名实图考》为清代吴其浚所著,共记载植物1714种,遍及我国19省,尤以江西、湖南、云南3省的植物为多,著者对古代的本草评加考证,力求植物的名实统一,大多数均按新鲜植物绘图,使人一目了然,往往据此可以鉴定到植物的种,在国内外深得植物学界和生药学界学者的推崇,但其中也有不少错误,有人对全书进行了查阅考证,举了一些错误的实例,以供中外学者参考。

"对《植物名实图考》三十六种植物的订正"一文就山西胡麻、人苋、葕蕒、蘘荷、白头翁、蓝、通草、密蒙花、山慈姑、败酱、莽草、当归、葶苈、黄药子、常山、贝母、飞廉、白芷、积雪草、王孙、水杨梅、筋骨草、瓜子金、鸦蛋子等36种药用植物,在图文对照和本草考订上的一些问题作了探讨。

另文从《植物名实图考》中选择了28种药物作了原植物当代研究概况的介绍,亦有人对其中的18种无名种植物作了考订,鉴定了其种名,还有人考证了《植物名实图考》所记载的97种同名异物植物,确认同名两种的84种,三种的11种,四种的2种,为不同科植物的31种,同种重复的16种,引《救荒本草》图的7种,还有数种名实不符的植物。

与本书有关的《植物名实图考长编》亦有专文对其考略作了版本和学术价值的探讨。

8.8 对《天宝本草》的研究

《天宝本草》为川人龚锡麟于清同治年间整理编写的一部四川省地方性本草，全书分药性赋（寒、热、温、平四赋）与药性歌两大部分，药性歌为该书的主体，载药149味，体裁以每药七言四句歌括形式编写，内容主要包括药名性味和功效主治，偶尔也涉及药物形态，研究者对《天宝本草》所载药物全部作了品种考订，写出其科属学名和药用部位。同时，又就5个不同版本作了细致的校勘和评述。

此外，有人就《证类本草》中"唐本余"的考证一文，弄清了所谓"唐本余"实系取材于《蜀本草》，而非所谓《唐本草》的遗留，更不是一般所谓的《唐本草》。

还有人就"《饮膳正要》对开发现代保健食品的贡献及启迪"一文，认为《饮膳正要》作为中国第一部营养学专著，在中国传统保健食品发展历史中堪称里程碑。

9 对医书中本草文献的研究

有人对清代以前医书中的本草文献作了较系统的研究，该作者在查阅1911年以前成书的医方书1931种，继而搜集出270种收有本草专卷或专篇的医书本草内容，然后将这些内容归类整理，例如在所查阅的612部综合医方书中，收录本草专篇的112部，约占此类医书的18.3%，其后在内科、外科、妇产科、儿科、眼科、咽喉科等医书和医话医论中的本草文献均作了研究。研究结果表明医书中的本草文献与本草专著有着密切的关系，但又各具特色，互相补充。医书中的本草文献可认为是其后本草专著主要的资料源泉。

10 本草学术会议

由中国药学会药学史专业委员会举办的全国药史本草学术研讨会在1983～2000年间共举办10次，基本上是两年一次，每次会议参会者60～90人不等，均印有会议论文集，每集收载论文60～150篇。

会议时间和地点如下：第一届，1983，9.22～24，湖北蕲春；第二届，1985，10.26～30，浙江仙居；第三届，1987，10.21～23，江西樟树；第四届，1988，9.23～27，四川成都；第五届，1990，5.22～29，广西南宁；第六届，1992，5.11～15，江苏扬州；第七届，1994，923～27，北京；第八届，1996，8.19～20，安徽黄山；第九届，1998，10.福建邵武；第十届，2000，10.4～6，湖南株州炎陵。

1984年5月25～30日在西安召开了"全国中药与天然药物资源及质量学术会议和历代本草古今用药核实的研究会议"，会议收到有关本草考证、古今用药核实研究的论文60余篇。都有一定的学术价值和应用价值，为中药正名提供了可靠的文献依据。

于90年代北京药学会药学史专业委员会在北京市举办了2次药史本草学术会议。

中国中医研究院中药研究所和中国中西医结合学会中药专业委员会联合举办的"全国本草文献学术讨论会"，1991年8月在山东烟台召开，有180人参加会议，论文集收学术论文217篇。

另外，与本草学术研讨会有关的还有1983年为纪念《滇南本草》作者兰茂在云南嵩明县召开的学术会议，会上有不少关于《滇南本草》版本和内容特色等论文。又1983年为纪念李时珍逝世390周年在湖北蕲春县召开的学术会议以及中国科协于1988年10月在北京召开的李时珍诞辰470周年纪念和纪念李时珍逝世400周年，93国际医药学研讨会于1993年10月10～13日在湖北蕲春召开，来自日本、马来西亚等国及港、澳、台地区和国内的外国学者近200人参加了会议,会议收到论文298篇,录用212篇,多数与研讨《本草纲目》有关。

综上所述,本草文献整理研究在近二十年中取得了长足的进展,本文只是就成就之主要者概述之,挂一漏万之处,定然不少。但成绩只能代表过去,特别现在已经进入新世纪,如何使本草研究更上一层楼,这是我们每一个本草研究者应该思索的问题,我们应该不断创新并和其他学科相渗透,才能使这一研究领域生机蓬勃,现在年青的一代已逐渐成长,形势十分喜人。(参考文献略)

原载:《2001中国药学会学术年会论文集》(下册),PP925

“人参”名称试诠释

高晓山

[关键词] 人参;药物名称;考证

史由《急就篇》(48～33BC)中,没有单独提到人参,而是笼统说:“远志续断参土瓜”,唐人颜师古注:“参,谓:人参、丹参、紫参、玄参、沙参、苦参也。”[1]《说文解字》(100～121AD)称人蓡,蓡或作䕘。“人蓡,药草,出上党。从艸,浸声(山林切)”。[2]同书另有参字,作曑,称:“曑,商星也,曑或省。”[3]是否可以这样理解:参,在西汉时还未成为人参的特定的代称。人参,正字是人蓡,参字只是通假的蓡字省文。

参,原是古代二十八宿之一,参宿的名称。《说文解字》所说:“曑,商星也,从晶,㐱声(徐铉注:㐱非声),曑,曑或省。又,“晶,精光也。从三日。凡晶之属皆从晶。”又,“曐,万物之精,上为列星。从晶,生声。曐古文星星,曐或省。”[3]可能没有太大的问题。孔子的著名弟子曾参,并非与人参有关;古代金文中出现的参字不少,而没有同人参发生联系,可能也是这个原因。因此,金文或古籍中的参字诠释时应该考虑这一背景。

参,在六书中属于哪一类?按《说文解字》解释,“从晶,㐱声”,显然是形声字,参,繁体字作參,上半部分即晶省文,可释作星。下面的字是形声部分。《卜辞通纂》第432片有二字,读作大晶。《商周古文字读本》释:晶为星之初文。大晶,指为心宿二,即大火星(天蝎座α星)[4]。

邹荫甲等(《中成药》1998;20(5):35)在“古代人参基源是五加科人参”中称:“最近孙文采等发现商周时代的‘簸参父乙盉’、‘毛公鼎’等青铜器上铸有五加科人参的象形文字。”在看到的毛公鼎铭文拓片中,只有一字参字[5](见图1)。据孙诒让释文,此字上下为:“雩参有司小子”[6],显然与人参无关。类似的文字在大盂鼎(曶鼎)铭文中也有一个(见图2),此字上下文为:“于王参门”。[7]籀文夏小正(晋侯平戎盘铭)的时代、真伪还有争议,其中“参”字四见(正月、三月、五月、八月)[15]、都可明确断定说的是参宿,字形与毛公鼎铭文近似,但上半从晶,而非品(见图3)。所谓“五加科人参的象形文字”,当指这几个字形。此字的初文,康殷先生也认为是象形字,但都释为参宿,而与人参无干[8],字例显然有宗周钟铭文[9]和荷父乙盉的参字(见图 4,参考《汉语大字典》)[10],释文字形和《汉语大字典》的古参字参见图 5。康殷先生对后来发展的字形,也认为从参,用为声符,㐱声。

综上所述,参字在金文或篆字中,只指参宿(即猎户座),从象形发展为形声,也与五加科人参无关。《说文》的蓡字,金文未见。

徐铉释参字所说:"㐱非声",可能有误。因为珍、疹、轸、胗、昣都是㐱声的形声字。㐱是声符,不是形象。邹荫甲等文同意释古参字为象形,可能受了徐铉的误导。

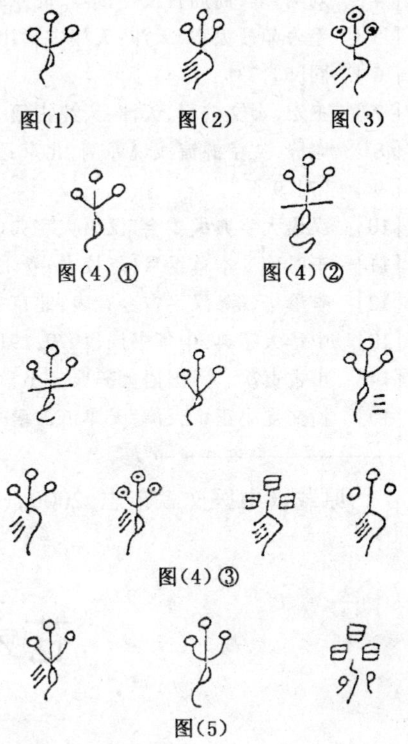

图(1)毛公鼎铭文[5]

图(2)大盂鼎铭文[7]

图(3)夏小正中的参字[15]

图(4)①宗周钟铭文[9],②肯参父乙盉铭文[10],③《文字源流浅说释例》中的参字[8]

图(5)《汉语大字典》部分古参字[10]

如果《说文解字》的解释基本可信,诸参的参字,可能是通假参宿的参字,而为蓡字之省。而且参,在《急就篇》中并非专指人参。现代的人参属五加科,其余各参则分属于唇形科(丹参)、玄参科(玄参)、桔梗科或伞形科(南、北沙参)、豆科(苦参),其植株形态与金文 字的字形更距离过远。除非能证明诸参中,人参最具代表性,或者有例证证明在上古时代"参"就是人参,也就是说:人参而外,其余诸参的参名都是借用自人参。然而,至今还没有这方面的报道。

参字本来是参宿的名称,而且是一个形声字,从参的金文诠释人参的名称,而且能辨识出五加科的形象,似乎牵强。如果事实是颠倒的,参宿之名借用人参之参,则还需考证参宿之名比人参有名更晚,还有待指认有力的证据。

如果接受《说文解字》的见解,蓡为人参之参,则参(蓡),只能是形声字,而且是较晚出的字。《诗经》、《尔雅》、《山海经》中,没有此蓡字就是例证。

《说文》说:蓡字浸声。浸,即古浸字。字书中浸的读音很多,据《康熙字典》、《唐韵》、《集韵》、《正韵》并音祲,字鸠切;《广韵》七林切、《集韵》千寻切,并音侵。据《汉字古今音表》[11],参的中古音有所今切、楚簪切、仓含切三个读音,与浸字古音相近而不相同。所以,浸声,而不读如浸,中间恐还有历史或地域读音的演变。《本草纲目》亦称:"蓡即浸字,后世字文繁,遂以参星之字代之。从简便尔。"[12]也同意参是通假字。

古字还有一个蔘字,读如森(疏簪切),或三(苏含切)。叁也可能此字的借省。蔘,《玉篇》:"同蓡,人蓡,药。"[13]此字也是日文汉字,指朝鲜人参[14]。《玉篇》为南朝顾野王撰,时代较晚,如果相信,蔘为参的初文,应是从艸,参声。声符更不宜做本字的形象看待。

人参,以其药用部分大致如人形而命名,可以理解。至于参字,无论其初文字,还是通假的参字,都是形声字,似不当以象形解读。

参考文献

[1] 史由.急就篇,第 24 章.上海:上海古籍出版社影文渊阁四库全书第 223 册。

[2] 许慎.说文解字.北京:中华书局 1963:17。
[3] 同[2].141 戊,
[4] 刘翔,等.商周古文字读本.北京:语文出版社,1989:15~16。
[5] 毛公鼎放大本.天津:天津古籍出版社.1988 版:19。
[6] 同[5],33。
[7] 王宏.金文选释,天津:天津古籍书店.1990:45。
[8] 康殷.文字源流浅说释例,北京:荣宝斋 1979:371。
[9] [7],9 页。
[10] 汉语大字典编委会.汉语大字典(缩印本),武汉:湖北辞书出版社.1992:163。
[11] 李时珍.本草纲目(点校本)卷 12.北京:人民卫生出版社.1982:699。
[12] 李珍华,等.汉字古今音表,北京:中华书局.1993:428、433、439。
[13] 中华大字典.中华书局,1979:1919。
[14] 市古贞次,等.国语大辞典.小学馆,1981:1318。
[15] 籀文夏小正.天津:天津市古籍书店影印.1988。

原载:《中医文献杂志》2000,(1):22

苍术的本草考证*

胡世林

[摘要] 对宋、明以来的本草著作和医药学家中流行的“术即白术”的观点提出质疑,论证《神农本草经》的“术”主要是指苍术,其抗衰老用途应当继承发扬,开发出新的产品;道地药材茅苍术对植物分类产生过巨大影响,其优异生物种质已经高度濒危,应当采取有效措施加以保护。

[关键词] 苍术;茅苍术;茅术

《神农本草经》(以下简称《本经》)列“术”为上品[1],宋代的苏颂提出“古方所用皆白术”,明代的李时珍认为“术即白术”[2]。这种学术观点的片面性掩盖了苍术所具有的延年益寿作用,现代中药学列苍术为化湿药、列白术为补气药。虚者能否用苍术?除了历代道家养生保健用苍术行之有效的实践作了肯定的回答外,对本草进行再考证十分必要。

术即苍术,证据有三

1. 实际疗效 《本经》明确载有“作煎饵久服,轻身延年不饥”[1]的宝贵经验,并且一直为道家(尤其是茅山派)所体验,所谓“饵术黄精,令人久寿”,陶弘景在《本草经集注》(以下简称《集注》)[3]中有“味重金浆,芳逾玉液”的赞誉,所指和所用均是毫无争议的茅山苍术而非白术。《本经》的“煎饵”和后来茅山的“术煎”是一脉相承的,直到李时珍时代还有“今服食家亦呼苍术为仙术”。医学上和道家保健的实践反映到文艺作品中,如宋代词人周邦彦写出著名的《芝术歌》:“玉津宝气久腴成,灵术神芝时出土。……庐陵太守蕴仙风,健骨清姿欲飞

* 国家自然科学基金重点资助项目(39730500)

举。阴功除瘼民正悦，灵药引年天亦许。愿因服饵断膏粱，未让南华养生主。”宋杨至质的《茅山》诗云“紫花可饵秋寻术”。仙术、灵术是对苍术延年益寿作用的名义上表述，根据上千年的医疗实践和道家服食的经验，把王海藏《医垒元戎》的“不老丹”等有效方药开发成新药，将是“努力发掘”的又一成果。相对而言，几乎未见到、至少是不流行服食白术。另一方面，《本经》术“主寒湿痹死肌”是白术所不具备的功能，苍术具有“一补一泻”的双重功能也不难解释，关键是制剂方法，经煎煮和浓缩成煎膏，挥发成分大多逸散，就具有滋补功能；保留挥发成分则取其燥性，用于祛风湿。以实际疗效和应用为依据是不难考证“术即苍术”的。

2. 家野相异　现代所用的白术是栽培品，未见有野生者作白术的；《本草蒙筌》已经有浙术（又名云头术，即近、现代“浙八味”之一）“种平，颇肥大”的记载[4]，并提到安徽所产的歙术（又名狗头术），系久经栽培根茎形状特化的结果。《本草纲目》[2]云：“扬州之域多种白术，其状如枹，故有扬枹及枹蓟之名，今人谓之吴术是也……吴越有之。人多取根栽莳，一年即稠。”“浙术”、“吴术”可能追溯到陶弘景，他曾指出“东境术大而无气烈，不任用”，与白术香气微弱吻合。由此可见，历史上的白术主要也来源于栽培品，而且一年即可长成，与野生苍术要 3～5 年才能采收不同。

3. 道地性不同　与白术相反，古代苍术全是用野生，茅苍术或茅术是茅山苍术的简称，是在长期大量临床实践检验的基础上，从广大分布地区中筛选出来的道地药材。茅山苍术的质量和疗效优异为历代医家推崇和肯定，《圣济总录》交感丹、《瑞竹堂经验方》的苍术丸、《万表积善堂经验方》苍术散、《普济方》等方书均指明用茅山苍术，《清宫医案》的许多处方则简称茅苍术或茅术。《乾坤生易》的固真丹指明用金州苍术（陕西安康）；《王璆百一选方》的固元丹指明要用好苍术。换言之，其它产地的苍术不具备或者达不到医者期望的疗效。Atractylodes lancea（Thunb.）DC. 这个种广布长江流域及以北，远至朝鲜和俄罗斯的远东地区，为什么一定要指明用茅山所产，历代医家临床的这种经验不仅不能视为“迷信”，而且应当加强其科学内涵的研究。

茅苍术亟待保护

茅苍术驰名逾千年，名称一直被 1977 年以来的历版《中国药典》[5]采用，殊不知本世纪七十年代以来已经没有商品生产，研究报告所云用“茅苍术”为实验材料者，其实是外省流入的商品（注明亲自采集者除外）。濒危原因是人与环境和资源的矛盾，茅山两侧的金坛县和句容县在宋代的人口约 20 万，本世纪初超过 30 万，到八十年代中期达到 110 多万，茅山的山峰形似耕地和建筑物大海中的孤岛，茅苍术赖以生存的环境几乎不复存在。茅山的苍术已成凤毛麟角，不具备商业采集价值，现实问题是 Atractylodes lancea（Thunb.）DC. 这个物种并不濒危，而茅苍术的优良种质却极度濒危，亟待保护。研究结果表明，不同产地（居群）苍术根茎中挥发油组分相差较大：北苍术挥发油的主成分为 β-桉叶油醇或 β-桉叶油醇和苍术酮的混合物；南苍术（湖北产）挥发油的主成分为茅术醇、β-桉叶油醇与苍术酮的混合物；茅苍术则以苍术酮为主要成分。油的主要化学成分不同，其抗菌活性也有显著差异，特别是太白、黄龙、罗田苍术挥发油对乙型链球菌的最小抑制浓度（MIC）几乎是围场、茅山的 1 千倍，与链霉素、青霉素相当。可见同属南苍术，湖北与江苏的苍术形态、成分和药效差异显著，表明种下等级划分十分必要。

茅苍术对分类命名的影响

茅苍术本来是表示道地药材的名称，现被广泛用作 Atractylodes lancea（Thunb.）DC. 的植物名[6~9]，可见道地药材对现代科学的影响极为深远。从含义讲，茅苍术自然是苍术中的优良者，但是当代中药学和植物学，以及药用植物学都忽略了或者说模糊了这种差异，既不利于保证临床疗效，也不利于保护这一高度濒危而日臻珍贵的野生种质资源——茅苍术。

Atractylodes lancea (Thunb.)DC.的模式标本是日本引种自中国的，产地不明，而且Atractylodes lancea(Thunb.)DC.又被指定为苍术属的模式种，《中国药用植物志》最先将这个拉丁名与道地药材茅苍术相联系，称为茅术[6]。但1918年出版的《植物学大词典》[9]记载苍术为Atractylis ovata Thunb.，这个拉丁名实即Atractylodes lancea(Thunb.)DC.的异名。

如前所述，Atractylodes lancea (Thunb.)DC.是一个多态性种(也称为"多型种")，多数文献把它的中文植物名定为茅苍术；少数采用南苍术[10]，可能源于清代《吴鞠通医案》，产地范围在南方的扩大淡化了茅苍术特异种质的观念。相对于南苍术，北方所产在本世纪药材市场就有了北苍术之名，而且也同样被采用为Atractylodes chinensis (Bunge) koidz.的植物名。鉴于形态的多变，有的植物分类学家把北苍术再细分为全叶、五裂(即赤峰)、辽东苍术等变种，或者还把这些变种降低为变型[11]，写全一种拉丁名要用近80个字母。更重要的是这些变种或变型的特征很不稳定，在一个居群里、甚至同一植株上都同时存在划分变种或变型的特征，不仅难以掌握，而且毫不实用。因此先是北村四郎把北苍术作为茅苍术的变种Atractylodes lancea(Thunb.)DC. var. chinensis (Bunge) Koidz.[12]，继而有石铸老师在《中国植物志》中把北苍术并入茅苍术[13]。但是苍术的唯一用途就是入药，不考虑几千年来中医观察和使用苍术所发现的道地性，单纯植物分类处理未必就具有完整的科学性，最大的问题就是掩盖了茅山苍术优良种质极度濒危的现实性和急需保护的紧迫性，结合药材生产和临床应用，命名茅苍术Atractylodes lancea(Thunb.)DC. var. maoshanensis Hu et Feng in ed.(江苏茅山)、罗田苍术Atractylodes lancea(Thunb.)Dc. Subsp. luotianensis Hu et Feng in ed.(秦岭以南，南苍术的代表种)、北苍术Atractylodes lancea(Thunb.)DC. var. chinensis(Bunge) Kitam.(秦岭以北)等三个异域变种或亚种是非常必要的，对标识药材来源和质量，保证临床疗效有重要的现实意义。

参考文献

[1] 孙星衍等辑.神农本草经.台北.第1版.五洲出版社，1976:13.
[2] 李时珍.本草纲目(校点本，第二册).北京.第1版.人民卫生出版社，1977:733.
[3] 陶弘景.本草经集注.北京.第1版.群联出版社，1995.196.
[4] 陈嘉谟.本草蒙筌.北京.第1版.人民卫生出版社，1988.31.
[5] 药典委员会.中国药典(1977年版，一部).北京.第1版.人民卫生出版社，1987.277.
[6] 周太炎.中国药用植物志(第五册).北京.第1版.科学出版社，1957.第246图.
[7] 编写组.全国中草药汇编(上册).北京.第1版.人民卫生出版社，1977:733.
[8] 药物所.中药志(第一册).北京.第1版.人民卫生出版社，1959.308.
[9] 孔庆莱等.植物学大词典.上海.第1版.商务印书馆，1918:1273.
[10] 江苏新医学院.中药大辞典.上海.第1版.上海人民出版社，1977:1066.
[11] 楼之岑等.常用中药材品种整理和质量研究(第3册).北京.第1版.联合出版社，1955:752.
[12] 北村四郎.植物研究杂志(日文).1944:(20):194.
[13] 编委会.中国植物志78卷第一分册.北京.第1版.科学出版社，1987.26.

原载:《中国医药学报》2001，16(1):11

·资源与植物·

中药材采收应适时适度，以优质高产可持续利用为准则论

谢宗万

［摘要］ 目的：探索中药材采收理论，指导中药材采收实践。方法：对古今中药材采收时节理论，进行综合比较研讨，总结归纳。结果与结论：将原有表述系统化，按现代生产质量要求，上升为“中药材采收适时适度，以优质高产、可持续利用为准则”的新理论。

［关键词］ 中药材；采收；适时适度；优质高产

“中药材生产质量管理规范”（Good Agricultural Practice of Medicinal Plants and Animals，GAP）旨在规范中药原料生产全过程。其中重要环节之一，就是中药材的采收，也就是说要明确中药材的最佳采收期。其实，关于中药材采收时节这个问题的重要性，我国古代医药学家早已注意及此，而且还有一些精辟的论述。

1 采药有时论

《本草经集注》载：“本草采药时月……其根物多以二月、八月采者，谓春初津润始萌，未冲枝叶，势力淳浓故也。至秋则枝叶就枯，又归流于下。今即事验之，春宁宜早，秋宁宜晚，其华、实、茎、叶乃各随其成熟耳。岁月亦有早晏，不必都依本文矣。”

其后，论述采药时节重要性的还有：唐·孙思邈云：“凡药，皆须采之有时日；阴干，暴干，则有气力，若不依时采之，则与凡草不别，徒弃功用，终无益也”。又《千金翼方》载：“夫药采取，不知时节，不以阴干暴干，虽有药名，终无药实，故不依时采取，与朽木不殊，虚费人工，卒无裨益”。《千金翼方》还记载了238种中药的采集时间。李东垣《用药法象》云：“凡诸草木昆虫，产之有地，根叶花实，采之有时，失其地则性味少异，失其时则气味不全……”。看来他们提出采药务要重视时节的基本观点是一致的。现在我国民间广泛流行着一句有关采药重时节的谚语：“当季是药，过季是草”。则说明采药要适时，失其时或早或迟，则变药为草，亦即道出了采药过时则失效而与柴草等同的精辟真理。

2 采药有时，但无定月论

沈括《梦溪笔谈》卷26，“药议”云：“古法采草药多用二月、八月，此殊未当。但二月草已芽，八月苗未枯，采掇者易辨识耳，在药则未为良时。大率用根者，若有宿根，须取无茎叶时采，则津泽皆归其根，欲验之，但取芦菔、地黄辈观，无苗时采，则实而沉，有苗时采，则虚而浮。其无宿根者，即候苗成而未有花时采，则根生已足而又未衰。如今之紫草，未花时采，则根色鲜泽；［花］过而采，则根色黯恶，此其效也。用叶者取叶初长足时，用（牙）［芽］者自从本说，用花者取花初敷时，用实者成实时采，皆不可限以时月。缘土气有早晚，天时有愆伏。如平地三月花者，深山中则四月花。盖常理也，此地势高下之不同也。如筀竹笋，有二月生者，有［三］四月生者；有五月方生者，谓之晚筀。稻有七月熟者，有八九月熟者；有十月熟者，谓

之晚稻。一物同一畦之间，自有早晚，此[物]性之不同也。岭峤微草凌冬不凋，并、汾乔木望秋先陨；诸越则桃李冬实，朔漠则桃李夏荣，此地气之不同[也]。一亩之家，则烘溉者先(牙)[芽]；一丘之禾，则后种者晚实，此人力之不同。岂可一切拘以定月哉！”

沈括这一段话，中心意思是说古人采药重视时节是正确的，但不宜固定时月，说采药多在二、八月，这就太机械了。这是因为二月，草已发芽，八月苗尚未枯，提出这个月份的意旨，是在便于辨认品种，却不是采药的最佳时节，因为宿根草本植物，要在无茎叶时采收，则养分都在根里，待发苗以后，养分用于茎、叶的生长，则根就变得空虚，而药力也就不足了。采根需在苗枯之后和苗发之前，均视南北气候差异、平原山区地势高下、水肥条件等不同而有变化，不能机械地限制在固定的月份里。由此以观，沈括的论点，较陶弘景所述，又严谨了一步，似乎多了一些朴素的辩证唯物观点。现在国内对绵茵陈采收也有一些因地而异的说法：比如说，南方地区常说：“正月茵陈二月蒿，三月茵陈当柴烧”。在稍北的一些地区说：“三月茵陈四月蒿，五月茵陈当柴烧”。这就是地区不同，季节早迟有别之故。其实，陶弘景也注意及此，他说：“春宁宜早，秋宁宜晚”，“岁月亦有早晏，不必都依本文矣”。这就是包括在灵活机动的意思在内，不过他也曾经指出，二月八月采根的问题，似乎亦有失当之处。至于明代陈嘉谟的《本草蒙筌》在“采按时月”篇中的论述，大抵与陶弘景所云相似，只是未提具体月份，但又说茎叶花实，四季随宜。采未老枝茎，汁正充溢；摘将开花蕊，气尚包藏。实收已熟，味纯；叶采新生，力倍”。陈嘉谟对此是考虑到采收时期与药效有着密切的关连。他对动物药、矿物药的采集原则亦略有提及，谓：“其诸玉石、禽、兽、虫、鱼，或取无时，或收按节”。李时珍《本草纲目》对中药采收只论及“生产有南北、节气有早迟”，其它并无新义。

3　中药材采收适时适度，以优质高产、可持续利用为准则论

鉴于前人对中药采收的论点，虽然提法有粗精之别，但他们都是考虑到中药质量这个核心问题了。例如沈括曾举芦菔(萝卜)、地黄为例，他说“无苗时采则实而沉，有苗时采则虚而浮”。大家都知道，空心的萝卜就没有吃头了。地黄亦以实而沉者为佳。这就是说质量有好坏的问题。其实，他的论点就是“适时采收以质优为准”的意思，不过在文字上没有表达准确罢了。

另外有一点很重要，就是按药用部位论述不同的采收期看来是合理的，但品种不同，会有区别，可是他们没有明确指出，例如根与根茎类药材，一般在秋冬季节，植物地上部分将枯萎时及春初发芽前或刚显露时采收，此时根或根茎中在休眠期贮藏的营养物质最为丰富，通常含有效成分也比较高，如大黄、黄连、防风、怀牛膝、党参、天麻等。天麻以带有鹦哥嘴(红色芽苞)的“冬麻”质优。此系在茎未出土时采挖者，质坚体重为天麻之佳品。如茎已出土时采者为“春麻”，无鹦哥嘴，质轻泡中空，品质较次。但有些中药材其地上植株枯萎时间较早，如延胡索、夏天无、浙贝母、半夏、山慈姑、太子参、石蒜等，则在初夏或夏季采收为宜，更有特殊者，明党参则须在春季挖根，所以任何通则，也都有例外，这就意味着不同的品种，不同的药用部位，都会受到不同地理环境和人为因素的影响，其采收时月，当然不一定相同，所以总的来说，不明确固定采收时月是有科学道理的。但如对特定产区的某种道地药材，特别是大面积的栽培药材，通过科学研究，了解其某个药用部位的有效成分含量在不同时月的高低变化，甚至是在同一天内早、中、晚的变化，然后明确定出其最佳采收时间，这对中药生产是非常必要和有利的。如果，不了解这些变化情况，也不能明确其最佳采收时间，则对中药生产，特别是集约化大生产是不利的。鉴于同一品种在不同地区就会有着不同的最佳采收时月，而药材生产，品种既多，产区有固定和不固定等情况的不同，药材又有野生和栽培，草本和木本等性质的不同，所以采收时月，可因药材种类地域范围等不同情况区别对待，而不是在全国范围内一成不变。其实主要的关键，在掌握优质这个标准。再者，对药用部位是花的中药种类，沈括只是说"取花初敷时"，陈嘉谟则说"摘将开花蕊，气尚包藏"。他们这种未固定时月，而是从花类开放程度的不同来厘定采收时间的论点，有其较大的合理性，因为一般花类，不宜在花完全盛开后采收，因开放过久几近衰败的花朵，不仅影响药材的颜色、气味，而且有效成分的含量，也会显著减少，多数花类如此，如金银花、辛夷、丁香、槐米，就是用其花蕾，应在含苞未放时采收，但也不宜过早，过早则花未成形，气味不足；其它花类又不是尽要求在含苞时采收，如玫瑰花、旋覆花、洋金花、则要求在花初开时采收，菊花、番红花则要求在花盛开时采收，红花则要求在花冠由黄变红时采摘，而且要在早晨露水未干、太阳未升高时进行采摘，因此时总苞上的刺比较柔软，不会刺手。对花期较长，花朵陆续开放的中药，应分批采摘，以保证质量。有些药材如蒲黄、松花粉等则不宜迟收，过期则花粉会自然散落，又会影响产量。

果实种子类中药也有类似之处，一般果实多在自然成熟时采收，如瓜蒌、栀子、山楂等；有的品种则要求在成熟经霜后采摘为佳，如山茱萸经霜变红，川楝子经霜后才变黄；罗汉果则需由嫩绿转青色时采收；枸杞则要求于果实呈橙红色时采收；草果、薏苡、苍耳子要求于果实成熟时采收，枳实（鹅眼枳实）、青皮均要求药用其幼果，白豆蔻则要求采收未完全成熟的果实。马兜铃、牵牛子、天仙子、决明子、青葙子、白芥子、芸台子则需于果实成熟而尚未开裂时采收。槟榔则需于完全成熟后采收。

全草类中药，多在植物充分生长，茎叶茂盛时采割，有的在开花期采收，如益母草、仙鹤草、荆芥、香薷、泽兰等；茵陈有两个采收期，春季幼苗高 6～10 cm 时采收的习称"绵茵陈"，秋季花蕾成长时采收的叫"茵陈蒿"。青蒿如作为提取青蒿素的原料，则于花前盛叶期采收最佳，此时叶内含青蒿素最高，特别是以嫩叶为最高。穿心莲则更有特别，各内酯类成分的含量则视生长期不同而有变异，因此其最佳采收期就必需根据需要不同内酯成分的要求，实行分别采收和有效地利用。治疗肝炎的垂盆草，秋季采的对迁延性肝炎有治疗作用，而在春天采的则无疗效，则是因为从 4 月到 10 月才含有效成分垂盆草苷 0.1%～0.2%，而春季则无。

叶类中药，多在植物光合作用旺盛期，开花前或果实未成熟前采收。如大青叶、艾叶等，也有在秋季经霜打、落叶时采收的如桑叶、枇杷叶等。

茎木类，一般在秋冬两季采收，如大血藤、首乌藤、忍冬藤等，但也有例外。例如麻黄茎，有人做过研究，北方地区草麻黄植物体内的有效成分生物碱，在春天含量很低，到了 8 月和 9 月，含量可达高峰，但随后又显著下降。而木类药材如苏木、降香、沉香等，则全年可采。

皮类药材，一般在春末夏初采收，此时树皮养分及液汁增多，形成层细胞分裂较快，皮部和木部容易剥离，伤口较易愈合，如黄柏、厚朴、秦皮等。采皮时可用半环状剥取、条状剥取或砍树剥取等方法，少数皮类药材于秋、冬两季采剥，如川楝皮，此时有效成分含量较高。又肉桂在华南地区，每年可分两期采收，第 1 期于 4～5 月间，第 2 期于 9～10 月间，以第 2 期产量大，香气浓，质量佳。根皮通常在挖根后剥取，或趁鲜抽去木心，如牡丹皮、五加皮等。

藻、菌、地衣类药材，采收情况不一，如茯苓，在立秋后采收质量最佳；马勃宜在子实体刚成熟期采收，过迟则孢子飞散；冬虫夏草在初夏子座出土孢子未发散，野草尚未长高时采挖，否则草长高后就看不见虫草了。海藻在夏、秋二季采捞，松萝等地衣类，全年均可采收。

以上植物类药材的采收，不仅注意时节，更重要的还有一个生长年限的问题；多年生草本和木本，野生与栽培，都有视品种不同而异的问题，如栽培的园参，要求生长5～6 a采收；边条参要求生长8～9 a采收；石柱参生长15 a以上采收；野山参由于生长缓慢，则要求年代更久长者为佳。大黄栽培品要求在种植3～5 a后采挖；白术2 a生者挥发油含量明显高于一年生者，白芍要求种植3～4 a可采；黄芪野生品要求2～3 a以上。怀牛膝播种，当年即可采挖。杜仲和企边桂要求生长10 a以上，川黄柏要求定植后生长10～15 a可采，厚朴要求种植16～20 a可开始采收。

动物药，可根据其生长和活动季节捕捉。昆虫类药材，必须掌握其孵化发育活动季节，以卵鞘入药的，如桑螵蛸，则在虫卵孵出前收集，过时则虫卵孵化为成虫而影响药效。以成虫入药的，均应在活动期捕捉；有翅昆虫，如斑蝥，须在夏、秋季清晨露水重时便于捕捉，否则飞起后不易捉到。两栖动物如蛤士蟆，则于秋末当其进入"冬眠期"时捕捉；鹿茸须在清明后45～60 d锯取(5月中旬至7月下旬)，过时则角质化。

矿物药类，本草多载"采无时"，实际上是说此类无生命的矿物药，采收时"不拘时节"。

综上所述，主要多从如何保证获得优质药材这个角度来考虑最佳采收期，无疑优质就意味着与高效攸关。这是由于多种不同因素对不同品种的药用植物在不同生长发育阶段活性成分的积累变化很大。值得注意的是若从生产观点出发，我们还必须注意考虑单位面积的产量，也就是说要确定药材最适采收期时，还必须把有效成分的积累动态与药用部位的产量变化这个因素结合起来加以综合考虑，这才是科学的思维，只有这样才能获得既优质而又高产的药材，这就是"适时采收，以优质高产为准则论"的实质所在。但是"优质"和"高产"这两个指标有时并非平行甚至互有矛盾，因此，必须根据具体情况加以具体研究分析，以决定以何者为主，当然这主要是对大规模栽培的中药品种而言的。例如薄荷的采收。最好1 a进行两次，在华东地区第1次在小暑后大暑前(7月中下旬)，主要提供薄荷脑用；第2次在霜降之前(10月中下旬)，主要以叶作药材用。实验证明，薄荷在花蕾期叶片中含油量为最高，原油的含脑量以盛花期为最高，而叶的产量又在花后期为最高。

总之，它必须符合中药材生产质量管理规范的各项要求，如果中药原料质量不合规定标准，由此而生产出来的中药新药和大批中成药也就难以走出国门，面向世界。有人认为祖国医药走向世界，关键是标准化与现代化，实施中药材GAP也是适应中药走向世界的需要。

我国中药资源虽然丰富，但也不是取之不尽，用之不竭，而中药材采收，其目的在于利用，为达到此目的，就必需科学合理，方能做到永葆药材资源长盛不衰，但如何才能做到长期可持续利用，永葆药材资源长盛不衰，这在采收中还有一个"适度"的大问题，因为采收过度，则超越生态系统的负荷能力，违反了自然规律，影响到资源的更新与增长，因此，在对野生中药材采收时，要区别品种，特别是多年生草本，要挖大留小，木本药材，不到采收年限的要坚决保护，严禁乱砍乱伐，并坚持长短结合的方针，还要有计划地变野生植、动物药材为家种、家养，必要时药政部门要采取封山育药、轮采轮育等措施，以达到"可持续利用"的目的。笔者对此已在"野生药材品种资源开发与护育并举论"[1]中详细论述此处不赘。

参考文献

[1]谢宗万.中药品种新理论的研究.北京：人民卫生出版社，1995.35.

原载：《中国中药杂志》2001，26(3)：152

中药材名称规范化研究

谢宗万

[摘要] **目的**:为解决长期以来中药材一物多名和异物同名等问题,对中药材名称的规范化进行研究。**方法**:分析当前中药材品种和药名混乱情况,运用中药品种理论,探求统一药名的方法。**结果与结论**:提出了中药材名称规范化的取名原则 23 条,能对众多的中药材正名进行规范化,做到一物一名,为药名统一提供科学依据和研究参考。

[关键词] 中药材;名称;正名;规范化

1 中药材名称规范化对中药现代化的重要意义

中医药学历史悠久,源远流长,是一个伟大的宝库。它有独特的理论体系和丰富的临床实践经验,在新世纪初和入世(WTO)在即之际,中医药研究必须走现代化之路,才能跟上和协调科学文化的步伐,以适应当代社会发展需求,迅速走向世界和自立于世界卫生科技之林。

中药材具有种类繁多的特点,但长期以来又有一物多名和异物同名等诸多错综复杂的问题。正是这些问题容易产生中药的张冠李戴,因而导致品种混淆,用药错乱。在社会上造成不少医疗事故,甚至危害人民的生命安全,在经济上对药材营销单位和国家造成巨大的经济损失,同时也严重地影响了中药的现代化和新药的研制。因此,中药材正品的确立和药材正名的规范化就成为中药现代化、中医药走向世界必需解决的首要前题。其重要意义,自然不言而喻。

2 解决中药材名称规范化的重要理论基础

正品是正名的根本,先要确立正品,而后方能制订规范化的药名(正名)。所谓正品,必须是"考证有据,名实相符,质量合格"者,方可视为中药材的正品。正品中药材主要有 3 个类型:即法定正品(《中国药典》和部颁标准收载的药材品种)、传统正品(经本草考证确定的传统药用品种)和新正品(新兴品种或新发现的品质优良的中药材品种)。要正确认识什么是真正的中药材正品,《中药正品认识论》、《药材品种延续论》、《药材品种变迁论》和《药材新兴品种优选论》等品种理论[1,2]对其精神实质有详细的阐述,此处不赘。

3 中药材名称规范化的取名原则

3.1 规范化的中药材名称,只能有一个正名,总原则是"一物一名",即一个生物种的某个特指药用部位,只能容许有一个合用的药材名称,经国家药政管理部门确认,并以法定的形式作为"正名"固定下来,在全国推广使用。译成拉丁文后即可在国际间通用。

3.2 现有中药材如无异物同名现象,且此名习用已久而不致引发误解者,则沿用原药名不变,如生姜、槟榔、芡实、莲子芯、藕节等。

3.3 中药材名称,最好能反映该药在某一方面的特点,但并不要求其与原植(动)物名称的完全一致。

3.4 对多原性中药材正名的重新取名，首先要求在药名中能反映作什么药材使用，其次要求反映出其生物基原特点，组成新名时，药材名为词干，居后，有关反映其基原或该药材特征或道地产区的修饰词在前，如此前后相连组合，即成规范化的药材正名，如“石虎”*Evodia rutacarpa* (Jucc.) Benth. var. *officinalis* (Dode) Huang 其果实为“吴茱萸”药材的一种，其药材正名即为“石虎吴茱萸”。又如反映原植物特征的“羽叶三七”*Panax japonicus* C.A. Mey. var. *bipinnatifidus* (Secm.) C.Y.Wu et K.M. Feng 其根茎为中药珠子参的一种，组成新名称时，可改称该药名为“羽叶珠子参”。又如可资反映药材性状特征的有麻花秦艽 *Gentiana straminea* Maxim.、刺海马 *Hippocampus histrix* Kaup. 等。另外，湖北贝母、皖贝、大连湾牡蛎等则以特有产地为名，也符合此原则。

3.5 原以属名为词干命名的植(动)物名称，如与药材名有矛盾时，在组成新药名时，应废弃原来的植(动)物名中的词干(如作玉竹用的药材，不得以黄精为词干，作秦艽用的药材，不得以龙胆为词干)而代之以药材名为词干，并斟酌情况可部分地采用原来的种加词作新名修饰词之名，如 *Gentiana crassicaulis* Duthie ex Burk. 原植物名为粗茎龙胆，现改为药材名则改称粗茎秦艽。

3.6 药材性状有明显特征的，如此特征反映在药材上较植物名更有鉴别意义者，可以药材性状为主而命名，如唇形科的褐毛丹参 *Salvia przewalskii* Maxim. var. *mandarinorum* (Diels) Stib. 根粗大而色紫褐，《云南药品标准》(1974)药材名大紫丹参，这个名称相当好，具有药材性状的特征，也最易从药材上辨识品种，象这样的情况，药材名就以选“大紫丹参”之名较采用褐毛丹参之名为佳。同样，百部科中的对叶百部 *Stemona tuberosa* Lour. 药材名以选用“大百部”之名较“对叶百部”之名为佳。因从药材上看不出地上部分叶的着生情况，而大百部则是有所专指，它是该属植物中块根最大的一种。

3.7 对一药多来源中药材，必须从中挑选一种质量好、疗效高、分布广的药材，维持原药名不变，作为该药的代表种，以便于处方应付，不致于出现一味常用中药，而无其相对应的具体品种，如现时《中国药典》仅载有川木通、关木通，而缺“木通”这个品种的不正常现象。同时需要说明的一点，就是代表种的设立，并不妨碍在按中医处方配药时对《中国药典》一药多来源的应用，亦即《中国药典》在该药来源下规定的种，均可使用，而代表种则是优先使用的种。上述代表种的建立是一个重要的原则，《中国药典》亦早有例证，以白薇为例，它以 *Cynanchum atratum* Bge. 为白薇正品，与历代本草传统用药经验相一致，而同属其他药用植物则另取名称，这种取名原则，完全正确。

3.8 一药多来源中药材，凡《中国药典》已将其中一种原植(动)物订名与药材名相同时，则该药之代表种即依《中国药典》为准，如甘草为 *Glycyrrhiza uralensis* Fisch.，川贝母为 *Fritillaria cirrhosa* D. Don，黄精为 *Polygonatum sibiricum* Red.，川木香为 *Vladimiria souliei* (Franch.) Ling，柴胡为 *Bupleurum chinense* DC.，黄连为 *Coptis chinensis* Franch.，党参为 *Codonopsis pilosula* (Franch.) Nannf.，紫草为 *Lithospermum erythrorhizon* Sieb. et Zucc.，黄柏为 *Phellodendron amurense* Rupr.，钩藤为 *Uncaria rhynchophylla* (Miq.) Jacks.，百合为 *Lilium brownii* F.E. Brown var. *viridulum* Baker，麻黄为 *Ephedra sinica* Stapf 等。

3.9 对一药多来源中药材，如植(动)物名与药材名不完全一致时，则该药材之代表种，在一般情况下，尽量选用《中国药典》所载之第一种，如大黄以掌叶大黄 *Rheum palmatum* L.

为其代表种；黄芪以蒙古黄芪 *Astragalus membranaceus*（Fisch.）Bge. var. *mongholicus*（Bge.）Hsiao 为其代表种，前胡以白花前胡 *Peucedanum praeruptorum* Dunn 为其代表种，秦皮以苦枥白蜡树 *Fraxinus rhynchophylla* Hance 为其代表种，海马以线纹海马 *Hippocampus kuda* Bleeker 为其代表种。

3.10 一药多来源中药材，如属不同类型则每个类型均应有代表种，如天南星类，以一把伞南星 *Arisaema erubescens*（Wall.）Schott 为天南星的代表种，以虎掌南星为 *Pinellia pectisecta* Schott 的药材名，大青叶以十字花科菘蓝 *Isatis indigotica* Fort.为大青叶的代表种，而称蓼科蓼蓝 *Polygonum tinctorium* Ait.为蓼大青叶，以资区别。漏芦有祁州漏芦和禹州漏芦两个类型，以祁州漏芦 *Rhaponticum uniflorum*（L.）DC.为漏芦的代表种。白附子有禹白附和关白附两个类型，以天南星科的禹白附 *Typhonium giganteum* Engl. 为白附子的代表种。两类药材如疗效不尽相同时，在区别药材名称的同时，还应注意其在药效方面的异同（如关白附疗效与禹白附有别，不宜再简称"白附子"）。

3.11 一药多来源中药材，除代表种外，其他种的药材名，凡商品名有特色者，即以商品名为该种之药材名，如三角叶黄连 *Coptis deltoidea* C.Y. Cheng et Hsiao 即改以"雅连"为其药材名，蜀(药用)大黄 *Rheum officinale* Baill. 以"马蹄大黄"为其药材名，尽量避免把原植物中的"officinale" 或"officinalis"直接译成"药用"二字，因《中国药典》所收药材全为药用品种，没有必要再强调"药用"二字。暗紫贝母 *Fritillaria unibrecteata* Hsiao et K. C. Hsia 以松贝为药材名，梭砂贝母 *Fritillaria delavayi* Franch. 以炉贝为其药材名。

3.12 如某药材长期以来有一个习惯商品药材名称，而且明确专指某种植物来源时，此时其药材名不必以原植物名来命名，如板蓝根就是指十字花科的 *Isatis indigotica* Fort. 的根部而言。而不必称"菘蓝根"。又如正品鸡血藤药材就是指豆科植物密花豆 *Spatholobus suberectus* Dunn 而非指鸡血藤属 *Milletia* 的一些种类，但密花豆这个植物名并不作药材名用。

3.13 个别毒性大的药材，如古今药用品种有变迁且《中国药典》尚未收载，为安全用药起见，暂不规定代表种，而以适当商品药材名为正名，如现时狼毒有红狼毒与白狼毒之分，二者科属不同，药材皮色明显有别，即分别以红狼毒和白狼毒为正名。

3.14 植物文献之植物名与《中国药典》药材名有矛盾时，以《中国药典》为准，如荆芥，《中国药典》的植物名与药材名相一致，其原植物为 *Schizonepeta tenuifolia* Briq.，但《中国植物志》称此为裂叶荆芥，其所载之荆芥则为另种 *Nepeta cataria* L. 后者，非中药之荆芥，故以《中国药典》为准。

又如枸杞子，《中国药典》所收非植物野生枸杞 *Lycium chinense* Mill. 之果实，而为宁夏枸杞的果实，则"枸杞子"为宁夏枸杞果实的药材名，而非野生枸杞的药材名。中药香薷非植物文献记载的香薷 *Elsholtzia ciliata*（Thunb.）Hyland 而为石香薷 *Molsa chinensis* Maxim. 的全草，故后者的药材名则为"香薷"。浮萍为紫萍 *Spirodela polyrrhiz*（L.）Schneid. 而非青萍。

3.15 有特色的优质道地药材，在药材前冠以产地名称，如黄皮树 *Phellodendron chinense* Schneid. 即以川黄柏为药材名，川芎为 *Ligusticum chuanxiong* Hort.，川续断为 *Dipsacus asperoides* C. Y. Cheng et T. M. Ai.，浙贝母为 *Fritillaria thunbergii* Miq.，温郁金为 *Curcuma wenyujin* Y. H. Chen et C. Ling，广防己为 *Aristolochia fangchi* Y. C. Wu ex L.

D. Chou et S. M. Hwang，广西莪术为 *Curcuma kwangsiensis* S. G. Lee et C. F. Liang，新疆紫草为 *Arnebia euchroma*（Royle）Johnat. 等。

3.16 《中国药典》尚未收载的中药材，其药材名应考证本草，以历代本草所载的药名为正名，如因时代变迁品种有变化者，则根据实际情况本着“师古”和“从俗”相结合的精神，选择适当的品种为药材正品，如木通《中国药典》仅收关木通与川木通，而无木通，考证本草，唐《药性论》木通正品为木通科植物木通 *Akebia quinata*（Thunb.）Decne.，此名与植物文献亦吻合。化学、药理、临床均证明本品为木通之正品。

3.17 中药材新兴品种为中药材新的正品来源，防己科的粉防己 *Stephania tetrandra* S. Moore，是防己的新兴品种。芸香科的酸橙 *Citrus aurantium* L. 是枳实、枳壳的新兴品种。木犀科的连翘 *Forsythia suspensa*（Thunb.）Vahl 是连翘历史上的新兴品种，茜草科的巴戟天 *Morinda officinalis* How 是巴戟天的新兴品种，它们虽然不是历史上最先使用同名中药的来源，但它们的药材质量和疗效都比原先的要好，它们在药材上事实上都已取老品种而代之。

3.18 原产国外，中国不产的药材，《中国药典》以疗效近似的药材取代之，则依《中国药典》为准。如阿魏以新疆阿魏 *Ferula sinkiangensis* K. M. Shen 取代之，安息香以白花树 *Styrax tonkinensis*（Pierre）Craib ex Hart. 的树脂取代之。毕澄茄以山鸡椒 *Litsea cubeba*（Lour.）Pers. 取代之，即新疆阿魏以阿魏为药材正名，山鸡椒以毕澄茄为正名药材的来源，这也符合以新兴品种为药材正品的原则。

3.19 异物同名复杂的药材，传统用药正品一时尚无定论，或植物文献虽有记载，但《中国药典》亦未收载者，则暂以《中国药典》所收同类优质品种为该药的正品，如贯众，即以绵马贯众 *Dryopteris crassirhizoma* Nakai 作贯众的正品，以“贯众”为其正名。

3.20 新组成的药名，最多不要超过 7 个字，用作词干的药名，必要时可根据习惯用简称，如金银花的词干，可精简为“银花”二字，以天南星为词干的可简称为“南星”。

3.21 药名有时要与药用部分相联系，植物名则不尽然，也没有必要，如二者有矛盾时，要以实际用药情况为准，如忍冬为植物名也意味着用藤，药材可称忍冬藤，如用花则必须以金银花或银花为名。

3.22 药材名中不能出现“假”字，也不宜出现“拟”字，即使原植物名有“假”字，作为药材名，绝不能套用。

3.23 中药材正名，文字也应规范化，一律按国家公布的简化字要求书写，切忌自行简化或以商业上误用的同音字、谐音字代替，如半夏，不能写作“半下”，牛膝不能写作“牛夕”等。

4 中药材一物一名规范化的应用

4.1 中药材一物一名是在正本清源、辨明正异的科学基础上形成的，它是统一药名、避免品种混淆的重要手段，因而最适用于中医药科研、教学、药政管理和国际贸易部门。

4.2 中药材正名也是中医处方用名的基础，由于临床用药多用饮片和炮制品，中医对此有一定的特殊要求，只须对正名附加炮制要求说明即可，该用炒的加炒字，该用煅的加煅字，该用酒制的加酒字等。不需特殊炮制而用生品的加“生”字或按习惯不加“生”字即表示作生品处理。如此更加明确不会讹错。

4.3 中药材正名同样实用于国内药材市场的商品交易，只要对药材注加商品规格等级及产地就会做到准确无误。

总之,中药材药名的规范化,适合于我国当前国情和中医药新形势发展迫切的需要,为此,笔者已拟就中药材正名2000余种为药名统一提供科学依据,并供药政管理部门和同道研究参考。

参考文献

[1] 谢宗万.中药品种理论研究.北京:中国中医药出版社,1991.1.

[2] 谢宗万,梁爱华.中药品种新理论的研究.北京:人民卫生出版社,1995.7.

原载:《中国中药杂志》2001,26(11):725

中药品种理论在新世纪的深化与应用

谢宗万

一、中药品种理论在新世纪进一步深化和应用的重要性

中医药学之所以在世界传统医药学中能够独树一帜,关键在于它具有独特的理论体系和丰富的实践经验,从而也就形成了我国独有的中医药物色。随着时代的不断演进,中医药事业的发展,理论落后于实践的现象日益显露出来。特别是在中药理论方面,千百年来,总是局限于四气五味等药性理论范围,因此使得在中药的生产、流通、检验、科研以及教学等方面,出现一些用现有的中医药理论无论解释和解决的问题。为此,笔者在几十年中药品种调查研究实践的基础上,总结和创立了一系列与中药品种有关的理论观点,特别是在澄清中药材混乱品种、提高中药质量和维护用药安全有效等方面,发挥出较大的作用,这是因为理论是在广泛实践中经过大脑思维的作用,运用科学抽象的方法,引出事物固有的最本质的特点并加以概括而形成的一种科学概念。因此,它是客观规律的反映,它必然服务于实践,同时又为指导实践与预见未来发挥作用。为此,在当前强调科学技术进步对生产起重要作用的时代,更不能忽视理论对科技事业发展的指导意义。特别是在新世纪中医药要走向世界的时代,就要有深化品种理论,促进中药质量的提高,能起到保质寻新,"掘井及泉"的深远作用,则其推广应用的重要性自不言而喻。

二、中药品种理论内容纲要

在20世纪90年代,由笔者创立并发表的中药品种理论共有22则,它们是:(1)药材品种延续论;(2)药材品种变异论(药材品种变迁论);(3)药材新兴品种优选论;(4)药材基原(品种)的单一性与有限多原论;(5)中药品种传统经验鉴别"辨状论质"论;(6)中药材"地区习惯用药"渐趋分化论;(7)中药混乱品种与伪品隐现有时论;(8)解决中药品种"异物同名"问题的关键在于"统一药名"论;(9)中药"异物同名品"依本性于用论;(10)优良品种遗传基因是形成"道地药材"的内在因素论;(11)解决伪劣混乱品种问题的根本措施在于发展"道地药材"论;(12)野生药材品种资源开发与护育并举论;(13)中药正品认识论;(14)中药代用品

认识论；(15)品种相近，性效相似论；(16)品种虽同，在一定条件下，性效可变论；(17)毒药近缘品种，其毒性毒理作用近似论；(18)用药新陈，品种疗效攸关论；(19)增强品种质量意识，确保中药固有效能论；(20)中药老品种，新药大源泉论；(21)从补益中药品种中探求开发调节免疫功能和抗衰老的新药，大有可为论；(22)研究中药品种，立足本国，放眼世界论。

上述22条，详细内容已分别载入笔者的《中药品种理论研究》(1991，中国中医药出版社)和《中药品种新理论的研究》(1995，人民卫生出版社)此处不赘。

三、新世纪深化品种理论的初步设想

1．古代医方药物品种的探析　这是从时代发生变化来考虑的，汉、魏、六朝，唐、宋、元、明、清各个不同时代均有名方流传，但方中药物品种有同名异物的问题存在，人们如果不注意不同时代各品种的变化而直接以现时的异物同名品充之，就难以起到原方所应起的作用，这就是清代名医徐大椿《医学源流论》中所说的"古方所用之药，当时效验显著，而本草载其功用凿凿者，今依方施用，竟有应与不应"的现象。此项研究，直接关系到临来疗效高低的大问题，应该予以重视，并继续深入研究。

金·元四大家之一的刘完素早先就曾大声疾呼："古方今病不相能"，对此孙启明老大夫解释此有二层含义：一为医家在治病时要辨症论治，不可胶柱鼓瑟，执方昧法；二为"古方今药不相能"，甚至可进一步引伸为"古药今药不相能"，这与笔者所说的古今中药品种发生变迁的内涵精神是一致的。

2．进一步研究掌握混乱品种与伪品隐现的薄弱环节和时机，从而狠狠打击："隐现有时"论阐明了中药混乱品种与伪品的隐现规律分滋生、扩展、隐蔽和复现四段历程。混乱品种与伪品一旦滋生出现，如不立即纠正、清除，就很容易扩展蔓延，甚至导致恶性流行，最好的办法是在研究确定其伪劣性质之后，立即采取行政措施，使之消灭于萌芽状态，而不使其蔓延为害。对于老的混乱品种，更要加强力度，狠狠打击，从严从速，纵然不能根除，也要尽量使其隐蔽敛迹的时间无限延长，由于混乱品种与伪品具有顽固性，所以即使在澄清混乱取得成效之后，仍不能掉以轻心，以严防其复现，卷土重来。为此，各地都要总结澄清混乱品种的经验并互相交流，把混乱品种鱼目混珠的现象，降到最低点，以确保用药的安全与有效和减少药材经营部门和病家经济上的损失。

3．深入研究促使地区习惯用药逐渐分化，以明辨是非：中药材地区习惯用药，是一个鱼龙混杂的大杂烩，因为它突出的是用药习惯，而不是药材的本质，现在不少地区的习惯用药，实际上是混乱品种，但借习惯用药之名而将其保护起来，无形中成为混乱品种的防空洞和保护伞，这对应有疗效的发挥和人民健康极为不利。我们主张积极研究、促其分化、辨明其本质，虽然极大多数是混乱品种，但也不排除能从中找出几个新兴品种来。对此研究无论是正负结果，对澄清混乱，明辨是非都是十分有利的。这一类问题最多，无论是从品种、化学成分、药理作用以及临床研究方面都有很多文章可做，因而从事此项工作的研究是大有可为的，而且贡献也是很大的。

新的《中华人民共和国药品管理法》已由第九届全国人代会常务委员会第二十次会议于2001年2月28日讨论通过并于同日以国家主席第四十五号令颁布，12月1日起正式施行。该法第三十二条规定，药品必须符合国家药品标准。……国务院药品监督管理部门颁布的《中华人民共和国药典》和药品标准为国家药品标准。虽然第四十七条载"地区性民间习用药材的管理办法，由国务院药品监督管理部门会同国务院中医药管理部门制定"。由此可知今后的药品标准只有国家标准,而不再设地方标准了。对此我们衷心拥护,理由是:过去有些省市卫生行政部门,把关不严,甚至带有某种地方主义的色彩,在制订地方药品标准时,把一些非正品的混淆品种,作为该地区的习惯用药堂而皇之的载入地方药品标准,使其披上合法药用的外衣,这对药品监督管理,极为不利。因此,取消地方药品标准,不做地方习惯用药的保护伞,对统一执行国家药品标准大有裨益。

4. 运用品种理论多途径开发新药源　新世纪要使中药走向世界,必须使中药生产符合GMP标准,再也不能以粗、大、黑的传统手工业生产中成药向国外出口,它必须有新药的实质,卓越的疗效,科学的内涵,成分药理清楚,质量稳定可控,有现代化生产工艺,剂型新,剂量小,携带服用方便等优点。如此新药多多益善,也才有市场竞争力。运用品种理论,可以多途径开发新药,"品种相近,性效相似论"主要是利用植物化学分类学关于"亲缘关系相近的植物类群具有相似的化学成分"这条自然规律移植到药材品种方面来,有利于指导中药新品种、新原料和新货源的开发和利用,其中大有潜力可挖。"品种虽同,在一定条件下,性效可变论"主要强调的是当这个生物种在一定条件影响下,方能改变其原有的药效,这里指的"一定条件"是影响药效使其改变的重要原因,如药用部分的不同,采收季节的不同,生态环境的不同,加工炮制方法的不同,贮藏时间条件的不同,剂型、服法的改变等等。由于上述条件的不同和改变,因而导致提高原有疗效或产生新的功效,则不啻增加一批疗效好的新的中药品种,所谓"性效可变"的奥妙也就在于此。"中药老品种,新药大源泉论"重点论述从常用中药老品种里选题来研制中药新药,具有命中率高、周期短、费用低的优点。现在医学上对于心血管疾病、病毒性疾病、肿癌自身免疫性疾病、老年病等,西方医学显得力不从心,而"从补益中药品种中探求开发调节免疫功能和抗衰老的新药大有可为论",则给予以很好的启示。以上数例均足以说明运用品种理论是可能多途径地开发新药源的。有一些食药两用的品种,还可以向开发保健品方面发展。

5. 深化道地药材的研究　研究和发展道地药材是发展中药事业的根本,道地药材是具有中国特色的对特定产区的名优正品药材的一种特称。它一向是与中药质量和中医疗效联系在一起的,"优良品种遗传基因是形成道地药材的内在因素论"有力地辨明药农栽培药材,为什么要花力气选育优良品种,主要是遗传基因能在生物体内控制有效成分的合成,使含量变高,而且还有抗旱、抗涝和抵抗病虫害能力强的优点。中药要发展就必须首先发展道地药材,现在伪劣混乱品种充斥市场,主要原因就是道地药材太少了,药源不足,供求矛盾紧张,特别是稀有珍贵药材,尤其如此。解决伪劣混乱问题的根本措施在于发展"道地药材"论的论点也就正是着眼于这一点。但还有很多工作要做,例如对优良种质的保存而不使之退化的研究以及高产、抗病害、高含量新品种培育的研究,加强全国道地药材区划的研究,道地药材生态环境与有效成分含量、微量元素种类关系的研究、道地药材与非道地药材品质分析与临床疗效对比的研究、绿色道地药材栽培技术和产地加工的研究,道地药材标准化基地建设和道地药材生产质量管理规范(GAP)的制订与实施等等,都是非常必要的。

6. 正确处理药材资源开发与保护的关系　野生药材品种资源的开发,必须与护育工作同时并举,这是"并举论"的实质所在。近年来由于天然植被的不断被采伐,我国野生动植物药材资源破坏情况十分严重,为了人民的健康,既要求足够数量的药材供应,同时还要维持大自然的生态平衡与药源的再生和更新,这就要求在做好药材合理开发的同时,要做好对野生药材品种资源的护育工作,二者必须同时并举,尤其要重视对珍稀濒危动植物的保护,为此方能使野生药材资源永葆繁荣,长盛不衰。据传媒最新报道,2001 年的世界环境日(6 月 5 日)迎接它的是关于亚洲物种灭绝和沙漠化的令人担扰的警讯。列在世界物种灭绝“热点地区”排名表前三位的是:印度尼西亚、中国和菲律宾。我国有 78 个物种受到威胁,从青藏高原藏羚不断被非法猎杀的严重事件来看,我国动植物物种的濒危程度,的确是令人担扰的。

又西北地区由于森林树木的非法砍伐,甘草、麻黄、发菜等药材,不断大批的被采挖,加之,水资源短缺,土地荒漠化越来越趋严重,连首都北京也时遭沙尘暴空前未有的袭击,如不采取防护措施,其后果则不堪设想。为此,国家及时号召退耕还田,种树种草和“山川秀美工程”,“濒危动植物保护法”以及南水北调等,这是维持大自然生态平衡的有效措施,应该大力贯彻实施。特别要有法必依,执法必严。

7. 规范药名,务求统一　21 世纪的中药事业,要求中药现代化,而中药材标准化是实现中药现代化、国际化的前题条件,其中中药标准化则是此前题的基础;而规范化中药材的药名,则又是中药标准化基础的基础,一旦对中药材药名进行规范化,则“一物一名”的目标就能很快实现,不但国内长期没有解决的“异物同名”复杂问题可望解决,且可在国际间畅通无阻地作学术交流和贸易往来。这就是笔者所提“解决中药品种“异物同名”问题的关键在于“统一药名”论的目的所在。关于这个问题,笔者经过长时间的深入研究,现在首次厘订出中药材名称规范化的取名原则 23 条,根据这些取名原则,能对现时众多的中药材正名进行规范化,做到“一物一名”为药名统一提供科学依据和研究应用参考,这 23 条取名原则将另文发表。

综上所述,品种理论涉及到中药的生产、混乱品种的澄清、新药的开发等诸多方面,它具有指导实践的作用,若能深化研究与应用,必将促进中药事业进一步深入发展。

原载:《2001’全国药用植物与中药院士论坛及学术研讨会论文集》PP9。

挪威草药市场概况

黄璐琦,王笑频*,贾春伶**,付桂芳,林淑芳

挪威使用植物药的历史悠久,现在,对中国的中医药亦有着浓厚的兴趣。2000 年 11 月应挪威卫生部的邀请,中国中医药代表团对其进行了访问。在此期间,我们对挪威的草药市场进行了调查,现整理成文,以供两国合作交流使用。

挪威使用的草药共有 726 种,来源于 127 个科,主要的科有菊科、唇形科、蝶形花科、伞形科、蔷薇科、禾本科、十字花科、毛茛科、茄科、百合科等。在使用管理上分 3 类,第 1 类是药食两用,其种类有 451 种,占 62.12%,主要分布在菊科、唇形科、蝶形花科、蔷薇科、伞形科、禾本科、十字花科、玄参科、五加科、姜科等,常见的种类和用途见表 1。

---

*　国家中医药管理局;**　北京联合大学中医药学院

表 1　药食两用植物种类

拉丁文植物名	挪威文植物名	中文植物名	功效[1]	用途
Achillea millefolium	Ryllik	千叶蓍	解毒消肿，止血，止痛。	食品、香料[2~4]
Allium sativum	Hvitløk	大蒜	健胃，止痢，止咳，杀菌，驱虫	食品、香料[2~4]
Aloe mucilagines	Aloe slimstoffer(gel)	芦荟	抑菌，抗炎，致泻	作为食物调味剂[2~4]
Arctium lappa (Lappa major)	Bardana Borre，stor-Burdock Storborre	牛蒡	疏散风热，宣肺透疹，散结解毒	食品、香料[2~4]
Equisetum arvense	Kjerringrokk Åkersnelle	问荆	利尿，止血	保健食品[3,4]
Glycyrrhiza glabra	Lakrisrot	光果甘草	清热解毒，润肺止咳，调和诸药	食品、香料[2~4]
Inula helenium	Alantrot	土木香	理气止痛，开、胃驱虫	食品、香料[2]
Menyanthes trifoliata	Bukkeblad	睡菜	清热利尿，健胃，安神	食品、香料[2,3]
Ocimum basilicum	Basilikum	罗勒	发汗解表，祛风利湿，散瘀止痛	食品、香料[3,4]
Panax ginseng	Ginseng	人参	补气，固脱，生津，安神，益智	食品、香料[2,3]
Prunus armeniaca (sine seminibus)	Aprikostre (unntatt kjerne)	杏	止咳，平喘，宣肺，润肠	食物香料[2~4]
Rubus idaeus	Bringebær	覆盆子	固肾，涩精，缩尿	食品、香料[2~4]
Taraxacum officinale	Løvetann	蒲公英	清热解毒，消痈散结	食品[2~4]
Trifolium pratense	Rødkløver Kløver, rød	红车轴草	止咳，止喘，镇痉	食品、香料[2~4]
Trigonella foenum-groecum	Bukkehorn	胡芦巴	温肾，散寒止痛	食品、香料[2,4]
Verbena officinalis	Jernurt	马鞭草	清热解毒，截疟杀虫，利尿消肿，通经散瘀	食品、香料[2~4]
Zingiber officinale	Ginger Ingefær	姜	发表，散寒，止呕，解毒	食品、香料[2,3]
Medicago sativa	Lucerne Alfalfa Blålusern	苜蓿	健胃，清热利尿	此植物广泛应用于食物现主要用其异黄酮作为Estrogen[2~4]

第 2 类是非处方药，其种类有 155 种，占 21.35%，主要分布在菊科、毛茛科、唇形科、大戟科、伞形科、蝶形花科、鼠李科、蓼科、云实科、紫葳科等，常见的种类和功效见表 2。

第 3 类是处方药，其种类有 120 种，占 16.53%，主要分布在茄科、菊科、百合科、夹竹桃科、毛茛科、天南星科、伞形科、罂粟科、漆树科等，常见的种类和用途见表 3。

上述所列植物种类在两国都有分布，其中第 3 类所含的共有植物种类很少，只占 11.67%。从上述表中可以看出两国在使用管理草药的方法上所分的类别没有本质的区别，但每类所含的种类存在着很大的区别。如土木香中土木香苦素是类似印防已毒素类的毒物[5]，不能作为食品运用，分析其原因可能是具体使用方法、人种体质以及植物生长环境不同所含成分的差异等多种因素造成。因此，在两国的合作中开展共有药用植物化学成分、药效及毒理等方面的比较研究是非常必要的。

表 2　非处方药的植物种类

拉丁文植物名	挪威文植物名	中文植物名	功效
Capsella bursa-pastoris	Gjetertaske Hyrdetaske	荠菜	凉血止血,清热利尿
Cassia angustifolia	Senna	狭叶番泻	泻积热,通大便
Croton tiglium	Kroton Tiglitre	巴豆	有大毒,泻下祛积,逐水消肿
Cucumis sativus (sine fruct. et sem.)	Agurkplante (unntatt frukt og frϕ)	黄瓜	清热利尿
Perilla frutescens	Purpurnesle	白苏	散寒解表,理气宽中
Phellodendron amurense	Korktre	黄柏	清热解毒,泻火燥湿
Pulsatilla patensis (Anemone patensis)	Kubjelle	掌叶白头翁	清热解毒,凉血
Raphanus sativus var. niger	Reddik, svart Svart reddik Vinterreddik	罗卜英	消食止渴,袪热解毒
Rheum palmtum	Rabarbrarot	掌叶大黄	泻实热,破积滞,行瘀血
Momordica charantia (sine fructibus)	Balsam pera(unntatt frukt) Karela(unntatt frukt) Bitteragurk(unntatt frukt)	苦瓜	清热解毒
Croton tiglium	Kroton Tiglitre	巴豆树	有大毒,泻下袪积
Dryopteris filix-mas	Ormetelg	锦马贯众	清热解毒,止血,杀虫
Ephedra sinica	Ma Huang.	草麻黄	发汗,平喘,利尿
Ginkgo biloba	Ginkgo Pei-Wu-Wei Tempeltre	银杏	果实:润肺,定喘,涩精,止带 叶:活血止痛
Valeriana officinalis	Valeriane Legevendelrot Baldrian	缬草	安神,理气,止痛
Rumex crispus	Yellow Dock	皱叶酸模	清热解毒,止血,通便,杀虫

表 3　处方药植物种类

拉丁文植物名	挪威文植物名	中文植物名	功效
Acorus calamus	Kalmusrot	水菖蒲	开窍化痰,辟秽杀虫
Areca catechu	Betelnϕttpalme Pinangpalme	槟榔	杀虫,消积,行气,利水
Chelidonium majus	Svaleurt	白屈菜	清热解毒,止痛,止咳
Datura stramonium	Piggeple Stramonium	洋金花	有大毒,麻醉,镇痛,平喘,止咳
Digitalis purpurea	Digitalis Revebjelle	洋地黄	强心剂
Erythroxylum coca	Kokabusk	古柯	兴奋剂、强壮剂
Eupatorium cannabinum	Hjortetrϕst	西藏泽兰	醒脾,化湿,清暑
Melia azedarach	Azedarach Paternostertre	楝树	杀虫,有小毒
Papaver somniferum	Opiumvalmue(unntatt frϕ)	罂粟	敛肺,止咳,涩肠
Rauvolfia serpentina	Rauwolfia Serpentine Snakewood	蛇根木	降压,退热,抗癫,抗虫蛇咬伤
Rubia cordifolia	Krapp	茜草	凉血止血,活血袪瘀
Solanum dulcamara	Slyngsϕtvier	苦茄	利尿、止神经痛、消肿
Solanum nigrum	Svartsϕtvier	龙葵	清热解毒,利水消肿
Phytolacca americana	Kermesbær Poke	垂序商陆	泻水、利尿、消肿

参考文献

[1] 《全国中草药汇编》编写组.全国中草药汇编(上、下册).北京:人民卫生出版社,1976.
[2] Newall CA, Anderosn LA, Phillipson JD. Herbal Medicines. London: The Pharmaceutical Press, 1996.
[3] Tyler VE, Brady LR, Robbers JE. Pharmacognosy (9th ed.). Paris: Lavoisier Publishing, 1988.456.
[4] Leung AY, Forster S. (1996) Encyclopedia of common Natural Ingredients-used in Foods, Drugs and Cosmetics. London: John willey & Sons, INS, 1996.
[5] 江苏新医学院.中药大辞典.上海:上海科技出版社,1977.81.

原载:《中国中医药信息杂志》2001,8(7):81

珍稀濒危中药资源保护的相关问题探讨

黄璐琦,李 慧,陈京荔*

[摘要] 本文试从珍稀濒危中药资源的现状和保护入手,结合国际保护公约和协议的介绍,探讨了我国珍稀濒危中药资源保护所存在的问题及相关的对策。结论:积极开展立法保护,运用现代生物技术对珍稀濒危物种进行组织培养、细胞培养,实施离体保护,将对中药资源保护具有深远的意义。

[关键词] 珍稀濒危中药资源;保护;国际公约和协议;对策

我国幅员辽阔,纵跨热带、温带和寒温带,地质、地貌格局复杂多变,物种多样,极其丰富,植物种类约占世界总数的11%。据全国大规模中药资源普查表明,我国中药资源已达12772种,其中药用植物11118种,药用动物1547种。随着国民经济的发展和社会日趋进步,人们对健康状况的关注程度提高,医疗、保健等用药需求量猛增;与此同时,在世界范围内,新药开发投入经费的不断增加,研究难度的逐渐加大,使从野生药用动植物中发现和寻找新化合物、新结构已成为一种趋势。这些在不同程度上加大了中药资源的压力。加之,长期以来,对合理开发利用中药资源的认识不足,一些地区不同程度上对中药资源进行了掠夺式的过度采收(捕猎),目前,很多中药资源蕴含量下降,甚至耗竭,一些种类濒临灭绝,因此,对珍稀濒危中药资源进行保护已迫在眉睫。为了更好地开展此项工作,本文试从珍稀濒危中药资源的现状和保护入手,结合国际保护公约和协议的介绍,探讨我国珍稀濒危中药资源保护所存在的问题及相关的对策。

一、珍稀濒危中药资源的现状和保护

上述种种原因使得一些药用种类出现衰退甚至濒临灭绝,有些种类的优良种质正面临

* 北京市宣武中医院,北京 100050

消失和解体。药用动物如黑熊、马鹿、林麝、大(小)灵猫、中国林蛙、蛤蚧、玳瑁等40个种类的资源显著减少,已影响了近30种动物药材的市场供应;药用植物如甘草、光果甘草、羌活、单叶蔓荆、黄皮树、银柴胡、肉苁蓉、三叶半夏、新疆阿魏和紫草等100多种资源量普遍下降,影响60多个药材品种的医疗用药。黑长臂猿、原麝、海南坡鹿等近20种动物和见血封喉、峨嵋野连、八角莲、凹叶厚朴、杜仲、小勾儿茶、野山参、黑节草等30多种植物,因野生资源稀少,以致无法提供商品或只能提供少量商品;高鼻羚羊(又称赛加羚羊)、印度犀、野马和厦门文昌鱼等4种野生动物资源几近绝迹[1]。为此,我国自20世纪80年代以来,在保护濒危野生药用植物方面做了大量的工作,制定了一系列的法令法规。1984年我国公布了第一批珍稀濒危保护植物名录,1987年国务院发布了"国家重点保护野生药材物种名单",1988年国家环境保护局主持编写《中国珍稀濒危植物》一书于1989年在国内出现(现以《中国植物红皮书》正式在国际上发行),共收保护物种388种,药用物种约102种,其中属于常用中药约33种[2]。黑龙江省、内蒙古和新疆自治区还制定了地方性中药资源保护法规。在"八五"、"九五"期间,"濒危动物药资源保护与开发研究"被列为国家科技攻关项目。通过积极开展科学研究,研制和寻找出不少代用品,如人工麝香、人工牛黄,人工犀角(正在攻关),山羊角代替羚羊角,水牛角代替犀角等,研究牛骨、猪骨、狗骨代替虎骨等[3];在药用植物保护方面,建立自然保护区,实施就地保护,截至1993年全国有自然保护区700多个,占国土面积的6.8%。这些自然保护区保护了大量药用植物物种,如长白山自然保护区受到保护的药用植物有900多种,峨嵋山国家公园受保护的药用植物有1655种。各地还建立了一些药用生物保护区,如黑龙江省先后建立了五味子、防风、龙胆、桔梗、黄柏、黄芩、马兜玲等药材的36个保护区;广西的龙虎山、苗儿山保护区;云南的药山、海子坪保护区等,为保护各地的特产及野生药材做出贡献[4]。同时,积极开展野生变家种的研究。目前,我国家种的大宗药用植物就有150多种,种植面积达440多万亩,据初步统计,由野生变为家种的药用植物不下60种,主要有防风、龙胆、柴胡、甘草、辽细辛、五味子、半夏、山茱萸、何首乌、天麻等,引种国外药用植物约30余种,主要有颠茄、丁香、毛花洋地黄、安息香、大风子等。总之,通过积极创造条件,多方面努力发展我国珍稀濒危中药资源的保护事业,为我国传统中医药的持续发展打下了坚实的物质基础。

二、珍稀濒危中药资源保护的相关国际公约及协议

目前有关动植物保护的国际公约或协议不少,世界各国也有相关法令,并且有的行之有效,为保护生物物种多样性做出了贡献。现简要介绍一些对我国珍稀濒危中药资源保护有影响的公约和协议[5]。

1. 国际动物保护公约及协议

(1)濒危野生动物国际贸易公约(The Convention on International Trade in Endangered Species of Wild Fauna and Flora, CITES)。

1973年在美国华盛顿签署,又称华盛顿公约,我国于1980年正式加入。CITES设立目的主要在于建立野生物种输入、输出国之间合作管理,以确实防止公约指定名录内物种的非法国际贸易行为。公约条文共25条,对于全世界濒绝、渐危物种贸易管制的原则,各会员国应采取的措施,会员国大会、国内立法的配合,公约的签署、修订、入会、争端解决等都有详细规定。

(2)国际重要湿地公约(Convention on Wetlands of International Importance, Especially as

Waterfowl Habitat，又称 Ramsar Convention）。

1971 年于伊朗拉姆萨尔签约，故又称拉姆萨尔公约。公约重点是重视特殊水鸟，加强湿地的保育及适当利用。该公约共有 12 条条文，对于重要湿地名单的制定、管理计划的研究与执行、湿地自然保护区的设定、国际合作、会员大会的召开、会议代表的组成等均有明文规定。

(3)世界文化及自然遗产保护公约（Convention for the protection of the World Culture and Natural Heritage）。

1972 年在联合国教科文组织（UNESCO）支持下于法国巴黎签署，该公约共 38 条，主要目的在于保护世界主要遗产名册内的自然及文化地区。凡人类文化遗产、特殊生物群系、濒危动植物的栖息地都有资格被列入名册保护。

(4)生物多样性公约（Convention on Biological Diversity）。

1992 年于巴西正式缔约。公约共有 42 条，对生物多样性的保护和永续使用、监测、域内保育、域外保育、遗产资格的取得、生物技术的处理及其受益分配、缔约国会议、争端解决、签署、加入、退出等均有详细规定。

2. 区域性公约

欧共体自然栖地及野生动植物保育公约（Directive on the Conservation of Natural Habitats and of the Wild Fauna and Flora）。

1992 年 5 月 21 日由欧洲共同体（The Council of the European Communities）于比利时布鲁塞尔（Brussels）完成研订。规定欧洲共同体各成员国应保育其辖内之濒临绝种的动植物及天然栖地，以维持生物多样性。在详细的附表中，他们已列出必须特别保育的自然栖地类型 168 个，必须特别保育之动植物 632 种，并规定各会员国应该设立特别保育区（special areas of conservation）。例如：

(1)欧洲野生物及自然栖地保育公约（Convention of the Conservation of European Wildlife and Natural Habitats）。1979 年签约于伯恩（Bern）。

(2)西半球自然及野生物保育公约（Convention on Nature Protection and Wildlife Preservation in the Western Hemisphere）。1940 年签约于华盛顿。

(3)非洲自然及自然资源保育公约（African Convention on the Conservation of Nature and Natural Resources）。1968 年签约于阿尔及亚。

(4)东南亚国协自然及自然资源保育协议（ASEAN Agreement on the Conservation of Nature and Natural, Resources）。1985 年签约于吉隆坡。

(5)东南亚及太平洋地区植物保护协议（Plant Protection Agreement for the South-East Asia and Pacific Region）。1956 年签约于意大利罗马。

(6)东非保护区及野生动植物协议（Protocol Concerning Protected Areas and Wild Fauna and Flora in the Eastern African Region）。1985 年签约于内罗毕。

(7)加勒比海地区保护区及野生物协议（Protocol Concerning Specially Protected Areas and Wildlife in the Wider Caribbean Region）。1990 年签约于金斯特（Kingston）。

(8)南太平洋地区自然资源及环境保护公约（Convention for the Protection of the Natural Resources and Environment of the South Pacific Region）。1986 年签署于诺米亚（Noumea）。

三、珍稀濒危中药资源保护所面临的问题及相应的对策

1. 正确对待国际社会的意见和批评

我国中医药记载和曾经使用过被视为野生动植物保护的旗舰物种如犀牛角和虎骨等，招致了不同层次、不同来源的各种批评，乃至抨击。诚然，在这众多的批评中，有不少是由于缺乏对我国传统医药的正确理解，缺乏基本知识以及错误翻译所致；然而，对国际社会的批评也不能一概而论地认为是恶意中伤。原因是中医药界与野生动植物保护组织，特别是野生动植物保护主管部门之间缺乏沟通，未能有效地宣传自己；为此，在 1997 年召开的 CITES 成员国第 10 次会议上首次讨论传统医药问题时，我国政府介绍了中医药文化在保护药用动植物和代用品研究方面所做的努力和取得的成就，使得本次会议通过了传统药的决议，对传统药特别是中国的传统医药文化和价值给予积极的肯定，并增加了肯定人工培植和人工繁殖作用的内容，体现了只有相互沟通才能理解。因此，对于中医药与野生动植物保护的关系，我们的态度是：我们加入和遵守 CITES 公约，我们现有的 12000 多种中草药中，有 80％以上系以植物原产为基础制作而成，并且常用的种类均有栽培品种，仅有一小部分中成药含有动物药成分。在利用及保护之间寻求一种平衡已成为我国传统医药事业发展的动力之一，野生动植物的保护已经成为中医药发展不可缺少的重要组成部分。

2. 客观评价珍稀濒危中药材的疗效

由于古代科学技术发展水平的局限以及目前条件的限制，部分珍稀濒危中药材缺乏必要的科学研究，对前人记载的功效不能进行客观评价。因此，我们应通过科学研究正确区分哪些是传统中医药中的精华，哪些是确有疗效，应当加以坚持开发；哪些因受眼前利益驱动，或悖谬误传，将会对未来的用药基础构成威胁。只有搞清这些问题，才能切实遵循“保护为先，利用为后”或“保护与利用并重”的原则[6]，才能为濒危物种替代物的研究提供客观标准。

3. 加强科研，为保护立法和强化管理打下坚实的基础。

为了加强珍稀濒危中药资源的保护立法，健全相关的法制法规，加大执法力度，急待开展以下的科研工作：

(1)本底资料的调查工作。在全国范围内有针对性地调查濒危中药材的种类、数量，分析种群区系的分布特点(包括广布种与濒危种)，绘制地理分布图，了解当前保护现状等，这是一项巨大而重要的工程，是基础研究，是濒危程度评价的前提。

(2)珍稀濒危程度的量化标准。中药材珍稀濒危程度应该有一个全面的、科学的而且必须是实用性强的评价标准，目前国内对此研究尚少，是一个亟待解决的标准化问题。评价标准除充分考虑动植物分类学特点外，还应考虑药用价值对物种、族群的影响，应从分布特点、野生资源量、栽培状况、保护现状、开发利用、药典收载等方面细化量化标准。评价时需特别注意影响因素间的权重系数、交互作用。据此标准划分濒危程度，确定保护等级，制定具体的保护措施及奖惩办法等。

(3)中药材致濒原因的研究。要对濒危物种及其遗传多样性进行有效保护，必须查明中药材致濒因子，这有赖于基础研究的加强。如查明濒危物种的种群动态、繁育系统、极端环境压力下的抗逆性、人为干扰对物种的影响等，从而可以揭示濒危中药材生活史薄弱环节，区分致濒的内在机制和外部原因，为物种保育、人工栽培或驯养提供科学依据。研究表明[7]：银杉遗传变异水平低，族群间又强烈分化，势必造成族群内严重近交，产生近交衰退

等一系列后果，最终导致银杉的进一步濒危。因此对银杉保护应采取特殊策略，即应该保护较多族群，对于特定等位基因的单株和亚族也应予以保护。而鹅掌楸族群遗传多样性并不比广布品种的低，其濒危过程是一个时间和空间的渐变过程，是内部和外部不良环境条件综合作用的结果。总之造成中药材濒危原因十分复杂，有内因、外因，也有内、外因综合作用，不能一概而论，更不能以偏概全。对保护物种需找出致濒因子，才能实施有效的保护。

参考文献

[1] 中国药材公司．中国中药资源．科学出版社．1995,152.

[2] 贾敏如．关于保护珍稀濒危中药的等级标准和种类的建议．中国中药杂志．1995.20(2):67.

[3] 姜大成，徐莉．邓明鲁．关于中国濒危野生药用动物资源保护研究的思索．中国濒危野生药用动植物资源的保护．上海．第二军医大学出版社．2000,21～24.

[4] 袁昌齐．王年鹤，吕晔．中国濒危药用植物资源的保护．中国濒危野生药用动植物资源的保护．上海．第二军医大学出版社．2000,25～32.

[5] 彭国栋．野生植物保育立法之探讨．国立自然科学博物馆刊印．1998,301～304.

[6] 吕晓平．传统中医药发展与我国野生动植物保护中需要考虑的几个问题．中国濒危野生药用动植物资源的保护．上海．第二军医大学出版社．2000，16～20.

[7] 洪德元．中国濒危植物保护生物学研究概况．国立自然科学博物馆刊印．1998,287～298.

原载:《世界科学技术—中药现代化》2001,3(6):46

中药的分子生物学研究

黄璐琦，许明淑

1953 年 Waston 和 Crick 对 DNA 结构的发现标志着生命科学的发展进入一个新纪元，以 DNA 为基础建立起来的分子生物学的快速发展，在生物医学及其相关领域渗透应用，极大地改变了生物医学及其相关领域学者的思维方式。这也为中药的发展支起了一片广阔的天空，正在全面拓新和丰富中药的研究领域和研究方法，现就中药的分子生物学研究作一评述。

一、中药资源的亲缘进化关系的分子生物学研究

中药资源的亲缘进化关系是鉴定中药来源、寻找和保护新资源的基础，因此，中药资源的亲缘进化关系一直是中药研究的热点，过去用于这方面研究的遗传标记主要有形态特征(整体、组织、细胞的形态)、化学成分、染色体等，到 80 年代后期发展了 DNA 及其片段的分析技术，让人们对中药资源亲缘进化等关系的研究能从 DNA(或 RNA)这个遗传本质出发，更客观更全面地反映中药在来源上的相互关系，如 1996 年就有人对人参属(Panax)12 种植物的 ITS 区及 5.8s rRNA 基因区进行了序列分析[1]，并构建了系统树，表明美洲东北部的两个种中，西洋参(P. quinquetolius)与东亚种具有更近的亲缘关系，P. trifolius 在系统上是较

孤立；人参（P. ginseng），P. notoginseng 和西洋参是药用价值最大的三个种，以前的研究认为它们是一个单系群，ITS 序列分析不支持这一结论；人参属和楤属（Aralia）具有很近的亲缘关系；在 1994，1995 年有人利用 OPD-2 和 OPE-2 引物进行 RAPD 扩增，获取甘草属 4 种药用植物光果甘草（*Glycyrrhiza glabra*）、甘草（*G. uralensis*）、刺甘草（*G. echinata*）、和刺果甘草（*G. palliadiflora*）的 DNA 指纹图[2,3]；以 BamHI，DraI，EcoI，Hinfl 和 HcoI 酶解后与水稻 rDNA 基因 pRR217 进行分子杂交和 RFLP 指纹图分析，建立其亲缘关系树，结果发现富含甘草甜素（glycyrrhizin）的品种光果甘草和甘草之间遗传关系非常相近，这两者与不含甘草甜素或含量极低的刺甘草和刺果甘草的遗传关系则较远，与传统植物分类研究结果吻合；这几年我国学者对栝楼属（*Trichosanthes*）也进行了类似研究，确定了天花粉来源的复合种问题[4]。另有学者对木蓝属进行了研究[5]。

二、中药种质资源的分子生物学研究

种质资源是中药的源头，种质本身有优劣区分，生产上所选用的种质在一定程度上决定了中药的质量，由此可见种质鉴定极为重要。利用分子遗传标记鉴定种质的研究发展很快，其中 DNA 指纹技术是近年来发展起来的一组可以检测出大量 DNA 位点差异性的分子生物学新技术，因它们的电泳谱带类似人的指纹图形而得名，主要包括 RAPD，PCR-RFLP，小卫星、微卫星指纹分析等，运用这些技术对中药种质资源中的品种品系鉴定、品种品系纯度检测、种质多样性分析研究及遗传育种等，1997 年有学者对人参野生和栽培种子的分析[6]。另有学者用 RAPD 指纹从遗传上证实野生人参遗传多样性远大于栽培参，在育种上极具价值，遗传因素在人参形态变异上的作用可能小于环境饰变，这一结果为“充山参”培育提供了理论依据[7]；通过对中药白芷种质资源的 RAPD 分析，确定祁白芷、禹白芷、杭白芷和川白芷同属一类群，与野生白芷有一定区别[8]。并对栝楼农家品种苗期进行分子标识鉴别，为栝楼在早期育种中选取雌雄株提供方法和技术[9]。

三、中药材的分子标识鉴别研究

中药材鉴定是中药研究的重要组成部分，长期以来我国中药材处于品种混乱和质量难以保证的不利局面，很大程度上制约了中医药的安全有效及其向现代化、标准化和国际化的发展，因此，中药材鉴定是有重要现实意义；传统中药材鉴定主要包括：性状鉴别、显微鉴定、理化鉴定、生物鉴定等，然而，这些鉴定所用的标记特征均为生物体的遗传表现型，不仅受到遗传因素的影响，而且与生长发育阶段、环境条件等有着密切关系，是有很大的变异和可塑性。当分子生物学技术在中药研究中运用时，以中药材 DNA 分子鉴定为核心的分子鉴别技术应运而生，成为一种新的快速准确的中药材鉴定手段。主要研究有用 RAPD 标记法对人参属 3 个品种（人参 *Panax ginseng*。西洋参 *P. quinquefolius*、三七 *P. notoginseng*）和 4 种伪品（桔梗 *Platycodon grandiflorum*、紫茉莉 *Mirabilis jalapa*、栌兰 *Talinum paniculatum*、商陆 *Phytolacca acinosa*）进行了有效鉴别[10]。另外有人利用 18～24 个碱基的 6 种引物（M13forword、M13reverse、Galk、Seq2、P4SH1133）进行 AP-PCR 和用 10 个碱基的 OPC-6 引物进行 RAPD 扩增，获得了菊科地胆草属 2 种植物地胆草（*Elphantopus scaber*）、白花地胆草（*E. mollis*）和假地胆草属 1 种植物假地胆草（*Pseudo-elephantopus spicatus*）以及 4 种商品苦地胆药材 DNA 指纹图谱，同时测算了其 DNA 指纹图谱的相似系数，据此可区别中药苦地胆及其混淆品白花地胆草和假地胆草[11～13]。国内外学者运用 RAPD、RFLP、AFLP、AFLP 等分子标记法对淫羊藿属（*Epimedium*）[14]、黄连属（*Coptis*）[15]、山麦冬属

(*Liriope*)[16]、栝楼属(*Trichosanthes*)[4]、铁线莲属(*Climatis*)[17]、溪黄草属(*Isodon*)[18]、姜黄属(*Curcuma*)[19]。苍术属(*Atractylodes*)[20~23]、大麻属(*Cannabis*)[24]中的近缘生药品种,进行了鉴别的研究;同时,DNA 分子遗传标记技术也为动物类生药的鉴定提供有力的技术支持,它不仅对有形的动物药整体及破碎部分器官组织和进行准确的鉴定,而且对以动物粉末、体液、分泌物和排泄物入药的生药及制剂进行有效的真伪鉴定、纯度检查与质量评价,如龟鳖胶囊、纯蛇粉、鹿血粉、水牛角粉、麝香等。从保存 9 年以上的药材龟版和鳖甲中提取出 DNA,并用细胞色素 b 基因片段的通用引物对(引物间距 500bp),通过 PCR 扩增到了长约 500bp 的 DNA 片段,成功地对龟版和鳖甲进行了 DNA 指纹鉴定[25]。利用陈旧皮张的 DNA 提取技术从鸡内金、鸭内金提取 DNA,通过特异扩增 DNA 片段的 PCR 技术,以线粒体 DNA 细胞色素 b(cyt-b)通用引物中的 L14841 和 H15149 为引物扩增片段,将扩增后的 DNA 用双脱氧链终止法测定其序列,表明鸡内金 DNA 序列与鸭内金的 DNA 序列有明显差异,以此能准确鉴别鸡内金和鸭内金[26]。1997 年在我国采用微量 DNA 提取技术,在梅花鹿血、鹿毛、鹿鞭、鹿茸、牛鞭、驴鞭中提取 DNA,以线粒体 DNA 细胞色素 b 通用引物 L14841 和 H15149 扩增约 307 bp DNA 片段,扩增产物纯化后采用双脱氧链终止法测定其序列,结果证明梅花鹿毛、鹿血和鹿鞭的 DNA 序列完全一样,而所谓的"鹿茸"则与其有较大的差异[27]。1997 年科研人员用 RAPD 标记技术用于蛇类动物的分类学研究和鉴定,结果表明 RAPD 对标记技术不仅能够对蛇类动物种间系统演化、种内个体间遗传多样性,并且可以用于蛇类药材的鉴定[28]。用 DNA 序列分析法鉴别中药紫河车获得成功[29]。1998 年应用(RFLP)分析能有效地鉴定海马类药材[30]。

由于中药材的 DNA 不是一个完整的分子,不同条件下中药材所保存下来的 DNA 分子和片段大小是不一样的,为了保证鉴定结果的准确性,应对所采用的标记技术进行必要的稳定性考察,为此,黄璐琦等做了有意义的探讨,他们以细辛类药材的鉴别为例,对 RAPD 方法在药材鉴别中所存在的问题进行了探讨,结果表明药材 DNA 模板浓度、降解程度及药材的产地均对 RAPD 产物有不同程度的影响,从而提出选择适宜的药材 DNA 模板浓度,筛选合适的引物和采用对照组聚类分析等方法来消除上述因素的影响,进而讨论了 RAPD 方法在药材鉴别上的使用范围[31]。

四、中药有效成分的基因调控和转基因器官培养的研究

中药有效成分是治病防病的物质基础,一直是中药研究的重点之一,中药有效成分化学结构往往复杂(比如包含多个手性中心),这种复杂性反映出其生物合成的奇妙机制,并提示有关研究的困难程度。本世纪 50 年代末,人们利用放射性同位素标记的前体喂饲药用植物,然而对所形成的放射性物质进行化学降解,便可确定放射性标记在化合物结构中所处的位置,这样便开始了药用植物有效成分生物合成途径的实验生物学研究阶段。后来,随着各种先进仪器设备(如质谱、光谱和磁共振仪)的出现和使用,结合放射性同位素标记的前体的喂饲实验,使得药用植物有效成分生物合成途径的研究变得容易得多。自 70 年代以来,人们利用培养细胞来研究药用有效成分生物合成途径特别是有效成分生物合成途径中的酶,使得药用植物有效成分的研究深入到了蛋白质水平。据估计,从那时到现在已有 80 多种参与生物碱生物合成的酵被成功地得到分离和鉴定。进入 80 年代后期,国内外学者又把重点转移到药用植物有效成分生物合成相关基因的克隆、分离、特性分析和基因调控的研究领域。已有不少参与生物碱和类萜生物合成的基因被克隆,如 Kutchan 和 De Luca 分别于

1988 和 1989 年克隆了参与单萜吲哚生物碱生物合成早期步骤的西垂特斯定合成酶和色氨酸脱羧酶的 cDNA 克隆,进行有效成分基因调控研究的植物有长春花、罂粟、紫草、青蒿、红豆杉、小檗、天仙子、曼陀罗、颠茄、黑莨菪、喜树、烟草、蛇根木等数十种植物。进入 90 年代以后,在分子生物学研究技术和研究成果的促进下,药用植物有效成分基因调控的研究又取得了进一步的发展,一些结构极其复杂的药用植物有效成分生物合成途径及其基因调控的细节已逐渐被揭示出来,而且有些有效成分的人工调控已获得了初步的成功,显示出了本研究领域十分诱人的发展前景。与此同时,应用冠瘿瘤和发状根这些转基因器官来生产药用植物次生代谢产物有了长足的进展,这一生物技术为植物有用成分的大量生产提供了一条崭新的途径,日益引起人们的关注。迄今为止,用发根农杆菌诱导形成的植物毛状根至少涉及到 31 科 100 余种双子叶植物,其中茄科植物由于实验材料容易获得,诱导成功率高,研究的种类较多,而单子叶植物诱导毛状根成功的例子却很少。国内在这方面的研究起步虽然较晚,但也取得了一些可喜的结果,许多中药的发根培养系统均已建立(表 1)。

表 1 已建立的植物毛状根培养系

植物科名	植物种名
五加科 Araliaceae	人参 *Panax ginseng*
紫草科 Boraginaceae	紫草 *Lithvspermun erythrorhizon*
桔梗科 Campanulaceae	半边莲 *Lobelia inflata*
	桔梗 *Platycodon grandiflorum*
葫芦科 Cucurbitaceae	绞股蓝 *Gynostemma pentaphyllum*
	栝楼 *Trichosanthes kirilowii*
	日本栝楼 *Trichosanthes kirilowii* var. *japanica*
龙胆科 Gentianaceae	獐牙菜 *Swertin japonica*
牻儿苗科 Geraniaceae	老鹳草 *Geranium thunbergii*
唇形科 Labiatae	丹参 *Salvia miltiorrhiza*
豆科 Leguminosae	蒙古黄芪 *Astragalus membranaceus Bge*
	膜荚黄芪 *Astragalus membranaceus*
	大豆 *Glycine max*
	甘草 *Glycyrrhiza glabra*
	补骨脂 *Psoralea spp.*
茜草科 Rubiaceae	茜草 *Rubia tinctorum*
茄科 Solanaceae	颠茄 *Atropa belladonna*
	毛曼陀罗 *Datura inoxia*
	洋金花 *Datura metel*
	曼陀罗 *Datura stramonium*
伞形科 Umbelliferae	三岛柴胡 *Bupleurum falcatum*
败酱科 Valerianaceae	缬草 *Valeriana officinalis* var. *sambucifolia*

五、中药作用机制研究

分子生物学技术的飞速发展在研究中药作用机制方面也得到了应用。为古老的中药走上世界舞台提供了有力的依据，如中药砒霜治疗白血病有着独特的疗效，我国科研人员通过基因水平的研究解释了其作用机制，证明砒霜可加速癌细胞凋亡过程，这一成果得到了世界血液学界的公认。还有，冬虫夏草、灵芝、鹿茸、龟版等滋补类中药是中华医药瑰宝的重要组成部分，但由于无法解释清楚作用机制，导致其在国际市场竞争能力较弱。研究表明，干燥中药中的核酸类物质能长期保存，中医药数千年来以水煎剂为主要给药方式，传统汤剂的加工过程可使中药中核酸成分泄漏出来，其虽可发生变性，但仅仅是立体结构的消除（单链伸直），特别是小分子核酸物质，虽发生了变性，但在高温下仍呈可溶性状态，有效成分可通过煎制成的汤剂经口服进入体内。研究生物信息的科学家曾提出中药之所以呈缓慢、持续和调节性，是由于其作用本质是基因导入，并实验证明了外源的氯霉素乙酰基转移酶基因可经大鼠消化道天然生理过程，被导入机体的细胞中。基因导人途径的研究也证明外源性的DNA可经小鼠的消化道吸收进入体内。基因疗法的非病毒转导研究者发现脂质体是一较为有效的基因传递载体，且裸DNA注入试验动物和病人体内能够激发起被编码蛋白质的表达。

中药复方是中医辨证论治理论精髓的集中体现，方剂的临床配伍有着深刻的科学内涵。我国学者提出中药消化道基因治疗作用有助于揭示中药方剂作用的奥秘，即方剂中各单位药在煎煮过程中，DNA从细胞中溢出、变性、复性时各中药的核酸类成分可融合、杂交，共同形成脂质体而导入机体细胞，发挥多基因治疗作用，使人体细胞的功能得以拓广和延伸[32]。

从长远的角度来看，人体基因组的解码成功后将对人类的遗传疾病、肿瘤等病可在基因水平上定位，并结合个体差异进行“对证治疗”。中医药在这一方面有着现代医学无法取代的优势，采用分子生物技术不仅可研究中药治疗遗传病、肿瘤等疑难病的机制，也可研究不同产地的药材对机体的不同影响和同种药材对相同疾病不同个体的影响。这些研究可以解释中药的作用机制，还可以为中医药理论提供有力的依据。

总之，中药的分子生物学研究虽已取得一些成果，但在分子水平上全面阐述中药的科学内涵还仅仅开始，我们有理由相信，随着生命科学，特别是分子生物学的进一步发展，中药在保持固有特色和优势的前提下，能与现代科学技术相融合，用现代科学的语言进行阐释，并使之在理论上得以升华，为中药能全面走向世界、放出更加夺目的光彩提供科学依据。

参考文献

[1] Wen J, Zimmer E A. Phylogeny and Biogeography of Panax L.: Inferences from ITS Sequencens of Nuclear Ribosomal DNA. *Molec Phylogen Evol*, 1996, 6: 167.

[2] Yamazaki M, Sato A, Shimomura K, et al. Extraction of DNA and RAPD Analysis from Dried Licorice Root. *Natural Med*, 1995, 49: 448.

[3] Yamazaki M, Sato A, Shimomura K, et al. Genetic Relationships among Glycyrrhiza Plants Determined by RAPD and RFLP Analyses. Biol Pharm Bull, 1994, 17: 1529.

[4] 黄璐琦等. 栝楼属（Tricho santhes L）的系统学研究. 海峡两岸植物多样性与保育, 1998: 75.

[5] 张荣等. 用RAPD分析法鉴定木蓝属生药. 中国中药杂志, 1997, 22(2): 72.

[6] Zhang Zhi E et al. Analysis morphology and protein electrophoresis of wild and cultivated ginseng seeds. *Journal of plant Resources and Environment*, 1997, 6(4): 19.

[7] 马小军等. 野生人参RAPD指纹研究. 药学学报, 1999, 34(4): 312.

[8] 黄璐琦等. 中药白芷种质资源的RAPD分析. 中国中药杂志, 1999, 24(8): 457.

[9] 黄璐琦等．栝楼农家品种苗期的分子标识鉴别．中国药学杂志,1999,34(9):642.
[10] Shaw P C and But P H. Authentication of Panax Species and Their Adulterants by Random-primed Polymerase Chain Reaction. *Planta Med*,1995,61:466.
[11] 曹晖等．A Molecular Approach to Identification of Chinese Drug "Pu-Gong Ying"(Herba Taraxaci) by DNA Fingerprinting Using Random Primed PCR. *J Chin Pharm Sci*,1996a,5:186.
[12] 曹晖等. Authentication of the Chinese Drug Ku-Di-Dan(Herba Elephantopi) and its Substitutes Using Random-Primed Polymerase Chain Reaction(PCR). 药学学报,1996,31(7):543.
[13] 曹晖等.中药材苦地胆的DNA指纹鉴定．中药材,1996,19(12):608.
[14] Nakai R, Shoyama Y and Shirashi S. Genetic Characterization of Epimedium Species Using Random Amplified Polymorphic DNA(RAPD) and PCR-restriction Fragment Length Polymorphism(RFLP) Diagnosis. *Biol Pharm Bull*,1996,19(1):67.
[15] Cheng K T, Chang H C, Su C H, et al. Identification of Dried Rhizomes of Coptis Species Using Fragment Length Polymorphism Analysis of Canabis sativa. *Natural Med*,1998,52:160.
[16] 吴弢等.RAPD在山麦冬属四种植物分类中的应用.中草药,1998,29(1):37.
[17] 张荣等.用RAPD方析法对铁线连属7种中药的鉴定研究.中草药,1996,27(11):686.
[18] 陈林娇等.RAPD技术在溪黄草类原植物鉴别中的应用.中国中药杂志 1998,23(6):328.
[19] 夏文娟等.国产姜黄属药用植物的化学成分分析.中国中药杂志,1999,24(7):423.
[20] Kohjyouma M, Iida O, Yoshida N, et al. Random Amplified Polymorphic DNA and Restriction Fragment Length Polymorphism Analyses of Cannabis Sativa. *Natural Med*,1998,52:160.
[21] Miyahara M, Sugaya K, Tanimura A, et al. Nucleotide Sequences of 5S-rDNA Gene Spacer Region of Moraceae and Cannabaceae. *Natural Med*.,1998,52:209.
[22] Mizukami H. Amplification and Sequence of a 5S-rRNA Gene Spacer Region from the Crude Drug "Angelica Root", *Biol. Pharm. Bull*,1995,18(9):1299.
[23] Mizukami H, Shimizu R, Kohjyouma M, et al. Phylogenetic Analysis of Atractylodes Plants Based on Chloroplast trnK Sequence. *Biol. Pharm. Bull*,1998,21(5):474.
[24] Shirota O, Watanable A, Yamazaki, M, et al. Random Amplified Polymorphic DNA and Restriction Fragment Length Polymorphism Analysis of Canabis sativa. *Natural Med*,1998,52:160.
[25] 王亚明等.中药材龟板和鳖甲中DNA的提取与扩增.药学学报,1996,31(6):472.
[26] 王建云等.DNA序列分析技术鉴定鸡内金的方法学研究.中国科大学学报,1996,27(8):471.
[27] 王建云等.鹿鞭的微量DNA提取及序列鉴定.中国中药杂志,1997,22(10):579.
[28] 王义权等.蛇类药材分子遗传标记鉴别的初步研究.药学学报,1997,32(5):384.
[29] 熊丽娟等.DNA序列测定鉴定紫河车.中国药学杂志,1997,32(增刊):41.
[30] 吴平等.海马类药材的分子遗传标记鉴定研究.药学学报,1998,33(2):226.
[31] 黄璐琦等.RAPD方法在细辛类药材鉴别研究中的问题及其对策.药学学报,1998,(33):778.
[32] 李萍.现代生物技术和生药学科的发展.《中国药学科学发展战略与新药研究开发》第二军医大学出版社:1999:25.

原载:《中国药学年鉴》药学研究,PP:71

中药白芷的基原植物研究
Ⅰ. 中药白芷及其野生近缘植物的形态解剖*

王年鹤**，秦慧贞**，黄璐琦，袁昌齐**，王 敏，李碧媛**

[摘要] 目的：确认中药白芷的基原植物，完善有关形态、解剖学方面的资料。方法：对川、杭、祁、禹4类栽培白芷和3种野生近缘植物——兴安白芷、台湾白芷和雾灵当归进行了形态观察和果实解剖研究。结果：根据新发现的形态学和果实解剖学特征，可将上述7个样本分为3类：①川、杭、祁、禹4类白芷和台湾白芷；②兴安白芷；③雾灵当归。结论：从形态、解剖学特征来看，台湾白芷与中药白芷更为接近。

[关键词] 白芷，野生近缘植物，形态，果实解剖

Studies on Original Plant of Traditional Chinese Drug "Bai Zhi" (Radix Angelicae Dahuricae) and Its Closely Related Wild Plants
Ⅰ. Morphological and Anatomical Studies on "Bai Zhi" and Closely Related Wild Plants

*WANG Nian-he***, *QIN Hui-zhen***, *HUANG Lu-qi*,
*YUAN Chang-qi***, *WANG Min*, *LI Bi-yuan***
(** *Institute or Botany, Jiangsu Province and Chinese Academy of Sciences, Nanjing* 210014, *Jiangsu, China*)

[**Abstract**] **Objective**: To supplement morphological and anatomical date for confirming the original plant of traditional Chinese drug "Bai Zhi" (Radix Angelicae Dahuricae). **Method**: Morphological observation and anatomical study were made on 4 cultivated breeds and closely related wild plants of "Bai Zhi". **Result**: According to morphological and anatomical characteristics discovered in this paper, 7 samples noted above could be divided into 3 groups: ① 4 breeds ("Chuan Bai Zhi", "Hang Bai Zhi", "Qi Bai Zhi" and "Yu Bai Zhi") and *Angelica dahurica* var. *formosana*; ② *A. dahurica*; ③ *A. porphyrocaulis*. **Conclusion**: In the morphological and anatomical point of view, *A. dahurica* var. *formosana* is closer to traditional Chinese drug "Bai Zhi" than others.

[**Key words**] Bai Zhi; closely related wild plants of Bai Zhi; morphology; anatomy

白芷为常用中药，始载于《神农本草经》，散风、祛寒、燥湿、排脓、止痛，用于风寒感冒、头痛、鼻塞、牙痛、鼻渊、风湿痹痛、妇女赤白带下、痈疽、疮毒等症。近年来又被用于治疗白癜风、

*[基金项目] 国家自然科学基金资助项目(39670081)；国家中医药管理局青年课题(97Y023)
** 江苏省中国科学院 植物研究所，江苏 南京 210014

牛皮癣等皮肤病，还被用于化妆品、香味剂等方面，在中药材中占有很重要的地位。现代所用的白芷均为栽培品，但其野生原植物来源尚未真正搞清，药材的原植物名曾有多次变化，至今尚无统一的定论。如1995版《中国药典》载白芷的原植物为白芷 *Angelica dahurica* Benth. et Hook f. 或杭白芷 *A. dahurica* var. *fomosana* Yen；《中药大辞典》将川白芷的原植物定为 *A. anomala* Ave-Lall，杭白芷的原植物定为 *A. taiwaniana* de Boiss，祁白芷、禹白芷的原植物定为 *A. daherica*；《中国植物志》则将川、杭白芷和祁、禹白芷的原植物分别处理为野生原变种 *A. dahurica* 的2个栽培变种，命名为 *A. dahurica* cv. Qibaizhi Yuan et Shan 和 *A. daherica* cv. Hangbaizhi Yuan et Shan。近十多年来的有关书籍中对白芷的原植物认定，也大致不出以上范围。上述学名中，*A. taiwaniana* 为 *A. dahurica* var. *formosana*（台湾白芷）的异名；而将中药川白芷的学名定为 *A. anomala*（狭叶当归）纯属误定，《中国植物志》中已明确指出，本文不再作讨论。

从上述情况中可以看出，中药白芷的野生种质来源应当是伞形科当归属植物 *A. dahurica* 的近缘种类，包括原变种兴安白芷 *A. dahurica* Benth. et Hook. f. ex Franch. Et Sav. 和变种台湾白芷 *A. dahurica* var. *formosana*（de Boiss.）Yen（《中国植物志》称台湾独活）。另外，根据我们对标本、文献资料的调查，认为还有一种植物雾灵当归（或称紫茎独活）应当纳入研究对象之中。70年代以前，此植物的学名为 *A. porphyrocaulis* Nakai et Kitagawa；1992年《中国植物志》认为此植物与兴安白芷同为一种，将其归为 *A. dahurica* 的异名，但并未见有关深入研究报道。兴安白芷（不含雾灵当归）和雾灵当归的分布情况为：兴安白芷分布于我国的东北地区以及俄罗斯的远东地区、朝鲜半岛和日本；雾灵当归主要分布于我国的华北和中原地区（山西、河北、河南等省），以及邻近的西北、东北的省区（陕西、宁夏、辽宁、内蒙古）。另外，这2种野生植物的根，在东北的有些地区被称为"大活"或"独活"（而不是"白芷"或"野白芷"）入药，能发表、祛风除湿，用于治疗伤风头痛、风湿性关节痛及腰腿酸痛等症，与中药白芷的效用不尽相同。

因此，在对中药白芷进行基原植物认定中，需要解决的问题是：作为药材使用的各类栽培植物（主要分为川、杭白芷和祁、禹白芷两大类）各自（或共同）来源于上述3种近缘野生植物中的哪一种。

为了解决上述问题，作者对川、杭、祁、禹4类白芷以及上述3种近缘植物兴安白芷、台湾白芷和雾灵当归进行了较为系统全面的研究。本文就形态与解剖方面的研究结果报道如下：

1 研究材料

作者收集了中药白芷的主要栽培品种（川白芷、杭白芷、祁白芷、禹白芷）以及白芷的3种近缘野生植物（兴安白芷、台湾白芷和雾灵当归）的果实。其中，中药白芷（栽培品）的果实分别从各自的产地购得（川白芷：四川遂宁；杭白芷：浙江杭州、江苏射阳；祁白芷：河北安国；禹白芷：河南禹县）；兴安白芷 *A. dahurica* Benth. et Hook. 的果实采自黑龙江桃山县（小兴安岭）和吉林延边；雾灵当归 *A. porphyrocaulis* Nakai et Kitagawa 的果实采自河北兴隆（雾灵山）。上述材料均由江苏省植物研究所袁昌齐研究员鉴定。台湾白芷 *A. dahurica* var. *formosana* Yen 的种子产自台湾台中市，由台湾白芷的定名人颜焜荧教授提供。

2 研究方法

2.1 形态 将所收集的各类果实播种于江苏省中国科学院植物研究所苗圃，观察自幼苗起各不同物候期各植物的形态变化；对兴安白芷和雾灵当归还进行了野外形态与生态环境观察。

2.2 果实解剖 应用常规石蜡切片法，切片厚度为8 μm，番红固绿染色，在 Zeiss Jena $Nfpk_2$ 光学显微镜下观察和照相。根据伞形科当归属果实解剖结构的特征[1,2],从以下方面进行比较观察:果体形状、背棱隆起和棱槽形态、背棱翅有无及长短、果皮(外、中、内)结构层次、果皮外有无毛、细胞内有无结晶、油管数目及其分布与大小、维管束位置等。

3 研究结果与讨论

3.1 形态与生物学特性 川、杭、祁、禹4类白芷和3种野生近缘植物的形态相当近似,尤其营养器官的形态,差别甚微,基本符合《中国植物志》白芷 *A. dahurica* Benth. et Hook. 条目下的描述[3]。本文仅报道《中国植物志》和以往其他文献所未涉及的内容。

3.1.1 4类栽培白芷和兴安白芷、雾灵当归、台湾白芷3种野生近缘植物均为多年生一次性结果植物。这一生物学特性在伞形科植物中常有发现,但上述植物以前尚未见有关报道。这一特性与《图经本草》所载白芷"入伏后结子,立秋后苗枯"[4]甚为吻合。

3.1.2 上述7个样本的植物,花瓣的颜色可分为两大类。兴安白芷和雾灵当归的花瓣为白色,台湾白芷和川、杭、祁、禹4类白芷的花瓣为淡黄绿色。《中国植物志》所载白芷的有关描述中,仅写道 *A. dahurica* 的原变种(即本文中的兴安白芷)花为白色,而对列为变种的台湾白芷(台湾独活)、(川)杭白芷、祁(禹)白芷均未提及花的颜色。值得注意的是,《图经本草》中对白芷花的颜色的描述是:"花白、微黄。"

3.1.3 虽然4类栽培白芷和3种野生近缘植物营养器官的形态相当近似,但在兴安白芷、雾灵当归和台湾白芷之间,仍然有明显而稳定的区别。表现在:①茎的颜色。兴安白芷的茎,常通体紫红,光泽发亮;雾灵当归的茎,紫红色中常带有绿色条纹;而台湾白芷的茎则很少带紫色,仅在茎、叶基部偶有紫红色。②叶的裂片形态。兴安白芷和台湾白芷的叶,开张宽阔,末回裂片多为长圆形、卵形,叶缘锯齿较圆钝;雾灵当归的叶,相对比较狭窄,末回裂片多为线状披针形至长圆形,叶缘锯齿亦较尖锐。

3.1.4 川、杭、祁、禹4类中药白芷以及台湾白芷这5个样本之间,观察不到明显的区别。《中国植物志》所载台湾白芷的鉴别特征,仅在于子房、果实上有毛。事实上4类中药白芷的子房、果实上也多少有毛,因此这一特征至少这5个样本之间不能成为鉴别依据。

另外,在传统的药材鉴别中,对(川)杭白芷与祁(禹)白芷这两大类药材之间的区别,主要是川(杭)白芷根头部近方形,横向突起的皮孔略成纵向排列,皮色淡灰棕;而祁(禹)白芷根圆锥形,头部不成近方形,横向突起的皮孔较散乱,皮色灰黄色至黄棕色。这些特征仅在特别典型的川(杭)白芷和祁(禹)白芷药材中可以观察到。但本研究中将此两大类4个主产地来源药材的种子在本所进行了相同(平行)条件下的栽培后,观察其根部(即商品药材意义上的各类白芷)的形态时,发现这两大类之间无论是根头部形状、皮孔排列方式还是皮色,都没有明显的区别。作者在河北安国调查时,药农亦曾介绍过这样的情况:因为川白芷的市场价格总是比祁白芷高,当地也曾有人从四川购得川白芷的种子在祁州(安国)种植,结果长出来的植株、收上来的药材和当地产的祁白芷并没有多大区别,只好还当做祁白芷出售。因此,传统上所描述的这两大类药材之间的差别的产生,究竟是因为栽培环境(包括土壤、气候和栽培、加工方法)的不同,还是真正发生了遗传上的变化,对此还需要作更深入细致的研究。

3.2 果实解剖 所有7个样本植物的果实,亦可分为两大类:

3.2.1 兴安白芷和雾灵当归 果实有下列共同特征:分生果宽卵圆形,近果柄端渐窄,背腹扁平,较平坦;背棱3,隆起而圆钝,不延伸成翅;侧棱延伸成翅,翅宽大多不超过果体的1/2;棱槽中有油管1,接合面有油管2(图1,1～2)。横切面组织结构:果体扁半圆形,长宽比约1.8～

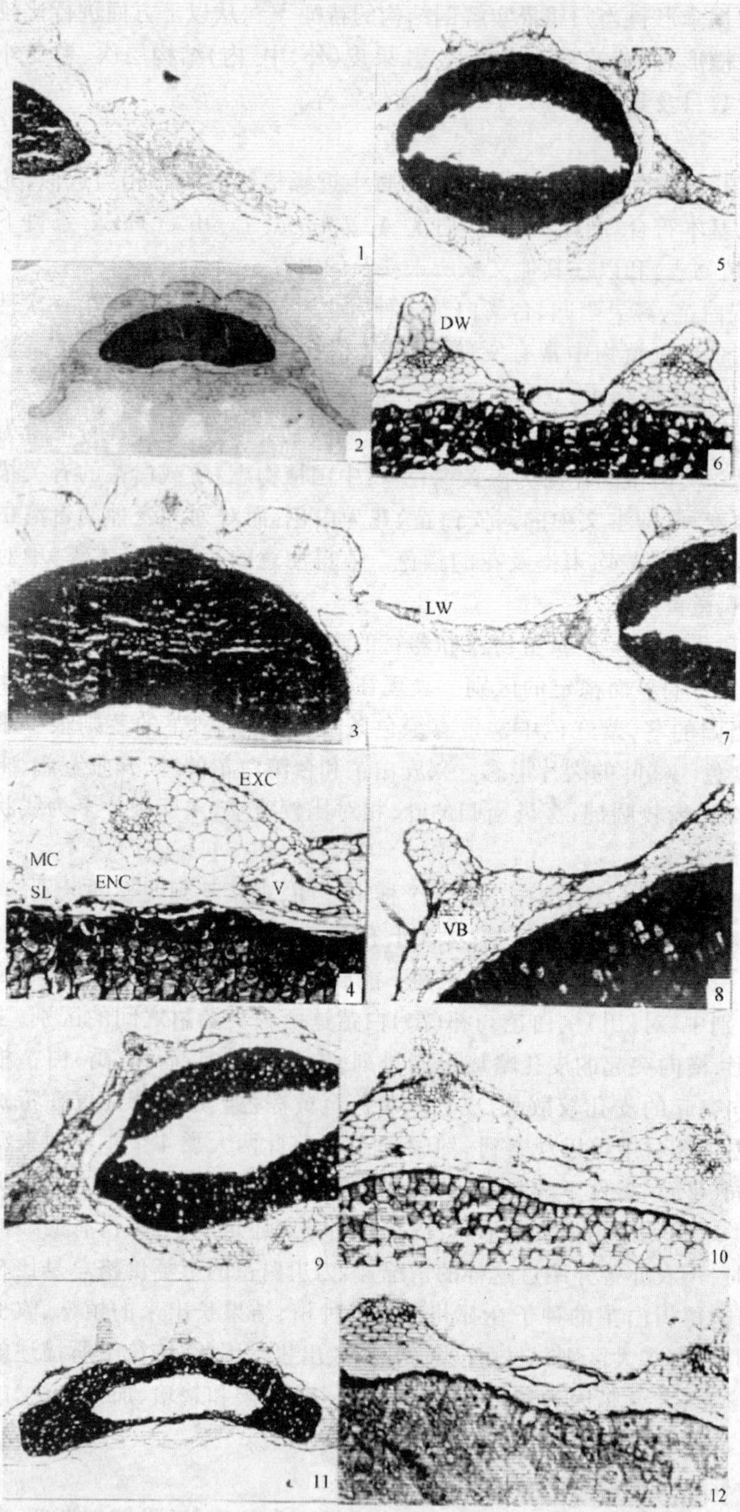

图1 4类中药白芷和3种野生近缘植物的果实解剖图

1. 兴安白芷(吉林延边) *Angelica dahurica* ×66
2. 雾灵当归(河北兴隆) *A. porphyrocaulis* ×22
3. 兴安白芷(吉林延边) *A. dahurica* ×100
4. 雾灵当归(河北兴隆) *A. porphyrocaulis* ×100
5. 杭白芷(浙江杭州) Hang Bai Zhi×22
6. 杭白芷(浙江杭州) Hang Bai Zhi×66
7. 台湾白芷 *A. dahurica* var. *formosana* ×22
8. 台湾白芷 *A. dahurica* var. *formosana* ×66
9. 禹白芷(河南禹县) Yu Bai Zhi×22
10. 祁白芷(河北安国) Qi Bai ZHi×66
11. 川白芷(四川遂宁) Chuang Bai Zhi×22
12. 川白芷(四川遂宁) Chuang Bai Zhi×66

ENC. 内果皮 EXC. 外果皮
DW. 背棱翅 LW. 侧棱翅
MC. 中果皮 SL. 种皮
V. 油管 VB. 维管束

2.5:1(指横切面上两侧棱维管束之间于接合面维管束至背棱槽之间的距离之比,下同);外果皮薄,为1列极扁平的薄壁细胞所组成,常皱缩,外壁有细密小刺状角质层,细胞内含半圆形或不规则半圆形结晶;中果皮为微木化网纹细胞组成,约4～5列细胞,成为较完整的环层包围胚乳;在背棱部位的外果皮细胞分裂增生,使背棱呈平台状或圆丘状隆起,无翅;棱槽沟状,槽底较窄,每棱槽下方具1油管,扁圆形至长圆形,切向直径150～200 μm,周围分泌细胞约20余个;背棱维管束位于棱的中央,侧棱维管束发达,均在韧皮部有伴生分泌管;内果皮为1列不规则长方形、长条形强木化网纹细胞;种皮细胞1列,薄壁性;胚乳条状,于接合面处微凹,细胞中充满糊粉粒(图1,1～4)。

3.2.2 川白芷、杭白芷、祁白芷、禹白芷和台湾白芷　果实外形和横切面结构与兴安白芷、雾灵当归基本一致,但有如下区别:分生果狭卵形,果体两侧微向内拱;3个隆起的背棱连同其延生的背棱翅呈平行的褶裥状;侧棱翅的宽度常为果体的1/2以上,棱槽中及接合面油管在肉眼观察下颜色较深而明显。其横切面观:果体长宽比约0.5～3.5∶1;外果皮外壁无角质层,多少具毛,毛由单细胞组成,长短不一,约可至100 μm;中果皮常皱缩,与油管一起紧贴外果皮而微隆起,因此果皮显得较薄,使肉眼所见的油管比较明显;背棱隆起呈峰状,有延伸的短翅,棱槽较宽,背棱翅维管束位于棱与翅的结合处(图1, 5～12)。4种栽培白芷的果实中,川白芷的果实较小,侧翅较长;杭白芷果实的毛稍多;台湾白芷外果皮的毛较多。

3.3 讨论　从上面的观察结果可以看出,4类栽培白芷和3种野生近缘植物在形态、解剖方面具有相当的一致性或相似性,同时也存在着不同程度的差异。可以把上述7个样本大致分为以下3个组。

3.3.1 川、杭、祁、禹4类白芷和台湾白芷 *A. dahurica* var. *formosana*。主要特征为:花瓣淡黄绿色,分果背棱隆起呈峰状,有延伸的短翅。

3.3.2 兴安白芷 *A. dahurica*。主要特征为:花瓣白色,分果背棱呈平台状或圆丘状隆起,无翅。茎紫色,有光泽;叶开张宽阔,末回裂片多为长圆形、卵形。

3.3.3 雾灵当归 *A. porphyrocaulis*。主要特征为:花瓣白色,分果背棱呈平台状或圆丘隆起,无翅。茎紫色但常带有绿色条纹;叶较窄,末回裂片多为披针形至长圆形。

从形态、解剖特征来看,川、杭、祁、禹4类栽培白芷之间没有明显的区别,并且与近缘野生植物台湾白芷 *A. dahurica* var. *formosana* 甚为相似;而它们与另2种近缘野生植物兴安白芷 *A. dahurica*、雾灵当归 *A. porphyrocaulis* 之间则存在着明显的区别。

参考文献

[1] 秦慧贞,袁昌齐,李碧媛,等.中国当归属及其邻近四属的果实比较解剖.南京中山植物园研究论文集.1985.5.

[2] 秦慧贞,李碧媛,吴竹君,等.东亚和北美当归属(广义)的果实解剖和演化.西北植物学报,1995,15(1):48.

[3] 中国科学院中国植物编辑委员会.中国植物志.第55卷.第三分册.北京:科学出版社,1992.35.

[4] 苏　颂.图经本草.辑复本.福州:福建科学技术出版社,1988.168.

原载:《中国中药杂志》2001,26(8):529

中药白芷的基原植物研究
Ⅱ.中药白芷及其野生近缘植物的染色体核型和花粉形态*

王年鹤**，秦慧贞**，舒　璞**，
黄璐琦，王　敏，袁昌齐**

［摘要］ **目的**：为确认中药白芷的基原植物而完善有关细胞学及孢粉学方面的资料。**方法**：对杭白芷、祁白芷和中药白芷的3种野生近缘植物——兴安白芷、台湾白芷、雾灵当归的花粉进行了观察，对台湾白芷和雾灵当归的根尖染色体核型观察。**结果**：发现了中药白芷和3种野生近缘植物在细胞生物学方面的异同。**结论**：4类栽培白芷为同一类群的植物，并且与兴安白芷、台湾白芷、雾灵当归之间有相当密切的亲缘关系。

［关键词］ 白芷；野生近缘植物；染色体核型；花粉

Studies on Original Plant of Traditional Chinese Drug "Bai Zhi"(Radix Angelicae Dahuricae)and Its Closely Related Wild Plants Ⅱ. Karyological and Pollen Morphological Studies on "Bai Zhi" and Closely Related Wild Plants

*WANG Nian-he***, *QIN Hui-zhen***, *SHU Pu***, *HUANG Lu-qi*,
WANG Min, *YUAN Chang-qi***

(** *Institute of Botany, Jiangsu Province and Chinese Academy of Sciences,*
Nanjing 210014, *Jiangsu, China*)

［**Abstract**］ **Objective**: To supplement cytobiological and pollen morphological data for confirming the original plant of traditional Chinese drug "Bai Zhi". **Method**: Karyological study and pollen observation were made on "Bai Zhi" and its closely related wild plants. **Result**: Similarities and differences of "Bai Zhi" and its closely related wild plants were found. **Conclusion**: ①4 cultivated breeds of "Bai Zhi", *Angelica dahurica*, *A. dahurica* var. *formosana*, *A. porphyrocaulis* are really closely related plants. ② *A. dahurica* var. *formosana* is closer to traditional Chinese drug "Bai Zhi" than others.

［**Key words**］ Bai Zhi; closely related wild plants of Bai Zhi; karyotype; pollen morphology

---

*［基金项目］ 国家自然科学基金资助项目(39670081)；国家中医药管理局青年课题(97Y023)

** 江苏省中国科学院 植物研究所，江苏 南京 210014

关于中药白芷及其野生近缘植物的染色体，潘泽惠、秦慧贞等曾对川白芷、杭白芷、祁白芷、禹白芷4类白芷和它们的野生近缘植物兴安白芷进行过核型研究[1]；本文补充观察了另外两种野生近缘植物雾灵当归和台湾白芷的根尖染色体。而有关的白芷及其野生近缘植物的花粉的研究，本文为首次报道；鉴于川白芷与杭白芷、祁白芷与禹白芷无论在分类上还是在药材使用上都各被归为一类，故选择杭白芷、祁白芷为代表，与3个野生近缘植物一并进行花粉形态研究。

1 实验材料

雾灵当归 *Angelica porphyrocaulis* Nakai et Kitagawa(*A. dahurica* Benth. et Hook. f.)的果实、花粉均采集于河北省兴隆县雾灵山。台湾白芷 *A. dahurica* var. *formosana* Yen (*A. formosana* de Boiss.) 果实产台湾省台中市，由台湾白芷的定名人颜焜荧教授提供；花粉采自上述果实在江苏省中国科学院植物研究所的实生苗开花后的材料。兴安白芷 *Angelica dahurica* 的花粉采自吉林。杭白芷 *A. dahurica* cv. *hangbaizhi* Yuan et Shan 的花粉采自江苏。祁白芷 *A. dahurica* cv. *qibaizhi* Yuan et Shan 的花粉采自河北安国 。上述材料均由江苏省植物研究所袁昌齐研究员鉴定。凭证标本存江苏省中国科学院植物研究所标本室。

2 实验方法

染色体：实验方法同文献[1]。核型分析计算按 Leven(1964)的方法进行[2]。染色体参数计算包括：染色体长臂和短臂长度及它们的相对长度，单套染色体组的染色体总长度及其相对长度，核型公式。核型不对称系数按 Arano(1963)[3]的方法计算。核型不对称程度的类型按 Stebbins(1971)[4]的方法归类。凭证玻片存江苏省中国科学院植物研究所形态组。

花粉：花粉未经处理，置于镀膜台上，用金膜喷镀后，在日本明石 SX-40 扫描电镜观察拍照；大小指数计算方法采用 P×E。

3 结果

3.1 染色体：雾灵当归和台湾白芷的染色体核型及有关参数见表1、图1～图4。

表1　雾灵当归和台湾白芷的染色体参数

染色体号	雾灵当归 *Angelica porphyrocaulis* $2n=22=10m+2m^{sat}+4sm+6st$			台湾白芷 *A. dahurica* var. *formosana* $2n=22=12m+2m^{sat}+4sm+4st$		
	相对长度	臂比	类型	相对长度	臂比	类型
1	6.4+5.1	1.26	m	6.2+4.7	1.32	m
2	6.1+4.5	1.35	m	6.2+4.1	1.51	m
3	6.1+4.5	1.35	m[1)]	6.0+4.3	1.39	m[1)]
4	5.8+4.5	1.28	m	5.6+4.7	1.19	m
5	6.0+3.7	1.62	m	5.7+3.5	1.19	m
6	6.0+3.7	1.62	m	5.7+3.5	1.62	m
7	5.4+3.1	1.77	sm	5.1+3.5	1.45	m
8	5.4+3.1	1.77	sm	5.7+2.5	2.28	sm
9	6.1+1.5	4.06	st	5.7+2.5	2.28	sm
10	5.3+1.0	5.3	st	6.1+0.9	6.66	st
11	5.3+1.0	5.3	st	5.7+1.0	5.7	st

注：①染色体序号为配对的同源染色体序号　②长度为同源染色体的平均长度　③1)为具随体的染色体

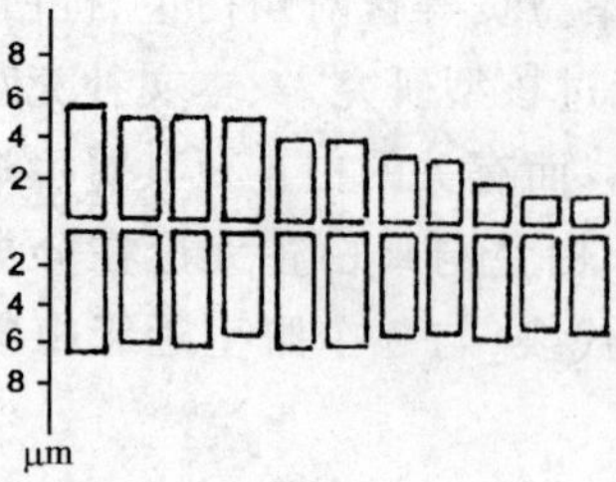

图 1　雾灵当归 *A. porphyrocaulis* 的核型模式图

纵坐标：相对长度(图 2 同)

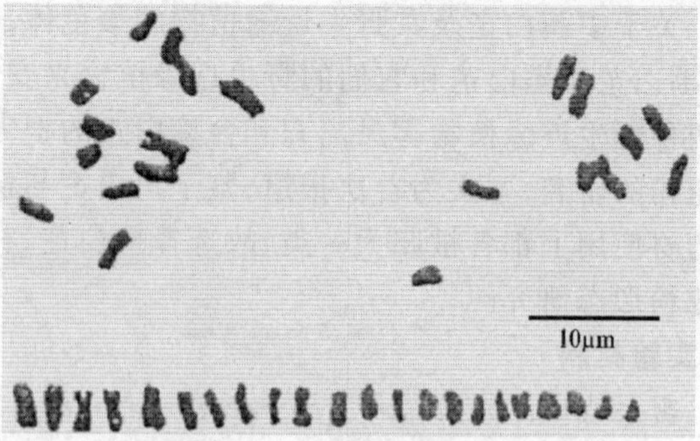

图 3　雾灵当归 *A. porphyrocaulis* 的染色体及核型

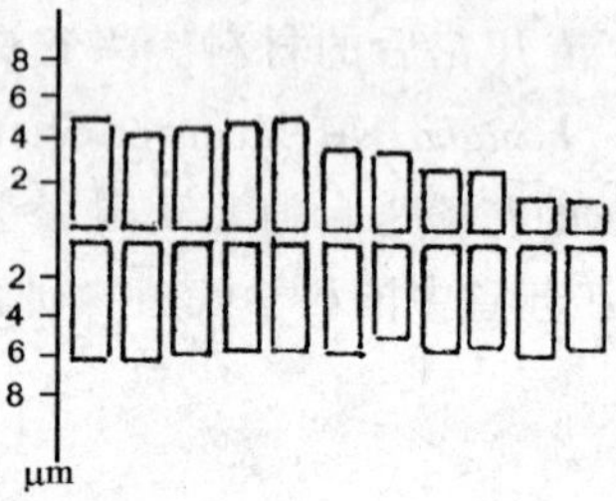

图 2　台湾白芷 *A. dahurica* var. *formosana* 的核型模式图

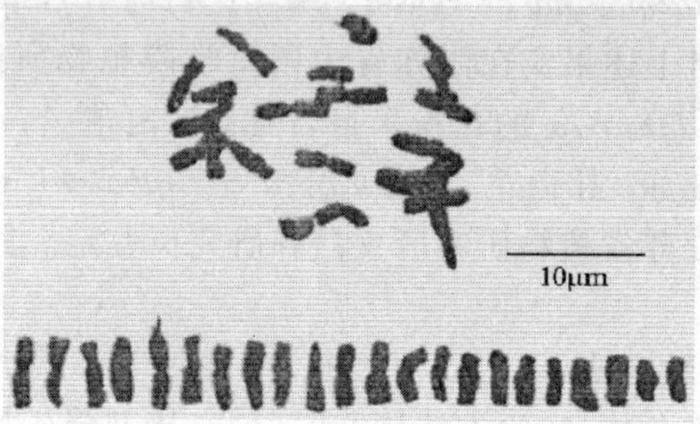

图 4　台湾白芷 *A. dahurica* var. *formosana* 的染色体及核型

雾灵当归根尖细胞染色体数 2n＝22，核型公式 $2n=22=10m+2m^{sat}+4sm+6st$。第 1 到第 6 对为中部着丝点染色体，第 7,8 对为亚中部着丝点染色体，第 9 到第 11 对为近端部着丝点染色体；染色体长度范围 6.3～11.5 μm，单套染色体组的染色体总长度为 98.6 μm，核型不对称系数为 63.6%，稍不对称。不对称程度分类为 2A 型。

台湾白芷根尖细胞染色体数 2n＝22，核型公式 $2n=22=12m+2m^{sat}+4sm+4st$。第 1 到第 7 对为中部着丝点染色体，第 8,9 对为亚中部着丝点染色体，第 10,11 对为近端部着丝点染色体；染色体长度范围 6.7～10.9 μm，单套染色体组的染色体总长度为 100 μm，核型不对称系数为 63.6%，稍不对称。不对称程度分类为 2A 型。

本次所做 2 种，加上以往所做 5 种，本次研究所涉及的几类中药白芷及其野生近缘种的染色体核型研究已全部完成。7 个样本的共同之处为：根尖细胞染色体数均为 2n＝22，核型公式除雾灵当归外均为 $2n=22=12m+2m^{sat}+4sm+4st$。表 2 是参照文献[1]及本文研究结果进行综合比较的核型参数。

表 2　中药白芷及其野生近缘种的染色体核型

种类	同源染色体序号 具中部着丝点	同源染色体序号 具近中部着丝点	同源染色体序号 具近端部着丝点	长度范围 /μm	总长度 /μm	不对称系数 /%
1 兴安白芷 *A. dahurica*	1,3～8	2,9	10,11		139.48	59.94
2 雾灵当归 *A. porphyrocaulis*	1～6	7,8	9,10,11	6.3～11.5	98.60	63.60
3 台湾白芷 *A. dahurica* var. *formosana*	1～7	8,9	10,11	6.7～10.9	100.00	63.60
4 川白芷 Chuang Bai Zhi	1～6,8	7,9	10,11		92.68	60.12
5 杭白芷 Hang Bai Zhi	1～6 ,8	7,9	10,11		123.40	61.22
6 祁白芷 Qi Bai Zhi	1～6 ,9	7,8	10,11		118.78	61.03
7 禹白芷 Yu Bai Zhi	1～6 ,8	7,9	10,11		140.30	60.99

3.2 花粉:电镜观察结果见表3、图5。

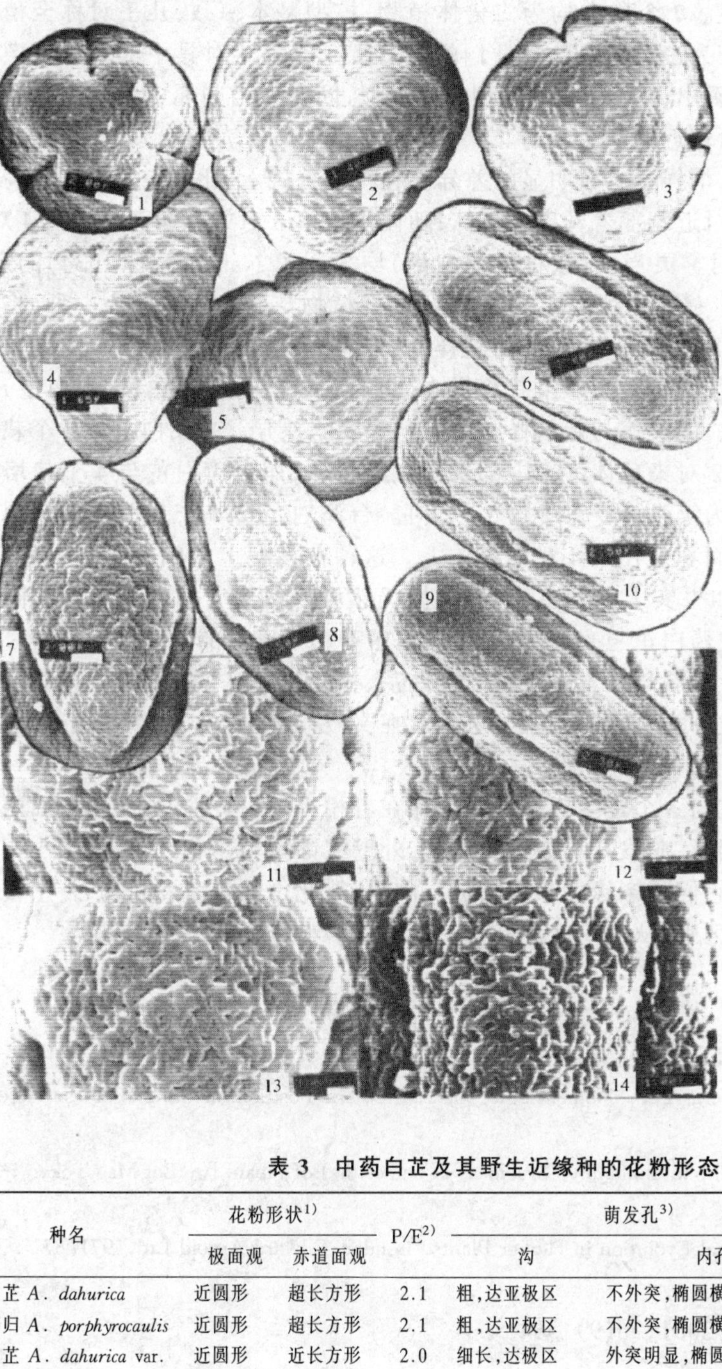

图5 白芷及其野生近缘种的花粉形态

A. 极面观 B. 赤道面观和沟间距 C. 赤道区纹饰

1A,7B,11C. 台湾白芷 *A. dahurica* var. *formosana*

2A,6B,12C. 祁白芷 Qi Bai Zhi

3A,8B,13C. 杭白芷 Hang Bai Zhi

4A,9B,14C. 雾灵当当 *A. porphyrocaulis*

5A,10B. 兴安白芷 *A. dahurica*

表3 中药白芷及其野生近缘种的花粉形态

种名	花粉形状1)		P/E2)	萌发孔3)		外壁纹饰扫描观察赤道区4)
	极面观	赤道面观		沟	内孔	
兴安白芷 *A. dahurica*	近圆形	超长方形	2.1	粗,达亚极区	不外突,椭圆横长(波瓣状)	皱波条网
雾灵当归 *A. porphyrocaulis*	近圆形	超长方形	2.1	粗,达亚极区	不外突,椭圆横长(波瓣状)	皱波条网
台湾白芷 *A. dahurica* var. *formosana*	近圆形	近长方形	2.0	细长,达极区	外突明显,椭圆横长	拟皱波条网(少量穿孔)
杭白芷 Hang Bai Zhi	近圆形至三裂圆形	近长方形	2.0	细长,达极区	外突明显,椭圆横长	拟皱波条网(具穿孔)
祁白芷 Qi Bai Zhi	近圆形	超长方形	2.0	细长,达极区	外突明显,椭圆横长	拟皱波条网(具穿孔)

注:1)大小指数:P×E均为19~24 2)极轴/赤道轴 3)均为边萌发孔,2层 4)极区均为条穴网,具穿孔

4 讨论

4.1 染色体

4.1.1 7个样本的相似性。7个样本均为二倍体植物；核型基本一致，几乎对称至稍不对称；各对染色体相对长度较为一致(参见文献[1]的图)；第3或第4对具中部着丝点染色体上有小的随体。由此可以看出，7个样本的核型较为近似，同时在当归属中又较为独特。因此，应属于彼此间亲缘关系较近的一个类群。

4.1.2 雾灵当归与其它几个样本有较明显的差异。在核型公式上，比其它几个样本少一对中部着丝点染色体而多一对近端部着丝点染色体；随体位于第3对染色体而不是第4对上。70年代以前，分类学文献对雾灵当归(或称紫茎独活)均采用了Nakai等人(1934)的定名，为*Angelica porphyrocaulis*；《中国植物志》(1992)认为此植物与兴安白芷同为一种，将其归为*A. dahurica*。本研究的细胞学资料不支持这样的处理。

4.1.3 兴安白芷、台湾白芷的核型与4个栽培样本(川白芷、杭白芷、祁白芷、禹白芷)的核型都很相似，核型公式一致；但又都与栽培样本有一定程度的差异。兴安白芷与4个栽培样本核型的主要差异在于第2对染色体为近中部着丝点染色体，而台湾白芷与4个栽培样本的近中部着丝点染色体均为第7,8,9对中的1～2对。台湾白芷与4个栽培样本核型的主要差异在于随体在第3对而不是在第4对染色体上。这种在核型上的细微差别，可能造成植株形态上的某些差异，如果实上毛的多少等等，但仍然可以认为它们可能来自共同的祖先。从细胞学上，可认为中药白芷与兴安白芷、台湾白芷有相当密切的亲缘关系。

4.1.4 从表2可以看出4个栽培样本(川白芷、杭白芷、祁白芷、禹白芷)的染色体核型极为相似，证明它们不存在细胞分类学上的差别，这一点在文献[1]中已作过有关讨论，在此不再重复。

4.2 花粉：杭白芷、祁白芷与3个野生近缘种之间存在着相当的一致性，如花粉极面观均为近圆形、赤道面观均为类圆形，萌发孔均为边萌发孔，外壁纹饰均为网状纹，体积大小指数均在19～24等，这些都说明它们的亲缘关系相当近。同时，彼此之间在萌发孔沟、外壁纹饰等方面也存在着一些细微的区别，从这些区别来看，栽培白芷与台湾白芷更为接近。

参考文献

[1] 潘泽惠，秦慧贞，吴竹君，等. 白芷的核型研究及其分类学意义. 植物分类学报，1985，23(3):185.

[2] Leven A, Fredga K, Sandberg A A. Nomenclature for Centromeric Position on Chromosomes. Hereditas, 1964, 52:201.

[3] Arano H. Cytological Studies in Subfamily Caruoideae (Compositae) of Japan. Ⅸ. Bot Mag Tokyo, 1963, 76:32.

[4] Stebbins G L. Chromosomal Evolution in Higher Plants. London: Edward Arnold Ltd, 1971.87.

原载：《中国中药杂志》2001，26(9)：584

中药白芷的基原植物研究
Ⅲ.中药白芷及其野生近缘植物的香豆素类成分比较*

王年鹤**,谷口雅彦***,杨 滨,
黄璐琦,袁昌齐**,馬场 きみ江***

[摘要] **目的**:为确认中药白芷的基原植物提供化学成分方面的资料。**方法**:运用高效液相及与标准品对照的方法对4类栽培白芷(川、杭、祁、禹白芷)和3种近缘野生植物(兴安白芷、台湾白芷、雾灵当归),以及另外2种当归属野生植物(黑水当归、芷叶白芷)进行了香豆素类成分的比较分析。**结果**:4类栽培白芷和3种近缘野生植物的香豆素类成分无论在化合物种类还是在含量方面都相当近似,而与另外2种当归属野生植物差别较大。**结论**:从香豆素类成分特征来看,4类栽培白芷和3种近缘野生植物可分为3个类群,即:①川、杭、祁、禹4类白芷和台湾白芷。②兴安白芷。③雾灵当归。台湾白芷与中药白芷更为接近。

[关键词] 白芷;野生近缘植物;香豆素类成分

Studies on Original Plant of Traditional Chinese Drug "Bai Zhi" (Radix Angelicae Dahuricae) and Its Closely Related Wild Plants Ⅲ. Comparson of Coumarins of "Bai Zhi" with Those of Closely Related Wild Plants

*WANG Nian-he*** , *Masahiko TANIGUCHI**** , *YANG Bin* ,
HUANG Lu-qi , *YUAN Chang-qi*** , *Kimie BABA****
(** *Institute of Botany, Jiangsu Province and Chinese Academy of Sciences, Nanjing, 210014, Jiangsu, China*;
*** *Osaka University of Pharmaceutical Sciences*, *Osaka 569-1094, Japan*)

[**Abstract**] **Objective**: To provide chemical data for confirming the original plant of traditional Chinese drug "Bai Zhi". **Method**: Coumarins of 4 cultivated breeds of "Bai Zhi" and 3 closely related wild plants , together with other 2 *Angelica* plants were compared by HPLC. **Result**: According to coumarin patterns, 4 cultivated breeds of "Bai Zhi" and 3 closely related

---

*[**基金项目**] 国家自然科学基金资助项目(39670081);国家中医药管理局青年课题(97Y023)

** 江苏省中国科学院 植物研究所,江苏 南京 210014

*** 大阪药科大学,日本 大阪

wild plants could be divided into 3 groups: ①4 cultivated breeds of "Bai Zhi" ("Chuan Bai Zhi", "Hang Bai Zhi", "Qi Bai Zhi" and "Yu Bai Zhi") and *Angelica dahurica* var. *formosana*; ②*A. dahurica*; ③*A. porphyrocaulis*. **Conclusion**: In point of the coumarin components, *A. dahurica* var. *formosana* is closer to traditional Chinese drug "Bai Zhi" than the others.

[**Key words**] Bai Zhi; closely related wild plants of Bai Zhi; coumarins

植物体内所含化学成分的类型、种类,取决于植物的种类。在伞形科植物中,香豆素类成分具有较高的分类学意义;同时,作为中药使用的白芷类植物,香豆素类成分是目前已知的主要活性成分。因此,对中药白芷及其野生近缘植物进行香豆素类成分的比较,有着化学分类的理论意义和药材鉴别的实用价值。为此,作者对川白芷、杭白芷、祁白芷、禹白芷和它们的近缘野生植物兴安白芷 *Angelica dahurica* Benth. et Hook. f.、台湾白芷(《中国植物志》称台湾独活)*A. dahurica* var. *formosana* (de Boiss.) Yen 和雾灵当归(或称紫茎独活)*A. porphyrocaulis* Nakai et Kitagawa 进行了香豆素类成分的比较分析研究。为了利于对结果的考察比较,还增加了同属另外 2 种野生植物作为外类群。一种是黑水当归 *A. amurensis* Schischk.,另一种是芷叶白芷 *A. baizhioides* (mss.)。前者分布于我国东北地区,当地部分地区有将其根与兴安白芷的根都当作"大活"作为地方用药使用的历史;后者分布于我国云南省丽江玉龙雪山,形态与白芷相近。

1 实验材料

为尽量减少不同生态环境和不同物候期对植物化学成分的影响,本研究所用的实验材料的 10 个样本中,7 个样本(4 类栽培白芷和 3 种近缘野生植物兴安白芷、台湾白芷和雾灵当归)均为采自在江苏省中国科学院植物研究所苗圃中经播种后长成的未开花植株的根,采收季节为秋季(10 月)。仅黑水当归与芷叶白芷,因在南京播种未获成功,所以所用的实验材料为直接自原产地采集的未开花植株的根,采收季节亦为秋季(9 月)。上述材料均由江苏省植物研究所袁昌齐研究员鉴定。另一样本为日本北海道产的和白芷(药材),原植物为 *A. dahurica*。

4 类栽培白芷和 3 种近缘野生植物的种子(果实)分别从各自的产地购得或采得。川白芷:四川遂宁;杭白芷:江苏射阳;祁白芷:河北安国;禹白芷:河南禹县;兴安白芷,采自黑龙江省佳木斯市;雾灵当归,采自河北兴隆(雾灵山);台湾白芷的种子产自台湾台中市,由台湾白芷的定名人颜焜荧教授提供。

2 实验方法

2.1 香豆素类成分提取 对日本北海道产的和白芷和江苏射阳产的杭白芷进行了详细的常规化学成分提取分离鉴定,从中得到 30 多种香豆素类成分[1,2]。对和白芷的 HPLC 图谱中缺少而在杭白芷等的 HPLC 图谱中出现并且有相当高度的一个峰,又通过对杭白芷提取物的相应组分进行分离精制,得到与该峰相应的化合物栓花椒素(suberosin)。

2.2 色谱条件 色谱柱:COSNOSIL 5C_{18}-AR-Ⅱ柱(4.6 mm×250 mm);流动相:甲醇-水(70:30);流速:0.9 ml·min^{-1};柱温:50 ℃;检测波长:330 nm。

2.3 色谱分析 将上述 10 个样本的材料粉碎,各取 40 mg,加入乙酸乙酯 5 ml 超声波振荡提取 20 min 后,吸取上清液,过滤。以上清液 5 μl 进样,作 HPLC 色谱分析。对色谱图中的主要峰,以 2.1 中得到的标准品进样对照。

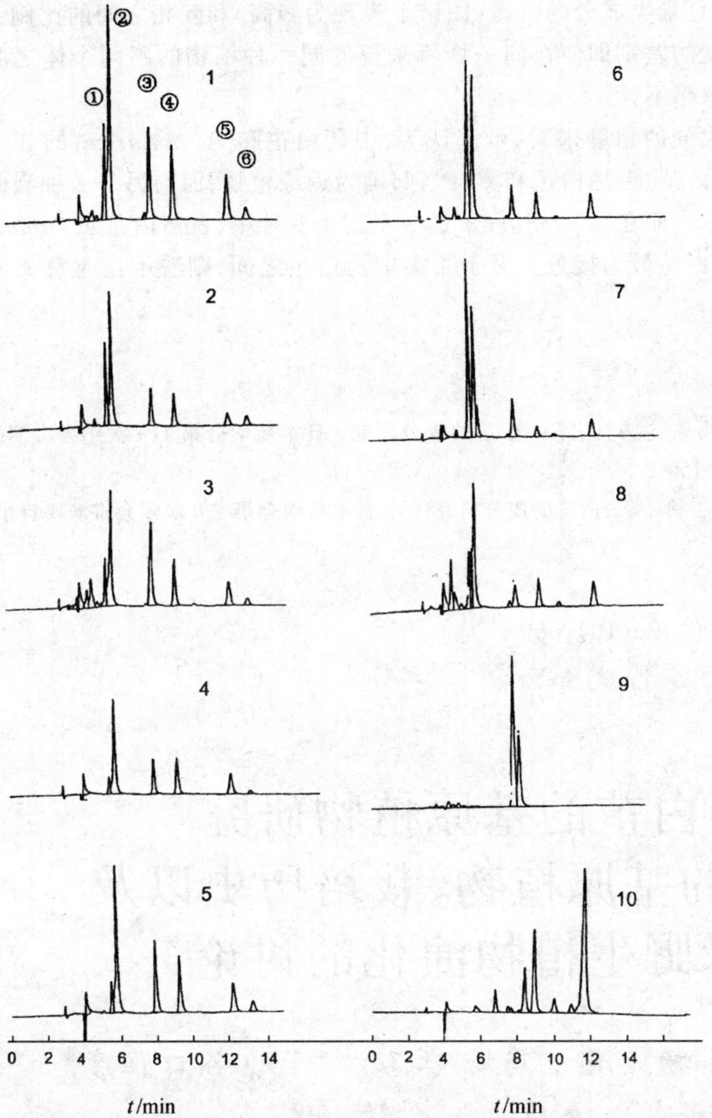

图 1　白芷和几种当归属野生植物的 HPLC 图谱

1. 川白芷 Chuang Bai Zhi
2. 杭白芷 Hang Bai Zhi
3. 祁白芷 Qi Bai Zhi
4. 禹白芷 Yu Bai Zhi
5. 台湾白芷 *Angelica dahurica* var. *formosana*
6. 兴安白芷(中国) *A. dahuric* (Chinese)
7. 兴安白芷(日本) *A. dahurica* (Japanese)
8. 雾灵当归 *A. porphyrocaulis*
9. 芷叶白芷 *A. baizhioides* (mss.)
10. 黑水当归 *A. amurensis*

与峰相应的香豆素类化合物

①byakangelicol
②oxypeucedanin
③imperatorin
④phellopterin
⑤isoimperatorin
⑥suberosin

3　结果与讨论(图 1)

3.1　从图谱的总体类型来看,4 类中药白芷和 3 种野生近缘植物兴安白芷、台湾白芷和雾灵当归(样本 1～8)的峰型基本一致,故可归为一个大类型;而这一类型和芷叶白芷(样本 9)、黑水当归(样本 10)三者之间进行比较,则峰型的差别十分明显,说明所含以香豆素类为主的化学成分无论在化合物种类还是在含量方面都存在着很大的差异。因此,10 个样本可分为 3 个类型,即:①中药白芷及其野生近缘植物;②芷叶白芷;③黑水当归。

3.2　进一步观察比较可以发现,样本 1～8 这一大类型中,还应该分成 3 个组。首先,在样本 1～5 的图谱中,可以清晰见到 suberosin 峰(峰 6)而在其它几个样本中则完全见不到,因此可将样本 1～5 归为 1 组。在样本 6～8 之间,6(中国产兴安白芷)与 7(日本北海道产兴安白芷)的峰型几乎完全一致,而样本 8(雾灵当归)的峰 1 与峰 2 的比例与样本 6,7 截然不同,故亦应加以区分。即:分为样本 1～5、样本 6～7(兴安白芷)和样本 8(雾灵当归)3 个组。

3.3 在样本1～5(川白芷、杭白芷、祁白芷、禹白芷和台湾白芷)中,就主要的峰而言,看不出什么明显的差别。各种香豆素类成分的含量(图谱上表现为峰高)和互相之间的比例上虽然有一定的差别,但这种程度的差别即使在同一场所采得的同一种植物的不同个体之间也会存在,在化学分类上可以忽略不计。

综上所述,从香豆素类成分的角度来看,可以认为,中药白芷和*A. dahurica*的3个野生变种(含原变种)植物兴安白芷、台湾白芷和雾灵当归确为近缘植物,而与另外2种当归属野生植物亲缘关系相对比较远;而在*A. dahurica*的3个野生变种中,台湾白芷*A. dahurica* var. *formosana*又与中药白芷最为接近。至于4类中药白芷之间,则看不出有意义的区别。

参考文献

[1] 谷口雅彦,吉崎幸一郎,馬场きみ江,等. 白芷的成分研究. 日本药学会第119次年会讲演要旨集.德岛:日本药学会,1999.150.

[2] 谷口雅彦,吉崎幸一郎,王年鹤,等. 白芷的成分研究(2). 日本药学会第120次年会讲演要旨集.岐阜:日本药学会,2000.49.

原载:《中国中药杂志》2001,26(10):669

中药白芷的基原植物研究
Ⅳ.白芷的基原植物、栽培历史以及其近缘野生植物演化的讨论*

王年鹤**,黄璐琦,杨 滨,馬场きみ江***,谷口雅彦***,袁昌齐**,秦慧贞**,舒 璞**

[摘要] **目的:**确认中药白芷的基原植物,探讨其栽培历史变化以及有关近缘野生植物的演化。**方法:**对已取得的各项研究结果作综合分析,并结合历史文献、分布现状等进行讨论。**结果:**各项研究结果与历史文献、分布现状等均较为一致。**结论:**①中药白芷的基原植物应是台湾白芷。②建议将雾灵当归处理为兴安白芷的变种,定名为*A. dahurica* var. *porphyrocaulis*。③对川(杭)白芷和祁(禹)白芷不应作分类学上的区分。同时,还对中药白芷的使用栽培历史和白芷的野生近缘植物兴安白芷、台湾白芷和雾灵当归的演化关系作出了推断。

---

* [基金项目] 国家自然科学基金资助项目(39670081);国家中医药管理局青年课题(97Y023)

** 江苏省中国科学院 植物研究所,江苏 南京 210014;

*** 大阪药科大学,日本 大阪

[关键词] 白芷;基原植物;栽培历史;野生近缘植物;演化

Studies on Original Plant of Traditional Chinese Drug "Bai Zhi" (Radix Angelicae Dahuricae) and Its Closely Related Wild Plants Ⅳ. Discussion on Original Plant and Cultivation History of Traditional Chinese Drug "Bai Zhi" and Evolution of Its Closely Related Wild Plants

WANG Nian-he * *, *HUANG Lu-qi*, *YANG Bin*, *Kimie BABA* * * *,
Masahiko TANIGUCHI * * *, *YUAN Chang-qi* * *,
QIN Hui-zhen * *, *SHU Pu* * *

(* * *Institute of Botany, Jiangsu Province and Chinese Academy of Sciences, Nanjing* 210014, *Jiangsu, China*;
* * * *Osaka University of Pharmaceutical Sciences*, *Osaka* 569-1094, *Japan*)

[**Abstract**] **Objective**: To confirm the original plant of traditional Chinese drug "Bai Zhi" and to inquire into the cultivation history of "Bai Zhi" and evolution of closely related wild plants of "Bai Zhi". **Method**: Various research results obtained were synthesized and discussed according to historical and current data. **Result**: Obtained research results, historical and current data showed almost no difference. **Conclusion**: ① *Angelica dahurica* var. *formosana* must be the original plant of traditional Chinese drug "Bai Zhi". ② *A. porphyrocaulis* should be treated as a variety of *A. dahurica*, named as *A. dahurica* var. *porphyrocaulis*. ③4 sorts of Chinese traditional drug "Bai Zhi" (Chuang Bai Zhi, Hang Bai Zhi, Qi Bai Zhi and Yu Bai Zhi) should not be taxonomically distinguished. The history of utilization and cultivation of "Bai Zhi", and the evolutional relation of the closely related wild plants of "Bai Zhi" (*A. dahurica*, *A. dahurica* var. *formosana*, and *A. dahurica* var. *porphyrocaulis*) were also discussed.

[**Key words**] Bai Zhi; original plant; cultivation history; closely related wild plants of "Bai Zhi"; evolution

我们已经对中药白芷 Radix Angelicae Dahuricae(川白芷、杭白芷、祁白芷、禹白芷)的原植物和它们的近缘野生植物兴安白芷 *Angelica dahurica*、台湾白芷 *A. dahurica* var. *formosana* 和雾灵当归 *A. porphyrocaulis* 进行了形态解剖[1],染色体、花粉[2],香豆素类化学成分比较[3]等研究;我们还曾对上述对象进行过 RAPD 分析[4]。综合上述各研究的结果,可以作出以下结论与推测。

1 结论

1.1 现代中药白芷的基原植物应是台湾白芷 *A. dahurica* var. *formosana*,而不是以往许多文献所认定的兴安白芷 *A. dahurica* 或是其栽培变型。这一结论,可以从形态(花瓣的颜色、茎的颜色)、果实的解剖(果棱形状等)、花粉形态以及香豆素类成分栓花椒素(suberosin)的有无中找到有力的依据。染色体研究的结果也倾向于支持这一论点。

1.2 兴安白芷 *Angelica dahurica*、台湾白芷 *A. dahurica* var. *formosana* 和雾灵当归 *A.*

porphyrocaulis,在形态、果实的解剖、花粉形态、香豆素类成分的类型和染色体数及核型公式诸方面,既存在着一定的差异,又具有相当的相似性,应当是亲缘关系相当接近的不同类群。目前,《中国植物志》把台湾白芷作为兴安白芷的变种,比较恰当;而将雾灵当归直接归入兴安白芷,显然欠妥。建议将雾灵当归与台湾白芷同样处理,定名为 *A. dahurica* var. *porphyrocaulis*。

1.3 中药白芷的药材品种川(杭)白芷和祁(禹)白芷,在形态解剖、化学成分、染色体等诸方面都不存在明显的区别,RPAD分析的结果也证明彼此之间极为相似,因此不应作分类学上的区分。

2 推测与讨论

2.1 中药白芷的使用和栽培历史

白芷作为常用中药,使用历史悠久,在历代的本草著作中都有收载,甚至在《神农本草经》之前的文学作品中就出现了"白芷"或"芷"(如《荀子》和屈原的《离骚》)。但古代的本草著作大多偏重于记述药材的性味功能,而对原植物的形态、生物学特性等记述较少。对白芷的形态和生物学特性最早进行比较详细描述的是宋代苏颂编撰的《图经本草》[5]。书中写道:"白芷,生河东川谷下泽。今所在有之,吴地尤多。根长尺余,白色,粗细不等。枝杆去地五寸以上。春生叶,相对婆娑,紫色,阔三指许。花白,微黄。入伏后结子,立秋后苗枯。"书中还附有泽州白芷图。后世的本草著作中,并没有比《图经本草》更详细的内容。清代吴其濬的《植物名实图考》虽然图文俱佳,但所描绘的白芷乃是云南地方药材滇白芷,经洛利彬、吴征镒考证其原植物为粗糙独活 *Heracleum scabridum* Franch.[6],而非云南以外全国各地历来使用的白芷。

从《图经本草》简单的形态描述和不太精确的图中,可以大致看出当时使用的中药白芷应当是与现代的白芷类似的伞形科的植物。白芷这样的伞形科植物,形态相近的植物种类较多,即使是现代,种类鉴定也都需要有相当的专业知识。仅靠本草著作中有关形态的寥寥数语,尚不能准确无误地将其原植物种类确认至变种水平。不过,"入伏后结子,立秋后苗枯"这一生物学特性(花果期6~8月,比大多数伞形科早1个月左右,果熟后即枯死),在国产伞形科植物极为少见,而与现代使用的中药白芷及其3个近缘野生植物上却甚为吻合。再考虑到历史使用习惯的顺延,似可认为历史上白芷的基原植物应不出 *Angelica dahurica* 的3个变种的范围。

中药材的栽培起源应当与原野生植物的分布和使用习惯有密切的关系。据许慎《说文》,(白芷)"晋谓之虈,齐谓之茝,楚谓之蘺"[7],可以推断2000多年前,中原及周边地区已在使用白芷,并且当时使用的白芷在这些地区都有分布。根据标本和文献资料,白芷的3种野生近缘植物的现代分布情况为:兴安白芷(不含雾灵当归)分布于我国的东北地区以及俄罗斯的远东地区、朝鲜半岛和日本;雾灵当归主要分布于我国的华北和中原地区(河北、山西、河南等省),以及邻近的西北、东北的几个省区(陕西、宁夏、辽宁、内蒙古);台湾白芷目前仅发现在台湾有野生分布,但邻近的浙江、福建解放后尚有过当地有野生白芷的报道,因此有理由认为过去在江南广有分布。从这个角度看,雾灵当归和台湾白芷在历史上都有可能成为栽培白芷的基原植物;而兴安白芷,其分布区东北从来就不是白芷的产地,当可排除。另有一点亦可作为佐证:兴安白芷和雾灵当归这两种野生植物的根,在东北的有些地区被称为"大活"或"独活"(而不是"白芷"或"野白芷")入药,能发表、祛风除湿,用于治疗伤风头痛、风湿性关节痛及腰腿酸痛等症，与中药白芷的效用不尽相同；并且，当地对这两种野生植物一直没有栽培的习惯。

白芷的栽培历史，似可追溯到两千多年前的春秋战国时期。在屈原的《离骚》中就多次出现栽种白芷的诗句。但诗人是为了什么目的（是否为了入药）栽培、栽种的又是哪一种植物，尚无从查考。真正可以作为依据的文献是大约2000年后明末卢之颐（1598～1664）所著的《本草乘雅伴偈》，书中载有："白芷，所在有之，吴地尤多，近钱塘、笕桥亦种时矣。"[8]直到解放后，杭州的笕桥仍然是杭白芷的栽培基地。因此，可以认为，白芷在江浙一带的栽培最迟始于明代前后。

70年代，在编写《中国植物志》（伞形科）的过程中，曾对当时中药白芷的主产地进行过栽培历史的调查。调查结果：四川的遂宁（川白芷的主产地）所产川白芷为大约200年前自浙江引种；河南的禹县（禹白芷的主产地）所产禹白芷在解放前30年代前后开始栽培，种源不明，解放后规模扩大；河北的安国（祁白芷的主产地），情况不明，但栽培历史据估计不到200年。另外，据1959年出版的《山西中药志》载"绛县人工栽培（白芷）已经成功"[9]。由此可见，山西省在此之前并无栽培白芷的历史。

解放后直至80年代，药材栽培由药材公司安排计划种植收购，中药白芷的生产使用，基本上维持着以川白芷（四川）、杭白芷（江浙）、祁白芷（河北）、禹白芷（河南）为主流商品药材的局面。在药材收购销售中，川白芷和杭白芷为一类，祁白芷和禹白芷为一类；但在使用中，无论是药房配方还是工厂生产投料，都没有作真正的区分。近十多年来，随着药材市场的开放，中药白芷的产地有了较大的变化。传统的产地中，有的维持现状，有的已名存实亡（如杭白芷的传统产地笕桥已找不到杭白芷，浙江省内栽种杭白芷的地方也很少了）。但传统产地以外的地区，尤其在长江中下游地区如安徽、湖北、江西等省，中药白芷却广有栽培，甚至在一些药市上出现"亳（州）白芷"、"鄂白芷"的名称。至于其种质来源，却又不外乎川（杭）、祁（禹）之类，但究竟是川（杭）白芷还是祁（禹）白芷，已经很难寻根究底了。

至此，我们可为白芷的使用、栽培历史大致勾画如下：①从两千多年起到宋明时代，药材白芷以野生为主，所用原植物可能北方以雾灵当归为主，南方则以台湾白芷为主。到宋代时江浙的白芷已有代替泽州白芷成为主流商品的趋势。依据为：《图经本草》所述"白芷，生河东川谷下泽。今所在有之，吴地尤多。春生叶，相对婆娑，紫色，阔三指许。花白，微黄"。既有雾灵当归的特征（春生叶紫色，花白），又有台湾白芷的特征（花微黄）。②宋室南迁之后，因为战争和资源量的消长，"吴地尤多"的台湾白芷渐渐占据了主导地位。③其后，善于农耕的"吴人"变当地野生的台湾白芷为家种，就形成了后来的杭白芷。④清代由杭白芷发展到川白芷，再后来又由川（杭）白芷发展到祁（禹）白芷。但由于各自独立的栽培历史不长，相互间的种质隔离为时不久，并且存在着南北之间种子的交流和栽培地域的扩散，加之白芷的栽培中又几乎没有人工选择的因素，因此尚未能形成在生物学上有明显差异的栽培品种。

2.2 3个野生近缘植物的演化

从各项研究的结果都可以看出，中药白芷的3个野生近缘植物兴安白芷 *A. dahurica*、台湾白芷 *A. dahurica* var. *formosana* 和雾灵当归 *A. dahurica* var. *porphyrocaulis* 是亲缘关系极为接近的类群，应当来源于共同的祖先。但三者之间的演化关系尚有待于进一步探讨。现仅就本研究到目前为止的研究结果稍加讨论。形态、解剖的结果，似乎看不出明显的系统演化学的意义，花和茎的颜色的差异（白色或淡黄绿色）说明不了什么问题；果实的背棱隆起呈峰状,有延伸的短翅或是呈平台状或圆丘状隆起,又都可以被理解成是为适应环境而产生的异化、特化。染色体核型分析的结果也未能提供有系统演化意义的证据。不过,从花粉形态和某些香豆素类成分的有无中却能得到一些启发。

在花粉形态方面,兴安白芷和雾灵当归的花粉超长方形;萌发孔孔沟较粗短,不达极区;内孔椭圆横长(波瓣状);外壁纹饰为皱波条网。从伞形科植物花粉演化的趋势来分析,这些都是比较进化的特征。而台湾白芷的花粉近长方形;萌发孔孔沟较细长,达极区;内孔不成波瓣状;外壁纹饰为拟皱波条网。这些都是进化速率较慢的表现。就中药白芷和3个野生近缘植物而言,从花粉的角度来看,最原始的是台湾白芷,其次是杭白芷和祁白芷,比较进化的是兴安白芷和雾灵当归。

在香豆素类成分方面,从兴安白芷和雾灵当归中,都未能检出 suberosin,而在台湾白芷(以及川、杭、祁、禹4类中药白芷)中却明显发现其存在。祁(禹)白芷的产地河南河北,也正是雾灵当归的野生分布区域,因此不能把 suberosin 的有无归咎于生态环境影响,而只能认为是与遗传有关。suberosin(亦可称为6-异戊烯基-7-甲氧基-香豆素)虽然是一种简单香豆素,但与伞形科植物中所含的大多数简单香豆素不同,7-位是甲氧基,而不象通常的简单香豆素7-位是羟基,使得它不能象7-位是羟基的简单香豆素发生7-位的羟基与6-位或8-位的异戊基的环合而形成呋喃或吡喃香豆素。也就是说,7-位的甲氧基的存在,阻断了这一化合物沿着伞形科植物所含香豆素类成分生物合成路线继续发展的途径。因此,suberosin 是伞形科植物所含香豆素类成分生物合成路线中的一个盲枝。并且因为它还停留在简单香豆素的水平,所以只是一个进化程度比较低的盲枝。在伞形科植物中,当归属是进化程度比较高的类群;在本属植物中,含有多量这种化合物的种类,应当被视为保留了较为原始的特性。从这个角度来看,台湾白芷在中药白芷的3个近缘植物中,应当属于比较原始的类群。这与花粉形态分析的结果一致。再从野生分布的情况来看,台湾白芷分布偏南,而雾灵当归和兴安白芷则渐次向北。如果这一类群的植物和国产许多伞形科植物一样,起源于我国西南地区,而后向东、向南发展演化,那么,与上述推断也是十分吻合的。

[致谢] 台湾白芷的种子由颜焜荧教授提供。

参考文献

[1] 王年鹤,秦慧贞,黄璐琦,等.中药白芷的基原植物研究 Ⅰ.中药白芷及其野生近缘植物的形态解剖.中国中药杂志,2001,26(8):529.

[2] 王年鹤,秦慧贞,舒 璞,等.中药白芷的基原植物研究 Ⅱ.中药白芷及其野生近缘植物的染色体核型和花粉形态.中国中药杂志,2001,26(9):584.

[3] 王年鹤,谷口雅彦,杨 滨,等.中药白芷基原植物的研究 Ⅲ.中药白芷及其野生近缘植物的香豆素类成分比较.中国中药杂志,2001,26(10):669.

[4] 黄璐琦,王 敏,王年鹤,等.中药白芷种质资源的 RAPD 分析.中国中药杂志,1999,24(8):457.

[5] 苏 颂.图经本草.辑复本.福州:福建科学技术出版社,1988.168.

[6] 洛利彬,吴徵镒.滇南本草图谱.第一集.上海民国三十二年.

[7] 戈颂平.神农本草经指归(卷3).历代本草精华丛书(八).上海:上海中医药大学出版社,1992.57.

[8] 卢之颐.本草乘雅伴偈.校点本.北京:人民卫生出版社,1986.271.

[9] 山西省卫生厅.山西中药志.1959.36.

原载:《中国中药杂志》2001,26(11):733

贯叶金丝桃愈伤组织的诱导及其有效成分的定性*

许明淑，黄璐琦，付梅红，叶和春**，李国凤**

[摘要]　**目的**：诱导出贯叶金丝桃的愈伤组织，并确定其中含有金丝桃素。**方法**：在不同条件下采用组织培养技术，进行贯叶金丝桃的愈伤组织诱导研究，用 HPLC 方法确定其中含有的金丝桃素。**结果和结论**：最佳诱导条件是 MS 基本培养基加入生长调节物质 2,4-D(4 $\mu g \cdot L^{-1}$)和 6-BA(0.2 $\mu g \cdot L^{-1}$)。叶腋等分生组织较多的部位易于诱导愈伤组织。诱导出的愈伤组织，经 HPLC 方法确定其含金丝桃素。

[关键词]　贯叶金丝桃；愈伤组织；金丝桃素

Induction of Callus of *Hypericum perforatum* L. and Qualitative Identification of Active Constituents of its Callus

XU Ming-shu, HUANG Lu-qi, FU Mei-hong, TE He-chun, LI Gou-fen**

(* *Institute of Botany, Chinese Academy of Sciences, Beijing* 100093)

[**Abstract**]　**Objective**: To induce the callus of *H. perforatum* and identify hypericin and pseudohypericin of its callus. **Method**: The callus was induced in different culture conditions, and active constituents were determined by HPLC. **Result and conclusion**: The inductions of callus from different parts were discussed, the induction rate of the leaf axil being the highest. The MS basic medium with 4 $\mu g \cdot L^{-1}$ 2,4-D and 0.2 $\mu g \cdot L^{-1}$ 6-BA was the best of all screened media. Hypericin in the callus is determined by HPLC.

[**Key words**]　*Hypericum perforatum*; callus; hypericin and pseudohypericin

贯叶金丝桃是藤黄科金丝桃属植物，又称贯叶连翘、千层楼，为多年生植物。分布于我国河北、河南、陕西、甘肃、山东、新疆、四川等地。现代研究表明其主要成分金丝桃素、伪金丝桃素在抗艾滋病毒、抗抑郁等方面具有较强的治疗作用[1]。由于贯叶金丝桃的巨大开发价值，引起了人们掠夺性的采集。为了减轻资源压力，本文进行了贯叶金丝桃愈伤组织诱导和其有效成分金丝桃素的定性研究，为获得高产细胞系打下基础。

1　材料和方法

1.1　材料、试剂、仪器

材料：贯叶金丝桃 *Hypericum perforatum* L. 1999 年 9 月采自中国医学科学院药用植

*[基金项目]　中国中医研究院苗圃工程(0506)

** 中国科学院 植物研究所，北京　100093

物研究所,经黄璐琦博士鉴定。将挖来的贯叶金丝桃植株移栽到花盆里,等生长恢复时取植物的不同部位作为组织培养实验的外植体。外植体在乙醇中漂洗一下,使材料表面弄湿,然后用0.1%升汞浸泡1 min,无菌水反复冲洗,用滤纸吸干。

试剂:甲醇(优质醇),高纯水,金丝桃素对照品(东方生物技术试剂公司购入)。

仪器:高效液相测定仪LC-6A(日本岛津),泵为日立L-7100,检测器为日立L-7400,积分仪日立L-7500。

1.2 方法

1.2.1 贯叶金丝桃愈伤组织的诱导　徐元红[2]等人在进行胚芽再生植株研究中发现MS培基中加入2,4-D和6-BA均诱导出愈伤组织。本实验在此基础上进行了不同外植体诱导愈伤组织的实验,并据此实验结果,利用叶腋部分进行不同培养基和生长条件下诱导愈伤组织的实验。25 ℃暗培养,20 d后进行观察。

1.2.2 贯叶金丝桃愈伤组织中金丝桃素的定性　取培养的愈伤组织约**30**g,乳钵粉碎,乙醇冷浸24 h后,用超声提取仪超声处理20 min,取滤液进行HPLC测定。

色谱条件为:色谱柱Kromasil C_{18},粒度5 μ 1,4.6 mm×250 mm。流动相分别为甲醇-0.5 mol·L^{-1}磷酸二氢钠(95:5);甲醇-0.5 mol·L^{-1}磷酸二氢钠(97:3);甲醇-0.1%盐酸(97:3),流速1.0 ml·min^{-1}。检测波长280 nm,柱温25 ℃。

2 结果与讨论

2.1 贯叶金丝桃愈伤组织的诱导

2.1.1 不同外植体的诱导　取贯叶金丝桃的叶腋、嫩茎、叶片3个不同部位作为外植体进行愈伤组织的诱导,结果见表1。

表1 不同外植体的诱导结果

不同部位	生长速度	形状	可能原因
叶腋	大约15 d后见有愈伤组织长出,其生长速度最快	颜色多呈黄色,带有不少黑色褐化部分	分生组织较多,细胞的分化程度最低,且植物组织的新陈代谢旺盛
茎段	大约20 d后长出愈伤组织,生长速度其次	颜色黄色较多,带有少量黑色部分	细胞的分化程度其次,植物的新陈代谢比较旺盛
叶片	20多天后长出愈伤组织,生长速度最慢	颜色呈黄色	细胞的分化程度高

愈伤组织诱导的难易与外植体的分化程度有关,植物组织的分化度越低越容易诱导出愈伤组织,分化度高很难诱导出愈伤组织[3]。在贯叶金丝桃诱导实验中发现分生组织较多的叶腋部分最易于诱导出愈伤组织。但这种部位的新陈代谢也很旺,易堆积代谢产物,所以长出的愈伤组织带有不少黑色部分。

2.1.2 不同培养基条件下诱导　往MS,B_5,White基本培养基中分别加入2,4-D 2 μg·L^{-1}和6-BA 0.2 μg·L^{-1},进行贯叶金丝桃愈伤组织的诱导,20 d后观察结果,其结果见表2。从实验中发现在同样的条件下以MS为基本培养基的诱导率最高,所以进行愈伤组织的诱导时使用MS基本培养基为好。

2.1.3 不同浓度生长素条件下诱导　以MS加6-BA 0.2 μg·L^{-1}为基本培养基,进行不同浓度 2,4-D 条件下的诱导实验。实验结果见表 3。

表 2　不同培养基条件下愈伤组织的诱导结果

培养基组分	诱导率/%
MS + 2,4-D 2 $\mu g \cdot L^{-1}$ + 6-BA 0.2 $\mu g \cdot L^{-1}$	90
B_5 + 2,4-D 2 $\mu g \cdot L^{-1}$ + 6-BA 0.2 $\mu g \cdot L^{-1}$	85
White + 2,4-D 2 $\mu g \cdot L^{-1}$ + 6-BA 0.2 $\mu g \cdot L^{-1}$	75

表 3　不同浓度生长素条件下愈伤组织的诱导结果

培养基组分	诱导率/%
MS + 6-BA 0.2 $\mu g \cdot L^{-1}$ + 2,4-D 4 $\mu g \cdot L^{-1}$	99
MS + 6-BA 0.2 $\mu g \cdot L^{-1}$ + 2,4-D 2 $\mu g \cdot L^{-1}$	90
MS + 6-BA 0.2 $\mu g \cdot L^{-1}$ + 2,4-D 1 $\mu g \cdot L^{-1}$	85

随着培养基成分中的生长素 2,4-D 含量的减少,愈伤组织被诱导出的成功率降低,通过观察发现被诱导之后其生长速度也是随着 2,4-D 含量的减少而减慢。

2.2　金丝桃素高效液相色谱的检出

本文采用了 3 种流动相体系,在贯叶金丝桃愈伤组织提取液色谱图中均发现了保留时间和金丝桃素对照品峰一致的色谱峰(图 1),故可确定愈伤组织中含有金丝桃素。

3　小结

3.1　贯叶金丝桃愈伤组织易于诱导,实验中所得到的较佳诱导条件是 MS 基本培养基加入 2,4-D(4 $\mu g \cdot L^{-1}$)和 6-BA(0.2 $\mu g \cdot L^{-1}$)。

3.2　对于贯叶金丝桃的外植体的不同部位,叶腋分生组织较多的部位易于诱导愈伤组织。

3.3　诱导出的贯叶金丝桃愈伤组织,经过 HPLC 定性,确定出愈伤组织中含有金丝桃素。

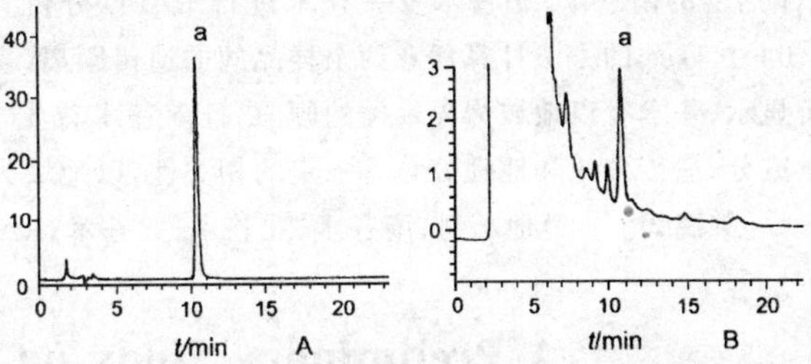

图 1　贯叶金丝桃愈伤组织 HPLC 图

A. 金丝桃素对照品　B. 贯叶金丝桃愈伤组织提取液

a. 金丝桃素

所示流动相为甲醇-0.5 $mol \cdot L^{-1}$磷酸二氢钠缓冲液(97:3)

参考文献

[1]　刘一兵. 贯叶金丝桃的研究进展 I-原植物、采收、制剂和化学部分. 国外医药. 植物药分册,1998,13(3):99.

[2]　徐元红,李发荣,王苗之. 贯叶连翘组织培养及植株再生研究. 中草药,1999,(2):132.

[3]　W. 巴而茨. 植物组织培养及其在生物技术上的应用. 科学出版社,1983.9.

原载:《中国中药杂志》2001,26(12):813

南北苍术的RAPD分析及其划分的初步探讨*

郭兰萍,黄璐琦,王　敏,冯学峰,付桂芳,阎玉凝

［摘要］　**目的:**用RAPD方法在分子水平上对南北苍术的划分进行初步探讨。**方法:**用40个引物对7个居群的南苍术、北苍术及关苍术进行RAPD分析。RAPD分析软件RAPDistance Package——Version 1.04中Dice的方法计算任意两个样品间的遗传距离,得树系图。**结果:**共检测到多态位点60个。聚类分析显示,苍术有以地域为界聚类的倾向,且南苍术首先与关苍术聚类后再与北苍术聚类。**结论:**苍术的化学成分、遗传分化和地理分布有一定的相关性,以地域为界划分南北苍术有一定道理。

［关键词］　道地药材;南苍术;北苍术;关苍术;RAPD

A Preliminary Study on Relationship Between *Atractylodes lancea* and *A. chinensis* as Analyzed by RAPD

GUO Lan-ping, HUANG Lu-qi, WANG Min, FENG Xue-feng, FU Gui-fang, YAN Yu-ning

［**Abstract**］　**Objective**: To study the relationship between *A. lancea* and *A. chinensis* by RAPD analysis. **Method**: Using 10 random primers, RAPD of seven *Atractylodes* samples was performed. The result was analyzed by RAPD is tance Package Version 1.04. **Result**: A total of 60 polymerphic loci were amplified. It appears that the *Atractylodes* samples tend to cluster in relation to their habitats, and *A. lancea* has closephylogenetic relationship with *A. japonica*. **Conclusion**: Acertain correlation among the chemical composition, genetic diversity and geographic distribution has been revealed. It is reasonable to separate *A. lancea* from *A. chinensis* according to their habitats.

［**Key words**］　authentic medicinal herbs; *Atractylodes lancea*; *A. chinensis*; *A. japonica*; RAPD

苍术是常用药材,功效燥湿健脾,祛风散寒,明目。《中国药典》规定其来源于茅苍术(即南苍术)*Atractylodes lancea* (Thunb.) DC.及北苍术 *A. chinensis* (DC.) Koidz.的根茎。对南北苍术的划分主要是依据叶分裂与否。石铸[1]在进行中国菊科植物志编写时,对苍术属的标本进行了系统的整理,发现苍术 *A. lancea* 这个种具有多型性,认为 *A. chinensis* 和

*［基金项目］　国家自然科学基金重点资助项目(39730500)

A. lancea 实指一物。近期的学者运用细胞学[2]、化学分类学[3~5]等手段对南北苍术的划分进行了探讨,在变种及变型级也先后设立了若干等级,这不仅表明在南北苍术划分上存在着很大的混乱,也说明运用一般的分类手段解决这种具有多型性的种的划分存在着局限性。

RAPD(Random Amplified Polymorphic DNA)是90年代建立起来的新技术,这一方法快速、简捷、灵敏度高。目前已能成功地为物种进化和分类提供DNA分子水平的证据。为此,本文拟运用RAPD方法对南北苍术的划分进行初步的研究和探讨。

1　仪器和试剂

PROGENE THERMAL CYCLER(Techne公司,英国);Micro-MB 3616型高速离心机(IEC公司,美国);TFM-20 High Performance Transillumina-tor(UVP公司,美国);GeneQuant II RNA/DNA Calculator(Pharmacia Biotech,英国);DYY－III 5型电泳仪(北京市六一仪器厂)。

Taq 酶(华美公司);琼脂糖(Promega公司);dNTPs(华美公司);CTAB(Sigma公司);溴化乙锭(Fluka公司);随机引物(OPERON公司):W和X系列共40个10 mer引物;其余试剂为北京化工厂产的分析纯。

2　材料和方法

2.1　材料

苍术叶片由冯学峰采集鉴定,用硅胶快速干燥保存。样品采取混合取样,编号如表1。

表1　苍术叶片的来源、采收时间

编号	名称	学名	产地	采收时间
1	南苍术	*A. lancea*	江苏金坛茅东村	1998-09
2	南苍术	*A. lancea*	江苏句容车代乡刘庄	1998-09
3	北苍术	*A. chinensis*	河北隆化	1999-09
4	北苍术	*A. chinensis*	北京妙峰山	1999-09
5	北苍术	*A. chinensis*	陕西旬邑石门山	1999-09
6	北苍术	*A. chinensis*	陕西宝鸡上王乡	1999-09
7	关苍术	*A. japonica*	黑龙江黑河新生乡	1999-09

2.2　方法

2.2.1　DNA模板的提取和浓度测定　干叶片约0.2 mg置1.5 mlEp管中,加入液氮用镊子研碎,立即加入500 ml保温60 ℃的CTAB提取液[CTAB2%,Tris-HCl(pH 8.0)100 $mmol·L^{-1}$,EDTA 20 $mmol·L^{-1}$,NaCl 1.4 $mol·L^{-1}$,巯基乙醇2%]及20 μl巯基乙醇混匀,60 ℃保温40 min;加入等体积氯仿-异丙醇(24:1)抽提,轻轻颠倒混匀,10 000 $r·min^{-1}$离心机离心10 min,吸取上清液,加入1/10体积的10% CTAB溶液,再加入等体积氯仿-异丙醇(24:1)重新抽提1次,吸取上清液,加入等体积的沉淀缓冲液[CTAB1%,Tris-HCl(pH 8.0) 50 $mmol·L^{-1}$,EDTA 10 $mmol·L^{-1}$,巯基乙醇1%],室温下放置30 min以上,10 000 $r·min^{-1}$离心机离心10 min,小心去上清液,分别用70%乙醇和无水乙醇各洗涤1次,弃掉洗液、挥干。用分光光度计测定DNA浓度后进行PCR扩增。

2.2.2　PCR反应　反应体系总体积50 μl,其中引物为1 $mmol·L^{-1}$,核DNA约150 ng,*Taq* 酶3U,dNTPs各0.05 $mmol·L^{-1}$。扩增程序为预变性96 ℃ 5 min,40个循环为94 ℃ 45 s,36 ℃ 1 min,72 ℃ 2 min,后延伸72 ℃ 5 min。取2 μl扩增产物于2.0%琼脂糖凝胶上用1×TAE电泳缓冲液电泳,紫外检测拍照。

3　结果与讨论

3.1　结果

通过对40个引物进行筛选，最终选中条带清晰、多态性明显、扩增产物分子量在100 bp ~2 000 bp之间的引物(引物序列见表2)进行PCR扩增。结果共检测到60个有效位点(图1)，将迁移率相同的带作为同源位点处理，得到1，0数据(有计为1，无计为0)矩阵，用RAPD分析软件RAPDistance Package——Version 1.04中Dice的方法计算任意两个样品间的遗传距离，得树系图(如图2)。

表2　本实验所用引物序列

引物号	序列5'～3'
x1	CTGGGCACGA
x4	CCGCTACCGA
x9	GGTCTGGTTG
x12	TCGCCAGCCA
x13	ACGGGAGCAA
x14	ACAGGTGCTG
w2	ACCCCGCCAA
w6	AGGCCCGATG
w15	ACACCGGAAC
w16	CAGCCTACCA

3.2　讨论

3.2.1　南北苍术地理的遗传分化与道地性的分析。本实验结果显示，江苏样品1和2，河北地区(包括北京)的样品3和4，陕西的样品5和6，分别聚类，表明苍术有以地理分布聚类的倾向；然后是样品3，4和5，6聚类，它们均属北苍术，说明北苍术在河北和陕西等地形成了一个结合比较紧密的地理分布群体；黑龙江的关苍术与江苏的南苍术样品1，2和7聚类，这一结果与日本学者Mizukami H[6]对苍术属植物叶绿体*trnK*基因分析所得结果完全一致，认为在*A. lancea*，*A. chinensis*，*A. koreana*，*A. ovata*和*A. japonica*等5个种中关苍术与南苍术关系最密切；这与潘希陵[7]等用模糊聚类法对术类药材的化学成分的分析得出的结论也一致，即南苍术、北苍术、关苍术分别聚类，然后是南苍术与关苍术聚类，表明苍术的化学成分、遗传分化和地理分布有一定相关性。为此，过去划分南北苍术与地理分布相结合，即江苏、湖北所产为南苍术，而河北、陕西、山西所产为北苍术是有一定道理的。这样划分即符合实践中对南北苍术药效的认识，现又得到了化学分析和遗传学的支持。因此，可以初步认为苍术的道地性是在遗传和生态两因素长期复杂作用下，形成了一个在遗传、化学等方面具有稳定差异的地方居群。

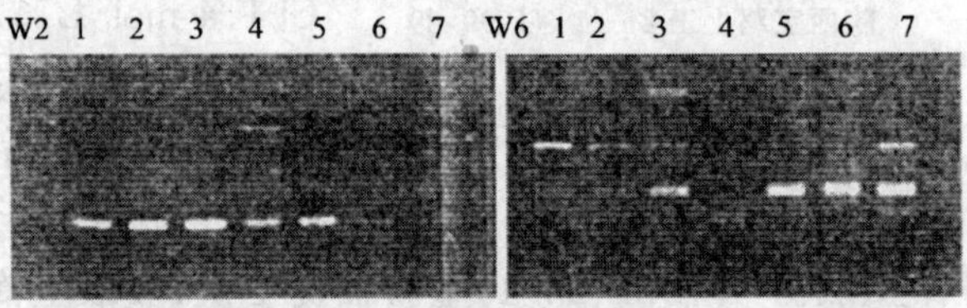

图1　w2，w6引物对1～7号样品RAPD扩增产物的琼脂糖凝胶电泳图谱

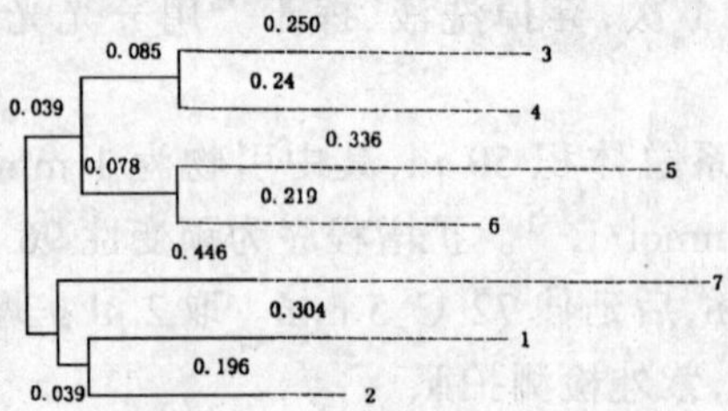

图2　苍术树系图

3.2.2 Nei[8]认为对所用样本数较少的群体,通过分析大量的基因位点可以抵销由样本数较少引起的误差。而增加引物的数目,是 RAPD 获得大量基因位点的重要措施。本实验中我们所取的材料个体数或引物数目相对来说还显不够,不足以反应整个群体的实际情况。因此,对南苍术、北苍术的系统地位及其与关苍术亲缘关系的认识,还应选取更多地区的样品并增加引物的数量来作进一步的探讨。

参考文献

[1] 石 铸.关于苍术植物的学名问题.植物分类学报,1981,19(3):318.

[2] 王 臣,邢秀芳,王宗霞,等.东北产苍术属植物的细胞学研究.植物研究,1997,17(1):79.

[3] 马起凤,孟宪纾,周荣汉.中国术类化学成分与分类学的研究. J Shenyang Coll Pharm,1982,15(3):54.

[4] 付舜莫,方洪钜,刘国声,等.苍术属药用植物的研究.植物分类学报,1981,19(2):195.

[5] 陈 彦,叶崇义,刘舞霞,等.高分辨气相色谱——模糊聚类分析法在术类药材分类中的应用.药学学报,1995,30(3):230.

[6] Mizukami H, Shimizu R, Kohjyouma M, et al. Phylogenetic Analysis of *Atractylodes* Plant Based on Chloroplast *trnK* Sequence. Biological Pharmaceutical Bulletin, 1998,21(5):474.

[7] 潘希陵,汪 炜, 叶崇义.模糊聚类分析应用于术类药材分析的基本模式.中国药科大学学报,1994,25(6):348.

[8] Nei M. Estimation of Average Heterozygosity and Genetic Distancee from a Small Number of Individuais. Genetics, 1978,89:583.

原载:《中国中药杂志》2001,26(3):156

中国苍术属一新亚种*

胡世林,冯学锋,王 玠,格小光

A new subspecies of *Atractylodes* from China

HU Shi-lin, FENG Xue-feng, WANG Jie, GE Xiao-Guang

[**Key words**] *Atractylodes*; *Atractylodes lancea* (Thunb.)DC. subsp. *luotianensis* S. L. Hu et X. F. Feng; New subspecies; China

罗田苍术 新亚种 图 1

Atractylodes lancea(Thunb.)DC. subsp. **luotianensis** S. L. Hu et X. F. Feng, subsp. nov. Fig. 1

---

* [**基金项目**] 国家自然科学基金重点项目(No. 39730500)。

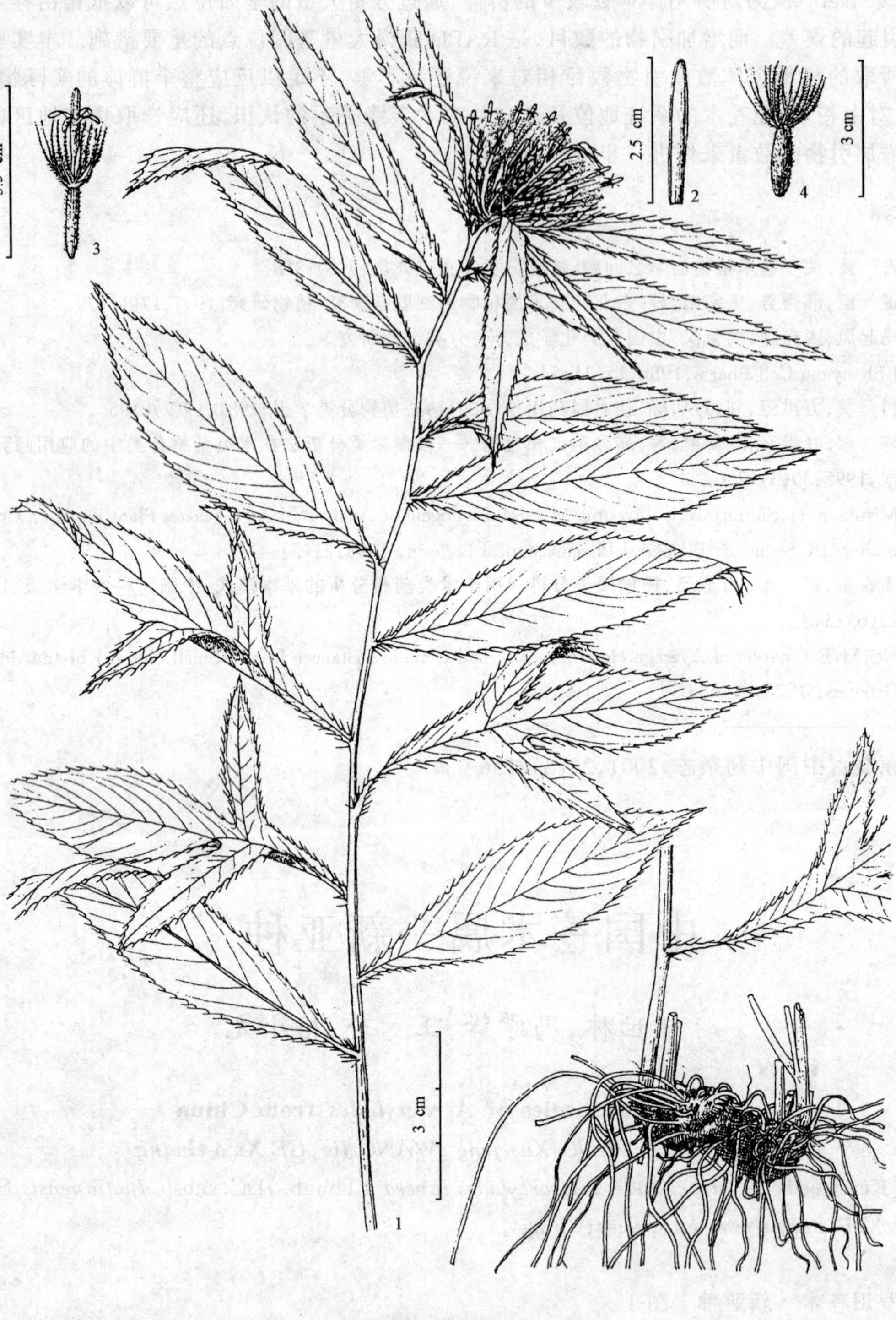

图 1　罗田苍术

1.植株;2.总苞片;3.小花;4.瘦果(孙英宝绘)。

Fig.1　*Atractylodes lancea*(Thunb.)DC.subsp.*luotianensis* S.L.Hu et X.F.Feng

1.Plant;2.Phyllary;3.Floret;4.Achene.

A subspecie typica foliolis majoribus, 5～13 cm longis, 1.5～5 cm latis, capitulis majoribus, (1.5)2～4cm diam., achaeniis obovoideis, 5.5～10 mm longis differt.

China. Hubei(湖北): Loutian(罗田), Jiuzihe Town(九资河镇), Tiantangzhai(天堂寨), 1680m, in woods, 1998-10-23, D. G. Liu and B. S. Li(刘定国，李柏树) A981006h(holotype, CMMI); Macheng(麻城), Guishan(龟山), alt. 1000m, 1998－07－15, S. L. Hu, J. Wang and X. G. Ge(胡世林，王玠和格小光) A980701h(CMMI); Yingshan(英山), Tao-huachong Woody Plantation(桃花冲林场), alt. 950m, in woods, 1998－07－19, J. Wang and X. G. Ge A980702h (CMMI); Luotian(罗田), Laosimiao subdivision of Tiantang Woody Plantation (天堂林场老寺庙分场), alt. 1200m, in woods, D. G. Liu and B. S. Li A981007h(CMMI), different locality, Zhonggang subdivision of Tiantang Woody Plantation(罗田天堂林场中岗分场), alt. 1050 m, in woods, D. G. Liu and B. S. Li A981008h(CMMI); different locality, Huangbaishan Village of Tiantang Woody Plantation(天堂林场黄柏山村), alt. 800m, under shrubs, D. G. Liu and B. S. Li A981009h(CMMI); different locality, Daqi Township(罗田大崎乡), Pingtouling Village(平头岭村), alt. 620m, in woods, Y. M. Sun and D. G. Liu(孙佑明、刘定国) A981011h(CMMI); different locality, Luotuoao Town(骆驼坳镇), Wangjiangnao Village(望江脑村), alt. 710m, under shrubs, D. G. Liu and D. S. Ye(刘定国、叶顶生) A981012h(CMMI). **Anhui**(安徽): Jinzhai(金寨), Houfan(后畈), Wulongding(乌龙顶), 1953－08－26. in woods, Working Center of South China(华南工作站) 6778(PE).

多年生草本，高30～80cm。根状茎平卧或成疙瘩状。叶不裂，长椭圆形、阔披针形或披针形，长5～15cm，宽1.5～5cm；中下部叶有叶柄，羽状深裂，裂片1～2对，或叶不裂。头状花序直径(1.5)2～4cm，苞叶3～4层，长(1.5)2～4cm；总苞片7～8层。小花白色，长11～18mm，花冠裂片常反卷。瘦果倒卵形，长5.5～10mm。

与苍术 *Atractylodes lancea*(Thunb.)DC 的主要区别为，叶较大，长5～13cm，宽1.5～5cm；头状花序较大，直径(1.5)2～4cm。瘦果倒卵形，长5.5～10cm。分布于大别山区罗田县等地。

中药材苍术的原植物拉丁名长期沿用 *Atractylodes chinensis*(DC.)Koidz.(北苍术)和 *Atractylodes lancea*(Thunb.)DC.(南苍术)，《中国植物志》(78卷1分册)在观察了大量标本的基础上，发现二者在叶型、叶分裂与否、叶分裂程度及叶质的方面多变化，难以分为两种，故石铸先生在该志中将 *Atractylodes chinensis* (DC.) Koidz. 并入 *Atractylodes lancea* (Thunb.)DC.。笔者在北纬31°～48°、东经107°～123.5°的广大范围内，对18个县所产苍术的野生居群进行详细的观察记录，证明《中国植物志》的处理是正确的。同时，笔者又发现大别山区罗田县、金寨县等地的苍术植株、叶、头状花序及花的各部均较大，与其他地区的苍术有明显的形态和地理分布差异，而且罗田苍术含丰富的挥发油，含量高达7.3%，是其它产地苍术的1倍以上，因此，有必要在分类上给予新的地位。

致谢 湖北罗田县供销社居学锋先生协助采集标本，谨致谢意。

原载：《植物分类学报》2001，39(1)：84

地方病区与非病区土壤及药材中微量元素硒的测定*

胡世林，杨连菊，冯学锋

[摘要] **目的**：了解低硒和高硒环境的地方病区药材中的硒水平，为药材质量控制和临床使用提供更多和更新的科学依据；**方法**：用氢化物原子荧光法测定地方病区土壤和药材中的硒含量，计算药用部位富集硒的能力，并与其它地区生长土壤和药材进行比较；**结果**：低硒地方病区土壤和药材中的硒水平普遍低于高硒区域，不同种的药用植物富集硒的能力也不相同；**结论**：药材中的硒含量与硒地球化学背景有密切关系，同种药材因含硒量高而可能具有更多更好的疗效。

[关键词] 硒；道地药材；地方病

众所周知，硒是谷胱甘肽氧化酶的活化中心，具有消除自由基和脂质过氧化物，维护细胞膜稳定性的重要生理作用[1]；微量元素硒缺乏是导致克山病、大骨节病的危险因素[2]。另一方面，中国富硒带（紫阳和恩施）发生人、畜硒中毒，美国西部4000平方英里的富硒区域，发现有些鸟类胚胎畸型与硒的过量摄入有关[3]。2000年国际硒论坛发表的资料表明，补硒可以延长爱滋病和某些癌症患者（肺癌、直肠癌和前列腺癌等）的存活时间[4,5]；提高免疫功能，维护心、肝、肺、胃等重要器官的正常功能；预防老年性心、脑血管疾病的发生[6]；保持雄性生育功能[7]。美国2000年4月11日公布新的补硒标准：每日需要量50μg，超过400μg可能引起中毒[8]。有鉴于此，测定硒地球化学背景异常区域的中草药含硒水平，为药材质量控制和临床使用提供更多和更新的科学依据是非常必要的。

一、材料试剂

仪器：WHY-Ⅱ型　原子荧光分光光度仪（无色散）

试剂：植物标样GSV-1，土壤标样GSS-2、GSS-8及国标土壤（GB15618-199）；硝酸、盐酸、高氯酸均为分析纯。

二、方法

样品的采集和制备：药材和土壤均取自原产地，土样取自植株根际与根长度相当的深度，混合为土壤平均样品。药材用自来水洗去泥沙，再用去离子水洗三次。60℃烘干粉碎，取2g样品称重后，加入硝酸、高氯酸混合液，预消化过夜。次日，在电热板上加热消化至溶液呈浅黄色透明，冷却后再加硼氢化钾，使六价硒还原成四价，再加热到终点为止。将此消化液用重蒸水转移至10ml容量瓶中，并稀释至刻度，用氢化物原子荧光法测定。

准确性考察：用上述方法分别测定土壤和植物标样，所得测定值（$n=5$）与标准值比较，误差在允许范围内。

* 国家自然科学基金重点项目（批准号：39730500）。

三、测定结果

测定结果见表1。

表1　贫硒和富硒地区药材及土壤中硒含量测定结果(μg/g)

	产地/药材名	药材中含量	土壤中含量	富集系数**
贫硒地区	克山K/黄芩	0.018	0.130	0.14
	克山K/赤芍	0.012	0.181	0.07
	旬邑K/苍术	0.011	0.109	0.10
	旬邑K/黄芩	0.029	0.119	0.24
	旬邑K/赤芍	0.010	0.119	0.08
	旬邑K/土豆	0.007	0.141	0.05
	黄龙K/苍术	0.019	0.146	0.13
	黄龙K/黄芩	0.019	0.124	0.15
	黄龙K/赤芍	0.019	0.228	0.08
	多伦/赤芍D	0.015	0.110	0.14
	多伦/黄芩	0.016	0.109	0.15
	围场/黄芩D	0.017	0.075	0.22
	围场/赤芍	0.010	0.041	0.24
	太白/苍术	0.014	0.163	0.09
	太白/黄芩	0.017	0.163	0.10
	句容/苍术D	0.067	0.412	0.16
	句容/芍药	0.013	0.412	0.03
富硒地区	紫阳C/金银花	4.365	5.492B	0.79
	紫阳C/何首乌	1.073	5.492B	0.20
	紫阳C/半夏	1.020	5.492B	0.19
	紫阳C/天花粉	1.140	5.492B	0.21
	紫阳C/枳壳	1.540	5.492B	0.28
	紫阳C/茵陈	1.200	5.492B	0.22
	紫阳C/玉米	1.240	5.492B	0.23
	紫阳C/土豆	1.850	5.492B	0.34
	恩施C/赤芍	1.142	7.230B	0.16
	恩施C/金银花	7.110	7.230B	0.98
	恩施C/当归	1.155	7.230B	0.16
	建始C/当归	1.339		0.19

**:K,表示克山病区(如黄龙表土水溶性硒＜0.003μg/g);C,表示硒中毒病区(如紫阳、恩施的表土平均水溶性硒＞0.02μg/g;未标记者为非上述地区病区;B,表示当地土壤地球化学背景硒含量平均水平;D表示道地产区;

*富集系数＝药材中含量/土壤中含量。

四、讨论

硒的地球化学背景异常可以导致克山病等地方病已是不争的事实,但是高硒或低硒环境对当地出产的中草药质量有何影响,迄今未见到有研究报告。从所得结果可以看出,高硒和低硒环境的土壤硒含量有明显差异,并且影响到所生长的药材中硒的含量,这不仅为道地药材的科学性找到了新的证据,对深刻阐明药材道地性有重要的理论意义和实用价值,是发扬中医药特色的一个重要方面。

生长在紫阳和恩施的金银花,含硒丰富,大约是蛋黄含硒量 0.18μg/g[9]的 40 倍,比黄芪的 0.81μg/g 高约 9 倍[10],略高于海藻类的含量[11],可供开发为低硒疾病治疗和补硒保健产品参考。已经有人注意到活血化瘀药材的作用与其中硒含量有一定关系[12]。硒的含量不仅取决于物种,更决于环境,离开药材生长环境,单纯从药材商店购买样品来测定,难以完整准确地说明中药作用的客观规律。此外,在包括硒在内在微量元素测定方面,标样的采用也是目前的国际趋势[13],对考察方法的准确性和重复性非常必要。

参考文献

[1] 王夔.生命科学中的微量元素．北京:中国计量出版社,1991:5.

[2] 殷秀云,徐昕,张卫星等．克山病及大骨节病患者与其对照人群的发硒水平．中国地方病学杂志．1999,18(1):26.

[3] Seiler,R.L.Skorupa,J.P.and Peltz,L.A.Areas susceptible to irrigation-induced selenium contamination of water and biota in the Western United States,U.S.Geological Survey Circular 1180,1999,1-36.

[4] Timothy,R.R.Selenium May help Prevent Certain Types of Cancer.J Natl Cancer Inst,1998,90:1225.

[5] Graham A.Colditz,S.Brigham P.H.Selenium and Cancer Prevention.The Journal of the American medical Association,2000,284(2):183.

[6] Rayman,D.Clinical Study Shows Reduced Cencer Risk.Lancet.2000,356:233-41.

[7] Leopold F.Selenium and Male Fertility.Zscience,1999;285:1393.

[8] National Academy of Sciences.Office of News and Public Information:New Guidelines for Dietary Selenium,National Academy Press,WASHINGTON,DC,April 11,2000.

[9] Dz-Alarc,J.P.Navarro-Alarc,M.Selenium Concentrations in Food Samples.Lez-Garc Ars Pharm.1996,37(1):37.

[10] 郑荣庆,李光秀.中药和天然产物中微量元素硒测定方法的进展.中草药,1992,23(1):355.

[11] 毛文君,管华诗.12 种海藻硒含量及其分布特点的研究.中国海洋药物,1995,15(1):27.

[12] 李静,李娟,李爱阳.24 种中药材痕量元素硒的含量测定.广东微量元素科学,2000,7(8):66.

[13] Liang,Q.Gregoire D.C.The Journal of Geostandards and Geoanalysis,2000,24:51.

原载:《世界科学技术——中药现代化》2001,3(4):50

三七及其伪品的DNA测序鉴别

曹　晖，刘平萍，伏见裕利*，小松かの子*

[摘要]　**目的**：分析三七 *Panax notoginseng* 及其伪品竹节参 *P. japonicus*、蓬莪术 *Curcuma phaeocaulis*、温莪术 *C. wenyujin*、桂莪术 *C. kwangsiensis* 的核基因和叶绿体基因序列，为三七的正品药材基原鉴定提供分子依据。**方法**：采用PCR直接测序技术测定三七及其4种伪品的18S rRNA基因和 *mat*K 基因核苷酸序列并作序列变异分析。**结果**：三七和竹节参的18S rRNA基因序列长度相同，均为1809bp；*mat*K 基因长度亦相同，为1259bp。蓬莪术、温莪术和桂莪术18S rRNA基因长度均为1811bp、matK均为1548bp。根据排序比较，三七与4种伪品间的DNA序列存在很大差别。**结论**：通过序列差异比较分析，DNA测序技术可成为三七正品基原鉴定的准确、有效手段。

[关键词]　三七；*Panax notoginseng*；18S rRNA基因；*mat*K 基因；DNA测序；中药鉴别

三七系五加科人参属植物三七 *Panax notoginseng* (Burk.) F. H. Chen 的根茎，为著名伤科药"云南白药"的主要成分。而中药的品质关系到临床用药的安全有效，传统的药材品质评价标准主要依据其形、色、气、味等外观特征，近年来则从形态解剖学、化学和药效学角度建立了比较客观的中药质量评价体系。目前三七野生资源极少，加之其生长的特殊环境和地理要求，虽在云南、广西栽培时间较长，产量较大[1]，但现在药材市场上仍不时发生用同属植物竹节参 *P. japonicus* C. A. Meyer 或姜科姜黄属植物蓬莪术 *Curcuma phaeocaulis* Val.、温莪术 *C. wenyujin* Y. H. Chen et C. Ling 和广西莪术（桂莪术）*C. kwangsiensis* S. G. Lee et C. F. Liang 根茎混充三七的现象[2、3]。对三七的品质评价方法国内外已有许多报道。近年来，随着DNA分析技术的发展，基于PCR的DNA指纹图谱和测序技术已经成功应用于中药质量评价研究领域[4~7]。我们对基因技术在生药鉴别中的应用进行了探索性研究[8~12]，并成功开发出高效特异DNA探针和基因芯片，能简便快速地鉴别人参与西洋参、半夏与虎掌南星药材[13]。

由于PCR产物直接测序技术的不断完善，尤其是全自动测序仪的成功开发，对基因组大分子的结构测定取得了突破性进展。核基因组rDNA基因包括小亚基（如16S～18S，约1800bp）和大亚基（如25～28S，约2000～5000bp），由于它们分子量大，包含的信息量多，还具有分区特性，即分高度保持区和高变区，利用其保守区的已知保守序列设计一对通用引物就可以同时测定不同进化等级各种生物类群的rDNA序列。而且rDNA基因是唯一具有信息分子和功能分子两种作用的编码核糖体RNA的基因，为高重复序列，约800～1000拷贝数，以连续排列方式存在于细胞核基因组内。由于协同进化（concertred evolution）关系使该序列片断在核基因组不同拷贝间趋于相近，甚至完全一致。叶绿体基因组的编码赖氨酸成熟酶基因（*mat*K）位于赖氨酸tRNA基因（*trn*K）的内含子中，为一个开放阅读框（open read-

*　富山医科药科大学和汉药研究所药效解析中心（日本富山930－0194）

ing frame,ORF)长约1500bp,编码一种500余个氨基酸成熟酶,这种成熟酶参与RNA转录体中Ⅱ型内含子的剪切。虽然 *mat*K 为单拷贝基因,但它是叶绿体基因组蛋白编码基因中进行速率最快的基因之一,分辨率高,可用于种及其以下一级分类群亲缘关系研究。利用序列结构十分保守的18S rRNA和进行速率较快的 *mat*K 基因进行序列比较与变异分析,能找出一种很好的中药材分子鉴别标记。

本文报道采用DNA测序技术对三七及其上述4种常见伪品的18S rRNA基因和 *mat*K 基因片断进行核苷酸序列研究与分析,以期通过探讨三七及其伪品间的DNA序列变异关系,为三七正品基原的准确鉴定提供分子依据。

1 材料与方法

1.1 样品 本实验所用原植物采自中国云南、广西、四川、浙江和日本富山,学名经作者鉴定。药材样品购自不同地区药材市场,标准对照药材于1998年7月购自中国药品生物制品检定所(表1)。所有凭证标本保存于日本富山医科药科大学民族药物资料馆(TMPW)。

表1 三七及其伪品基原

样品(代码)	学名	来源
三七(Pn)	*Panax notoginseng*	1996年6月云南文山(植物 H. Fushimi 96002)
		1992年5月云南文山(药材 TMPW No.17126)
竹节参(Pj)	*Panax japonicus*	1996年8月日本富山(植物 H. Fushimi 13)
		1992年5月日本大阪(药材 TMPW No.12022)
桂莪术(Ck)	*Curcuma kwangisensis*	1999年8月广西板城(植物 H. Cao 9923)
		1999年8月广西那坡(药材 TMPW No.20026)
蓬莪术(Cp)	*Curcuma phaeocaulis*	1999年8月四川重庆(植物 H. Cao 9956)
		蓬莪术对照药材(批号0973-9402)
温莪术(Cw)	*Curcuma wenyujin*	1998年7月浙江瑞安(植物 H. Cao 9804)
		片姜黄对照药材(批号1006-9601)

1.2 试剂 2xCTAB提取缓冲液:100mmol/L Tris-HCl(pH8.0);1.4mol/L NaCl;20mmol/L EDTA;2%十六烷基三甲基溴化铵(CTAB,w/v);0.34% 2-巯基乙醇(v/v);1% PVP(MW 40000,w/v)。1x CTAB沉淀缓冲液:50mmol/L Tris-HCl(pH8.0);10mmol/L EDTA;1% CTAB(w/v)。10% CTAB溶液:10% CTAB(w/v);0.7mmol/L NaCl。TE缓冲液:10mmol/L Tris-HCl(pH 8.0);1mmol/L EDTA。PCR试剂:dNTPs(dTAP、dTGP、dTCP、dTTP各0.2 mmol/L)、*Taq* DNA聚合酶、1x *Taq* 缓冲液(10mmol/L Tris-HCl,pH9.0;50 mmol/L KCl;0.1% Triton X-100,1.5mmol/L $MgCl_2$),美国Promega公司产品。PCR产物纯化试剂盒QIAquick Purification Kit,为德国Qiagen公司产品。循环测序试剂盒Thermo Sequenase^{TM} Cycle Sequencing Kit,其d/ddNTP混合试剂包括dNTPs、ddNTPs、Tris-HCl(pH9.5)、$MgCL_2$、Nonidet P-40、吐温-20、2-巯基乙醇、耐热焦磷酸酶及测序酶等成分,终止缓冲液含去离子甲酰胺、EDTA、品红,为英国Amersham Life Science公司产品。其它试剂均购自日本和光纯药工业株式会社。

1.3 仪器 5436型电热恒温振汤器和5415C台式离心机(德国Eppendroff公司),PAC/

3000 型电泳仪(美国 BIO-RAD 公司),AE-6911FX 型 UV 照相打印机(日本 Atto 公司),UltroSpec-4000 型紫外可见分光光度计(英国 Pharmacia Biotech 公司),PTC-100 型 PCR 仪(美国 MJ Research 公司),4000L 型 DNA 自动测序仪(美国 LI-COR 公司)。

1.4 总 DNA 制备　根据作者改进的 CTAB 微量提取方法制备总基因组 DNA[4]。样品经酒精消毒和蒸馏水洗净、剪取少许组织后在乳钵中用液氮冷却粉碎成细粉。取 100～200mg 细粉加入 6 倍预热至 56℃的 2xCTAB 提取缓冲液,于 56℃恒温振荡器中保温 30min,加入等量氯仿-异戊醇(24:1)于离心机上以 14000g 离心 10min。取上清液加 0.1 倍 10%CTAB 溶液,室温下放置 10min,再用氯仿-异戊醇提取一次。取上清液加等量 1xCTAB 沉淀缓冲液于室温下放置 30min,以 13000 g 离心 15min。倾去上清液,粗 DNA 沉淀用 65%和 85%乙醇各洗两次,然后于 60℃烤箱中干燥 30min。加入 50μl TE 缓冲液溶解 DNA,存在 -20℃冰箱备用。

1.5 PCR 扩增　18S rRNA 基因 PCR 通用引物据 Sogin 氏设计[15]而合成。18SF:5′-CAACCTGGTTGATCCTGCCAGT-3′和 18SR:5′-CTGATCCTTCTGCAGGTTCACCTAC-3′。三七与竹节参 *mat*K 基因扩增引物据大井氏设计[16]合成,*mat*K-AF:5′-CTATATCCACTTATCTTTCAGGAGT-3′和 *mat*K-8R:5′-AAAGTTCTAGCACAAGAAAGTCGA-3′。而莪术类此引物无法扩增,故引用 *trn*K 基因扩增,其通用引物据 Johnson and Solitis 设计[17]合成。*trn*K-3914F:5′TGGGTTGCTAACTCAATGG-3′,*trn*K-2R:5′-AACTAGTCGGATGGAGTAG-3′。

取 50～100ng DNA 作模板,加入 dNTPs 各 0.2mmol/L、0.25μmol/L 引物,1.5U *Taq* DNA 聚合酶及 1x *Taq* 缓冲液使最终反应体积为 50μl,18S rRNA 基因按下述循环反应参数进行扩增:94℃,3min;65℃,8min;1 个循环。94℃,40s;65℃,8min,30 个循环。72℃,15min,1 个循环。*mat*K 基因循环反应参数:94℃,3min,1 个循环。94℃,1min;45℃ 1min;72℃,2min,35 个循环。72℃,30min,1 个循环。*trn*K 循环反应参数:94℃,3min,1 个循环。94℃,1min;52℃,1min;72℃,2.5min,35 个循环。72℃,10min,1 个循环。

1.6 测序　由于 18S rRNA 基因和 *trn*K(含 *mat*K)基因长度分别达 1.8～2.7kb,利用单个引物进行一次 PCR 直接测序无法测得此区段全部序列,因此我们还分别设计合成了这 3 个基因 2～4 对荧光测序引物。将 PCR 扩增产物按纯化试剂盒操作手册进行纯化后直接用于测序循环反应。采用双脱氧末端终止法按测序试剂盒实验指南进行测序。测序反应分 4 管,每管反应体积为 6.75μl,内含 5.0μl 纯化的 PCR 产物,0.25μl(0.25p mol/L)荧光测序引物,1.5μl d/ddNTP 混合试剂。循环测序反应条件:95℃,5min,1 个循环。95℃,30s;50℃,30s;70℃,1min,40 个循环。测序反应结束后加 4μl 终止缓冲液后离心混匀,取 1μl 测序反应液点样于 4%聚丙烯酰胺测序胶进行测序。

1.7 数据分析　所测正反向单链序列经序列阅读软件 BaesImagIR(4.0 版本,LI-COR 公司)读序并人工校阅后,采用 AutoAssembler™程序(1.30 版本,美国 Applied Biosystems 公司)进行 DNA 双向排序,并以手工适当调整以减少空位(gap)数目。排好的序列采用 Genetyx-SV/R 软件(0.1 版本,日本 Software Development 公司)推导氨基酸序列和采用 PAUP* 软件(4.0β 版本,美国 Sinauer Associates 公司)进行 DNA 序列变异位点比较和同源性分析。

2 结果与讨论

2.1 **18S rRNA 基因**　在本研究中,采用 18S rRNA 通用引物进行 PCR 扩增均能得到预期

1.8bp 片段的产物。经过测序,两个五加科样品三七和竹节参 18S rRNA 基因核苷酸序列长度均为 1809bp,而 3 个姜科莪术类样品其长度均为 1811bp。根据排序比较,三七和伪品竹节参间仅 2 个变异位点,即第 714 号和 1721 号核苷酸位置发生转换替代(C→T 或 T→C);三七和莪术类伪品间则共有 94 个碱基发生置换。而 3 个莪术间只有 1 个变异位点,即第 234 号核苷酸位置桂莪术与温莪术和蓬莪术存在转换替代(T→C),温莪术与蓬莪术序列完全相同(图 1,表 2)。

```
225                       250  705            720  1695                                  1733
ACGCGGGCTTCTGCCCGTTGCTGCGA  GGCGATGCGCTCCTGT  TGCGGCGACGTGGGCGGTTCGCTGCCTGCGACGTCGAAA  Panax notoginseng (R1)
**************************  *********T******  ****************************C************  P. japonicus
*T*******C-*********TAC***  AAT******TG****G  C*G**G****G***T*******CA*TC********TTG*  Curucma phaeocaulis
*T*******C-*********TAC***  AAT******TG****G  C*G**G****G***T*******CA*TC********TTG*  C. wenyujin
*T********-*********TAC***  AAT******TG****G  C*G**G****G***T*******CA*TC********TTG*  C. kwangsiensis
```

图 1　三七及其 4 种伪品 18S rRNA 基因序列部分片断同源性比较

序列上方数字为自上游核苷酸位置,"*"代表与三七(*Panax notoginseng*)R1 序列相同碱基,"-"代表排序空位

2.2　*mat*K 基因　2 个五加科样品三七和竹节参的 *mat*K 基因部分核苷酸序列长度为 1259bp。3 个姜科莪术类样品完整的 *mat*K 长度均为 1548bp,编码 515 个氨基酸成熟酶蛋白质。根据它们的 *mat*K 基因 1283bp 共同区域(据其推导有 426 个氨基酸)排序比较,三七和伪品竹节参间存在 5 个碱基置换,而氨基酸序列只有 3 个变异位点;三七和莪术类伪品间则共有 271 个核苷酸变异位点,133 个氨基酸变异位点。3 个莪术间则无变异位点,*mat*K 基因及其氨基酸序列完全相同(图 2,表 2)。

```
13  19  21  30  34  37  43  52  61                              91   163 574  748 811 939 1174
ATC CAG GAG TAT GCA CTT CAT GGT ATA AAT AGA TCC ATT TTG TTG GAA AAT GCG  -  TTT AAC TTT TCC AAT CGA  Panax notoginseng (M1)
 I   Q   E   Y   A   L   H   G   I   N   R   S   I   L   L   E   N   A   -   F   N   F   S   N   R

ATC CAG GAG TAT GCA CTT CAT GGT ATA AAT AGA TCC ATT TTG TTG GAA AAT GCG  -  TTG AAT TTT TCA CAT CAA  P. japonicus
 I   Q   E   Y   A   L   H   G   I   N   R   S   I   L   L   E   N   A   -   L   N   F   S   H   Q

CTC CAA GAA TAC GTA TTT TAT GGG AGT TCA ATT TTT TAT GAA CCC CAA AAC TCC TTG TTG AAT  -  TCG TAT TAG  Curucma phaeocaulis
 L   Q   E   Y   V   F   Y   G   S   S   I   F   Y   E   P   Q   N   S   L   L   N   -   S   Y   R

CTC CAA GAA TAC GTA TTT TAT GGG AGT TCA ATT TTT TAT GAA CCC CAA AAC TCC TTG TTG AAT  -  TCG TAT TAG  C. wenyujin
 L   Q   E   Y   V   F   Y   G   S   S   I   F   Y   E   P   Q   N   S   L   L   N   -   S   Y   R

CTC CAA GAA TAC GTA TTT TAT GGG AGT TCA ATT TTT TAT GAA CCC CAA AAC TCC TTG TTG AAT  -  TCG TAT TAG  C. kwangsiensis (KT2)
 L   Q   E   Y   V   F   Y   G   S   S   I   F   Y   E   P   Q   N   S   L   L   N   -   S   Y   R
```

图 2　三七及其 4 种伪品 *mat*K 序列(上行)及其氨基酸序列(下行)部分片恶性同源性比较

序列上方数字为自上游核苷酸位置,"-"代表排序空位

2.3　基因异质性　通过对不同来源三七进行测序,伏见裕利等发现三七无论核基因组或叶绿体基因组均存在基因异质性(gene heterogeneity),即广西和云南药材市场上的三七 18S rRNA 基因有 2 个序列类型(R1,R2),*mat*K 亦有 2 个序列类型(M1,M2)[18]。另据近藤等人报道,中药半夏亦存在这种现象,其叶绿体 *rbc*L 基因 157 个碱基片断中也存在 2 个序列样式,即在上游 44 号核苷酸位置发生颠换替代(G→C)[19]。这可能与基因的网状进化(ceticulat evolution)机制有关。我们观察到这些药材野生状态很少开花结籽,且不易人工授粉,因此其栽种主要是依靠无性繁殖。许多研究证明,在某些植物中无融合生殖与细胞多倍体化(polyploidization)呈相关性[20,21]。虽然无性繁殖阻碍了基因重组,对进化不利,但是由于无性繁殖的作用,它能不时地扩大无融合生殖群体所代表的基因库。而植物的无融合生

殖不仅可加强其多倍体化的进程，而且能加强其生态适应的能力。很可能三七等不同基因型是其种内栽培品种变异（表现型）的内在原因。要进一步解释以上问题，尚需作深入的细胞学与分子进化研究分析。

表 2 三七及其伪品间的 18S rRNA 基因序列（右上角数字）和 *mat*K 基因序列（左下角数字）及其氨基酸序列（左下角括号内数字）变异位点数*

样品代码	Pn	Pj	Cp	Cw	Ck
Pn	—	2	94	94	93
Pj	5(3)	—	94	94	93
Cp	271(133)	271(134)	–	0	1
Cw	271(133)	271(134)	0(0)	–	1
Ck	271(133)	271(134)	0(0)	0(0)	–

注：本次实验测定的 DNA 序列已登录注册于国际基因库 EMBL/DDBJ/GenBank 中，登录注册号如下：D85171［三七（Pn）18S rRNA 基因 R1］，AB027526（三七 *mat*K 基因 M1）；D84100［竹节参（Pj）18S rRNA 基因］，D89058（竹节参 *mat*K 基因）；AB047720［蓬莪术（Cp）18S rRNA 基因］；AB047735（蓬莪术 *trn*K 基因）；AB047723［温莪术（Cw）18S rRNA 基因］；AB047746（温莪术 *trn*K 基因）；AB047717［桂莪术（Ck）18S rRNA 基因］；AB04775（桂莪术 *trn*K 基因 KT2）。

3 结论

通过对三七核 18S rRNA 基因和叶绿体 *mat*K 基因测序及将其 DNA 序列建为一个标准对照，如要鉴定一个商品三七药材品种基原时，只要所测其基因序列与已知对照序列相吻合，即说明该药材是正品。反之，是伪品。DNA 测序技术虽然操作复杂，成本较高，但方法稳定性强，重现性好，结果准确可靠，可在 DNA 分子水平解决三七基原鉴定的难题。目前我们正在进行人参属（*Panax*）和姜黄属（*Curcuma*）18S rRNA 和 *trn*K 基因对照序列库建设工作，一旦顺利完成，可以从 DNA 分子水平建立人参、三七、郁金、莪术等药材标准，解决其真伪鉴别的问题。

参考文献

［1］ 中国药材公司．中国常用中药材．北京：科学出版社，1995：17．

［2］ 广州市药品检验所．中药材鉴别原色图谱．广州：广东科技出版社，1988：10．

［3］ 扬兆起，等．中药鉴别手册（第 3 册）．北京：科学出版社，1994：1．

［4］ 曹晖，等．DNA 分子指纹图谱与测序技术在中药品质研究中的现状及展望．中国中药杂志，1998，23：643．

［5］ 曹晖，等．DNA 分析技术在中药质量研究中的应用．中药新药与临床药理，1997，8：112．

［6］ 曹晖，等．分子标记技术在中药品种鉴定上的应用．中国药学杂志，1998，33：112．

［7］ 曹晖，等．DNA 分子标记技术：一种新的中药分析方法．药物分析杂志，1999，19：355．

［8］ Cao H, et al. Authentication of the Chinese drug "Ku-Di-Dan"(Herba Elephantopi) and its substitutes using random primed polymerase chain reaction(PCR). Acta Pharmaceutica Sinica, 1996, 31: 543.

［9］ Cao H, et al. A molecular approach to identification of Chinese drug "Pu-Gong-Ying"(Herba Taraxaci) and six adulterants by DNA fingerprinting using random primed PCR. J Chin Pharma Sci, 1996, 5: 186.

［10］ Fushimi H, et al. 18S Ribosomal RNA gene sequences of three *Panax* species and the corresponding ginseng drugs. Biol Pharm Bull, 1996, 19: 1350.

[11] Fushimi H, et al. A new approach for the identification of a Chinese traditional medicine, "Chuanxiong" by 18S ribosomal RNA gene sequences. Phytomedicine, 1996, 3:387.
[12] Fushimi H, et al. Application of PCR-RFLP and MASA analyses on 18S ribosomal RNA gene sequence for identification of three ginseng drugs. Biol Pharm Bull, 1997, 20:765.
[13] Lin YP, et al. Quality control for Chinese herbal drugs using DNA probe technolegy. Acta Pharmaceutica Sinica, 2001, 36:475.
[14] Cao H, et al. Methodological studies on genomic DNA extraction and purification from plant drug materials. J Chin Pharm Sci, 1998, 7:130.
[15] Sogin ML. Amplification of ribosomal RNA genes for molecular evolution studies. In: Innis M, Gelfand D, Sninksky J, eds. PCR Protocols: A Guide to methods and Application. San Diego: Academic Press, 1990: 307.
[16] Ooi K, et al. Useful primer designs to amplify DNA fragments of the plasit gene *mat*K from angiosperm lpants. J Jpn Bot, 1995, 70:328.
[17] Johnson LA, et al. *mat*K DNA sequences and phylogenetic reconstruction in Saxifragaceae S. Str. Syst Bot, 1994, 19:143.
[18] Fushimi H, et al. Genetic heterogenetiy of ribosomal RNA gene and *mat*K gene in *Panax notoginseng*. Planta Med, 2000, 66:659.
[19] Kondo K, et al. Discrimination between "Banxia" and "Tiannanxing" based on *rac*L sequences. Natural Med, 1998, 52:253.
[20] 李竟雄,等.植物细胞遗传学.北京:科学出版社,1993:150.
[21] 洪德元.植物细胞分类学.北京:科学出版社,1990:28.

原载:《中药材》2001,24(6):398

中药半夏的DNA分子与分子鉴别

曹　晖,刘玉萍,毕培曦*,邵鹏柱*

[摘要] **目的:**分析半夏[*Pinellia ternata*(Thunb.)Breit.]的核基因组18SrRNA基因核苷酸序列,以中药半夏正品基原进行分子鉴别。**方法:**采用PCR直接测序技术测定半夏及其伪品的18S rRNA基因序列并作DNA序列变异分析。**结果:**半夏和伪品虎掌的18S rRNA序列长度均为1805bp,两者存在4个变异位点,而且在半夏18S rRNA序列中有一个限制性内切酶Ase Ⅰ识别位点,通过PCR-RFLP图谱分析可以区别两者。**结论:**通过DNA序列和PCR-RFLP图谱差异分析,可对半夏正品基原进行准确而有效的分子鉴别。

[关键词] 半夏;18S rRNA基因;DNA分析;分子鉴别

中国药典2000年版收载正品半夏为天南星科半夏属植物半夏[*Pinellia ternata*

* 香港中文大学生物系及中医中药研究所

(Thunb.)Breit.]的干燥块茎。目前,药材市场已发现3类常见的混淆品:虎掌(为同属植物掌叶半夏 *P. pedatisecta* Schott 的块茎)、天南星(为天南星属植物 *Arisaema spp*. 块茎)和水半夏(为犁头尖属植物 *Typhonium spp*. 块茎)。出现这种混乱的主要原因之一就由于生态环境的不断破坏,半夏野生资源急剧减少,许多地区用同属或同科数种植物小块茎充当半夏入药。

现在半夏商品药材主要来源转为家种,而人工载培半夏由于生长环境与野生状态不同,其块茎外在形态发生了部分变异,表现为个型增大,商品药材直径一般在2~4cm,甚至部分块茎周边还出现数个不等的子块茎,使得正品半夏与虎掌、天南星等混淆品外观性状极为相似,而且天南星科植物组织粉末和化学成分特异性不强,采用传统的基原、性状、显微和理化鉴别难以区分[1]。随着DNA分析技术的发展,基于PCR的分子技术已经应用到了中药品种鉴别领域[2]。日本津村研究所Kondo等人对半夏和虎掌叶绿体rbcL基因部分序列分析发现,半夏样品157个碱基片断中有2个序列样式,在上游44号核苷酸位置发生颠换替代(G→C),而半夏与虎掌之间在上游77号核苷酸位置也仅存在1个转换替代变异位点(A→G)[3]。在采用传统方法鉴别家种半夏与混淆品有很大难度的情况下,虽然rbcL序列标记不失为一种有效的分子手段,但是由于叶绿体基因组比较保守,单性遗传等原因[4],这就限制了其在近线易混药材鉴别中的应用。

rRNA是编码核糖体DNA的基因,作为高度重复串联序列,包含进化速率不等的编码区、非编码转录区和转录区,并由18S、5.8S和26S rRNA组成一个转录单位(约800~10000拷贝数),是唯一具有信息分子和功能分子两种作用的基因。其中18S rRNA基因序列长度较保守,约1800bP,由于协同进化原因使该序列片断在核基因组不同拷贝间趋于相近,甚至完全一致[5]。不仅为采用通用引物对其PCR扩增产物进行直接测序奠定了理论基础,而且这种大量的重复序列正可用来弥补由于中药材的加工和储藏所导致的DNA降解的缺陷。同时PCR直接测序技术极易获得靶基因序列,通过计算机软件检索所测得序列上的酶切位点进一步可作药材的限制性片段长度多态性分析(PCR-RFLP)。目前,18S rRNA基因测序技术已被用于人参、三七、川芎的基原鉴别[6~8]。

本文报道采用PCR直接测序技术对中药半夏及其3种伪品的18 S rRNA核苷酸序列进行测序和PCR-RFLP分析研究,以期通过探讨半夏及其伪品间的DNA序列变异及限制性片断长度多态性关系,可对半夏正品基原进行准确而有效的分子鉴别。

1 材料与方法

1.1 实验样品

本实验所用植物材料为1997年5月采用山东耶城和四川峨眉的新鲜块茎,种于中国中医研究院中药研究所苗圃。药材样品1998年8月购自四川成都荷花池市场。原植物及药材经作者鉴定(表1)。

1.2 试剂

2x CTAB提取缓冲液:100 mmol. L^{-1} Tris-HCl(pH8.0);1.4 mol·L^{-1}NaCl;20 mol·L^{-1} EDTA;2%十六烷基三甲基溴化铵(CTAB);0.34% 2-巯基乙醇; 1% PVP(Mr 40000)。

1x CTAB沉淀缓冲液:50 mmol·L^{-1} Tris-HCl(pH8.0);10mmol·L^{-1}EDTA:1% CTAB。

10%CTAB溶液:10%CTAB;0.7mmol·L^{-1}NaCl。

TE缓冲液:10mmol·L^{-1} Tris-HCl(pH8.0);1 mmol·L^{-1} EDTA。

1xTBE 电泳缓冲液：89mmol·L^{-1}Tris-硼酸盐 ；89mmol·L^{-1}硼酸；2mmol·L^{-1} EDTA（pH8.0）。

1x*Taq* 缓冲液：10mmol·L^{-1} Tris-HCl(pH8.3)；50mmol·L^{-1} KCl；1.5mmol·$L^{-1}$$MgCl_2$，0.001%明胶。

d/dd NTP 混合试剂：dNTPs，ddNTPs，Tris-HCl（pH9.5），$MgCl_2$，Nonidet P-40，聚山梨酯－20，2-巯基乙醇，耐热焦磷酸酶，测序酶。

终止缓冲液：甲酸胺，EDTA，品红。

表1　半夏及其伪品基原

样品	学名	来源	代码
半夏（植物）	*Pinellia ternata*（Thunb.）Breit.	山东郓城	PT1
半夏（药材）	*Pinelia ternata*（Thunb.）Breit.	四川成都	PT2
掌叶半夏（植物）	*Pinellia pedatisecta* Schott	山东郓城	PP1
虎掌（药材）	*Pinellia pedatisecta* Schort	四川成都	PP2
异叶天南星（植物）	*Arisaema heterophyllun* Bl.	四川峨眉	AH
鞭檐犁头尖（植物）	*Typhonium flagelliforme*（Lodd.）Bl.	四川峨眉	TF

1.3　引物设计

18s rRNA 基因 PCR 扩增的通用引物据 Sogin 设计[9]而合成。18 SF：5′-CAACCTG-GTTGATCCTGCCAGT-3′，18SR：5′-CTGATCCTTCTGCAGGTTCACCTAC-3′。

由于 18S rRNA 基因长度为 1.8kb 左右，利用单个引物进行一次 PCR 测序反应无法测得此区段全部序列，因此我们还根据 White 设计的内引物[10]合成了 3 对测序引物 18SF1，18SR1；18SF2，18SR2 和 18SF3，18SR3。

1.4　总 DNA 制备

采用作者改良的 CTAB 微量法提取总 DNA[11]。实验样品经乙醇消毒和蒸馏水洗净后，切取植物新鲜叶片或刮取药材表面栓皮组织少许在乳体中用液氮冷却粉碎成细粉。取 100～130 mg 细粉加入 6 倍预热至 56℃ 的 2xCTAB 提取缓冲液，于 56℃ 水浴中保温反应 30 min，加入等量氯仿－异戊醇（24∶1）于 Eppendorf 541 7R 型离心机上以 14000 × *g* 离心 10min。取上清液加 0.1 倍 10%CTAB 溶液，室温下放置 10 min，再用氯仿－异戊醇提取一次。取上清液加等量 1xCTAB 沉淀缓冲液于室温下过夜，以 13000 × *g* 离心 30min。倾去上清液，粗 DNA 沉淀用 65% 和 85% 乙醇各洗两次，然后于 60℃ 烤箱中干燥 30 min。加入 50 μL TE 缓冲溶解 DNA，存于－20℃ 冰箱备用。

1.5　PCR 扩增反应

取 50～100 ng DNA 作模板，加入 dNTPs(dTAP，dTGP，dTCP，dTTP)各 0.2mmol·L^{-1}（Perkin－Elmer/Cetus 公司）、0.25 μmol·L^{-1}弓 1 物，1.5 U*Taq* DNA 聚合酶（Perkin-Elmer/Cetus 公司）及 1x*Taq* 缓冲液（Perkin-Elmer/Cetu 公司）使最终反应体积为 50 μL，置于 Master Cvcler Gradient 型 PCR 仪（德国 Eppendorf 公司），按下述参数进行 1 个 PCR 循环：94℃，3 min。然后按下述参数进行 35 个 PCR 循环：94℃，1min；45℃，1min；72℃，2 min。最后按下述参数进行 1 个 PCR 循环：72℃，30min。取 PCR 反应液 5μL 于 1.0% 琼脂糖凝胶上用 0.5xTBE 电泳缓冲液于电泳仪（美国 Bio-Rad 公司）中电泳，EB 染色，UV 灯光

下照相。DNA 长度与 1kb DNA ladder 分子标记物(美国 Pharmacia 公司)比较。

1.6 测序反应

PCR 扩增产物经 QLA quick Purification Kit(德国 Qiagen 公司)纯化后直接用于测序循环反应。采用 Thermo Sequenase^{TM} Cycle Sequencing Kit(英国 Amersham Life Science 公司)测序。测序反应分 4 管,每管反应体积为 5.75μL,内含 4μL 纯化的 PCR 产物,0.25μL 荧光测序引物(0.25pmol·L^{-1}),1.5μL d/ddNTP 混合试剂,进行下列 PCR 测序反应:95℃,5min,1 个循环。95℃,30s;50℃,30s;70℃,1min,40 个循环。反应结束后加 3 μL 终止缓冲液,离心混匀。取 1μL 测序反应液上样于 4%聚丙烯酸胺-7mol·L^{-1}尿素测序胶在 ABI377 型 DNA 自动测序仪(美国 Applied Biosystems 公司)进行测序。

1.7 数据分析

所测单链序列经 ImagBase 软件(4.0 版本,美国 Alokia 公司)阅读并人工校阅后,采用 AutoAssebbler^{TM}软件(1.30 版本,美国 Applied Biosystems 公司)进行 DNA 双向排序,并以手工适当调整以减少空位(gap)数目。排好的序列用 Genetyx-SV/R 软件(10.1 版本,日本 Software Development 公司)进行 DNA 序列分析。

1.8 PCR-RELP 分析

取 30μL 纯化后的 PCR 扩增产物加入 10 U 相应的限制性内切酶于 37℃ 酶解 2 h,采用 2%琼脂糖凝胶按标准方法作电泳检测。

2 结果与讨论

采用通用引物进行 PCR 扩增能得到预期 1.8 kb 的双链产物(图 1),经过测序,每个样品的 18S rRNA 基因核苷酸序列长度相同,为 1805 bP。根据排序比较,半夏原植物(PT_1)与商品药材(PT_2)间的 18S rRNA 基因序列完全相同,虎掌原植物(PP_1)与商品药材(PP_2)间的 18S rRNA 基因序列亦完全相同。而半夏(PT)与虎掌(PP)间分别在 18S rRNA 基因上游第 74,838,960 和 1076 号核苷酸位置有 4 个变异位点。半夏(PT)与天南星(AH)、水半夏(TF)间分别有 27 个和 37 个碱基置换(图略)。从 Kimura 双参数法计算遗传距离并以 UPGMA 法的构建系统树看,半夏与虎掌同属半夏属,遗传距离值为 0.000 2,亲缘关系最近,首先聚在一起。天南星、水半夏为不同属植物,遗传距离值为 0.0039,亲缘关系较远。而它们与半夏属半夏和虎掌遗传距离值最大为 0.0076,说明亲缘关系最远。

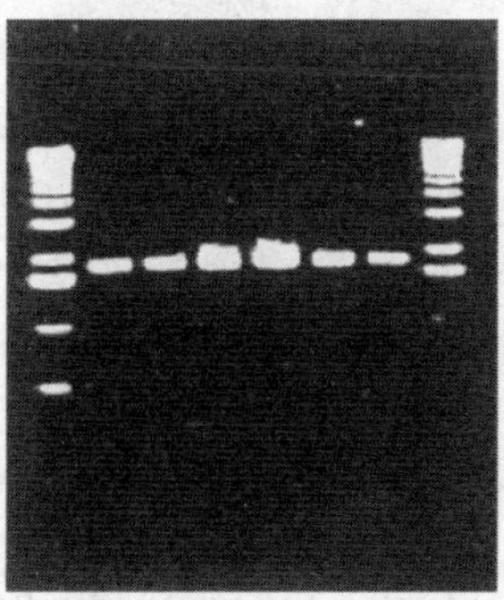

图 1 半夏及其 3 个混淆品的 18S rRNA 基因 PCR 扩增图谱

1-半夏植物 PT;2-半夏药材 PT2;3-掌叶半夏植物 PP1;4-虎掌药材 PP2;5-异叶天南星植物 AH;6-鞭檐犁头尖植物 TF;M-1 kb DNA ladder 标记物

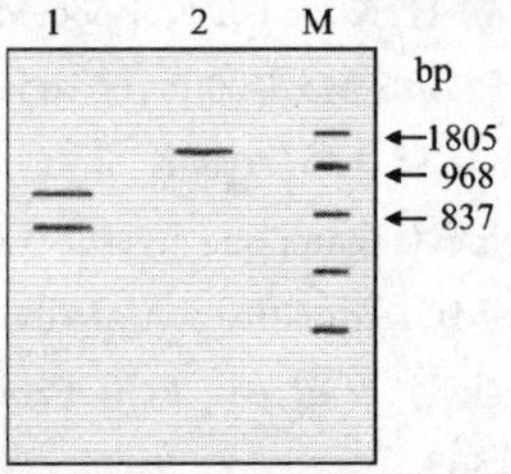

图 2 半夏与虎掌 *Ase* Ⅰ 酶切的 PCR-RFLP 图谱

1-半夏;2-虎掌;M-1 kb DNA ladder 标记物

将获得的 18S rRNA 基因序列通过 Genety-SV/R 软件检索限制性内切酶位点，发现 *Ase* Ⅰ在整个半夏 18S rRNA 基因序列只有上游第 967～972 号核苷酸位置存在 1 个酶切位点(AT↓TAAT)，而虎掌序列无此识别位点。用 *Ase* Ⅰ消化半夏和虎掌 PCR 扩增产物，经电泳检测作 PCR-RFLP 分析，结果半夏得到 837 bp 和 968 bp 两个片断，而虎掌只有 1 个未经酶解的 1805 bp 片断(图 2)。

同时，我们采用基因芯片(Gene ChiP)技术，据半夏和虎掌 18S rRNA 基因序列上游第 960 号核奋酸单碱基突变位点设计合成一个荧光标记单链 PCR 探针、以尼龙滤膜作为固态载体(平面点阵尺寸 3 mm X 6 mm)，与待测样品 PCR 产物进行差示杂交，用直接荧光扫描检测方法(Direct Fluorescence Targeting，DFT)鉴定 72 份商品半夏和虎掌药材获得初步成功[12]。

综上所述，采用传统生药学手段难以鉴别半夏正品与混淆品的情况下，通过 DNA 测序这一高效准确的 DNA 分析方法可在分子水平上解决半夏真伪鉴别问题。将 DNA 分子技术引进中药质量标准研究是今后中药分析的一个发展新方向。

参考文献

[1] 卫生部药政管理局. 现代实用本草. 上册. 北京：人民卫生出版社，1997：299.

[2] 曹晖. 中日基因技术在生药分析中的研究进展. 见：中国药学杂志编辑部编：现代药物分析论坛. 香港：世界医药出版社，1999：1.

[3] Kondo K, Terabayashi S. Higuchi M. *et al*. Discrimination between banxia and Tiannanxing based on *rbc*L sequences. *Natural Med*, 1998, 52: 253.

[4] Wolfe KH, Li Wh, Sharp PM. Rates of nucleotide substitution vary greatly among plant mitochondrial, chloroplast. and nuclear DNAs. *Proc Natl Acad Sci USA*, 1987, 84: 9054.

[5] Evans IJ, James AM, Barmes SR. Organization and evolution of repeated DNA sequence in closely reated plant genomes. *J Mol Biol*, 1983, 170: 803.

[6] Fushimi H, Komatsu K, lsobe M, *et al*. Application of PCR-RFLP and MASA analyses on 18S ribosomal RNA gene sequence for identification of three ginseng drugs. *Biol Pharm Bull*, 1997, 20: 765.

[7] Fushimi H, Komatsu K, lsobe M, *et al*. Genetic heterogeneity of ribosomal RNA gene in *Panax motoginseng*. *Planta Med*, 2000, 66: 659.

[8] Fushimi H, Komatsu K, lsobe M, *et al*. A new approach for the identification of a Chinese traditional medicine, Chuanxiong by 18S ribosomal RNA gene sequences. *Phytomedicine*, 1996, 3: 387.

[9] Sogin ML. Amplification of ribosomal RNA genes for molecular evolution studies. In: Innis M, Gelfand D, Sninksky J, *et al* eds. *PCR Protocols: A Guide to Methods and Application*. San Diego: Academic Press, 1990: 307.

[10] White TJ, Bruns T, Lee S, *et al*. Amplification and direct sequencing of fungal ribosomal RNTA genes for phylogenetics. In: Innis M, Gelfand D, Sninksky J, *et al*. eds. *PCR Protocols: A Guide to Methods and Application*. San Diego: Academic Press, 1990: 315.

[11] Cao H, But PPH, Shaw PC. Methodological studies on genomic DNA extraction and purification from plant drug materials. *J Chin Pharm Sci*, 1998, 7: 130.

[12] 刘玉萍，曹晖，小松桂子. 等. DNA 探针技术在中药材品质监控方面的研究与应用. 药学学报，2001，36(6)：475.

原载：《现代药物分析论坛》2001 版 PP348

塞隆骨原动物高原鼢鼠核基因 18S rRNA 序列测定与分析*

曹　晖，刘玉萍，张绍来**，周开亚***

[摘要]　**目的**：测定仓鼠科动物高原鼢鼠 *Myospalax baileyi* 的核 rDNA 基因序列，为塞隆骨正品基原检定提供分子依据。**方法**：采用 PCR 直接测序技术测定高原鼢鼠 18S rRNA 基因核苷酸序列并作序列特征分析。**结果**：高原鼢鼠的 18S rRNA 序列长度为 1851 bp。根据排序比较，高原鼢鼠与 2 种鼠科动物间的 DNA 序列同源性为 72.04%～72.18%。**结论**：通过基因序列分析，DNA 测序技术可成为塞隆骨正品基原检定的准确有效手段。

[关键词]　塞隆骨；高原鼢鼠；18S rRNA 基因；DNA 测序

Nuclear Ribosomal RNA Small Subunit (18S rRNA) Nucleotide Sequencing and Characterization of Sailonggu (Whole Bone of *Myospalax baileyi* Thomas)

CAO Hui, *LIU Yu-ping*, *ZHANG Shao-lai**, *ZHOU Kai-ya***

(* *Beijing Tongrentang Medicinal Wine Factory*, *China Tongrentang Group Company*, *Beijing* 101149, *China*;

** *Institute of Gene Resources*, *Nanjing Normal University*, *Nanjing* 210097, *Jiangsu*, *China*)

[**Abstract**]　**Objective**: Sequencing the nuclear ribosomal RNA small subunit (18S rRNA) gene of *Myospalax baileyi* (Cricetidae) to develop an ultimate and definitive means for origin identification of genuine Sailonggu. **Methods**: The total DNA was prepared from dried tail tissues. The nuclear 18S rRNA gene region was amplified by PCR using a consensus primer set and its nucleotide sequence was determined by PCR direct sequencing. The characteristic analysis of 18S rRNA sequences was generated usin software program Genetyx-SV/R Version 10.1. **Results**: The entire 18S rRNA gene region of *M. baileyi* spanned 1851 bp in length. Although multiple alignment of sequence indicates that there are only lower homology (72.04%～72.18%) comparing with its two alias *Mus musculus* (GenBank Accession number X00686) and *Rattus norvegicus* (M11188) (Muridae), their highly conservative domain is located in 1020～1509 nt. There are many variable sites from upstream of 5'-end, which coud

* [基金项目]　北京市自然科学基金资助课题(7982028)

** (中国北京同仁堂集团公司 北京同仁堂药酒厂，北京　101149)

*** (南京师范大学 遗传资源研究所，江苏 南京　210097)

provide a novel information for molecular recognition of Sailonggu. **Conclusion**: DNA sequencing could be a useful and reliable tool in the origin identification of genuine Sailonggu.

[**Key words**] Sailonggu; *Myospalax baileyi*; 18S rRNA gene; DNA sequencing

我国 80 年代中期发现青藏高原地区治疗风湿性疾病的藏药塞隆骨(为哺乳动物啮齿目仓鼠科高原鼢鼠 *Myospalax baileyi* Thomas 的干燥骨骼[1])是目前较理想的虎骨代用品[2]。1990 年"塞隆骨药材及塞隆风湿酒"获得卫生部颁发的中药一类新药证书,1995 年塞隆风湿酒在北京同仁堂药酒厂投入正式生产。但是北京同仁堂药酒厂在收购塞隆骨时,发现商品中有其它动物骨骼混淆的现象。而现有的鉴别方法准确性、实用性差(如外观鉴别要求全架骨骼,操作困难较大),专属性不强(如理化质控指标仅作总骨蛋白质含量、总磷量等测定),因此,塞隆骨品质评价方法尚需进一步改进和完善。

现代分子生物技术的迅猛发展,尤其是古动物骨骼及化石标本 DNA 微量提取技术和聚合酶链反应技术(PCR)的发明,使 DNA 测序技术(DNA sequencing)在中药材品质鉴别等领域具有广阔的应用前景。由于 DNA 是生物的遗传信息载体,所以分析结果不受环境因素、样品形态(无论原品、粉状或片状)和材料来源的影响,同时测序方法还具有重复性好、灵敏度高的优点。

目前用于动物类 DNA 测序的基因主要是线粒体 DNA(mtDNA)的 cyt-b 和 12S rRNA 基因,mtDNA 具有快速进化、缺少重组以及严格的母系遗传等特点,是鉴定动物种有效的遗传标记(genetic marker)。许多学者已将 mtDNA 测序方法应用于动物类中药如蛇类药材[3,4]、海马类药材[5]、鹿类药材[6,7]、龟甲与鳖甲类药材[8~10]、鸡内金类药材[11]、紫河车[12]等的真伪鉴别中。但是 mtDNA 属单拷贝基因,序列重排事件频繁,增加了分析难度。而 rRNA 是编码核糖体 DNA 的基因,以连续排列方式存在所有生物细胞内,含量达 80%。它作为高度重复串联序列,包含进化速率不等的编码区、非编码转录区和转录区,并由 18S, 5.8S 和 26S rRNA 组成一个转录单位。其中 18S rRNA 基因序列长度较保守,约 1 800 bp,由于协同进化(concerted evolution)关系使该序列片断在核基因组不同拷贝间趋于相近,而这种大量的重复序列正可用来弥补由于中药材的加工和储藏所导致的 DNA 降解的缺陷。

本文用 PCR 直接测序技术对高原鼢鼠的 18S rRNA 基因进行测序并分析其序列特征,试图通过 DNA 分子标记技术来探讨塞隆骨药材的真伪鉴别方法,增加其正品基原检验的科学性和准确性。

1 材料与方法

1.1 样品

本实验所用高原鼢鼠动物于 1998 年 7 月捕自青海,学名经北京同仁堂药酒厂张绍来鉴定。

1.2 试剂

PSB-EDTA 液:140 m mol·L^{-1} NaCl,2.7 m mol·L^{-1} KCl,8.1 m mol·L^{-1} Na_2HPO_4,1.5 m mol·L^{-1} KH_2PO_4,5.4 m mol·L^{-1} EDTA(pH 7.0)。

TEN 提取缓冲液:100 m mol·L^{-1} Tris-HCl(pH 8.0),40 m mol·L^{-1} EDTA(pH 7.0),250 m mol·L^{-1} NaCl。

TE 缓冲液:10 m mol·L^{-1} Tris-HCl(pH 8.0),1 m mol·L^{-1} EDTA(pH 8.0)。

PCR 试剂:dNTPs(dTAP,dTGP,dTCP,dTTP),*Taq*DNA 聚合酶,1x*Taq* 缓冲液(10 m mol·L^{-1} Tris-HCl(pH 8.3),50 m mol·L^{-1} KCl,1.5 m mol·L^{-1} $MgCl_2$,0.01%明胶)。为 Perkin-Elmer/Cetus 公司产品。

1xTBE 电泳缓冲液:89 m mol·L^{-1} Tris-硼酸盐,89 m mol·L^{-1}硼酸,2 m mol·L^{-1} EDTA(pH8.0)。

d/ddNTP 混和试剂:dNTPS,ddNTPS,Tris-HCl(pH 9.5),$MgCl_2$,Nonidet P-40,吐温-20,2-巯基乙醇,耐热焦磷酸酶,测序酶等成分。为 Amersham 公司产品。

终止缓冲液:去离子甲酰胺,EDTA(pH 8.0),品红或二甲苯蓝(Amersham)。

DNA 长度标记物:lambda *Hind* Ⅲ和 1 kb DNA ladder。为 Pharmacia 公司产品。

1.3 引物设计

18S rRNA 基因 PCR 扩增的通用引物据 Sogin 设计的序列[13]合成。

18SF:5'-CAACCTGGTTGATCCTGCCAGT-3'

18SR:5'-CTGATCCTTCTGCAGGTTCACCTAC-3'

由于 18S rRNA 基因长度为 1.8 kb 左右,利用单个引物进行一次 PCR 测序反应无法测得此区段全部序列,因此我们还根据 White 等设计的内引物[14]合成了 3 对荧光测序引物 18SF1,18SR1,18SF2,18SR2 和 18SF3,18SR3 进行双向测序,PCR 扩增及测序引物的相关位置和方向见图 1。

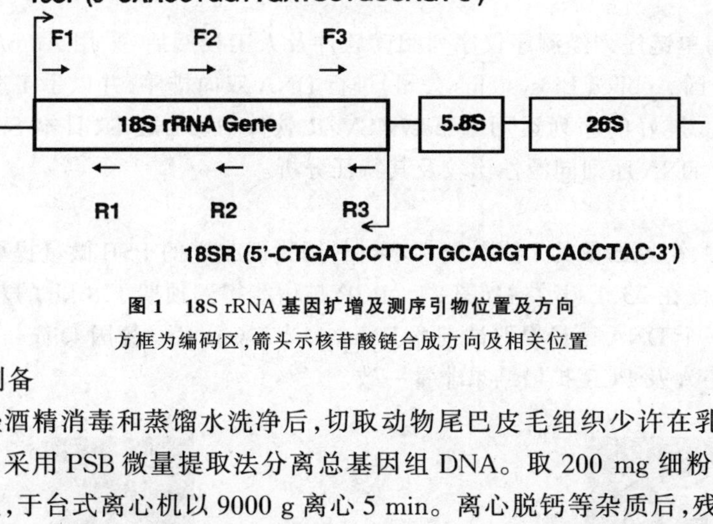

图 1 18S rRNA 基因扩增及测序引物位置及方向

方框为编码区,箭头示核苷酸链合成方向及相关位置

1.4 总 DNA 制备

实验样品经酒精消毒和蒸馏水洗净后,切取动物尾巴皮毛组织少许在乳钵中用液氮冷却粉碎成细粉。采用 PSB 微量提取法分离总基因组 DNA。取 200 mg 细粉加入 3 倍 PBS-EDTA 液洗 3 次,于台式离心机以 9000 g 离心 5 min。离心脱钙等杂质后,残渣加 3 倍 TEN 提取缓冲液,0.3 倍 10%十二烷基骨氨酸钠及 2 μl 50 mg·ml^{-1}蛋白酶 K,在台式调温振荡器中于 37 ℃振荡保温反应 12 h,以 5 000 g 10 min 离心后上清液加入 0.5 倍酚-氯仿-异戊醇(25:24:1)于离心机上以 9 000 g 离心 5 min。取上清液加 0.1 倍 10%十六烷基三甲基溴化铵(CTAB)和 0.1 倍 5 mol·L^{-1}NaCl,室温下放置 10 min,再用氯仿-异戊醇(24:1)提取 1 次。取上清液加 0.1 倍 3 mol·L^{-1}NaOAc 和 2.5 倍冰乙醇于 −20 ℃放置 2 h 后以 10 000 g 离心 15 min。倾去上清液,粗 DNA 沉淀用适量双蒸水溶解后,加入 1 mg·mL^{-1}RNA 酶于 37 ℃保温 30 min,然后加等量酚-氯仿(1:1)混匀提取 1 次,9 000 g 离心 5 min,吸出上清液用冰乙醇沉淀法沉淀 DNA。DNA 沉淀用 65%和 85%乙醇各洗 2 次,然后于 60 ℃烤箱中干燥 30 min。加入 50 μlTE 缓冲液溶解 DNA,存于 −20 ℃备用。

1.5 PCR 扩增反应及产物检测

取 50～100 ngDNA 作模板,加入 dNTPs 各 200 $\mu mol \cdot L^{-1}$,引物各 0.25 $\mu mol \cdot L^{-1}$,1.5 U*Taq* DNA 聚合酶及 1*xTaq* 缓冲液使最终反应体积为 50 μl,覆盖几滴矿物油后置于 PTC-100 型 PCR 仪中(美国 MJ Research 公司),按下述参数进行 PCR 反应:94 ℃,3 min;65 ℃,8 min,1 个循环。94 ℃,40 s;65 ℃,8 min,35 个循环。72 ℃,30 min,1 个循环。

取 PCR 反应液 5 μl 于 1.0%琼脂糖凝胶上用 0.5xTBE 电泳缓冲液于 Bio-Rad 电泳仪中电泳,EB 染色,UV 灯光下照相。

1.6　PCR 产物的纯化

PCR 扩增产物用 QIAquick™ Purification Kit(德国 Qiagen 公司)按试剂盒操作手册进行,纯化后直接用于测序循环反应。

1.7　测序反应

利用双脱氧末端终止法测序,按 Thermo Saquenase™ Cycle Sequencing Kit(英国 Amersham Life Science 公司)实验指南操作。测序反应分 4 管,每管反应体积为 6.75 μl,内含 1.5 μl 纯化的 PCR 产物,0.25 $pmol \cdot L^{-1}$荧光测序引物,1.5 μl d/ddNTP 混合试剂,于 PCR 仪进行测序反应:95 ℃,5 min,1 个循环。95 ℃,30 s;50 ℃,30 s;70 ℃,1 min,40 个循环。测序反应结束后加 4 μl 终止缓冲液离心混匀。点样于 7 $mol \cdot L^{-1}$尿素－4%聚丙烯酰胺测序胶在 ABI 377 型 DNA 自动测序仪(美国 Applied Biosystems 公司)进行测序。

1.8　序列分析

所测正反向单链序列经测序仪序列阅读软件及人工校阅后,采用 AutoAssebbler™程序(1.3.0 版本,美国 Applied Biosystems 公司)进行 DNA 双向排序,并以手工适当调整以减少空位(gap)数目。排好的序列运用 Genetyx-SV/R 软件(10.1 版本,日本 Software Development 公司)进行 DNA 序列同源性比较及其特征分析。

2　结果与讨论

在本研究中,高原鼢鼠的干燥骨骼标本材料用我们改进的 PSB 微量提取法到总基因组 DNA,其分子长度在 23.1 kb 左右(图 2)。PCR 扩增能得到预期 1.8 kb 的双链产物(图 3)。我们同时采用一个 DNA 微量提取试剂盒 DNeasy™ Tissue Kit(德国 Qiagen 公司)进行比较实验,所提总 DNA 及 PCR 扩增结果非常一致。

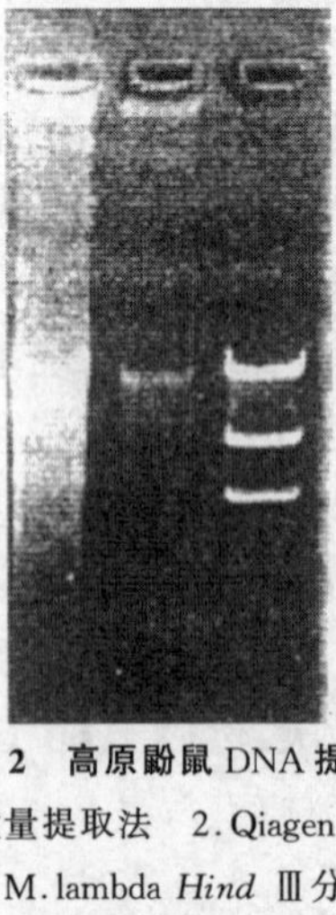

图 2　高原鼢鼠 DNA 提取电泳图谱

1.PSB 微量提取法　2.Qiagen 微量提取试剂盒法

M.lambda *Hind* Ⅲ分子标记物

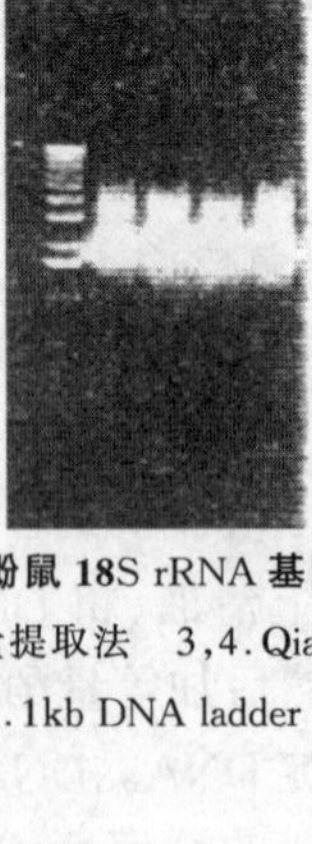

图 3　高原鼢鼠 18S rRNA 基因 PCR 扩增电泳图谱

1,2.PSB 微量提取法　3,4.Qiagen 微量提取试剂盒法

M.1kb DNA ladder 分子标记物

高原鼢鼠样本的18S rRNA基因的核苷酸序列经过3对测序引物双向测序及计算机程序排列,其长度为1 851 bp(图4)。另外我们从国际基因库(GenBank)检索到2种易混动物即鼠科小家鼠 *Mus musculus*(登录号 X00686)和褐家鼠 *Rattus norvegi-cus*(登录号 M11188)的18S rRNA基因,前者长度1 869 bp,后者1 920 bp。根据这3种动物18S rRNA基因排序比较,高原鼢鼠与小家鼠和褐家鼠同源性72.04%~72.18%,其保守区在1 020~1 509号核苷酸位置。

```
   1 CAACCTGGTT GATCCTGCCA GTAGTCATAT GCTTGTCTCA CTGATTAAGC CATGAATGTG TTAAGTACGC
  71 ACTCGTATTA TAGTCAGGCT GAAAAGTTAA CTTAAAGTGT AACTAACTAT TATGGCTTAT TGATTATTCT
 141 TATTTCATCA TTAGATAATG TGATAATTAT AAGGTTATTA CATGCAACGG TGATTACCCC ATTAGCGGGG
 211 GGGATTCGTG CATTATTAGA TTAAAACCAA CCCAGTTTGA TCCATTCGGT TCCGGCCATG GACGTGGCCA
 281 CGGAGTTTTT GGTATCTATA GATACCTTTG GGCTAGATCG CACGCCCCCC GTGCGGCGAC GACCCATTCG
 351 AACGTCTGCC CTATCAACTT TCGATGGTAT TCGTGCCTAC CATGGTGATC ACGGGTGACG GGGAATCAGG
 421 GTTAGTCCGG AGAGTGAGCT GAGAGACGGA TACCACATCC AAGGAAGGCA GCAGGCGCGC AAATACCCAC
 491 TCCCGACCGG GGAGGTAGTG ACGAAAAATA ACAATATCAC GACTCTTTCG AGGCCCTGTA ATTGGAATCA
 561 GTGCACTTTA AATCCTTTAA CGAGGATCCA TTGGAGGGCA AGTCTGGTGC CAGCAGCCGC GGTAATTCCA
 631 GCTCCAATAG CGTATATGAA AGTTGCTGCA GTTAAAAAGC TCGTAGTTGG ATCTTGGGAC CGGGCGGTCG
 701 GTCCGCGCCA GGACCTTACC GCCCGTCCCC GCCCCTTCCT CTCGGCGCCC CCACGATAGT CTAAGCTGAG
 771 TGTCCGCGGG CCGAAGCGTT TACTTTGAAA AAATTAGAGT GTGCAATGCA GGCCCGACCG CCTGGATACC
 841 GCAGCTAGGA ATAATGGGAA TAGGGCCCCG GTCCCGAGTT TTCTTTGTTT TCGGAACTGA GGCCAAGTAT
 911 GATTATGAGG GACGGCCGGG GGCATTCGTA TTTCATAGTC TAGAGGTGAA ATTCTTGGAT TTATGAAGAC
 981 GGAACAGAGC GAAAGCATTT GCCAAGGATG TTTTCATTAA TCAAGACGAA AGTTGGGGGC TCGAAGACGA
1051 TCAGATACCG TCCTAGTCTC AACCATAAAC GATGCCGACC AGGGATCGGC GGATGTTGCT TTTAGGACTC
1121 CGCGGCACCT TATGAGAAAT CAAAGTCTTT GGGTTCCGGG GGGAGTATGG TCGCAAGGCT GAAACTTAAA
1191 GGAATTGACG GAAGGGCACC ACCAGGAGTG GAGCCTGCGG CTTAATTTGA CTCAACACGG GGAAACTTAC
1261 CAGGTCCAGA CATAGTAAGG ATTGACAGAC TGAGAGCTCT TTCTCGATTC TATGGGTGGT GGTGCATGGC
1331 CGTTCTTAGT TGGTGGAGCG ATTTGTCTGG TTAATTCCGT TAACGAACGA GACCTCAGCC TGCTAACTAG
1401 CTATGTGGAG GTATCCCTCC ATGGCCAGCT TCTTAGAGGG ACTATGGCCT TTTAGGCACG GAAGTTTGAG
1471 GCAATAACAG GTCTGTGATG CCCTTAGATG TTCTGGGCCG CACGCGCGCT ACACTGATGT ATTCAACGAG
1541 TATATAGCCT TGGCCGACAG GCGGGGAAAT CTTTGAAATT TCATCGTGAT GGGGATAGAT CATTGCAATT
1611 GTTGGTCTTA AACGAGGAAT TCCTAGTAAG CGCGAGTCAT CAGCTCGCGT TGACTACGTC CCTGCCCTTT
1681 GTACACACCG CCCGTCGCTC CTACCGATTG AATGGTCCGG TGAAGTGTTA GGATCGTGGC GACGTGGGCG
1751 GTTCGCTGCC CGCCACGTCG CAAGAATTCC ATTGAACCTT ATCATTTAGA GGAAGGAGAA GTCGTAACAA
1821 GGTTTCCGTA GGTGAACCTG CAGAGGATCA G
```

图4 高原鼢鼠18S rRNA基因核苷酸序列

5'→3'方向,方框内为引物区

在我国的啮齿类骨骼中,易与高原鼢鼠骨骼相混淆的有甘肃鼢鼠 *M. cansus*、罗氏鼢鼠 *M. rothschildi*、黑唇鼠兔 *Ocatona curzoniae* 等[15]。在确定高原鼢鼠的18S rRNA基因序列是否可作为一种鉴别塞隆骨的DNA分子标记之前,还需要做以下两方面的研究工作。一是再测定4~5只高原鼢鼠的18S rRNA基因序列,检验不同个体间的序列差异程度。二是对易与高原鼢鼠相混淆的各种鼠类的骨骼进行测序研究,查明它们的18S rRNA基因序列与高原鼢鼠的序列间的差异。因此,本文只是试图在DNA分子水平解决塞隆骨药材真伪鉴别问题的第一步。

参考文献

[1] 谢宗万. 全国中草药名鉴. 上册. 北京:人民卫生出版社,1996.1207.

[2] 张宝琛. 塞隆骨代虎骨具有重要开发前景. 中国中医药信息杂志,1996,3(7):38.

[3] 王义权,周开亚,徐珞珊,等. 金钱白花蛇及其伪品 cyt-b 基因片断序列分析和PCR鉴别研究. 药学

学报,1998,33(12):941.
[4] 王义权,周开亚,徐珞珊,等．中药材乌梢蛇及其混淆品的 DNA 序列分析鉴别,药学学报,1999,34(1):67.
[5] 吴　平,周开亚,张朝晖,等．海马类药材的分子遗传标记鉴定研究．药学学报,1998,33(3):226.
[6] 王建云,何广新,付　文,等．鹿鞭的微量 DNA 提取及序列鉴定．中国中药杂志,1997;22(10):579.
[7] Hayashimoto A, Nishimura N, Kobusenya Y, et al., Studies on "signal" Constituents for Evaluation of Animal Crude Drugs. IV. Application of DNA Analytical Technique to Quality Evaluation of Medicines Containing Animal Crude Drugs. Natural Med, 1998,52(1):38.
[8] 吴　平,周开亚,徐珞珊,等．中药材龟甲的分子鉴定研究．药学学报,1998,33(4):304.
[9] 刘中权,王义权,周开亚,等．中药材龟甲及原动物的高特异性 PCR 鉴定研究．药学学报,1999,34(12):941.
[10] 吴　平,周开亚,徐珞珊,等．用聚合酶链反应产物直接测序技术鉴定中药材鳖甲．中国药科大学学报,1998,29(1):28.
[11] 王建云,王　文,宿　兵,等．DNA 序列分析技术鉴定鸡内金的方法学研究．中国药科大学学报,1996,27(8):471.
[12] 熊丽娟,王建云,易建文．DNA 序列测定鉴定紫河车．中国药学杂志,1997,32(增刊):41.
[13] Innis M, Gelfand D, Sninksky J, et al. eds. PCR Protocols: A Guide to Methods and Application. San Diego: Acadmic Press, 1990.307.
[14] Innis M, Gelfand D, Sninksky J, et al. eds. PCR Protocols: A Guide to Methods and Application. San Diego: Academic Press, 1990.315.
[15] 寿振黄．中国经济动物志．兽类．北京:科学出版社,1962.166.

原载:《中国中药杂志》2001,26(2):90

蛇床子地理分布与叶绿体 matK 基因序列的相关性分析

曹　晖,蔡金娜,刘玉萍,王峥涛,徐珞珊

[摘要] **目的**:探讨中药蛇床子 *Cnidium monnieri*(*L*.)Cuss. 居群间的 DNA 序列变异与地理分布的关系,为蛇床子品质评价提供分子依据。**方法**:采用 PCR 直接测序技术对蛇床子 6 个居群 6 个个体样品的叶绿体 matK 基因进行测序分析研究。**结果**:蛇床子 6 个居群的 matK 基因核苷酸序列长 1268bp,编码 422 个氨基酸成熟酶。根据排序比较,蛇床子 6 个居群间的 matK 基因序列存在 12 个变异位点,氨基酸序列 10 个变异位点。邻接法构建的系统分支树表明:蛇床子居群间的亲缘关系与地理分布及所含香豆素化学型呈良好的相关性。**结论**:结合香豆素分析数据,基因测序分析技术可以成为蛇床子品质评价的有力工具。

[关键词]　蛇床子;品质评价;matK 基因;DNA 测序

*　中国药科大学生物学研究中心,江苏 南京　210038

Correlative analysis between geographical distribution and nucleotide sequence of chloroplast matK gene of *Cnidium monnieri* fruit in China

CAO Hui, CAI Jin-na *, *LIU Yu-ping, WANG Zheng-tao* *, *XU Luo-shan* *

(* *Research Centre of Pharmacognosy, China Pharmaceutical University, Nanjing* 210038, *China*)

[**Abstract**] **OBJECTIVE** To investigate the relationship between the variation of chloroplast matK gene sequence and the geographical origins of *Cnidium monnieri* fruit in China in order to provide the molecular evidence for its quality evaluation. **METHODS** PCR direct sequencing was applied to detect the matK sequences of 6 samples collected from 6 populations of *Cnidium monnieri* fruit. **RESULTS** The matK gene sequence of *Cnidium monnieri* fruit from different populations was 1268 bp in length, which coding 422 amino acids of protein (maturase). Based on multiple sequence alignment, it was found that there were 12 variable sites in DNA sequence, 10 in deduced amino acid sequence. The phylogenetic tree reconstructed by neighbor-joining method showed that te phylogenetic relationship of 6 populations of *Cnidium monnieri* fruit was well correlated with their geographical distribution and intraspecific chemotypes of coumarins. **CONCLUSION** Combining with chemical and biogeographical data, DNA sequencing may become a powerful tool in the quality evaluation of *Cnidium monnieri* fruit.

[**Key words**] *Cnidium monnieri* (L.) Cuss; quality evaluation; matK gene; DNA sequencing

中药的品质关系到临床用药的安全有效,传统的药材品质评价主要依据其形、色、气、味等外观性状特征,近年来则从化学和药效学角度建立了比较客观的中药质量评价标准。随着DNA分析技术的发展,基于分子杂交的RFLP以及基于PCR的RAPD和DNA测序技术已经应用于药用植物居群、地理品系研究领域[1~4]。

目前,关于中药品质的研究仅限于形态、化学、药效学方面。从分子生物学角度可以认为中药的道地本质是其物种在特定条件下形成的基因型(genoype),生物化学的次生代谢产物(药效成分)可以看作是药材优良品质的外在表型(phenotype),其形态以及成分组成多样性是由遗传变异引起的。因此,采用DNA序列分析手段对中药物种地理分布和分化变异进行评判与划分,无疑为从分子水平阐释中药道地性提供崭新的线索,同时结合药效成分分析,对于道地药材的品质评价能够起到指导性作用。

蛇床子为伞形科植物蛇床 *Cnidium monnieri* (L.) Cuss. 的成熟果实。具有温肾壮阳、散寒祛风、燥湿杀虫的功效。药理研究表明其抗真菌、钙离子拮抗作用的药效成分为豆香素类成分蛇床子素(osthol)[5]。蛇床是广布种,我国各地均有分布,蛇床子商品药材因产地不同其香豆素类成分有明显差异,其化学型与地理分布呈一定的相关性[6]。即化学型Ⅰ:以线型呋喃香豆素和蛇床子素为主要成分,不含角型呋喃香豆素,分布于我国长江中下游的江苏、湖南等亚热带地区;化学型Ⅱ:以角型呋喃香豆素为主要成分,不含蛇床子素,分布于我国东北黑龙江等温带地区;化学型Ⅲ:同时含有蛇床子素和线型、角型呋喃香豆素类成分,分布于河南、河北等暖温带过渡区域。为探讨蛇床居群间的亲缘关系与地理分布及所含香豆素化学型的相关性和为蛇床子的品质评价提供分子依据,本实验采用 PCR 直接测序技术对中对药蛇床子 6 个居群样品的叶绿体 matK 基因核苷酸序列进行了测序分析研究。

1 材料与方法

1.1 实验样品

本实验所用蛇床子样品均为 1997 年采自不同居群蛇床的干燥果实,原植物经作用鉴定(表 1)。凭证标本存中国药科大学中药标本馆。

表 1 蛇床子样品基原

Tbl 1 Origins of the plant materials used

样品	化学型	凭证号	产地	居群代码
Cnidium monnieri	Ⅰ	Cai 970104	湖南益阳	C1
Cnidium monnieri	Ⅰ	Cai 970402	江苏高淳	C2
Cnidium monnieri	Ⅱ	Cai 974501	黑龙江哈尔滨	C3
Cnidium monnieri	Ⅲ	Cai 972901	河南原阳	C4
Cnidium monnieri	Ⅲ	Cai 973703	河北衡水	C5 1)
Cnidium monnieri	Ⅲ	Cai 973601	河北安国	C6

注:1)该蛇床子样品 matK 基因已在国际基因库 GenBank/EMB/DDBJ 注册,登录号为 AB027538

Note:1) The sequences of matK gene from the population sample was deposited in Gen-Bank/EMBL/DDBJ databases with accession number AB027538

1.2 试剂

2xCTAB 提取缓冲液:100mmol·L^{-1} Tris-HCl(pH8.0);1.4mol·L^{-1}NaCl;20mmol·L^{-1} EDTA;2%十六烷基三甲基溴化氨(CTAB);0.34% 2-巯基乙醇;1% PVP(Mr 40000)。1xCTAB 沉淀缓冲液:50mmol·L^{-1}Tris-HCl(pH8.0);10mmol·L^{-1}EDTA;1% CTAB。10% CTAB 溶液:10% CTAB;0.7mol·L^{-1}NaCl。TE 缓冲液:10mmol·L^{-1} Tris-HCl(pH8.0);1mmol·L^{-1}EDTA。1xTBE 电泳缓冲液;89mmol·L^{-1}Tris-硼酸盐;89mmol·L^{-1}硼酸;2mmol·L^{-1} EDTA(pH8.0)。1xTaq 缓中液:10mmol·L^{-1} Tris-HCl(pH8.3);50mmol·L^{-1}KCl;1.5mmol·$L^{-1}$$MgCl_2$,0.001%明胶。

1.3 引物设计

PCR 扩增的通用引物 matKF 和 matKR 据人参(*Panax ginseng*)matK 序列[7]设计而合成。

matKF:5′-CTATATCCACTTATCTTTCAGGAGT-3′;

matKR:5′-AAAGTTCTAGCACAAGAAAGTCGA-3′。

由于 matK 基因长度为 1.2kb 左右,利用单个引物进行一次 PCR 测序反应无法测得此区段全部序列,因此我们还设计合成了两对测序引物 matKF1(5′-GCACTTGCGCAT-GATCATGGT-3′),matKR1(5′-TCCAAATACGATACTCGTGGAG-3′)和 matKF2(5′-TG-GTTGTTTAAGGACCCTTT-3′),matKR2(5′-AAAGTCGAAGTATATACTTTA-3′)。

1.4 总 DNA 制备

根据作者摸索的干燥药材 CTAB 微量提取方法[8],蛇床果实经蒸馏水洗净后在乳钵中用液氮冷却粉碎成细粉。取 100~130mg 细粉加入 6 倍预热至 56℃ 的 2xCTAB 提取缓冲

液，于 56℃水浴（HH. S214 型电热恒温水浴槽，江苏医疗器械厂）中保温反应 30min，加入等量氯仿-异戊醇（24:1）于 Eppendorf 5417R 型台式离心机上以 14000×g 离心 10min。取上清液加 0.1 倍 10%CTAB 溶液，室温下放置 10min，再用氯仿-异戊醇提取 1 次。取上清液加等量 lxCTAB 沉淀缓冲液于室温下过夜，以 13000×g 离心 30min。倾去上清液，粗 DNA 沉淀用 65%和 85%乙醇各洗两次，然后于 60℃烤箱中干燥 30min。加入 50μL TE 缓冲液溶解 DNA，存于 -20℃冰箱备用。另取 5μL DNA 溶液在 1.0%琼脂糖凝胶上用 0.5xTBE 电泳缓冲液于 Bio-Rad 电泳仪中电泳，EB 染色，UV 灯光下照相。DNA 长度与 λ*Hind* Ⅲ分子标记物（BioLabs 公司）比较。

1.5　PCR 扩增反应

取 50～100 ng DNA 作模板，加入 dNTPs（dTAP，dTGP，dTCP，dTTP）各 0.2mmol·L^{-1}（Perkin-Elmer/Cetus 公司），0.25μmol·L^{-1}引物，1.5UTaq DNA 聚合酶（Perkin-Elmer/Cetus 公司）及 lxTaq 缓冲液（Perkin-Elmer/Cetus 公司）使最终反应体积为 50μL，置于 Master Cycler Gradient 型 PCR 仪（Eppendorf 公司），按下述参数进行 1 个 PCR 循环：94℃，3min。然后按下述参数进行 35 个 PCR 循环：94℃，1min；45℃，1min；72℃，2min。最后按下述参数进行 1 个 PCR 循环：72℃，30min。取 PCR 反应液 5μL 于 1.0%琼脂糖凝胶上用 0.5xTBE 电泳缓冲液于 Bio-Rad 电泳仪中电泳，EB 染色，UV 灯光下照相。DNA 长度与 1kb DNA ladder 分子标记物（Pharmacia 公司）比较。

1.6　测序反应

PCR 扩增产物经 Wizard PCR Preps Purification System 试剂盒（Pharmacia 公司）纯化后直接用于测序循环反应。采用 Thermo Sequenase 测序试剂盒（Promega 公司）测序。测序反应分 4 管，每管反应体积为 5.75μL，内含 4μL 纯化的 PCR 产物，0.25μL 荧光测序引物（0.25pmol·L^{-1}），1.5μL d/ddNTP 末端终止试剂混合液，于 PCR 仪进行测序反应：95℃ 5min，1 个循环。95℃，30s；50℃，30s；70℃，1min，40 个循环。测序反应结束后加 3μL 测序终止缓冲液，离心混匀。取 1μL 测序反应液上样 4%聚丙酰胺-尿素凝胶电泳板于 Bio-Rad 3000 Xi 型测序仪进行测序。

1.7　序列数据分析

所测单键序列经计算机阅读并人工校阅后，采用 CLUSTAL W 程序[9]进行 DNA 双向排序，并以手工适当调整以减少空位（gap）数目。排好的序列用 Genetyx-SV/R（软件 10.1 版本，日本 Software Development 公司）推导氨基酸序列，并进行 DNA 序列分支分析，以邻接法（neighbor-Joining，NJ）[10]构建系统分支树。

2　结果

2.1　在本研究中，蛇床子干燥果实（药材）用我们改进的 CTAB 微量法提取到总基因组 DNA，其分子长度均在 23.1kb 左右（图 1A）。PCR 扩增能得到预期 1.2kb 的双链 matK 基因产物（图 1B）。我们同时采用一个 DNA 微量提取试剂盒 DNeasy Plant mini Kit（德国 Qiagen 公司）进行比较实验，所提总 DNA 及 PCR 扩增结果非常一致。

2.2　6 个蛇床子居群的 6 个个体样品的 matK 基因的核苷酸序列长度相同，均为 1268bp，编码成熟酶（422 个氨基酸）。根据排列比较，蛇床子 6 个居群间的 matK 基因 DNA 序列仅存在 12 个碱基变异位点，其中 3 个为转换替代，9 个为颠换替代。据推导的氨基酸序列则只有 9 个氨基酸替代位点，系 matK 序列上游第 236，406 和 628 号 3 个碱基位置的第 3 密码子为同义替代之故(表 2)。

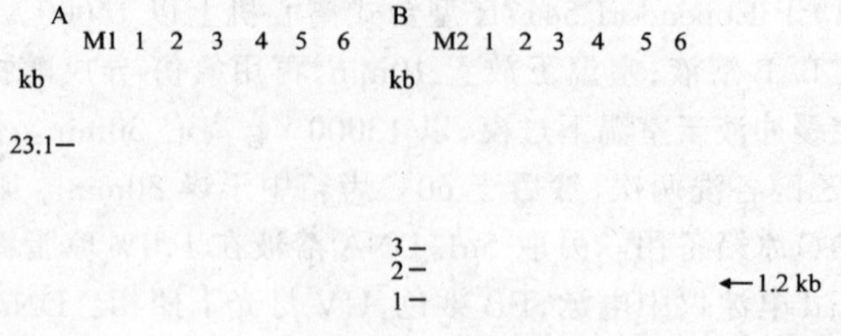

图 1　蛇床子 6 个居群样品的总 DNA 提取电泳图谱(A)和 matK 基因 PCR 扩增图谱(B)

1～6-C1～C6;M1～λHind Ⅲ分子标记物;M2-1kb DNA ladder 分子标记物

Fig 1　Agarose electrophoresis pattern of total DNA isolaed (A) and matK gene amplification (B) from six samples of *Cnidium monnieri* in different localities

Lane 1～6,C1～C6;M1,λHind Ⅲ marker;M2,1 kb DNA ladder marker

表 2　蛇床子 6 个居群间 matK 基因序列(下行)及推导的氨基酸序列(上行)变异位点比较

Tab 2　Comparision of variable sites in matK sequence(lower line)and deduced amino acid sequence(upper line)of six samples of *Cnidium monnieri* from different localities

居群代码	核苷酸位置											
	132	236	390	399	406	437	469	483	536	577	628	1184
C1	I	I	V	I	I	Q	Y	D	P	N	N	T
	ATA	ATA	GTG	ATA	ATA	CAA	TAC	GAC	CCT	AAT	AAC	ACT
G2	M	I	V	I	I	Q	Y	D	S	Y	N	T
	**T	***	***	***	***	***	***	***	T**	T**	**T	***
C3	M	I	E	K	I	E	N	E	S	Y	N	I
	**T	**T	GAG	AAA	**C	GAA	AAC	GAA	T**	T**	***	ATT
C4	M	I	V	I	I	Q	Y	D	S	Y	N	T
	**T	**T	***	***	***	***	***	***	T**	T**	***	***
C5	M	I	V	I	I	Q	Y	D	S	Y	N	I
	**T	**T	***	***	***	***	***	***	T**	T**	***	ATT
C6	M	I	V	I	I	Q	Y	D	S	Y	N	I
	**T	**T	***	***	***	***	***	***	T**	T**	***	ATT

注:* 表示与 C1 样品序列相同的碱基组成

Note: * indicated the identical base composition with C1 sequence

2.3　本实验选取的蛇床子有 **3** 个化学型,蛇床子居群间位点多态性(site polymorphism)结果显示(表 3),化学型内的碱基变异位点少于化学型间的变异位点,如化学型Ⅰ内 2 个居群 C1,C2 和化学型Ⅲ内 3 个居群 C4～C6 的碱基变异位点分别是 4 个和 1～2 个,而化学型Ⅱ与化学型Ⅰ,Ⅲ间的碱基变异位点分别多达 10～11 个和 6～7 个。

表 3　蛇床子居群间的 matK 基因序列变异位点数目(左下角)和碱基转换替代数目/颠换替代数目(右上角)

Tab 3　Variable site number (below diagonal) and transition/transversion numbers(bove diagonal) from different localities of *Cnidium monnieri*

居群代码	化学型Ⅰ		化学型Ⅱ	化学型Ⅲ		
	C1	C2	C3	C4	C5	C6
C1	2/2		2/9	1/3	2/3	2/2
C2	4		2/8	1/1	2/1	2/0
C3	11	10		2/5	2/4	0/7
C4	4	2	7		1/0	1/1
C5	5	3	6	1		0/1
C6	4	2	7	2	1	

3　讨论

叶绿体基因组的 matK 基因(编码赖氨酸成熟酶基因)位于 trnK 基因(赖氨酸 tRNA 基因)的内含子中,为一个开放阅读框(open reading frame,ORF),长约 1500bp,编码一种成熟酶(为 500 余个氨基酸蛋白),这种成熟酶参与 RNA 转录体中Ⅱ体内含子的剪切。matK 基因是叶绿体基因组蛋白编码基因中进化速率最快的基因之一,分辨率高,变异较均一分布,一般用于种一级分类群亲缘关系研究[11]。

虽然蛇床子 *Cnidium monnieri*(L.)Cuss.植物作为一个自然分类群在生物地理学上属于世界性广布种,且生境海拔跨度大,但在形态上没有明显的分化,采用传统的形态学分析难以区分种内的分化类型。从表 2 看,本研究测得的蛇床子果实 6 个子居群间的 matK 基因核苷酸序列及据其推导的氨基酸序列存在一定的差异。从表 3 看,各居群间 matK 基因的碱基颠换替代和转换替代不同,说明 matK 序列存在种内多态性(intraspecific polymorphism)。

根据 matK 基因序列构建的 NJ 系统分支树(图 2),蛇床子 6 个居群样品明显可分成两个组,即湖南益阳(C1)和江苏高淳(C2)属化学型Ⅰ,与河南原阳(C4)属化学型Ⅲ为一组。而黑龙江哈尔滨(C3)属化学型Ⅱ,与河北衡水(C5)、安国(C6)属化学型Ⅲ为另一组。据 matK 基因推导的氨基酸序列构建的 NJ 树,结果非常一致(略)。虽然河南原阳、河北安国与衡水在化学型同属于过渡交叉类型,但它们的化学成分分别与湖南、江苏居群和黑龙江居群更相似[6],从地理位置上亦较其他居群更为接近,可见蛇床植物的 matK 基因序列种内分化程度与地理分布及化学变异是相关的。由此,我们认为蛇床子存在居群及香豆素成分不同的分化类型,是适应特定环境的结果,本质上由遗传变异所决定。matK 基因核苷酸序列和有关化学型数据,可为评价蛇床子的质量提供科学依据。

从我们曾报道的蛇床子化学型与地理分布关系上看,产于河南、河北等过渡区域的蛇床果实香豆素类成分不仅种类较丰富且含量亦较高。随着地理分布向南北区域分化,香豆素类成分种类从复杂到简单,表现为量和质的变化:从长江流域向北到关外东北地区,简单香豆素(蛇床子素)的量逐渐由高降低至无,而角型呋喃香豆素相反从无到有且量逐渐升高[6]。由于本研究测得的 matK 属于叶绿体基因组 DNA,一般通过母性单亲遗传,由此构

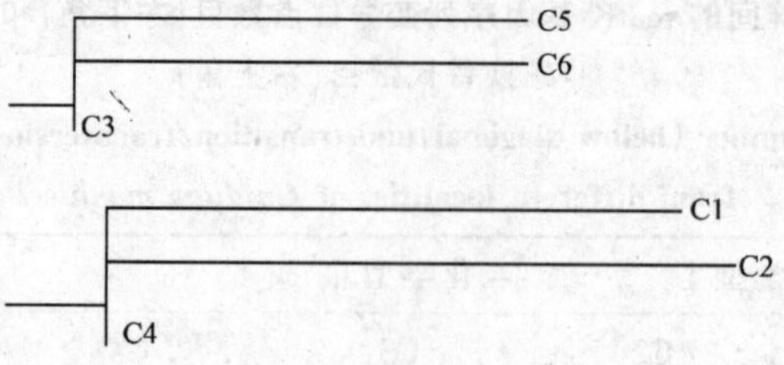

图 2　以邻接法构建的蛇床子 6 个居群

matK 基因序列的系统分支树

Fig.2　Phylogenetic tree of matK gene sequence from six localities of *Cnidium monnieri* constructed by neighbor-joining method

建的分支关系往往不能真正反映种内进化方向。因此,我们还选择了一个双亲遗传的核基因 **ITS** 进行测序,结果表明 **ITSI** 序列变异不明显,而 **ITS2** 序列的变异与蛇床植物的经纬度分布相关,即蛇床子种内分化趋向是黄河流域作为蛇床分化中心分别向南、北两个方向扩散,但 ITS 序列与蛇床子化学型关系不明[12],有关这两个不同基因 DNA 序列结合的数据分析正在进行中,结果待日后发表。

参考文献

[1] 曹晖,刘玉萍.DNA 分析技术在中药质量研究中的应用[J].中药新药与临床药理,1997,8:112.

[2] 曹晖,刘玉萍.分子标记技术在中药品种鉴别中的应用[J].中国药学杂志,1998,33:269.

[3] 曹晖,刘玉萍,邵鹏柱,等.DNA 分子指纹图谱与测序技术在中药品质研究中的现状及展望[J].中国中药杂志,1998,23:643.

[4] 曹晖,刘玉萍,邵鹏柱,等.DNA 分子标记技术:一种新的中药分析方法[J].药物分析杂志,1999,19:355.

[5] 蔡金娜,徐国均,金蓉鸾,等.蛇床子类专题研究[A].见:徐国均,金蓉鸾.常用中药材品种整理和质量研究[M].南方协作组第 1 册.福州:福建科学技术出版社,1994:648～672.

[6] 蔡金娜,张亮,王峥涛,等.蛇床果实中香豆类成分的变异及其规律[J].药学学报,1999,34:767.

[7] Fushimi H, Komatsu K, Isobe M, *et al*. application of PCR-RFLP and MASA analyses on 18S ribosomal RNA gene sequence for identification of three ginseng drugs[J]. *Biol Pharm Bull*, 1997, 20:765.

[8] Cao H, But PPH, Shaw PC. Methodological studies on genomic DNA extraction and purification from plant drug materials[J]. *J Chin Pharm Sci*, 1998, 7:130.

[9] Tompson JD, Higgins DG, Gibson TJ. CLUSTAL W: Improving the sensitivity of progressive multiple sequence alignment through sequence weighting, position specific gap penalties and weight matrix choice[J]. *Nucleic Acids Res*, 1994, 22:4673.

[10] Saitou N, Nei M. The neighbor-joining method: A new method for reconstructing phylogenetic tree[J]. *Mol Biol Evol*, 1987, 4:406.

[11] Soltis DE, Kuzoff RK, Conti E, *et al*. matK and rbcL gene sequence data indicate that *Saxifraga* (Saxifragaceae) is polyphyletic[J]. *Am J Bot*, 1996, 83:371.

[12] 蔡金娜,周开亚,徐珞珊,等.中国不同地区蛇床的 rDNA ITS 序列分析[J].药学学报,2000,35:56.

原载:《中国药学杂志》2001,36(6):373

Molecular Analysis of edicinally-Used Chinese and Japanese *Curcuma* Based on 18S rRNA Gene and *trn*K Gene Sequences

Hui Cao, Yohei Sasaki *, Hirotoshi Fushimi *, and Katsuko Komatsu *

Curcuma drugs have been used discriminatingly for invigorating blood circulation, promoting digestion. and as a cholagogic in China. However, there is confusion about the drug's botanical origins and clinical uses because of morphological similarity of *Curcuma* plants and drugs. In order to develop an ultimate identification, molecular analysis based on 18S rRNA gene and *trn*K gene sequences were performed on 6 *Curcuma* species used medicinally in China and Japan. The 18S rRNA gene sequences were found to be of 1810 bps in length. In comparison with the common sequence of *C. longa*, *C. phaeocaulis*, *C. wenyujin* and *C. aromatica*, that of *C. kwangsiensis* had one base substitution, and the same base difference was observed between the Chinese and the Japanese populations of *C. zedoaria*. The *trn*K gene sequences were found to span 2698—2705 bps. There were base substitutions, small deletions or insertions at some sites between the *trn*K coding region and *mat*K region among each species. Based on the base substitutions, *C. zedoaria* and *C. kwangsiensis* specimens were divided into two groups, respectively. An identical sequence was detected in *C. phaeocaulis* and in the Chinese population of *C. zedoaria*, as well as in the Japanese population of *C. zedoaria* and in one group of *C. kwangsiensis* with a purple-colored band in leaves. New taxonomic information to be used for authenticating *Curcuma* drugs was obtained.

[**Key words**] *Curcuma*; 18S rRNA gene; *trn*K gene; molecular taxonomy; Zingiberaceae

Genus *Curcuma* of the family Zingiberaceae consists of about 70 species in the world, of which more than ten are distributed or cultivated in China[1] and Japan[2]. Several herbal drugs used frequently are derived from the *Curcuma* species. In China, "Jianghuang" from the rhizome of *Curcuma longa*, "Pianjianghuang" from the sliced rhizome of *C. wenyujin*, "Ezhu" from the rhizomes of *C. phaeocaulis*, *C. wenyujin* or *C. kwangsiensis*, and "Yujin" from the tubers of *C. wenyujin*, *C. longa*, *C. kwangsiensis* or *C. phaeocaulis* are in use.[3] In Japan, "Gajutsu" from the rhizome of *C. zedoaria*, "Ukon" from the rhizome of *C. longa*, and "Haruukon" from the rhizome of *C. aromatica* are commonly used.[2,4,5] "Jianghuang", "Ezhu" and "YuJin" have been used discriminatingly for invigorating blood circulation, promoting digestion to alleviate pain, and as a cholagogic in traditional Chinese medicine, respectively. In Japan. "Gajutsu", "Ukon" and "Haruukon" have been used as a stomachia, a cholagogic, and

* Research Center for Ethnomedicines, Institute of Natural Medicine, Toyama Medical and Pharmaceutical University, 2630 Sugitani, Toyama 930-0194, Japan

a health food, respectively. Although the above-named herbal drugs, except "Haruukon", are prescribed in Chinese and Japanese Pharmacopoeia[3,4], and in the Standards of Crude Drugs outside Japanese Pharmacopoeia[5], there is overlapping and confusion about the botanical origins, usable parts, scientific and commerical names, and clinical uses of these drugs. Recent pharmacological studies have demonstated that the rhizomes of *C. longa* and *C. zedoaria* from China expressed antiallergic[6] and hepatoprotective activities[7], respectively. Phytochemical study showed that there were two chemotypes in different sources of *C. longa* and *C. xanthorrhiza* as shown by their bisabolane-type sesquiterpenoid composition[8]. Because *Curcuma* plants and drugs are very similar in morphology, a correct identification is difficult, besides *Curcuma* drugs have several botanical origins. We were interested in genomic differences among *Curcuma* species including chemotypes. Using a molecular method such as random anplified polymorphic DNA(RAPD)[9], phylogenetic analysis of some *Curcuma* species has been performed to identify their botanical origins. However, the RAPD method was not suitable for an ultimate identification of *Curcuma* drugs, because the results were influenced by the experimental conditions. We previously demonstrated that comparing sequences of the 18S ribosomal RNA gene and plastid *mat*K gene was a powerful tool to authenticate herbal drugs. [10] The *mat*K gene occurs as a 1.5kb region embedded within a 2.6kb intron of the transfer RNA gene for lysine (*trn*K)[11]. Accordingly, the use of *trn*K gene sequence may provide more information for drug identification when compared with that obtained from *mat*K gene sequence. In the present paper, the 18S rRNA gene and *trn*K gene sequences of 6 *Curcuma* species used medicinally in China and Japan were determined and compared in order to develop an ultimate identification of *Curcuma* drugs.

MATERIALS AND METHODS

Plant Meterials Six *Curcuma* species and one *Hedychium spicatum* SMITH including 28 specimens were examined. The 6 *Curcuma* species are as follows: *Curcuma longa* L., *C. phaeocaulis* VAL., *C. zedoaria* (CHRISTM.) Rosc., *C. kwangsiensis* S. G. LEE *et* C. F. LIANG, *C. wenyujin* Y. H. CHEN *et* C. LING, and *C. aromatica* SALISB. The plant specimens used in this study were identified by the authors with the help of Prof. Liu N., Prof. Fang D., and Dr. Xiao X. H. Collection data is summarized in Table 1, along with the voucher numbers. All of the plant specimens were stored in the Museum of materia Media, Institute of natural Medicine, Toyama Medical and Pharmaceutical Univesity (TMPW), Japan.

Isolation of Total DNA, PCR Amplification, and Sequencing Reaction Total DNA was extracted from 100-200mg of feresh rhizomes, tubers, or leaves, using a CTAB miniprep method[12]. Complete 18S rRNA gene and *trn*K gene amplification by the polymerase chain reaction (PCR) was performed using 10-100ng of total DNA as a template in 50μl of reaction mixtrue consisting of 10m_M Tris-HCl (pH 9.0), 50m_M KCl, 0.1% Triton X-100, 1.5m_M $MgCl_2$, 0.2m_M of each dNTP, 1.5U *Taq* polymerase (Promega, U. S. A.), and 0.25m_M of each primer. Two pairs of primers flanking 18S rRNA gene and *trn*K gene regions were as follows.

表 1 **Plant Materials Used in This Study**

Species	Source	Collection Data	Voucher No.
Curcuma longa L.	Shuangliu, Sichuan, China	Aug. 1999	Cao 9946
	Huangjiaoya, Chongqing, China	Apr. 1998	Xiao 01
	Nanning(GMPG)[a], Guangxi, China	Sep. 1998	He 01
	Naha, Okinawa, Japan	Sep. 1998	Komatsu 01
	Toyama(TMPU)[b], Japan	Nov. 1998	Cao 9803
C. phaeocaulis VAL.	Nanchuan, Sichuan, China	Apr. 1998	Xiao 06
	Tingjiang, Sichuan, China	Aug. 1999	Cao 9956
	Nanning(GMPG), Guangxi, China	Sep. 1998	He 02
	Shajing, Nanning, Guangxi, China	Jul. 1999	Cao 9921
	Jingxi, Guangxi, China	Aug. 1999	Komatsu Y314
	Toyama(TMPU), Japan	Nov. 1998	Cao 9804[h]
C. zedoaria (CHRISTM. ROSC.	Guangzhou(SCBG)[c], Guangdong, China	Mar. 1998	Xiao 05
	menglun(XTBG)[d], Yunnan, China	Aug. 1999	Cao 9928
	CACMM[e], Chongqing, China	Aug. 1999	Cao 9959
	Yukushima, Kagoshima, Japan	Jun. 1995	Komatsu 06
	Tanegashima, Kagoshima, Japan	Jun. 1995	Komatsu 07
C. kwangsiensis S. G. LEE *et* C. F. LIANG	Nanning(GMPG), Guangxi, China	Jun. 1998	He 03
	Guangzhou(GG)[f], Guangdong, China	Jul. 1999	Cao 9905
	Guangzhou(SCBG), Guangdong, China	Jul. 1999	Cao 9915
	Guangzhou(SCBG), Guangdong, China	Jul. 1999	Cao 9911
	Chongqing, Guangxi, China	Jul. 1999	Cao 9923
C. wenyujin Y. H. CHEN *et* C. LING	Nanning(GMPG), Guangxi, China	Ju. 1999	Cao 9914
C. aromatica SALISB.	Naha, Okinawa, Japan	Sep. 1998	Komatsu 02
	Toyama(TMPU), Japan	Jan. 1998	Komatsu 03
	Haidian, Baijing, China	Jun. 1999	Cao 9901
	Nanning(GMPG), Guangxi, China	Apr. 1999	D. Fang 01
Hedychium spicatum SMITH	Toyama(TMPU), Japan	Jun. 2000	Cao 0001
	Toyama(MRRC)[g], Japan	Jun. 2000	Cao 0002

a) GMPG, Guangxi Medicinal Plant Garden, b) TMPU, Herbal Garden of Toyama Medical and Pharmaceutical university, c) SCBG. South China Botanical Garden, d) XTBG, Xishuangbanna Tropical Botanical Garden, Academia Sinica, e) CACMM, Herbal Garden of Chongqing Academy of Chinese Meteria medica, f) GG. Ginger Garden of South China Institute of Botany, Academia Sinica, g) MPRC, Medicinal Plants Research Center of Toyama Prefecture, h) THis plant was morphologically identified as *C. phaeocaulis*, not as *C. zedoaria* labeled.

18S-5′ F (5′-CAACCTGGTTGATCCTGCCAGT-3′) and 18S-3′ R (5′-CTGATCCTTCT-GCAGGTTCACCTAC-3′) for 18S rRNA gene; *trn*K-3914F (5′-TGGGTTGCTAACT-CAATGG-3′) and *trn*K-2R(5′-AACTAGTCGGATGGAGTAG-3′) for *trn*K gene. PCR ampifications were carried out in a Thermal Controller PTC-100(MJ Research Inc., U.S.A.) as cycling conditions shown below. 18S rRNA gene: one cycle consisting of 94℃ for 3min and 65℃ for 8min, followed by 30 clcles of 94℃ for 40 sec and 65℃ for 8min, and a final extension at 72℃ for 30min; *trn*K gene: hot start at 94℃ for 3 min, followed by 35 cycles 94℃ for 1 min, 52℃ for 1min, 72℃ fot 2.5min, and a final extension at 72℃ for 10min. The 1/10 vol of PCR product was resolved by 1.0% agarose gel electrophoresis and then the remaining part was furified using a QIAquick PCR Purification Kit (QIAGEN, Germany). Sequencing reaction of the prufied PCR products were carried out using a Thermo Sequenase Cycle Sequencing Kit (Amersham, U.S.A.) with a set of fluorescent-labeled sequencing primers.

Sequencing and Phylogenetic Analysis Each sequence was determined directly by a 4000L DNA Sequencer (LI-COR, U. S. A.) and analyzed using the BaseImagIR program (Version 4.0, LI-COR, U.S.A.). The obtained DNA sequences were assembled, and consensus sequences were constructed by the Auto Assemble program (Version 1.3.0, Applied Biosystems, U.S.A.). The boundaries of both *trn*K coding region and *mat*K region were determined by comparison with the sequences of rice. [13] The phylogenetic trees were reconstructed by UPGMA method using the computer program PAUP* (Version 4.0 β4a, Sinauer Assoc. Inc., U. S. A.). Branch lengths were calculated by Kimura's two-parameter method. Bootstrap (1000 replications) analysis was performed to estimate the confidence of topology of the consensus tree.

RESULT

DNA Isolation and PCR Amplification The DNAs with a size of about 20kb were obtained from the *Curcuma* and *Hedychium* species. The PCR products from each species of the 18S rRNA gene and *trn*K gene regions showed a single band in the electrophoresis profile, corresponding to approximately 1.8 and 2.7kb in length, respectively (Fig. 1).

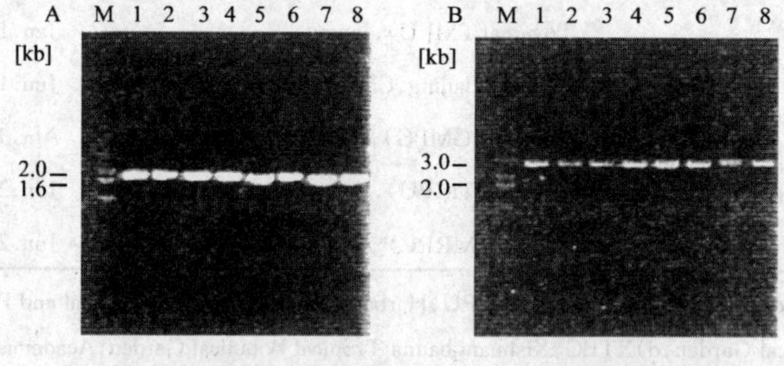

Fig. 1 Agarose Gel Electrophoresis of PCR products

A, 18S rRNA gene; B, *trn*K gene. Lane M, 1Kb DNA ladder (GIBCO); 1, *Curcuma longa* (Cao 9803); 2. *C. phaeocaulis* (Cao 9804); 3, *C. zedoaria* from China (Cao 9959); 4, *C. zedoaria* from japan (Komatus 06); 5, *C. kwangsiensis* with a purple-band on leaf blade (Cao 9905); 6, *C. Kwangsiensis* without a purple-gand on leafblade (Cao 9923); 7. *C. wenyujin* (Cao 9914); 8, *C, aromatica* (Komatsu 03).

18S rRNA Gene Sequence The 18S rRNA gene sequences of the 6 *Curcuma* and one *Hedychium* species were found to be 1810 base pairs (bps) in length, and quite conservative among 6 *Curcuma* species. Compared with the common sequence of *Curcuma longa*, *C. phaeocaulis*, *C. wenyujin* and *C. aromatica*, only one base transversion-substitution from cytosine to thymine was observed (from upstream) at nucleotide position 234 in *C. kwangsiensis*. *C. zedoaria* was divided into two groups, the Chinese and the Japanese populations on the basis of the base substitution at nucleotide positon 234. The nucleotide sequence of the Japanese population obtained from Yakushima (Komatsu 06) and Tanegashima (Komatsu 07) Islands, Kagoshima Prefecture of japan was identical to that of *C. kwangsiensis*, whereas the sequence of the Chinese population obtained from Chongqing (Cao 9959), Yunnan (Cao 9928) and Guangdong (Xiao 05) Provinces of China, to that of the other 4 *Curcuma* species (Fig. 2).

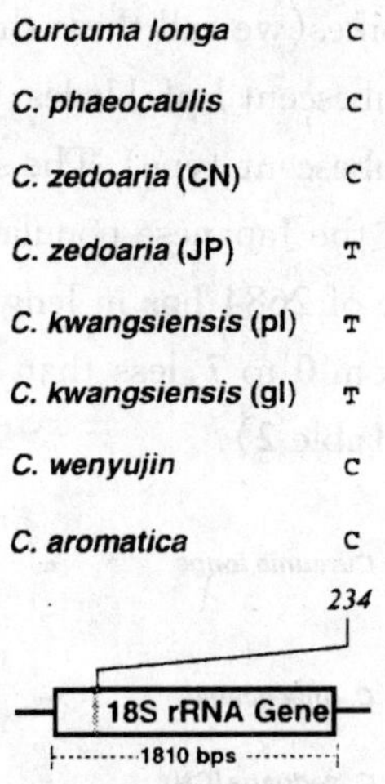

Fig. 2 Comparison of 18S rRNA Gene Sequences among 26 Samples of Six *Curcuma* Species

The number in italic print below the sequence indicates the aligned nucleotide position. CN, The Chinese population; JP, The Japanese population; pl, purple-cloud type; gl, pubescent type.

***trn*K Gene Sequence** The entire *trn*K gene was found to vary in length from 2698 to 2705 bps depending on the species. Moreover, even in the same species, one base deletion was observed. The sequence of *C. longa* was 2699 or 2698bps. *C. kwangsiensis* 2702 or 2701 bps. *C. wenyujin* 2702 bps, *C. phaeocaulis* 2704 bps and *C. aromatica* 2705 or 2704 bps in length, respectively. The Chinese and japanese populations of *C. zedoaria* were also characterized by different length and sequence in the *trn*K gene region, consisting of 2704 and 2701 bps, respectively. The alignment of sequences indicates that the domain of the *trn*K gene is highly conserved among the 6 *Curcuma* species, particularly in the *mat*K gene region, whose sequences were identical to each other. However, there were base substitutions and small deletion or insertions at some sites between the *trn*K coding region and *mat*K region among the specimens. In comparing the sequences of 5 *Curcuma* species except *C. aromatica*, three base substitutions were observed (from upstream) at nucleotide positions 177, 200 and 531 between the *trn*K 5′-coding region and the *mat*K gene region. while one base substitution was present at nucleotide position 2575 between the *mat*K gene region and *trn*K 3′-coding region. The number of poly thymine observed from nucleotide position 501 varied from 10 to 14, depending on species or specimens. In addition to these variations, the sequence of *C. phaeocaulis* possessed a 4-bp insertion repeat from nucleotide position 728 to 731, which was identical to that of the Chinese population of *C. zedoaria*. In *C. aromatica*, a 9-bp deletion from 714 to 722 and a 14-bp insertion repeat from 750 to 763 besides the base substitutions at 146, 147, 645, 2511 and 2602. were observed (Fig. 3). The specimens of *C. kwangsiensis* were divided into two groups on the basis of nucleotide differences at positions 177, 200, 531, and 2575. One group possessed the sequence as adenine, cytocine, guanine and adenine at each position, whereas another group as thymine, thymine, thymine and cytocine. respectively. Morphologically, the former specimens (He 03, Cao 9905&9915) had leaf blades with a purple-colored band shaped like a cloud along the midrib and lateral separate spikes(we call these the purplecloud type), whereas the latter specimens(Cao 9911 & 9923) had pubescent leaf blades without a purple band and central, terminal spikes (we call these the pubescent type). The sequence of the purple-cloud type of *C. kwangsiensis* was identical to that of the Japanese population of *C. zedoaria*. The sequence of *Hedychium spicatum* was found to be of 2684 bps in length. The base substitution numbers among the 6 *Curcuma* species ranged from 0 to 7, less than the numbers between each *Curcuma* species and *H. spicatum*, 18—27 (Table 2).

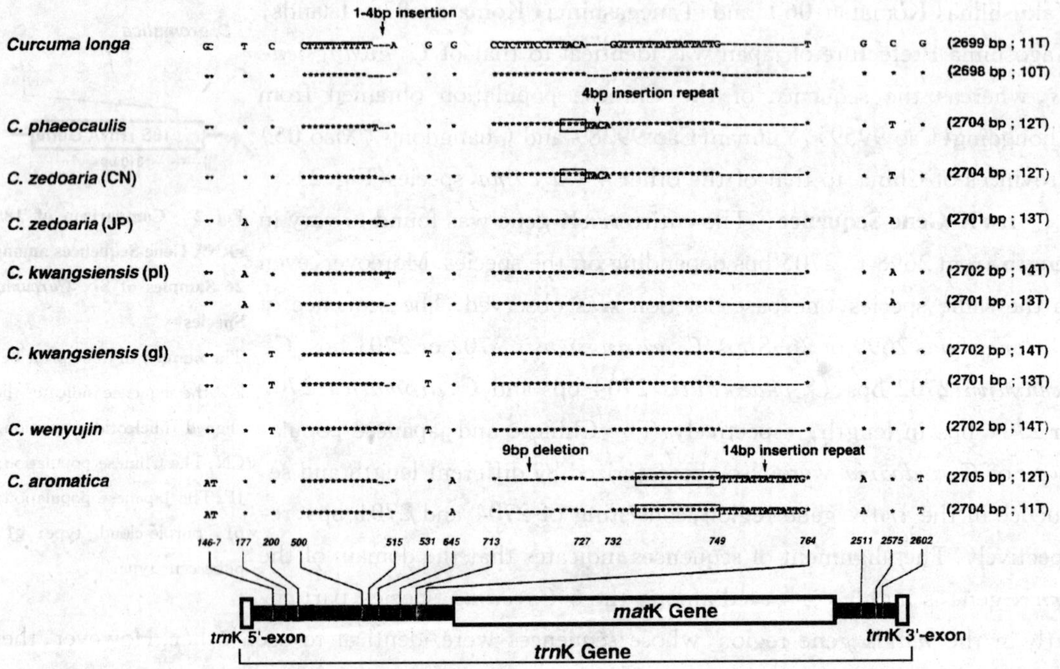

Fig.3 Comparison of *trn*K Gene Sequences among 26 Samples of Six *Curcuma* Species

Hyphens(-)denote alignment gaps; asterisks(*) indicate sequence identity with *C. longa*. The numbers in italic print below the sequence indicate the aligned nucleotide position; the numerals in the parentheses indicate the total length of *trn*K gene sequence and the number of poly thymine between the nucleotide position 501 and 514 from upstream. CN, The Chinese population; JP, The Japanese population; p1, purple-cloud type; g1, pubescent type.

Phylogenetic Analysis The phylogenetic tree reconstructed based on the *trn*K gene sequences using the UPGMA method showed that *C. aromatica* was separated from the other 5 species with 100% in bootstrap value. and subsequently *C. wenyujin* and the pubescent type of *C. kwangsiensis*, both having an identical sequence, were spearated from the others. *C. phaeocaulis* and the Chinese population of *C. zedoaria*, whose sequences were identical. formed one cluster together with *C. longa*, separating from another cluster of the Japanese population of *C. zedoaria* and the purple-cloud type of *C. kwangsiensis* (Fig. 4A). Moreover, in order to make the sequence data of 18S rRNA gene reflect the phylogenetic tree, the combined 18S rRNA-*trn*K gene analysis was performed using same method. Although the topologies of two phylogenetic tree were found to be similar, the evolutionary distance between *C. wenyujin* and the pubesent type of *C. kwangsiensis* was established (Fig. 4B). The phylogenetic relationship among six *Curcuma* species based on the combined 18S rRNA-*trn* K gene sequence data did not correspond to that based on the morphological characteristics such as the position of spikes. the presence or absence of leaf hairs, and the color of coma bracts and rhizomes. However, it did correspond to that based on the presence or absence of the purple band on the leaves.

Table 2 The Numbers of Gap Differences Except Poly Thymine Region (Above-Diagonal) and Base Substitutions (Below-Diagonal) on the *trn* K Gene Sequences among Six *Curcuma* Species and *Hedychium spicatum*

	1	2	3	4	5	6	7	8	9	Total length (bp)
1 *Curcuma longa*	–	4	4	0	0	0	0	23	25	2699, 2698
2 *C. phaeocaulis*	1	–	0	4	4	4	4	27	29	2704
3 *c. zedoaria* (CN)	1	0	–	4	4	4	4	27	29	2704
4 *C. zedoaria* (JP)	2	2	2	–	0	0	0	23	25	2701
5 *C. kwangsiensis* (pl)	2	2	2	0	–	0	0	23	25	2702, 2701
6 *C. kwangsiensis* (g1)	2	3	3	4	4	–	0	23	25	2702, 2701
7 *C. wenyujin*	2	3	3	4	4	0	–	23	25	2702
8 *C. aromatica*	5	6	6	7	7	7	7	–	34	2705, 2704
9 *Hedychium spicatum*	18	19	19	20	20	20	20	27	–	2684

CN, The Chinese population; JP, The Japanese population; p1, purple-cloud type; g1, pubescent type.

DISCUSSION

The Japanese "Gajutsu", called "Ezhu" in Chinese, seems to have been first named *C. zedoaria* by Koizumi in 1893[14]. Following Koizumi's naming, many books on Chinese botany and taxonomy in China, up until the 1970's, used *C. zedoaria* is the scientific name of "Ezhu". However, in 1981, Chen changed the scientific name from *C. zedoaria* to *C. aeruginosa* $\mathrm{R_{OXB}}$. after his investigation of morphological characteristics and of the botanical and medicinal history of "Ezhu".[15] Shortly thereafter. Wu and Liu found that the folowing morphological characteristics of "Ezhu" produced in China corresponded to Valeton's descriptions for *C. phaeocaulis*[16] and were different from those of the genuine *C. zedoaria* or *C. aeruginous*[17]; the various color of the rhizome from yellow, yellowish green to greenish or bluish gray, the dark purple-colored sheath, the color of the coma bracts which is pale red at the apex and whitish green at the base, and the red-colored corolla lobes. Now, instead of *C. zedoaria* or *C. aeruginosa*, *C. phaeocaulis* has been recorded as the official scientific name of this plant in Chinese Pharmacopoeia[3]. Based on our gene analysis from the 18S rRNA and *trn* K gene sequences, the Chinese population of *C. zedoaria* seemed to be the same species as *C. phaeocaulis*. The Japanese population of *C. zedoaria* was also doubtful to be genuine *C. zedoaria* originating from India, which is 80-100cm in height, yellow to deep yellow on the inside of the rhizome and has fruits[18]. The Japanese population of *C. zedoaria* is 100-150cm in height, bluish gray on the inside of the rhizome and has no fruits. Further gene analysis for genuine *C. zedoaria* from India will be needed to clarify whether the naming of Japanese population of this plant is correct or not.

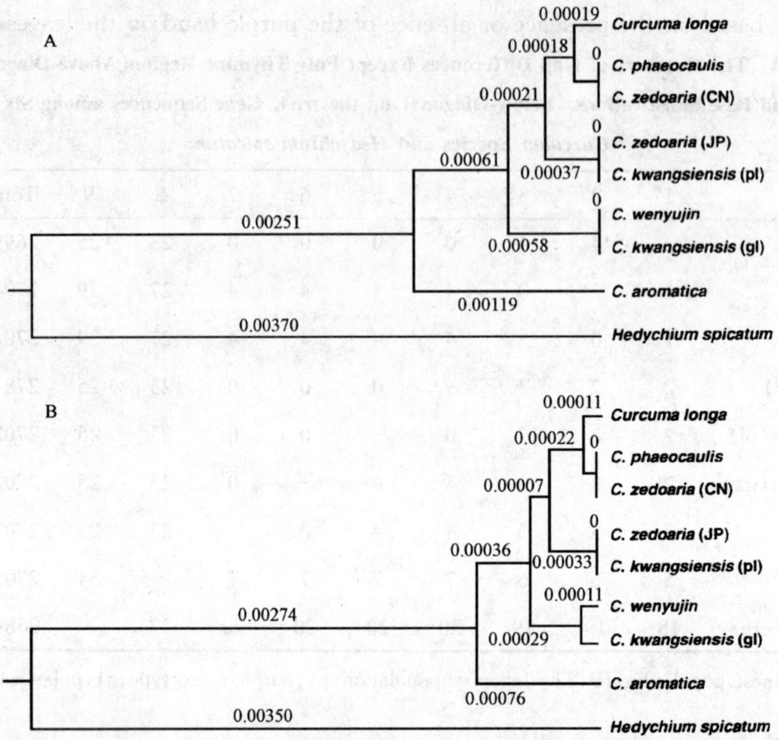

Fig.4 The Phylogenetic Trees Using the UPGMA Method among Six *Curcuma* Species

A, the tree reconstructed based on *trn*K gene sequences; B, the tree reconstructed based on combined 18S rRNA-*trn*K gene sequence data. The trees were outgroup-rooted using the sequence data of *Hedychium spicatum*. Branch lengths were calculated by Kimura's two-parameter method and mapped along each branch. CN, The Chinese population; JP. The Japanese population; pl, purple-cloud type; g1, pubescent type.

After investigating the morphological changes in cultivated *C. kwangsiensis*, Chen first divided *C. kwangsiensis* into two varieties, *C. kwangsiensis* S. G. L$_{\text{EE}}$ *et* C. F. L$_{\text{IANG}}$ var. *affinis* Y. H. C$_{\text{HEN}}$ and *C. kwangsiensis* S. G. L$_{\text{EE}}$ *et* C. F. L$_{\text{IANG}}$ var. *puberula* Y. H. C$_{\text{ENG}}$ in 1981.[15] The former possesses a purple band shaped like a cloud along the midrib of leaves and separate spikes, whereas the latter has no purple band on leaves and a central spike, whose characteristics correspond to our definition of the purple-cloud type and the pubescent type of *C. kwangsiensis*, respectively. Because the change of some characteristics such as the position of the spikes and the color of the coma bracts through different growth stages was known in several *Curcuma* species[19], *C. kwangsiensis* is hardly ever divided into two varieties. However, our study demonstrated that 3 specimens of the purplecloud type had the identical *trn*K gene sequence, which was different from that of the other 2 specimens of the pubescent type. Although the phenotypic characteristics are not enough for classifying the varieties of *C. kwangsiensis*, the fact that there were two *trn*K genotypes in *C. keangsiensis* might provide some collateral evidence for supporting Chen's classification. Moreover, the purple-cloud type of *C. kwangsiensis* had an identical sequence to that of the Japanese population of *C. zedoaria*. while the pubescent type of *C. kwangsiensis* was closer to *C. wenyujin* than to its purple-cloud type in the phylogenetic tree based on our data. These findings suggest that both types of *C. kwangsiensis* would be considered not varieties of *C. kwangsiensis*, but independent species. To resolve this taxonomic problem, gene analysis of *Curcuma* species distributed in Asia, including the genuine *C. zedoaria* and *C. aeruginosa*, will continue to be performed.

In earlier Chinese botanical literature, "Yujin" was given the scientific name *C. aromatica*, and that produced in Zhejiang especially called "Wenyujin", was named *C. aromatica* S_{ALISB}. cv. *Wenyujin* Y. H. C_{HEN}. According to Chen's investigation, "wenyujin" was described as different from *C. aromatica* in having glabrous leaves and white collora lobes, and also as containing more guaiane-and germacrane-types of sesquiterpenoids. The genuine *C. aromatica* has abaxially pubescent leaves and rose-colored collora lobes, and contains more curcuminoids and fewer sesquiterpenoids[15]. Our study supported Chen's viewpoint that *C. wenyujin* was an independent species, not closely related to *C. aromatica*, moreover suggested that this species was close to the pubescent type of *C. kwangsiensis* in phylogenetic relationship.

In conclusion, molecular analysis of the plastid *trn*K gene could provide novel information for determining the phylogenetic relationship, taxonomic combination, and identification of *Curcuma* plants. The relatively variable sites in the non-coding region of the *trn*K intron among *Curcuma* species means that it might be possible to design a species-specific primer probe as used in the method such as Amplification Refractory Mutation System (ARMS), to identify *Curcuma* drugs more conveniently.

Acknowledgements We are grateful to Mr. He B. Z. of Guangxi College of Traditional Chinese Medicine for the help of field survey in China, Prof. Fang D. of the Guangxi Medicinal Plant Botanical Garden, China and Dr. Mizukami H. of the Botanical Garden of Nagoya City University. Mr. Murakami M. of the Medicinal Plant Research Center of Toyama Prefecture and the staff of the Herbal Garden of Toyama medical and Pharmaceutical University, Japan for providing some samples, and to Prof. Liu N. of South China Institute of Botany, Chinese Academy of Sciences and Dr. Xiao X. H. of Department of Pharmacy, 302nd Hospital of PLA for valuable informations. This work was supported in part by a Grant-in-Aid for Scientific Research (B) No. 11695086 in 1999—2001 from Japan Society for the Promotion of Science and by the yamasaki Foundation for Promotions of Spice Research.

REFERENCES AND NOTES

[1] Liu N., Wu T. L., *J. Trop. Subtrop. Bot.*, 7, 146-150 (1999).

[2] Konoshima M., Shibata S., Shimomura T., Higashi J., "Hirokawa's Dictionary of Medicinal Plants", Hirokawa Publishing Co., Ltd. Tokyo, 1979, p. 297.

[3] Guo J. X., "Pharmacopoeia of the People's Republic of China (English ed. 1997)," Vol. I., Chemical industry Press, Beijing, 1997, pp. 145—146, 190—191, 205.

[4] The Society of Japanese Pharmacopoeia (ed.), "The Japanese Pharmacopoeia (14th ed.)," Part Ⅱ, Hi-

rokawa Publishing Co.,Ltd.,Tokyo.2001,p.2468.

[5] Harada M.,"The Standards of Crude Drugs Outside the Japanese Pharmacopoeia," Yakuji Nippo Co., Ltd. Toky.,1989, Supplement, p.3.

[6] Yuno S., Terai M, Shimizu K.L., Horie S., Futagami Y., Tsuchiya S., Ikegami F., Sekine T., Yamamoto Y., Fujimori H., Takamoto K., Saito K., Ueno K., Watanabe K., *Nat. Med.*, 54, 318-324 (2000).

[7] Mastuda H., Ninomiya K., Morikawa T., Yoshikawa M., *Bioorg. Med. Chem Lett.*, 339-344(1998).

[8] Uehara A., Yasuda I., Takeya K., Itokawa H., *Yakugaku Zasshi*, 112.817-823(1992).

[9] Xiao X.H., Liu F.Q., Shi C.H., Li L.Y., Qin S.Y., Qiao C.Z., Su Z.W., *Chinese Traditional and Herbal Drugs*, 31, 209-212(2000).

[10] Komatsu K., Zhu S., Fushimi H., Qui T.K., Cai S.Q., kadota S., *Planta Medica*, 67, 461-465(2001).

[11] Sugita M., Shinozaki K., Sugiura M., *Proc. Natl. Acad. Sci.*, 82, 3557-3561(1985).

[12] Cao H., But P.P.H., Shaw P.C., *J. Chin. Pharm. Sci.*, 7, 130-138(1998).

[13] Hiratsuka J., Shimada H., Whittier R., Ishibashi T., Sakamoto M., Mori M., Kondo C., Honji Y., Sun C.R., Meng B.Y., Li Y.Q., Kanon A., Nishizawa Y., Hirai A., Shinozaki K., Sugiura M., *Mol. Gen. Genet.*, 217, 185-194(1989).

[14] Koizumi E.,"Wakanyaku Kou(Textual Study on Japanese and Chinese Herbs)," Asakaya Publishing Col, Tokyo, 1983, pp.67-68.

[15] Chen Y.H., *Acta Pharm. Sin.*, 16, 385-389(1981).

[16] Valeton T., *Bull. Jard. Bot. Buitenzorg*, 27.5-81(1918).

[17] Wu T.L., Liu N., *Acta Bot. Austro Sin.*, 4.1-5(1989).

[18] Mangaly J.K., Sabu M., *Rheedea*, 3, 139-171(1993).

[19] Burtt L.B., *Not. Roy Bot. Gard. Edib.*, 31.224-227(1972).

* The nucleotide sequence data of the 18S rRNA gene and the *trn*K gene reported in this paper are registered in the DDBJ, EMBL and GenBank under the following accession numbers. Each species is shown with the accession numbers of 18S rRNA gene sequence and *trn*K gene sequence (italics), Respectively. *Curcuma longa*: AB047718. AB047738: *C. phaeocaulis*: *AB*047720, *AB*047735; *C. zedoaria*: 1) the Chinese population: AB047726, AB047734, 2) the Japanese population: AB0477727, AB047743; *C. kwangsiensis*: AB047717, AB047744 (purple-cloud type). AB047745 (pubescent type); *C. wenyujin*: AB047723, ab047746; *C. aromatica*: AB047710, AB047731; *Hedychium spicatum*: AB047728, AB047754.

原载:《Biol. Pharm. Bull》2001, 24(12): 1389

基因技术在生药分析中的研究进展

曹　晖，刘玉萍

［摘要］　生药基原检测分析成为药用资源开发，生药品质评价与新药创制的前提和基础。以DNA图谱和核苷酸序列为代表的基因分析技术自90年代初被中日两国学者应用于生药分析以来，越来越多的研究表明，基因技术是一种行之有效，且简便可靠的生药基原鉴定的分子学方法。在此基础上建立的分子探针诊断技术无疑对传统医药学发展及走向现代化会起到积极的促进作用。

本文就中日两国在生药分析中应用的各种基因技术的原理、方法、特点以及研究现状、发展前景进行了综述与分析。并大胆地预测基因技术在21世纪将会成为生药传统的四大分析技术（基原、形状、显微、理化）后的又一种更准确且可靠易行的常规生药分析技术。

除矿物类生药外，来自于生物资源的动植物类生药均含有决定其特定表型效应的遗传物质“基因”，它既是生物遗传的基本功能单位，又是生物体遗传信息表达的基本结构单位。由于基因中DNA多态性的特点构成了“物种”表型多样性，而检测这种基因多态性的方法就是基因分析技术（gene technology）。基因技术直接分析的对象是生药的基因型而非其表型，故分析结果不受外来因素（如环境、生理条件、材料来源、采收贮藏等）的影响。经典生药分析方法在器官水平、组织水平、化学水平上检测生药的表型特征存在极大的局限性，基因分析技术的发展使生药分析在分子水平检测成为可能。

近几年来，国内外学者对基因技术在生药分析中的应用与研究进行了许多有益的探索，但研究人员主要集中在我国（包括香港特区和台湾省）以及日本。自1993年日本名古屋市立大学水上元和千叶大学山崎真已两个研究小组报道采用RFLP技术分析伞形科生药珊瑚莱（日本称滨防风）和豆科生药羽扁豆地理品系亲缘关系以来[1~2]，到1999年12月止短短6年里就有150余篇相关论文发表，其中中日两国学者发表的论文占90％以上（表1）。

表1　基因技术分析生药研究论文发表数目

	中国	日本	其他国家
1993	—	6	—
1994	1	5	—
1995	3	10	2
1996	9	16	2
1997	15	13	2
1998	18	19	2
1999	18	8	2
合计	64	77	10

注：此表统计论文数字系作者不完全统计。其他国家主要指韩国、新加坡、德国、俄国。

目前在主药分析领域所用基因技术主要集中在以DNA分析技术为核心的分子杂交和PCR方面。前者有以低拷贝序列基因为对象的RFLP,以高度重复序列为对象的微卫星DNA指纹图谱。后者有RAPD、AFLP和DNA测序等。现就中日两国在基因技术分析生药方面的研究进展作一综述,并就原理、方法、特点简要介绍,展望其应用前景。

一、基于分子杂交的基因技术

(一)RFLP技术

RFLP是70年代发明的一种基因诊断技术,适用于种下居群间基原鉴别分析,是多源性生药分析强有力的工具之一。日本率先运用该技术对北沙参、柴胡、白术与苍术、甘草的基原及其地理品系、亲缘关系进行分析研究,为这些生药在日本引种栽培,资源开发提供了分子依据[1,3,4]。我国采用该技术对黄芪亚族、栝楼属、茶属进行了分类学研究。

(二)微卫星DNA指纹技术

这是80年代发明的一种基因检测技术,它以真核生物染色体上微卫星DNA重复序列为探针,通过限制性核酸内切酶制成DNA电泳图谱,这种DNA片断图谱因生物品种不同而呈现指纹一样的差异,因而可作为一种分子标记进行生药分析。1996年我国香港大学一个研究小组成功运用该技术分辨出人参与西洋参[5]。

但是基于分子杂交的基因技术操作步骤繁琐,易受探针来源的限制,分辨率低。同时要求新鲜材料。这大大限制了RFLP等分子杂交技术在以干燥材料为主的商品生药的分析应用范围。

二、基于PCR的基因技术

PCR是美国Cetus公司1985年发明的一种模拟自然DNA复制过程的体外酶促核音酸片断合成技术。它以待检测材料的DNA双链为模板,由人工合成的寡核苷酸引物为介导,通过耐热聚合酶促反应进行DNA片断扩增。由于PCR技术能在几小时内将纳克级的模板DNA体外扩增数百万倍,且具有操作简便、自动易行的特点。同时由于生药形成商品过程中经过产地加工、储藏运输等环节,极不利于DNA的保存。因此,PCR技术可以对痕量或被严重降解的DNA样品进行扩增,尤适用于商品生药的检测分析。

(一)RAPD技术

RAPD是90年代在PCR基础上发展起来的随机引物扩增DNA技术。通常是利用一个10碱基随机核苷酸序列作引物对待测DNA模板进行PCR扩增,再利用电泳技术检测其扩增产物不同片断,分析DNA多态性(或谓DNA指纹图谱差异)。由于它可以在不知道靶DNA序列的情况下检测DNA多态性,尤其在目前绝大多数生药的动植物资源的DNA序列尚不清楚的情况下,RAPD技术成为生药分析中应用最多的基因技术。

1994年我国香港中文大学首次报告采用APPCR技术分析人参类生药[6],此后陆续发表了许多运用该技术进行生药分析的论文,涉及的生药有苦地胆、蒲公英、黄连、山麦冬、溪黄草、温郁金、冬虫夏草、野生人参、党参、细辛、贝母、丹皮、菊花、天花粉、白芷、栝楼、海芋、慈菇、龙眼、葱属、铁线莲属、木蓝属、茶属、金茶花属、刺五加、金钱莲等[7]。此外我国台湾学者尚首次尝试运用RAPD技术检定复方制剂中生药投料准确性,如健脾固表名方“玉屏风散”由白术、黄芪、防风三味生药按3:1:1比例磨粉配制而成,台北医学院郑可大等人通过筛选适当引物,成功分析鉴别出市售10个玉屏风散成药中白术、黄芪和防风的基源[8]。

在日本,用RAPD技术分析的生药主要有当归、甘草、淫羊藿、苍术、白术、紫苏、人参、假人参、竹节人参,人参与西洋参杂交子代、百合属、地黄、大麻、罂粟、缬草根、青蒿、桑白皮、姜黄等[9]。东京大学 Ozeki 等同样运用 RAPD 分析人参属 3 种植物人参、西洋参和竹节参基原并成功检测出 2 个高丽参袋泡茶及 1 个日本人参茶制剂中人参的品种[10]。

因为 RAPD 技术在进行 PCR 反应中退火温度较低,虽可保证随机引物与模板 DNA 的配对,但亦往往引起错误配对,而且反应过程易受多种因素影响,使得分析结果稳定性较差。同时由于任意引物识别的位点是随机的,加之扩增片断的长度有限,使 RAPD 等技术的准确性降低。

(二)DNA 测序技术

PCR 直接测序技术亦是 90 年代发明的 DNA 序列分析技术,它以 PCR 扩增引物作为测序引物,大大提高了 DNA 核苷酸序列分析效率,既可作大量基因分析,又可作等位基因研究。可以说 DNA 测序技术的开发使基因技术在生药分析应用中取得重大进展,使生药在分子水平上的准确检定分析成为可能。

目前用于生药分析的基因较少,主要有针对植物来源生药的叶绿体基因如 rbcL、trnK,核基因如 ITS、5S-ISR、18SrRNA、26SrRNA,针对动物来源生药的线粒体基因如 $cy^{t\text{-}b}$、12SrRNA 等。这些基因的序列分析各有适用对象,根据生药来源不同以及真伪品种亲缘远近,在选择 DNA 测序基因时应尽可能反映出所分析生药的个体差异,一般是选择进化速率决、变异较均一,长度较短的基因进行测序分析,尤其是对种一级或种下一级分类群可分辨的基因。例如 rRNA 基因以中度重复序列连续排列方式存在核基因组中,这种大量重复序列(约 1000 个拷贝数)正可以弥补生药 DNA 因加工储存等原因导致降解的缺陷。

DNA 测序技术运用于生药分析是日本学者首先倡导的。1995 年名古屋市立大学水上元首次报告采用 5S-ISR 基因序列分析技术成功检测并区别开《日本药局方》收载的大和当归及其栽培品系北海当归[11],继后陆续发表了运用 18SrRNA 基因序列分析人参、西洋参与竹节参[12]、川芎、东川芎、越南人参、黄连、三七,rbcL 基因序列分析甘草[13]、苍术、白术、大和当归、东川芎、半夏、天南星[14]、trnK 基因序列分析苍术、白术[15]、姜黄[16],5S-ISR 基因序列分析当归、柴胡、北沙参、东川芎[17]、石菖蒲、水菖蒲[18]等以及 $cy^{t\text{-}b}$ 基因序列分析鹿茸及其伪品[19]。

此外,DNA 测序技术在成方制剂中生药分析亦被日本学者首先开发应用,如日本田边制药株式会社分析研究所桥本晶夫等人运用 $cy^{t\text{-}b}$ 和 12SrRNA 基因序列分析方法成功检定出市售 4 种含鹿茸强壮保健成方(2 种丸剂,2 种片剂)中鹿茸分别来自梅花鹿和马鹿[20]。

我国学者运用该技术分析应用的重点在动物类生药。1996 年中国科学院昆明动物研究所与云南省药检所、云南省药材公司合作采用 $cy^{t\text{-}b}$ 基因测序分析鉴定鸡内金[21]后,又对鹿鞭类、紫河车类生药用同样方法进行了测序鉴别分析[22~23]。同时南京师范大学与中国药科大学合作亦运用 $cy^{t\text{-}b}$、12SrRNA 基因序列分析了龟甲[24]、鳖甲[25]。乌梢蛇[26]、金钱白花蛇[27]、海马[28]及它们的混淆品的碱基差异,为这些动物类生药的准确鉴定提供了分子依据。

在植物类生药的 DNA 测序分析方面,台湾学者采用 ITS 基因序列分析了苍术与白术[29]、当归、大和当归、白芷,结果与日本学者运用 trnK 和 5S-ISR 基因所分析的基本一致。香港学者用 ITS 基因测序技术对人参属 6 种植物及 2 种人参伪品进行了检测,结果表明该技术完全可以区别人参及其混淆品[30]。此外对党参、蛇床子不同地理分布的样品的 ITS 基因序列分析表明基因技术可以用于道地药材的评价研究[31~32]。还有利用26SrRNA5′端基因序列鉴定杜仲[33]和用5S-ISR序列鉴别川贝母与浙贝母[34]的报告。

三、应用前景

DNA测序技术虽然准确性高，直接反映了待测个体性状差异的遗传本质，但毕竟在生药分析应用中技术难度大，成本高，操作程序复杂，同时测序引物必须是在已知靶基因序列的前提下才能设计、合成，这不仅限制了待测靶基因选择范围，而且使该技术在生药分析实际工作中有许多困难。因此，如何使得基因技术简单易行、准确可靠，成为一种更新更具实际应用价值的生药分析手段，是目前急待解决的关键之一。

笔者认为解决上述关键技术在于DNA直接测序基础上寻找一种合适的分子标记作为基因探针，它可以高度特异识别被检测样本。目前已有两种技术可以达到这一目的，一种是PCR-RFLP技术，另一种是MASA技术。前者原理是通过PCR获得目的基因，经过直接测序后在其片断上检索限制性核酸内切酶位点，在选择特定的内切酶前提下进行RFLP分析。后者称为突变多位基因特异扩增技术，其原理基本同PCR-RFLP，只是测序后再根据目的基因片断上特异的核苷酸序列设计一对检测引物，它只识别其同源序列基因，然后通过电泳技术确认其特异扩增的PCR产物。

因此在生药分析应用中所选用的基因探针根据其所依赖的分子标记不同，亦基本分为两类；特异内切酶类探针和特异引物类探针。前一类探针在中日学者发表的生药检测分析论文中被大量运用。例如日本学者报告采用HindⅢ内切酶消化大和当归、三岛柴胡、东川芎、滨防风之5S-ISR基因PCR扩增产物，由于只有大和当归5S-ISR基因片断存在该酶识别位点(第232～237号核苷酸)，所以HindⅢ内切酶就成为检测当归与柴胡、北沙参的特异探针[17]。我国学者报告采用EcoRI消化川贝母与浙贝母之5S-ISR基因扩增产物，川贝母的识别位点在第220～225号核苷酸，而浙贝母在466-471号核奁酸，因此EcoRI亦成为检测这两种贝母的特异探针[34]。

特异引物类探针在生药分析中的实际运用到目前只有中日两国几个成功例子。日本富山医科药科大学小松研究小组1997年报告利用人参、西洋参与竹节参18SrRNA基因序列上游第481～510号核苷酸碱基不同，分别设计出3种特异的正向(5′→3′端)引物，结果每类引物只高度特异扩增其同源序列的靶DNA片断，这种特异引物类基因探针可用作鉴定人参及其类似生药[12]。我国南京师范大学周开亚研究小组1998年报告利用线粒体。$cy^{t\text{-}b}$基因序列在蛇类生药金钱白花蛇及其4种仿品赤链蛇、水赤链游蛇、百花锦蛇、尖吻蝮蛇的差异，设计出一对特异扩增正品金钱白花蛇的引物，无论是正品本身还是正品与伪品按2∶3比例混合样品，该引物对均能稳定扩增含正品的阳性片断，为生药鉴别提供了一种简便、高效、低成本的实用分子方法[27]。此后他们又利用线粒体12SrRNA基因序列设计出鉴别龟甲和蛤蟆油两对特异引物用于正品龟甲、蛤蟆油药材检定[35~36]。

我国台湾学者则通过核基因ITS序列设计当归、大和当归特异引物进行中药复方“四物汤”和日本名方“中将汤”所含君药当归基原检测，结果表明当归的特异引物探针可用PCR方法检测出四物汤或中将汤成分中将有否当归[37]。

四、结束语

本文对中日两国在生药分析中应用的各种基因技术就其原理、方法、适用范围、研究现状以及应用前景作了简要综述与分析。由于每种基因技术各有优缺点和适用对象，因此在生药分析的实际应用中可以从材料特点、实验条件和已有的研究基础出发，选择一种或几种方法扬长避短，找出快速有效、经济稳定的实用基因技术以分析生药。相信随着 PCR、DNA 测序、核苷酸引物合成、核酸内切酶分离纯化等技术向低成本商业化（试剂盒）、高效率自动化（分析仪器）方向发展，不久的将来以内切酶探针和引物探针为代表的基因技术——PCR 分析法有可能成为继显微、理化方法之后生药分析领域又一常规分子分析方法。应用此方法只要选择特异的探针通过 PCR 扩增或酶解电泳分离即可达到生药分析目的。

参考文献

[1] Mizukami H, Ohbayashi K, Umetsu K, et al. Restriction fragment length polymorphisms of medicinal plants and crude drugs. Ⅱ. Analysis of Glehnia littoralis of different geographical origin. Biol Pharm Bull 1993;16:611.

[2] Yamazaki M, Sato A, Saito K, et al. Molecular phylogeny based on RFLP and its relation with wlkaloid patterns in Lupinus plants. Biol Pharm Bull 1993;16:1182.

[3] Mizukami H, Ohbayashi K and Ohashi H. Bupleurum falacatum L. in northem Kyushu and Yamaguchi prefecture is genetically distinguished from other populations, based on DNA fingerprints. Biol Pharm Bull 1993;16:729.

[4] Yamazaki M, Sato A, Shimomur K, et al. Genetic relationships among Glycyrrhiza plants determined by RAPD and RFLP analyses. Biol Pharm Bull 1994;17:1529.

[5] Ho ISH, Leung FC. Isolation of DNA fingerprinting probe from Panax ginseng. Abstracts of Symposium on Chinese Medicine & Public Health, University of Hong Kong, 1996, p. 34

[6] Cheung KS, Kwan HS, But PPH, et al. Pharmacognostical identification of American and Oriental ginseng roots by genomic fingerprinting using arbitrarily primed polymerase chain reaction (AP-PCR). J Ethnopharmacol 1994, 42:67.

[7] 曹晖，刘玉萍. 分子标记技术在中药品种鉴定上的应用. 中国药学杂志，1998；33：269.

[8] Cheng KT, Tsay HS, Chen CF, et al. Determination of the components in a Chinese prescription, Yu-Ping-Feng-San, by RAPD analysis. Planta Med 1998, 64:563.

[9] 曹晖，刘玉萍，邵鹏柱，等. DNA 分子标记技术：一种新的中药分析方法，药物分析杂志，1999；19：355.

[10] Ozeki Y, Wake H, Yoshimatsu K, et al. Arapid method for genomic DNA preparation from dried materials of genus Panax for PCR analysis. Natural Med 1996, 50:24.

[11] Mizukami H. Amplification and sequence of a 5S-rRNA gene spacer region from the crude drug "angelica root". Biol Pharm Bull 1995, 18:1299.

[12] Fushimi H, Komatsu K, Isobe M, et al. Application of PCR-RFLP and MASA analyses on 18ZSribosomal RNA gene sequence for the identification of three ginseng drugs. Biol Pharm Bull 1997, 20:765.

[13] Hayashi H, Hosono N, Kondo M, et al. Phylogenetic relationship of Glycyrrhiz a plants based on rbcL sequences. Biol Pharm Bull 1998, 21:782.

[14] Kondo K, Terabayashi S, Okada N, et al. Discrimination between "Banxia" and "Tiannanxing" based on rbcL sequences. Natural Med 1998, 52:253.

[15] Mizukami H. Shimizu R, Kohjyouma M, et al. Phylogenetic analysis of Atractylodes plants based on chloroplast trnK sequence. Boil Pharm Bull 1998, 21:474.

[16] 曹晖，伏见裕利，小松かつ子. 中国及び日本产 Curcuma 属植物の遺伝子解析——18SrRNA 遺伝子及びtrnK 遺伝子の塩基配列一. 第 46 回日本生药学会年会要旨集，大阪，1999，p. 163.

[17] Mizukami H, Hao BS, Tanaka T. Nucleotide sequence of 5S-rDNA intergenic spacer region in Angelica acutiloba. Natural Med 1997;51:376.

[18] Sugimoto N, Kiuchi F, Mikage M, et al. DNA profiling of Acorus calamus chemotypes differeing in essential oil composition. Biol Pharm Bull 1999;22:481.

[19] Hayashimoto A, Nishimura N, Kokusenya Y, et al. Studies on "signal" constituents for evaluation of animal crude drugs. Ⅳ: Application of DNA analytical technique to quality evaluation of medicines containing animal crude drugs. Natural Med 1998;52:38.

[20] 板本晶夫，西村信幸，西博行，他.动物生物の指标成分の探索(6).DNA分析による制剂中の鹿茸の确认.第27回生药分析シンポジウム讲演要旨，近畿(东大阪)，1998，p.1.

[21] 王建云，王文，宿兵，等.DNA序列分析技术鉴定鸡内金的方法学研究.中国药科大学学报，1996;27:471.

[22] 王建云，何广新，付文，等.鹿鞭的微量DNA提取及序列鉴定.中国中药杂志，1997;22:579.

[23] 熊丽娟，王建云，易建文.DNA序列鉴定紫河车.中国药学杂志(增刊)1997;32:41.

[24] 吴平，周开亚，徐珞珊，等.中药材龟甲的分子鉴定研究.药学学报，1998;33:304

[25] 吴平，周开亚，徐珞珊，等.用聚合酶链反应直接测序技术鉴定中药材鳖甲.中国药科大学学报，1998;29:28

[26] 王义权，周开亚，徐珞珊，等.中药材乌梢蛇及其混淆品的DNA序列分析鉴别.药学学报，1999;34:67.

[27] 王义权，周开亚，徐珞珊，等.金钱白花蛇及其伪品cy^{t-b}基因片断序列分析和PCR鉴别研究.药学学报，1998;33:941.

[28] 吴平，周开亚，张朝晖，等.海马类药材的分子遗传标记鉴定研究.药学学报，1998;33:226.

[29] Cheng HF, Lai B, Chan SC, et al. Molecular differentiation of Atractylodes drugs by PCR-restriction fragment length polymorphism and PCR-selective restriction analys is on the 18S-5.8S rDNA intratranscribed spacer 1 gene. J Food Drug Anal(Taiwan)1997;5:319.

[30] Ngan FN, Shaw PC, But PPH, et al. Molecular authentication of Panax species. Phytochemistry, 1999;50:787.

[31] Fu RZ, Wang J, Zhang YB, et al. Differentiation of medicinal Codonopsis species from adultrants by polymerase chain reaction-restriction fragment length polymorphism. Planta Med 1999;65:648.

[32] 蔡金娜，周开亚，徐珞珊，等.中国不同地区蛇床的rDNA ITS序列分析.药学学报，2000;35:56.

[33] 陈月琴，屈良鹄，周惠，等.杜仲原植物25SrDNA 5′端序列分析及其分子识别.中国中药杂志，1998;23:707.

[34] Cai ZH, Li P. Dong TTX, et al. Molecular diversity of 5S-rRNA spacer domain in Fritillaria species revealed by PCR analysis. Planta Med 1999;65:360.

[35] 刘中权，王义权，周开亚，等.中药材龟甲及原动物的高特异性PCR鉴定研究.药学学报，1999;34:941.

[36] 刘中权，王义权，周开亚，等.两步PCR在动物药材鉴定中的应用.中国野生植物资源，1999;18(5):96.

[37] 陈惠芳，赖本，廖俊亨，等.以核酸聚合酵素链锁反应法进行中药材基原之鉴别.一九九七中草药国际研讨会论文摘要.台北，1997，P.105

原载:《21世纪分子医药学前沿》2001版PP183.

基因测序技术在中药质量研究中的应用(Ⅰ)
——山东郓城猴头半夏基原的DNA测序鉴别

刘玉萍,曹　晖,王孝涛

[摘要]　目的:分析半夏 *Pinellia ternata*(Thunb.)Breit.及其伪品虎掌南星 *Pinellia pedatisecta* Schott 的核基因组序列,为半夏正品基原鉴别提供分子依据。方法:采用PCR直接测序技术测定半夏及其伪品的18S rRNA基因核苷酸离列并作序列变异和选择性内切酶谱(PCR-SR)分析。结果:半夏和伪品的18S rRNA序列长度均为1805 bp,根据排序比较,半夏原植物与商品药材间的序列完全相同,虎掌南星亦如此。而半夏与其伪品虎掌南星间则存在序列差异(有4个变异位点)。在半夏18S rRNA序列中有一个限制性内切酶Ase Ⅰ识别位点,通过PCR-SR图谱显示800bp和900bp2个酶切片断,而虎掌南星则无此位点,PCR-SR图谱显示1个未消化的1800bp片断。结论:通过核基因组序列和PCR-SR图谱差异,DNA测序技术可成为半夏正品基原鉴别准确而有效的分子方法。

[关键词]　半夏;18S rRNA基因;DNA测序;PCR-SR分析;基原鉴别

Application of Gene Technology in Quality Control of Chinese Drugs(Ⅰ)
——Identification of *Pinellia ternata* Species from Yuncheng, Shandong Using DNA Sequencing

LIU Yu-ping, CAO Hui and WANG Xiao-tao

[**Abstract**]　**Objective**: To analyze the nuclear ribosomal RNA small subunit(18S rRNA) gene sequence of *Pinellia ternata*(Thunb.)Breit. in order to provide molecular evidence for genuine origin identification of *P. ternata* species. **Method**: To sequence *P. ternata* and its adulterant *P. pedatisecta* Schott using PCR direct sequencing and to detect the variation and restriction length polymorphism of their 18S rRNA sequences. **Results**: The 18S rRNA gene sequence of *P. ternata* and its adulterant is 1805 bp in length. Multiple sequence alignment shows that sequence of 18S rRNA gene between dried crude drug and fresh voucher material of *P. ternata* is identical, there are 4 variable sites between *P. ternata* and *P. pedatisecta*. PCR-selective restriction(PCR-SR) pattern also shows that there is one recognition site of restriction enzyme *Ase* Ⅰ in the 18S rRNA sequence of *P. ternata*, that is not in one of *P. pedatisecta*. **Conclusion**: DNA sequencing can become an accurate and reliable method in the genuine origin identification of *P. ternata*.

[**Key words**]　Rhizoma Pinelliae; *Pinellia ternana*(Thunb.)Breit, 18S rRNA gene; DNA sequencing; PCR-SR analysis; origin identification

半夏为天南星科半夏属植物半夏 *Pinellia ternata*(Thunb.)Breit.的块茎,野生药材性状为类球形，直径 1～1.5cm。目前，药材市场已发现其常见的伪品为虎掌南星，系同属植物掌叶半夏 *P. pedatisecta* Schott 的块茎。出现这种混乱的主要原因首先是由于生态环境的不断破坏，半夏野生资源急剧减少，许多地区用同属植物块茎充当半夏入药。其次半夏商品药材主要来源转为人工栽培，在半夏道地产区之一的山东郓城地区，人工栽培半夏由于栽培环境与野生状态不同，其块茎外在形态发生了部分变异，表现为个型增大，新鲜块茎的直径长达 6cm 以上，商品药材直径一般也在 2～4cm，形似猴头，俗称“猴头半夏”。甚至部分块茎周边还出现数个不等的子块茎，使得正品半夏在外观性状与虎掌南星极为相似，而且它们的组织粉末和化学成分特异性不强，采用传统的性状、显微和理化鉴别难以区分[1]。随着 DNA 分析技术的发展，基于 PCR 的分子标记技术已经应用到了中药品种基原鉴别领域[2]。近藤健儿等人对半夏和虎掌南星进行了叶绿体 *rbc*L 基因序列分析，发现半夏 157 个碱基片断中有 2 个序列样式，而半夏与虎掌南星之间仅存在 1 个变异位点[3]。在目前采用传统生药方法鉴别人工栽培半夏与伪品有很大难度的情况下，虽然 *rbc*L 序列不失为一种有效的分子标记，但是由于 *rbc*L 基因比较保守，进化速率远低于核基因组[4]，这就限制了其在近缘易混药材鉴别中的应用。

rRNA 是编码核糖体 DNA 的基因，以连续排列方式存在所有生物细胞内，含量达 80% 以上，且易获得。其中 18S rRNA 基因序列长度较保守，约 1800bp，由于协同进化（concerted evolution）关系使该序列片断在核基因组不同拷贝间趋于相近，甚至完全一致[5]。不仅为采用通用引物对其 PCR 扩增产物进行直接测序奠定了理论基础，而且这种大量的重复序列正可用来弥补由于中药材的加工和储藏所导致的 DNA 降解的缺陷。同时 PCR 直接测序技术极易获得靶基因序列，通过计算机软件检索所测得序列上的酶切位点进一步可作药材的选择性内切酶谱（PCR-SR）分析。目前，18S rRNA 基因测序技术已被用于人参、西洋参、珠子参、三七、川芎、山药、塞隆骨的基原鉴别[6～11]。

本文报道采用 PCR 直接测序技术对半夏及其伪品虎掌南星的 18S rRNA 基因核苷酸序列进行测序和 PCR-SR 分析研究，为半夏正品基原的准确鉴别提供分子依据。

1　材料与方法

1.1　实验样品　本实验所用植物材料为 1997 年 5 月采自山东郓城的新鲜块茎，种于中国中医研究院中药研究所苗圃。实验时选取幼苗叶片。药材样品 1998 年 8 月购自四川成都荷花池中药材市场。原植物及药材经作者鉴定(见表 1)。

表 1　半夏及其虎掌南星基原

Tab 1　The origin of *Pinellia ternata* and its adulterant *P. pedatisecta*

基原(origin)	学名(scientific name)	材料(source)	代码(code)
半夏(Banxia)	*Pinellia ternata* (Thunb.) Breit.	新鲜植物叶片(fresh leaf)	PT1
半夏(Rhizoma Pinelliae)	*P. ternata* (Thunb.) Breit.	干燥块茎药材(dried crude drug)	PT2
掌叶半夏(Zhangye Banxia)	*P. pedatisecta* Schott	新鲜植物叶片(fresh leaf)	PP1
虎掌南星(Rhizoma Pinelliae Pedatisectae)	*P. pedatisecta* Schott	干燥块茎药材(dried crude drug)	PP2

1.2　实验方法　DNA 提取、PCR 扩增、测序均同前文[11]。18S rRNA 基因 PCR 扩增的通用引物据 Sogin 设计的序列[12]合成。18SF：5′-CAACCTGGTTGATCCTGCCAGT-3′；

18SR:5′-CTGATCCTTCTGCAGGTTCACCTAC-3′。由于18S rRNA基因长度为1.8kb左右,利用单个引物进行一次PCR测序反应无法测得此区段全部序列,因此我们还据White等设计[13]合成了3对测序引物18SF1(5′-GATCCTGCCAGTCATATGC-3′),18SR1(5′-TTATTGTCACTACCTCCCCG-3′)、18SF2(5′-GTTGGCCTTCGGGATCGCAG-3′),18SR2(5′-CCTGGTCGGCATCGTTTATG-3′)和18SF3(5′-TTTGTCTGGTTAATTCCGTT-3′),18SR3(5′-GACCTACGGAAACCTTGTTACG-3′)进行双向测序。

PCR-SR分析:取30μL纯化后的PCR扩增产物加入10U限制性内切酶*Ase* Ⅰ(美国Life Technologies公司)于37℃酶解2h,采用2%琼脂糖凝胶按标准方法作电泳检测。

2 结果与讨论

在本研究中,采用CTAB微量提取法半夏及其伪品总DNA,无论植物新鲜叶片或药材干燥块茎均能获得约23.1kb的DNA(图1-A),而利用18S rRNA通用引物进行PCR扩增均能得到预期1.8kb的双链产物(图1-B)。经过测序,4个样品的核苷酸序列长度相同,均为1805bp。根据排序比较,半夏原植物(PT1)与商品药材(PT2)间的序列完全相同,虎掌南星原植物(PP1)与商品药材(PP2)间的序列亦完全相同,而半夏与虎掌南星间则分别在第74、838、970和1076号核苷酸位置存在4个变异位点(图2)。通过这种DNA序列差异分析比较,就能找出一种很好的标记,用于其正品基原准确而有效的鉴别。即将其18S rRNA基因序列建立一个标准对照,当要鉴定一个半夏商品药材品种基原时,只要所测其基因序列与已知对照序列相吻合,说明该药材样本是正品,反之,是伪品。

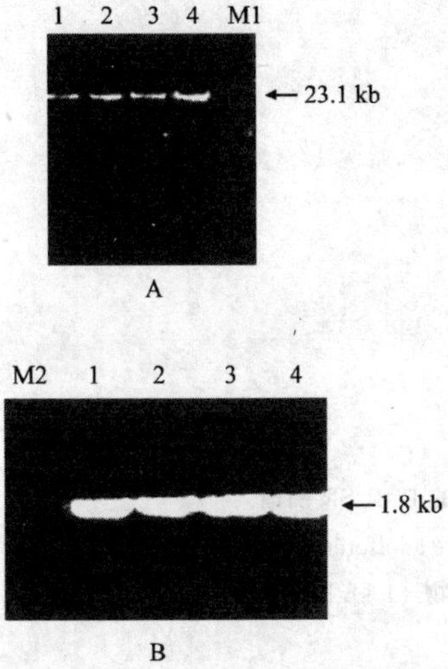

图1 半夏及其伪品虎掌南星的总DNA电泳图谱(A)和18S rRNA基因PCR扩增图谱(B)

Fig.1 Agarose electrophoresis pattern of isolated genomic DNA(A) and amplified PCR product of 18S rRna gene from(B) *Pinellia ternata* and its adulterant *P. pedatisecta*

1.半夏植物(PT1)[fresh leaf of *Pinellia ternata*(PT1)];2.半夏药材(PT2)[dried crude drug of *Pinellia ternata*(PP1)];3.掌叶半夏植物(PP1)[fresh leaf of *Pinellia pedatisecta*(PP1)];4.虎掌南星药材(PP2)[dried crude drug of *Pinellia pedatisecta*(PP2)]

M1:*Hind* Ⅲ分子标记物(*Hind* Ⅲ molecular marker);M2:1 kb ladder分子标记物(1 kb ladder molecular marker)

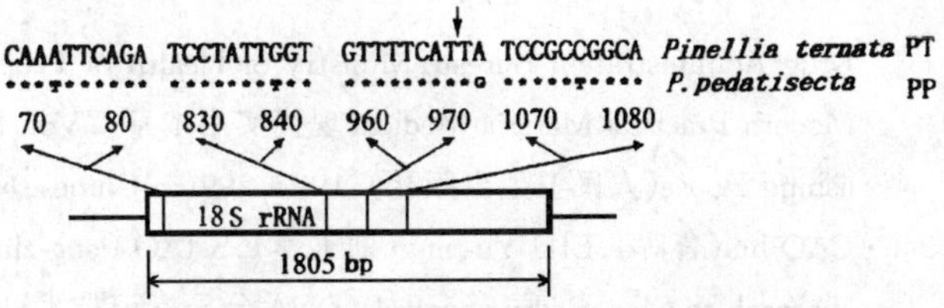

图2 半夏(PT)与其伪品虎掌南星(PP)18S rRNA基因序列变异位点比较

Fig.2 Comparison of variable sites in 18S rRNA sequence of *Pinellia ternata*(PT) and its adulterant P. pedatisecta(PP)

*代表与上面序列相同的碱基组成(asterisk indicates identical base composition with PT),数字代表核苷酸位置(number indicates nucleotide position from upstream in the sequence),箭头代表内切酶*Ase* Ⅰ识别位点(arrowhead indicates recognition site of restriction enzyme *Ase* Ⅰ)

进一步将获得的18S rRNA基因序列通过基因序列分析软件检索,发现在整个半夏序列只有上游第967～972号核苷酸位置存在1个限制性内切酶*Ase* Ⅰ识别位点(AT↓

TAAT),而虎掌南星序列无此识别位点。用 *Ase* Ⅰ消化半夏和虎掌南星 PCR 扩增产物,经电泳检测作 PCR-SR 分析,结果半夏得到 837bp 和 968bp2 个片段,而虎掌南星只有 1 个未经酶解的 1805bp 片断(图 3)。与我们据此变异位点设计的 18-mer 核苷酸探针所做基因芯片对半夏和虎掌南星的检测结果相吻合[14]。同时我们采用同法对半夏伪品天南星、水半夏 18S rRNA 基因序列分析也证明可以对半夏及其伪品进行真伪鉴别。[15]

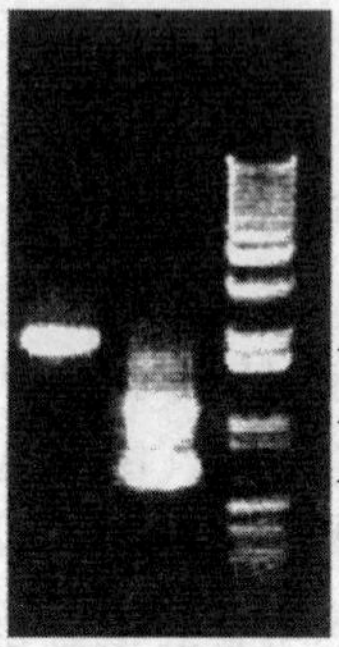

图 3　半夏(PT)与其伪品虎掌南星(PP)18S rRNA 基因的 PCR-SR 图谱

Fig **3**　PCR-SR pattern of **18**S rRNA gene of *Pinellia ternata*(PT) and its adulterant *P. pedatisecta*(PP)

1. 虎掌南星(*Pinellia pedatisecta*)　2. 半夏(P. ternata);M:1 kb ladder 分子标记物 (1 kb ladder molecular marker)

综上所述,采用传统生药学手段难以鉴别半夏正品与伪品的情况下,通过 DNA 测序及选择性内切酶谱分析这一高效准确的基因分析方法可在 DNA 分子水平解决山东郓城所产"猴头半夏"正品基原鉴别的难题。该方法稳定性强,重现性好,结果准确可靠,可以说 DNA 序列标记引进中药质量标准研究将是今后中药鉴定学的一个新发展方向。

参考文献

[1] Drug Administration Bureau, Ministry of Health of People's Repubic of China(卫生部药政管理局). Modern Practical Materia Medica(现代实用本草). Vol Ⅰ(上册). Beijing(北京):People's Medical Publishing House(人民卫生出版社),1997.299(in Chinese)

[2] CAO hui(曹晖),LIU Yu-ping(刘玉萍),SHAO Peng-zhu(邵鹏柱), *et al*. DNA molecular maker:A new approach to Chinese drug analysis(DNA 分子标记技术:一种新的中药分析方法)。*Chin J Pharm Anal*(药物分析),1999,19(5):355(in Chinese)

[3] Kondo K, Terabayshi S, Higuchi M, *et al*. Discrimination between Banxia and Tiannanxing based on *rbc*L sequences. *Natural Med*,1998,52:253.

[4] Wolfe KH, Li WH, Sharp PM. Rates of nucleotide substitution vary greatly among plant mitochondrial, chloroplast, and nuclear DNAs *Proc Natl Acad Sci USA*,1987,84:9054.

[5] Evans IJ, James AM, Barnes SR. Organization and evolution of repeated DNA sequence in closely related plant genomes. *J Mol Biol*,1983,170:803.

[6] Fushimi H, Komatsu K, Isobe M, *et al*. Application of PCR-RFLP and MASA analyses on 18S ribosomal RNA gene sequence for identification of three ginseng drugs. *Biol Pharm Bull*,1997,20:765.

[7] Fushimi H, Komatsu K, Isobe M, *et al*. Genetic heterogeneity of ribosomal RNA gene in *Panax notogin-*

seng. *Planta med*, 2000, 66: 659.

[8] CAO Hui(曹晖), LIU Yu-ping(刘平萍), Fushimi H, *et al*. Identification of Notoginseng (*Panax notoginseng*) and its adulterants using DNA sequencing(三七及其伪品的测序鉴定). *J Chin Med Mater*(中药材), 2001, 24(6): 398(in Chinese).

[9] Fushimi H, Komatsu K, Isobe M, *et al*. A new approach for the identification of a Chinese traditional medicine Chuanxiong by 18S ribosomal RNA gene sequences. *Phytomedicine*, 1996, 3: 387.

[10] LIU Yu-ping(刘玉萍), HE Bao-zuo(何报作), CAO Hui(曹晖). Application of gene technology in quality control of Chinese drugs (Ⅱ)-Identification of Chinese yam(*Dioscorea polystachya* rhizome) using DNA sequencing(基因测序技术在中药质量研究中的应用(Ⅱ)——山药基原的 DNA 测序鉴别). *Chin Tradit Herb Drugs*(中草药), 2001, 32(11): in press(in Chinese)

[11] CAO Hui(曹晖), LIU Yu-ping(刘玉萍), ZHANG Shao-lai(张绍来), *et al*. Nuclear rigosomal RNA small subunit (18S rRNA) nucleotide sequencing and characterization of Sailonggu (whole bone of *Myospalax baileyi* Thomas)(塞隆骨原动物高原鼢鼠核基因 18S rRNA 序列测定与分析). *China J Chin Mat Med*(中国中药杂志), 2001, 26(2): 90 (in Chinese)

[12] Sogin ML. Amplification of ribosomal RNA genes for molecular evolution studies. In: Innis M, Gelfand D, Sninksky J, *et al*., eds. PCR Protocols: *A Guide to Methods and Application*. San Diego: Academic Press, 1990: 307.

[13] White TJ, Bruns T, Lee S, *et al*., Amplification and direct sequencing of fungal ribosomal RNA genes for phylogenetics. In: Innis M, Gelfand D, Sninksky J, *et al*., eds. PCR Protocols: *A Guids to Methods and Application*. San Diego: Academic Press, 1990: 315.

[14] Liu YP, Cao H, Komatsu Katsuko, *et al*. Quality control for Chinese herbal drugs using DNA probe technology. *Acta Pharm Sin*(药学学报), 2001, 36(6): 475.

[15] CAO Hui(曹晖), LIU Yu-ping(刘玉萍), But PPH(毕培曦), *et al*. DNA analysis and molecular identification of *Pinellia ternata*(中药半夏的 DNA 分析与分子鉴别). In: Chinese Pharmaceutical Association and Editorial Board of Chinese Pharmaceutical journal(中国药学会中国药学杂志编辑部)(eds.). Forum on Modern Pharmaceutical Analysis(现代药物分析论坛)(2001 edition). Beijing(北京): Xinhua Press (新华出版社), 2001. 348(in Chinese)

原载:《药物分析》2001,21(6):423

基因测序技术在中药质量研究中的应用(Ⅱ)

——山药基原的DNA测序鉴别

刘玉萍,何报作,曹 晖

[摘要] 目的:分析正品山药 *Dioscorea polystachya* Turcz.与地方习用品广山药 *D. persimilis* Prain et Burkill、土山药 *D. japaonica* Thunb.和方山药 *D. alata* L.的核基因组 18S rRNA 基因序列,为山药基原鉴别及品质评价提供分子依据。方法:采用 PCR 直接测序技术测定山药及其地方习用品的 18S rRNA 基因核苷酸序列并作序列同源性分析。结果:山药、广山药和土山药的 18S rRNA 序列长度均为 1810bp,而方山药为 1807bp。根据排序比较,广山药和正品山药的 18S rRNA 序列完全相同,而与土山药和方山药的序列同源性分别为 99.89%和 97.51%。结论:DNA 测序技术可成为山药基原鉴定准确而有效的分子方法。

[关键词] 山药;18S rRNA 基因;DNA 测序;基原鉴别

Application of gene technology in quality control of Chinese materia medica Ⅱ. Identification of *Chinese Rhizoma Dioscoreae* by DNA sequencing

LIU Yu-ping, HE Bao-zuo, CAO Hui

(* *Department of Pharmacy, Guangxi College of TCM, Naning Guangxi 530001, China*)

[**Abstract**] **Object**: To distinguish the genuine *Dioscorea polystachya* Turcz. from other species of *Dioscorea* L. such as *D. persimilis* Prain *et* Burkill, *D. japonica* Thunb., and *D. alata* L., conventionally used in some localities by sequencing their nuclear ribosomal RNA subunit(18S rRNA), to provide molecular evidences for the quality control of drugs of *Dioscorea* L.. **Methods**: By direct PCR sequencing to detect the homology of 18S rRNA sequence of different species of *Dioscorea* L.. **Results**: The 18S rRNA gene sequence of genuine *D. polystachya*, *D. persimilis* and *D. japonica* showed identical length of 1810 , whereas that of *D. alata* was 1807 bp. Multiple sequence alignment of 18S rRNA gene showed that the homology was identical between *D. persimilis* and the genuine *D. polystachya*; but a difference of 99.89% with *D. japonica* and 97.51% with *D. alata*. **Conclusion**: DNA sequencing can provide an accuate and reliable mean for the identification of the origin and genuineness of *Dioscorea* L..

[**Key words**] *Rhizoma Dioscoreae*; 18S rRNA gene; DNA sequencing; origin identification

随着 DNA 分析技术的发展,PCR 测序方法已经应用到了中药品种鉴别领域[1]。早期

* 广西中医学院药学系,广西 南宁 530001

rRNA 序列分析用于中药材鉴定的工作主要在小分子方面,如植物核基因组 5S rRNA,基因间隔区(ISR),一般长度在 300～600 碱基[2～5],动物线粒体基因组 12S rRNA,基因长度为 300～400 碱基[6～9]。但是核苷酸测序技术的不断完善,尤其 PCR 产物直接测序技术和全自动测序仪的开发成功,对大分子 rRNA 包括小亚基(如 16S～18S,约 1700～1900 碱基)和大亚基(如 25S～28S,约 2000～5000 碱基)的结构测定取得了突破性进展。由于它们分子量大,包含的信息量较 5S、12S rRNA 多得多,另一方面,大分子 rRNA 还有分区特性,即分高度保守区和高变区,利用其保守区的已知保守序列设计 1 对通用引物就可以同时测定不同进化等级各种生物类群的大分子 rRNA 序列。18S rRNA 是唯一具有信息分子和功能分子两种作用的编码核糖体 DNA 的基因,为高重复序列,约 800～10000 拷贝数,以连续排列方式存在细胞内。同时 18S rRNA 基因序列结构、功能十分保守,若它们的序列存在变异就能成为一种很好的 DNA 标记,用于中药材的分子鉴别。目前 18S、25S rRNA 基因测序技术已被用于人参、三七、塞隆骨、杜仲、半夏的基原鉴别[10～14]。

《中国药典》(2000 年版)收载山药为薯蓣科植物薯蓣 *Dioscorea polystachya* Turcz.(= *D. opposita* Thunb., *D. batatas* Decais.)的块茎[15,16]。目前广西大面积栽种和主要经营的山药是褐苞薯蓣 D. persimilis prain et Burkill 的块茎,药材名"广山药",在广西载培和使用已有 200 余年,现已形成大宗商品,年产量超过 100 万千克,正式收入《广西中药材标准》[17]。此外,广西地区还有将日本薯蓣 *D. japonica* Thunb.(土山药)、参薯 *D. alata* L.(方山药)就地取材加工后作"山药"作用品入药[18]。本文报道采用 PCR 直接测序技术对山药及其 3 种地方习用品广山药、土山药和方山药的 18S rRNA 基因核苷酸序列进行测序分析研究,以期通过探讨正品与这些习用品间的 DNA 序列同源关系,为山药基原的准确鉴定及其品质评价提供分子依据。

1　材料方法

1.1　样品:本实验所用山药商品为 1999－05 购自河南温县,为薯蓣 *Dioscorea polystachya* 的块茎;广山药商品 1998－12 购自广西容县杨梅乡,为褐苞薯蓣 *D. persimilis* 块茎;日本薯蓣 *Dljaponica* 和参薯 *D. alata* 系 1999－08 采自广西药用植物园,新鲜叶片,学名经作者鉴定。

1.2　试剂与仪器:2×CTAB 提取缓冲液:100mmol/L Tris-HCl(pH 8.0);1.4mol/L Nacl;20mmol/L EDTA;2% 十六烷基三甲基溴化铵(CTAB);0.34% 2-巯基乙醇;1% PVP(MW 40 000)。

1×CTAB 沉淀缓冲液:50mmol/L Tris-HCl (pH8.0);10mmol/L EDTA;1% CTAB。

10%CTAB 溶液:10%CTAB;0.7mol/L NaCl。

TE 缓冲液:10mmol/L Tris-HCl(pH8.0);1mmol/L EDTA。

1× TBE 电脉缓冲液:89mmol/L Tris-硼酸盐;89mmol/L 硼酸;2mmol/L EDTA (pH8.0)。

1×Taq 缓冲液:10mmol/L Tris-HCl(pH 8.3);50mmol/L KCl;1.5mmol/L $MgCl_2$,0.001%明胶(perkin-Elmer/Cetus 公司)。

dNTPs:dTAP,dTCP,dTGP,dTTP 各 0.2mmol/L(Perkin-Elmer/Cetus 公司)。

HH.S214 型电热恒温水浴槽(江苏医疗器械厂),5417R 型离心机与 Master Cycler Gradient 型 PCR 仪(Eppendorf 公司),电泳仪(Bio-Rad 公司),ABI 377 型 DNA 自动测序仪(Applied Biosystems 公司)。

1.3 引物设计:18S rRNA 基因 PCR 扩谱的通用引物据 Sogin 设计的序列[19]合成。

18SF:5′-CAACCTGGTTGATCCTGCCAGT-3′

18SR:5′-CTGATCCTTCTGCAGGTTCACCTAC-3′

由于 18S rRNA 基因长度为 1.8kb 左右,利用单个引物进行一次 PCR 测序反应无法测得此区段全部序列,因此我们还据 White 等的设计[20]合成了 3 对测序引物 18SF1,18SR1、18SF2,18SR2 和 18SF3,18SR3 进行双向测序。

1.4 总 DNA 制备:根据作者摸索的干燥药材 CTAB 微量提取方法[21],取 100～130mg 样本细粉加入 6 倍预热至 56℃的 2×CTAB 提取缓冲液,于 56℃水浴槽中保温反应 30min,加入等量氯仿-异戊醇(24∶1)于离心机上以 14000g 离心 10min。取上清液加 0.1 倍 10% CTAB 溶液,室温下放置 10 min,再用氯仿-异戊醇提取 1 次。取上清液加等量 1×CTAB 沉淀缓冲液于室温下过夜,以 13000g 离心 30min。倾去上清液,粗 DNA 沉淀用 65%和 85%乙醇各洗两次,然后于 60℃烤箱中干燥 30min。加入 50μL TE 缓冲液溶解 DNA,存于 -20℃冰箱备用。

1.5 PCR 扩增反应:取 50～100ng DNA 作模板,加入 dNTPs,0.25μmol/L 引物,1.5U Taq DNA 聚合酶(Perkin-Elmer/Cetus 公司)及 1×Taq 缓冲液使最终反应体积为 50μL,置于 PCR 仪,按下述参数进行 1 个 PCR 循环:94℃,3min。然后按下述参数进行 35 个 PCR 循环:94℃,1min;60℃,1min;72℃,2min。最后按下述参数进行 1 个 PCR 循环:72℃,30min。取 PCR 反应液 5μL 于 1.0%琼脂糖凝胶上用 0.5×TBE 电泳缓冲液于电泳仪中电泳,EB 染色,UV 灯光下照相。DNA 长度与 1kb DNA ladder 分子标记物(Pharmacia 公司)比较。

1.6 测序反应:PCR 扩增产物经 QIAquick Purification 试剂盒(Qiagen 公司)按其操作手册进行纯化后直接用于测序循环反应。采用双脱氧末端终止法按 Thermo Sequenase 循环测序试剂盒(Amersham Life Science 公司)实验指南进行测序。测序反应分 4 管,每管反应体积为 5.0μL,内含 3.0μL 纯化的 PCR 产物,0.2μL 测序引物(0.2pmol/L),1.8μL d/ddNTP 混合试剂,循环测序反应条件:95℃,5min,1 个循环。95℃,30s;50℃,30s;70℃ 1min,40 个循环。测序反应结束后加 3μL 测序终止缓冲液,离心混匀。取 1μL 测序反应液上样于 4%聚丙酰胺-7mmol/L 尿素凝胶电泳板于测序仪进行测序。

1.7 序列数据分析:所测单链序列经计算机阅读并人工校阅后,采用 Auto Assembler 程序(1.3.0 版本,Applied Biosystems 公司)进行 DNA 双向排序,并以手工适当调整以减少空位(gap)数目。排好的序列用 PAUP 软件(4.0 版本,Sinauer Associates 公司)进行 DNA 序列同源性比较,并以 UPGMA 法构建系统分支树。

2 结果与讨论

在本研究中,采用 CTAB 微量提取法分离山药及其 3 种习用品总 DNA,无论新鲜叶片或干燥根茎药材均能得到 23.1kb 的 DNA(未发表数据),利用 18S rRNA 基因通用引物进行 PCR 扩增,获得预期 1.8kb 的双链产物(图 1)。经过测序发现,4 种山药与习用品 18S rRNA 基因核苷酸序列中,山药、广山药与土山药的长度相同,均为 1810bp,而方山药为 1807bp。根据排序比较,山药与广山药两者序列完全相同,同源性为 100%,而山药与土山药、方山药间的同源性分别为 99.89%和 97.51%(表 1)。

据《中国植物志》记载,薯蓣 *Dioscorea polystachya*、褐苞薯蓣 *D. persimilis*、日本薯蓣

D. japonica 和参薯 *D. alata* 同属周生翅组 Sect. *Enantiophyllum* Uline[16]，在广西地区薯蓣与褐苞薯蓣两者具有相同的分布地域[16,18]。由于它们的植物形态变异极大，药材加工方法相同[22,23]，而且《中国药典》中关于山药的药材性状及粉末显微鉴定与《广西中药材标准》中关于广山药的描述几乎一致[15,17]，这使得山药与广山药在形态、组织上难以区别。长期以来，人们一致认为广山药的原植物是薯蓣 *D. polystachya*[23]，直到1996年经广西有关专家先后数次深入主产地调查、考证和原植物、商品药材详细鉴定，确定其原植物是褐苞薯蓣 *D. persimilis*，并正式收入《广西中药材标准》[17]。

表1　山药与3中习用品18S rRNA基因核苷酸序列同源性(右上角)和碱基变异位点数(左下角)

	1	2	3	4	5
1 山药 *Dioscorea polystachya*	–	100	99.89	97.51	94.40
2 广山药 *D. persimilis*	0	–	99.89	97.51	94.40
3 土山药 *D. japonica*	2	2	–	97.51	94.40
4 方山药 *D. alata*	45	45	45	–	96.23
5 黄独 *D. bulbifera* *	101	101	101	68	–

注：* 该种植物选作外类群，其18S rRNAa基因序列来自国际基因库GenBank(登录注册号AF069203)。

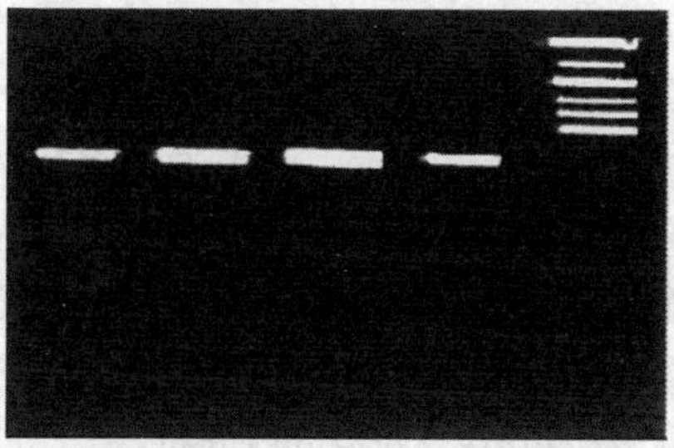

图1　山药及其3种习用品18S rRNA基因PCR扩增图谱

1－山药；2－广山药；3－土山药；4－方山药；

M:1kb ladder 分子标记物

然而，本实验所得18S rRNA序列证明薯蓣和褐苞薯蓣两者不存在核苷酸替代的变异位点，而薯蓣与日本薯蓣、参薯间存在2个和45个碱基替代(表1，图2)。而我们从国际基因库GenBank检索到同属基生翅组Sect. *Opsophyton Uline* 的黄独 D. bulbifera *L*. 18*S rRNA* 序列长度为1724*bp*[24]，通过排序比较发现，后者与基生翅组4种植物间发生68-101个碱基替代，同源性仅94.40%～96.23%(表1，图2)。通过以 *Kimura* 双参数法作 *UPGMA* 分支分析，发现薯蓣和褐苞薯蓣两者的遗传距离(D)为零，为日本薯蓣 $D=0.0005$，先聚为一支。再与参薯 $D=0.0105$，共组成一个基生翅组类群。而薯蓣与黄独间遗传距离相对较大($D=0.0253$)，后者形成另一个基生翅组外类群基支(图3)，与形态学特征吻合。这提示保守的 *rDNA* 片断序列不仅可以分辨同属不同组植物，而且能区分同组不同种近缘植物。

这些结果对广山药的基源究竟是何种植物至少产生两个疑点，一是广山药的原植物是

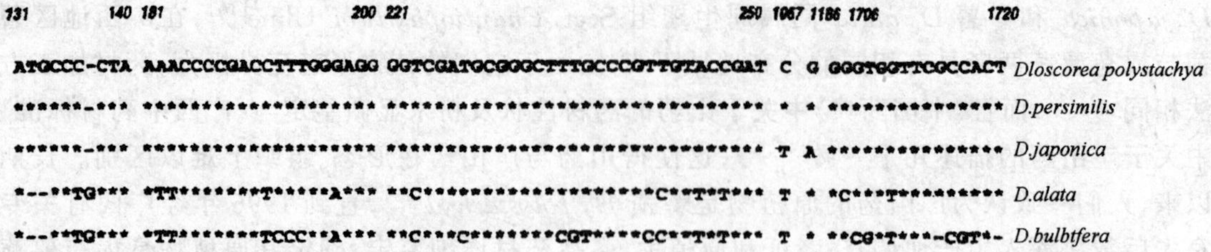

图 2 薯蓣及其近缘植物 18*S rRNA* 基因部分片段序列同源性比较

上方数字为自上游核苷酸位置，* 代表与薯蓣 Dioscorea polystachya 相同之碱基

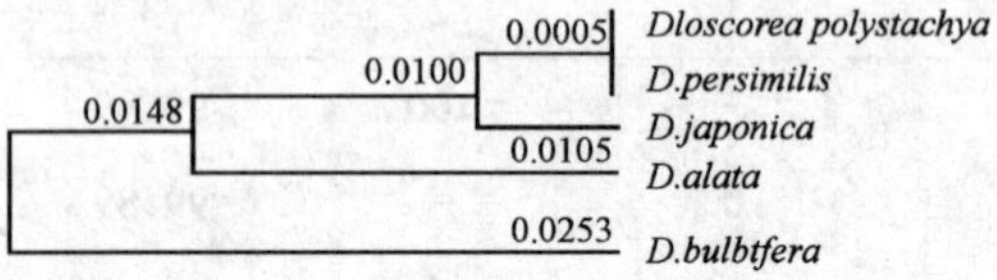

图 3 薯蓣及其近缘植物的 *UPGMA* 分支系统树

分枝上数字代表遗传距离值(*D*)

否是真正的褐苞薯蓣？据考证，广山药从清乾隆年间由野生引为家种的[22]，经过 200 余年的栽培，形态发生了变异，很可能当时它的野生种就是薯蓣，而现在被订为褐苞薯蓣。二是广山药是否是正品山药的一个(栽培)变异类型？由于野生薯蓣很少开花结籽，人工授粉不易，因此山药栽种主要是依靠珠芽(零余子)无性繁殖[25]。我们观察到广山药的栽培有类似的情况。许多研究证明，在单子叶植物中无融合生殖与细胞多倍体化(*polyploidization*)呈相关性[26,27]。虽然无性繁阻阻碍了基因重组，对进化不利，但薯蓣是兼性无融合生殖，它能不时地扩大专性无融合生殖群体所代表的基因库。而植物的多倍体化不仅加强了无性繁殖的作用，并且加强了其生态适应的能力，从而扩大了分布范围。薯蓣在亚热带的广西与褐苞薯蓣存在相同的自然分布，很可能褐苞薯蓣就是薯蓣种内的一个多倍体变异类型(栽培品种)。要进一步解决以上问题，需作深入的细胞学与分子系统学研究，如通过大分子 *rRNA* 高变区的 *ITS* 序列进行网状进化(*reticulate evolution*)分析。

参考文献

[1] *Cao H, Liu Y P, Komatsu K*, et al. *DNA molecular profiling: A new approach to quality control of Chinese drugs*[*J*]. *Chin J Integ Trad Western Med*, 2000, 6(1): 71-75.

[2] *Mizukami H, Hso B S, Tanaka T. Nucleotide sequence of 5S-rRNA intergein spacer region in* Angelica acutiloba[*J*]. *Natural Med*, 1997, 51: 376-378.

[3] *Sugimoto N, Kiuchi F, Mikage M*, et al. *DNA profiling of* A-corus calamus *chemotypes differing in essential oil composition*[*J*]. *Biol Pharm Bull*. 1999, 22: 481.

[4] *Cai Z H, Li P, Dong T T X*, et al. *Molecular diversity of 5S-rRNA spacer domain in* Fritillaria *species reveled by PCR analysis*[*J*]. *Planta Med*, 1999, 65: 360-364.

[5] *Mx X Q, Duan J A, Zhu D Y*, et al. *Species identification of Radix Astragali (Huangqi) by DNA sequence of its 5S-rRNA spacer domain*[*J*]. *Phytochemistry*, 2000, 54: 363-368.

[6] 吴平，周开亚，张朝晖，等. 海马类药材的分子遗传标记鉴定研究[*J*]. 药学学报，1998，33(3)：226-233.

[7] 吴平，周开亚，徐珞珊，等. 用聚合酶链反应产物直接测序技术鉴定中药材鳖甲[*J*]. 中国药科大学学

报,1998,29(1):28-30.

[8] 吴平,周开亚,徐珞珊,等.中药材龟甲的分子鉴定研究[J].药学学报,1998,33(4):304～309.

[9] 杨学干,王义权,周开亚,等.中药材哈蟆油 *PCR* 鉴定的初步研究[J].应用与环境生物学报,2000,6(2):166-170.

[10] *Fushimi H, Komatsu K, Isobe M*, et al. *Application of PCR-RFLP and MASA analyses on 18Zs ribosomal RNA gene sequence for identification of three ginseng drugs*[J]. *Biol Pharm Bull*, 1997, 20(7): 765-769.

[11] 曹晖,刘玉萍,伏见裕利,等.三七及其伪品的 *DNA* 测序鉴别[J].中药材,2001,(6):398.

[12] 曹晖,刘玉萍,张绍来,等.塞隆骨原动物高原鼢鼠核基因 18*S rRNA* 序列测定与分析[J].中国中药杂志,2001,26(2):90-94.

[13] 陈月琴,屈良鹄,周惠,等.杜促原植物 25*S rRNA*5′端序列分析及其分子识别[J].中国中药杂志,1998,23(12):707-709.

[14] 曹晖,刘玉萍,毕培曦,等.中药半夏的 *DNA* 分析与分子鉴别[A].中国药学杂志编辑部.现代药物分析论坛[C].北京:新华出版社,2001.

[15] 中国药典[S].2000年版.一部.

[16] *Wu Z Y, Raven P H. Flora of China*[M]. *Vol*. 24. *Beijing*: *Science Press and St Louis*: *Missouri Botanical Garden Press*, 2000.

[17] 黄燮文,韦家福,陆敏仪.广西中药材标准[S].第2册.南宁:广西壮族自治区卫生厅,1996.

[18] 广西中医药研究所.广西药用植物名录[M].南宁:广西人民出版社,1986.

[19] *Sogin M L*. *Amplification of ribosomal RNA genes for molecular evolution studies*[A]. *In*: *Innis M, Gelfand D, Sninksky J*, et al. *eds*. *PCR Protocols*: *A Guide to Methods and Application*[M]. *San Diego*: *Academic Press*, 1990.

[20] *White T J, Bruns T, Lee S*, et al. *Amplification and direct sequencing of fungal ribosomal RNA genes for phylogenetics*[A]. *In*: *Innis M, Gelfand D, Sninksky J*, et al. *eds*. *PCR Protocols*: *A Guide to Methods and Application*[M]. *San Diego*: *Academic Press*, 1990.

[21] *Cao H, But P P H, Shaw P C*. *Methodological strudies on genomic DNA extraction and purification from plant drug materials*[J]. *J Chin Pherm Sci*, 1998, 7: 130-136.

[22] 叶强.广西多来源药材及混杂品种的调查及考证[M].南宁:广西科技出版社,1989.

[23] 广西卫生厅.广西中药志[M].南宁:广西人民出版社,1959.

[24] *Hershkovitz M, Hahn W J, Zimmer E A*. *Ribosomal DNA sequences and plant systematics*[OB/OL] *http*://*www*.*ncbi*.*nlm*.*nih*.*gov*/*entrez*/*query*? *bd* + *GenBank*, 1998-7-26.

[25] 赵冰.山药栽培新技术[M].北京:金盾出版社,1998.

[26] 洪德元.植物细胞分类学[M].北京:科学出版社,1990.

[27] 李竞雄,宋同明.植物细胞遗传学[M].北京:科学出版社,1993.

原载:《中草药》2001,32(11):1026

QUALITY CONTROL FOR CHINESE HERBAL DRUGS USING DNA PROBE TECHNOLOGY

LIU Yu-ping, CAO Hui, Katsuko KOMATSU *, Paul Pui Hay BUT**

[**Key words**] Chinese herbal drugs; DNA chip; DNA probe; quality control

INTRODUCTION

The type and spectrum of diseases are changing significantly as the society aging today. The autoimmune diseases such as senile dementia, AIDS, as well as cardio-cerebral vascular diseases such as hypertension, arrhythmia, myocardiac infractione are becoming an intractable and globular problem. Recently, people are very much concerned with side effects of synthetic pharmaceuticals and are anxious to return to the use of natural medicine. Back to nature, the need for Chinese herbal drugs is increasing gradually for prevention and therapy of diseases in the world.

A recent survey in China has found about 10000 species of medicinal plants and animals, and about 500 of them are frequently used. The accurate identification of these medicinal materials is a prerequisite for the quality control of Chinese herbal drugs. Traditional means of authentication rely on the inspection of organoleptic markers such as shape, color, texture and odor of the material. The accuracy of these methods depends heavily on the examiner's experience and, therefore, is prone to uncertainty as the criteria used are ofter subtle and ambiguous.

With the advance of modern technologies, anatomical and chemical analyses have been developed. Two common methods are thin layer chromatography (TLC) and high pressure liquid chromatography (HPLC). Due to simplicity and low cost, TLC has become a popular means of revealing chemical constituents. The TLC profiles of several herbal drugs have now been recorded in the Chinese Pharmacopoeia (2000 edition) and japanese Pharmacopoeia (13th edition). Nevertheless, there are limitations in chemical and anatomical analyses. The markers are affected by physiological conditions, age harvesting time and storage conditions. The chemical profiles of

* (*Research Center for Ethnomedicines, Institute of Natural Medicine, Toyama medical and Pharmaceutical University, Toyama 930-0194, Japan*)

** (*Depatment of Biology and Institute of Chinese medicine, The Chinese University of Hong Kong, Hong Kong SAR, China*) some medicinal materials may be too complicated and difficult to reproduce. Moreover, it is difficult to separate closely related species from on another as they contain similar chemical components. Recently, techniques with increased sensitivity and accuracy such as capillary electrophoresis(CE) as well as the combination of chromatography and mass spectrometry(e.g., GC-MS, LC-MS-MS) have also been found to be good means in quality control of Chinese herbal drugs.

The use of soluble proteins and isozymes for authentication has also been reported in many medicinal materials. However, the informative markers for closely related strains are limited. In addition, the patterns of protein may vary in different tissues, developmental stages and environment as a result of temporal and spatial gene expression.

Advances in molecular biology have offered an additional tool for the authentication of medicinal materials. The use of DNA has several significant advantages: (1) genotype rather than phenotype are assaved; (2) the methods are applicable to DNA from any source; and (3) DNA can be prepared from a amall amount of tissue. This is of particular importance as many medicinal samples available for examination are in limited supply.

DNA sequencing focuses on a defined region on the genome and produce well-defined conclusions, since different regions on the genome evolve to different extents, by choosing the target DNA carefully, organisms of different systematic levels can be compared.

Some Chinese herbal drugs, particularly crude animal drugs, have often been faked by the counterpart of other similar drugs. Since the early 1990s, DNA sequencing of different genes has been adopted for quality control of Chinese herbal drugs[1-6]. The cytochrome b(*cyt*-b) and 12S rRNA gene sequences of mitochondrial DNA (mt DNA) from animal herbal materials have been used for authentication purposes. The sequence of ribosomal RNA(5S, 18S, 25S rRNA), internal transcribed spacer(ITS) from nuclear ribosomal DNA(nrDNA), and transfer RNA for lysine(*trn*K) containing its open reading frame (ORF, celled as *mat*K), rubisco large subunit (*rbc*L) from chloroplast DNA(cp DNA) is another locus for authentication of plant herbal materials. The rRNA and ITS typically consists of several hundred repeated copies of the transcription unit and nontranscribed spacer. Owing to concerted evolution, the various copies usually have homogeneous sequence and can be treated as a single unit, which is exactly to our wishes that make up drawback of degradation of DNA in dried herbal drugs.

The following examples describe the probe design principle, PCR condition optimization and detection of PCR product and to illustrate the application of DNA probe in authentication of Chinese herbal drugs based on the polymorphis site mutation information of DNA sequence of samples examined.

SPECIFIC DETECTION OF CHINESES HERBAL DRUGS

Specific primer marker

The design principle of species-specific primer is that the oligonucleotide of newly-designed probe must be exactly paired with DNA template of the target sample but be not completely paired with that of other samples, particularly in 3′-end nucleotide position of the primer. The PCR condition is high stringency amplification reaction with the primer specific to a given sample to distinguish other samples.

Because the primer is specifically designed based on a defined region of gene sequence, the amplification of PCR under highly stringent condition eliminated non-specific binding of primer to template DNA. The specific primer used results in a fingerprint that is much simpler to interpret as only one band is amplified. So, the time and cost for identification analysis of Chinese herbal drugs are greatly reduced.

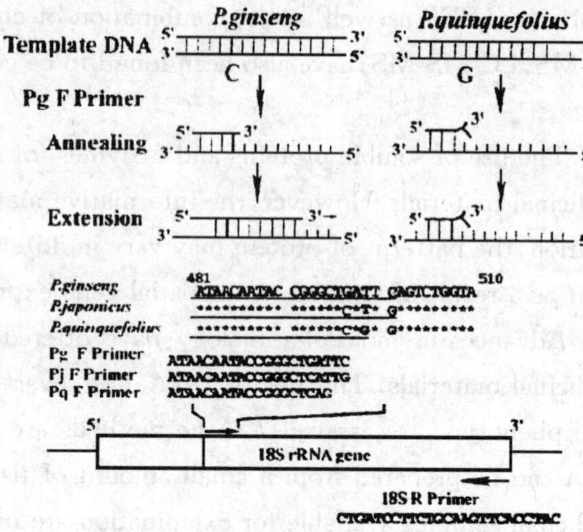

Fig. 1 Rationale of AMRS technique and design of specific primer (Pg F, Pj F and Pq F) used for identifying *Panax* drugs

We successfully explored to examine the origins of three *Panax* plants and their corresponding ginseng drugs using mutant allele specific amplification (MASA), i. e. amplification refractory mutation system (ARMS) method[6] (Figs 1,2). 18S rRNA gene was amplified by PCR using a pairwise of consensus primers from the sequence flanking the nuclear ribosomal DNA small subunit region. As a result, for three *Panax* plants *P. ginseng*, *P. quinquefolius* and *P. japonicus*, PCR products with 1.8kb in size were obtained. Subsequently, the nucleotide sequences of these PCR products were determined.

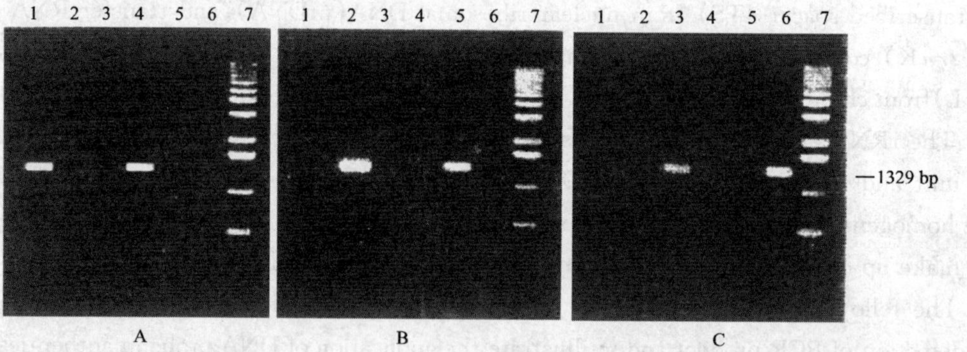

Fig. 2 Result of ARMS ANALYSIS USING SPECIFIC PRIMERS Pg F(A), Pj F(B) and Pq F(C)

Lane 1: *Panax ginseng*; Lane 2: *P. japonicus*; Lane 3: *P. quinquefolius*; Lane 4: Radix Ginseng; Lane 5: Rhizoma Panacis Japonici; Lane 6: Radix Panacis Quinquefolii; Lane 7: 1 kb ladder

After sequence is aligned, three kinds of oligonucleotide forward primers, namely Pg F, Pq F and Pj F, were synthesized. Each primer has a sequence corresponding to each *Panax* plants at nucleotide positions 481 to 499 or 501 at the upstream of the 18S rRNA gene, where different base substitutions were observed.

Specific restriction enzyme marker

a) Amplification fragment length polymorphism(AFLP)

AFLP is multi-locus approach based on endonuclease digestion of total genomic DNA. The basic steps are first endonuclease digestion of genomic DNA, then synthetic adapters are ligated to the restriction fragments using ligase, and selective PCR are performed. Finally the amplified fragments are resolved by denatured polyacrylamide gel electrophoresis. As a higher level of polymorphism can be recorded, the method is particularly suitable for assessment of intra-species relatedness. AFLP analysis has been used for species identification of two *Panax* plants such as *P. ginseng* and *P. quinquefolius*[7-10].

b) Polymerase chain reaction-selective restriction (PCR-SR)

In PCR-SR, a modified form of classic restriction fragment length polymorphism(RFLP), a defined DNA sequence is first amplified by PCR, and then selected restriction enzymes are used to cleave the amplified region to generate fragments unique to the species concerned.

PCR-SR analysis has been carried out on some *Atractylodes* plants and drugs according to ITS1 gene sequence from nuclear genome[11] and *trn*K gene sequence from chloroplast genome[12]. Our research group have performed the origin identification of a toxic herbal drug Banxia(*Pinellia ternata*) by 18S rRNA gene sequencing[13].

PCR-SR analysis was sought on the basis of each sequence of the 18S rRNA gene from four plants of Banxia and its three adulterants Huzhang (*Pinellia pedatiseta*), Tiannanxing (*Arisaema heterophlylum*) and Shuibanxia (*Typhonium flagelliforme*) by direct PCR sequencing technique. The restriction enzyme *Ase* I was found to give distinctive diagnostic fragments among Banxia and three other adulterants. After selection of a pairwise of universal primer set (18S F and 18S R) based on the whole region (nucleotide position 1-1805) of 18S rRNA sequence detected, the PCR is routinely performed under general conditions, the PCR product was digested with 10 units of restriction enzyme *Ase* I at 37℃ for 1 hour, fractionated by 3% agarose gel electrophoresis. The restriction enzyme *Ase* I recognizes the sequence 5′-AT ↓ TAAT-3′, there is one recognition site of restriction enzyme *Ase* I in the 18S rRNA sequence of Banxia at the nucleotide position 967-972, that is not in one of its adulterations *P. pedatisecta*, *Arisaema heterophyllum* and *Typhonium flagelliforme* (Figs 3, 4). In the electrophoresis profile, the PCR product on the 18S rRNA gene of Banxia dgested with *Ase* I showed two fragments of 837 bp and 968 bp, while in its three adulterants, the products showd an undigested fragment of 1805 bp. Thus, the use of restriction enzyme *Ase* I was suitable for PCR-SR identification between Banxia(*P. ternata*) and its adulterants Huzhang, Tiannanxing and Shuibanxia.

Other specific marker

a) Sequence characterized amplified region (SCAR)

The main steps of this method are first identification of a polymorphic band using RAPD, then nucleotide sequencing of the polymorphic band, and finally PCR reproduction of the polymorphic band as template DNA using a pair of long primer(25-30 mer) that are specific to the band. The conversion of a RAPD to a SCAR improves reproducibility of PCR product and enhances the discriminatory power and reliability of the identification method. This method has been used for detecting Oriental ginseng and American ginseng[14].

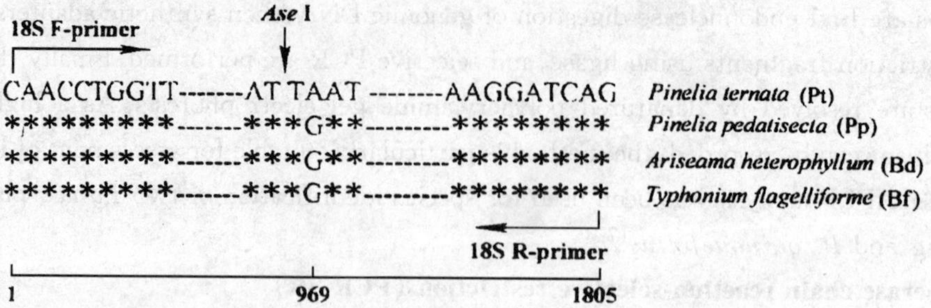

Fig 3 ***Ase* I recognition site in the 18S rRNA gene region of *Pinellia ternata* and its three alias. The arrow represents direction of PCR amplification. The numbers below indicate the nucleotide position. Asterisks indicate nucleotide identity with *Pinellia ternata***

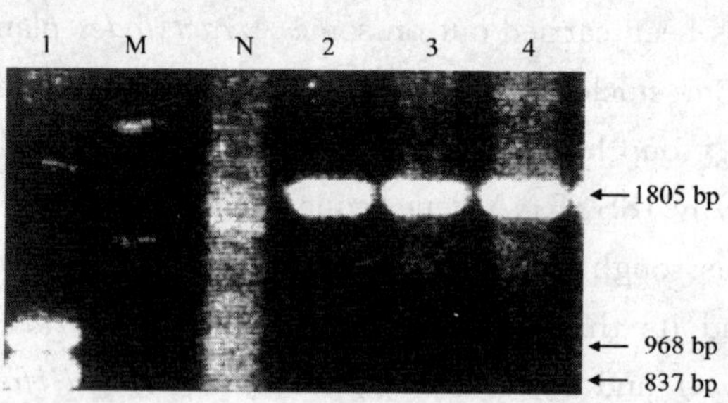

Fig 4 Agarose gel electrophoresis pattern of PCR-SR analysis from Banxia and its adulterants

Lane 1: Pt; Lane 2: Pp; Lane 3: Bf; Lane 4: Bd; Lane N: negative control without template DNA; Lane M: 1 kb ladder. The code of samples are indicated in Fig 3

b) Direct amplification of length polymorphism (DALP)

The DALP method uses an Arbitrary primer-PCR to produce genomic fingerprints, the oligonucleotides in use share the same forward 5′ core sequence but differ in 2 to 5 selective nucleotide at the 3′ end. Each primer is used in combination with a corresponding reverse primer and the PCR amplification is performed under high stringency. Such pair of primers can produce specific multibanded patterns where length variation among individual samples can also be revealed. It is reported that some polymorphic DNA fragments of Oriental ginseng were porduced using DALP, then cloned and sequenced, one of them is mini-satellite sequence unique to *Panax* ginseng which the specific sequence marker is used to design a PCR primer for rapid identification of ginseng[8].

QUANTITATIVE DETERMINATION OF CHINESE HERBAL DRUGS

RT-PCR and DD-based bioassay system

In the search for natural products exhibiting defined biological activity, it is essential to establish a bioassay system that can accurately evaluate the corresponding activity. Until now, a variety of bioassays using whole animals, isolated tissues and cell cultures have been developed

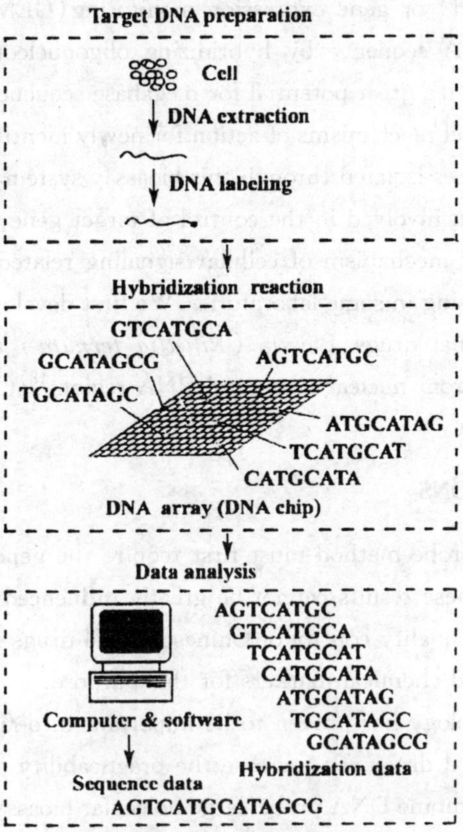

Fig 5 Brief rationale of sequence analysis by hybridization(SBH)

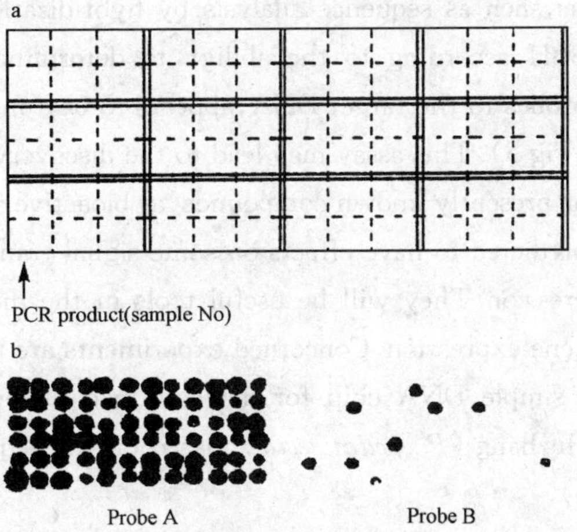

Fig 6 The preparation of DNA chip(a) and preliminary identification results of Banxia and Huzhang(b)

(a);Nylon filter was used as solid phase of DNA chip, its dot size is 6mm × 3mm(length × width). (b): Probe A(AT-GTTTTCATTAATCAAG)is Banxia-specific which could be used for detecting all 72 samples of Banxia; Probe B(AT-GTTTTCATTGATCAAG)is Huzhang-specific, for detecting only 9 samples of Huzhang from a total of 72 samples

and used for screening natural products and chemical compounds as well as prescriptions from Chinese herbal drugs. In addition, *in vitro* bioassays at protein level have been developed to search for specific modulators of important proteins such as enzymes and antiserum[15].

Since molecular cloning of the gene which code these important proteins is progressing rapidly, it makes the construction of new bioassay systems at the gene level possible. On feature of the new bioassay system is the application of quantitative reverse transcribed-PCR(RT-PCR) to determine changes in the transcription of a target gene using competitive internal standard DNA, because RT-PCR is a rapid and highly sensitive method for the detection of mRNA whose differential display(DD) is a technique detecting gene with very low expression levels. As the first application of the new bioassay strategy, the expression of the interleukin-2(IL-2) gene in Jarkat cell(a human T cell line) and mouse testosterone 16-alpha-hydroxylase gene(cytochrome P-450_{16a})was investigated from several Chines herbal drugs such as *Coptis chinensis*, *Pinellia ternata*, and Xiao-Chai-Hu Tang[16,17]. Preliminary experiments show that RT-PCR-DD bioassay system may evaluate modulation of target gene expression after treatment of Chinese herbal drugs and their prescription such as Xiao-Chai-Hu Tang.

DNA chip(DNA microarray)-based identification system

Proceedings of DNA array technology opened the way for the high throughout gene analysis, such as sequence analysis by hybridization (SBH) or gene expression monitoring (GEM). SBH, according to the abiligy to determine a DNA sequence by hybridizing oligonucleotide probes to the target DNA, appears to be a method with great potential for megabase sequencing (Fig 5). This assay may lead to the discovery of novel mechanisms of action for newly identified or presently known compounds, as bioactive substances isolated through this bioassay system are predicted to have effects on some signal transduction involved in the control of target gene expression. They will be useful tools in the molecular mechanism of cellular signaling related to gene expression. Concerned experiments are progressing in some laboratories. We first developed a simple DNA chip for detecing two Chinese herbal drugs, Banxia (*Pinellia ternata*) and Huzhang (*P. pedatisecta*), based on the sequence from nuclear ribosomal RNA region[18] (Fig 6).

CONCLUSIONS

Although PCR direct sequencing-based DNA probe method must first require the genetic background of the targe genome, the reliability of these results cannot be greatly influenced by experimental conditions. DNA probe marker for the quality control of Chinese herbal drugs has several significant advantages over morphological and chemical markers for this purpose.

We, therefore, conclude that DNA probe technology has proven to be important in definitive authentication of species-origin of Chinese herbal drugs. To increase the practicability and reliability of quality control, it may be essential to combine DNA probe (large nolecular bioassay) with chemical means (small molecular analysis) which looks mainly for the content in the bioactive components.

REFERENCES

[1] Cao H, Liu YP. Application of DNA analysis in quality control of Chinese materia medica[J]. *Trad Chin Drug Res Clin Pharmacol* (in Chinese), 1997, 8(2): 112-115.

[2] Cao H, Liu YP, Application of molecular marker in identification of Chinese materia medica[J]. *Chin Pharm J* (in Chinese), 1998, 33(5): 269-273.

[3] Cao H, Liu YP, But PPH, et al. Current advances and prospect in DNA fingerprinting and sequencing for quality assessment of Chinese drugs[J]. *Chin J Chin Mat Med* (in Chinese), 1998, 23(11): 643-645, 653.

[4] Cao H, Liu YP, But PPH, *et al*. DNA molecular marker: A new approach to Chinese drug analysis[J]. *J Pharm Anal*, 1999, 19(5): 355-360.

[5] Cao H, Liu YP, Komatsu K, *et al*. DNA molecular profiling: A new approach to quality control of Chinese drugs[J]. *Chin J Interated Tradit Chin West Med* (in Chinese), 2000, 6(1): 71-75.

[6] Fushimi H, Komatsu K, Isobe M, *et al*. Application of PCR-RFLP and MASA analyses on 18S ribosomal RNA gene sequence for the identification of three ginseng drugs[J]. *Biol Pharm Bull*, 1997, 20(7): 765-769.

[7] Shaw PC, Ha WY, Wang J, *et al*. Application in authentication of Oriental ginseng and American ginseng by AFLP fingerprinting. *Abstract of 4th Symposium on Chinese Medicinal Materials* [C]. Chengdu: West China Medical University, 1998. 15.

[8] Ha WY, Ngan FN, SHaw PC, *et al*. Exploration of the genetic polymorphism in *Panax ginseng* and P.

quinquefolius by AFLP and DALP. *Abstract of International Ginseng Conference-'99 Hong Kong*[C]. Hong Kong: The Chinese University of Hong Kong, 1999.85.

[9] Luo ZY, Zhou G. Zhou SQ, *et al*. Construction of genomic DNA fingerprinting in *Panax ginseng* and *P. quinquefolium* by AFLP[J]. *Acta Pharm Sin*, 2000, 35(8): 626-629.

[10] Ma XJ, Wang XQ, Xiao PG, *et al*. A study on AFLP fingerprinting of land-races of *Panax ginseng*[J]. *Mat Med*, 2000, 25(12): 707-710.

[11] Cheng HF, Lai B, Chan SC, *et al*. Molecular differentiation of *Atractylodes* drugs by PCR-restriction fragment length polymorphism and PCR-selective restriction analysis on the 18S-5.8S rDNA intranscribed spacer 1 gene[J]. *J Food Drug Anal (Taiwan)*, 1997, 5(4): 319-328.

[12] Mizukami H, Shimizu R, Kohjyouma M, *et al*. Phylogenetic analysis of *Atractylodes* plants based on chloroplast *trn*K sequence[J]. *Biol Pharm Bull*, 1998, 21(5): 474-478.

[13] Cao H, Liu YP. Application of gene technology in quality control of Chinese drugs(Ⅱ). Identification of *Pinellia ternata* species using DNA sequencing[J]. *Chin Pharm Anal* (in Chinese), 2001, 21(4): in press.

[14] Ngan FN, Ha WY, Wong CS, *et al*. Sequence characterized amplified region(SCAR): A new tool for authenticating ginsengs. *Abstrac of International Ginseng Conference-'99 Hong Kong*[C]. Hong Kong: The Chinese University of Hong Kong, 1999.90.

[15] Kitagawa T, Bai G, Fujiwara K, *et al*. Application of a licorice root specific protein to a general method for the assay of licorice root components in traditional Chinese medicines[J]. *Biol Pharm Bull*, 1997, 20(6): 589-595.

[16] Hakamatsuka T. Tanaka N. Screening for bioactive compounds targeting the cellular signal transduction pathway using an RT-PCR-based bioassay system[J]. *Biol Pharm Bull*, 1997, 20(4): 464-466.

[17] Kojima K, Mizukami H, Tazawa T, *et al*. Long-term administration of "Sho-Saiko-To" increases cytochrome P450 mRNA level in mouse liver[J]. *Biol Pharm Bull*, 1998, 21(4): 426-428.

[18] Cao H. Quality control for Chinese herbal drugs using DNA probe technoloyg. *Abstract of Asian Medex 2000-the Development of Chinese Medicine in the 21st Century* [J]. *Asiamed Mag*, 2000, 11(1): 73.

原载:《药学学报》2001,36(6):475

DNA Profiling in Authentication of *Panax* Plants and Drugs: A New Approach to Old Problems

LIU Yu-ping(刘玉萍), CAO Hui(曹　晖),
Katsuko KOMATSU(小松かつ子)*,
Paul Pui-Hay BUT(毕培曦)**

INTRODUCTIOH

Ginseng is one of the famous herbs of all used by manking as it has been valued for its remarkable therapeutic benefits as an energy tonic by the oriental people since the dawn of their civilization and has a rich and extensive history. Now Ginseng is becoming widely known and used in the West, and like any other Chinese drugs, the authentication of Ginseng must be understood in order to use it widely and appropriately.

The accurate identification of Ginseng is a prerequisite and basis for its chemical, pharmacological researches, as well as clinical application. Traditional means of Ginseng authentication rely on the inspection of morphological markers such as shape, color, texture and odor. Its accuracy depends heavily on the examiner's experience and therefore is prone to uncertainty as the criteria used are often subtle and ambiguous. Therefore, more objective and definitive methods are necessary.

Ginseng here refers to *Panax* plants which are indigenous to the mountain forests of the eastern Asia and eastern North America. Other plants called Ginseng, such as Siberian Ginseng (*Eleutherococcus senticosus*) Brazilian Ginseng(*Pfaffia paniculata*) and Indian Ginseng(*Trichopus zeylnicus* and *Withania somunifera*) are excluded from our discussion because they are not regarded as equivalents of Ginseng in traditional Chinese medical systems.

Of genus *Panax*, three species are the most important medicinal plants in the Orient. Dried roots of *Panax ginseng* C. A. meyer are called as Ginseng 人参(Asiatic Ginseng or Oriental

* Research Center for Ethnomedicines, Institute of Natural Medicine, Toyama Medical and Pharmaceutical University, Japan

** Department of Biology and Institute of Chinese Medicine, The Chinese Univerity of Hong Kong, Hong Kong SAR, China

Ginseng), *P. quinquefolius* L. as American Ginseng 西洋参, the dried rhizome of *P. notoginseng* (Burk.) F. H. Chen as Sanqi 三七(Notoginseng). In addition, *P. japonicus* C. A. Meyer as Zhujie Ginseng 竹节参(Japanese Ginseng), *P. japonicus* C. A. Meyer var. *major* (Burk.) C. Y. Wu et K. M. Feng and *P. japonicus* C. A. Meyer var. *bipinnatifidus* (Seem.) C. Y. Wu et K. M. Feng as Zhuzi Ginseng 珠子参, *P. pseudoginseng* Wall. as Himalayan Ginseng 假人参.

There are many varieties of Ginseng that is mainly cultivated in northern China, Korea, and Japan as well as United States and Canada. Currently, the following species and their varieties are official in the pharmacopoeia of many Asian countries: Ginseng (including White Ginseng, Red Ginseng and Ginseng Leaf), Sanqi, Zhujie Ginseng and Zhuzi Ginseng in the Chinese Pharmacopoeia[1]; Ginseng (White Ginseng, Red Ginseng and Ginseng Tail) and Sanqi in the Korean Pharmacopoeia[2]; Ginseng (White Ginsneg and Red Ginseng) and Zhujie Ginseng (Powdered japanese Ginsneg) in the japanese Pharmacopoeia[3]; Ginseng and Sanqi in the Pharmacopoeia Vietnamica[4]. Among the varieties of Ginseng, only the white variety is offical in some European pharmacopoeias such as the German Pharmacopoeia (10th ed.), Austrian Pharmacopoeia (1981 ed.), Pharmacopoeia Helvetica (7th ed.), and British Herbal Pharmacopoeia (1990ed.)[5] as well as the former State Pharmacopoeia of the USSR[6].

In addition, some *Panax* plants are conserved as rare and endangered species, for example, *P. ginseng*, *P. pseudoginseng* and *P. zingerberensis* have been listed as national conserved species in the Index of Conserved Plants in China[7,8], also *P. quinquefolius* as an international conserved rare and endangered species in Appendix Ⅱ of Convention on International Trade in Endangered Species of Wild Fauna and Flora (i. e. Washington Convention) for prohibiting business[9].

PROBLEMS AND CURRENT SITUATION

For any strategic decision on the production, trading, application and scientific research of Ginseng, it is most relevant to gain knowledge of quality of the Ginseng plant and drug. The judgments on the quality of Ginseng are based on empirical experiences and assumptions, there is an urgent need to work out a scientific basis for the quality assessment of Ginseng. The minimal requirement for good quality of any Ginseng including various varieties and their products is the presence and purity of genuine Ginseng plant because the quality and effects vary considearbly according to the source of the Ginseng plant and its commercial varieties.

As a labor-intensive and time-consuming crop, Ginseng is expensive, and American Ginseng is 5-10 times more expensive than White Ginseng in Hong Kong Market[10]. It is not, therefore, uncommon to find White Ginseng falsely labeled and retailed as American Ginseng, other plant roots are also found as adulterants of Ginseng on the Asian markets. The common ones include dried roots of *Mirabilis jalapa* L., *Pterocypsela indica* (L.) Shih (formerly, *Lactuca indica* L.), *Platycodon grandiflorum* (Jacq.) A. DC., *Talinum paniculatum* (Jacq.) Gaertn., *Vigna vexillata* (L.) Benth., *Phytolacca acinosa* Roxb., *Physochlaina infundibularis* Kuang and *Periploca sepium* Bunge. These adulterants not only lack the bioacitve effects of Ginseng, the roots of last three species even are poisonous and responsible for some of the reported cases of "Ginseng"-poisoning in the West[11,12].

As interpreted in previous article[13], there are two essential criteria in the assessments of the quality of Ginseng, namely authenticity and efficacy. A great deal of reaearch has been done to evaluate the quality of Ginseng by means of morphology, taxonomy, histology, chemistry and biochemistry, but space dose not allow us to pursur these subjects in detail in present article. On the basis of brief review article published by CAO Hui and LIU Yu-ping[14], herein we only deal with the former criterion: a broad applicability of DNA profiling developed for authentication of Ginseng plants and drugs at molecular level so far.

DNA MOLECULAR APPROACHES

Polymerase chain reaction(PCR) is an enzymatic method for multiplying a specific segment of DNA. Advances in DNA analysis techniques have offered an additional tool for the authentication of Ginsengs since early 1990's. The DNA profiling has several significant advantages at molecular leve over morphological, anatomical as well as chemical levels: (1) the genotype is assayed, therefore, it is not affected by organs or tissues used, developmental stages or environmental factors; (2) it can be applied to dired samples, because DNA can be prepared from a small amount of tissues without destructive sampling and is relatively stable, which is of particular importance as some Ginseng samples available for examination are highly valuable in limited supple or belong to conserved rare and endangered species.

Due to the historical market and strategic position of Hong Kong in the world's Ginseng trade, a research group in The Chinese University of Hong Kong has pioneered the use of DNA profiling(DNA-based bioassay) to identify Ginseng drugs since 1994[15]. After then, the several following DNA techniques have been developed to be suitable for authentication of *Panax* plants and drugs.

Restriction Fragment Length Polymorphism(RFLP)

The major bioactive saponins of *Panax japonicus* were obtained from its variety *Panax japonicus* C. A. Meyer var. *angustatus* Hara which is very similar to the former morphologically in relatively high yields. However, the RFLP analysis in which ribosomal DNA(rDNA) was digested with restriction enzymes *Kpn* Ⅰ, *Dra* Ⅰ and *Hin*d Ⅲ clearly showed the difference of polymorphic patterns between these two species[16]. The physical map of the chloroplast genome of Korea Ginseng (*Panax ginseng*) with four restriction enzymes *Bam* HI, *Eco* RI, *Hin*d Ⅲ and *Pst* Ⅰ was constructed, its choloroplast DNA (cpDNA) was determined as a circular molecule with a total size of about 154 kilobase(kb). The genome structure of cpDNA between Korean Ginseng and American Ginseng (*P. quinquefolius*) showed very similar restriction patterns[17].

Random Amplified Polymorphic DNA(RAPD) and Arbitrarily Primed PCR(AP-PCR)

A research group in The Chinese University of Hong Kong has pioneered the use of RAPD and APPCR to successfully authenticate *six Panax* species (*P. ginseng*, *P. quinquefolius*, *P.*

notoginseng, *P. japonicus*, *P. major* and *P. trifolius*) and four adulterants(*Mirabilis jalapa*, *Platycodon grandiflorum*, *phytolacca acinson* and *Talinum paniculatum*)[18-20]. They found that this DNA fingerprinting method is also effective in identifying commercial varieties and products of Ginseng on the market[21,22]. Differentiation analyses of three *Panax* species (*P. sinseng*, *P. quinquefolius* and *P. japonicus*) and two Ginseng teabags by RAPD) have also been carried out by Ozeki et al.[23].

Phylogenetic relationship of five *Panax* species (*P. ginseng*, *P. quinquefolius*, *P. notoginseng*, *P. pseudoginseng* and *P. japonicus*) has been reconstructed using RAPD, the phylogenic tree shows that the former four species, each forms a cluster, whereas the latter forms a cluster with a inconsistent genetic distance[24,25]. Cultivar-specific populations of *Panax ginseng* and *P. quinquefolius* were analyzed by RAPD assay[25,26]. Moreover, RAPD analysis has been used to prove that a hybrid Ginseng generated by cross-pollination between *Panax ginseng* and *P. quinquefolius* is superior to its parent plants in height, sizes of stem and leaflet, and shows heterosis on growth and saponin production[27]. Capillary PCR-based RAPD fingerprinting has also been used to identify these two Ginseng plants *Panax ginseng* and *P. quinquefolius*, as well as wild and cultivated Ginseng drugs[28-31].

Kohda reported that RAPD method could differentiate *Panax japonicus* from *Panax japonicus var. angustatus*, matching to conclusion by RFLP analysis mentioned above[16]. The population of *Panax pseudoginseng* Wall. is decreasing in the natural habitats. A phylogenic tree reconstructed by RAPD profile indicated that *P. pseudoginseng* from five populations in Nepal-Himalaya and *P. japonicus* from eight populations in Japan formed two separate clusters, Nepal-Himalaya-group containing *P. pseudoginseng* and *P. pseudoginseng* subsp. *himalaicus*, and Japan-group containing *P. japonicus* and *P. japonicus var. angustatus*, showing RAPD analysis in combination with the saponin chemotypes assay can distinguish between the Himalayan type and the Japanese type of *P. pseudoginseng* with intra-strain diversities[32].

Microsatellites-Simple Sequence Repeats(MSSR)

The repetitive DNA have been isolated from the genome of two closely related *Panax* species *P. ginseng* and *P. quinquefolius*. after cloning and sequencing, the simple sequence repeats with relatively high copy numbers from microsatellite DNA were labeled with DIG and used as DNA fingerprinting probes to successfully differentiate *P. ginseng* from *P. quinquefolius*[33,34].

PCR-RFLP and RAPD-RFLP

PCR-RFLP analysis has been carried out for the 18S rRNA gene from nuclear rDNA digested with *Ban* Ⅱ and *Dde* Ⅰ on three *Panax* species, *P. ginseng*, *P. quinquefolius* and *P. japonicus* as well as their corresponding Ginseng drugs[35]. The PCR-RFLP patterns of internal transcribed spacer(ITS) gene region digested with *Hin*f Ⅰ, *Taq* Ⅰ and *Sau* 3A are also able to differentiate between *P. ginseng* and *P. quinquefolius* and to identify the Ginseng drugs from the two common poisonous adulterants *Mirabilis jalapa* and *Phytolacca acinosa*[36].

In order to identify the homogeneity of RAPD products and to make use of RAPD marker for the study of Ginseng germplasm possible, it was tried to digest RAPD products with *Hin* FI, *Rsa* Ⅰ, *Alu* Ⅰ, and *Msp* Ⅰ. Result showed RAPD-RFLP was s simple and useful method for screening distinctive molecular marker on germplasmic researches of *Panax ginseng*[37].

Amplification Fragment Length Polymorphism (AFLP)

AFLP, a combination form of PCR and RFLP techniques, has been developed to be used for differentiating Ginseng from American Ginseng. The results showed that *Panax ginseng* collected from various localities in China and Korea produced nearly identical patterns whereas the pattern of *P. quinquefolius* obtained from different farms in North America slightly different, indicating this approach is reliable for detection of genetic differences among *Panax* plants[38,39]. AFLP has also been used for providing a scientific basis for mass selection from five land-races of Ginseng, the polymorphic sites of the land-race Changbo was much more than those of others, which suggested that there are more heterozygotes in this population, and it is closer to wild Ginseng than the others[40].

PCR Direct Sequencing

As a result of recent developments in nucleotide sequencing technology, PCR-based DNA direct sequencing has become one of the most frequently utilized molecular approaches inferring to phylogenetic relationship and species identification of organisms. The primary attraction of this approach includes the following facts: (1) the parameters (nucleotides) are the basic units of genetic information encoded in organisms, (2) sequence evolution is comparatively easy to model, and it is relatively easy to incorporate in formation about the molecular evolutionary process into analyses, and (3) the potential sizes of informative data sets are immense. Therefore, DNA sequencing provides a more definitive means than ones of DNA fingerprinting in identification of Chinese drugs.

The 18S rRNA, ITS from nuclear ribosomal DNA (nrDNA) and *mat*K from cpDNA are three gene loci researchers focus on for authentication and phylogenetic study of *Panax* plant and drugs. The nrDNA typically consists of several hundred repeated copies of the transciption unit such as 18S rRNA and non-transcribed spacer such as ITS. Owing to concerted evolution, the various copies usually have homogeneous sequence and can be treated as a single unit. The *mat*K locates at a open reading frame (ORF) contained in class Ⅱ intro of *trn*K gene from cpDNA. This ORF was suggested to encode a maturase for splicing the precursor of chloroplast $tRNA^{Lys}$(UUU) gene.

The 18S rRNA gene sequences of three *Panax* species (*P. ginseng*, *P. quinquefolius* and *P. japonicus*) and of the corresponding Ginseng drugs have been compared. In each species, different base substitutions were observed only at four nucleotide sites around position 500 at the upstream of 1809bp in length, which can easily be distinguished from each other[34,41]. In addition, 18S rRNA gene has been chosen to clarify the genetic heterogeneity of Sanqi derived from *P. notoginseng* because this heterogeneity can provide valuable information on the origin of its cultivars[42].

Ths ITS gene has been chosen to construct phylogenetic and biogeographic relationship among 12 species of genus *Panax*[43] and to identify six Panax plants[36] and wild and garden Ginseng[44].

Mutant Allele Specific Amplification(MASA)

In MASA method, the primer is specifically designed based on a defined region of gene sequences. The amplification of PCR under high stringent condition eliminated non-specific binding of primer to template DNA. The specific primer used results in a fingerprint that is much simpler to interpret as only one band is amplified, so the time and cost for identification analysis of Chinese drugs are greatly reduced.

The design principles of species-specific primer is that the oligonucleotide of newly-designed probe must be exactly paired with DNA template of the sample examined but be not cmopletely paired with that of other samples, particularly in 3′-end nucleotide position of the primer probe. For three *Panax* plants *P. ginseng*, *P. quinquefolius* and *P. japonicus*, PCR products with 1.8kb in size were obtained, subsequently the nucleotide sequences of these PCR products were determined. Finally three kinds of oligonucleotide forward primers, namely PgF, PqF and PjF, were designed and synthesized. Each primer had a sequence corresponding to each *Panax* plants at nucleotide positions 481 to 499 or 501, where the different base substitutions were observed.

In practice, PCR amplification with pairwise of primer (a designed PgF forward primer from *P. ginseng* and a universal reverse primer) generated a fragment of 1.3kb when the extracted DNA from Panax ginseng was used, whereas no products were amplified when DNA from other two plants were used. In the same manner, the PCR with PqF and PjF primer generated a fragment band only in the cases using the DNA of *P. quinquefolius* and *P. japonicus*, separately. The use of this approach only under a highly stringent PCR amplification conditions may provide a rapider and simpler authentication of botanical origin of Ginseng plants and drugs[35].

Sequence Characterized Amplified Region(SCAR)

This method is the initial identification of a polymorphic band using RAPD, then nucleotide sequencing of the polymorphic band, and finally PCR amplification of the polymorphic band as template DNA using a pair of long primer that are specific to the band. The conversion of a RAPD to a SCAR improves reproducibility of PCR product and enhances the discriminating power and reliability of the identification method. By this easier and more accurate method, distinctive and reproducible fingerprints are generated from Ginseng and American Ginseng of various localities, these fingerprints help to distinguish two Ginseng plants from other four *Panax* species (*P. notoginseng*, *P. japonicus*, *P. major* and *P. trifolius*), and also from two poisonous adulterants (*Mirabilis jalapa* and *Phytolacca acinosa*)[45].

Direct Amplification of Length Polymorphism(DALP)

DALP method uses an AP-PCR to produce genomic fingerprints, the oligonucleotides used share the same forward 5′ core sequence but differ in 2 to 5 selective nucleotide at 3′ end. Each primer is used in combination with a corresponding reverse primer and the PCR amplification is performed under high stringency. Such pair of primers can produce specific multi-banded patterns where length variation among individual samples can also be reveales. Some polymorphic DNA fragments of Ginseng were produced using DALP. After cloned and sequenced, one of them is mini-satellite sequence unique to *Panax ginseng* on which the specific sequence marker is used to design a PCR primer for rapid identification of Ginseng[46].

METHODOLOGIES AND STRATEGIES

The application of molecular approaches begins with DNA extraction. For *Panax* plants that contain large amounts of polysaccharide or other impurities, it is necessary to modify the protocol of DNA extraction or further purify the DNA. In practice, DNA extraction appears to be the limiting factor, as it is difficult to obtain high quality DNA from certain Ginseng variety, in particular from processed(steamtreated) Red Ginseng samples and its commercial products as DNA is much degraded in processing or degenerated during production. Variation in DNA fingerprints or sequences from one experiment to another also sometimes occur, possibly due to the existence of polymorphism among the Ginseng samples used.

Random-primed PCR is known to be affected by DNA quality, reaction conditions and type of thermocyclers. Moreover, amplified products may result from mismatch pairing between primer and template. The following measures are therefore needed to ensure the PCR products are invariant: (1) highly purified DNA from at least two independent samples is used; (2) avoid the use of much degraded DNA; (3) thermostable DNA polymerase, buffer and thermocycler should be obtained from a reputable and reliable source; (4) to define the invariant bands, a range of DNA concentrations and two to three thermocyclers from various companies are used; and (5) several primers, each capable of producing two to three invariant bands, are employed to generatd the profile for future reference.

Although the various copies of the ribosomal DNA sequence are subject to concerted evolution, it is possible that for some species, there are variation of length or sequences among the different alleles. In the case of length variation, more than one product would be detected by the PCR, but in the case of sequence polymorphism, variation would be revealed by PCR direct sequencing. To increase the accuracy of authentication, it may be essential to complement nucleotide sequencing-based DNA markers such as PCR-RFLP and DALP which examine a defined region on the genome with other DNA fingerprintingbased molecular approaches, for example RAPD or AP-PCR, which looks for differences in the whole genome. Although PCR direct sequencing-based specific primer probe method such as MASA require prior to genetic background of the genome, the reliability of the result cannot be greatly influenced by experimental conditions and can produce well-defined con-clusions. It has several significant advantages over other markers for Chinese drug identification purpose.

CONCLUSION

DNA is the basic component of a living organism whereas phenotypic and chemical expression are controlled by the arrangement and expression of genes in the DNA. DNA profiling technology provides the ultimate and definitive means of authentication for Ginseng plants and drugs. It is, therefore, concluded that DNA technology has proven to be important in definitive authentication of species-origin of Ginseng. To increase the feasibility of Ginseng quality control, it may be essential to combine DNA profiling which evaluates its authenticity at molecular level with chemical and pharmacological means which looks mainly for saponins content and bioactive principles to evaluate its efficacy.

REFERENCES

[1] Anonymous. Pharmacopoeia of People's Republic of China(2000 ed.). Vol I. Beijing: Chemical Industry Press, 2000: 4, 8, 113, 239.

[2] Anonymous. The Korean Pharmacopoeia(7th ed.). Part Ⅱ, Seout: Ministry of Health and Social Affairs, 1997: 235, 263, 327, 681.

[3] Anonymous. The Japanese Pharmacopoeia(13th ed., English version). Part Ⅱ. Tokyo: Ministry of health and Welfare, 1996: 855, 788-789, 880-881.

[4] Anonymous. Pharmacopoeia Vietnamica. (1974 ed.) Ho CHi Minh City: Ministry of Public Health of Socialist Republic of Vietnam, 1974.

[5] Bisset NG(ed.). Herbal Drugs and Phytopharmaceuticals. Stuttgart: Medpharm Scientific Publishers and Boca Raton-Ann Arbor-London-Tokyo: CRC Press, 1994: 236-238.

[6] Anonymous. State Pharmacopoeia of The Union of Soviet Socialist Republics(10th ed., English version). Moscow: USSR Ministry of Public Health, 1979: 527-529.

[7] LI WH. The Conservation Regions of Nature in China. Beijing: The Commercial Press, 1984: 211.

[8] FU LG. A Red Book of Plants in China-Rare and Endangered Species. Volume Ⅰ. Beijing: Science Preess, 1992: 178-181.

[9] FANG TY(transld.). Traditional Medicine and Health-care System. Beijing: People's Health Publishing House, 1985: 22.

[10] CAO H. Overview of ginseng business in Hong Kong. Chin J Inform Tard China Med 1996; 3(11): 35-36.

[11] Bisset NG(transld.). A Colour Atlas of Poisonous Plants. London: Wolfe Publishing Ltd., 1984: 166-167.

[12] Tang W, Eisenbrand G. Chinese Drugs of Plant Origin. Chemistry, Pharmacology, and Use in Traditional and Modern medicine. Berlin-Heidelgerg: Springer-Verlag, 1992: 763-775.

[13] CAO H, But PPH, Hu SY. Ginseng plants: commercial products and quality assessment. Chin J Integer Trad West med 1997; 3(4): 306-310.

[14] CAO H, LIU YP. Application of molecular marker in authentication of Chinese drug ginseng roots. J Chin Med Mat 1996; 20(10): 533-535.

[15] Cheung KS, Kwan HS, But PPH, et al. Pharmacognostical identification of American and Oriental ginseng roots by genomic fingerprinting using arbitrarily primed polymerase chain reaction (AP-PCR). J Ethnoipharmacol 1994; 42: 67-68.

[16] Kohda H. Studies on plants resources of Kampo-medicines: quality evaluation and development and propagation of selective strains. Natural Med 1996; 50: 185-193.

[17] Choi JE, Kang SK, Kim HG, et al. The physical map of the chloroplast DNA from Korean ginseng(*Panax ginseng* C. A. Meyer). Mol Cells 1997; 7: 136-139.

[18] Shaw PC, But PPH. Genomic fingerprinting as means to identify ginseng roots. In: Bailey WG, Whitehead

C, Proctor JTA(eds.). The Challenges of the 21st Century-Proceedings of the International Ginseng Conference-Vancouver 1994. Burnaby: Simon Fraser University, 1995: 112-115.

[19] Shaw PC, But PPH. Authentication of *Panax* species and their adulterants by random-primed polymerase chain reaction. Planta Med 1995; 61: 466-471.

[20] Shaw PC, Ngan FN, But PPH, et al. Authentication of genus *Panax* plants using random primed PCR. Abstract of the 3rd Symposium on Traditional Chinese Medicine. Shanghai: Shanghai Medical University, 1996: 21.

[21] But PPH, Shaw PC. Authentication and quality control of Chinese medicines from organoleptic identification of chemical and geomic fingerprinting of AMerican and Oriental ginsengs. Abstract of the 2nd Symposium on Traditional Chinese Medicine. Taipei: National Research Institute of Chinese Medicine, 1995: 6-7.

[22] Ngan FN, Wang J, But PPH, et al. Application of arbitrarily primed polymerase chain reaction(AP-PCR) in commercial ginseng products. Abstracts of 5th International Congress of Plant Molecular Biology. Singapore: National University of Singapore, 1997: 32.

[23] Ozeki Y, Wake H, Yoshimatsu K, et al. A rapid method for genomic DNA preparation from dried materials of genus *Panax* for PCR analysis. Natural Med 1996; 50: 24-26.

[24] Nakai R, Shoyama Y, Shiraishi S. Classification of *Panax* plants by RAPD analysis. Abstract Papers of the 42nd Annual Meeting of the japaness Society of Pharmacognosy. Fukuyama: Japanese Society of Pharmacognosy, 1995; 197.

[25] Park SY, Shin CS, Shin EM, et al. Studies on the genetic diversity among *Panax* species and *Panax ginseng* using random amplified polymorphic DNA(RAPD) analysis. Acta Horticult 1995; 390: 177-183.

[26] JIANG XY, SHI SX, ZANG ZE, et al. RAPD analysis of genomic DNA in cultivars of *Panax ginseng* C. A. May. and *Panax quinquefolius* Linn. Spec Wild Econ Anim P1 Res 1998; (1): 5-9.

[27] Kitanaks S, Kunishi M, Taira T, et al. Ginsenoside production, tissue culture and induction of regeneration of interspecific hybrid ginseng(*Panax ginseng x panax quinquefolium*). Natural Med 1997; 51: 1-5

[28] MA XJ, WANG XQ, ZHOU YP, et al. Studies on ginseng(*Panax ginseng*)RAPD fingerprinting with capillary PCR. Chin Trad Herbal Drugs 1998; 29: 194-199.

[29] MA XJ, WANG XQ, SUN SS, et al. A study on RAPD fingerprints of wild mountain ginseng(*Panax ginseng*). Acta Pharm Sin 1999; 34: 312-316.

[30] DING JM, WAN SW, WEI QC, et al. RAPD differentiation of wild Ginseng species. Chin Trad Patent Med 2001; 23(1): 3-5.

[31] MA XJ, WANG XQ, XU ZX, et al. RAPD variation within and among populations of ginseng cultivars. Acta Bot Sin 2000; 42(6): 587-590.

[32] Watanabe T, Kawaguchi K, Suzuki H, et al. Studies on the medicinal plant resources of the Himalayas (3). Random amplified polymorphic DNA analysis and saponin contents of Himalayan ginseng (*Panax pseudo-ginseng* Wall.). Natural Med 1998; 52: 426-432.

[33] HO ISH, Leung FC. Isolation of DNA fingerprinting probe from *Panax ginseng*. Abstracts of Symposium on Chinese Medicine & Public Health. Hong Kong: University of Hong Kong, 1996: 34.

[34] Leung FC, Ho ISH, Leung AOC. Use of species-specific repetitive DNA as fingerprinting probes for *Panax ginseng*. Abstract of International Ginseng Conference-'99 Hong Kong. Hong Kong: The Chinese University of Hong Kong, 1999: 23.

[35] Fushimi H, Komatsu K, Isobe M, et al. Application of PCR-RFLP and MASA analyses on 18S ribosomal RAN gene sequence for the identification of three ginseng drugs. Biol Pharm Bull 1997; 20: 765-768.

[36] Ngan FN, Shaw PC, But PPH, et al. Molecular authentication of *Panax* species. Phytochemistry 1999; 50:

787-792.

[37] MA XJ, WANG XQ, XIAO PG. PCR-RFLP method on ginseng (*Panax ginseng*). Chin Trad Herbal Drugs 1998;29:625-629.

[38] Shaw PC, Ha WY, Wang J, et al. Application in authentication of Oriental ginseng and American ginseng by AFLP fingerprinting. Abstract of the 4th Symposium on Traditional Chinese Medicine. Chengdu: West China Medical University, 1998:15.

[39] LUO ZY, ZHOU G, ZHOU SQ, et al. Construction of genomic DNA fingerprinting in *Panax ginseng* and *P. quinquefolium* by AFLP. Acta Pharm Sin 2000;35(8):626-629.

[40] MA XJ, WANG XQ XIAO PG, et al. A study on AFLP fingerprinting of land-races of *Panax ginseng*. China J Chin Mat Med 2000;25(12):707-710.

[41] Fushini H, Komatsu K, Isobe M, et al. 18S ribosomal RNA gene sequences of three *Panax* species and the corresponding ginseng drugs. Biol Pharm Bull 1996;19:1350-1354.

[42] Fushimi H, Komatsu K, Isobe M, et al. Genetic heterogeneity of ribosomal RNA gene in *Panax notoginseng*. Planta Med 2000;66:659-661.

[43] Wen J, Zimmer EA. Phylogeny and biogeography of *Panax* L. (the ginseng genus, Araliaceae); inferences from ITS sequences of nuclear ribosomal DNA. Mol Phylogenet Evol 1996;6:167-181.

[44] MA XJ, WANG XQ, XIAO PG, et al. Comparison of ITS sequences between wild ginseng DNA. China J Chin Mat Med 2000;25(4):206-209.

[45] Ngan FN, Ha WY, Wong CS, et al. Sequence characterized amplified region(SCAR): A new tool for authenticating ginsengs. Abstract of International Ginseng Conference-'99 Hong Kong. Hong Kong: The Chinese University of Hong Kong, 1999:90.

[46] Ha WY, Ngan FN, Shaw PC, et al. Exploration of the genetic polymorphism in *Panax ginseng* and *P. quinquefolius* by AFLP AND DALP. Abstract of International Ginseng Conference-'99 Hong Kong. Hong Kong: The Chinese University of Hong Kong, 1999:85.

原载:《中国中西医结合杂志》(英文版)2001,7(3):229

依法加强栽培中药材监督管理

毛淑杰

一、中药材栽培现状

中药材栽培基本可分为两大类。一类为中药材基地的大面积种植或栽培,经过科技工作者对中药材进行深入研究考察,引种栽培成功,同时是按照中药材生产质量管理规范实施的种植技术成果,对药材质量指标有明确的检查与控制,基本保证了栽培中药材的优质及道地;另一类情况是小面积栽培,一家一户的种植,尤其是一些农民盲目的弃粮改种中药材,甚至与农作物高低套种,在田间地头种植中药材。中药材野生变家种,异地引种需要做大量的科学研究工作,包括要栽培的中药材品种来源,生长周期、采收期、原产地自然条件(气温,土壤,降水量)、生长发育、遗传与育种、栽培条件等。引种药材的多项科学实验取得研究数据后方能实施种植,这样才能保证栽培中药材的质量。盲目种植栽培,势必会导致其质量的下降。

二、依法加强栽培中药材的质量监督管理

目前,栽培和引种的中药材规范化生产在各地主管部门的领导下,取得了一些成效。那么怎样检验这一指导原则是否得到了最好的实施,其中最直接有效的检验方法,就是加强栽培中药材的法定申报审批工作。

国家药品监督管理局颁布的新药审批办法(1999 年 5 月 1 日开始实施),早有详细明确规定:即中药材异地引种或野生变家种的品种,要按中药四类新药标准申报批准后,方可上市出售。其中要求申报的研究资料有 4 个方面,包括要引种或栽培中药材的综述资料、药学资料、药理毒理资料和临床资料,详细文献资料合计共 18 项内容。其中①生态环境、生长特征、栽培或培植技术,产地加工和炮制方法。②药材性状,组织特征,理化鉴别(方法,数据,附图和结论)及文献资料。③药材的质量标准及起草说明,还要提供对照药品及有关资料。④药材的稳定性实验资料、结论。⑤与功能主治有关的药效学、急毒、长毒有关文献资料等项研究。以上 5 项内容要求将原地与异地或野生与家种的药材进行对比实验研究。另外如果要申请生产上市时,需要增报按质量标准提高有代表性样品 3 批及检验报告书等。这些详细的质量标准,提供了科学的法律依据,保证了中药材质量。但目前的情况是未经批准出售的品种屡见不鲜,严重影响了药材质量。鉴此,提出如下建议:

1. 加大栽培中药材申报审批法定标准要求的宣传力度,使之逐渐深入人心,在栽培或引种前必须搞清楚需要做的工作。

2. 各级主管部门要制定更加强有力的措施,保证栽培中药材申报审批工作的贯彻执行,严把质量关。

3. 在大的药材市场,均需设立相应的质量检查部门或认证部门,保证入市出售的中药材有批准文号或合格证,保证人民吃上好药放心药。

中药材属中药现代化的根基。只有扎实做好这项工作,严格把好质量关,中药饮片、中成药、中药临床一系列的研究工作才能有保证。因此规范栽培中药材质量,加强其申报审批工作是当前的主要任务,这将对中药材 GAP 的实施提供有力保证。

原载:《中药研究与信息》2001,3(5):13

中药保鲜技术取得新进展

郝近大

由中国中医研究院中药研究所承担的国家自然科学基金资助项目“生姜地黄石斛保鲜技术及其鲜干活性对比研究”经过中国中医研究院专家评审委员会评议，获2000年度中国中医研究院科研成果三等奖。

本项研究紧紧抓住中医临床用药存在的现实问题，针对根茎类新鲜药材的较典型品种进行各种保鲜方法的研究探索实验，并以主要成分和主要药效学指标跟踪保鲜研究的全过程；同时对同一品种的干鲜活性进行对比实验。结果表明，生姜、地黄、石斛的鲜、干品在主要化学成分和清热、止血、提高免疫功能等药效指标上均显示出明显的差异。通过反复摸索试验，选择经特殊预处理的速冻保鲜技术，可使保鲜期达到6～12个月，所需条件简易，便于推广应用。

本课题主要从4方面开展了探索研究工作：

1 保鲜技术的研究

在借鉴目前农业及食品加工业保鲜方法的基础上，针对不同药材采用不同的保鲜方法，如：辐照灭菌、冷冻干燥、冷冻或冷藏、真空包装等等，或将上述方法搭配组合，依据外观性状、理化指标和药效学比较，优选出既保证药效，又便于贮存、运输并适于工业化生产的保鲜技术。

实验及观察结果表明：速冻保鲜方法简便，可保持鲜药原有形态，基本不破坏有效成分及原有的药效活性。小型冷冻和贮存设备简单，大型工业化生产设备可借用食品工业的生产设备。对于生姜、地黄、石斛等均适用。

2 鲜干品化学成分的比较研究

生姜：测定总挥发油气相色谱分析、挥发油及醚提物薄层比较、总姜酚含量、总氨基酸测定、游离氨基酸测定、水液TLC比较、醚提物TLC比较。结果表明：生姜和干姜在化学成分及各种成分的含量上均有所不同。

地黄：测定梓醇含量、还原糖含量、多糖含量、脂溶部分TLC比较、水溶部分TLC比较。结果表明：鲜、干地黄脂溶和水溶两部分的TLC比较，未见明显差异；但3种成分的含量，鲜品明显高于干品。

石斛：测定总生物碱含量、还原糖含量、多糖含量、脂溶部分TLC比较、水溶部分TLC比较。结果表明：总生物碱及还原糖含量鲜品高于干品，多糖含量二者未见明显差别，水溶性成分TLC比较二者的薄层斑点有区别，脂溶性成分TLC比较未见区别。

3 鲜干品药效作用的对比研究

生姜：①镇吐作用（家鸽，硫酸铜致吐法）；②解热作用（大鼠，酵母致热法）；③解毒作用（生半夏混悬液诱发家兔眼睑结膜刺激法）。

结果：①鲜姜可显著延长鸽子出现呕吐的潜伏期，明显抑制呕吐次数和减少鸽子的呕吐只数，并呈现一定的药效－剂量关系；而干姜各剂量组虽有一定延长鸽子呕吐的潜伏期及抑制呕吐次数的作用，但均无统计学意义。②鲜姜对酵母致热大鼠有明显的解热作用，各剂量组均呈现出一定的效－量关系；干姜各剂量组也有明显解热作用，但未呈现出明显的效－量关系。③生姜汁呈现出较强的解毒作用，其解毒的强度依次为生姜汁→生姜煎剂→干姜煎剂。

地黄：①对阿司匹林造模小鼠凝血时间的影响；②对强的松龙所致免疫功能低下小鼠巨噬细胞吞噬功能的影响；③对甲状腺素造模小鼠脾脏淋巴细胞转化的影响；④对甲状腺素造模小鼠脾脏淋巴细胞碱性磷酸酶表达的影响。

结果：①给小鼠灌服鲜地黄汁 2.5、5.0、10g/kg（按相当于干地黄生药量折算，以下剂量表示均相同），均可明显拮抗由阿司匹林诱导的小鼠凝血时间延长（$P<0.01$）；用鲜地黄水煎液灌胃，也可使阿司匹林处理小鼠凝血时间缩短（$P<0.01$ 或 $P<0.01$）；干地黄水煎液除 5g/kg 组能明显缩短凝血时间外（$P<0.01$）。其余剂量组均呈现一定的缩短趋势，但统计学上与阿司匹林组比较无明显差异；鲜地黄汁的作用明显强于干地黄（$P<0.05$）。②鲜地黄汁和鲜地黄水煎液 0.25、0.5、1.0g/kg 灌胃给药 10d，均可不同程度地提高免疫低下小鼠的腹腔巨噬细胞吞噬功能，吞噬百分率和吞噬指数均显著高于强的松龙组（$P<0.05$，$P<0.01$ 或 $P<0.001$）；干地黄水煎液也可明显提高免疫受抑小鼠的巨噬细胞吞噬功能。在 3 种受试样品中，鲜地黄汁的作用最强，其次为鲜地黄水煎液，干地黄水煎液的作用最弱。③灌胃给予鲜地黄汁和鲜地黄水煎液 1.0g/kg，在一定程度上增强甲状腺素诱导的类阴虚小鼠脾脏淋巴细胞转化能力，但统计学上无显著意义；干地黄水煎液对淋巴细胞转化无明显增强作用。④灌胃给予鲜地黄汁和鲜地黄水煎液连续 10d，能明显提高类阴虚小鼠脾脏淋巴细胞碱性磷酸酶表达活性（与模型组比较 $P<0.05$）。干地黄水煎液在一定程度上可提高碱性磷酸酶活性，但统计学上无显著差异。

石斛：①对醋酸强的松龙诱导的免疫功能低下小鼠腹腔巨噬细胞吞噬功能的影响；②对甲状腺素造模小鼠脾脏淋巴细胞转化及碱性磷酸酶表达的影响；③对环磷酰胺诱导的免疫低下小鼠脾脏淋巴细胞碱性磷酸酶表达活性的影响；④对小鼠胃肠蠕动的影响。

结果：①鲜石斛 2.5、5.0g/kg 和干石斛 2.5、5.0、10g/kg，灌胃给药 10d，对强的松龙造成的免疫低下小鼠的腹腔巨噬细胞吞噬功能有不同程度的增强作用，各给药组小鼠的腹腔巨噬细胞吞噬百分率和吞噬指数均显著高于模型组（$P<0.05$ 或 $P<0.01$），而鲜石斛剂量较大（10g/kg）时，对免疫低下小鼠的腹腔巨噬细胞吞噬功能无明显增强作用；鲜石斛 2.5 或 5.0g/kg 分别比干石斛 2.5 或 5.0g/kg 作用强。②灌胃给与鲜石斛 2.5、1.25g/kg 或干石斛水煎液 1.25g/kg，连续 10d，能明显提高类阴虚小鼠脾脏淋巴细胞转化功能及碱性磷酸酶表达活性（与模型组比较 $P<0.05$ 或 $P<0.01$）。③连续 10d 灌胃给与鲜石斛水煎液（2.5、5.0g/kg），能明显提高小鼠的脾脏淋巴细胞碱性磷酸酶表达活性（与模型组比较 $P<0.05$）。干石斛水煎液也在一定程度上提高碱性磷酸酶活性，但统计学上无显著差异。④鲜石斛及干石斛水煎液 5.0、10.0g/kg 灌胃给药，连续 5d，均能促进小鼠胃肠运动，各给药组炭末推进速度均较未给药组明显加快。

4　保鲜样品的临床应用

按照临床应用习惯，将 3 种保鲜品以每包 30g 分装，生姜、地黄、石斛各 240 包，一般是每人每次就诊开6剂，即付给病人6包保鲜品，嘱其回家后置于冰箱冷冻室，煎煮时取出与它药共煎。每种保鲜品分别试用40人。每个品种分3批提供，即保存3、6、12个月的样品。

据反馈的信息看，在疗效上与原鲜品药材基本相同，同时具有保存方便的特点，药剂人员也都乐于接受，病人也感到应用起来十分方便，不必再为寻找鲜药而东奔西走。但由于是临床随机组方，故无法进行量化对比分析。

原载：《中国中医药信息杂志》2001，8(5)：88

国内鲜药研究的状况与展望

郝近大

［摘要］ 本文对近10年来国内鲜药的临床应用、传统保鲜方法、现代保鲜技术、鲜干药品化学成分与药效作用区别、鲜药制剂的开发应用等方面的进展加以综述，并探讨了本领域在新世纪中的发展趋势。

［关键词］ 鲜药；植物药；保鲜技术

Advancement and prospect in research of fresh herbal medicines in China

HAO Jin-da

［**Abstract**］ The clinical application of fresh herbal medicines in recent 10 years in China, the traditional and modern methods for keeping herbal medicines fresh, the difference in efficacy of dry and fresh herbal medicines, the development in preparations of fresh herbal medicines and new trend in research of this aspect were reviewed in this paper.

［**Key words**］ fresh herbal medicines; plant medicine; freshness keeping technology

中医临床应用鲜品药物治疗多种常见病症具有悠久的历史。可以说，鲜药的应用贯穿于中医药学起源和发展的全过程。从大量古代本草及方书文献中可以发现，历代医家对鲜药有别于干药的特殊作用都有着中肯的认识，对鲜药的临床应用有着宝贵和丰富的经验。尤其是随着中医温病学说的形成与发展，鲜药品种日益增多，适应证日趋广泛，对鲜药特殊功效的认识亦更加深入，从而形成了中医临床用药的一大特色。

传统中医临床应用鲜药与我国南方某些地区民间应用鲜草药、青草药治病有所不同。后者多是单味或数味鲜草药合用的民间经验；而前者则严格遵循中医的理法方药原则，在辨证的基础上，按照君臣佐使复方用药，即在一组数味药物组成的复方中，有2～3味鲜药入方，共同煎煮，起到它们的特殊作用。

但近几十年来，由于门诊量增大，药材保鲜技术落后，以致在各大中城市中的鲜药供应长期断档，绝大部分鲜药品种均以干品代之。长此以往，导致许多临床医生对鲜药在治疗某些病症上的特殊作用都产生了模糊认识；如任这种以干代鲜的现象发展下去，势必影响中医对某些病症的临床疗效；同时，也将使这一在长期临床实践中得到的宝贵经验濒于失传。正是在这种情况下，从20世纪80年代以来，国内中医药领域中的众多有识之士纷纷在各种场合呼吁恢复临床鲜药的供应，并加强对鲜药保鲜技术等基础工作的研究。国内不少临床医生及科研单位对此积极响应，结合各自的条件，从各个不同角度对鲜药的临床应用、传统保鲜方法的总结、现代保鲜技术探讨、鲜干药品的化学成分与药效作用区别、鲜药制剂的开发应用等方面开展了相应工作。现据近年来国内报刊上公开发表的有关资料，对国内鲜药研究的状况及今后的发展趋势作一综合评述与展望。

1 国内鲜药研究的状况

鲜药在中医临床上的适应证有[1]：①外感风寒、温病及伤暑。②咳血、衄血、吐血诸血证。③急性菌痢腹泻。④肺炎、肺痈、肺结核、慢性气管炎、百日咳、白喉。⑤腮腺炎、乳腺炎、扁桃体炎。⑥伤科、外科病症。⑦恶性肿瘤及系统性红斑狼疮等。⑧急危重症的急救与解毒。根据历代医家文献记载及现代临床实践，可以看出，鲜药的应用在内科杂病的调治、急危重症的抢救、解毒以及外伤治疗等方面，具有独到之处。

根据传统中医药理论，将鲜药有别于干品的作用机制概括为[2]：①寒凉性药鲜品较干品偏凉偏润。②辛香气药鲜品较干品惟味厚力峻。③药汁鲜纯润燥之性强于干品。④药汁制备简便收效快。

鲜药在临床上常用的方法[3]有：①直接入汤剂法。②自然汁内服法。③蒸露法。④煎膏法。⑤捣烂外敷法。⑥自然汁外用法。除上述常见的6种方法外，亦可针对某些具体病症和患者的情况采用多种不同的形式，如制成酒剂、糖浆剂、针剂、片剂等，或2种以上形式并用。但其基本方法与前述6种方法的某一种相类似。

历史上及当前中医临床常用的保鲜方法[4]有：自然贮藏法、砂藏法、砂植法、冰箱贮藏法、塑料薄膜保鲜法、移栽法等数种。

边宝林等[5]采用HPLC法对地黄鲜品及其在不同干燥条件下的样品中的麦角甾苷进行了含量测定，结果表明，鲜地黄中麦角甾苷的含量在0.1%以上，而干燥后的生地黄中其含量明显降低。王宏洁等[6]报道了地黄经干燥、炮制后，经HPLC测定梓醇的含量与鲜品比较明显降低。梓醇含量的变化与酸、碱条件有关，而在水溶液中加热时间对其含量无明显改变。与单糖、低聚糖混合并长时间加热，其梓醇的含量也未见显著变化。河南省开封市回族医院[7]开展以鲜中药汁治疗血液病的研究，尤其是白血病，已经取得阶段性进展。该医院建立了国内首家鲜中药开发研究基地，现已初具规模。他们认为，鲜中药含有较丰富的活体物质、多种维生素、矿物质及人体所需要的多种氨基酸，对人体功能有较好的调节作用，为医治血液病，尤其是白血病，开辟了一条广阔的路子。

孟芹等[8]应用冷冻真空法加工鲜中药三七，保持了三七新鲜时的外观，并容易粉碎，缩短加工周期，加工过程机械化，有效成分三七皂苷接近鲜品，高于传统加工品。李成文等[9]应用真空包装及低温（4～6℃）贮存的方法，以感观、色泽、气味及还原糖含量为指标，对鲜茅根与鲜芦根的储存期限进行观察。结果表明，此法对鲜茅根、鲜芦根均有一定的保鲜作用，茅根优于芦根，真空包装加低温贮藏优于真空包装常温贮藏。以真空包装在4～6℃条件下鲜茅根的保鲜期可达3个月。1999年5月，国家自然科学基金委员会在上海组织召开了“中国药学科学发展战略”学术研讨会。会上由近年获国家自然基金资助的课题组作了交流发言，其中“生姜地黄石斛保鲜技术及其鲜干活性对比研究”课题组[10]针对根茎类新鲜药材的较典型品种进行各种保鲜方法的研究探索实验，并以化学成分中的主要成分和主要药效学指标跟踪保鲜研究的全过程。同时对同一品种的干鲜活性进行对比实验。实验结果表明，生姜、地黄、石斛3味药品的鲜、干品在主要化学成分和清热、止血、提高免疫功能等药效指标上均显示出明显的差异。应用现代保鲜技术，可使保鲜期达到6～12个月，并申请了发明专利。同时开始在北京的一些医院试用，得到临床医生与患者的认可与欢迎。但同时指出，由于中药的化学成分非常复杂，每一味中药都有其不同的成分和药效，因此必须针对每一味药干鲜活性的不同点，深入研究其特有药效的化学实质，采用不同的保鲜技术与方法，才能达到较好的保鲜效果。

梁爱华等[11]从止血和免疫作用方面，比较了鲜地黄与干地黄的部分药理作用。鲜地黄汁、鲜地黄煎液和干地黄煎液均在一定程度上拮抗阿司匹林诱导的小鼠凝血时间延长，但鲜地黄汁的作用明显强于干地黄；鲜地黄汁、鲜地黄水煎液能使类阴虚小鼠的脾脏淋巴细胞碱性磷酸酶的表达能力明显增强。鲜地黄汁还可增强Con A诱导的脾脏淋巴细胞转化功能。干地黄水煎液对类阴虚小鼠的脾脏淋巴功能也有明显的增强作用，但其作用弱于鲜地黄汁。历史上用鲜地黄汁或鲜地黄水煎液治疗某些疾病（如出血性疾病）有其科学道理，在临床应用上最好遵循之。王金华等[12]通过动物实验研究了生姜与干姜在药效上的差异，为临床上合理使用2药提供了实验依据。以生姜的药效作用为主，采用止呕、解热、缓和眼部刺激等药效学指标，比较了生、干姜水煎剂的药理活性。生姜水煎剂可明显抑制鸽子的呕吐次数，减少呕吐只数；对致热大鼠有显著的解热作用；并可显著降低家兔眼睑结膜的刺激作用。干姜水煎剂与生姜水煎剂在相同剂量下则作用较弱。因此，药用时干姜不宜代替生姜。中国癌症基金会北京鲜药研制中心应用新鲜动物为原料，通过超低温冷冻干燥技术，制成扶正荡邪合剂胶囊，用于胃癌、鼻咽癌、舌癌、肝癌、肺癌、白血病等病症的治疗，显示出独特的治疗作用，临床应用400余例癌症患者，总有效率为84.9%。用于系统性红斑狼疮、天疱疮、硬皮症等免疫功能异常患者116例，总有效率达94.0%[13]。

鲍世铨等[14]对鲜动物药“扶正荡邪制剂”进行了基础及工艺研究，并对治病机制做了初步探讨，实验以鲜活动物为原料，宰杀并去除内脏后，经清洗、消毒、超低温（－195℃）破碎与冻融处理，使胞内各种有效成分充分释放出来，并在低温下迅速进行生化技术处理。将低温、快速、高效三者结合起来，以最大限度地保持其生物活性，真正达到动物鲜用的目的。用新的工艺技术制备的“扶正荡邪制剂”，明显地优于传统的煎煮方法。从测定结果看，总氨基酸含量，前者为后者的1.5倍，游离氨基酸含量，前者为后者的2.6倍；用HPLC法测定各组相对分子质量，小于1万的小分子物质，前者不低于98.6%，后者为86.2%；检测精氨酸酯酶的活性，前者有，后者无。“扶正荡邪制剂”的组方经改进和完善，现已形成了2个正式产品，即获得国家新药证书的“金龙胶囊”和健字号的“金水鲜胶囊”，去年已面市并广泛应用于临床[15]。高进等[16]通过实验证实以守宫、蕲蛇等鲜动物药组方的鲜药制剂对小鼠宫颈癌（U14）高转移肿瘤模型的抑瘤率和抑制转移率均明显高于对照组，对肺腺癌的转移程度亦有明显的抑制作用。肺转移程度，对照组Ⅱ级以上转移率分别为60%和75%；而两批治疗组中仅有1例（8.3%）为Ⅱ级转移，其余均为Ⅰ级转移。淋巴结转移程度对照组Ⅱ级以上各为30%和50%；两批实验的4个治疗组均未见Ⅱ级以上的转移。

目前国内中药鲜药的研究仍处于起步阶段，公开报导的材料数量不多，尤其对鲜、干品所作的化学成分和药效活性对比研究及鲜药制剂的商品化的报道极为少见，许多基础研究工作仍有待加强。

2 对国内鲜药研究发展的展望

我国有着长期临床使用鲜药的经验和丰富的鲜药资源，据调查[17]，在2千多种常用中草药中，有486种(占22.7%)在传统用法中是以鲜用为主的，它们分属118科、326属。从历史上看，我国第一次使用鲜药的高潮是由于温病理论的发展而形成的；今天，我们要进行鲜药及制品的开发，仍需要以科学的理论体系为依托，而不能仅仅停留在恢复对鲜药的使用上。鲜药的药效优于或有别于干品，必然有其物质基础。而长期以来，国内对中药材有效成分和药理作用的研究大多是用干药材进行的，这样得出的结果是否适用于鲜药是值得商讨的。一些药材在干制过程中，化学成分的含量会发生变化，有时其主成分也会发生变化。对干、鲜品在疗效上确有差异的药材，只有从化学成分和药理学上对鲜药进行研究，找出鲜药具有独特疗效的活性成分和使之保持稳定的方法，才能科学地使用鲜药，保证其确有可靠的疗效。

因此，对鲜干品不同的化学成分和药效的基础研究应该加强，从而丰富和发展传统的中医药理论。

根据我们几年来的鲜药研究经验并结合国外鲜植物药的研究进展，我们体会到在鲜药的保鲜技术研究过程中，单纯追求物理性状的保鲜，只是一种传统的观念，也只是一种低层次的保鲜，在患者的使用过程中仍然要受到诸多因素的影响，而使鲜药的原有药效受损。同时，随着现代生活的快节奏和生活习惯的改变，如果不能够将鲜药的使用从草药的水平上升到制剂水平，使医院在销售及患者在使用上更方便，恢复了的鲜药供应也不能长久维持。因此，在新世纪里为彻底解决中医临床鲜药的来源问题，必须加强鲜药制剂的研究与开发。当然这种研究是有很大难度的，特别是在其活性成分不能肯定的情况下进行活植物的加工是不能确定细胞中的各种酶将会对活性成分产生怎样的影响，进而影响到鲜药的疗效。芳香植物在加工过程中挥发油也极易损失，因此用粗加工的方法生产鲜药制剂是不可取的，也不能保证用药质量。国内外的一些现代工艺技术及高新生物技术可供借鉴，比较常用的一种是在短时高温的条件下使细胞中各种酶类失活，然后进行有效成分的提取；超低温提取及超临界提取技术等。如法国生产的一种保鲜制剂，就是利用低温抑制酶的活性，同时将鲜药精磨成微粒，再加入酶抑制剂使制剂恢复到室温时也不会产生酶反应，从而保证制剂具有鲜药中所具有的全部成分，这种方法最适用于活性成分不清的鲜药的制剂生产。

当前我国的改革开放正处于经济转轨的大变革时期，可以说，发展中药鲜药制剂遇到非常好的机遇。第一，对于某些疾病的治疗鲜品的疗效明显高于干品，从国内外的实验报道看，许多药材在干制过程中其有效成分均有程度不同的损失，特别是含挥发性成分者。第二，现代科学技术的迅猛发展为中药鲜药制剂的出现和走上产业化、规模化、国际化的道路提供了技术上的可能保障。第三，中药鲜药制剂目前还处于起步阶段，在研究和开发过程中可以不受传统中成药剂型与工艺的限制，从一开始就可采用国际上先进的生产工艺和检测手段，即站在较高的起点，目标瞄准国际市场。这样一旦走入市场，中药鲜药制剂将会产生巨大的社会效益与经济效益。第四，发展中药鲜药制剂可以带动中药行业中的相关产业的发展。如：具有一定规模的鲜药基地、工业化的保鲜技术、先进的制剂工艺等都是发展中药鲜药制剂所必不可少的条件。

21世纪的中药鲜药制剂将是把中医药特色与现代科学技术相结合的现代中药产业的

重要组成部分。而在中药鲜药制剂的发展过程中,还有许多问题等待我们去探索、去创新;我们也将会创出更好的鲜药制剂,为广大疑难病症患者解除病痛而服务。

参考文献

[1] 郝近大.鲜药在临床上的适用病症[N].中国中医药报,1997-07-31(4).

[2] 郝近大,谢宗万,等.发挥鲜药品种特色,改变以干代鲜论[J].中国医药学报,1997,12(增刊):83~86.

[3] 郝近大.鲜药临床常用方法[J].基层中药杂志,1998,12(4):57~58.

[4] 郝近大.鲜药的贮藏与保鲜方法[J].基层中药杂志,1999,13(3):37~38.

[5] 边宝林,王宏洁,沈欣.鲜地黄及不同干燥条件下的生地黄中麦角甾甙的含量测定[J].中成药,1997,19(8):20~21.

[6] 王宏洁,边宝林,杨健.地黄中梓醇变化条件的探讨[J].中国中药杂志,1997,22(7):408~409.

[7] 开封市回族医院.建立鲜中药治疗血液病研究基地[J].中国中医药信息杂志,1997,4(3):47.

[8] 孟芹,马克坚,刘明,等.冷冻真空法加工鲜三七的试验[J].中药材,1997,20(5):237~238.

[9] 李成文,王若兰,卢奎,等.鲜茅根与芦根的保鲜研究[J].中医研究,1995,8(4):21~22.

[10] 杨桦,郝近大.中药鲜药制剂研究的现状与展望[A].中国药学科学发展战略与新药研究开发[M].上海:第二军医大学出版社,1999.180~181.

[11] 梁爱华,薛宝云,王金华,等.鲜地黄与干地黄止血和免疫作用比较研究[J].中国中药杂志,1999,24(11):663~666.

[12] 王金华,薛宝云,梁爱华,等.生姜与干姜药理活性的比较研究[J].中国药学杂志,2000,35(3):163~165.

[13] 李建生.扶正荡邪制剂治疗疑难病症临床观察[J].中国肿瘤临床与康复,1998,5(增刊):8~9.

[14] 鲍世铨,曾耀辉,李建生,等.鲜动物药“扶正荡邪制剂”的基础及工艺研究以及对治病机制的初步探讨[J].中国肿瘤临床与康复,1998,5(增刊):25~26.

[15] 李保荣.为攻克癌症增添了新武器[J].中国肿瘤临床与康复.1998,5(增刊):1.

[16] 高进,薛克勋,刘玉琴,等.“金龙胶囊”抑制癌细胞转移的研究[J].中国肿瘤临床与康复,1998,5(增刊):43~45.

[17] 张昭,萧培根,等.浅议鲜用植物药的研究现状及发展方向[J].中草药,1998,29(11):781~783.

原载:《中国新药杂志》2001,10(12):896

论我国濒危药用动物的系统研究

李军德

[摘要] **目的**:提出建立濒危药用动物系统研究体系,以保护长期以来供作药用的野生动物,供同道参考。**方法**:根据我国近年来关于濒危药用动物的研究、保护现状和本人的研究体会,进行系统分析、整理并归纳。**结果与结论**:要实现我国中药现代化、产业化、国际化和可持续发展,必须开展濒危药用动物的系统研究。

[关键词] 濒危药用动物;系统研究;保护体系;代用品

System Study of Endangerment Medicinal Animals in China

LI Jun-de

[**Abstract**] **Objective**: Establishing system study of endangerment medicinal animals is essential for the protection of certain species of medicinal wild fauna. **Method**: It was analyzed and summed up according to the study and protection actuality of endangerment medicinal animal in recent years. **Result and Conclusion**: It was essential to research endangerment medicinal animals for realizing modernization, industrialization, internation-alization and stabilization development of Chinese Materia Medica.

[**Key words**] endangerment medicinal animals; system study; protection system; substitute

动物类中药是中国传统药学的重要组成部分,有着悠久的应用历史。《本草纲目》中载有动物类中药达444味。据不完全统计,我国现有药用动物1800多种。动物类中药具有活性强,疗效佳,显效快等特点。但其中不少或来源于濒危动物,或为奇缺的珍稀动物,如犀角、虎骨、麝香、牛黄、羚羊角等即属之。

随着中医药事业的日益蓬勃发展,以及森林大面积的消失,生态失去平衡,给野生动物生存、繁衍带来了灾难性的后果。人类活动范围的日益扩大和对自然环境保护相对落后,是破坏野生药用动物资源的一个重要原因。而人类对野生动物盲目地、大量地猎杀是野生动物资源蕴藏量剧减的直接因素,加剧了野生动物物种绝灭的速度。如野生濒危药用动物及其产品,麝香、犀角、虎骨、羚羊角的大量走私等,使濒危药用动物面临着日益严重的威胁和悲惨的处境。21世纪是人口、环境、自然协调发展的世纪,国际社会对传统中医药中使用濒危动物的关注从来没有象现在这么激烈。因此,既要保证中医药事业的稳定健康发展,实现中药现代化、产业化、国际化、中药产业可持续发展,又要保证自然环境生态的平衡,必须加强和开展濒危药用动物的系统研究和保护。而濒危药用动物的研究和保护是一项十分艰巨的系统工程,需要多学科、跨部门、跨地区的协同攻关、紧密配合来完成。本文拟就如何开展濒危药用动物的系统研究叙述于后,共同道参考。

1　加强信息管理工作

要开展濒危药用动物研究和保护,就必须在1984～1989年全国中药资源普查的基础上进一步搞清楚我国目前濒危药用动物的资源现状和发展动态。建议由国家中医药主管部门、国家药品监督管理部门和国家农林主管部门联合成立全国濒危药用动物保护管理委员会,以协调全国的统一管理工作,开展全国范围内的濒危药用动物资源普查工作。将普查的原始资料如品种、分类、生态环境、药用部位、蕴藏量、年产量、年利用量、濒危状况和临床应用等,进行整理分析,确定濒危标准和濒危度,进而编制《中国濒危药用动物志》,建立"中国濒危药用动物数据库和物种资源库"及"中国濒危药用动物标本中心",承担全国生物多样性有关信息收集和整理工作,为进一步研究和管理提供基础数据,进行国际信息交流和向社会提供咨询及预测。

2　完善濒危药用动物保护体系

药用动物资源的开发利用与保护再生是对立矛盾的,但是,如果将二者关系协调处理好,它们也是相辅相成的统一体。首先,必须更新观念,加强保护意识,把资源保护工作放在战略地位高度重视起来,完善保护濒危药用动物的现有法规,加大执法力度。其次,加强我国现有的700多处自然保护区的体系建设。保护濒危药用动物的根本性措施就是保护其栖息地,而保护栖息地的主要途径就是建设濒危药用动物自然保护区。通过自然保护区的建设,不仅可以保护濒危药用动物及其栖息地,而且还可以使其他种类的野生动植物得到很好的保护,维持生态平衡。第三,建立"中国濒危药用动物种质基因库",完善源于濒危动物的中药材监测体系,定期进行资源、生态环境监控,市场供求、野生动物贸易的长期监控,并成为中国野生动物资源监测体系的组成部分。

3　加强基础研究,变野生为家养

驯养繁殖是保护、发展和合理利用濒危药用动物资源的一条有效途径,是防止野生动物药资源减少的一个重要方面。必须重视和加强野生濒危药用动物的生物学特性研究包括生活习性、生态环境、繁殖条件、正常生理生化特征、疾病防治及遗传特性等诸方面的研究,提高繁殖率,为人工引种驯养创造条件,积累素材和提供科学依据。近40年来,尤其是改革开放以来,国家和地方建立了大小、规模不等的濒危动物繁育、救护中心,专门从事濒危动物的驯养繁育和救护工作。如国家为拯救大熊猫、朱寰、扬子鳄、东北虎等极度濒危动物,投资设立了多处繁殖研究中心:为实施赛加羚羊、麋鹿再引进工程,建立了多处人工繁养基地;各地为救护濒危动物,也相继建立或指定一个或多个濒危动物救护中心如北京濒危动物繁育中心,这些救护中心的职能之一就是驯养繁殖濒危动物。有的部门、单位或个人为生产建设需要,建立了鹿、哈士蟆、全蝎、蜈蚣、龟鳖、麝和熊等人工驯养繁殖场,均已获得(初步)成功,但还应深入进行基础生物学研究,以提高产量和质量,使之规模化、产业化。目前,除鹿、熊的产品已能满足医疗市场的需求外,其他大动物的驯养技术及规模仍不能满足需求,特别是麝、羚羊的人工养殖,在建立赛加羚羊种群、驯化麝及活体取香的基础上,应加强和重视其繁殖、遗传育种、疾病防治等方面的研究,以期扩大种群,形成规模。原鹿、林麝间的杂交已有报道,尚需深入系统研究,以期扩大杂交种群,并通过遗传育种、基因工程而提高它们的产量和质量。

4　实施再引进工程,发展和状大濒危药用动物种群

所谓再引进就是在某个物种曾经分布但现已灭绝的地区，再引进该物种的活体用于建立新的种群；或者是向某物种现存的极小的野生种群补充新的活体，以充实该野生种群并促进其发展状大，后者又称再充实。目前，我国已成功实施麋鹿的再引进工程，正在实施赛加羚羊、野马的再引进工程以及对华南虎和扬子鳄再充实型的再引进工程。从某种意义上讲，在原产地放生被没收的动物，如大鲵、缅甸陆龟、穿山甲、蟒蛇等，也属于野生种群再充实活动。今后，应以现代生物技术为依托，加强再引进工程的项目管理，使其有组织、有计划的发展。

5 大力开展代用品的科学研究

在开展濒危药用动物人工驯养繁殖的同时，结合其药材有效成分的研究，努力寻找其类似品或代用品，以扩大药源。这对于濒危动物类中药，特别是当前来说是十分迫切和极其重要的。1993 年我国政府为了人类与自然的协调发展和履行国际义务已明令禁止犀角、虎骨入药，摆在我们面前的任务就是不能让世代久用，功效显著的传统中药从此不能再为人类健康服务，必须努力寻求其代用品，这对于尚未被禁用的麝香、牛黄、熊胆、羚羊角等名贵药材也显得极为重要。而开展代用品的研究，必须遵循功效相似，材料(资源)易得，符合环保要求的原则，以“生物类群，化学成分与生理活性三者相互联系”为准则，即相近(缘)的动植物具有相似的化学成分，并具有相似的生理活性。与化学、药理研究工作紧密配合，有线索、有规律地在一定的动植物类群(科、属、种)中寻找活性强的化学物质或新药源，否则事倍功半。建议在有关科研、院校建立濒危动物药材代用品研制开发中心，加强源于濒危药用动物中药材代用品、功效类似品的研制；进一步深入开展犀角、羚羊角等药效活性和有效成分的研究，为开发代用品提供科学数据；继续开展对水牛角、其他动物角类、骨类等代替犀角、羚羊角的研究。

6 鼓励现代生物工程技术的应用

近年来世界各国均广泛地开展了药物的细胞工程研究。日本有 80 余家应用生物工程技术进行药物开发的企业，从业人员 3.7 万，开发研究费用 6600 亿日元，大多数企业采用动物细胞高密度培养，无血清培养的细胞培养新技术。我国仅有鹿茸细胞的培养报道，尚未形成有规模的生产应用。动物类中药中大多数是以其某一部位或全体或腺体分泌物而入药。开展濒危药用动物细胞工程研究，建立高产稳定的细胞株和大规模细胞培养体系；利用其活细胞进行组织培养、细胞培养，用其培养细胞，中间代谢产物或培养液，从中诱生或分离具有生理活性的物质，以扩大药源，发现新药，进而达到保护濒危药用动物的目的，诸如麝对于濒危药用动物的优良生产性基因，可利用基因工程技术研制转基因动物，定向生产重要的生物活性物质和改造天然活性成分，使转基因的动物成为中药活性成分的活体工厂即“动物药品工厂”。我们坚信现代生物工程技术的应用，将使得濒危药用动物资源得以保护，从传统的自然获得而走向产业化生产。

7 加强人工合成品或人工组成品的研究

在深入、系统、全面地对濒危动物类中药材化学成分、有效组分研究的同时，循其天然的化学组成及相对的比例，通过适当的生化、生物物理或有机过程，在体外有机组合而成类似天然品即人工合成品或人工组成品。中药的基本属性是天然药，此方法在某种程度上虽违背了其本质属性，但在天然药材不可得或紧俏的情况下，也不失为一种有效的方法。同时，还应注意不要以偏代全，顾此失彼的问题，在成分末搞清楚之前，不要以 1~2 种成分去代替某种天然中药。40多年来，人工合成的动物类中药有人工牛黄和人工麝香。人工虎骨即将投入生产。对于保护野生动物资源起到了重要作用。

8 加强队伍建设，重视培训和宣传，提高公众意识

建议进行多种形式的国内外培训和教育，在有关院校相应专业开设关于野生动物保护方面的课程，介绍濒危野生动物在中医药中的应用、资源和保护现状，进而建设和提高濒危药用动物保护、研究的科技和管理队伍；充分利用因特网技术，积极开展科学普及工作，建立濒危药用动物科普网站；编印适于群众阅读理解的有关濒危药用动物保护和有关法律的宣传材料，充分发挥各种新闻媒体的舆论宣传作用，加深人们对常用野生中药材资源急剧下降甚至濒临枯竭的严重形势和致危原因的认识，进一步增强保护管理、合理利用和实现中药产业化的紧迫感和责任感，提高公众对濒危药用动物物种资源保护的意识；积极总结、推广濒危动物资源管理和发展生产的经验与技术成果，促进中药资源可持续发展。

9 提高法律保护地位，加大执法力度

随着经济的发展和人民生活水平的提高，濒危动物或濒危动物的制成品的市场需求不断扩大，而保护管理的难度也越来越大，必须通过法律手段来规范濒危动物保护管理和经营利用行为。首先，应严格执行开发许可证和利用复原制度，即对于开发利用野生动物的单位或个人实行申报许可，未经有关部门批准和发放许可证，并对开发利用后相关动物资源采取切实可行的复原再生措施的，不得从事相关野生动物的开发利用(为了保护和科研的可适当放宽)。同时，对于目前尚未濒危但开发利用强度很高的一般保护动物，应将其列为重点监护对象，限制对其野外资源的开发利用活动；对于那些市场需求较大、经济价值较高的濒危药用动物，需要适当的提高其保护级别，禁止或限制开发野外资源，鼓励开展驯养繁殖活动；对于濒危程度较高的种类，国家和社会应扶持开展驯养繁殖活动，禁止对野外资源的开发，将有关经营利用活动仅限于人工繁殖后代。国家应根据经济、环境、社会的发展状况，及时调整重点保护的野生动物名录，使我国经济、环境与社会协调发展。

10 开展国际合作，引进资金及先进的经验、技术和设备

我国是发展中国家，濒危动物保护管理资金严重不足，技术、设备和保护管理方法还较落后，需要从发达国家引进资金、技术和设备，向有关国家学习先进经验。从某种意义上说，离开了国际合作，有些保护管理和科研工作就难以开展，某些种类的濒危动物就得不到及时有效的保护。

总之，要保证我国中药产业的可持续发展，必须深入、持久、系统地开展濒危药用动物的研究工作。

参考文献

[1] 李军德，徐海宁，姜凤梧．珍稀濒危药用动物资源的保护和管理．中国中药杂志，1995，20(10)：582．
[2] 周荣汉．中药资源学．北京：中国医药科技出版社，1993．141．

原载：《中国中药杂志》2001．26(11)：728

中药巴布剂制备工艺的实验研究

刘淑芝，费　虹，汤亚池，郭春燕，张蔚君*

［摘要］ 选用正交实验法，以膏体的均匀性、膜残留性、柔软性、可涂展性及对皮肤的追随性为综合考察指标，以剥离时粘着力（180°）为量化指标，对影响巴布剂膏体物理性状的因素：搅拌时间、炼合温度、各组分基质的添加顺序三个因素进行实验研究，并对最佳条件进行优选。结果表明：制备工艺的最佳条件为：搅拌20～40min；膏体温度50℃；赋形剂组分先与填充剂组合混合后，再加入粘性剂。

［关键词］ 制备工艺；基质；正交设计

Experimental Studies on the Techniques of Cataplasm Contained Chinese Herbal Medicines

LIU Shu-zhi, FEI Hong, TANG Ya-CHI, GUO Chun-yan, ZHANG Wei-jun *

（* *Beijing general hospital of Airman, Beijing*, 100036）

［**Abstract**］ The factors effecting the physical property of cataplasm were investigated by means of the homogeneity, layer residue, flexibility and adhesive ability of the plaster as comprehensive consideration, and adhesive force(180°) while exfoliated as the quantitative marker. The main factors, stirring time, refining temperature, and adding order of matrixs were studied by orthogonal design tests. The optimized procedures were stirring for 20～40minute, plaster at 50℃, and after mixing the excipients and filling material, then adding the bonds.

［**Key words**］ Preparative technique, matrix, orthogonal design

中药巴布剂的物理性状，除受原料的影响、基质配方配比的影响以外，制备工艺是影响巴布剂膏体物理性状的重要因素之一。本文以基质膏体的均匀性、膜残留性、柔软性、可涂展性及对皮肤的追随性为综合考察指标，以剥离时粘着力（180°）为量化指标，对影响巴布剂膏体物理性状的因素：搅拌时间，炼合温度，各组分基质的添加顺序三个因素进行实验研究，并用正交实验法对最佳条件进行优选。

1　实验部分

1.1　仪器与样品　WD-Ⅰ型万能电子试验机（长春第二试验机厂）；ZQZ-BD型多功能搅拌机（天津利华仪器厂）。

按巴布剂基质处方和正交设计条件制备成膏体，涂于衬布上，加盖聚乙烯薄膜，即得基质样品。

1.2　各项指标的测定方法　剥离粘着力：按GBZ771-81规定的测定方法，剪取宽12mm，长

*　北京空军总医院，北京　100036

250mm 的成型巴布剂 5 块，37℃预热 30min，取出贴于酚醛板上，用重 850 克的橡胶圆筒滚压三次，放入 37℃恒温箱中保持 30min，取出以 300mm/min 的速度作 180°角剥离，数据均为五个样品测定均值。

膜残留性：取成型巴布剂五片，180°剥离后，残留在聚乙烯薄膜上的量。

柔软性：该项指标系感官感觉打分，满分为 1 分。

涂展性：用自制涂布器涂布时，抛锚性好，膏体均匀不断条为佳。

膏体均匀性：所制备的膏体均匀、细白、无颗粒状胶团。

皮肤追随性：该项指标借鉴日本评价巴布剂的方法，将成型巴布剂贴于手腕背部，用力甩 10 下不脱落。

以上指标，除剥离强度外，其余每项指标 1 分，共 5 分，作为综合评定指标。

1.3 巴布剂基质膏体工艺条件的优选、实验条件及数据分析　巴布剂基质膏体的制备，在工艺条件方面，有三个重要因素：A、搅拌炼和时间，它是使多组分膏体均匀混合的关键。B、炼和时膏体的温度，它与时间相辅相成，温度高，时间长则混合均匀，但温度太高，时间太长又会使膏体粘性下降。因此，需选择一合适的炼和温度与时间。C、各基质组分的添加顺序。

将巴布剂基质膏体分为三个组分：a. 粘合剂组分；b. 赋形剂组分；c. 无机填充剂组分。由于组成基质处方的物质有高分子聚合物，亦有天然的矿物质，其理化性质的不同

表 1　因素、水平表

水平	因素		
	A	B	C
	炼和时间(min)	炼和温度(℃)	添加顺序
1	20	25	(a+c)→b
2	40	50	(a+b)→c
3	60	70	(c+b)→a

表 2　实验安排及数据分析

因素 实验号	A 1	B 2	C 3	D	剥离强度 (牛顿)	综合指标 (分值)
1	1	1	1	1	0.9048	3.65
2	1	2	2	2	2.4931	4.20
3	1	3	3	3	2.2070	4.25
4	2	1	2	3	1.5288	3.60
5	2	2	3	1	5.3704	4.75
6	2	3	1	2	2.0266	3.82
7	3	1	3	2	2.5950	4.75
8	3	2	1	3	2.3912	4.00
9	3	3	2	1	2.4373	2.45
Ⅰ	5.6049	5.0286	5.3226	8.7125		
Ⅱ	8.9258	10.2547	6.4592	7.1147	$CT=53.5541$	
Ⅲ	7.4235	6.6709	10.1724	6.1270		
$\bar{k}_1$	1.8683	1.6762	1.7742	2.9042		
$\bar{k}_2$	2.9753	3.4182	2.1531	2.3716		
$\bar{k}_3$	2.4745	2.2236	3.3908	2.0423		
R	1.1070	1.7420	1.6166	0.8619		
S	1.8436	4.7614	4.2889	1.1348		

以上数据均为五个数据的平均值。

表 3　方差分析

方差来源	离差平方和	自由度	均方	F 值	显著性
S_A	1.8436	2	0.9218	1.6246	—
S_B	4.7614	2	2.3807	4.1958	$P<0.25$
S_C	4.2889	2	2.1440	3.7786	$P<0.25$
S_e	1.1597	2	0.5674		

$F_{1-0.25}(2,2)=3.0$

需要合理的添加顺序,否则直接影响到中药巴布剂膏体的状态。据此,本研究选择正交实验的三因素三水平 $L_9(3^4)$表,以剥离强度和综合打分值为衡量指标,进行最佳工艺条件的优选。数据见表1、表2、表3。

从剥离强度的直观分析和方差分析的结果,因子B、C在设计范围内的水平变化,对剥离时的粘着力是有影响的,最佳组合是 $A_2B_2C_2$,即炼和时间40min,炼和温度为50℃,添加顺序:无机填充剂先与赋形剂混合,然后再加入粘性剂,基质制成后与药物部分混合。

综合积分指标属估计值,故只做直观分析,结果见表4。

综合打分值分析结果显示:炼和时间对膏体的综合物理性状指标无影响,搅拌时炼和20min或40min均可。搅拌炼和温度和各组分添加顺序则对膏体物理性状有一定的影响。以选择炼和温度50℃,添加顺序以先将赋形剂与无机填充剂混合,再加入粘性剂。最佳组合为:$A_2B_2C_3$,综合打分的直观分析结果与剥离强度的数据分析结果是一致的。

1.4 重复试验 用优选出的工艺条件制备三批样品,测其剥离强度和拉力,结果见表5。

以上数据说明,优选出的工艺条件可行,各项指标均符合外用贴敷的要求,且容易控制,便于操作。

表4 综合积分值的直观分析

项目	A	B	C	
Ⅰ	12.1	12.0	11.47	10.85
Ⅱ	12.17	12.95	10.25	12.77
Ⅲ	11.2	10.52	13.75	11.85
$\bar{k}_1$	4.03	4.0	3.82	3.6
$\bar{k}_2$	4.06	4.3	3.4	4.3
$\bar{k}_3$	3.78	3.5	4.6	3.95
R	0.33	0.8	1.2	0.7

表5 重复实验表

样品号	剥离强度(N)	拉力(N)
1	4.02	41.69
2	3.95	40.87
3	4.13	41.20

2 结果与讨论

2.1 经过正交实验的优选,巴布剂基质制备工艺的最好条件是:搅拌炼和20~40min,炼和温度为50℃,各组分添加顺序以无机填充剂先与赋形剂混合,然后再加入粘性剂,基质制成后再加入中药浸膏组分。用该工艺制成的巴布剂粘弹性好,柔软易贴敷。

2.2 在搅拌炼合的过程中,搅拌速度对膏体的物理性状影响不容忽视。速度过快,不但会给膏体中带来很多气泡,而且由于剪切力的原因会造成膏体粘性下降。速度太慢,膏体不易均匀。经单因素比较实验,以选择搅拌机速度标示5档较适宜。正交实验中的搅拌速度均选择5档。

2.3 工艺条件的选择与所用原料、设备有关。在具体实验中,还应结合所选择的原料规格,品种以及设备的情况适当调整工艺条件。

参考文献:

[1] 北京大学数学力学系概率统计组编.正交设计法[M].北京:石油化学工业出版社,1976.7-8.

原载:《中国实验方剂学杂志》2001,7(3):9

均匀设计法优选中药巴布剂基质配方

刘淑芝,费虹,郭春燕,汤亚池,张蔚君*

[摘要] 用均匀设计法,以影响巴布剂物理性状的几种主要原料为考察因素,以各种原料不同加入量为考察范围,以成型巴布剂基质的剥离粘着力(拉力)、剥离强度为指标,通过对数据的分析,优选出最佳的基质配方:粘性剂5.0份,增塑剂1.6份,赋形剂2.5份,填充剂8.0份,交联剂0.2份,柔化剂2份。

[关键词] 巴布剂基质;均匀设计

巴布剂基质是由粘性剂、保湿剂、交联剂、填充剂等物质组成,各成分性质不同,在基质中的作用不同,决定了加入量的差异。因此,各种物质的合理配比是制成优良基质的关键。本研究在预实验的基础上,选择对基质影响较大的几种原料为因素,以各种原料的加入量为考察范围,用成型巴布剂的剥离强度、拉力为指标,用均匀设计的方法[1]对各种原料的加入量进行优选。

1 实验部分

1.1 仪器设备 Z92-BD型多功能搅拌器(天津利华仪器厂),WD-1型电子万能试验机,恒温水浴等。

1.2 样品的制备 将各种原料按设计要求称量,加热溶解,搅拌均匀,涂布于无纺布上,加盖聚乙烯薄膜,装于密封的塑料袋中备用。

1.3 指标的测定方法

1.3.1 剥离强度 按GB-2771-81规定的测定方法剪取宽12mm、长250mm的成型巴布剂基质样品5块,37℃加热30min,取出贴于酚醛板上,用重850g的橡胶园筒滚压30min,取出以300mm/min的速度作180°角剥离,数据均为五个样品测定均值。

表1 因素及水平的设定

因素	X_1	X_2	X_3	X_4	X_5	X_6	X_7
水平	粘性剂	增塑剂	填充剂	赋形剂	柔化剂	粘度调节剂	交联剂
1	2.0	0.6	6.0	1.00	0.0	0.0	1
2	2.5	0.8	8.0	1.50	1.0	1.0	2
3	3.0	1.0	10.0	2.00	1.5	1.5	3
4	3.5	1.2	12.0	2.50	2.0	2.0	
5	4.0	1.4	14.0	3.00	2.5	2.5	
6	4.5	1.6	16.0	3.50	3.0		
7	5.0	1.8	18.0	4.00	3.5		

1.3.2 拉力测定 将样品在37℃±1℃条件下保持30min,取出后将一端贴于酚醛板上,其粘着面积为2cm×2.5cm,样品的另一端分别夹在电子万能实验机上,开动机器,测膏体与酚醛塑料板断开时的拉力,取五次测定均值。

* 北京空军总医院,北京 100036

1.4 考察因素及范围 选择对基质物理性状影响较大的七种原料为因素,每种原料的加入量为范围,在定量考察的同时,选择交联剂品种作为定性考察因素,见表1。

1.5 实验设计 用均匀设计4.0版软件筛选出 $U_{14}(14^7)$ 表安排实验,条件及结果见表2,方差分析见表3、4。

表2 均匀设计实验安排及结果

实验号	因素								结果	
	X_1	X_2	X_3	X_4	X_5	X_6	X_7'	X_7''	$Y_1(N)$	$Y_2(N)$
1	2.00	1.60	12.00	2.50	1.50	1.50	1.00	0.00	9.69	0.31
2	2.50	0.80	10.00	4.00	2.00	2.00	0.00	1.00	6.05	0.23
3	4.00	1.40	16.00	2.00	0.00	2.00	0.00	0.00	2.00	0.59
4	4.00	1.20	16.00	3.50	1.50	2.50	0.00	1.00	24.00	0.66
5	3.50	1.80	12.00	2.50	4.00	1.00	0.00	1.00	11.12	0.63
6	5.00	1.40	8.00	3.00	1.50	0.00	0.00	1.00	36.51	3.10
7	5.00	0.80	12.00	1.50	2.50	1.00	1.00	0.00	30.80	2.75
8	3.00	1.00	18.00	2.50	3.50	0.00	0.00	0.00	16.43	1.23
9	2.50	1.00	6.00	1.00	0.00	1.00	0.00	1.00	12.91	2.10
10	3.00	0.60	10.00	4.00	0.00	0.00	0.00	1.00	13.48	0.67
11	4.50	1.80	8.00	1.50	3.50	3.50	0.00	0.00	13.09	0.85
12	3.50	1.60	14.00	2.00	0.00	0.00	1.00	0.00	30.23	1.90
13	3.50	1.20	18.00	3.50	1.50	2.50	1.00	1.00	28.24	0.93
14	4.50	1.20	14.00	3.00	2.50	1.50	0.00	1.00	7.23	2.10

X_7',X_7''为便于统计,将 X_7 拆分为 X_7',X_7''两项,仍为三水平:0,1;1,0;0,0。

1.9 验证实验 用均匀设计优选出的条件制备三批样品,并测定剥离强度、拉力以及综合感官指标,每个数据均为五个样品测定均值,感官指标用文字描述,结果如表5:

对以上测定结果用均匀设计4.0版软件中自选变量法进行数据分析,结果如下:

Y_1:复相关系数 R=0.9889,残差标准差 S=2.872,回归方程:$Y_1 = 18.326 - 13.062X_4 + 2.999X_1X_4 - 7.293X_1X_6 + 7.413X_1X_7 - 6.133X_2X_7 + 0.154X_3X_5 + 41.177X_3X_8 - 5.024X_4X_6 + 16.751X_6X_6$

Y_2 复相关系数 R=0.9869

表3 方差分析

方差来源	平方和	自由度	均方差	F	显著性
回归 SR	1460.5326	9	162.2814	19.6736	* *
残差 SE	32.9948	4	8.2487		
总和 ST	14930.5274	13			

$F_{0.01}=14.66$, Y_1 回归方程显著

表4 方差分析

方差来源	平方和	自由度	均方差	F	显著性
回归 S_R	10.9181	7	1.5597	32.0959	* *
残差 S_E	0.2916	6	0.0486		
总和 S_T	11.2097	13			

$F_{0.01}=8.26$, Y_1 回归方程显著。

表5 三批样品测定数据

样品号	剥离强度	拉力	综合感官指标
1	3.93	49.5	细、白、柔软
2	3.84	48.4	细、白、柔软
3	3.98	46.3	细、白、柔软

残差标准差 S = 0.220，回归方程 $Y_2 = 3.882 - 1.729X_4 - 0.020X_1X_3 + 0.367X_2X_4 - 0.746X_2X_6 - 0.125X_2X_8 + 0.175X_4X_6 + 0.274X_6X_7$

1.8 综合最佳组合 根据回归方程，求出 Y_1Y_2 的最优组合，并在此基础上进一步对 Y_1Y_2 进行综合分析，得出综合最优组合：$X_1 = 5.0, X_2 = 1.6, X_3 = 8.0, X_4 = 3.0, X_5 = 2.5, X_6 = 0, X_7 = 1$。

通过以上重复实验说明：用均匀设计优选出结果可靠，所制备样品的各项指标均优于均匀设计中最佳样品号，且能满足皮肤贴敷给药的要求。

2 结果与讨论

2.1 均匀设计在配方优选方面已得到广泛应用，在本实验中，除了对配方量进行优选之外，设定了一个定性因素，即不同交联剂的选择，为便于对数据分析，对三种交联剂的表示方法进行了数字处理，这样既不影响对数据的分析，同时，在配比量确定的同时，也确定了交联剂的品种，减少了实验次数。

2.2 在用均匀设计软件进行分析的同时，选用 SAS 软件对均匀设计所形成的矩形数据进行设计矩阵分析，不但对配比量进行了优选，同时也明确了各基质辅料品种对结果的贡献及影响趋势，且对所得结果的验证实验进行预测。设计矩阵分析的结果与均匀设计软件分析结果基本一致。

2.3 通过以上实验研究，优选出巴布剂主要基质组成为：粘性剂 5.0 份，增塑剂 1.6 份，赋形剂 2.5 份，填充剂 8 份，柔化剂 2 份，交联剂第 1 种。用该配方制备伤湿止痛巴布剂，通过药效学实验和刺激性、过敏性试验，证明该基质配方制备的伤湿止痛巴布剂有显著的镇痛、抗炎效果，且起效快、无刺激性、过敏性。

参考文献：

[1] 方开泰．均匀设计与均匀设计表，北京：科学出版社，1994.10

原载：《中国实验方剂学杂志》2001，7(1)：17

中药新药开发制备工艺研究的要求和注意点

冯青然

中药新药开发，制备工艺研究是最主要的环节之一。其剂型的选择、提取路线的设计、技术条件的优选等均要在中医理论的指导下进行并满足中医临床的需要；要适合于工业化生产；要尽可能提高质量标准；要采用先进科学技术，使所研制的新药达到安全、有效、可控、稳定。

1 处方的选择

开发中药新药，处方是关键。没有合理的处方，不可能开发出好的中成药。开发中药新药的处方，必须考虑以下几方面：①符合中医理论。②安全有效。③功能主治明确，主治病种集中。④处方要精炼。药味一般要控制在10味以下，否则质量控制难度大，每日剂量要尽量小，否则药效和长毒试验因灌胃剂量大，无法进行，三四类药一般控制每日剂量为60g以下。⑤选择处方时需检索，大同小异的处方，不必重复开发。⑥处方中要避开配伍禁忌，包括传统用药禁忌如“十八反”、“十九畏”；药物成分的禁忌如大黄、黄连、黄芩不适合共煎等，皂苷类成分因有溶血作用，不宜作成注射剂。⑦处方药材要有法定标准(即药典、部颁和省级地方标准)，药源要丰富易得、⑧处方的君药、毒剧药、贵重药要能定性、定量分析。⑨处方要能研制成中药新药，并能大生产。要考虑经济和社会效益。

2 剂型的选择

剂型是药物应用的必备形式。中药新药剂型的选择必须注意以下几点。第一，要注意临床的需要。临床中的病情有重有轻、有急有缓。病种有疑难病、常见病，病人有老人、小孩和一般人，有男有女。病灶的部位从头到脚、从内到外。临床中疾病多种多样。针对临床需要，剂型的选择应该根据病症需要；选择合适的剂型。急症要求剂型快速释放吸收，慢性病要求剂型缓释、控释，局部病症如肿瘤需靶向给药等等。第二，剂型的选择要根据药物性质，即药物的物理化学性质确定。中药品种繁多，化学成分复杂，一味中药往往含有几种到百多种化学成分，中药处方往往以复方为主，因而给剂型的选择增加了难度。水溶性成分如何选择剂型，脂溶性成分如何选择剂型，挥发性成分如何选择剂型，都要结合临床，在剂型选择上，尽最大可能使药物被人体利用，达到治疗目的。第三，剂型的选择要根据治疗对象，选择合适的剂型。小儿用药要选择服用方便的糖浆剂、注射剂等，慢性病人不适宜选择注射剂，咽喉病人如喉瘤病不宜选用口服固体制剂等。第四，要根据处方剂量选择剂型。在目前国内的科技水平下，不可能将所有药物精制纯化到很小体积和用量，剂型中包括大量不治病的成分，因此处方量大不宜作成胶囊、片剂等剂型，使服用量超过片剂、胶囊服用量。第五，剂型的选择要注意药物的稳定性。一般化学性质不稳定的药物不宜作液体制剂，那样会增加它的不稳定因素。另外一些对光、热不稳定、易氧化的物质，均需要选择特殊的剂型。第六，要注意工业化生产。选择的剂型不适合大生产或生产成本很高，不宜选用。世界上基些人群、人种喜欢某一种剂型，而另一群体又喜欢另一种剂型。剂型选择时不能只考虑中国人，应从中药制剂走向世界的高度慎重考虑。

3 药材鉴定及前处理

中药制剂的研究，原料药是首先应该重视的问题。中药剂型疗效不好，或疗效降低，往往与药材品种和质量相关。研究新药，确定处方后，第一要注意的是处方中的药味，到底是什么品种，要经过鉴定，有没有法定标准，品种混乱与否，是不是该处方治病所要的品种。第二要注意质量的好坏，要选用道地药材或公认产地的药材。质量标准要符合中国药典标准。药材要根据临床、药物性质等，遵循中药炮制理论进行加工炮制，需说明炮制理由及炮制前后药物的理化性质的变化等。需检测有毒无毒、农残及其他污染。

4 工艺路线的设计

提取工艺的路线设计是根据处方的中医理论基础、功能主治和化学成分。设计中要注意处方的君臣佐使。较大的复方和三四类药物要注意采取复方提取或分类提取，根据药物的化学成分分类提取(如含挥发油类、苷类、黄酮类、生物碱类、有机酸类、多糖类等)，或者双提方法提取。要注意从药效、化学成分双重考虑。例如丹参的化学成分有脂溶性的酮类化合物，也有水溶性酚酸类化合物。设计中要根据处方主治病种综合考虑。治疗心血管病必须考虑水提取酚酸类成分，抗菌消炎则偏重考虑用醇溶性成分。又如山楂，治疗脾胃病应考虑水提取有机酸类以助消化，治疗心血管病则用醇提取苷类化合物。设计前必须查阅化学和药效、临床文献，进行全面细致分析，根据新药类别进行筛选，同时还考虑生产条件和经济指标，设计的提取路线和所用条件要进行可行性分析，要进行预试验。

设计工艺路线要保证提取物的安全、疗效，要尽可能富集有效成分，除去无效杂物。在保证安全有效的前提下尽可能缩小提取物的得量。要尽量简化工艺步骤，方便生产，降低成本。要尽力采用科学的先进技术、先进设备，不能低水平重复。采用的辅料、溶剂等必须注意安全性。设计提取工艺路线时，还必须瞻前顾后，要考虑质量可控性，成品的稳定性，君药、贵重药、毒药一般要求定量，要达到新药研制开发的技术要求，必要时要考虑单提或特殊的提取路线。

5 提取工艺条件的优选

工艺路线确定后，工艺条件就是考虑的重点。工艺条件不合理，影响提取效果，进而影响药效。要寻找提取的有效成分多、疗效好、剂量小的最佳条件。优选最佳条件，不论采用什么方法，如：正交法、均匀设计法等均可。优选时必须要有有效成分或主要化学成分为控制指标，不能采用一些无关紧要的控制指标如出膏量等，出膏量大，不代表提取物的好坏和质量。一些特殊药物和处方，要用药效、毒副作用为指标进行优选。优选条件时一般三类复方制剂不采用文献的条件，要根据自已的处方进行优选。如果采用，先要重复文献条件，证明其可靠性。

优选条件时要注意下述不同类别成分的设计：

①原生药入药粉碎时，要有粉碎度及收率，要有灭菌方法及灭菌实验数据证明。②提取挥发油时，要优选提取时间、药材粒度、提取前浸泡时间等因素，以挥发油的得量为指标。③醇提取时一般需优选醇的浓度、用量、提取次数（包括时间），直采用定量测定某成分含量为指标。④水煎提取时一般需优选煎煮次数、煎煮时间、加水量等，直采用定量测定某成分含量为考察指标，如无法定量，也可用测定浸出物量替代。⑤醇沉精制应优选药液最佳相对密度和醇浓度，考察指标同上。⑥惨漉提取时要优选药物粒度、渗漉液收集量，以保证提取完全。⑦大孔树脂精制时，应优选树脂种类、上样药量与树脂用量比例；须测定所提成分的漏点（树脂对某一成分的载量）；冲洗液用量、浓度、流速、pH 值等；树脂使用前要检测其降解物、致孔剂等。另外，研究新药时尽可能不采用没有国家标准的辅料、添加剂等进行工艺优选。

6 分离与纯化工艺研究

中药制剂较落后，剂型现代化较差的主要原因，多为中药提取物分离、纯化、精制较落后。目前的一些分离、纯化、精制方法，可以改变中药制剂服量大、剂量大、辅料量大的缺点，但应用推广这些方法还有各种困难，如技术力量差、经济条件差、设备条件差等等。但改变这一落后状况是必然的。目前的分离技术大概分为溶剂转换、膜分离、絮凝沉淀、树脂吸附等类型。采用哪一种方法，必须根据研究的药物特性，试验研究后而决定，一种方法解决所有药物问题是不可能的。各种分离纯化方法各有其优点和缺点。溶剂转换法可采用水、乙醇转换，其优点可保持绝大部分有效成分，缺点是不经济，小分子的糖分不能除去，产品吸潮性强。而其它有机溶剂缺点是多数不适合工业化生产。膜分离法，可根据药物的性质将大分子、小分子分开，以缩小剂量，可工业化生产，成本较低，缺点是中药中大、小分子间无明显的有效或无效之分，部份小分子和大分子(如多糖)对某些疾病是有效的。要根据药物的有效成分、治疗病症和剂型种类实事求是的选用。大孔树脂吸附法，这一技术最突出的优点是富集了有效成分、缩小了体积，降低了产品的吸潮性。分离、纯化、精制要根据开发药物的类别而决定。三类、四类新药特别是复方制剂一般不提倡采用大孔树脂精制技术，而二类药物提取的有效部位含量必须达到50%以上。因此，必须采用一些特殊精制方法，如大孔树脂吸附法或其他层析分离精制方法，结合药效试验和化学成分定性定量分析试验，使精制品药效不降低或提高，毒性减小，有效成分不受损失，达到质量标准的要求。分离、精制方法还要注意能工业化生产，减少对环境的污染及劳保要求。

7　制剂成型工艺的研究

制剂成型工艺是新药工艺研究的最后一步。各种剂型成型时有不同的要求，但也有一些共同点。为保证制剂质量，在研究中必须开展以下工作：①附加剂种类的选择；②附加剂用量的优选；③制剂稳定性考察；④制剂成型方法的优选等。例如：注射剂要注意配液程序、附加剂种类、用量、澄明度、pH、稳定性、除热原、滤过材料等的研究。并按注射剂的技术要求进行一系列的检测。颗粒剂要注意辅料种类、用量、成型方法、吸潮性、流动性等研究对比，选出最佳条件。片剂除与上述颗粒剂相同外，还要按片剂的特殊要求进行研究。合剂、口服液等液体制剂要优选最佳 pH 值条件，以保证制剂稳定性。滴丸、软胶囊等特别要注意基质的优选，防止贮存时基质变硬、老化等。总之，要根据特定的剂型、特定的要求，每一步工艺步骤的要求，并要求有试验数据。

8　三批中试生产

实验条件与生产条件的结果大多不一样。要通过中试放大找出与大生产最接近的工艺条件和步骤，最终研制的新药达到工业化生产。中试量一般要求不少于处方量的 10 倍(1 000 剂量)。中试时，从原料量、半成品得量、得率、辅料量、成品收量、收率均要详细的记录。成品要求按质量标准检测是否能达到规定的标准，证明工业化生产的可行性。

9　资料的总结和要求

资料的总结也是研究工作的重点之一。资料总结不好，工作要返工，而且还会造成一些不必要的差错等。资料总结要求有以下几点必须注意：①处方要以成品 1000 剂量细(ml、g、片等)为单位计算，要与整套申报资料的处方量一致。②制法项要按中国药典格式书写。③制法要与研究结果的最佳条件一致。④优选数据处理要合理、科学。⑤生产批号要与整个研究资料相符。⑥实验记录要原始、全面、科学、完整。

原载：《中国中医药信息杂志》2001，8(7)：26

·化学·

防风化学成分研究*

肖永庆，李　丽，杨　滨，黄璐琦

［摘要］ 目的：系统研究防风化学成分。方法：硅胶及ODS柱色谱分离，光谱法鉴定化合物结构。结果：共分离鉴定了24个化学成分。结论：其中7个为首次从该植物中分离。

［关键词］ 防风；化学成分；分离；鉴定

Studies on Chemical Constituents from Root of *Saposhnikovia divaricata*（Turcz.）Schischk

XIAO Yong-qing，LI Li，YANG Bing，HUANG Lu-qi

［**Abstract**］ **Objective**：To study the chemical constituents in the root of *Saposhnikovia divaricata*. **Method**：The compounds were isolated and identified by column chromatography and ^{1}H，^{13}C NMR data. **Result**：Twenty-four compounds were isolated and identified. **Conclusion**：Seven compounds were isolated from this plant for the first time.

［**Key words**］ *Saposhnikovia divarieata*；chemical constituents；isolation；identification

防风为伞形科植物 *Saposhnikocia divaricata*（Turcz.）Schischk 的根，主产黑龙江省泰康，安达等地。防风化学成分研究报道较多[1~4]，从中分离鉴定了20余个色原酮及香豆素成分。我们对防风进行了较为详细的化学成分研究，从中分离鉴定了24个化学成分，其中7个成分为首次从该植物中分离鉴定。

1　仪器，试剂与材料

VEB Wagetechnik 熔点仪（未校正），MM-7070 型质谱仪，Varian Gemini-300 型核磁共振仪（内标 TMS，J 值单位 Hz）。硅胶为青岛海洋化工厂出品，ODS 为日本 YMC 公司生产。药材由中国中医研究院中药研究所生药室教授黄璐琦博士采自黑龙江省杜尔伯特蒙古族自治县并鉴定为 *S. divaricata*（Turcz.）Schischk。

2　提取与分离

防风生药粗粉 10 kg，95%乙醇渗漉提取，提取物悬浮于水，先后用 EtOAc 及 *n*-BuOH 萃取。EtOAc 萃取物经硅胶及 ODS 柱色谱得到化合物 1～14 。*n*-BuOH 萃取物经硅胶及 ODS 柱色谱分离得化合物 15～24。

3　结构鉴定

化合物 1～13，21～24 与标准品进行物理常数及光谱对照分别鉴定为补骨脂内酯（psoralen），香柑内酯（bergapten），欧前胡素（imperatorin），珊瑚菜内酯（phellopterin），石防风素

*　［基金项目］ 国家“九五”攻关课题（96-903-02-02）

(deltoin)，亥茅酚(hamaudol)，花椒毒素(xanthotoxin)，川白芷内酯(anomalin)，3′-*O*-乙酰亥茅酚(3′-*O*-acetylhamaudol)，3′-*O*-当归酰亥茅酚(3′-*O*-angeloylhamaudol)，5-*O*-甲基维斯阿米醇(5-*O*-methylvisamminol)，升麻素(cimifugin)，ledebouriellol，亥茅酚苷(sec-glucosylhamaudol)，升麻苷(prim-*O*-glucosylcimifugin)，5-*O*-甲基维斯阿米醇苷(4′-*O*-β-*D*-glucosyl-5-*O*-methylvisamminol)及甘露醇(*D*-mannitol)。

化合物14　白色细晶，mp 187～189 ℃。EI-MS m/z:246(M^+)，213，188，187(基峰)，175，160，131，59。^{1}H NMR($CDCl_3$)δ:1.24，1.38，(各3H，s)，3.20(1H，dd，J＝8.4，3.2)，3.24(1H，dd，J＝8.4/2.4)，4.74(1H，t，J＝8.4)，6.22(1H，d，J＝9.6)，6.74(1H，s)，7.22(1H，br，s)，7.59(1H，d，J＝9.6)，光谱数据与紫花前胡苷元(nodakenetin)一致。

化合物15　浅黄色细晶，mp 201～203 ℃。EI-MS m/z:284(M^+)，269(基峰)，241，167，153，139，69。^{1}H NMR(DMSO-d_6)δ:3.97(3H，s)，6.33(1H，s)，6.82(1H，s)，7.64(3H，m)，8.11(2H，m)，9.36(1H，br，s，D_2O交换消失)，12.58(1H，s，D_2O交换消失)。^{13}C NMR(DMSO-d_6)δ:183.1，164.3，158.1，157.7，150.6，132.6，132.2，129.9，129.8，128.6，127.0，105.9，105.3，99.7，61.8。光谱数据与汉黄芩素标准品一致。

化合物16　白色细晶。EI-MS m/z:116(M^+)，98(基峰)，88，72，71，55，53，45。^{1}H NMR(DMSO-d_6)δ:6.80(2H，s)，7.60～8.80(2H，br，D_2O交换消失)，鉴定为丁烯二酸(2-butene diacid)。

化合物17　白色片晶。EI-MS m/z:168(M^+，基峰)，153，125，97。^{1}H NMR($CDCl_3$＋DMSO-d_6)δ:3.92(3H，s)，6.93(1H，d，J＝8.2)，7.56(1H，d，J＝2.0)，7.62(1H，dd，J＝8.2/2.0)，光谱数据与4-羟基-3-甲氧基苯甲酸(4-hydroxy-3-methoxybenzoic acid)相符。

化合物18　白色细晶，mp 234～235 ℃。EI-MS m/z:267(M^+)，237，178，164，134，13(基峰)，108。^{1}H NMR(DMSO-d_6)δ:3.60(2H，m)，3.95(1H，m)，4.14(1H，m)，4.61(1H，m)，5.20(1H，d，J＝2.6)，5.44(2H，m)，5.88(1H，d，J＝6.0)，7.36(2H，br，s)，8.13(1H，s)，8.35(1H，s)。物理常数及光谱数据与腺苷(adenosine)标准品一致。

化合物19　白色针晶，mp 244～246 ℃，EI-MS m/z:354(M^+)，192(基峰)，164。^{1}H NMR(DMSO-d_6)δ:2.39(3H，s)，3.16(1H，m)，3.26(2H，m)，3.45(2H，m)，3.68(1H，m)，4.59(1H，t，J＝3.6)，5.06(2H，m)，5.13(1H，d，J＝3.0)，5.39(1H，d，J＝3.2)，6.26(1H，s)，6.42(1H，d，J＝1.4)，6.65(1H，d，J＝1.4)，12.83(1H，s)。^{13}C NMR(DMSO-d_6)δ:182.2，168.6，163.2，161.4，157.7，108.7，105.4，100.2，99.8，94.9，77.5，76.7，73.5，70.0，61.1，20.5。由光谱数据鉴定为undulatoside。

化合物20　为白色针晶，mp 256～258 ℃。EI-MS m/z:408(M^+)，246，229，213，188，187(基峰)。HRMS m/z:408.1409(M^+，$C_{20}H_{24}O_9$)。[α]－47。(MeOH，0.05)。^{1}H NMR(DMSO-d_6)δ:1.23，1.26(各3H，s)，3.42～2.83(7H，m)，4.39(1H，d，J＝7.5)，4.83(1H，t，J＝7.5)，6.22(1H，d，J＝9.6)，6.82(1H，s)，7.47(1H，s)，7.94(1H，d，J＝9.6)。^{13}C NMR(DMSO-d_6)δ:163.5，160.9，155.5，145.1，126.0，124.3，112.5，111.6，97.6，97.1，90.3，77.1，77.1，76.7，73.7，70.2，61.0，28.9，23.1，21.8。光谱数据及物理常数与异紫花前胡苷(marmeinen)一致。

致谢　EI-MS由本所仪器室吉力代测，NMR由大阪药科大学谷口雅颜代测，鉴定标准品光谱图由大阪药科大学马场きみ江先生提供。

[参考文献]

[1] Sasaki H, Taguchi H, Endo T, et al. The Eonstituent of *Ledebouriella seseloides* Wolff. Ⅰ. Structures of Three New Chromones. Chem Pharm Bull, 1982, 30(10): 3555.

[2] Kobayashi H, Deyama T, Komatsu J, et al. Studies on the Constituents of Tohsuke-Bohfuu (Ledebouriella Radix)(Ⅰ). Shoyakugaku Zasshi, 1983, 37(3): 276.

[3] Baba K, Yoneda Y, Kozawa M, et al. Studies on Chinese Traditional Medicine "Fang-Feng"(Ⅱ). Comparison of Several Fang-Feng by Coumarins, Chromcnes and Polyacetylenes. Shoyakugaku Zasshi, 1989, 43(3): 216.

[4] 金光洙,李景道,朴惠善.防风化学成分的研究.中国中药杂志,1992,17(1):38.

原载:《中国中药杂志》2001,26(2):117

防风质量标准的研究*

肖永庆,杨　滨,姚三桃,李　文,李　丽,黄璐琦,薛宝云

[摘要] **目的:**对防风药材及市售饮片进行质控标准研究。**方法:**TLC法检定防风药材及饮片中4个色原酮类成分,HPLC法测定防风中2个主要有效成分的含量。**结果和结论:**防风药材和饮片中必须同时检定出升麻素,亥茅酚苷,5-*O*-甲基维斯阿米醇苷及升麻苷;防风药材和饮片中有效成分升麻苷及5-*O*-甲基维斯阿米醇苷的含量均不得低于0.12%。

[关键词] 防风;质量标准

Studies on Quality Specification Standards for *Saposhnicovia divaricata* (Turcz.) Schischk

XIAO Yong-qing, YANG Bing, YAO San-tao, LI Wen,
LI Li, HUANG Lu-qi, XUE Bao-yun

[**Abstract**] **Objective:** To work out a qualitative-quantitative standard for *Saposhnikovia divaricata*. **Method:** TLC and HPLC were adopted. **Result:** Four chromone compounds were identified by TLC, and the contents of two chromone compounds were determined by HPLC. **Conclusion:** Prim-*O*-glucosylcimifugin, 4′-*O*-β-*D*-glucosyl-5-*O*-methylvisamminol, sec-*O*-glucosylhamaudol and cimifugin should be present simultaneously in *S. divaricata*. The contents of prim-*O*-glucosylcimifugin and 4′-*O*-β-*D*-glucosyl-5-*O*-methylvisamminol in *S. divaricata* should not be lower than 0.12% respectively.

* **[基金项目]** 国家"九五"攻关课题资助项目(96-903-02-02)

[**Key words**]　*Saposhnikovia divaricata*; qualitaty specification standards

中药防风为伞形科植物 *Saposhnicovia divaricata*（Turcz.）Schischk. 的未抽花茎植株的干燥根，主产于我国东北及华北各省，传统认为以东北产"关防风"质量最佳。我们对 8 个产地 10 个样品的防风药材及 10 个售地的防风饮片中 4 个主要色原酮化合物进行了 TLC 定性分析。药理实验表明，防风主要成分升麻苷及 5-*O*-甲基维斯阿米醇苷具有较好的解热，镇痛，抗炎消肿生理活性，这与防风的主治功用是相一致的，可以认为此二成分为防风之主要有效成分。因此，我们对上述防风药材及饮片样品进行该二成分的 HPLC 含量测定。在此基础上制定出防风的质控标准，为中药防风的质量评价提供科学依据。

1　仪器与试药

岛津 LC-4A 高效液相色谱仪，岛津 C-R2AX 数据处理机，岛津 SPD-2AS 紫外可见检测器，岛津 ATTO 紫外检出器。氯仿为 AR 级，甲醇为 GR 级，水为纯净水。薄层板为 MERCK SG60 F_{254}预制板。对照品：升麻素、亥茅酚苷、升麻苷及 5-*O*-甲基维斯阿米醇苷由肖永庆博士从防风药材中分离鉴定，纯度均为 98% 以上。防风药材对照品购自中国生物制品检定所(批号 947)。防风药材由产地采集或购买，防风饮片购自各地药材公司，经黄璐琦博士鉴定为伞形科植物 *Saposhnicovia divaricata*（Turcz.）Schischk。

2　化学成分的 TLC 鉴定

2.1　对照品溶液的制备

分别称取 3 种对照品各 2 mg，用乙醇配制成 1 mg·ml^{-1}的对照品溶液。

2.2　供试品溶液的制备

取防风样品及防风药材对照品各 1.0g，加丙酮 20ml，超声处理 20min，滤过。滤液置蒸发皿中蒸干。残渣以乙醇 1.0ml 溶解，为供试品溶液及对照药材溶液。

2.3　薄层条件

吸取上述各种供试液及对照品溶液各 10 μl 分别点于同一硅胶 GF_{254}薄层板上，氯仿-甲醇(6:1)为展开剂展开 2 次，取出，晾干，置紫外光灯(254nm)下检视。供试品色谱中，在与对照药材和对照品色谱相应的位置上，显示相同颜色的斑点(图 1,2)。

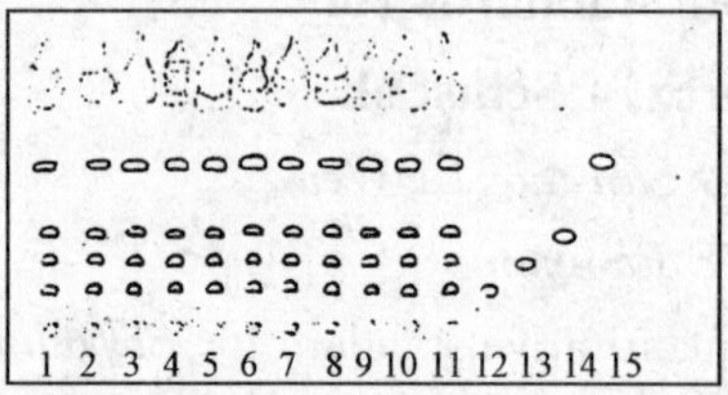

图 1　防风药材中化学成分鉴定

1.杜尔伯特　2.大庆　3.安庆　4.吉林柳河　5.黑龙江泰康　6.张家口　7.张家口　8.河北围场　9.黑龙江伊春　10.杜尔伯特　11.防风药材对照品　12.升麻苷　13.5-*O*-甲基维斯阿米醇苷　14.亥茅酚苷　15.升麻素

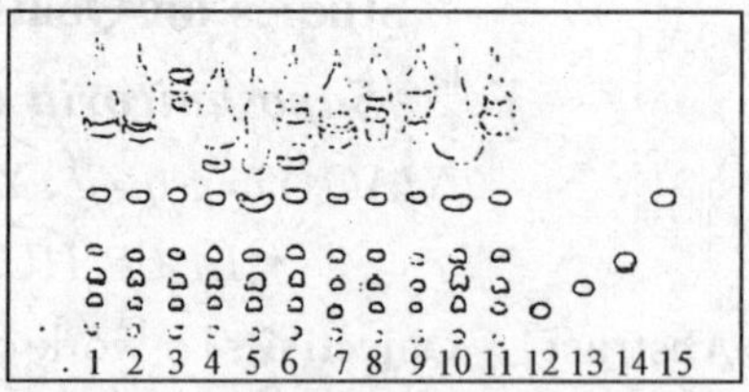

图 2　防风饮片中化学成分的鉴定

1.上海　2.合肥　3.广东惠阳　4.杭州　5.河北安国　6.牡丹江　7.重庆　8.重庆渝中　9.北京　10.北京昌平　11.防风药材对照品　12.升麻苷　13.5-*O*-甲基维斯阿米醇苷　14.亥茅酚苷　15.升麻素

3 有效成分的含量测定

3.1 色谱条件

Kromasil 100 C_{18}色谱柱(5μm,4.6mm×250mm),流动相 甲醇-水(4:6),检测波长 254mm,柱温 50 ℃,流量 0.8ml·min^{-1}。理论板数按升麻苷计算,应不低于 2240;按 5-*O*-甲基维斯阿米醇苷计算,应不低于 2681。防风药材(大庆)及对照品图谱见图 3。

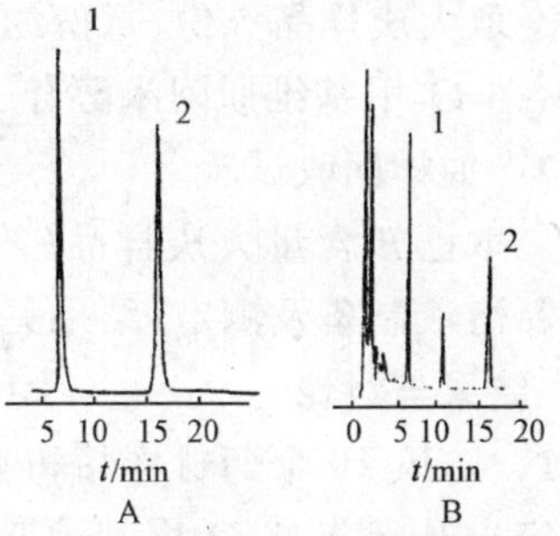

图 3 对照品及样品(大庆)色谱图

A.对照品 B.样品 1.升麻苷 2.5-*O*-甲基维斯阿米醇苷

3.2 线性关系的考察

精密称取升麻苷及 5-*O*-甲基维斯阿米醇苷对照品适量,加甲醇配制成 0.057 mg·ml^{-1}的对照品溶液,分别进样 1,3,5,7,9 μl,各进样 3 次。以进样量(μg)为横坐标,峰面积为纵坐标绘制标准曲线,并计算回归方程。升麻苷:$Y = -246 + 601749X, r = 0.9996$;5-*O*-甲基维斯阿米醇苷:$Y = -1464 + 517137X, r = 0.9998$。结果表明升麻苷与 5-*O*-甲基维斯阿米醇苷在 0.057～0.513 μg 具有良好的线性关系。

3.3 精密度试验

精密吸取上述 2 种对照品溶液,重复进样 5 次,升麻苷及 5-*O*-甲基维斯阿米醇苷峰面积积分值的相对标准偏差分别为 0.6%和 0.8%。

3.4 稳定性试验

精密吸取上述 2 种对照品溶液各 3 μl,间隔 4 h 重复进样,共 6 次。峰面积值升麻苷为 101494,103856,103780,103326,102897,100504;$RSD = 1.3\%$。5-*O*-甲基维斯阿米醇苷为 87036, 88788, 90143, 88541, 89095,89075;$RSD = 1.1\%$。对照品在 24 h 内保持稳定。

3.5 样品的测定

精密称定防风样品粉末 0.25g,置烧瓶中加甲醇 10ml,水浴回流 2h,冷却至室温,补充失去的重量,滤过,取续滤液过微孔滤膜为供试品溶液。

对照品溶液 3 μl 和供试品溶液 2 μl,分别进样,测定($n = 2$),结果见表 5,6。

表 5 防风药材中升麻苷及 5-*O*-甲基维斯阿米醇苷的含量 %

编号	采-购地	升麻苷	5-*O*-甲基维斯阿米醇苷	二苷总量
1	杜尔伯特(购)	0.243	0.144	0.387
2	大庆(购)	0.382	0.482	0.864
3	安达(购)	0.297	0.465	0.762
4	吉林柳河(购)	0.126	0.216	0.342
5	黑龙江泰康(采)	0.174	0.186	0.360
6	张家口(购)	0.201	0.280	0.481
7	张家口(采)	0.273	0.209	0.482
8	河北围场(采)	0.171	0.215	0.386
9	黑龙江伊春(采)	0.196	0.165	0.361
10	杜尔伯特(采)	0.350	0.517	0.867

表 6 防风饮片中升麻苷及 5-*O*-甲基维斯阿米醇苷的含量 %

编号	采购地	升麻苷	5-*O*-甲基维斯阿米醇苷	二苷总量
1	上海	0.243	0.261	0.504
2	合肥	0.521	0.232	0.753
3	广东惠阳	0.231	0.219	0.450
4	杭州	0.247	0.239	0.486
5	河北安国	0.329	0.493	0.822
6	牡丹江	0.345	0.599	0.944
7	重庆	0.148	0.233	0.381
8	重庆渝中	0.079	0.174	0.253
9	北京	0.202	0.133	0.335
10	北京昌平	0.451	0.179	0.630

3.6 重复性试验

取大庆样品 5 份，每份约0.25 g，制成供试品溶液并进行测定，结果升麻苷 *RSD* 为 1.5%；5-*O*-甲基维斯阿米醇苷 *RSD* 为 2.1%。

3.7 加样回收试验

取已知含量大庆样品(约0.12 g)，加入适量的升麻苷及 5-*O*-甲基维斯阿米醇苷，按供试品溶液制备及测定，结果见表 7,8。

4 结果与讨论

4.1 防风 10 个药材样品和 10 个饮片样品与防风药材对照品一样，都能清晰地在薄层板上检定出升麻苷，5-*O*-甲基维斯阿米醇苷，亥茅酚苷及升麻素。因此，上述 4 成分的 TLC 鉴定可作为防风药材及饮片的定性依据。

4.2 防风饮片中升麻苷，5-*O*-甲基维斯阿米醇苷以及二苷总含量平均值和低限值与防风药材中相对应的各值无明显差异，因此，可采用统一的含量标准，其升麻苷含量低限值定为1.43%；5-*O*-甲基维斯阿米醇苷低限值定为 0.123%；二苷总含量低限值定为 0.308% 。按以上标准，购自重庆市渝中区饮片的升麻苷及二苷总含量低于下限值，从其外观来看，颜色较深(深棕色)，品质的确较差，应定为不合格样品。购自吉林省柳河防风药材的升麻苷含量亦稍偏低，但二苷总含量在下限以上，可定为下等样品。

表 7 升麻苷加样回收测定

样品量 /mg	添加量 /mg	测定量 /mg	回收率 /%	$\bar{x}$ /%	*RSD* /%
0.114	0.101	0.213	99.06		
0.109	0.101	0.211	99.53		
0.108	0.101	0.215	102.87	100.46	1.5
0.133	0.101	0.235	100.86		
0.111	0.101	0.212	100.00		

表 8 5-*O*-甲基维斯阿米醇苷加样回收测定

样品量 /mg	添加量 /mg	测定量 /mg	回收率 /%	$\bar{x}$ /%	*RSD* /%
0.095	0.1056	0.208	103.48		
0.118	0.1056	0.219	97.94		
0.089	0.1222	0.219	103.79	101.68	2.3
0.111	0.1222	0.235	100.85		
0.092	0.1222	0.219	102.34		

原载：《中国中药杂志》2001，26(3)：185

云南羌活的苷类成分

肖永庆，李　丽，谷口雅颜*，马场きみ江*

[摘要] **目的**：研究云南羌活的化学成分。**方法**：用现代各种色谱方法分离云南羌活化学成分，用波谱技术(IR，UV，MS，1D 和 2D-NMR)鉴定结构。**结果**：从云南羌活中分离得到 4 个苷类成分，分别鉴定为 marmesinin(Ⅰ)，tert-*O*-*β*-*D*-glucopyranosyl-heraclenol (Ⅱ)，1′-*O*-*β*-*D*-glucopyranosyl (2*R*，3*S*)-3-hydroxyn-

* 日本大阪药科大学，大阪 569－1094

odakenetin (Ⅲ)和 8-hydroxy-5-*O*-*β*-*D*-glucopyranosyl-psoralen (Ⅳ)。**结论:**:Ⅲ,Ⅳ为新化合物,所得 4 个苷类成分均为首次从该植物中分离。

[关键词] 伞形科;云南羌活;香豆素;苷类成分

云南羌活为伞形科植物心叶凌子芹[*Pleurosper-mum rivulorum* (Dils)]的干燥根,主产于云南省丽江、鹤庆等地并在该省部分地区以商品羌活入药,作为伞形科化学成分研究的一部分,作者[1]对云南羌活脂溶性成分进行了化学成分研究,从中分离鉴定了多种香豆素类成分。本文对其水溶性部分进行了化学成分的分离鉴定。通过反复硅胶及 ODS 柱色谱,分离得到 4 个苷类单体,经 IR,^{1}HNMR,^{13}CNMR,^{1}H-^{1}H COSY,^{1}H-^{13}C COSY,long range^1 H^{13} − C COSY,HMBC,MS 及 MRMS 分析,分别鉴定为 marmesinin (Ⅰ),tert-*O*-*β*-*D*-glucopyranosyl-heraclenol (Ⅱ),1′-*O*-*β*-*D*-glucopyranosyl (2*R*,3*S*)-3-hydroxynodakenetin (Ⅲ)和 8-hydroxy-5-*O*-*β*-*D*-glucopyranosyl-pshoralen (Ⅳ)。其中化合物Ⅲ和Ⅳ为新化合物,4 个苷类成分均为首次从该植物中分离。

化合物Ⅲ 白色粉末状结晶,HRMS m/z:M$^+$ 424.1368($C_{20}H_{24}O_{10}$,计算值 424.1369),紫外光下呈兰色荧光斑点。IR cm^{-1}:3340(羟基),1705(C=0),1622,1565,1535(芳环),1135,1105,1078,1060,1035,1020,1010(苷类 C-O),^{1}HNMR(DMSO-d_6 表 1)在 δ:8.03(1H,d,J=9.6Hz),6.27(1H,d,J=9.6Hz)显示出呋喃香豆素内酯环的 5,6 位质子峰,δ:7.69(1H,s),6.94(1H,s)为呋喃香豆素的 4,9 位质子峰。其^{13}CNMR 与 1′-*O*-*β*-*D*-glucopyranosyl (2*S*,3*R*)-3-hydroxyarmesin (Ⅲa,图 1,表 2)[2] 和 1′-*O*-*β*-*D*-glucopyranosyl (2*R*,3*R*)-3-hydroxynodakenetin (Ⅲb)[3]的^{13}CNMR 相符,因此,推定该化合物的平面结构与Ⅲa,Ⅲb 相同(图 1)。关于 2,3 位的绝对构型,在化合物Ⅲa 中,2,3 位的两个氢为顺式(2*S*,3*R*),其偶合常数为 6.3Hz[2],而在化合物Ⅲb 中,2,3 位氢为反式(2*R*,3*R*),其偶合常数为 3.6Hz[3],Ⅲ的 2,3 位质子间的偶合常数为 6.6Hz。因此其 2,3 位氢与化合物Ⅲa 的 2,3 位氢同为顺式。但Ⅲa 的$[\alpha]_D$ 为 −14°[2],而Ⅲ的$[\alpha]_D$ 却为 +15.1°,因此可以推定Ⅲ的 2,3 位碳的立体结构应为与Ⅲa 相反的顺式。即Ⅲ的绝对构型定为 1′-*O*-*β*-*D*-glucopyranosyl (2*R*,3*S*)-3-hydroxynodakenetin。其氢谱及碳谱各峰由^{1}H-^{1}H COSY,^{1}H-^{13}C COSY 及 long range^1 H^{13} − C COSY 指定。

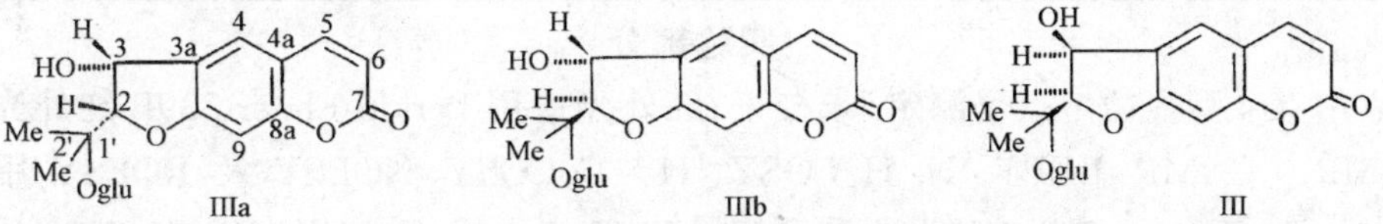

IIIa IIIb III

Figure1 Structures of compounds Ⅲ, Ⅲa and Ⅲb

化合物Ⅳ 浅黄色粉末状结晶,紫外光下显黄色斑点,IR cm^{-1}:3405(羟基),1700(C=O),16342,1598(芳环),1148,1130,1095,1061,1045,(苷类 C-O)。EI-MS m/s:218(苷元),HRFABMS m/z:M$^+$ + H 381.0839($C_{17}H_{17}O_{10}$,计算值 381.0822)。^{1}HNMR(DMSO-d_6)在 8.50(1H,d,J=9.8Hz),6.35(1H,d,J=9.8Hz),8.01(1H,d,J=2.3Hz),7.32(1H,d,J=2.3Hz)显示 4,9 位二取代线型呋喃香豆素特征。另外,在 δ10.29(1H,s)有一酚羟基峰,在 δ4.70(1H,d,J=7.8Hz)有 β-D-葡糖苷 1 位氢的信号,同时在图谱中出现一系列糖碳上的质子峰及羟基峰,推定该化合物为 psoralen 的 4,9-二羟基化合物的单糖苷。由于其 NOESY

及 ROESY 光谱显示出糖苷的 1 位质子 δ4.70 与呋喃环的 β 位质子 δ7.32 间的 NOE,在 HMBC 谱中,糖的 1 位质子与 4 位碳相关(表 3),因此,推定葡萄糖是与 4 位碳相连。确定其结构为 9-hydroxy-4-*O*-*β*-*D*-glucopyranosyl-psoralen。

Table1 ^{1}HNMR spectral data of compounds Ⅲ, Ⅲa and Ⅲb(DMSO-d_6)

H	Ⅲ	Ⅲa	Ⅲb
2	4.54(1H,d,J=6.3)	4.55(1H,d,J=6.3)	4.53(1H,d,J=3.6)
3	5.25(1H,d,J=6.6)	5.24(H,d,J=6.3)	5.24(1H,br)
4	7.69(1H,s)	7.67(1H,s)	7.69(1H,s)
5	8.03(1H,d,J=9.6)	8.03(1H,d,J=10.0)	8.03(1H,d,J=9.5)
6	6.27(1H,d,J=9.6)	6.27(1H,d,J=10.0)	6.27(1H,d,J=9.5)
9	6.94(1H,s)	6.94(1H,s)	6.93(1H,s)
2′	1.48(6H,s)	1.47(6H,s)	1.47(6H,s)
G-1	4.52(1H,d,J=7.8)	4.53(1H,d,J=7.8)	4.52(1H,d,J=7.5)
G-2	2.87(1H,m)	2.87(1H,d,J=8.1)	
G-3	3.16(1H,m)	3.26-3.06(3H,m)	
G-4	3.05(2H,m)	3.26-3.06(3H,m)	
G-5	3.05(2H,m)	3.26-3.06(3H,m)	
G-6	3.36(2H,m)	3.33(2H,m)	
G2-OH	5.20(1H,d,J=4.8)	5.01(1H,d,J=4.6)	
G3-OH	4.92(1H,d,J=5.1)	4.92(1H,d,J=5.4)	
G4-OH	4.88(1H,d,J=4.5)	4.89(1H,d,J=3.0)	
G6-OH	4.34(1H,t,J=5.7)	4.33(1H,t,J=5.3)	
C3-OH	5.23(1H,d,J=4.5)	5.24(1H)	

实验部分

熔点用 X-4 型显微熔点仪测定,未校正;红外光谱用 Perkin-Elmer 339B 红外光谱仪测定。^{1}HNMR,^{13}CNMR,DEPT,^{1}H-^{1}H COSY,^{1}H-^{13}C COSY,NOESY 及 ROESY 用 Varian XL-300,Varian Gemini-200 核磁共振仪测定。TMS 为内标,质谱用 VG-MM7070 质谱仪测定,高分辩质谱用 Hitachi M-80 质谱仪测定,旋光用 Perkin-Elmer 旋光仪测定,硅胶为青岛海洋化工厂出品,ODS 为日本 YMC 公司出品。

1 提取分离

云南羌活为云南鹤庆县市售品,经中国中医研究院中药研究所胡世林教授鉴定为伞形科植物心叶棱子芹[*Pleurospermum rivulorum* (Dils)]。生药 10kg 粉碎成粗粉,以 95% EtOH 室温渗漉,提取物经石油醚脱脂和 EtOAc 提取后,再用水饱和正丁醇萃取,得萃取物 260g。经反复硅胶及十八碳硅胶柱色谱,依次得到化合物 I-IV。

Table 2 ^{13}CNMR spectral data of compounds Ⅲ, Ⅲa and Ⅲb(DMSO-d_6)

C	Ⅲ	Ⅲa	Ⅲb
2	91.8(b)	91.9(d)	91.7(d)
3	77.5(d)	77.5(d)	77.5(d)
3a	128.6(s)	128.6(s)	128.5(s)
4	125.7(d)	125.7(d)	125.6(d)
4a	112.8(s)	112.9(s)	112.7(s)
5	144.9(d)	144.9(d)	144.8(d)
6	111.8(d)	111.8(d)	111.7(d)
7	160.4(s)	160.6(s)	160.3(s)
8a	156.0(s)	156.1(s)	156.0(s)
9	97.3(d)	97.3(d)	97.3(d)
9a	162.3(s)	162.4(s)	162.2(s)
1′	69.8(s)	69.8(s)	69.8(s)
2′	24.5(q),22.8(q)	24.6(q),22.8(q)	24.5(q),22.8(q)
G-1	97.7(d)	97.7(d)	97.7(d)
G-2	73.4(d)	73.4(d)	73.4(d)
G-3	76.9(d)	76.9(d)	76.6(d)
G-4	70.0(d)	70.1(d)	70.0(d)
G-5	76.7(d)	76.7(d)	76.8(d)
G-6	60.7(t)	60.8(t)	60.7(t)

2 鉴定

Table 3 HMBC data of compound Ⅳ

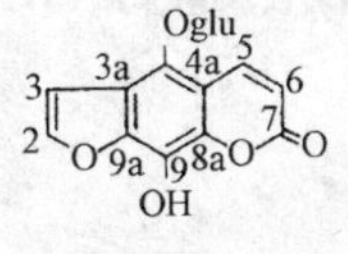

H	correlatedc
6(6.35)	7(159.8),4a(108.8)
5(8.50)	7(159.8),4a(108.8),4(138.5)
3(7.32)	4(138.5),3a(117.3),9a(146.2)
G-1(4.70)	4(138.5)
OH(10.29)	9a(146.2),9(126.6),8a(139.1)

化合物Ⅰ　无色细晶，mp256 ～ 258℃，[α]$^{21}_{D}$-47 (MeOH；c 0.05) HRMS m/z: M^+ 408.1409($C_{20}H_{24}O_9$ 计算值 408.1420)。^{1}HNMR (DMSO-d_6)δ:7.94(1H,d,J=9.6,5-H),7.47(1H,s,4-H),6.28(1H,s,9-H),6.22(1H,d,J=9.6,6-H),4.83(1H,t,J=8.5,2-H),4.39(1H,d,J=7.5,g_1-H),3.42－2.83(8H,g_{2-6}-H,3-H),1.25(3H,s,-CH_3),1.22(3H,s,-CH_3)。^{13}CNMR(DMSO-d_6)δ:163.5(s,C-9a),160.9(s,C-7),155.5(s,C-8a),145.1(d,C-5),126.0(s,C-3a),124.3(d,C-4),112.5(s,C-4a),111.6(d,C-6),97.6(d,C-g_1),97.1(d,C-9),90.3(d,C-2),77.1(s,C-1′),77.1(d,C-g_5),76.7(d,C-g_3),73.7(d,C-g_2),70.2(d,C-g_4),61.0(t,C-g_6),28.9(t,C-3),23.1,21.8[q,2′-gem(CH_3)$_2$]其物理常数及光谱数据与 marmesinin 标准品一致。

化合物Ⅱ　无色针晶，mp 211～212℃，[α]$^{21}_{D}$+7(MeOH；c 0.05)^{1}HNMR (DMSO-d_6) δ:8.14(1H,d,J=9.4,5-H),7.68(1H,s,4-H),8.14(1H,d,J=2.2,3-H),7.10(1H,d,J=2.2,2-H),6.40(1H,d,J=9.4,6-H),5.20(1H,d,J=4.6,OH-2′),5.00(1H,d,J=5.2,OH-

g_2),4.91(1H,d,J=4.6,OH-g_3),4.88(1H,d,J=4.6,OH-g_4),4.63(1H,dd,J=9.4,1.0,1′a-H),4.40(1H,d,J=8.4,g_1-H),4.40(1H,m,1′b-H),4.40(1H,m,OH-g_6),3.88(1H,m,2′-H),3.61(1H,dd,J=11.0,1.6,g_6a-H),3.39(1H,m,g_6b-H),3.14(3H,m,g_3,g_4,g_5-H),2.93(1H,m,g_2-H),1.23(3H,s,-CH_3),1.20(3H,s,-CH_3)。^{13}CNMR(DMSO-d_6)δ:159.9(s,C-7),147.8(d,C-2),147.1(s,C-9a),145.3(d,C-5),142.6(s,C-8a),131.5(s,C-9),125.9(s,C-3a),116.4(s,C-4a),114.2(d,C-6),113.7(d,C-4),107.0(d,C-3),96.7(d,C-g_1),78.1(s,C-3′),76.7(d,C-g_3),76.6(d,C-g_5),75.1(d,C-2′),75.0(t,C-1′),73.7(d,C-g_2),70.1(d,C-g_4),61.1(t,C-g_6),23.7(q,C-Me),21.5(q,C-Me),以上数据与文献[4]报道 tert-*O*-*β*-*D*-glucopyranosyl-heraclenol 相符。

化合物Ⅲ 白色粉末状结晶,mp 288～289℃,$[\alpha]_D^{21}$+15.1(MeOH;c 0.05),HRMS m/z:M^+ 424.1368($C_{20}H_{24}O_{10}$计算值 424.1369)。IR KBr(cm^{-1}):3340,2900,2840,1705,1622,1618,1565,1535,1483,1470,1410,1275,1230,1135,1105,1078,1060,1035,1020,1010,965,940,915,870,843,795。EI-MS m/z:424(M^+,13),262(12),245(18),227(28),226(31),213(140,204(16),203(11),198(11),189(11),186(80),187(100),188(27),158(23)。^{1}HNMR 及^{13})CNMR 见表 1 和表 2。

化合物Ⅳ 浅黄色细晶,mp 290℃(dec),IR KBr(cm^{-1}):3405,3231,3136,3107,1700,1634,1598,1475,1373,1344,1315,1206,1148,1130,1095,1061,1045,887,822。EI-MS m/s:218(苷元),190,162,160,134。^{1}HNMR (DMSO-d_6)δ:8.50(1H,d,J=9.8,5-H),8.01(1H,d,J=2.3,2-H),7.32(1H,d,J=2.3,3-H),6.35(1H,d,J=9.8,6-H),5.65(1H,d,J=5.7,OH-g_2),5.14(1H,d,J=4.8,OH-g_3),5.03(1H,d,J=4.1,OH-g_4),4.70(1H,d,J=7.8,g_1-H),4.64(1H,t,J=5.2,OH-g_6),3.71(2H,dd,J=4.8,11.1,g_6-H),3.50(1H,m,g_5-H),3.36(1H,m,g_2-H),3.21(2H,m,g_3-H),10.29(1H,s,OH)。^{13}CNMR(DMSO-d_6)δ:159.8(s,C-7),146.3(d,C-3),146.2(s,C-9a),140.6(d,C-5),139.1(s,C-8a),138.5(s,C-4),126.6(s,C-9),117.3(s,C-3a),112.5(d,C-6),108.8(s,C-4a),105.7(d,C-2),105.0(d,C-gl),77.1(d,C-g_5),76.2(d,C-g_3),73.7(d,C-g_2),69.6(d,C-g_4),60.8(t,C-g_6)。核磁共振信号由^{1}H^1-H COSY,^{1}H-^{13}C COSY 及 HMBC 指定。

致谢:中国医学科学院药物研究所梁晓天院士指导新化合物鉴定。

参考文献

[1] Xiao YQ, Liu XH, Taniguchi M, *et al*. Bicoumarins from *Pleurospermum rivulorum* [J]. *Phytochemistry*,1997,45(6):1275～1277.

[2] Lemmich J, Havelund S, Thastrup O. Dihydrofurocoumarin glucosides from *Angelica archangelica* and *Angelica silvestris* [J]. *Phytochemistry*,1983,22(2):553～555.

[3] Yang XW, Yien ZK, Gu ZM, *et al*. Studies on the chemical constituents of *Noto-pterygium incisum* [J]. *Chin Tradit Herb Drugs* (in Chinese),1993,4(10):507～511.

[4] Thastrup O, Lemmich J. Furocoumarin glucosides of *Angelica archangelica* subspecies litoralis [J]. *Phytochemistry*,1983,22(9):2035～2037.

原载:《药学学报》2001,36(7):519

高效液相色谱法测定不同产地羌活中紫花前胡苷的含量

孙玉茹，李先端，孙有富

［摘要］ **目的**:测定不同产地羌活中紫花前胡苷含量。**方法**:高效液相色谱法。**结果**:紫花前胡苷回归方程为 $Y=-9509.1+1912709.8X$，$r=0.9998$，线性范围 0.16～0.64 μg，平均回收率 99.3%，*RSD* 2.64%。**结论**:方法简单、快速、重现性好。

［关键词］ 羌活；高效液相色谱法；紫花前胡苷；含量测定

Determination of Content of Nodakenin in *Notopterygium incisum* Ting from Different Soure by HPLC

SUN Yu-ru, LI Xian-duan, SUN You-fu

［**Abstract**］ **Objective**: To develop a method for the determination of nodakenin in *N. incisum*. **Method**: A HPLC method was used. **Result**: $Y=-9509.1+1912709.8X$, $r=0.9998$. The calibration was linear in range of 0.16～0.64μg. The average recovery was 99.7%, *RSD* 1.1%. **Conclusion**: The method is appropriate for the detemination of nodakenin.

［**Key words**］ *Notopterygium incisum*; HPLC; nodakenin; content of nodakenin

中药羌活为伞形科植物羌活 *Notopterygium incisum* Ting 及宽叶羌活 *N. forbesii* Boiss.的干燥根和根茎。

药理研究表明紫花前胡苷是中药羌活的有效成分，具有镇痛、抗炎作用[1]。曾有人报道，用薄层扫描法测定羌活中紫花前胡苷的含量[2]和用高效液相色谱法测定羌活中异欧前胡素的含量[3]。本文研究建立了高效液相色谱法，测定不同产地羌活及宽叶羌活中紫花前胡苷含量，作为控制羌活质量标准。结果表明本方法操作简单、准确、重现性好。

1 实验材料

1.1 仪器与试药

高效液相色谱仪 HITACHI pump L 7100，UV Detector L 7400，Integrator D 7500。

紫花前胡苷(本室提供)纯度为 99.9%。用 HPLC 面积归一化法测定纯度。

收集羌活 *N. incisum* 主要产地甘肃、青海、四川等省 14 批，另外收集了宽叶羌活 *N. forbesii* 9 批，本所胡世林研究员鉴定。

甲醇、乙腈均为色谱纯(北京化工厂产)，水为双蒸水；其余试剂均为分析纯；硅胶 G 预制板(青岛海洋化工厂产)。

1.2 色谱条件

kromasil C_{18}, 5μm, 4mm×250mm；流动相 甲醇-水-乙腈(6:71:21)，检测波长 330nm，流动相流速 1.0ml·min^{-1}。

2 实验方法与结果

2.1 对照品溶液的制备

精密称取紫花羌胡苷对照品 5mg，置 50ml 棕色容量瓶中，加甲醇溶解并稀释至刻度，摇匀，精密量取 4ml，置 10ml 棕色容量瓶中，加甲醇稀释至刻度，(1ml 中含紫花羌胡苷 40μg)，作为对照品溶液。

2.2 供试品溶液的制备

取本品粉末(60 目筛)1.0g，精密称取，置磨口锥型瓶中；加入无水乙醚 20ml，塞紧，室温放置，时时震荡，约 4h，倾去乙醚，药渣挥干乙醚。精密加入甲醇 20ml，塞紧，称定重量，浸泡过夜，超声波处理 40min，用甲醇补足失重量，过滤，弃去初滤液，收集续滤液作为供试品溶液。

分别精密吸取对照溶液 5μl 和供试品溶液，根据不同产地进样后分析的峰面积，可适当稀释或浓缩进样 5～10μl，注入液相色谱仪，按上述色谱条件测定，见图 1。

2.3 线性关系考察

准确吸取不同浓度的对照品溶液，每次进样 20 μl，按上述色谱条件测定峰面积，以峰面积积分值为纵坐标，进样量(μg)为横坐标，回归方程为 $Y=-9509.1+1912709.8X$，$r=0.9998$，线性范围 0.16～0.64μg。

2.4 精密度试验

准确吸取对照品溶液 20μl，连续进样 6 次，记录峰面积积分值，计算 *RSD* 为 0.6%。

2.5 重复性试验

以甘肃临夏产羌活按 2.2 项下测定方法，重复测定 5 次，平均紫花前胡苷的含量为 0.57mg·g^{-1}生药。*RSD* 为 2.9%($n=5$)。

2.6 加样回收试验

精密称取 5 份已测知紫花前胡苷含量的羌活样品 1.00 g，各准确加入紫花前胡苷 1.00mg，按供试液制备方法制备，并测定其含量，计算加样回收率，见表 1。

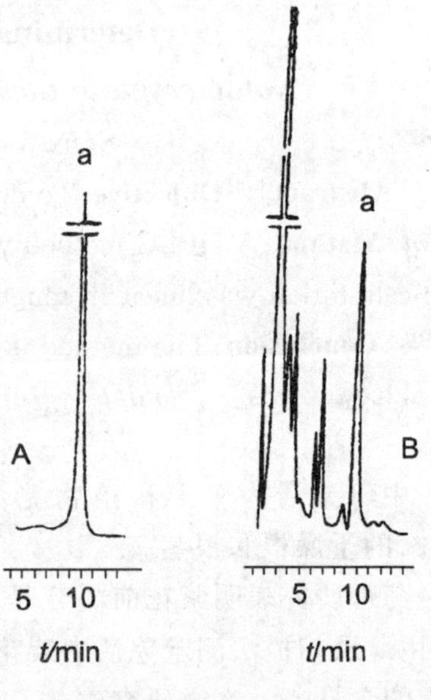

图 1 羌活中紫花前胡苷的 HPLC 图

a. 紫花前胡苷 A. 对照品 B. 样品

表 1 样品中紫花前胡苷回收率测定结果

回收编号	实测含量/mg	回收率/%	$\bar{x}$/%	*RSD*/%
1	2.570	102.7		
2	2.550	100.7		
3	2.498	95.5	99.3	2.64
4	2.530	98.7		
5	2.528	98.5		

注：样品中含量均为 1.543 mg，加入量均为 1.000 mg

2.7 测定结果

测定羌活 *N. incisum*，主产甘肃、青海、四川等 14 批和宽叶羌活 *N. forbesii* 9 批，主产甘肃、四川、青海、等，结果分别见表 2、表 3。

3 讨论

3.1 样品提取方法的选择 羌活中紫花前胡苷是有效成分。试验中比较了用甲醇不同时间超声波提取,热提取和冷浸,结果表明,热回流提取杂质较多,冷浸则提取不完全。选用最佳条件为:称定重量,浸泡过夜,40 min 超声波提取完全,且时间短。

表 2　不同产地羌活中紫花前胡苷含量

编号	产地	采集日期	含量/%
1	甘肃临夏过力架	1997-07	2.04
3	甘肃临夏(自采)	1997-07	2.25
4	甘肃天祝	1996-07	0.05
6	甘肃武威	1997-07	0.11
7	甘肃迭部	1997-07	0.20
8	四川珉县	1997-08	0.15
11	四川马尔康县	1997-08	1.54
12	青海互助县	1996-08	0.09
14	四川丹巴县	1997-08	0.11
15	四川金川	1997-08	0.18
18	甘肃天祝	1997-07	0.10
19	甘肃临夏韩集镇	1997-07	0.06
20	青海互助县	1997-07	0.13
22	青海循化白乡	1997-07	0.11

注:$n=2$(表 3 同)

表 3　不同产地宽叶羌活中紫花前胡苷含量

编号	产地	采集日期	含量/%
2	甘肃临夏过力架	1997-07	0.04
5	四川珉县	1997-07	2.14
9	青海互助县	1997-07	3.44
10	四川马尔康县	1997-08	1.88
13	四川金川	1997-08	1.90
16	四川丹巴县	1997-07	0.09
17	甘肃天祝	1997-07	2.92
21	青海大道县	1997-07	6.40
23	青海循化白乡	1997-07	5.45

3.2　同一植物不同产地的羌活中紫花前胡苷含量存在着显著差异　实验表明不同产地羌活相差40倍,不同产地宽叶羌活相差近 178 倍,可能与不同生长条件及采收处理有关。测定结果为羌活的质量标准制定提供依据。

[参考文献]

[1]　秦彩玲,张毅,刘婷,等.中药羌活有效成分的筛选试验.中国中药杂志,2001,25(10):639.

[2]　谭燕,张红萍,孙友富,等.薄层扫描法测定羌活中紫花前胡苷的含量.中国中药杂志,1996,21(8):486.

[3]　赵端凌,杨月妍,闻亮,等.高效液相色谱方法测定羌活中异欧前胡素含量.辽宁中医学院学报,1999,26(1):44.

原载:《中国中药杂志》2001,26(11):737。

超微粉碎决明子对其大黄酚溶出量的影响

李晓明,王跃生,闫　寒,章　军,唐　军

[摘要]　对超微粉碎前后决明子进行大黄酚溶出量的对比研究。结果表明:在相同提取时间的条件下水煎煮决明子药材,大黄酚的提取率只有7.6%,而经不同条件超微粉碎后的各组决明子的提取率分别提高到69.7%、57.1%、32.4%;5min水浸泡下,决明子微粉中总大黄酚含量与药材水煎煮90min的含量相当。粉碎前对样品进行适当干燥可提高总大黄酚的溶出量。

[关键词]　超微粉碎;决明子;大黄酚

Influence of Semen Cassia by Supermicro-pulverization on Its Dissolved Matter of Chrysophanol

LI Xiao-ming, WANG Yue-sheng, YAN Han, ZHANG Jun, TANG Jun

[**Abstract**]　Comparative study of dissolved matter of chrysophanol of semen Cassia and the powder by supermicro-pulverization was made. In same extraction time only 7.6% chrysophanol in semen Cassia was extracted compared with in the groups of supermicro-pulverized powder of semen Cassia in which 69.7%, 57.1% and 32.4% chrysophanol were extracted. The amount of dissolved matter of chrysophanol of supermicro-pulverized powder of semen Cassia by 5 minutes immersed in water was same compared with that of crude drug of semen Cassia by 90 minutes decocted. Proper desiccation of sample before supermicro-pulverization could increase dissolved matter of chrysophanol.

[**Key words**]　Supermicro-pulverization; Semen Cassia; Chrysophanol

超微粉碎技术在中药领域中的应用是近年来兴起的一项新技术。经超微粉碎后的中药材,粒度细微均匀,细胞壁多被破碎,甚至完全破碎,因而比表面积增加,有利于内容物的溶出,便于有效成分的提取。所以,采用超微粉碎技术处理中药材是该技术在中药领域中应用的一个重要方面,因而合理应用该技术具有较现实的研究意义。

决明子为豆科植物决明 *Cassia obtusifolia* L. 或小决明 *C. tora* L. 的成熟种子,为常用中药[1]。决明子具有驱风散热、清肝明目、润肠通便功能,临床常用于治疗目赤肿痛、青盲、雀目、大便秘结等症。现代研究表明,决明子含蒽醌类衍生物,如大黄酸、大黄素等,其中以大黄酚含量最高,文献报道约为0.25%[2],总蒽醌含量约为0.61%[3];另外还含有维生素A样物质、粘液、蛋白质、谷甾醇、氨基酸及脂肪油等成分。近年来研究证明,决明子蒽醌类化合物是降血脂的主要成分之一[4],此外,决明子还具有降压作用[5]及明显改善体内胆固醇的分布,这些均有利于预防动脉粥样硬化[6]等心脑血管疾病。本文拟研究经超微粉碎后的决明子,其微粉中对所含蒽醌类化合物大黄酚溶出量的影响。

1　仪器与材料

1.1　仪器　超微粉碎机:型号:BFM-6B.(SM)济南倍力粉技术工程公司。

1.2　日立7400高效液相色谱仪。

1.3　药材　决明子由同仁堂饮片厂提供,为 *C. obtusifolia* L.和 *C. tora* L.的成熟种子的混合物;决明子的超微粉碎由济南倍力粉技术工程公司加工并提供,粒度的测定在电脑成像粒度分析仪上进行,各微粉样品的粉碎条件如下:

决明子粉碎条件及粒度

决明子样品	粉碎 25′ 200 目通过率(%)/平均粒径 D_{50}(μm)	粉碎 32′ 300 目通过率(%)/平均粒径 D_{50}(μm)	粉碎 40′ 300 目通过率(%)/平均粒径 D_{50}(μm)
未干燥	88/8.29	65/6.71	72/6.12
80℃干燥 1h	94/7.31	76/8.45	81/7.36
80℃干燥 4h	99/8.18	81/1.68	88/1.76

1.4　试剂　大黄酚对照品购自中国药品生物制品检定所(批号:796-9302)。甲醇为色谱纯,氯仿、磷酸为分析纯,水为超纯水。

2　方法与结果

2.1　色谱条件　色谱柱:YWG-C_{18} 10μm(4.6mm×250mm),流动相:甲醇-0.1%磷酸液(90:10),流速:1ml/min,检测波长:254nm,柱温:30℃。

2.2　标准曲线制备　精密称定大黄酚对照品4.18mg,用甲醇溶解并定容于50ml棕色量瓶中,精确吸取0.5、1.0、2.0、4.0、5.0ml于5个10ml量瓶中,加甲醇稀释至刻度,摇匀。按色谱条件测定,进样量为20μl。线性范围0.0836~0.8360μg,线性回归方程为 $Y=2.69\times10^6X-7.83\times10^3$, $r=0.9998$。

2.3　精密度试验　取大黄酚对照品溶液,重复进样5次,每次10μl,对照品大黄酚峰面积积分值的 *RSD* 为1.4%。

2.4　稳定性试验　取决明子微粉样品溶液(干燥1hr、粉碎32′、提取15′),在0、2、4、6hr分别进样10μl,记录峰面积,结果4次进样峰面积的 *RSD* 为1.9%。

2.5　重复性试验　取决明子微粉样品溶液(干燥1hr、粉碎32′、提取15′)5份。按样品测定法测定,结果大黄酚的平均含量为1.34mg/g, *RSD* 为1.8%。

2.6　加样回收试验　取已知含量的决明子微粉样品(干燥1hr、粉碎32′、提取15′)约0.10g,精密称定,加入对照品溶液适量(0.116~0.155mg),挥干,按样品测定法测定,平均回收率为93.5%, *RSD* 为2.5%($n=4$)。

3　供试品溶液制备与测定

3.1　取决明子粉末(用小型粉碎机粉碎,过40目筛,不去皮)2g,精密称定,用索氏提取器甲醇提取至无色,提取液定容于100ml量瓶;精密吸取该提取液10ml于蒸发皿中,50℃水浴蒸干,加2ml 2.5mol/L硫酸液溶解残渣,洗入20ml具塞试管,沸水浴上水解2h,间断振摇,放至室温,将水解液移入分液漏斗中,用氯仿振摇提取三次(8、8、4ml),合并氯仿液,用蒸馏水洗涤二次,蒸干,残渣加甲醇溶解并定容至10ml量瓶中,摇匀,即得。

3.2　取决明子约10g共5份,精密稳定,分别加蒸馏水100ml于具塞三角瓶中,称重,加热回流15′、30′、45′、60′、90′,放冷,称重,加蒸馏水补足重量,摇匀,过滤,滤液待用;精密吸取以上各提取液10ml,于蒸发皿中,水浴蒸干,置干燥器中至恒重,称重,用于浸出物量测定。

3.3　超微粉碎前决明子中总大黄酚含量及提取率的测定　吸取上述五组提取液2ml至大

试管中，加 5mol/L 硫酸液 2ml，其余操作按 3.1 制备样品液，按色谱条件测定。结果见表 1：

3.4 超微粉碎后决明子中总大黄酚含量测定 取决明子各微粉组之微粉约 1g 共 4 份，置具塞三角瓶内，加蒸馏水 50ml，在 80℃ 水浴上温浸 5、15、30、45min；取出，放冷，离心，吸取上清液 2ml 置于 20ml 具塞大试管，加 5mol/L 硫酸溶液 2ml，其余操作按 3.1 制备样品液，按色谱条件测定。结果见表 2、表 3：

表 1 不同提取时间对决明子总提取物含量和总大黄酚含量的影响

提取时间 (min)	总提取物含量 (%)	总大黄酚含量 (mg/g)	提取率 (%)
15	10	0.18	7.6
30	14	0.62	26.1
45	15	0.78	32.8
60	19	1.02	42.9
90	22	1.69	71.0
索氏提取(6h)	—	2.38	100

表 2 不同温度对提取决明子微粉中大黄酚含量的影响(干燥 4h，粉碎 25′)

温度(℃)	60	70	80	90
含量(mg/g)	1.33	1.34	1.58	1.46

4 讨论

4.1 粉碎条件与粒度的相关性

从“决明子粉碎条件及粒度”表中可以看出：①物料的干燥程度或含水率对粉碎细度有直接的影响，即含水率越低有助于粉碎成细颗粒；②当含水率相同时，粉碎时间越长粉碎的粒度越细小，但粉碎到一定的时间点时，再延长粉碎时间，则对粒度的影响变小，提示：对决明子的粉碎时，存在最佳粉碎条件的确定问题。

表 3 不同时间对提取决明子微粉中总大黄酚含量的影响(mg/g)(80℃)

微粉组		提取 5min/提取率	提取 15min/提取率	提取 30min/提取率	提取 45min/提取率
未干燥	粉碎 25′	0.42/17.6	0.46/19.3	0.50/21.0	0.48/20.2
	粉碎 32′	0.42/17.6	0.77/32.4	0.72/30.3	0.85/35.7
	粉碎 40′	0.65/27.3	0.70/29.4	0.74/31.1	0.55/23.1
干燥 1h	粉碎 25′	1.60/67.2	1.69/71.0	1.59/66.8	1.56/65.5
	粉碎 32′	1.54/64.7	1.36/57.1	1.36/57.1	1.23/51.7
	粉碎 40′	1.05/44.1	0.87/36.6	0.92/38.7	0.73/30.7
干燥 4h	粉碎 25′	1.73/72.7	1.48/62.2	1.59/66.8	1.66/69.7
	粉碎 32′	1.60/67.2	1.66/69.7	1.96/82.4	1.82/76.5
	粉碎 40′	0.93/39.1	0.90/37.8	1.00/42.0	1.09/45.8

4.2 粉碎前后决明子总大黄酚提取率的比较 ①从表1中可以看出，未粉碎决明子在提取条件相同的情况下，提取时间越长，提取率越高，煮提 3 次，每次 30min 时，提取率可达到 71.0%。②从表 3 中可以看出，超微粉碎后，提取时间的延长对提取率影响不大，提示：经超微粉碎后，细胞壁被破碎，有助于总大黄酚的溶出，且溶出速度加快，提取 5min 时，即可达到

或接近浓度平衡；实验中还发现，随着提取时间的延长，溶液的粘稠度也不断增加。两者比较：水煎煮决明子药材（提取 15min），大黄酚的提取率只有 7.6%（以索氏提取器为 100% 计），而经不同条件超微粉碎后的各组决明子的提取率分别提高到 69.7%、57.1%、32.4%；如按提取总大黄酚含量不变比较，在 80℃、5min 水浸泡下，决明子微粉（干燥 4h、粉碎 32min）中总大黄酚含量与药材水煎煮 90min 的含量相当。③从表 3 中可以看出：用相同的提取时间下，粒度越细，溶出量越高，如粉碎 25min、提取 5min 组，未干燥溶出量为 0.42，干燥 1h 为 1.60，而干燥 4h 为 1.73。但从延长粉碎时间、增加细度的样品组看，细度越小，溶出量反而下降，尤其是粉碎 40min 组，溶出量下降明显；而未干燥组，由于粉碎时间延长，对粒度影响不大，因此对溶出量的减少不明显，提示：粉碎时间的延长，对总大黄酚类成分有一定影响，说明，从有效成分的溶出和保留来看，也存在最佳粉碎条件的确定问题。可见，超微粉碎技术应用于中药的粉碎时，存在一定的应用规律和应用条件等科学问题，并不是一个简单的粉碎过程，应引起足够的重视。

在本实验中，将决明子粉碎去皮，其总大黄酚含量增加近 74%，提示蒽醌类物质主要存在于果实中，皮中含量较少；游离的大黄酚仅占总大黄酚含量的 1.47%。此外，有关超微粉碎后对决明子中蒽醌类成分稳定性的研究及相关药效学研究正在进行中。

参考文献：

[1] 中华人民共和国药典一部[S]. 北京：化学工业出版社，2000.112.
[2] 张启伟，阴健，张俊，等. 生、炒决明子及其煎剂中部分活性成分的比较[J]. 中草药，1996，27(2)：79.
[3] 王慕邹，梁彬，沙世炎，等. 植物药中一些主要成分测定方法的研究Ⅲ. 蒽醌的测定方法[J]. 药学学报，1963，10(12)：720.
[4] 曾大富，陈建民，连文沃，等. 中国决明属研究进展[J]. 川药校刊，1991，(4)：35.
[5] 刘菊秀，苗戎，狄俊英，等. 决明子降压作用的实验研究[J]. 天津中医，1990，(5)：37.
[6] 陈卫星，刁国俊，蒋文娟，等. 决明子对高胆固醇血症小鼠模型的影响[J]. 中草药，1991，22(2)：72.

原载：《中国实验方剂学杂志》2001，7(6)：6

藏药蕨麻中多糖的含量测定研究*

杨 桦，贾 旭**，易 红

[摘要] **目的**：测定藏药蕨麻中多糖含量。**方法**：采用苯酚-硫酸法测定。**结果**：蕨麻中多糖含量为 11.083%。**结论**：蕨麻中多糖含量较高，可能为其活性成分之一。

[关键词] 蕨麻；鹅绒委陵菜；多糖；苯酚-硫酸法

* 国家中医药管理局资助课题
** 中国药科大学 99 级毕业生

Determination of polysaccharide in root of Tibetan medicine *Potentilla anserina*

YANG Hua, *JIA Xu* *, *YI Hong*

(* *China Pharmaceutical U-niversity*, *Nanjing Jiangsu* 210009, *China*)

[**Key words**] root of *Potentilla anserina* L.; *Potentilla anserina* L.; polysaccharide; phenol-sulfuric acid method

蕨麻为蔷薇科委陵菜属植物鹅绒委陵菜 *Potentilla anserina* L. 的根，为藏医常用药，又名戳玛、卓老洒曾、延寿果和仙人果等，是藏民四季常用的传统滋补品。据文献记载，蕨麻中含有鞣质、糖类、蛋白质、脂肪酸及委陵菜苷等化学成分，药理实验结果提示该药具有提高机体免疫力、抗疲劳、耐缺氧和止泻抑菌的作用，因此推测蕨麻多糖应为蕨麻的活性成分之一。有关蕨麻中的多糖含量至今未见有文献报道，本文采用苯酚-硫酸法对蕨麻所含多糖的含量进行测定。

1 仪器与试药

岛津 UV-3000 可见紫外分光光度计；葡萄糖标准品；试剂：浓硫酸为优级纯，其它为分析纯；活性炭(药用)；蕨麻药材由本所黄璐琦研究员鉴定为 *Potentilla anserina* L. 的根。

2 实验部分

2.1 蕨麻多糖的提取与精制：称取已干燥的蕨麻粗粉 90g，置索氏提取器中，加入石油醚(60℃～90℃)250mL，90℃回流提取 1h 脱脂。药粉挥干溶媒后，加入 80%乙醇 90℃回流提取 2 次，每次 1.5h，离心，取出药渣，挥干溶媒。将药渣加水，水浴温浸提取 2 次，每次 1.5h，离心，合并上清液。上清液用氯仿轻摇萃取多次，静置，分出氯仿层，除去蛋白质。水液中再加入活性炭，回流 1h 脱色。放冷后滤过，滤液中加入乙醇，使含醇量达 80%，放置过夜。过滤出沉淀，依次用 95%乙醇、无水乙醇、丙酮、乙醚反复冲洗多次，60℃烘干至恒重，计算得率，备用。结果见表 1。

表 1 蕨麻多糖的提取与精制

项目	1	2
样品重(g)	90.00	91.49
多糖干粉重(g)	2.27	2.27
得率(%)	2.52	2.48

2.2 标准曲线的制备

2.2.1 标准溶液的配制：精密称取 105℃干燥至恒重的葡萄糖标准品 100.1mg，置 100mL 容量瓶中，加蒸馏水溶解并稀释至刻度，摇匀。

2.2.2 苯酚液的配制：取苯酚 100g，加铝片 0.1g 和碳酸氢钠 0.05g，常压蒸馏，收集 182℃馏分。精密称取该馏分 15.0029g，置于 250mL 容量瓶中，加蒸馏水溶解并稀释至刻度，摇匀后滤过至棕色试剂瓶中，放冰箱备用。

2.2.3 标准曲线的绘制：精密吸取标准品溶液 0.8，1.0，1.2，1.4，1.6，1.8，2.0mL，分置于 50mL 容量瓶中，加蒸馏水稀释至刻度，摇匀。分别精密吸取 2.0mL 于 10mL 带塞试管中，另取 2.0mL 蒸馏水作空白对照。各管再加入 1.0mL 苯酚溶液，混匀，迅速加入浓 $H_2SO_4$5.0mL，摇匀后放置 5min，置沸水浴中加热 15min，取出置冷水中冷却后，于 490nm 处测定吸光度。经过计算得回归方程：$C = 0.6035A + 0.00142$，$r = 0.9992$。

2.3 换算因素的测定：精密称取 60℃干燥至恒重的蕨麻多糖 35mg，置 100mL 容量瓶中，加蒸馏水溶解并稀释至刻度，摇匀。精密吸取此液 5.0mL，置 50mL 容量瓶中，加蒸馏水稀释至刻度，摇匀作贮备液。精密吸取贮备液 2.0mL，同标准曲线项下方法测定吸光度，从回归方程中求出多糖供试液中葡萄糖浓度，按下式计算，测得 f＝2.01。

换算因素 f＝W/(C·D)

式中：W 为多糖的重量(mg)；C 为多糖稀液中葡萄糖浓度(mg/mL)；D 为多糖的稀释因素。

2.4　样品溶液的制备：精密称取蕨麻粗粉 0.1g，加入 100mL 80％乙醇，80℃回流提取 1h，趁热过滤，药渣用 80％热乙醇洗涤(10mL×3)后，挥干溶剂。药渣连同滤纸置烧瓶中，加蒸馏水 100mL 沸水温浸提取 1h，趁热过滤，药渣用热水洗涤(10mL×4)，合并滤液于 250mL 容量瓶中，以蒸馏水定容至刻度，摇匀备用。

2.5　样品含量测定：精密吸取样品溶液 2.0mL，于 10mL 带塞试管中，照标准曲线项下的方法操作，测定供试液中葡萄糖的含量，按下式计算样品中多糖的含量，结果见表 2。

多糖含量(％)＝C·D·f/W×100

式中：C 为供试液中葡萄糖浓度(mg/mL)；D 为供试液的稀释因素；f 为换算因素；W 为供试品重量(mg)。

2.6　重同性试验：分别精密吸取样品溶液 5.0mL，5 份，置 50mL 容量瓶中，加水稀释至刻度，摇匀。精密吸取每份溶液 2.0mL，同标准曲线方法操作，测定吸光度，结果为 0.369，$RSD＝0.75\%$ ($n＝5$)。

2.7　稳定性实验：取样品溶液，按样品测定方法操作，每隔 0.5h 测定 1 次吸光度。结果表明，在波长不变的情况下，2h 内测定值不变。结果见表 3。

表 2　样品多糖含量测定结果

项目	1	2	3
W(mg)	100.0	100.6	100.9
C(mg/mL)	0.0218	0.0223	0.0224
含量(％)	10.95	11.14	11.16
平均含量(％)		11.083	
RSD(％)		1.046	

表 3　稳定性试验结果

t(h)	0	0.5	1	1.5	2
A	0.376	0.377	0.376	0.376	0.376

2.8　加样回收率测定：精密称取样品粉末 0.1g，精制蕨麻多糖 10mg，置同一烧瓶中，按样品液制备与含量测定方法操作。计算回收率，结果得平均回收率为 97.74％，*RSD* 为 1.04％($n＝3$，已乘换算因素)。

3　讨论与小结

本实验测定方法的原理是先用 80％乙醇提取以除去单糖、低聚糖、苷类及其他干扰性成分，再用水提取多糖类成分。多糖类在硫酸的作用下，先水解成单糖分子，并迅速脱水生成糖醛衍生物，然后和苯酚合成有色化合物，以比色法测定其含量。结果表明，蕨麻中多糖含量为 11.083％。由于蕨麻中含淀粉较多，水提液浓度不宜过高，以免冷却后成冻状。萃取时药液易乳化，振摇时应避免用力。

参考文献

[1]　董立莎，冯英，冷冷，等．黔产党参多糖的含量测定[J]．中国中药杂志，1995，20(6)：329～330.

[2]　李满飞，徐国钧，平田义正，等．中药石斛类多糖的含量测定[J]．中草药，1990，21(10)：10～12.

[3]　钟方晓，彭广芳，李贵海．山东太子参多糖含量对质量的影响[J]．中草药，1997，28(7)：428～430.

[4]　李俐，堵年生，韩爱玲．肉苁蓉多糖的提取及含量测定[J]．中国中药杂志，1997，增刊：163～164.

[5]　林颖，吴毓敏，吴雯，等．天然产物中的糖含量测定方法正确性的研究[J]．天然产物研究与开发，1996，8(3)：5～9.

原载：《中草药》2001，32(1)：29

双边栝楼种子中不皂化类脂的化学成分研究*

巢志茂，何　波

［**摘要**］　**目的**：研究双边栝楼种子中不皂化类脂的化学成分，为制定中药瓜蒌和瓜蒌子的质量标准奠定基础。**方法**：乙醚提取脂肪油，氢氧化钾进行皂化反应，对不皂化类脂进行硅胶柱层色谱分离和纯化，用IR，MS，^{1}H-NMR，^{13}C-NMR等光谱技术和对照品对照等方法鉴定化合物的结构。**结果**：鉴定了6个化合物，分别为栝楼仁二醇（Ⅰ），7-氧化二氢栝楼仁二醇（Ⅱ），10α-葫芦二烯醇（Ⅲ），豆甾-7-烯-3β-醇（Ⅳ），豆甾-7，22-二烯-3β-醇（Ⅴ）和豆甾-7，22-二烯-3-*O*-*β*-*D*-葡萄糖苷（Ⅵ）。**结论**：前3个化合物系首次从该植物中分离获得。

［**关键词**］　双边栝楼；栝楼仁二醇；10α-葫芦二烯醇；不皂化类脂；五环三萜；甾醇

Study on the chemical constituents of unsaponifiable lipids from the seeds of *Trichosanthes rosthornii*

CHAO Zhi-mao, HE Bo

［**Abstract**］　**Objective**: To study the chemical constituents of unsaponifiable lipids from the seeds of *Trichosanthes rosthornii* Harms in order to develop some quality standards for Fructus Trichosanthis and Semen Trichosanthis. **Methods**: To extract the fatty oil from the seeds of *Trichosanthes rosthornii* with ether, to carry out the saponification with potassium hydroxide, to isolate and purify the unsaponifiable lipids by using silica gel column chromatography, and to elucidate the structures of their constituents by means of IR, MS, ^{1}H-NMR, ^{13}C-NMR and authentic specimens. **Results**: Karounidiol, 7-oxodihydrokarounidiol, 10α-cucurbitadienol, stigmast-en-3β-ol, stigmast-7'22-dien-3β-ol and stigmast-7'22-dien-3-*O*-*β*-*D*-glucoside were elucidated. **Conclusion**: The preceding three compounds were found in this plant for the first time.

［**Key words**］　*Trichosanthes rosthornii*; karounidiol; 10α-cucurbitadienol; unsaponifiable lipid; pentacyclictriterpene; sterol

双边栝楼的干燥成熟种子为常用中药瓜蒌子的药典收载品种，具润肺化痰、滑肠通便之功效，用于燥咳痰粘、肠燥便秘。我们曾对双边栝楼的果皮进行了比较深入的化学成分研究[1~4]，但对其种子的研究尚不深入[5]。在进行瓜蒌质量标准和规范化研究过程中，我们对双边栝楼种子中脂肪油的不皂化部分进行了研究。通过对双边栝楼种子脂肪油的提取和

*　［基金项目］　国家“九五”重点科技攻关项目（96-903-02-02）

皂化，获得不皂化类脂部分。该部分经硅胶柱层色谱分离和纯化，用 IR，MS，^{1}H-NMR，^{13}C-NMR 等光谱技术和对照品对照等方法鉴定了栝楼仁二醇（Ⅰ）、7-氧代二氢栝楼仁二醇（Ⅱ）、10α-葫芦二烯醇（Ⅲ）、豆甾-7-烯-3β-醇（Ⅳ）、豆甾-7，22-二烯-3β-醇（Ⅴ）和豆甾-7，22-二烯-3-*O*-*β*-*D*-葡萄糖苷（Ⅵ）等化合物。其中前 3 个化台物系首次从该植物中分离获得。

1 仪器与材料

东德 Boetius PHMK 型显微熔点测定仪（温度计未校正）；德国 BRUKER 公司 E-QUINOX55 型傅立叶转换红外光谱仪；日本岛津制作所 UV-3000 紫外分光光度仪；英国 VG 公司 MM70-70H 型质谱仪；英国 MICROMASS 公司 Zabspec 和 ZAB-HS 型质谱仪；美国 VARIAN 公司 MERCURY-300 型核磁共振仪；日本 JEOL 公司 JNM-AL300 型傅立叶转换核磁共振仪；柱层色谱和薄层色谱用硅胶 H（青岛海洋化工厂产品，10～40μm）；试剂均为分析纯。药材购自四川省峨眉山市中药材公司，经中国中医研究院中药研究所乐崇熙研究员鉴定，为葫芦科栝楼属植物双边栝楼 *Trichosanthes rosthornii* Harms 的干燥成熟种子。

2 提取与分离

取双边栝楼种子 4300g，粉碎，乙醚索氏提取得脂肪油 694g。5%氢氧化钾甲醇溶液进行皂化反应 3h，减压蒸干后以水溶解，乙醚萃取得不皂化类脂部分。该部分以乙醚反复洗涤，析出大量针状结晶。该结晶部分（2.5g）经薄层色谱鉴定，主要成分为化合物Ⅴ，微量成分为化合物Ⅳ。剩余部分（19.7g）用 59g 硅胶 H 拌样，260g 硅胶 H 干法装柱，加压 147.5KPa 进行柱层色谱分离，以石油醚-乙酸乙酯混合溶剂（9:1，6:1，4:1，3:1，2:1，1:1，0:1）和乙酸乙酯-95%乙醇（2:1）依次洗脱。根据薄层色谱结果进行重结晶处理，在石油醚-乙酸乙酯混合溶剂 6:1 洗脱部分得到化合物Ⅲ（208mg），4:1 洗脱部分得到化合物Ⅳ（26mg）和化合物Ⅴ（1.3g），2:1 洗脱部分得到化合物Ⅰ（406mg），1:1 洗脱部分得到化合物Ⅱ（53mg），乙酸乙酯-95%乙醇 2:1 洗脱部分得到化合物Ⅵ（15mg）。

3 鉴定

化合物Ⅰ：无色针晶，mp201～203℃（AcOEt）。$C_{30}H_{48}O_2$。EI-MSm/z（%）：440（M^+，100），425（9），422（11），409（8），407（24），300（6），271（21），253（21），227（27），213（15）。UVλ_{max}（logε）（EtOH）：232（3.98），239（4.00），247（3.87）nm。IRν_{max}（KBr）cm^{-1}：3400，1627，1460，1370，1039，1019，903，813。^{1}H-NMR（$CDCl_3$，TMS 内标）δ：0.86（s，CH_3），0.91（s，CH_3），0.92（s，CH_3），0.93（s，CH_3），0.95（s，CH_3），0.98（s，CH_3），1，07（s，CH_3），3.22（1H，d，J＝10.8Hz，29-αH），3.45（1H，t，J＝2.6Hz，3-βH），3.52（1H，d，J＝10.8Hz，29-βH），5.26（1H，m，11-H），5.48（1H，m，7-H）。^{13}C-NMR（$CDCl_3$）δ：19.4，20.5，22.4，22.5，24.0，25.6，27.7，29.7，29.8，31.0，31.7，32.9，34.7，36.3，36.7，37.5，37.6，39.5，40.0，42.1，44.6，71.4（29-CH_2），76.4（3-H），114.2（11-H），118.2（7-H），142.3（9-H），144.6（8-H）。上述数据与文献报道的栝楼仁二醇（karounidiol）[6～7]基本一致，并与对照品的薄层色谱和高效液相色谱结果一致。故确认为 D:C-friedo-oleana-7，9（11）-diene-3α，29-diol。

化合物Ⅱ：无色针晶，mp287～289℃（AcOEt）。$C_{30}H_{48}O_3$。EI-MSm/z（%）：456（M^+，51），441（39），438（5），425（23），261（29），243（60），236（100），221（60）。IRν_{max}（KBr）cm^{-1}：3445，1650，1647，1455，1376，1293，1015，983。^{1}H-NMR（$CDCl_3$，TMS 内标）δ：0.93（s，CH_3），0.96（s，CH_3×2），1.01（s，CH_3×2），1.18（s，CH_3），1.37（s，CH_3），3.27（1H，d，J＝10.3Hz，29-αH），3.32（1H，d，J＝10.3Hz，29-βH），3.49（1H，m，3-βH）。上述数据与文献报道的 7-氧

代二氢栝楼仁二醇(7-oxodihydrokarounidiol)[6,8]一致,故确认为 7-oxo-D:C-friedo-olean-8-ene-3α,29-diol。

化合物Ⅲ:无色针晶,mp106～107℃(CH_3COCH_3)。$C_{30}H_{50}O$。EI-MS m/z(%):426(M^+,3),411(3),408(3),393(3),315(1),274(63),259(41),163(32),152(12),134(65),69(100)。IR ν_{max}(KBr)cm^{-1}:3440,1634,1460,1375,1082,1024,981。^1H-NMR($CDCl_3$,TMS内标)δ:0.79(3H,s,13-βCH_3),0.84(3H,s,14-αCH_3),0.90(3H,d,J=7.8Hz,21-CH_3),0.91(3H,s,9-βCH_3),1.02(3H,s,4-αCH_3),1.13(3H,s,4-βCH_3),1.59(3H,s,26-CH_3),1.68(3H,s,27-CH_3),3.47(1H,m,3-αH),5.08(1H,t,J=6.9Hz,24-H),5.58(1H,d,J=6.3Hz,6-H)。上述数据与文献报道的 10α-葫芦二烯醇(10α-cucurbitadienol)[6,9]一致,并与对照品的薄层色谱结果一致。故确认为 10α-cucurbita-5,24-dien-3β-ol。

化合物Ⅳ:无色针晶,mp 157～159℃(CH_3OH)。$C_{29}H_{50}O$。EI-MS m/z(%):414(M^+,100),399(29),396(48),381(29),273(26),271(12),255(32),246(6)。IRν_{max}(KBr)cm^{-1}:3520,1471,1450,1380,1040,835。^1H-NMR($CDCl_3$,TMS内标)δ:0.66(3H,s,19-CH_3),0.79(6H,d,J=6.6Hz,26-CH_3,27-CH_3),0.82(3H,t,J=6.6Hz,29-CH_3),0.90(3H,d,J=6.3Hz,21-CH_3),0.99(3H,s,18-CH_3),3.50(1H,m,3-αH),5.33(1H,d,J=4.8Hz,7-H)。上述数据与文献报道的数据[2,6,10]一致,并与对照品对照,故确定为豆甾-7-烯-3β-醇(stigmast-7-dien-3β-ol)。

化合物Ⅴ:无色针晶,mpl68～170℃(CH_3COCH_3)。$C_{29}H_{48}O$。EI-MS m/z(%):412(M^+,33),397(11),394(16),379(7),369(14),273(34),271(100),255(61),246(22)。IR ν_{max}(KBr)cm^{-1}:3440,1655,1463,1382,969。^1H-NMR($CDCl_3$,TMS内标)δ:0.54(3H,s,18-CH_3),0.80(3H,d,J=6.0Hz,27-CH_3),0.81(3H,t,J=7.0Hz,29-CH_3),0.82(3H,s,19-CH_3),0.84(3H,d,J=6.0Hz,26-CH_3),1.02(3H,d,J=6.6Hz,21-CH_3),3.60(1H,m,3-αH),4.69(1H,m,3-βOH),5.02(1H,dd,J=8.2,14.7Hz,23-H),5.12(1H,m,7-H),5.20(1H,dd,J=7.5,14.7Hz,22-H)。上述数据与文献报道的数据[6]一致,故确定为豆甾-7,22-二烯-3β-醇(stigmast-7,22-dien-3β-ol)。

化合物Ⅵ:无色针晶,mp277～279℃(CH_3OH)。Liebermann-Burchard 反应阳性,Molish 反应阳性。$C_{35}H_{58}O_6$。EI-MS m/z(%):574(M^+,8),559(2),531(2),412(6),255(44),57(100)。IR ν_{max}(KBr)cm^{-1}:3430,1633,1456,1380,1102,1072。^1H-NMR(DMSO-d_6,TMS内标)δ:0.51(3H,s,18-CH_3),0.73(3H,s,19-CH_3),0.77(3H,t,J=6.5Hz,29-CH_3),0.79(3H,d,J=6.4Hz,27-CH_3),0.81(3H,d,J=6.4Hz,26-CH_3),0.99(3H,d,J=6.5Hz,21-CH_3),3.54(1H,m,3-αH),4.82(1H,m,l′-H),5.04(1H,m,23-H),5.11(1H,m,7-H),5.15(1H,m,22-H)。^{13}C-NMR(C_5D_5N)δ(碳号):34.71(1),32.15(2),78.68(3),37.31(4),40.14(5),28.85(6),117.88(7),139.57(8),49.57(9),34.54(10),21.61(11),39.62(12),43.44(13),55.29(14),21.75(15),25.74(16),55.96(17),12.27(18),12.76(19),41.14(20),21.17(21),138.69(22),129.64(23),51.44(24),30.02(25),19.16(26),19.21(27),23.33(28),13.08(29),102.26(1′),75.41(2′),78.56(3′),71.76(4′),77.04(5′),62.91(6′)。该化合物经 HCl 蒸汽熏蒸酸解,薄层展开,显色,证明糖元部分为葡萄糖,苷元部分为化合物Ⅴ。上述数据与文献报道的数据[6]一致,故确定为豆甾-7,22-二烯-3-*O*-*β*-*D*-葡萄糖苷(stigmast-7,

22-dien-3-*O*-*β*-*D*-glucoside)。

参考文献

[1] 巢志茂,刘静明.双边栝楼中栝楼酯碱的结构研究[J].药学学报,1995,30(7):517.

[2] 巢志茂,刘静明.双边栝楼化学成分研究[J].中国中药杂志,1991,16(2):97.

[3] 巢志茂,刘静明.双边栝楼皮挥发油的化学成分研究[J].中国中药杂志,1996,21(6):357.

[4] 巢志茂,刘静明,王伏华,等.五种瓜蒌皮挥发性有机酸的分析[J].中国中药杂志,1992,17(11):673.

[5] Arisawa M, Yoshizaki M, Morita N. Studies on genus Trichosanthes. l. Constituents of "gua lou zi"(dried seed of *Trichosanthes uniflora*)[J].生药学杂志,1985,39(4):316.

[6] 巢志茂,何波,张颖,等.栝楼种子中不皂化类脂的化学成分研究[J].中国药学杂志,2000,35(11):733.

[7] Akihisa T, Tamura T, Matsumoto T, *et al*. Karounidiol [D:C-friedo-oleana-7,9(11)-diene-3α,29-diol] and its 3-*O*-benzoate: novel pentacyclic triterpenes from *Trichosanthes kirilowii*. X-ray molecular structure of karounidiol diacetate[J]. *J Chem Soc Perkin Trans I*, 1988,(3):439.

[8] Akihisa T, Kokke WCMC, Tamura T, *et al*. 7-Oxodihydrokarounidiol [7-oxo-D:C-friedo-olean-8-ene-3α-29-diol]: a novel triterpene from *Trichosanthes kirilowii*[J]. *Chem Pharm Bull*, 1992,40(5):1199.

[9] Itoh T, Tarmura T, Jeong TM, *et al*. 10 α-Cucurbita-5,24-dien-3β-ol from gourd seed oil[J]. *Lipids*, 1980,15(2):122.

[10] 巢志茂,何波.栝楼果实的化学成分研究[J].中国中药杂志,1999,24(10):612.

原载:《中国药学杂志》2001,36(3):157

黄芩的化学分析与质量研究进展*

刘　岱,毛宏德,杨立新,崔淑莲,胡世林

[摘要] 对近10年中药黄芩的化学分析方法及其黄酮类成分的含量测定与质量的关系以及其栽培引种和采收加工等影响质量的重要环节的研究,进行了较系统的综述,有助于提高质量控制的水平,为制定黄芩生产质量管理规范(GAP)提供有参考价值的资料和思路。

[关键词] 黄芩;化学分析方法;品种;质量控制

国产唇形科黄芩属植物虽有百余种之多,但《中国药典》[1]只以黄芩 *Scutellaria baicalensis* Georg 的干燥根为正品。黄芩系极常用中药,味苦性寒,具清热燥湿,泻火解毒功效,日本、韩国、前苏联等国也用。鉴于黄芩分析和质量方面未见有专门和系统的综述,笔者对近10年这方面的现状与进展进行综述,可为黄芩的道地性评价和质量控制的参考。

* **[基金项目]**:国家自然科学基金重点资助项目(No.39730500)

1 分析方法改进和技术进步

黄芩中的黄酮类化合物是其有效成分的基础上，针对其中的黄芩苷、黄芩素、汉黄苷等几个主要的黄酮类化合物建立了不少生药或制剂的鉴别和定量分析方法，如薄层层析法[2,3]、紫外分光光度法[4]、系数倍率法、导数光谱法[5]、脉冲极谱法[6]、二阶导数差示脉冲极谱法[7]、薄层层析-分光光度法、薄层扫描法[8,9,10]和高效液相色谱法[11,12,13,14]、红外光谱法[15]等。其中，单一的比色或紫外分光光度法只能测出药材或制剂中的总黄酮量，选用不当还会带来干扰，影响分析结果；薄层层析可测出个别的黄酮化合物含量，但总不如高效液相色谱(HPLC)法那么简便、准确。富森毅报导，将生药样品，经两种条件的 HPLC 试验，每次仅洗脱溶媒和内标不同，就可测得其中 11 个黄酮化合物(黄芩苷元，黄芩苷，黄芩苷元-7-0-葡萄糖苷，千层纸黄素 A，千层纸黄素 A-7-葡萄糖醛酸，汉黄芩素，汉黄芩素 7-0-葡萄糖醛酸苷，白杨黄素，黄芩新素Ⅱ，5,7,2′,6′,一四羟基双氢黄酮，双氢千层纸黄素 A)各自的含量。如只进行一种条件的 HPLC 实验，也可同时测出含少量黄芩苷元-7-0-葡萄糖苷在内的黄芩苷，以及其它 9 种黄酮化合物的含量。从评价黄芩品质的观点来看，还是有实用价值的。《中国药典》过去对黄芩的含量测定是用分光光度法，1995 年版改用了 HPLC 法。过去日本药局方对黄芩不作含量测定的规定，新版(JPX Ⅲ)也增加了 HPLC 法的含量测定项目。刘氏[16]用毛细管电泳色谱技术：Biofocus 毛细管电泳仪，石英毛细管 100cm × 75μm(i.d)，UV 275nm 检测，稳压 30kV，电解液组成 20mmol/L 十二烷基磺酸钠，10mmol/L 磷酸二氢钠，12.5mmol/L 硼砂，温度 20℃，将黄芩制成 50% 乙醇提取液，水杨酸为内标(3mg/ml)，直接进行，可在 25min 内完成生药中黄芩苷，黄芩素，汉黄芩素-7-0-葡萄糖醛酸苷，汉黄芩素，千层黄素 A-7-0-葡萄糖醛酸苷和千层黄素 A 的含量测定工作，本法还可用于测定某些含黄芩的制剂中黄酮化合物含量[17]。

在样品的处理方面，制备供试液时，要先将生药中的黄芩酶灭活[17,18]，以免在制备过程中黄芩苷被水解，影响了测得黄芩质量的真实性。

2 对影响质量因素的研究

黄芩主要产于北方，尤以河北承德所产最为道地，质量最好。传统经验鉴别黄芩质量以根粗条长、坚实、断面色黄不朽者为好。

2.1 品种商品规格与质量的关系 于留荣[8]用薄层扫描法等比较了黄芩、甘肃黄芩和粘毛黄芩中黄芩苷和汉黄芩苷的含量，结果二苷之和的次序是黄芩(18.41%)、粘毛黄芩(14.87%)、甘肃黄芩(11.95%)。王永奇[13]用 HPLC 法比较了吉林白城产黄芩、吉林洮南庄粘毛黄芩和落叶黄芩 *S. ikonnikovii*、甘肃平凉产甘肃黄芩、四川凉平产滇黄芩、新疆产艾叶黄芩 *S. przewalskii* 和微尖苞黄芩 *S. albertii* 中的黄芩苷含量，结果黄芩(8.7%)低于滇黄芩(11.8%)和甘肃黄芩(9.6%)。齐美玲[19]等比较了 10 个产地的黄芩、甘肃黄芩、粘毛黄芩、滇黄芩、丽江黄芩共 5 种、23 个样品，利用层析鉴别、气相、紫外光谱等方法取得各自的理化特征，通过计算机，利用模糊聚类分析，对不同品种的黄芩之间的差异进行综合研究，发现正品和非正品之间有一定的差异，但甘肃黄芩、粘毛黄芩与正品黄芩之间差异较小，故认为可考虑甘肃黄芩和粘毛黄芩，尤其是后者，作为黄芩的代用品。滇黄芩和丽江黄芩与正品黄芩差异较大，不能代用。苏薇薇[20]等对 10 个不同产地的 5 种黄芩共 10 个样品，其中正品黄芩 5 个，粘毛黄芩 2 个，滇黄芩，丽江黄芩和甘肃黄芩各 1 个，用等离子体发射光谱法进行微量元素含量测定。将测得数据进行规格化处理，计算各样品间的相似系数，用其构成模糊相似矩阵,再将模糊相似矩阵改造成模糊等价矩阵,取一定的水平截入值,将10个样品进行分类。结果不同产地的正品黄芩归为一类,粘毛黄芩和甘肃黄芩为一类,丽江黄芩、滇黄芩各自为一类,该法能将正品和非正品黄芩分开。从5种黄芩间的模糊等价关系可看出,甘肃黄芩粘毛黄芩与正品差异相对较小,另二种黄芩和正品差异较大,这与用主成分分析技术处理紫外光谱有关。

2.2 产地 马林[10]对12个省区的黄芩,粘毛黄芩、甘肃黄芩、川黄芩 *S. hyperifolia*、丽江黄芩、滇黄芩、韧黄芩7种,25个产地,59个样品,用薄层扫描法测定了黄芩苷和汉黄芩苷,结果7种黄芩均含有相同的有效成分,其中的黄芩的含量最高,质量最好。又分析了河南嵩县、北京通县、山西大同、北京怀柔、河北蔚县、黑龙江呼玛、甘肃平凉等8个产区的黄芩中所含的这二甙,结果以黑龙江产的黄芩含量最高。Yoshio[11]用HPLC法对日本市上买到的中国大连、河北、内蒙古产黄芩,进行了7种主要黄酮成分测定,结果河北黄芩总含量较高。如以新老根来比较,新根含总苷量稍高,尤其黄芩苷量是在新老根之间有显著差异。

2.3 规格 富林毅[12]用HPLC法对分别产自我国河北、山东和日本市上购得的一般商品规格的片芩、尖芩、宿芩和通货黄芩19个样品中的11个黄酮化合物进行了测定,未见黄芩的商品规格与含量间有明显的关系,如以黄芩苷为例,片芩在0.10%~12.94%,尖芩在3.43%~13.36%,市售符合《日本药典》标准的黄芩在5.19%~11.51%。

2.4 引种栽培 王增理[21]比较了秋季育苗翌年春季移栽法与常规的春种(育苗后密植栽培,春播地膜覆盖和春播不盖地膜)所产黄芩的产量和黄芩苷含量,结果秋育春栽(全程15个月,其中生长期9个月),所得黄芩产量比春季育栽的3种方法(全程均为12个月,其中生长期9~12个月),产量高12.0%~37.5%,(有显著性差异);黄芩苷含量高61.3%~57.4%,(有显著性差异),故是生产优质高产,黄芩的较佳方法。

经验认为黄芩栽培过程中,摘去花蕾,会促进根的生长,提高生药品质。文献[22]报道有学者将黄芩在花蕾期时设计3种不同的处理方法:(1)摘除花蕾;(2)剪除花序;(3)过20d再次剪除从侧芽长出的花序。然后对采收的黄芩产量和质量(以黄芩素、汉黄芩素、千层纸黄素-A和它们的7-0-葡萄糖醛酸苷共6个黄酮化合物的含量为指标)进行比较,从产量看:(1)组中的整根,直径>5mm的根(日本药局方规定的药材标准)和直径<5mm的根,均比对照组高约2倍(有显著性);(2)组中的整根和直径>5mm的根比对照组高约1.4倍(有显著性);(3)组中的3种根产量比对照组有增加,但无显著性。从黄酮化合物含量来看,在(1)组和(3)组整根中黄芩苷和汉黄芩苷含量比对照组低(有显著性),而二者的苷元都有所增加;(2)组的整根中上述4个化合物的含量与对照组之间无甚差异,其余2种黄酮化合物在3个实验组中的含量与对照组间均无显著差异。直径>5mm的根中,3个实验组与对照组之间的6种黄酮化合物量无甚差异。直径<5mm的根中的情况与整根亦相仿。

黄芩的花期长达3个月,一一地去摘除颇为困难,而每年进行剪去花序1次,既可提高直径>5mm的根产量,又不影响其中黄酮含量,在操作上也可行,故可考虑将摘蕾改为剪1次花序,这与我国黄芩栽培田间管理技术(抽出花序之前,应剪去花梗)颇为一致。

2.5 采集加工 黄芩中的黄酮化合物在不同的季节,不同的组织部位含量是不同的,从而可以指导合理的采收季节和加工方法。富森毅[23]报道了黄芩根的成长及其中6种黄酮化合物含量与季节的关系是:根的采集与季节的关系,连续观察3年,根的干重总趋势是逐年增加,但冬季休眠期重量减轻,以每年秋天地上部分枯死时的收量比较,第1年为1,第2年为3.5,第3年为5。3a生植物花期过后,地下部分就开始腐朽。如在这年的11月中旬采收,组织健全的比例只有40%。除了处于休眠期,根中的黄酮化合物量是持续地累积的。具体地说,从当年播种后50~70d(开花前),3种苷含量急增,花期缓增,到结果初期,达到峰值。待地上部分枯死,出现下降。休眠期事实上含量增加。2~3a的植株在开花初到结果中期,含苷量增加。在开花前1个月和结实后期直到地上部分枯死,出现量减的趋势,在休眠期也是事实上含量增加。相应的2种苷元,在当年生的植株中,播种后20d(6月上旬)开始可检出并急剧增加,到7月上旬达峰值,下旬开花前锐减,进入盛花期又缓增,结实中达顶峰,后又慢慢下降。另一个苷元(千层黄素A)在7月下旬才被检出,整个季节一直处于低含量,无显著变化。在2~3a的植株内,这3个苷元在7月下旬(开花初期)处于峰值,花前、花后(结实)锐减。这个峰值期恰好是相应的苷含量处于低值期,峰前峰后恰好是相应的苷的含量高值期,即苷和相应的苷元与季节的关系是相反。2a生黄芩的根中,从春到初夏,黄芩苷含量很高,但如要采收,产量只有秋天的一半。如到地上部分枯死期采收,产量比结实后期是有所增加,可是黄芩苷含量低。3a生黄芩比2a生黄芩中的黄酮含量无甚大差异,但开始出现烂根,采收后的宿芩比例增加。所以选择2a生植株的结实后期,2/3的果实呈褐色时,采挖为宜。这时黄芩苷含量处于第二个峰期。如以《日本药局方》规定除周皮后根的外径为5~30mm为合格,则合格率可达50%。

古崎正雄[24]也进行了类似的研究,以为黄芩苷含量高的落叶期可考虑作黄芩的收获期。黄芩苷的含量1a生与2a生者无差异。1a生的根茎重量约为2a生的1/6,黄芩的栽培期间一般认为需2a以上。

Tadato[25]从组织化学角度研究了黄芩各组织内黄酮化合物(黄芩苷、汉黄芩苷和它们的苷元)的分布和含量,发现中国产黄芩的皮层、韧皮部、木质部内有大量的黄芩苷和汉黄芩苷,它们的苷元除了分布于表皮、髓部外,还分布于皮层,韧皮部和木质部,这点与日本栽培黄芩不同。显然,当黄芩自地下被挖出后,每当晾晒到适度就净外皮1次,反复4次,才成生药材这时已体形光滑呈黄白色[26],在撞去外皮的过程中,也丢失了药材原有的有效成分。此外,枯芩是木质部和髓极度腐朽了的黄芩,其中只含少量黄酮化合物,从而支持了评价黄芩质量的传统经验,即以断面色黄不配者为好。同时,也提示需要适时收集,以免药材降级。

袁俊贤[27]等进行研究曝晒与气温35℃以上的烘干80℃以上作对比,结果2种饮片外观均衡无差异,黄芩苷和汉黄芩苷的含量也基本一致。历版《中国药典》在黄芩炮制项下有切片"避免曝晒"的注解,为此建议《中国药典》取消"避免曝晒"字样。2000版《中国药典》规定黄芩苷的含量不得低于9.0%。

综上所述,影响黄芩质量的因素很多,仅用黄酮含量来评价似不够全面,各种黄酮间的比例问题基本上未予考虑,结合病证和疗效来确定质量指标亦未提到日程,而这正是研究黄芩道地性需要面对和解决的。

参考文献

[1] 中华人民共和国卫生部药典委员会.中国药典[S].北京:化学工业出版社,2000:124.
[2] 傅平,刘尔广,罗聪颖,等.黄芩与滇黄芩的紫外光谱和薄层色谱[J].中药材,1996,19(11):559.
[3] 徐连城,王晓霞,马海泉,等.黄花黄芩的生药学研究[J].药学通报,1986,21(10):582.
[4] 中华人民共和国卫生部药典委员会.中国药典[S].广州:广东省科技出版社,1990:124.

[5] 娄红祥,程秀民,苑辉卿,等.二阶导数光谱法测定兰芩口服液黄芩甙的含量[J].中国中药杂志,1996,21(2):97.
[6] 张秀琴,徐礼燊.黄芩中黄酮甙及其甙元的脉冲极谱测定法[J].中草药,1985,16(5):24.
[7] 王增理,梁云爱,景志坚,等.二阶导数差和脉冲极谱法用于黄芩中黄芩甙的定量研究[J].中国中药杂志,1994,19(9):554.
[8] 于留荣,刘美兰,章育中.黄芩中黄芩甙和汉黄芩甙的薄层扫描测定法[J].药物分析杂志,1983,3(1):18.
[9] 刘美兰,高文.黄芩中黄酮类成分的分析研究[J].药物分析杂志,1982,2(3):134.
[10] 马林,宋万志,吴丰,等.中药黄芩类的品质评价及资源利用[J].天然产物研究与开发,1993,5(4):9.
[11] Yoshio Takino,Taketsune Miyahara,Eiko Arichi,et al. Determination of Some Flavonoids in Scutellariae Radix by High-performance Liquid Chromatography[J].Chem. Pharm. Bull. 1987,35:3494.
[12] 富林毅,神久维,宫一諭起范,等.Scutellaria 属植物の成分研究(第6报)黄芩のフラボノイド成分についこその高速液体クロマトクフイーによる定量[J].药学雜志,1985,105:148.
[13] 王永奇,吕琳,李大达,等.八种黄芩属植物中黄芩甙含量的比较及凝血活性的观察[J].中草药,1990,21(12):10.
[14] 相乐和彦也,伊藤裕二,大岛俊幸,等.黄芩フラボノイドの水抽出液中の分解[J].生药学杂志,1986,40(1):72,84.
[15] 田进国,娄红祥,任健,等.三十种药材对照品红外光谱的研究[J].中国药科大学学报,1996,27(1):24.
[16] Ying-MeiLiu,Shuenn-Jyi Sheu. Determination of the six major flavonoids in Scutellariae Radix by micellar dectrokinetic capillary electrophoresis[J].Anal. Chim Acta 1994:288,221.
[17] Ying-Mei Liu and shuenn-Jyi Sheu. Capillary Electrophoresis Deter-mination of Baicalein,Baicalin,Wogonin and Wogonin-7-O-Glucuronide in Traditional Chinese Medicinal Preparations[J].J. Hight Resol. Chromatogrphy. 1994,17,559.
[18] 王玺,罗旭,毕开顺,等.中国药典黄芩甙含量测定方法的改进[J].沈阳药学院学报,1990,7(3):208.
[19] 齐美玲,罗旭,王玺,等.黄芩品种及代用品的模糊聚类分析[J].沈阳药学院学报,1992,9(2):127.
[20] 苏薇薇,梁仁,黄韬.黄芩中微量元素的模糊数学处理及正品黄芩的识别[J].广东微量元素科学,1997,4(2):60.
[21] 王增理,杨守军,王增淑.黄芩栽培方法与质量研究[J].中药材,1996,19(6):271.
[22] 宫一諭起范,神久德,山本胜,等.Scutellaria 属植物の成分研究(第12报)コガネバナの根の生长ヒフテボノイド含量に及ぼす摘蕾ずよび花序切除の影响[J].生药学杂志,1990,44(1):47.
[23] 富森毅,宫一諭起范,神久德,等.Scutellaria 属植物の成分研究(第7报)コガネバナの根の生长ヒフテボノイド含量に及ぼす摘蕾ずよび花序切除の影响[J].生药学杂志,1986,40(4):381.
[24] 古崎正雄.黄芩生长过程中黄酮类含量的变化[J].国外医学中医中药分册,1987,9(1):50.
[25] Tadato Tani,Tadahisa Katsuki,Michnori Kubo,et al. Histochemistry. Ⅹ Ⅱ Flavones in Scutellariae Radix[J].Chem. Pharm. Bull. 1985,33(11):4894.
[26] 李世,郭学鉴,徐琴芳,等.黄芩野生变化中栽培技术的研究[J].中药材,1991,14(10):4.
[27] 袁俊贤,邵依囡.黄芩切制工艺的暴晒问题[J].中成药,1995,17(12):22.

原载:《时珍国医国药》2001,12(10):934

Determination of 14 Chemical Constituents in the Traditional Chinese Medicinal Preparation Huangqin-Tnag by Hight Performance Liquid chromatography

Feng ZUO, Zhong-Ming ZHOU, Mei-Lan LIU

[**Abstract**] The high performance liquid chromatographic (HPLC) method for the identification and determination of baicalin (BG), wogonoside (WG), oroxylin-A-glucoside (OG), baicalein (B), wogonin (W), orxylin-A(O), paeoniflorin(PF), glycyrrhizic acid (GL), glycyrrhetinic acid (GA), liquiritin (LG), isoliquirition (ILG), liquiritigenin (L), isoliquiritigenin (IL) and ononin (ON) in Huangqin-Tang(黄芩汤) was established. The samples were separated with a Wakosil C_{18} column (4.6×150mm) by linear gradient elution using A (MeOH-HAC 100:1, v/v)—B (Water-HAC 100:1, v/v) (0min, 30:70; 15min, 40:60; 30min, 60:40; 45min, 80:20; 60min, 100:0) as the mobile phase at a flow-rate of 1.0ml/min. The detection was by diode-array UV/Vis detector (DAD), and the wavelength was set at the range of 200～400nm. Satisfactory results were obtained within 60min for the simulataneous determination of the 14 constituents. The repeatability (RSD) of the method was generally less than 2% (n=5, interday and intraday). The recovery of BG was 96.9±1.71, WG was 98.9±2.99, PF was 99.7±0.52, LG was 95.3±2.67, GL was 96.7±3.44, and GA was 94.8±4.16, respectively.

[**Key words**] Huangqin-Tang, HPLC, 14 constituents, Quantitative determination

The prescription of traditional Chinese medicine (TCM) can be defined as a preparation which, on the basis of the differentiation of syndromes and the establishment of therapeutic methods, organically combines various crude drugs for the prevention and treatment of disease in accordance with a certain principle of formulating a prescription. Huangqin-Tang (黄芩汤) is a famous decoction from *Treatise on Exogenous Febrile Disease* (《伤寒论》), which specifies four medicinal herbs, including *Scutellariae* Radix, *Paeoniae* Radix, *Glycyhhizea* Radix and *Jujubae* Fructus. Huangqin-Tang was used to treat dysentery. In recent years, it is commonly used not only as medicine for the treatment of dysentery and diarrhea, but also for treating colds with the symptoms of abdominalgia and diarrhea.

Scutellariae Radix contains many flavonoids such as BG and WG and their aglycones B and W, which are known to have anti-oxidant, anti-tumor and anti-inflammatory activities[1~3]. PF, a monogerpene glucoside, is the main component of *Paeoniae* Radix, which has been reported to have hypotensive, anti-oxidant, anti-inflammatory and anti-ulcer actions[4~7]. *Glycyhhizea* Radix is well known and frequently used in traditional medicines. It has a large amount of flavonoids such as LG, ILG, L, IL and ON, triterpenoids such as GL and GA and coumarins etc. *Glycyhhizea* Radix has been shown to have several pharmacological actions such as anti-allergic, anti-oxidant, anti-inflammatory and anti-hepatotoxic[8~11] effects.

For the analysis of the above components in crude drugs, many HPLC methods have been examined to analyze BG, WG, B and W in *Scutellariae* Radix[12], to analyze PF in *Paeoniae* Radix[13], and to analyze GL and GA in *Glycyhhizea* Radix[14]. However, there is insufficient simulataneous determination of these components in the decoction of Huangqin-Tang. Most preparations are composed of many herbs that contain complicated chemical constituents. The study of chemical constituents of Chinese herbal preparations is more difficult and complex than that of single herbs. Therefore, there have been few reports on the simultaneous determination of multiple constituents in preparations.[15~18] In order to establish rapid and simple methods for routine quantitative analysis, we have tried to develop and HPLC method to analyze 14 constituents of Huangqin-Tang, and the method was validated.

MATERIALS AND METHODS

Materials *Scutellariae* Radix and *Glycyhhizea* Radix were purchased from their major producers (Weicheng, Hebei province). *Jujubae* Fructus and *Paeoniae* Radix were pruchased from the market, produced in the Hangzhou (Zhejiang province) and Shanxi province, respec-

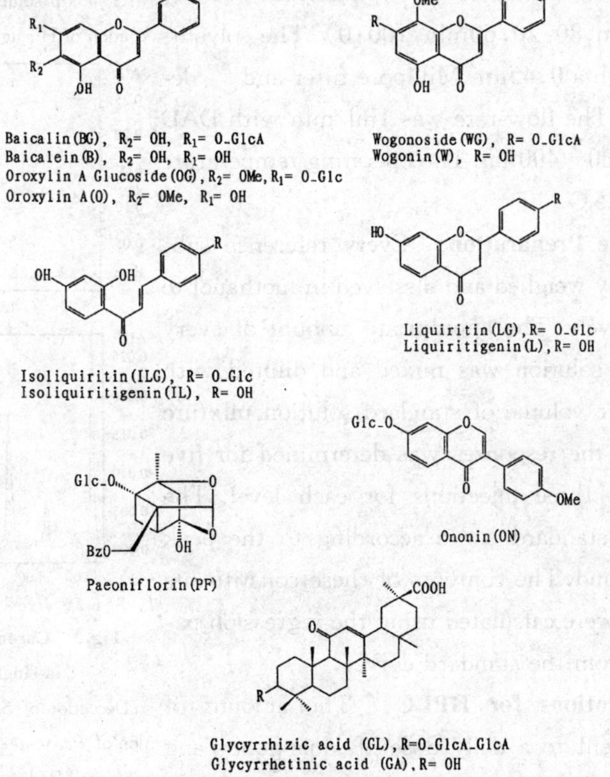

Fig. 1 Structures of constituents in Huangqin-Tang

tively. Structures of the major constituents in Huangqin-Tang are shown in Fig. 1. Paeoniflorin was purchased from the National Institute for the Contorl of Pharmaceutical and Biological Products (China). Other reference substances were obtained from Prof. Tan Hong-Gen (China Academy of TCM, Institute of Chinese material medica). Methanol (HPLC grade) was purchased from Siyou (Beijing, China). Acetic acid was of analytical-reagent grade.

Instrumentation and HPLC analysis The HPLC system consisted of a multi-solvent delivery pump (Waters 600, USA), a Rheodyne 7725 injector, and a diode-array UV/Vis multi-wavelength detector (DAD) (Waters 996, USA). The signals from the detector were collected and analyzed with a computer equipped with a software of 2010 system (Millenium[32]). A Wakosil Ⅱ 5C18-AR reversed-phase column (particle size 5μm, 4.6 × 150mm i.d., SGE Ltd., Australia) was used. The mobile phase was composed of A (MeOH-HAC 100:1, v/v)-B (Water-HAC 100:1, v/v) with gradient elution (0min, 30:70; 15min, 40:60; 30min, 60:40; 45min, 80:20; 60min, 100:0). The solvents were filtered through a 0.45μm Millipore filter and degassed prior to use. The flow-rate was 1ml/min with DAD scanning between 200～400nm. The operating temperature was mainatined at 25℃.

Standard Curve Preparation Every reference substance was accurately weighed and dissolved in methanol to $1mg \cdot ml^{-1}$, respectively. The appropriate amount of every reference substance solution was mixed and diluted with methanol. The whole volume of standard solution mixture is 1ml. Linearity of the responses was determined for five concentrations with three injections for each level. The software mada the standard curve according to the peak area of each compound. The contents of these constituents in the test samples were calculated using the regression parameters obtained from the standard curve.

Sample preparations for HPLC The amount of crude drugs equivalent to a daily dose of Huangqin-Tang were weighed and pulverized. A twelvefold mass of water was added and then the mixture was boiled for 1.5h for

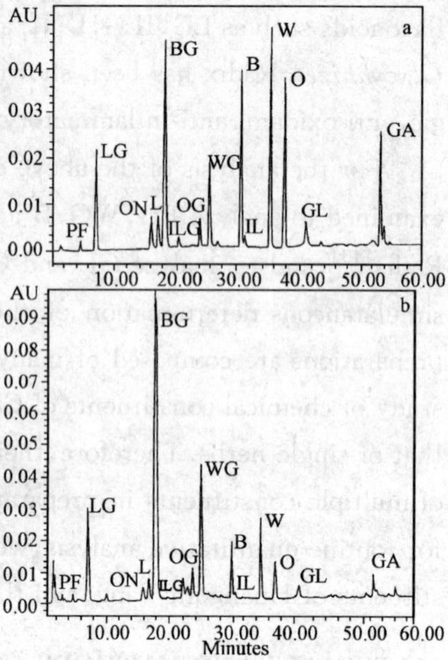

Fig.2 Chromatogram of constituents of PF, LG, ON, L, BG, ILG, OG, WG, B, IL, W, O, GL, CA in Huangqing-tang.

a: Standard solution mixture, b: Standard decoction of Huangqin_Tang

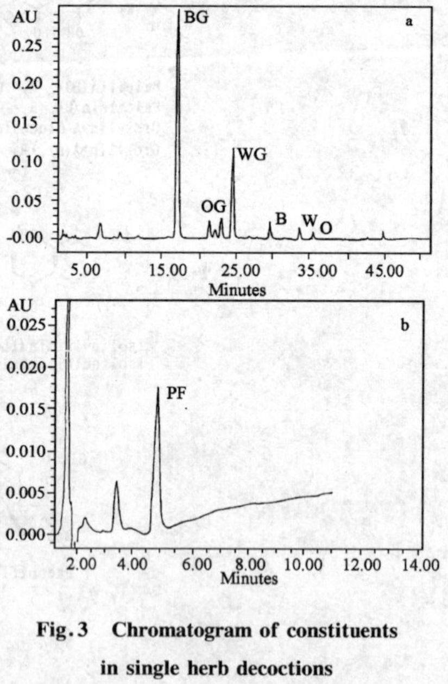

Fig.3 Chromatogram of constituents in single herb decoctions

a: Decoction of *Scutellariae* Radix, b: Decoction of *Paeoniae* Radix; c: Decoction of *Glycyhhizea* Radix; d: Decoction of *Jujuhae Fructus* the first decocting, and a tenfold mass of water was boiled for 1h for the second decocting. After filtration, while hot, the two decoctions were mixed. The mixtures were centrifuged at 3000rpm for 10min and the residue was retreated with water two times. The supernatants were combined and concentrated to 50ml. Amounts of individual crude drugs *Scutellariae* Radix, *Paeoniae* Radix, *Glycyhhizea* Radix equivalent to a daily dose of Huangqin-Tang were weighted and pulverized, then processed as above.

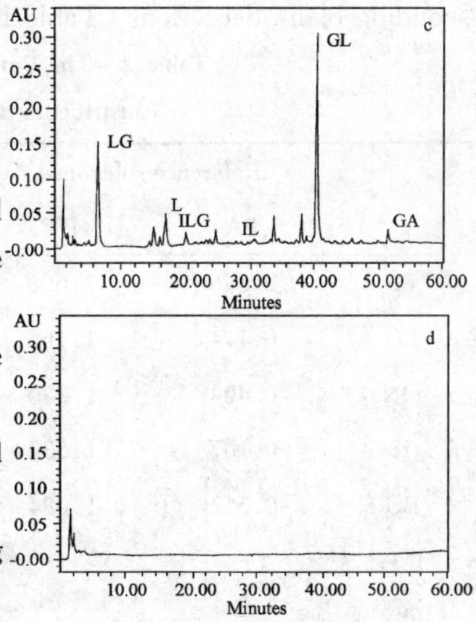

Fig.3 (*continued*)

Quantitative determination of Huangqin-Tang and single herb decoctions 1ml of standard decoction was evaporated to dryness by boiled water bath, and the ensuing residue was dissolved in a suitable amount of 70% methanol. This was filtered and analyzed with HPLC.

Interference tests The amount of crude drugs equivalent to a daily dose of Huangqin-Tang, eliminating one at a time *Scutellariae* Radix, *Paeoniae* Radix, *Glycyhhizea* Radix and *Jujubae* Fructus, were weighed and pulverized, then processed as above.

Recovery tests 0.5ml of the standard decoction was evaporated to dryness by boiled water bath, and the residue was diluted 100 fold using 70% methanol to a 50ml volume. In this solution, added to various weights of BG, WG, PF, LG, GL and GA, respectively, all samples were injected for HPLC analysis to calculate the recovery.

Purity angle tests Purity Angle is a new technology used in Waters HPLC software, which can test the purity of every peak of a compond. When Purity Angle≤Purity Threshold is computed it shows the data of the peak and is accurate for quantitative determination.

Table.1 The reproducibility of retention time and λ_{max} of constituents in Huangqin-Tang

Constituent	Reproducibility (min, n=5)	λ_{max}(nm)
PF	4.18±0.107	229.4
LG	7.64±0.103	228.7
ON	16.92±0.112	252.3
L	18.21±0.118	228.7
BG	19.19±0.096	276.7
ILG	20.15±0.092	361.0
OG	24.02±0.081	271.3
WG	26.41±0.080	271.4
B	31.48±0.125	276.7
IL	32.41±0.120	365.2
W	36.14±0.079	271.9
O	38.51±0.126	267.2
GL	42.71±0.116	248.4
GA	54.46±0.136	253.0

RESULTS AND DISCUSSION

On inspection of the three-dimensional chromatograms and purity angle, these constituents all demonstrated good purity in decoctions and standard substance mixtures. No peak was found at their retention times in corresponding blank decoctions (Table 1,2).

Table.2 The Purity Threshold (PT) and Purity Angle (PA) of constituents in decoctions and standard solution mixture

	Reference substance		Huangqin-Tang		Single herb decoction	
	PA	PT	PA	PT	PA	PT
PF	0.548	1.608	1.198	1.518	0.769	1.143
LG	0.174	1.166	0.811	1.402	0.762	1.009
ON	0.404	1.270	1.057	1.365	0.680	1.119
L	0.167	1.532	–	–	0.288	1.567
BG	0.352	1.084	0.216	1.003	0.367	1.658
ILG	–	–	1.064	1.985	1.600*	1.404
OG	–	–	1.252	1.325	0.671	1.026
WG	0.625	1.209	0.105	1.026	0.239	1.083
B	0.521	1.089	0.349	1.139	0.959	1.049
IL	0.257	1.125	–	–	6.195	6.584
W	0.149	1.090	0.147	1.119	0.178	1.082
O	0.249	1.088	0.601	1.119	0.996	1.257
GL	1.064	1.273	0.596	1.022	0.598	1.245
GA	0.406	1.181	0.605	1.122	1.053	1.499

– :Not determined, * :Purity Angle≥Purity Threshold

Using the diode-array UV/Vis detector and its data processing system, the chromatographic peak-areas of all compounds were measured at their UV maximum absorbance wavelength (λ_{max}). For example, λ_{max} of LG is 228.7nm and ILG is 261.0nm. In previous studies, 254nm was selected as the detection wavelength for all constituents in Chinese prescriptions, and this data should not be considered accurate, as some components had lower recoveries[17].

Calibration graphs for constituents were obtained where Y is the peak-area of the components and X is the quantity of the same components is Huangqin-Tang (Table 3). These results showed good linear relationships between peak-area and quantity.

To check the precision of this method, we injected a standard solution mixture at five concentrations respectively, five times on the same day. The intra-day relative standard deviations (RSD) were 0.48~1.95. The inter-day RSD obtained for a 5-day period were 0.41~1.95 (Table 4). For herbal analysis, the recovery values indicated acceptable precision and accuracy (Table 5). The amount of some standard substances is not enough for recovery tests and calibration graphs, so we selected PF, LG, BG, WG, GL and GA for recovery tests. ILG and OG had no calibration graphs, the quality of them are of relative value.

Table.3 Regression equations, Correlation coefficient (γ) and Linearity ranges of constituents in Huangqin-Tang

	Regression equation	γ	Linearity range (μg)
PF	Y = −5437.7 + 1170751.4X	0.9995	0.10～0.50
LG	Y = −4201.1 + 3225211.3X	0.9999	0.05～0.25
ON	Y = −2263.5 + 1898253.1X	0.9998	0.05～0.25
L	Y = −4994.2 + 1099119.0X	0.9995	0.04～0.20
BG	Y = −13442.4 + 3441840X	0.9999	0.10～0.50
WG	Y = −4247.4 + 1134542.9X	0.9992	0.10～0.50
B	Y = −17811.0 + 4293404.8X	0.9994	0.05～0.25
IL	Y = −10761.5 + 6682490.5X	0.9997	0.02～0.10
W	Y = 13519.9 + 4989266.6X	0.9995	0.05～0.25
O	Y = 9577.0 + 5119744.1X	0.9995	0.05～0.25
GL	Y = −2900.9 + 655663.3X	0.9984	0.20～1.00
GA	Y = −3702.5 + 1327076.3X	0.9985	0.10～0.50

Table.4 RSD of inter-day and intra-day (n = 5) of constituents in standard solution mixture

RSD	BG	B	WG	W	O	PF	LG	L	IL	GL	GA	ON
Inter-day	1.73	0.48	1.95	1.27	1.41	1.54	1.22	1.24	0.98	0.51	1.00	1.30
Intra-day	1.08	1.25	1.86	1.37	1.81	0.97	1.01	1.13	1.14	0.41	1.95	1.00

Table.5 Recovery of BG, WG, PF, LG, GL and GA in Huangqin-Tang

	Added(mg)	Found(mg)	Recovery(%)	Mean ± S.D(%)	RSD(%)
BG	30	29.66	98.87	96.9 ± 1.71	2.16
	20	19.43	97.15		
	10	9.47	94.70		
WG	30	30.81	102.70	98.9 ± 2.99	3.70
	20	19.72	98.60		
	10	9.54	95.40		
PF	30	30.13	100.43	99.7 ± 0.52	0.64
	20	19.85	99.25		
	10	9.94	99.40		
LG	30	29.34	97.80	95.3 ± 2.67	3.43
	20	19.30	96.50		
	10	9.16	91.60		
GL	30	10.17	100.57	96.7 ± 3.44	4.36
	20	19.45	97.25		
	10	9.22	92.20		
GA	15	15.11	100.73	94.8 ± 4.16	5.44
	10	9.16	91.60		
	5	4.60	92.00		

From the data of the study (Table 6), we could see that the quantity of constituents in Huangqin-Tang was not the same as in single-herb decoctions with the same concentration. BG, WG, LG, L and GA had a higher quantity in Huangqin-Tang than in single-herb decoction. We think this is mainly due to the molecular interactio namong the herbs in the compound prescription. In recent years, the therapeutic mechanism and compatible properties of compound prescriptions have been studied more and more, but we have not seen reports with definitive results. In our future studies, the relationship among the herbs in Huangqin-Tang and their interactions should be investigated.

Table.6 Contents (%, w/v) of constituents in Huangqin-Tang and single herb decoctions

	Content in Huangqin-Tang	Content in single herb decoction
BG	8.513	7.447
B	0.295	0.438
WG	7.368	6.270
W	0.158	0.226
OG*	2.496	2.837
O	0.050	0.078
PF	1.609	2.160
LG	1.534	1.370
L	0.306	0.146
ILG**	0.064	0.207
IL	ND	0.015
GL	2.172	3.189
GA	0.273	0.154
ON	0.190	0.137

* content relative to WG, ** content relative to IL

ND: not determined

Acknowledgements This project was supported by the National Natural Science Foundation of China (Grant No. 39770914). The Authors would like to thank Prof. Tan Hong-Gen for reference substances and Prof. Zhang Qi-Wei for checking this paper in his busy time.

References

[1] Gao Z., Huang K., Yang X., Xu H., *Biochim. Biophys. Acta.*, 1472, 643~650(1999).

[2] Ikemoto S., Sugimura K., Yoshida N., Yasumoto R., Wada S., Yamamoto K., Kishimoto T., *Urology.*, 55, 951~955(2000).

[3] Lin C.-C., Shieh D.-E., *Am. J. Chin. Med.*, 24, 31~36(1996).

[4] Cheng J.-T., Wang C.-J., Hsu F.-L., *Clin. Exp. Pharmacol. Physiol.*, 26, 815~816(1999).

[5] Yoshikawa M., Uchida E., Kawaguchi A., Kitagawa I., Yamahara J., *Chem. Pharm. Bull.*, 40, 2248~2250(1992).

[6] Yamahara J., Yamada T., Kimura H., Sawada T., Fujimura H., *J. Pharmacobiodyn.*, 5, 921~929 (1982).

[7] Takagi K., Harada M., *Yakugaku Zasshi*, 89, 887~892(1969).

[8] Kakegawa H., Matsumoto H., Satoh T., *Chem. Pharm. Bull.*, 40, 1439~1442(1992).

[9] Chang W.-S., Lee Y.-J., Lu F.-J., China H.-C., *Anticancer Res.*, 13, 2165~2170(1993).

[10] Finney R., Somers G.-H., *J. Pharm. Phsrmsc.*, 10, 613~620(1958).

[11] Kiso Y., Tohkin M., Hattori M., Sakamato T., Namba T., *Planta Med.*, 50, 298~302(1984).

[12] Wang J.-Z., Chen D.-Y., Su Y.-Y., *Chung Kuo Chung Yao Tsa Chih*, 19, 340~341(1994).

[13] Zhou M., Cai H., Huang Z., Sun Y., *Biomed Chromatogr.*, 12, 43~44(1998).

[14] Tsai T.-H., *J. Chromatogr. A*, 542, 521~525(1991).

[15] Lee Y.-C., Huang C.-Y., Wen K.-C., Suen T.-T., *J. Chromatogr. A*, 860, 229~306(1994).

[16] Lee Y.-C., Huang C.-Y., Wen K.-C., Suen T.-T., *J. Chromatogr. A*, 692, 131~145(1995).

[17] Lin S.-J., Tseng H.-H., Wen K.-C., Suen T.-T., *J. Chromatogr. A*, 730, 17~23(1996).

[18] Nobuyuki O., Hirotsugu M., Satie I., Hiroko O., Akiko Y., *Biol. Pharm. Bull.*, 22, 1015~1021 (1999).

原载:《Biol. Pharm. Bull》2001,24(6):693

高效液相色谱法测定丹参中丹酚酸 B*

张启伟，张　颖，李计萍，马　华

［摘要］　**目的**：建立丹参中丹酚酸 B 高效液相色谱测定方法。**方法**：75%甲醇回流提取，色谱柱 YWG C_{18}，流动相甲醇-5%乙酸(35:65)，检测波长 281 nm。**结果**：丹酚酸 B 0.17～1.70 μg 线性关系良好(r = 0.9997)，回收率 98.9%，*RSD*1.82%。**结论**：为丹参及其制剂的质量控制提供了分析方法。

［关键词］　丹参；丹酚酸 B；含量测定；高效液相色谱法

Determination of Salvianolic Acid B in Root of *Salvia miltiorrhiza* Bge. by HPLC

ZHANG Qi-wei, ZHANG Ying, LI Ji-ping, MA Hua

(*Institute of Chinese Materia Medica, China Academy of TCM, Beijing* 100700, *China*)

[**Abstract**]　**Objective**: To develop an HPLC method for determining salvianolic acid B in root of *Salvia miltiorrhiza*. **Method**: The sample was extracted with 75% methanol. ODS column was used with methanol-5% acetic acid solution (35:65) as mobile phase. Detection wavelength was 281 nm. **Result**: Salvianolic acid B was separated well. Good linearity of salvianolic acid B was obtained (r = 0.9997) within the range of 0.17～1.7 μg. The average recovery was 98.9%. Repeatability was good, and *RSD* was 1.82%. **Conclusion**: This method can be used for quality control of root of *Salvia miltiorrhiza* and its preparations.

[**Key words**]　root of *Salvia miltiorrhiza*; salvianolic acid B; quantitative determination; HPLC

丹参为常用中药，具有祛瘀活血的功效，是治疗冠心病的要药。丹参的多种水溶性酚酸成分中以丹酚酸 B 的药理作用强，且在药材中含量最高。有报道采用薄层扫描法[1]和高效液相色谱法[2]测定丹参中多种水溶性酚酸类成分。在文献报道的基础上，我们建立了丹酚酸 B 的高效液相色谱测定方法，为药材质量控制提供了可借鉴的方法。

1　仪器与试药

高效液相色谱仪：Waters 600 型四元液相色谱泵，996 型光电二极管阵列检测器，Millennium 2010 色谱工作站。丹参药材经生药室王玠副研究员鉴定为丹参 *Salvia miltiorrhiza* Bge. 的根及根茎。丹酚酸 B 由化学室王智民研究员提供，其 AB-MS，IR，UV，^{1}HNMR 和 ^{13}C NMR 数据与文献相符，含量为 99.0%。试剂均为分析纯。

2　方法与结果

*　［基金项目］　国家重点科技项目专题(96-903-01-02)

2.1 色谱条件

色谱柱 YWG-C_{18},10 μm,4.6 mm×250 mm,柱温 室温;流动相 甲醇-5%乙酸(35:65),流速 1 ml·min^{-1},检测波长 281 nm。色谱图见图1,经检查峰纯度达到要求。

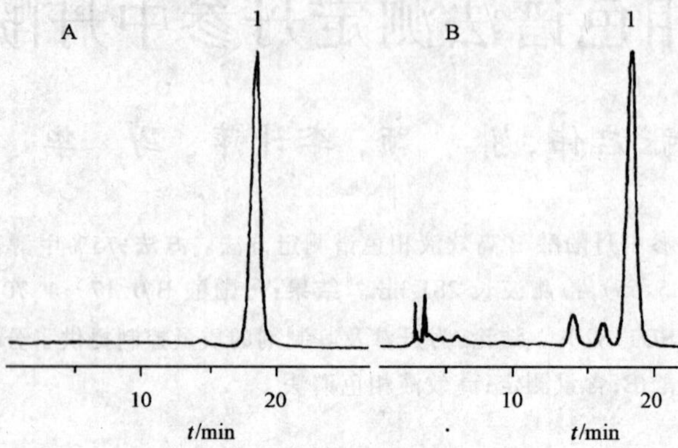

图1 对照品及样品的 HPLC

A.对照品 B.样品 1.丹酚酸 B

2.2 样品测定

丹酚酸 B 对照品加 50%甲醇溶解,制成每毫升 25 μg(1)和 85 μg(2)的对照品溶液。

精密称定样品粉末(过 40 目筛)约 0.1 g,置 50 ml 磨口锥形瓶中,准确加 75%甲醇 20 ml,称重。水浴加热回流 0.5 h,放至室温,补至原重,滤过,取续滤液 2 ml 置 10 ml 量瓶中,50%甲醇稀释定容为样品溶液。对照品及样品溶液均需避光保存。

样品测定结果,不同产地丹参药材中丹酚酸 B 含量为:山东 8.62%,*RSD* 0.88%;湖北 4.96%,*RSD* 1.18%;四川 5.31%,*RSD* 0.97%。$n=3$。

3 方法学考察

3.1 精密度试验

对照品溶液重复进样 6 次,丹酚酸 B 峰面积的 *RSD* 为 0.36%。

3.2 线性范围

5 个不同浓度的对照品溶液,进样 20 μl,测定峰面积,以峰面积积分值为纵坐标,丹酚酸 B 进样量为横坐标绘制标准曲线,回归方程 $Y=818900X-9700$, $r=0.9997$。丹酚酸 B 在 0.17~1.70 μg 具有良好的线性关系。采用外标两点法定量。

表1 丹酚酸 B 加样回收率试验结果

药材量 /mg	含量 /mg	测得量 /mg	回收率 /%	$\bar{x}$ /%	*RSD* /%
48.42	4.174	7.420	100.2		
60.49	5.214	8.355	97.0	98.9	1.70
58.92	5.079	8.300	99.5		

注:丹酚酸 B 加入量为 3.238 mg

3.3 稳定性试验

样品溶液间隔一定时间测定,结果样品溶液避光保存,在 48 h 时内基本稳定(*RSD*

0.94%)。

3.4 加样回收试验

精密称取已知含量的样品共3份,分别加入丹酚酸B对照品,测定含量,结果见表1。

3.5 重现性试验

同一批样品分别称取6份,测定含量,*RSD* 为1.82%。

4 讨论

4.1 色谱条件的确定

文献[2]为了分离多种水溶性成分,采用甲醇-乙腈-水(41.5:1:57.5)流动相,并用甲酸调pH至2.20。本文仅分离测定丹酚酸B,因此简化了流动相的组成,使用甲醇-乙酸水溶液配比,即将丹酚酸B很好的分离。

在实验中考察了在甲醇-乙酸水(36:64)条件下不同乙酸浓度(6%,5%,4%)以及在甲醇-5%乙酸条件下不同比例(36:64,35:65,34:66)对丹酚酸B峰的影响。结果表明酸浓度及流动相比例在上述范围的变化除对保留时间有一定影响外,对丹酚酸B峰的分离和峰纯度无影响。

丹酚酸B保留时间受柱温影响较大。随柱温升高,保留时间缩短,故建议柱温控制在22~24 ℃。

4.2 提取条件的选择

文献[1]采用水浸泡过夜,煮提30 min,酸化,萃取的方法。但限于薄层色谱分离能力及要兼顾多种成分,未能采用对丹酚酸B最佳的提取条件。我们首先用回流法对提取溶剂种类进行了比较,所选溶剂为2%甲酸甲醇,甲醇,75%甲醇,50%甲醇,并和文献报道的方法比较,结果75%甲醇提取最好。然后考察回流提取时间的影响,结果回流0.5 h即达峰值。同时测定了超声处理0.5 h的数据,后者提取率低。

参考文献

[1] 李 静,何丽一,宋万志.丹参中水溶性酚酸类成分的薄层扫描测定法.药学学报,1993,28(7):543.

[2] 孙 丕,何丽一.测定鼠尾草属植物中酚酸类成分.中国药学杂志,1997,32(增刊):26.

原载:《中国中药杂志》2001,26(12):848

Estimation of the Antioxidant Activities of Flavonoids from Their Oxidation Potentials

Bin YANG, Akira KOTANI, * Kensuke ARAI, *
and Fumiyo KUSU *

A simple electrochemical method for estimating the antioxidant activity (AA) of flavonoids has been developed. The proposed method is based on a measurement of the half-wave potential ($E_{1/2}$) of the first oxidation wave of flavonoids by using flow-through column electrolysis. At the same time, the lipid peroxidation (LPO) inhibiting effects of these flavonoids were determined. A quantitative structure-activity relationship was obtained to describe the AA of flavonoids: $IC_{50}(\mu M) = 30.36 + 151.50E_{1/2}(V) - 12.63\log P (r = 0.852)$, where IC_{50} represents the concentration for 50% inhibition of LPO, and P represents the octanol/water partition coefficient. This method is expected to be useful for the quick screening of flavonoid antioxidants, and evaluating the AA of flavonoid-containing foods and medicinal plants.

Introduction

In addition to various vegetables and fruits, flavonoids are found in seeds, nuts, grains, spices, and different medicinal plants as well in beverages, such as wine, tea, and beer. They are frequently components of the human diet, and intake may reach 800 mg/day.[1] Over the past decade, evidence has been accumulated that flavonoids are an important class of antixodiants. They effectively suppress lipid peroxidation (LPO) in biological tissues and subcellular fractions, such as mitochondria, microsomes, liposomes, low-density lipoprotein (LDL), and erythrocyte membrane.[2~5]

Many evaluation methods of the antioxidant activity (AA) of flavonoids have been developed, such as active oxygen species (for example, superoxide anion, peroxyl radical, and hydroxyl radical) scavenging capability determination,[6~10] radical (not a natural free radical found in the body) scavenging activity determination, including 1,1′-diphenyl 2-picrylhydrazyl (DPPH) radical[11] and 2,2′-azinobis (3-ethylbenzothiazoline)-6-sulfonate radical cation ($ABTS^{\cdot +}$),[12] and enzymatic or nonenzymatic measurement of LPO-inhibiting effects.[13,14]

In order to predict the AA of flavonoids, flavonoid-containing foods, and medicinal plants, as well as for separating antioxidative ingredients, a simple method is needed. In this work, the

* (*School of Pharmacy, Tokyo University of Pharmacy and Life Science*, 1432-1 *Horinouchi*, *Hachioji*, *Tokyo* 192 - 0392, *Japan*)

AA of a series of flavonoids (Fig. 1) belonging to several subclasses was measured using flow-through column electrolysis, and a quantitative structure-activity relationship was proposed linking the LPO inhibitory effects of flavonoids to their half-wave potentials ($E_{1/2}$) and lipophilicity.

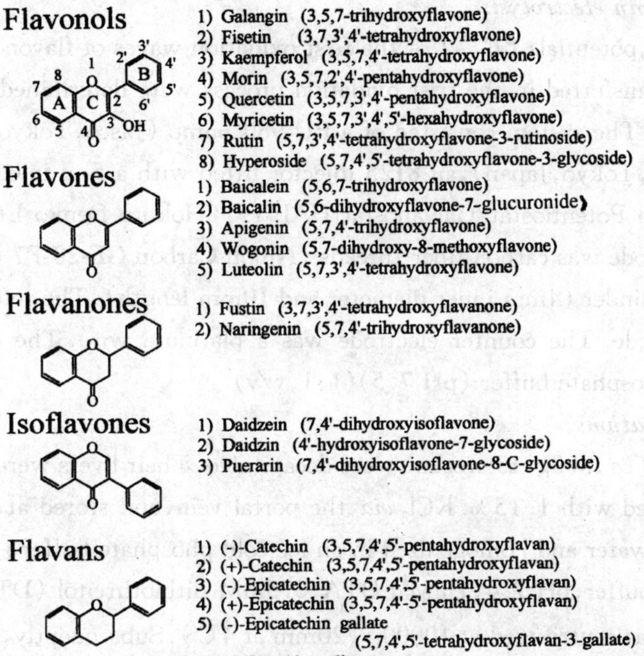

Fig. 1 Structures of flavonoids

Experimental

Chemicals

Quercetin dihydrate, baicalein, baicalin (>99.0%), daidzein (>97%), galangin, rutin, kaempferol (95%), daidzin (>99%), wogonin (>98%), fisetin, luteolin (>90%), naringenin, and puerarin (98%) were obtained from Wako Pure Chemical Industries, Ltd. (Osaka, Japan). (+)-Epicatechin (>98%), myricetin, silibinin, and morin were purchased from Sigma Chemical Co. (St. Louis, MO). Fustin, apigenin, and hyperoside were from Funakoshi Co. (Tokyo, Japan). (−)-Epicatechin (>98%), (−)-gallocatechin (>98%), (−)-gallocatechin gallate (>98%), (−)-catechin gallate (>98%), (−)-catechin (>98%), (−)-epigallocatechin (>98%), (−)-epicatechin gallate (>98%), (−)-epigallocatechin gallate (>98%), and (+)-catechin were obtained from Kurita Industrial Co. (Tokyo, Japan). All of these chemicals were used as received. Water was purified through a Nanopure Ⅱ purification train (Sybron Branstead, USA). Reduced nicotinamide adenine dinucleotide phosphate (NADPH), adenosine 5′-diphosphate monosodium salt (ADP), $FeCl_3$, and other reagents were from Wako Pure Chemical Indsutries, Ltd.

Flow-through column electrolysis

The half-wave potentials ($E_{1/2}$) of the first oxidation waves of flavonoids and the number of electrons (n) transferred in the frist oxidation process were determined using flow-through column electrolysis. The system consisted of a PU-980 pump (Jasco, Tokyo, Japan), a DG-908-50 Degasser (Jasco, Tokyo, Japan), an 8125 injector fitted with a 5-μl injection loop (Reodyne, Cotati, USA), and a Potentiostat/Galvanostat HAB-151 (Hokutò Denko Ltd., Tokyo, Japan). The working electrode was carbon fiber threads (Nihon Carbon GF-20-P7 carbon cloth) packed in a Vycor glass cylinder (4mm inner diameter and 10mm length). The reference electrode was an Ag/AgCl electrode. The counter electrode was a platinum wire. The carrier solution was methanol:0.1M phosphate buffer (pH 7.5)(1:1, v/v).

Microsomal preparations

Wistar rats (♂ *ca*. 300g, 13 weeks) were decapitated. Their livers were excised immediately after being washed with 1.15% KCl *via* the portal vein, and stored at −80℃. They were thawed in ice-cold water and homogenized in an ice-cold phosphate buffer [1.15% KCl, 10mM KH_2PO_4-K_2HPO_4 buffer, pH 7.4, 1mM EDTA, 0.5mM dithiothreitol (DTT), 3ml/g tissue]. The homogenate was centrifuged at 10000g (20min at 4℃). Subsequently, the supernatant was centrifuged at 105000g for 60min and again for 20min. The microsomal pellet was resuspended in a phosphate buffer (50mM KH_2PO_4-K_2HPO_4 buffer, pH7.4, 0.1mM EDTA), and stored at −80℃. The protein concentration was determined by the Bradford method using the Bio-Rad protein assay (Bio-Rad Laboratories, U.S.A.).

LPO assay

LPO was monitored by detecting the formation of malondialdehyde (MAD) using the thiobarbituric acid (TBA) assay.[15] Briefly, liver microsomes (1ml) (*ca*. 500μg of protein/ml) were incubated at 37℃ for 30min in a water bath with ADP-$FeCl_3$, NADPH, and a series of concentrations of flavonoids. All substances were added on ice. The reaction was stopped by adding 50μl of an aqueous solution of trichloracetic acid (TCA) (100w/v%). Upon cooling and subsequent centrifugation (1000rpm, 10min), the supernatant solution was mixed with TBA solution. The reaction mixture was heated in a water bath at 80℃ for 60min. After cooling, the absorbance at 532nm was read by a V-550 UV/Vis spectrophotometer (Jasco, Tokyo, Japan). The AA was calculated as percent inhibition relative to control using the following equation

$$\mathrm{AA}(\%) = \frac{(A_{c(30)} - A_{c(0)}) - (A_{s(30)} - A_{s(0)})}{(A_{c(30)} - A_{c(0)})} \times 100, \tag{1}$$

where $A_{c(30)}$ and $A_{c(0)}$ are the absorbance of the control at $t = 30$ and 0min, respectively and $A_{s(30)}$ and $A_{s(0)}$ are the absorbance of the sample at $t = 30$ and 0min, respectively. The IC_{50} values (concentrations needed to inhibit the reaction by 50%) were determined by interpolating the 50% inhibition point on a straight line fitted through concentration which resulted in 10 to 90% inhibition.

The octanol/water partition coefficients of flavonoids were calculated using a log P calculation software (Pallas, CompuDrug Chemistry Lted.). A multiparameter regression analysis was performed using NLRAna software (version 4.1f).

Results

Figure 2 shows typical current-time curves obtained by column electrolysis. The n value was calculated from the electrolytic charge (Q), determined from the peak area under the current-time curve at a potential of *ca*. 100mV more positive than $E_{1/2}$, and the Faraday equation, written as

$$Q = Fcvn, \quad (2)$$

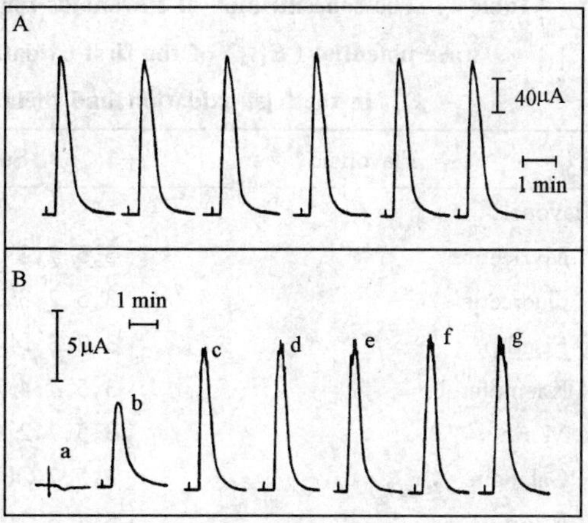

Fig. 2 Current-time curve of baicalein obtained from flow-through column electrolysis. Panel A was obtained at the applied potential of 0.05V, when the concentration is 1.12mM. The peak area is used to calculate the electrolytic charge and further the n value. Panel B was recorded at the different potentials of a) −0.10; b) −0.05; c) 0.00; d) 0.05; e) 0.10; f) 0.20 and g) 0.30V, when the concentration is 0.26mM.

where c is the concentration (M) of flavonoids, v is the solution volume (1), and F is the Faraday constant (96500 coulomb/equivalent). The rate of the electrolysis was fast, and the n value was obtained with high reproducibility (Table 1). For most flavonoids tested, the n value was 2, which suggests quinones as a possible oxidation intermediate. A hydrodynamic voltammogram was generated by repeatedly injecting a sample into a flow-through system with the applied potential set to a new value for each injection. The resulting peak current of the current-tmie curve (Fig. 2 panel B) was measured and plotted against the applied potential. Figure 3 displays the hydrodynamic voltammograms of flavonoids, from which $E_{1/2}$ was measured. Most flavonoids showed an obvious oxidation peak. The potential range of the flavonols was from −0.05V to 0.40V. The oxidation potentials of five flavones tested spanned a wide potential range of more than 0.6V. Although only three flavonoids were tested, it is obvious that the flavanones exhibit a wide potential range. It was characteristic for the three isoflavones that they displayed the first oxidation peak at *ca*. 0.5V. For the flavans, there is not much difference in the oxidation potential in this group. There was an appreciable difference in the $E_{1/2}$ value of the flavonoids; the range was about 0.60V. The $E_{1/2}$ values were found to depend greatly on the structures, as shown in Table 1. Pyrogallol-containing flavonoids [except for (−)-epicatechin gallate and (−)-catechin gallate] had rather low $E_{1/2}$ values, less than −0.01V. Baicalein, having an *o*-trihydroxyl group on the A ring, showed the lowest $E_{1/2}$ value among the flavonoids tested. The $E_{1/2}$ values of (−)-epicatechin gallate and (−)-catechin gallate were on the same order as the catechol-containing flavonoids and catechol-free flavonols. The range was from 0.02V to 0.28V. Among these flavonoids, quercetin and fisetin

Table 1 The concentration of flavonoids for 50% inhibition of lipid peroxidation (IC_{50}), the half-wave potential ($E_{1/2}$) of the first oxidation wave, the number of electrons (n) transferred in the frist oxidation, and their octanol/water partition coefficients (P)

Flavonoid	Substituents	$IC_{50}/\mu M$	$E^{a}_{1/2}/V$	log P	$n \pm SD^{b}$
Flavonols					
Myricetin	3,5,7,3′,4′,5′-OH	10.5	−0.030	0.61	2.19±0.03
Quercetin	3,5,7,3′,4′-OH	8.5	0.020	1.15	1.87±0.05
Fisetin	3,7,3′,4′-OH	20.8	0.030	1.60	1.74±0.03
Kaempferol	3,5,7,4′-OH	19.0	0.080	1.69	1.70±0.01
Morin	3,5,7,2′4,′-OH	23.0	0.105	1.25	1.16±0.01
Galangin	3,5,7-OH	13.8	0.280	2.11	1.25±0.02
Rutin	5,7,3′,4′-OH-3-rutinose	93.5	0.180	−1.87	2.39±0.04
Hyperoside	5,7,4′,5′-OH-3-glucose	59.5	0.185	−1.08	2.44±0.02
Flavones					
Baicalein	5,6,7-OH	6.3	−0.060	2.14	1.83±0.04
Baicalin	5,6-OH-7-glucuronide	20.1	0.080	−0.04	1.76±0.04
Luteolin	5,7,3′,4′-OH	26.2	0.180	1.82	2.66±0.03
Wogonin	5,7-OH-8-OCH_3	—d	0.360	2.65	1.67±0.05
Apigenin	5,7,4′-OH	—d	>0.500c	2.36	
Flavanones					
Fustin	3,7,3′,4′-OH	66.0	0.132	0.95	2.08±0.07
Naringenin	5,7,4′-OH	—d	0.590	1.85	2.46±0.36
Isoflavones					
Daidzein	7,4′-OH	—d	0.500	2.69	1.76±0.18
Daidzin	4′-OH-7-glucose	—d	0.538	0.86	0.96±0.12
Puerarin	7,4′-OH-8-C-glucose	—d	0.540	−0.88	1.25±0.10
Flavans					
(−)-(2*S*,3*R*)-Gallocatechin	3,5,7,3′,4′,5′-OH	29.3	−0.030	0.43	1.69±0.02
(−)-(2*R*,3*R*)-Epigallocatechin	3,5,7,3′,4′,5′-OH	16.0	−0.035	0.43	1.95±0.03
(−)-(2*R*,3*R*)-Epigallocatechin gallate	5,7,3′,4′,5′-OH-3-gallate	11.0	−0.020	1.67	1.43±0.06
(−)-(2*S*,3*R*)-Gallocatechin gallate	5,7,3′,4′,5′-OH-3-gallate	13.0	−0.010	1.67	1.20±0.04
(−)-(2*S*,3*R*)-Catechin gallate	5,7,3′,4′-OH-3-gallate	13.0	0.040	2.10	3.36±0.16
(−)-(2*R*,3*R*)-Epicatechin gallate	5,7,3′,4′-OH-3-gallate	10.0	0.080	2.10	3.54±0.20
(+)-(2*S*,3*S*)-Epicatechin	3,5,7,3′,4′-OH	25.0	0.082	0.86	2.32±0.07
(−)-(2*R*,3*R*)-Epicatechin	3,5,7,3′,4′-OH	30.0	0.082	0.86	2.29±0.05
(−)-(2*S*,3*R*)-Catechin	3,5,7,3′,4′-OH	38.0	0.092	0.86	2.06±0.07
(+)-(2*R*,3*S*)-Catechin	3,5,7,3′,4′-OH	51.0	0.102	0.86	1.81±0.06
Flavanonol					
Silibinin		98.5	0.450	1.70	1.90±0.31

a. $E_{1/2}$ values were measured using column electrolysis. WE, carbon fibers; RE, Ag/AgCl; CE, Pt; carrier solution, methanol: 0.1M phosphate buffer (pH 7.5)(1:1, v/v). b. Standard deviation obtained using the data repeated 6 times. c. No obvious plateau was observed. Apigenin was oxidized at potentials higher than 0.500V. d. IC_{50} > 100μM.

[which contain both an *o*-dihydroxyl group on the B ring and a floavonol basic structure (a 2, 3-double bond in conjugation with a 4-oxo gorup and a 3-hydroxyl group)] showed lower $E_{1/2}$ values than those flavonoids having either a catechol structure or the flavonol basic structure. Isoflavones and other catechol-free and pyrogallol-free flavonoids all possessed high $E_{1/2}$ values, more positive than 0.36V. The structural principles governing the $E_{1/2}$ values of the flavonoids were found to be: 1) the pyrogallol group; 2) the catechol group; 3) the coexistence of the 2,3-double bond in conjugation with a 4-oxo group and a 3-hydroxyl group; and 4) additional resonance-effective substituents.

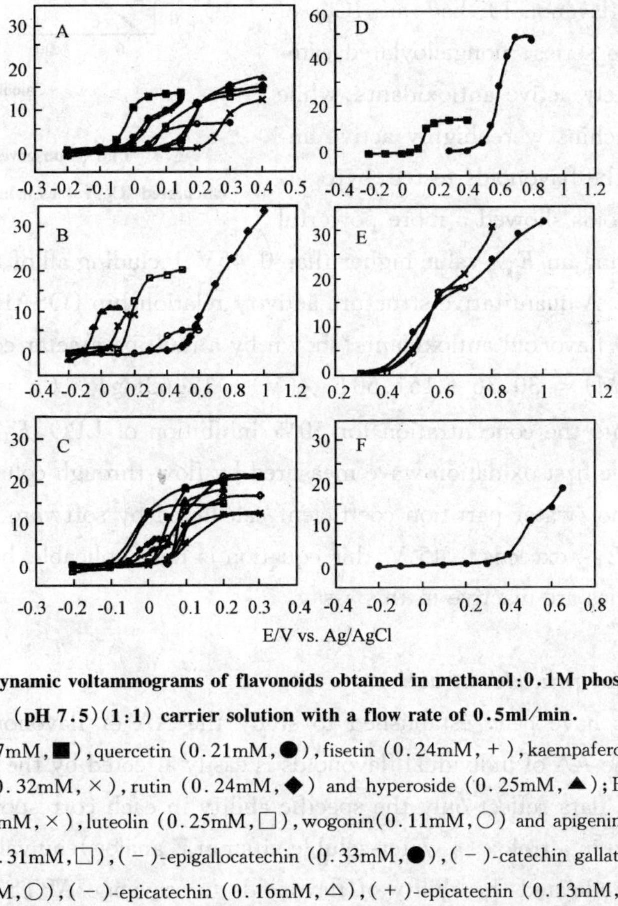

Fig.3 Hydrodynamic voltammograms of flavonoids obtained in methanol: 0.1M phosphate buffer (pH 7.5)(1:1) carrier solution with a flow rate of 0.5ml/min.

A: flavonols, myricetin (0.27mM, ■), quercetin (0.21mM, ●), fisetin (0.24mM, +), kaempaferol (0.15mM, ○), morin (0.38mM, □), galangin (0.32mM, ×), rutin (0.24mM, ◆) and hyperoside (0.25mM, ▲); B: flavones, baicalein (0.26mM, ▲), baicalin (0.18mM, ×), luteolin (0.25mM, □), wogonin (0.11mM, ○) and apigenin (0.14mM, ◆); C: flavans, (∗)-gallocatechin (0.31mM, □), (−)-epigallocatechin (0.33mM, ●), (−)-catechin gallate (0.14mM, ■), (−)-epicatechin gallate (0.11mM, ○), (−)-epicatechin (0.16mM, △), (+)-epicatechin (0.13mM, +), (−)-catechin (0.18mM, ◇), (+)−catechin (0.17mM, ×), (−)-epigallocatechin gallate (0.14mM, ◆) and (−)-gallocatechin gallate (0.10mM, ▲); D: flavanones, fustin (0.18mM, ■), naringenin (0.33mM, ●); E: isoflavones, daidzein (0.21mM, ●), daidzin (0.26mM, ○) and puerarin (0.32mM, ×); F: flavanonol, silibinin (0.18mM, ●).

The values of IC_{50} in Table 1 show that 23 of the 29 flavonoids investigated exhibited obvious AA in LPO. Good linear relationships between the concentration and the activity were found for these flavonoids. All of the flavonols (free 3-hydroxyl group in the C ring) showed a high AA, with little difference. Among these, quercetin (3,5,7,3′,4′-pentahydroxyflavone) was the most active antioxidant with an IC_{50} of 8.5μM in the range of the most powerful flavonoid antioxidant. Blocking the 3-hydroxyl group of quercetin with a glycoside as in rutin and hypero side greatly increased the IC_{50} to a value of 93.5μM and 59.5μM, respectively. Within the flavone subclass, baicalein (a pyrogallol-containing flavonoid) was the most powerful antioxidant among the flavonoids investigated. Its corresponding glycoside baicalin showed a large increase in the IC_{50} value of 20.1μM, on the same order as luteolin. As for the flavanones, fustin (a catchol-containing flavanonol) had an IC_{50} of 66μM. In the flavan series, nongalloylated catechins were moderately active antioxidants, while the galloylated catechins were highly active antioxidants. Among the flavonoids tested, pyrogallo-containing flavonoids showed a more powerful AA. Flavonoids having an $E_{1/2}$ value higher than 0.45V, including all of the isoflavones investigated, were inactive. A quantitative structure-activity relationship (QSAR) was obtained to describe the AA of 23 flavonoid antioxidants, shown by a multiparameter equation (Fig.4)

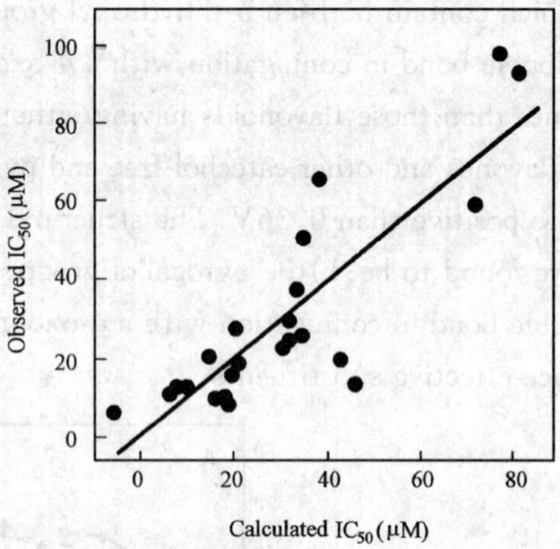

Fig.4 Plot of observed IC_{50} values against calculated IC_{50} values using Eq.(3) ($r = 0.852$).

$$IC_{50}(\mu M) = 30.36 + 151.50E_{1/2}(V) - 12.63\log P \quad (r = 0.852), \tag{3}$$

where IC_{50} represents the concentration for 50% inhibition of LPO, $E_{1/2}$ represents the half-wave potential of the first oxidation wave measured by flow-through column electrolysis, and P represents the octanol/water partition coefficient calculated by software. One should note that when the value of $E_{1/2}$ exceeds 0.45 V, this equation is not applicable, because flavonoids having higher $E_{1/2}$ values are inactive in this assay.

Discussion

Determination of the antioxidant activity

Many methods have been established to study the AA of flavonoids. Accumulated data demonstrate that the AA of individual flavonoids is easily affected by the experimental environment; *i.e.*, the AA data reflect only the specific ability in each corresponding system. For example, data obtained in a trolox (a water-soluble vitamin E analog) equivalent antioxidant capacity (TEAC) assay indicated the ability of flavonoids to scavenge $ABTS^{\cdot +}$.[12] In the oxygen radical absorbance capacity (ORAC) assay,[16] the AA data stood for the capactity inhibiting β-phycoerythrin (β-PE) peroxidation initiated by 2,2′-azobis (2-amidinopropane) dihydrochloride (AAPH). In order to screen the antioxidant floavonoids, a simple method reflecting the essential AA is needed. In gerneral, the AA of flavonoids is regarded to be related to 1) scavenging free radicals; due to their lower redox potentials, flavonoids are thermodynamically able to reduce highly oxidizing free radicals, such as superoxide, peroxyl, alkoxyl, and hydroxyl radicals;[17~19] 2) chelating transition-metals involved in free-radical production;[8,20] and 3) inhibiting the enzymes participating in free-radical generation, such as xanthine oxidase;[21] this effect may be partially due to flavonoids' undergoing redox cycling of enzymes. Among these three factors, the iron-chelating effect is confusing. Some investigators recognized that the antioxidative and lipid peroxidation-inhibiting potential of flavonoids predominantly resided in the radical-scavenging capacity rather than the chelation of metals.[22,23] Other reports demonstrated that the presence of transition metals caused flavonoids to act as peroxidants instead of antioxidants.[16] Thus, irrespective of the iron-chelating parameter, the chemical characteristics in terms of ease of oxidation for flavonoids could be used as an index of their AA, at least for the essential AA. The present work confirmed this assumption from two aspects. First, the AA of flavonoids is inversely proportional to their $E_{1/2}$ values, *i.e.*, the lower the $E_{1/2}$ of flavonoids is, the higher the AA is. This was also supported by van Acker *et al*.[14,23] Second, the structural principles governing the $E_{1/2}$ values of flavonoids (pyrogallol group, catechol group, and the coexistence of the 2,3-double bond in conjugation with 4-oxo and 3-hydroxyl groups) are also the determinants for radical scavenging and/or antioxidative potential suggested by Bors *et al*.:[24] 1) the *o*-dihydroxy structure of the B ring; 2) the C2-C3 double bond in conjugation with a 4-oxo function; and 3) the additional presence of both 3-and 5-hydroxyl groups.

In van Acker's investigations,[14,23] the midpoint potentials of the flavonoids were determined by cyclic voltammetry (CV). When using CV, some compounds were irreversibly oxidized along with adsorption or a kinetic reaction, resulting in a modification of the cyclic voltammograms. In the case of flow-through column electrolysis, the large surface area of the working electrode and the thin layer of the test solution made high efficiency and rapid electrolysis possible,[25,26] and thus less interference reaction was expected to affect the electrode process, compared to CV. Consequently, accurate data can be obtained. At the same time, the number of electrons transferred in the oxidation process can be simulataneously measured with a higher reproducibility compared to that obtained from a carbon packed-bed bulk electrolysis flow cell.[27]

The continuous-flow column electrolytic method, in which the sample solution flows continuously through the column electrode, can usually produce efficient and rapid electrolysis.[25] Comparatively, our method proposed herein has some advantage features, such as a requirement of smaller amounts of samples, easier operation and a shorter assay time. These advantages made the assay more efficient when scanning antioxidant flavonoids in plants or estimating the AA of natural compounds.

Using HPLC coupled with coulometric array detection, Peyrat-Maillard *et al*. confirmed a similar relationship between the AA of phenolic acids and their potential corresponding to maximal detector response (MDRP).[28] Unfortunately, no relationship could be established for flavonoids. In our understanding, this might be attributed to the evidently overestimated MDRP values. For example, the same MDRP data of quercetin and naringenin are in marked contrast to their structures, and quite different from our own and other investigators' data: the oxidation potential of quercetin is much lower than that of naringenin.[23,29,30]

Effect of lipophilicity

The ability of the flavonoids to interact with the lipid bilayers, including their incorporation rate into cells and their orientation, was suggested to be an important factor of their AA in biological systems.[31] The present work showed that a flavonoid lipophilicity too high or too low hampers the AA in LPO system. For example, luteolin, rutin, and hyperoside all have the same $E_{1/2}$ value; the additional sugar moiety, in the case of rutin and hyperoside, greatly decreased the lipophilicity, resulting in the corresponding great increase in the IC_{50} value. In the case of wogonin, although its $E_{1/2}$ value was 0.09V lower than that of silibinin ($IC_{50} = 98.5\mu M$), it was inactive possibly due to its too high lipophilicity. It should be noted that the effect of a biomembrane might be complicated, not simply increasing or decreasing linearly with increasing lipophilicity. This was supported by the findings of Beyeler *et al.*,[32] who reported that the effects of cianidanols on rat hepatic monooxygenase increased with lipophilicity, reached a plateau, decreased and leveled off for the most lipophilic compounds. Using our $E_{1/2}$ data, log P values, and the antioxidant data in references, linear relationships were established with good r (0.81 – 0.91);[13,14,16,33] the $E_{1/2}$ term always has a positive coefficient, implying an inverse proportion, while the coefficient of the log P term changed in each assay. This also implied the complex effect of membranes.

Relationship between AA and structure

Many investigators have focused on establishing the relationship between flavonoid structure and AA.[34~36] The SAR obtained from the present work showd that structures facilitating electron delocalization across the molecule of parent flavonoids and contributing to an increase in the stability of the aroxyl radicals[24,37] are important determinants of the AA of flavonoids, such as *o*-trihydroxyl groups, *o*-dihydroxyl groups, and the coexistence of the 2,3-double bond in conjugation with 4-oxo and 3-hydroxyl groups. The last two structures were consistent with what Bors suggested, and the 3-hydroxyl group was suggested to determine the fate of the flavonoid aroxyl radical.[38,39] Lacking any one of these structures would influence the delocalization, resulting in a decrease of LPO inhibition. More specifically, quercetin, a 3,5,7,3′,4′-pentahydroxyflavone, was the second strongest antioxidant. Glycosylation of the 3-hydroxyl group, as in rutin and hyperoside, or removal of the 3-hydroxyl group, as in luteolin, greatly reduced the activity. The saturated heterocyclic ring and no 4-oxo function of (+/–)-(E)C lead to a decrease of the IC_{50} values. Lacking the 2,3-double bond, fustin (3,7,3′,4′-tetrahydroxyflavanone) showed a lower inhibitory effect than that of fisetin (3, 7, 3′, 4′-tetrahydroxyflavone). Catechol-containing flavonoids are highly active compared with the corresponding catechol-free flavonoids.

Completing what Bors suggested, we proposed that the pyrogallol group is an important component of the AA of flavonoids, its location also affecting the AA. Compared with baicalein (with an *o*-trihydroxyl group on the A ring), those having an *o*-trihydroxyl group on the B ring [as in myricetin and (–)-(epi) gallocatechin] and/or galloylation of the 3-hydroxly group [as for (–)-(epi) catechin gallate and (–)-(epi) gallocatechin gallate] are less active. Similarly, baicalin was more potent than the corresponding flavonoids [such as luteolin, rutin hyperoside, fustin and (+/–)-(epi) catechin] because of the presence of the *o*-dihydroxyl group on the A ring.

Conclusion

Flavonoids are important components in the human diet. The level of intake of flavonoids from the diet is quite high compared to those of vitamin C (70mg/day), vitamin E(7～10mg/day), and carotenoids (β-carotene, 2～3mg/day). The intake of flavonoids can range between 50 and 800mg/day, depending on the consuption of vegetables and fruits, and of specific beverages, such as red wine, tea, and unfiltered beer.[1] The dietary intake of flavonoid-containing foods was suggested to be of benefit in lowering the risk of certain pathophysiologies that have been associated with free-radical-mediated events, including coronary heart disease and ischemia-reperfusion injury.[36] In our work, the tested flavonoids commonly found in plants covered six important subclasses: flavonols, flavones, flavanones, flavanonols, flavans, and isoflavones. The evidence presented herein and previously suggests that the electrochemical characteristics of flavonoids may play a crucial role in their AA, and thus the method established herein is expected to be a simple method for screening flavonoid antioxidants and estimating the AA of flavonoid-containing foods and medicinal plants.

Acknowledgements

This work was supported in part by a grant from the Uehara Memorial Foundation.

参考文献

[1] P.-G. Pietta, *J. Nat. Prod.*, 2000, 63, 1035.

[2] T. Okuda, Y. Kimura, T. Yoshida, T. Hatano, H. Okuda, and S. Arichi, *Chem. Pharm. Bull.*, 1983, 31, 1625.

[3] J. Terao, M. Piskula, and Q. Yao, *Arch, Biochem. Biophys.*, 1994, 308, 278.

[4] N. Salah, N. J. Miller, G. Paganga, L. Tijburg, G. P. Bolwell, and C. Rice-Evans, *Arch. Biochem. Biophys.*, 1995, 322, 339.

[5] T. B. Ng, F. Liu, and Z. T. Wang, *Life Sci.*, 2000, 66, 709.

[6] S. V. Jovanovic, S. Steenken, M. Tosic, B. Marjanovic, and M. G. Simic, *J. Am. Chem. Soc.*, 1994, 116, 4846.

[7] J. Robak and R. J. Gryglewski, *Biochem. Pharmacol.*, 1988, 37, 837.

[8] A. Arora, M. G. Nair, and G. M. Strasburg, *Free Radic. Biol. Med.*, 1998, 24, 1355.

[9] Y. Hanasaki, S. Ogawa, and S. Fukui, *Free Radic. Biol. Med.*, 1994, 16, 845.

[10] W. Bors and C. Michel, *Free Radic. Biol. Med.*, 1999, 27., 1413.

[11] F. Nanjo, K. Goto, R. Seto, M. Suzuki, M. Sakai, and Y. Hara, *Free Radic. Biol. Med.*, 1996, 21, 895.

[12] C. A. Rice-Evans, N. J. Miller, and G. Paganga, *Free Radic. Biol. Med.*, 1996, 20, 933.

[13] A. Mora, M. Payá, J. L. Ríos, and M. J. Alcaraz, *Biochem. Pharmacol.*, 1990, 40, 793.

[14] S. A. B. E. van Acker, D.-J. van den Berg, M. N. J. L. Tromp, D. H. Griffioen, W. P. van Bennekom, W. J. F. van der Vijgh, and A. Bast, *Free Radic. Biol. Med.*, 1996, 20, 331.

[15] L. Ernster and K. Nordenbrand, *Methods Enzymol.*, 1967, 5, 574.

[16] G. Cao, E. Sofic, and R. L. Prior, *Free Radic. Biol. Med.*, 1997, 22, 749.

[17] J. Robak and R. J. Gryglewski, *Biochem. Pharmacol.*, 1988, 37, 83.

[18] S. R. Hussain, J. Cillard, and P. Cillared, *Phytochem.*, 1987, 26, 2489.

[19] J. Torel, J. Cillard, and P. Cillared, *Phytochem.*, 1986, 25, 383.

[20] I. Morel, G. Lesocat, P. Cogrel, O. Sergent, N. Pasdeloup, P. Brissot, P. Cillard, and J. Cillard, *Biochem. Pharmacol.*, 1993, 45, 13.
[21] N. Cotelle, J.-L. Bernier, J.-P. Catteau, J. Pommery, J.-C. Wallet, and E. M. Gaydou, *Free Radic. Biol. Med.*, 1996, 20, 35.
[22] C. G. Fraga, V. S. Martino, G. E. Ferraro, J. F. Coussion, and A. Boveris, *Biochem. Pharmacol.*, 1987, 36, 717.
[23] S. A. B. E. van Acker, G. P. van Balen, D.-J. van den Berg, A. Bast, and W. J. F. van der Vijgh, *Biochem. Pharmacol.*, 1998, 56, 935.
[24] W. Bors, W. Heller, C. Michel, and M. Saran, *Methods Enzymol.*, 1990, 186, 343.
[25] M. Torimura, M. Mochizuki, K. Kano, T. Ikeda, and T. Udea, *J. Electroanal. Chem.*, 1998, 415, 229.
[26] A. T. Hubbard and F. C. Anson, "*Electroanalytical Chemistry*", 1970, Vol. 4, Marcel Dekker, New Yrok, 130.
[27] H. P. Hendrickson, M. Sahafayen, M. A. Bell, A. D. Kaufman, M. E. Hadwiger, and C. E. Lunte, *J. Pharm. Biomed. Anal.*, 1994, 12, 335.
[28] M. N. Peyrat-Maillard, S. Bonnely, and C. Berset, *Talanta*, 2000, 51, 709.
[29] L. V. Jϕrgensen and L. H. Skibsted, *Free Rad. Res.*, 1998, 28, 335.
[30] E. Sergedienë, K. Jönsson, H. Szymusiak, B. Tyrakowska, I. M. C. M. Rietjecs, and N. čénas, *FEBS Lett.*, 1999, 462, 392.
[31] A. Saija, M. Scalese, M. Lanza, D. Marzullo, F. Bonina, and F. Castelli, *Free Radic. Biol. Med.*, 1995, 19. 481.
[32] S. Beyeler, B. Testa, and D. Perrissoud, *Biochem. Pharmacol.*, 1988, 37, 1971.
[33] Y. H. Miura, I. Tomita, T. Watanabe, T. Hirayama, and S. Fukhi, *Biol. Pharm. Bull.*, 1998, 21, 93.
[34] C. A. Rice-Evans, N. J. Miller, and G. Paganga, *Free Radic. Biol. Med.*, 1996, 20, 933.
[35] E. J. Lien, S. Ren, H.-H. Bui, and R. Wang, *Free Radic. Biol. Med.*, 1999, 26, 285.
[36] A. J. Dugas, Jr., J. Castañeda-Acosta, G. C. Bonin, K. L. Price, N. H. Fischer, and G. W. Winston, *J. Nat. Prod.*, 2000, 63, 327.
[37] S. A. B. E. van Acker, M. J. de Groot, D.-J. van den Berg, M. N. J. L. Tromp, G. D.-O. den Kelder, W. J. F. van der Vijgh, and A. Bast, *Chem. Res. Toxicol.*, 1996, 9, 1305.
[38] H. P. Hendrickson, A. D. Kaufman, and C. E. Lunte, *J Pharm. Biomed. Anal.*, 1994, 12, 325.
[39] L. V. Jϕgensen, C. Cornett, U. Justesen, L. H. Skibsted, and L. O. Dragsted, *Free Rad. Res.*, 1998, 29, 339.

原载：ANALYTICAL SCIENCES MAY 2001, VOL. 17 PP: 599～604

Relationship of Electrochemical Oxidation of Catechins on Their Antioxidant Activity in Microsomal Lipid Peroxidation

Bin Yang, Akira Kotani,* Kensuke Arai,* and Fumiyo Kusu*

The oxidation potentials of catechins were measured by employing flow-through column electrolysis. The oxidation potentials of catechins were shown to depend on their structures. At the same time, the antioxidant activity of catechins on NADPH-dependent lipid peroxidation in rat liver microsomes was evaluated. Catechins showed a 50% inhibition of lipid peroxidation in the concentration range of 10—51μM. Among those studied, galloylated catechins exhibited stronger antioxidant activities than those of nongalloylated catechins. A quantitative relationship has been obtained to describe the antioxidant activity of catechins: $\log IC_{50}(\mu M) = 1.56 + 2.49E_{1/2}(V) - 0.29\log P (r = 0.907)$, where IC_{50} represents the concentration for 50% inhibition of lipid peroxidation, $E_{1/2}$ represents the half-wave potential of the first oxidation wave, and P represents the octanol/water partition coefficient. This relationship suggested two important characteristics determining catechin antioxidant activity, namely the ease of oxidation and the lipophilicity.

[**Key words**] catechin; oxidation potential; microsomal lipid peroxidation; lipophilicity

Catechins (Fig. 1), the main constituents in green tea, have attracted lasting interest because of their wide biological effects. Recently, the antioxidant activity (AA) of catechins has been widely reported. Catechins effectively suppressed lipid peroxidation (LPO) in biological tissues and subcellular fractions such as mitochondria, microsomes, liposomes, and low density lipoproteins (LDL).[1~5] On the other hand, they exhibited scavenging activity on free radicals, such as 1,1'-diphenyl-2-picrylhydrazyl (DPPH) radical, superoxide anion, hydroxyl radicals, and singlet oxygen.[6~11] However, absolute as well as relative efficiency of catechins seems to vary from one assay to another, thus obscuring the structure-activity relationship. The specific mode of inhibition of LPO by catechins is not clear; they may act by chelating transition metals to inhibit the decomposition of lipid hydroperoxide (LOOH), or by scavenging chain-propagating peroxyl radicals, because the reduction potential of catechin radicals was reported to be lower than those of alkylperoxyl and hydroperoxyl radicals.[12]

---

* (***School of Pharmacy, Tokyo University of Pharmacy and Life Science***, [b] 1432 - 1 ***Horinouchi, Hachioji, Tokyo*** 192 - 0392, ***Japan***.)

In the present work, we evaluated the AAs of catechins on reduced nicotinamide adenine dinucleotide phosphate (NADPH)-dependent LPO in rat liver microsomes. A quantitative relationship was established, linking the AAs of catechins to their oxidation potentials and lipophilicity.

In our previous work,[13] we determined the oxidation potentials of flavonoids using cyclic voltammetry and flow-through column electrolysis, and found that variaton existed between the half-wave potential ($E_{1/2}$) obtained from hydrodynamic voltammograms and the midpoint potential(E_{mid}) obtained from cyclic voltammograms. When using cyclic voltammetry, some compounds were irreversibly oxidized along with the adsorption or kinetic reaction, resulting in the inaccurate data. In the case of flow-through column electrolysis, the large surface area of the working electrode made high efficiency and rapid electrolysis possible, and thus less interference reaction was expected to affect the electrode process compared to cyclic voltammetry. In this paper, the oxidation potentials of catechins were determined using flow-through column electrolysis instead of conventional cyclic voltammetry.

Experimental

Materials (+)-Epicatechin [(+)-EC] (>98%) was purchased from Sigma Chemical Co. (St. Louis, MO, U. S. A.). (−)-Epicatechin [(−)-EC] (>98%), (−)-gallocatechin [(−)-GC] (>98%), (−)-gallocatechin gallate [(−)-GCg] (>98%), (−)-catechin gallate [(−)-Cg] (>98%), (−)-catechin [(−)-C] (>98%), (−)-eigallocatechin [(−)-EGC] (>98%), (−)-epicatechin gallate [(−)-ECg] (>98%), (−)-epigallocatechin gallate [(−)-EGCg] (>98%), (+)-catechin [(+)-C], and polyphenol extract from tea were obtained from Kurita Industrial Co. (Tokyo, Japan). All these chemicals were used as received. Water was purified through a Nanopure Q-plus purification train (Nanopure Ⅱ, Sybron Branstead, U. S. A.). NADPH, adenosine 5′-diphosphate monosodium salt (ADP), $FeCl_3$ and other reagents were from Wako Pure Chemical Industries, Ltd.

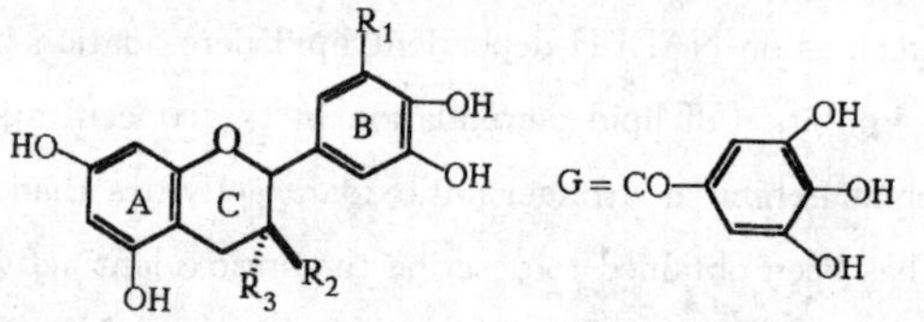

Catechins	Abbreviations	R_1	R_2	R_3
(-)-(2S,3R)-Catechin	(-)-C	H	H	OH
(+)-(2R,3S)-Catechin	(+)-C	H	OH	H
(-)-(2R,3R)-Epicatechin	(-)-EC	H	H	OH
(+)-(2S,3S)-Epicatechin	(+)-EC	H	OH	H
(-)-(2S,3R)-Gallocatechin	(-)-GC	OH	H	OH
(-)-(2R,3R)-Epigallocatechin	(-)-EGC	OH	H	OH
(-)-(2R,3R)-Epigallocatechin gallate	(-)-EGCg	OH	H	OG
(-)-(2S,3R)-Gallocatechin gallate	(-)-GCg	OH	H	OG
(-)-(2S,3R)-Catechin gallate	(-)-Cg	H	H	OG
(-)-(2R,3R)-Epicatechin gallate	(-)-ECg	H	H	OG

Fig. 1 Structures of Catechins

Voltammetry and Flow-Through Column Electrolysis The half-wave potential of the catechins and the number of electrons transferred in the oxidation process were determined using flow-through column electrolysis. The system consisted of a Jasco PU-980 pump (Jasco, Tokyo, Japan), a Jasco DG-980-50 Degasser (Jasco, Tokyo, Japan), an 8125 injector fitted with a 5μl injection loop (Reodyne, Cotai, U. S. A.), a Potentiostat/Galvanostat HAB-151 (Hokuto Denko Ltd., Tokyo, Japan) and an LR 4110 Recorder (Yokogawa, Japan). The working electrode was carbon fiber threads (Nihon Carbon GF-20-P7 carbon cloth) packed in a Vycor glass cylinder (4mm inner diameter and 10mm length). The reference electrode was an Ag/AgCl electrode. The counter electrode was a platinum wire. The carrier solution was methanol:0.1M phosphate buffer (pH 7.5)(1:1,v/v). The peak current on a current-time curve obtained by column electrolysis was measured and plotted against the applied potential to obtain the hydrodynamic voltammogram, from which the half-wave potential was measured.

At the same time, cyclic voltammetry was used to observe roughly the redox behavior of the catechins. Cyclic voltammograms of the catechins were recorded with an HAB-151 potentiostat (Hokuto Denko Ltd., Tokyo, Japan) provided with a 3036 X-Y Recorder (Yokogawa, Tokyo, Japan), in methanol:0.1M phosphate buffer (pH7.5),(1:1,v/v). A plastic formed carbon disk electrode served as a working electrode, an Ag/AgCl electrode was used as the reference electrode, and a platinum electrode was used as a counter electrode. To prevent possible air oxidation of the flavonoids in the experimental pH range, oxygen-free nitrogen was used to thoroughly purge the solution being analyzed before the measurement and to pass above the solution during the recording of the voltammograms. Before each measurement, the working electrode was polished thoroughly with a polishing cloth and sonicated in water.

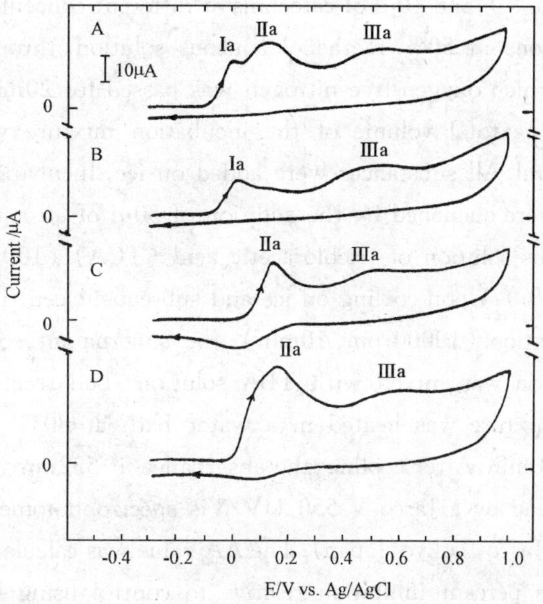

Fig.2 Cyclic Voltammograms of Catechins in Methanol:0.1M Phosphate Buffer (pH7.5)(1:1,v/v) with a Scan Rate of 100mV/s

A,(−)-EGCg(0.48mM);B,(−)-GC (0.56mM);C,(−)-C (0.52mM);D,(−)-ECg(0.62mM).

Microsomal Preparations Wistar rats (♂ *ca*. 300g, 13 weeks) were decapitated. Livers were excised immediately after being washed with 1.15% KCl *via* the portal vein, and stored at −80℃ for later use. The livers were thawed in ice-cold water and homogenized in ice-cold phopshate buffer [1.15% KCl, 10mM KH_2PO_4-K_2HPO_4 buffer, pH7.4, 1mM ethylenediaminetetraacetic acid disodium salt (EDTA), 0.5mM dithiothreitol (DTT), 3ml/g tissue]. The homogenate was centrifuged at 10000 × **g** (20min at 4℃). Subsequently, the supernatant was centrifuged twice at 105000 × **g** (60 and 20min). The microsomal pellet was resuspended in phosphate buffer (50mM KH_2PO_4-K_2HPO_4 buffer, pH7.4, 0.1mM EDTA), and stored at −80℃. The protein concentration was determined by the Bradford method using the Bio-Rad protein assay (Bio-Rad Laboratories, U.S.A.).

LPO Assay LPO was monitored by detecting the formation of malondialdehyde (MDA), using the thiobarbituric acid (TBA) assay.[14] Briefly, 20μl of liver microsomes (26.8mg of protein/ml) in 0.05M Tris-HCl solution (pH7.4) were incubated at 37℃ for 30min in a water bath with 30μl of 9.2mM NADPH, 20μl of a solution containing 94.7mM ADP and 1.6mM $FeCl_3$ (ADP-Fe^{3+}), and 10μl of catechins at different concentrations in 50% methanol aqueous solution, through which oxygen-free nitrogen was passed for 20min. The total volume of the incubation mixture was 1ml. All substances were added on ice. Incubations were quenched by the addition of 50μl of an aqueous solution of trichloracetic acid (TCA) (100w/v%). Upon cooling on ice and subsequent centrifugation (10000rpm, 10min), the supernatant solution was mixed with TBA solution. The reaction mixture was heated in a water bath at 80℃ for 60min. After cooling, the absorbance at 532nm was read by a Jasco V-550 UV/Vis spectrophotometer (Jasco, Tokyo, Japan). The AA value was calculated as percent inhibition relative to control using the following equation:

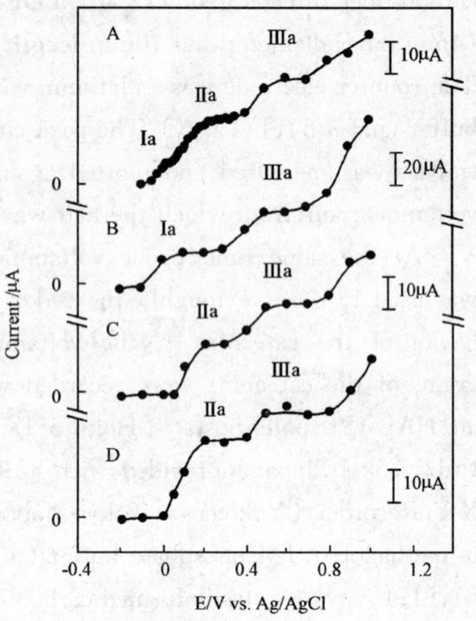

Fig.3 Hydrodynamic Voltammograms of Catechins in Methanol: 0.1M Phosphate Buffer (pH7.5) (1:1, v/v) Using Flow-Through Column Electrolysis
A, (−)-EGCg(0.14mM); B, (−)-GC(0.31mm); c, (−)-C(0.18mM); D, (−)-ECg(0.11mM).

$$AA(\%) = \frac{(A_{c(30)} - A_{c(0)}) - (A_{s(30)} - A_{s(0)})}{(A_{c(30)} - A_{c(0)})} \times 100 \qquad (1)$$

where $A_{c(30)}$ and $A_{c(0)}$ is the absorbance of the control at $t = 30$min and $t = 0$min, respectively; and $A_{s(30)}$ and $A_{s(0)}$ is the absorbance of the sample at $t = 30$min and $t = 0$min, respectively. The A values used were the average data of three measurements. The IC_{50} values were determined by interpolating the 50% inhibition point on a straight line fitted through concentrations that resulted in 10 to 90% inhibition.

The octanol/water partition coefficients of the catechins were calculated using a computerized version called PrologP 5.1 (CompuDrug Chemistry Ltd.). The multiparameter regression analysis was performed using NLRAna software (version 4.1f).

Results and Discussion

Electrochemical Oxidation The cyclic voltammograms and the hydrodynamic voltammograms of the catechins representing the different types of electrode processes are shown in Figs. 2 and 3, respectively. Although the oxidation peaks (I_a—III_a) in the cyclic voltammograms corresponded to the oxidation waves (I_a—III_a) in the hydrodynamic voltammograms, the peak separation was not clear and it was difficult to determine the $E_{1/2}$ value of each peak. On the other hand, in the hydrodynamic voltammograms, the oxidation wave was evident. Accordingly, the oxidation waves for different types of catechins could be classified as waves I_a—III_a I_a(E_p was *ca*.0.000V) may correspond to the oxidation of the 3′,4′,5′-trihydroxyl substituent on the B ring. This oxidation was not observed for catechins without an *ortho*-trihydroxyl substituent on the B ring. II_a(E_p was *ca*.0.200V) was reversible or quasi-reversible due to the oxidation of the 3′,4′-dihydroxyl substituent on the B ring, or/and the oxidation of the galloyl moiety at the C-3 position. The final oxidation may correspond to the oxidation of the 5,7-dihydroxyl substituent on the A ring.[15]

The half-wave potential of the first oxidation potential (I_a or II_a depending on the substrate) of the catechins obtained from the hydrodynamic voltammograms is shown in Table 1. The range was from −0.035V [(−)-EGC] to 0.102V [(+)-C]. The number of electrons (n) transferred in the oxidation was calculated from the electrolytic charge Q, determined from the peak area under the current-time wave, at a potential of *ca*.0.1V more positive than $E_{1/2}$, and the Faraday equation written as:

$$Q = Fcvn \tag{2}$$

where n is the number of electrons, c is the concentration (mol/l) of catechins, v is the solution volume (l), and F is the Faraday constant (96500 coulomb/eq). The results are summarized in Table 1.

AA The catechins showed obvious AA on NADPH-dependent lipid peroxidation in rat liver microsomes (Table 1). Good linear relationships between concentration and activity were found for 0—75μM(+/−)-C and (+/−)-EC; for 0—50μM (−)-GC; for 0—30μM (−)-GCg, (−)-EGC and (−)-Cg; and for 0—15μM (−)-EGCg. In the case of (−)-ECg, when the concentration was 15μM, its inhibitory effect reached 98.7% inhibition. In Table 1, IC_{50} values were determined by interpolating the 50% inhibition point on a straight line fitted through concentrations which result in 10 to 90% inhibition. The IC_{50} values of the catechins were shown to be in the range of 10—51μM. Their order of effectiveness was (−)-ECg > (−)-EGCg > (−)-GCg = (−)-Cg > (−)-EGC > (+)-EC >

Table 1 Electrochemical Characteristics of Catechins and Their AAs on Microsomal LPO

Catechin	$E_{1/2}^{a)}$(V)	$n^{b)}$	logP$^{c)}$	$IC_{50}^{d)}$
(+)-C	0.102	1.81±0.06	0.86	51
(+)-EC	0.082	2.32±0.07	0.86	25
(−)-C	0.092	2.06±0.07	0.86	38
(−)-EC	0.082	2.29±0.05	0.86	30
(−)-GC	−0.030	1.69±0.02	0.43	28
(−)-EGC	−0.035	1.95±0.03	0.43	16
(−)-Cg	0.040	3.36±0.16	2.1	13
(−)-ECg	0.080	3.54±0.20	2.1	10
(−)-GCg	−0.010	1.20±0.04	1.67	13
(−)-EGCg	−0.020	1.43±0.06	1.67	11

a) The half-wave potentials for the first oxidation wave (V *vs*. Ag/Ag Cl) in MeOH:0.1M phosphate buffer (pH7.5)(1:1, v/v). *b*) The number of electrons transferred in the oxidation process. *c*) The calculated octanol/water partition coefficients. *d*) The cocnentrations (μM) of catechins needed to inhibit the reaction by 50%. Tested once performed in triplicate.

(−)-GC>(−)-EC>(−)-C>(+)-C. It was shown clearly that the inhibitory activities of galloylated catechins were stronger than those of nongalloylated catechins. A similar tendency in the scavenging effects of catechins on DPPH radical was previously observed.[6~9]

The AAs of catechins on an LPO system are of interest because of the chiral structure of catechins. It is known that drug enantiomers can have qualitatively or even quantitatively different physiological actions.[16] In our experiments, there were various differences between the AAs of catechins [(+)-C, (−)-C, (−)-GC, (−)-Cg, (−)-GCg] and their corresponding epimers [(+)-EC, (−)-EC, (−)-EGC, (−)-ECg, (−)-EGCg]. The greatest difference was observed between (+)-C and (+)-EC, followed in decreasing order by (−)-GC and (−)-EGC, and (−)-C and (−)-EC. The differences between the galloylated catechins and their corresponding epimers were rather small. Considering the chiral structures, the substituents at C3 and the B ring take the *trans* form in the cases of catechins [(+)-C, (−)-C, (−)-GC, (−)-Cg, (−)-GCg]. However, for their epimers, the substituents at C3 and the B ring take the *cis* form. This steric change may result in the deviations in AA. The presence of the freely rotating gallate ring[9] may diminish this steric difference, resulting in the corresponding small variation of AA between galloylated catechins and their epimers. Evaluating the scavenging effects of catechins and their derivatives on DPPH radical, Nanjo *et al*. suggested that the scavenging effects of tea catechins depended on their chemical structures but not their steric structures.[10] This discrepancy can be explained in that the experimental system they used is not a biological system, in which the effect of steric hindrance may not strongly affect the experimental data. Further investigation is needed to elucidate the effect of steric structures of catechins on AA in an LPO system.

Correlation between Half-Wave Potential and AA Although various biological or nonbiological assays have been used to evaluate the AA of catechins, the results were not always consistent, perhaps because using different systems means dealing with different oxidation mechanisms and corresponding antioxidant mechanisms. In the present work, we evaluated catechin AA on NADPH-dependent LPO in rat liver microsomes. When investigating the flavonoid effects on metal-induced lipid hydroperoxide-dependent LPO, Sugihara *et al*. mentioned that the ability of flavonoids to terminate the chain reaction of LPO by the lipid radical scavenging activity may overweigh the ability of flavonoid-metal complexes to decompose LOOH, particularly for catechol containing flavonoids.[17] After analyzing the differences between IC_{50} data obtained from an iron-dependent LPO assay and an iron-independent LPO assay, van Acker *et al*. came to the conclusion that for most flavonoids, iron chelation did not play a role in the AA in microsomal LPO.[18] In contrast, the effect of catechins in scavenging chain-propagating peroxyl radicals was demonstrated.[2,4]

To investigate the chelate formation of catechins with the ADP-Fe^{3+} complex, the UV/Vis absorption spectrum of catechins with ADP-Fe^{3+} was compared with that of catechin and ADP-Fe^{3+}, respectively. The characteristic absorbance peaks of (−)-EGCg in Tris-HCl solution were at 275nm (a main absorption peak) and 375nm (a shoulder for the main absorption peak). The addition of (−)-EGCg to the ADP-Fe^{3+} complex (the same concentration as used in the LPO assay) resulted in a small absorption wave around 500nm and a very small increase in absorbance at 375nm, which was probably due to the formation of (−)-EGCg-ADP-Fe^{3+} complexes. A similar phenomenon was obseved in the case of (+)-C, *i.e.*, a rather small absorption peak appeared around 500nm after the addition of (+)-C to the ADP-Fe^{3+} complex. These small spectral changes indicated that the equilibrium constant for the chelating reaction between catechins and ADP-Fe^{3+} might be small. Accordingly, we presumed that catechins acted mainly as chain-breaking antioxidants by scavenging chain-propagating peroxyl radicals. Because the reduction potential of catechin radical was lower than that of peroxyl radicals as mentioned earlier. One may suppose that the AA of catechins may increase with easier oxidation, *i.e.*, the more negative the potential, the higher the AA. The results showed that catechins exhibited strong AAs in this system. However, the correlation between IC_{50} and $E_{1/2}$ of the catechins was extremely poor, with $r = 0.554$, which meant other factors operated in this system. Because chain-propagating lipid peroxyl radicals were located within the membrane, evidently, catechins had to interact with the membrane before exerting their effects. Consequently, the localization of catechins should be taken into account in understanding the effectiveness of their AAs. We thus calculated the values of log *P* for each catechin investigated using version 5.1 of CompuDrug's log *P* prediction program. Prolog *P* estimates the log *P* values of organic compounds in an octanol/water system based on their chemical structures. The predicted results are the combined data based on three different estimation methods: Rekker's fragmental method and the atomic approaches of Broto *et al*. and Ghose *et al*. This method is commonly used as an accurate method for predicting log *P* values.[19] Subsequently, we observed a good description of the AAs of the catechins shown by the following multiparameter equation (Fig.4):

$$\log IC_{50}(\mu M) = 1.56 + 2.49E_{1/2}(V) - 0.29 \log P (r = 0.907) \quad (3)$$

This means that a fundamental requisite for the expression of AA by catechins appears to be, together with their redox properties, the ability to interact with biomembrances. This finding is consistent with what other workers have reported, in which they observed that the interaction of flavonoids with a model membrane, including their incorporation rate into cells and their orientation in a biomembrane, affected their AA or other pharmacological effects.[20~24]

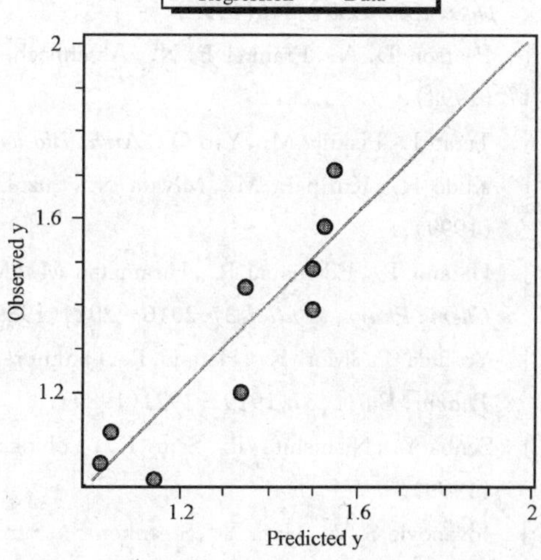

Fig.4 Plot of Observed log IC_{50} Values against Calculated log IC_{50} Values Using Eq.3 ($r = 0.907$)

AA of Tea Extract The study of catechis is particularly important for the understanding of the antioxidant property of tea. In this paper, the AA of tea extract (mainly containing polyphenols) was tested. Table 2 shows the relationship between the content of each catechin contained and its corresponding activity. In Table 2, the concentrations of catechins in tea extract were used to calculate their predicted AAs, according to their measured dose-activity relationships, the total amount of predicted data (117.9% inhibition) was reasonably consistent with the measured data (99.8%) of tea polyphenon. This means that each catechin contained in the tea extract contributed to the total AA of the extract.

Table 2 Contribution of Catechins to the AA of Tea Extract

	% Composition of tea extract[a)]	Contribution to AA (calculated)[b)]
(−)-EGCg	53.9	92.2
(−)-GCg	2.9	2.5
(−)-ECg	1.7	0.7
(−)-EGC	13.4	19.5
(−)-EC	9.4	3.4

a) The catechin composition of the tea extract as percentage weight. *b*) The calculated contribution (except for EGCg, the measured data) of each catechin to the AA of tea extract.

In conclusion, catechins showed obvious AAs on NADPH-dependent microsomal LPO. The antioxidant effects of galloylated catechins were higher than those of nongalloylated catechins. The oxidation potential and lipophilicity of the catechins play important roles in their AAs.

Acknowledgments This work was supported in part by a grant from the Uehara Memorial Foundation.

References

[1] Okuda T., Kimura Y., Yoshida T., Hatano T., Okuda H., Arichi S., *Chem. Pharm. Bull.*, 31, 1625～1631(1983).

[2] Salah N., Miller N. J., Paganga G., Tijburg L., Bolwell G. P., Rice Evans C., *Arch. Biochem. Biophys.*, 322, 339～346(1995).

[3] Pearson D. A., Frankel E. N., Aeschbach R., Germn J. B., *J. Agric. Food Chem.*, 46, 1445—1449 (1998).

[4] Terao J., Piskula M., Yao Q., *Arch. Biochem. Biophys.*, 308, 278—284 (1994).

[5] Kndo K., Kurihara M., Miyata N., Suzuki T., Toyoda M., *Arch. Biochem. Biophys.*, 362, 79～86 (1999).

[6] Hatano T., Edamatsu R., Hiramatsu M., Mori A., Fujita Yo., Yasuhara T., Yoshida T., Okuda T., *Chem. Pharm. Bull.*, 37, 2016～2021(1989).

[7] Yoshida T., Mori K., Hatano T., Okumura T., Uehara I., Komagoe K., Fujita Y., Okuda T., *Chem. Pharm. Bull.*, 37, 1919～1921(1989).

[8] Senba Y., Nishishita T., Saito K., Yohioka H., Yoshioka H., *Chem. Pharm. Bull.*, 47, 1369～1374 (1999).

[9] Jovanovic S. V., Hara Y., Steenken S., Simic M. G., *J. Am. Chem. Soc.*, 117, 9881～9888(1995).

[10] Nanjo F., Goto K., Seto R., Suzuki M., Sakai M., Hara Y., *Free Radic. Biol. Med.*, 21, 895～902 (1996).

[11] Husain S. R., Cillard J., Cillard P. *Phytochemistry*, 26, 2489～2491 (1987).

[12] Jovanovic S. V., Steenken S., Tosic M., Marjanovic B., Simic M. G., *J. Am. Chem. Soc.*, 116, 4846～4851(1994).

[13] Yang B., Arai K., Kusu F., *Electrochemistry*, in press.

[14] Ernster L., Nordenbrand K., "Methods in Enzymology," Vol. X, ed. by Estabrook R. W., Pullman M. E., Academic Press Inc., New York and London, 1967, pp. 574～580.

[15] Hendrickson H. P., Kaufman A. D., Lunte C. E., *J. Pharm. Biomed. Anal.*, 12, 325～334(1994).

[16] Mano N., Oda Y., Asakawa N., Yoshida Y., Sato T., *J. Chromatogr.* 623, 221～228(1992).

[17] Sugihara N., Arakawa T., Ohnishi M., Furuno K., *Free Radic. Biol. Med.*, 27, 1313～1323(1999).

[18] van Acker S. A. B. E., van Balen G. P., van den Berg D.-J., Bast A., van der Vijgh W. J. F., *Biochem. Pharmacol.*, 56, 935～943(1998).

[19] Sangster J., "Octanol-Water Partition Coefficients: Fundamentals and Physical Chemistry", John Wiley & Sons Ltd., 1997, pp. 115～118, 133.

[20] Saija A., Scalese M., Lanza M., Marzullo D., Bonina F., Castelli F., *Free Radic. Biol. Med.*, 19, 418～486(1995).

[21] van Acker S. A. B. E., van den Berg D.-J., Tromp M. N. J. L., Griffioen D. H., van Bennekom W. P., van der Vijgh W. J. F., Bast A., *Free Radic. Biol. Med.*, 20, 331～342(1996).

[22] Dickancatie E., Nemeikaite A., Kalvelyte A., Cenas N., *Biochem. Mol. Biol. Int.*, 45, 923～930 (1998).

[23] Beyeler S., Testa B., Perrissoud D., *Biochem. Pharmacol.*, 37, 1971～1979(1988).

[24] Barcaly L. R. C., Locke S. J., MacNeil J. M., VanKessel J., J. *Am. Chem. Soc.*, 106, 2479～2481 (1984).

Chem. Pharm. Bull. 49(6)747～751(2001)

Electrochemical Behaviors of Quercetin and Kaempferol in Neutral Buffer Solution

Bin Yang, Kensuke Arai, * and Fumiyo Kusu *

Quercetin and kaempferol, flavonols, are predominant in vegetables and fruits, and are components in the human diet.[1] They are reported to be potent antioxidants.[2,3] One mechanism of their antioxidant activity is regarded as scavenging free radicals by donation of electrons.[4] So knowledge about the electrochemical properties of these two flavonols can help us to under-

* (*School of Pharmacy, Tokyo University of Pharmacy and Life Science*, 1432-1 *Horinouchi*, *Hachioji*, *Tokyo* 192-0392, *Japan*)

stand their antioxidant activity. When studying electrochemical behavior of flavonoids in the neutral buffer solution,[5] we found that quercetin and kaempferol gave a reversible and an irreversible cyclic voltammogram at the scan rate of 100mV/s, respectively, although they have similar chemical structures. It is interesting to determine the reason for this different electrochemical behavior. The electrochemical oxidation mechanism of quercetin and kaempferol in acetonitrile has been studied,[6] but their electrochemical behavior in the neutral buffer solution has not been reported. The purpose of this work is to study the electrochemical behavior of these two flavonols in methanolic neutral buffer solution, using cyclic voltammetry (CV) and a spectroelectrochemical method, with an optically transparent electrode (OTE), which is useful for investigating electrode reaction mechanisms.[7]

Experimental

Reagents

Quercetin dihydrate and kaempferol (95%) were obtained from Wako Pure Chemical Industrier, Ltd. (Osaka, Japan), and were used as received. Water was purified through a Nanopure Ⅱ purification train (Sybron Branstead, USA). Other reagents of reagent grade were also from Wako Pure Chemical Industries, Ltd.

Apparatus and procedures

Cyclic voltammograms were measured with an HAB-151 potentiostat (Hokuto Denko Ltd., Japan) and a 3036 X-Y Recorder (Yokogawa, Japan). The working electrode was plastic formed carbon (3mm in diameter). The reference electrode was Ag/AgCl. The counter electrode was platinum wire (0.5mm in diameter). The working electrode was polished thoroughly with a polishing cloth (P2000 Eagle brand waterproof abrasive paper, Kovax) and sonicated in water before each measurement. Quercetin and kaempferol were dissolved in methanol: 0.1M (= mol dm^{-3}) phosphate buffer (pH 7.5)(1∶1, v/v), reaching a final concentration of 0.2 – 0.5mM. To prevent possible air oxidation of the flavonols, oxygen-free nitrogen was used to thoroughly purge the solution being analyzed before the measurement and to pass above the solution during the recording of the voltammograms.

The apparatus utilized to obtain the *in situ* optical change between flavonols and their oxidation products consists of an HAB-151 potentiostat (Hokuto Denko Ltd., Japan), an MD-910 multiwavelength detector (Jasco) and an electrolytic cell containing an OTE. The OTE used herein was a piece of thin Au film deposited on a quartz slide (Matsuzaki Shinku Co., Tokyo). Two layers of Teflon tape (0.05mm in thickness, Universal Co. Ltd., Tokyo) cut in strips *ca*. 2-mm wide were

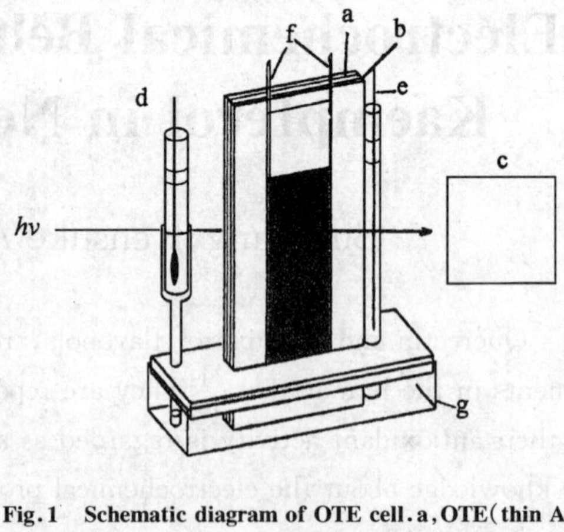

Fig.1 Schematic diagram of OTE cell. a, OTE (thin Au film deposited on a quartz slide); b, a quartz slide; c, UV detector; d, Ag/AgCl reference electrode; e, Pt wire counter electrode; f, Teflon spacer; g, solution cup.

used as spacer between the quartz slide covered by Au and a quartz slide. The two slides were held together with Teflon film and fixed in a cup containing sample solution as well as an Ag/AgCl reference electrode and a Pt counter electrode (Fig. 1).

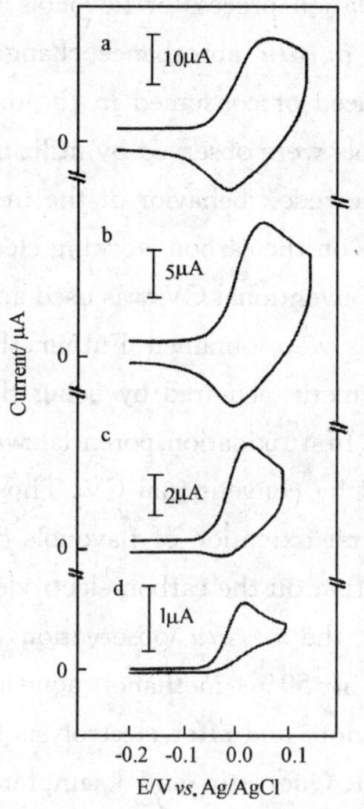

Fig. 2 Cyclic voltammograms of quercetin at plastic formed carbon in methanol: 0.1M phosphate buffer solution (pH 7.5) (1:1, v/v) at a scan rate of a) 100; b) 50; c) 10 and d) 1mV/s.

Results and Discussion

The cyclic voltammograms of quercetin and kaempferol obtained in methanol: 0.1M phosphate buffer (pH7.5) at different scan rates are shown in Figs. 2 and 3. Quercetin gave an oxidation peak around 0.06V at a scan rate of 100mV/s, this peak was regarded the response of oxidation of 3′, 4′-dihydroxyl group on the B-ring.[8] A reduction peak around −0.02 V appeared on the negative scan, indicating that the electrochemical oxidation product was easily reduced. But at lower scan rate, for example 1 or 10mV/s, only the oxidation peak was observed. This scan rate-dependent electrochemical process indicated an electrochemical-chemical (EC) reaction mechanism. However, for kaempferol, only an oxidation peak was observed on the voltammograms obtained at different scan rates, suggesting that the electrochemical product was very unstable and underwent further chemical reactions.

Jϕrgensen *et al*.[6] proposed the electrode reaction mechanism of quercetin and kaempferol in acetonitrile to be as follows:

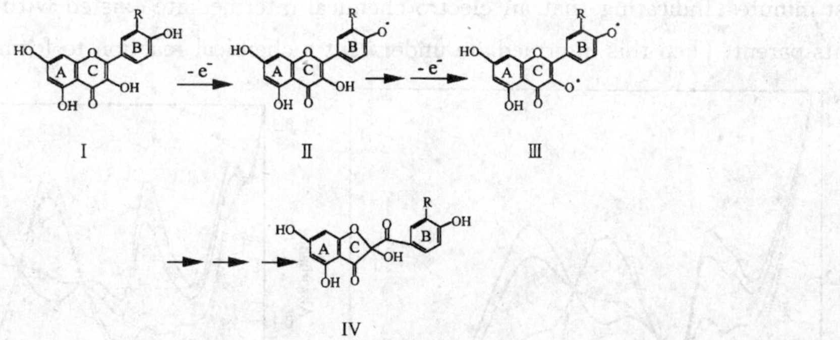

Initial oxidation of quercetin, I(R = OH), or kaempferol, I(R = H), will produce the phenoxyl radical (Ⅱ). A subsequent one-electron oxidation will result in Ⅲ, which undergoes a series of chemical reactions to form the final product Ⅳ, *i.e.*, 2-(3,4-dihydroxybenzoyl)-2,4,6-trihydroxy-3(2*H*)-benzofuranone and 2-(4-hydroxybenzoyl)-2,4,6-trihydroxy-3(2*H*)-benzofuranone for quercetin and kaempferol, respectively. Structures of these two products were identified by using UV-Vis, MS, ^{1}H and ^{13}C NMR spectroscopy. The absorption peak of Ⅳ appeared at a shorter wavelength of 290nm.

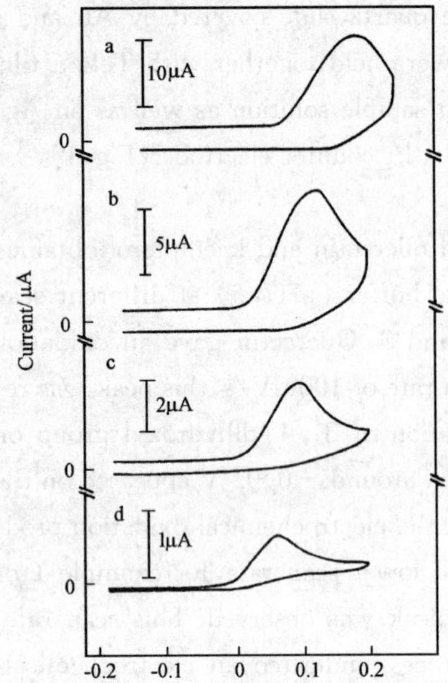

Fig.3 Cyclic voltammograms of kaempferol at plastic formed carbon in methanol:0.1M phosphate buffer solution (pH7.5)(1:1,v/v) at a scan rate of a)100;b)50;c)10 and d)1mV/s.

To investigate the oxidation process of flavonols in the neutral buffer solution, *in situ* absorbance changes resulting from species produced or consumed in the oxidative process of the flavonols were observed by utilizing an OTE cell. To compare the redox behavior of the first oxidative process of flavonols on the carbon working electrode and on the Au-OTE, conventional CV was used and similar cyclic voltammograms were obtained. Futher, the cyclic voltammogram of quercetin acquired by using the OTE cell displayed that the first oxidation potential was the same as that determined by conventional CV. Thus, the redox behavior of the first oxidation of flavonols on the Au OTE was similar to that on the carbon electrode.

Figures 4 and 5 show the *in situ* observation of quercetin and kaempferol in 50% methanol aqueous buffer solution (pH 7.5) before and after electrolysis at the first oxidation potential. Quercetin and kaempferol show similar spectral change. The absorption at around 375nm (representing the B-ring absorption) and the peak around 275nm (indicating the absorption of the A-ring) of parent quercetin and kaempferol decreased accompanied by the increase of a new absorbance peak around 330nm. The difference between these two flavonols can be seen from the time course of the absorption change (%) (Fig. 6). In the case of quercetin, rather small optical changes were observed during the first minutes, indicating that an electro chemical intermediate existed with the same spectrum as its parent. Then this intermediate underwent a chemical reaction to form the final product,

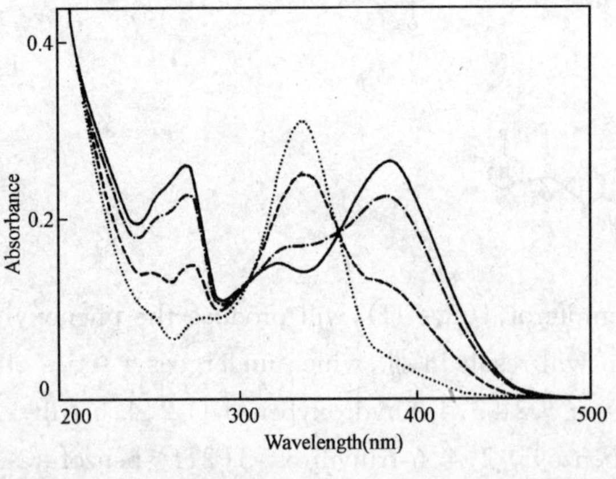

Fig.4 Absorption spectra of quercetin obtained before and after electrolysis at Au-OTE. —, before electrolysis; —·—, 7min; — — —, 15min; and ···, 25min after electrolysis.

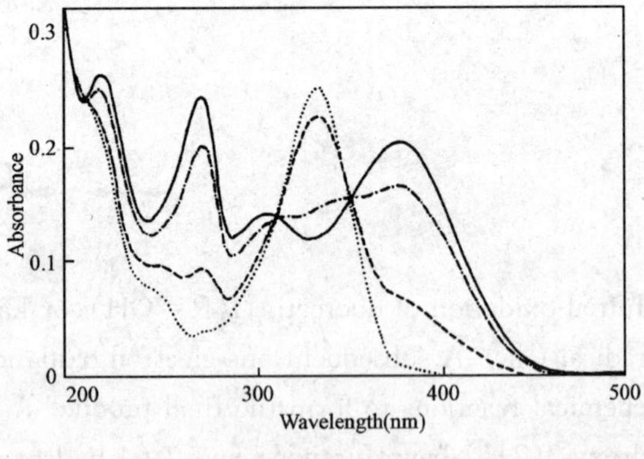

Fig.5 Absorption spectra of kaempferol obtained before and after electrolysis at Au-OTE. —, before electrolysis; —·—, 8min; — — —, 17min; and ···, 27min after electrolysis.

which showed a great optical change compared with its parent. However, in the first minutes, the absorbance decrease of kaempferol was much quicker compared with that of quercetin, which indicated that the electrochemical intermediate was very unstable, *i.e.*, the reaction rate of the following chemical reaction was very quick. This result can be used to explain the phenomena observed from the cyclic voltammograms, as mentioned above. The spectral changes of these two flavonols before and after electrolysis were similar to those reported by Jϕrgensen *et al*. Accordingly, quercetin and kaempferol may undergo a similar oxidation mechanism and produce the similar products under the present experimental system.

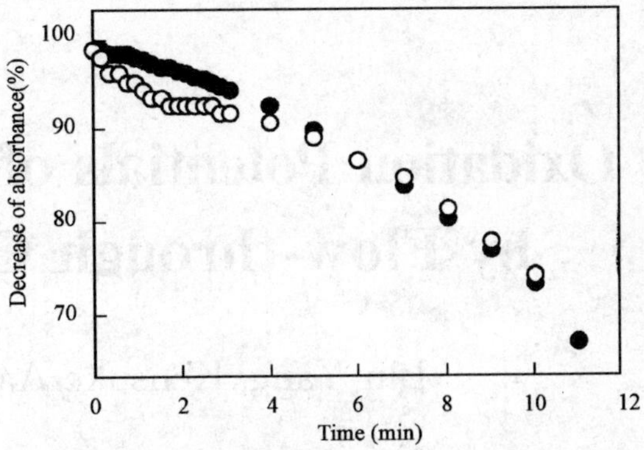

Fig.6 Absorbance-time curve showing the absorbance decrease at *ca*. 380nm during the electrolysis of flavonols (●, quercetin; ○, kaempferol).

References

[1] P.-G. Pietta, *J. Nat. Prod.*, 2000, 63, 1035.

[2] A. Mora, M. Payá, J. L. Rios, and M. J. Alcaraz, *Biochem. Pharmacol.*, 1990, 40, 793.

[3] S. A. B. E. van Acker, D.-J. van den Berg, M. N. J. L. Tromp, D. H. Griffione, W. P. van Bennekom, W. J. F. van der Vijgh, and A. Bast, *Free Radic. Biol. Med.*, 1996, 20, 331.

[4] F. Shahidi and P. K. J. P. D. Wanasundara, *Crit. Rev. Food Sci. Nutr.*, 1992, 32, 67.

[5] B. Yang, A. Kotani, K. Arai, and F. Kusu, *Anal. Sci.*, 2001, 17, 599.

[6] L. V. Jϕrgensen, C. Cornett, U. Justesen, and L. H. Skibsted, *Free Rad. Res.*, 1998, 29, 339.

[7] J. K. Zak, J. E. Butler, and G. M. Swain, *Anal. Chem.*, 2001, 73, 908.

[8] H. P. Hendrickson, A. D. Kaufman, and C. E. Lunte, *J. Pharm. Biomed. Anal.*, 1994, 12, 325.

原载：ANALYTICAL SCIENCES AUGUST 2001, VOL. 17 PP: 987～989 2001© The Japan Society for Analytical Chemistry

Oxidation Potentials of Flavonoids Determined by Flow-through Column Electrolysis

Bin Yang, Kensuke Aai*, and Fumiyo Kusu*

The first oxidation potentials of a series of structurally related flavonoids, mostly having hydroxyl substituents, were investigated by employing cyclic voltammetry and flow-through column electrolysis. The flow-through column packed with carbon fibers was useful for determining the half-wave potenital ($E_{1/2}$) of the flavonoids and the number of electrons (*n*-value) transferred in the oxidation process. The potentials of the flavonoids were shown to be strongly dependent on their structures. The important determinants for the ease of oxidation are: 1) *ortho*-trihydroxyl group (pyrogallol group); 2) *ortho*-dihydroxyl group (catechol group); 3) the presence of a 2,3-double bond in conjugation with 4-oxo and 3-hydroxyl groups; and 4) another addition of a resonance-effective substituent. The relaton between the $E_{1/2}$ values of the first oxidation step obtained from the hydrodynamic voltammograms and the antioxidant data (IC_{50}) in biological systems obtained from references was examined to determine whether the $E_{1/2}$ value was an indicator of the biological activity. It was found that more negative $E_{1/2}$ values of flavonoids were usually associated with decreasing IC_{50} values. These findings suggest that the electrochemical properties of the flavonoids contribute to their antioxidant activity, and thus the $E_{1/2}$ values of flavonoids can be used as indices of their antioxidant activities in biological systems.

[**Key Words**] Flavonoids; First Oxidation Potential; Column Electrode, Antioxidant Activity

1 Introduction

Flavonoids are natural compounds, widely distributed in fruits, vegetables, and teas. There is an increasing interest in these compounds because of their broad pharmacological activities,[1,2] especially their antioxidant activity.[3~5] As antioxidants, flavonoids have the ability to scavenge free radicals by protein and electron transfer processes. On the other hand, as metal-chelating agents, flavonoids can depress the superoxide-driven Fenton reaction.[6] There are also reports of flavonoids inhibiting the activities of an array of enzymes.[1,7,8] All of these indicate that synergistic effects may occur in the antioxidant action in which flavonoids participate.

Although numerous authors have investigated the antioxidant activity of flavonoids and several attempts have been made to elucidate a structure-activity relationship,[2,9,10] the results were not always in agreement, which may be due to synergistic effects and the differences in the experimental systems and conditions. The ease of oxidation of flavonoids was expected to be of

* School of Pharmacy, Tokyo University of Pharmacy and Life Science (1432-1 Horinouchi, Hachioji, Tokyo 192-0392, Japan)

importance to some of their pharmacological activities,[7,11] including their antioxidant activity.[9] van Acker *et al*.[9] reported that the inhibitory effects of flavonoids on lipid peroxidation gave a good qualitative correlation with the oxidation potentials of flavonoids. Cyclic voltammetry was often utilized for determining the oxidation potential of flavonoids,[7,9,11,12] although voltammograms were easily modified by processes such as adsorption and kinetic reactions. In this paper, we have investigated the redox behavior of 29 representative and structurally related flavonoids (Fig. 1) using flow-through column electrolysis, to better understand the structure-oxidant potential relationship, which may help us to elucidate the relative contribution of the synergy with respect to the ease of oxidation of flavonoids.

Flavonols

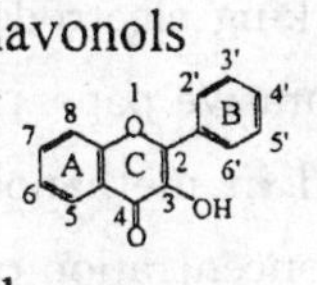

1) Galangin (3,5,7-trihydroxyflavone)
2) Fisetin (3,7,3',4'-tetrahydroxyflavone)
3) Kaempferol (3,5,7,4'-tetrahydroxyflavone)
4) Morin (3,5,7,2',4'-pentahydroxyflavone)
5) Quercetin (3,5,7,3',4'-pentahydroxyflavone)
6) Myricetin (3,5,7,3',4',5'-hexahydroxyflavone)

Flavones

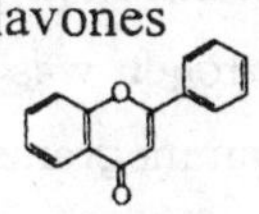

1) Baicalein (5,6,7-trihydroxyflavone)
2) Baicalin (5,6-dihydroxyflavone-7'-glucuronide)
3) Apigenin (5,7,4'-trihydroxyflavone)
4) Wogonin (5,7-dihydroxy-8-methoxyflavone)
5) Luteolin (5,7,3',4'-tetrahydroxyflavone)
6) Rutin (5,7,3',4'-tetrahydroxyflavone-3-rutinoside)
7) Hyperoside (5,7,4',5'-tetrahydroxyflavone-3-glycoside)

Flavanones

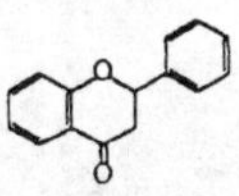

1) Fustin (3,7,3',4'-tetrahydroxyflavanone)
2) Naringenin (5,7,4'-trihydroxyflavanone)
3) Silibinin {2,3-Dihydro-3-[4-hydroxy-3-methoxyphenyl]-2-[hydroxymethl]-6-[3,5,7-trihydroxy-4-oxobenzopyran-2-yl]benzodioxin}

Isoflavones

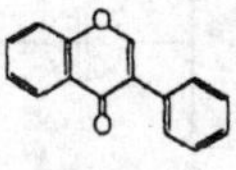

1) Daidzein (7,4'-dihydroxyisoflavone)
2) Daidzin (4'-hydroxyisoflavone-7-glycoside)
3) Puerarin (7,4'-dihydroxyisoflavone-8-C-glycoside)

Flavans

1) (-)-Catechin (3,5,7,4',5'-pentahydroxyflavan)
2) (+)-Catechin (3,5,7,4',5'-pentahydroxyflavan)
3) (-)-Epicatechin (3,5,7,4',5'-pentahydroxyflavan)
4) (+)-Epicatechin (3,5,7,4'-5'-pentahydroxyflavan)
5) (-)-Epicatechin gallate (5,7,4',5'-tetrahydroxyflavan-3-gallate)
6) (-)-Catechin gallate (5,7,4',5'-tetrahydroxyflavan-3-gallate)
7) (-)-Epigallocatechin (3,5,7,3',4',5'-hexahydroxyflavan)
8) (-)-Gallocatechin (3,5,7,3',4',5'-hexahydroxyflavan)
9) (-)-Epigallocatechin gallate (5,7,3',4',5'-pentahydroxyflavan-3-gallate)
10) (-)-Gallocatechin gallate (5,7,3',4',5'-pentahydroxyflavan-3-gallate)

Fig. 1 Structures of flavonoids.

2 Experimental

2.1 Chemicals

Quercetin dihydrate, baicalein, baicalin (>99.0%), daidzein (>97%), galangin, rutin, kaempferol (95%), daidzin (>99%), wogonin (>98%), fisetin, luteolin (>90%), naringenin, and puerarin (98%) were obtained from Wako Pure Chemical Industries, Ltd. (Osaka, Japan). (+)-Epicatechin (>98%), myricetin, silibinin, and morin were purchased from Sigma Chemical Co. (St. Louis, MO). Fustin, apigenin, and hyperoside were from Funakoshi Co. (Tokyo, Japan). (−)-Epicatechin (>98%), (−)-gallocatechin (>98%), (−)-gallocatechin gallate (>98%), (−)-catechin gallate (>98%), (−)-catechin (>98%), (−)-epigallocatechin (>98%), (−)-epicatechin gallate (>98%), (−)-epigallocatechin gallate (>98%), and (+)-catechin were obtained from Kurita Industrial Co. (Tokyo, Japan). All these chemicals were used as received. Water was purified through a Nanopure Ⅱ purification train (Sybron Branstead, USA). Other reagents of reagent grade were from Wako Pure Chemical Industries, Ltd.

2.2 Methods

Cyclic voltammograms were measured with an HAB 151 Potentiostat (Hokuto Denko Ltd., Japan) and a 3036 X-Y Recorder (Yokogawa, Japan). The working electrode was plastic formed carbon (3mm in diameter). The reference electrode was Ag/AgCl. The counter electrode was platinum wire (0.5mm in diameter). The working electrode was polished throughly with a polishing cloth (P2000 Eagle brand waterproof abrasive paper, Kovax) and sonicated in water before measurement. All flavonoids were dissolved in methanol: 0.1M (= mol dm^{-3}) phosphate buffer (pH7.5) (1:1, v/v), reaching a final concentration of 0.2~0.5mM. To prevent possible air oxidation of the flavonoids, oxygen-free nitrogen was passed through the solution being analyzed before and during recording of the voltammograms.

Hydrodynamic voltammograms were obtained by using a flow-through cell system (HX-301S, Hokuto Denko, Japan) with a PU-980 pump (Jasco, Tokyo, Japan), a DG980-50 Degasser (Tokyo, japan), an 8125 injector fitted with a 5-μl injection loop (Reodyne, Cotati, USA), and a Potentiostat/Galvanostat HAB-151 (Hokuto Denko Ltd.) (Fig. 2). The working electrode was carbon fibers (Nihon Carbon GF-20-P7, 10mm long, *ca*. 200cm^2 area). The reference electrode was an Ag/AgCl electrode. The counter electrode was platinum wire. The carrier solution was methanol: 0.1M phosphate buffer (pH7.5)(1:1, v/v).

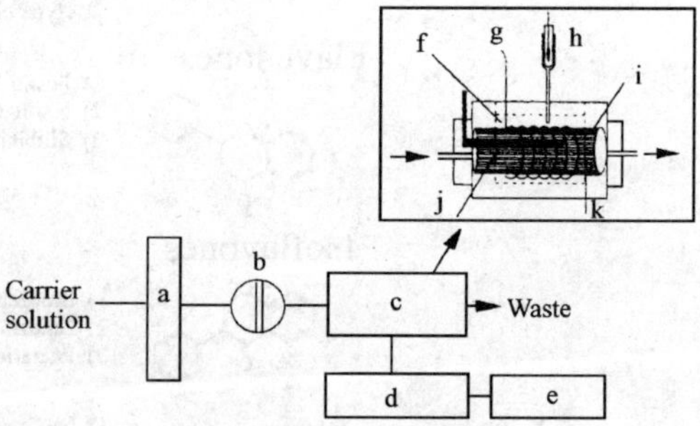

Fig.2 Flow-through cell system with a column electrode: (a) pump, (b) sample injector, (c) electrolytic cell, (d) potentiostat, (e) recorder, (f) outer solution, (g) Pt wire counter electrode, (h) Ag/AgCl reference electrode, (i) porous Vycor glass cylinder, (j) contact glassy carbon rod, (k) carbon fiber working electrode.

3 Results and Discussion

3.1 Cyclic voltammetry

Figures 3 and 4 show typical cyclic voltammograms of different types of flavonoids: flavonol (Fig. 3A, myricetin; B, kaempferol), flavone (Fig. 3 C, baicalin), flavanonol (Fig. 4 A, fustin, D, silibinin), flavan (Fig. 4 B, (+)-epicatechin) and isoflavone (Fig. 4 C, daidzein). Each voltammogram of myricetin, baicalin, fustin and (+)-epicatechin gave an oxidation peak which was accompanied with a reduction peak, and suggested a reversible or quasi-reversible electrode reaction. Similar redox couples were obtained from quercetin, fisetin, baicalein, luteolin, rutin, hyperoside, (−)-gallocatechin, (−)-epigallocatechin, (−)-epigallocatechin gallate, (−)-gallocatechin gallate, (−)-catechin gallate, (−)-epicatechin gallate, (−)-epicatechin,

(+)-catechin, and (−)-catechin. On the other hand, irreversible peaks were observed in the voltammograms of kaempferol, daidzein, and silibinin obtained at a scan rate of 10mV s^{-1}. Table 1 lists the $E_{1/2}$ values of the flavonoids (the fourth column) obtained from cyclic voltammograms in methanol: 0.1M phosphate buffer (pH7.5)(1:1, v/v) at a scan rate of 100mV s^{-1} using plastic formed carbon as a working electrode. $E_{1/2}$ equals $(E_{pa} + E_{pc})/2$, for the reversible and quasi-reversible electrode reaction; while for the irreversible electrode reaction, the $E_{pa/2}$ value of the anodic peak was listed instead of the $E_{1/2}$ value.

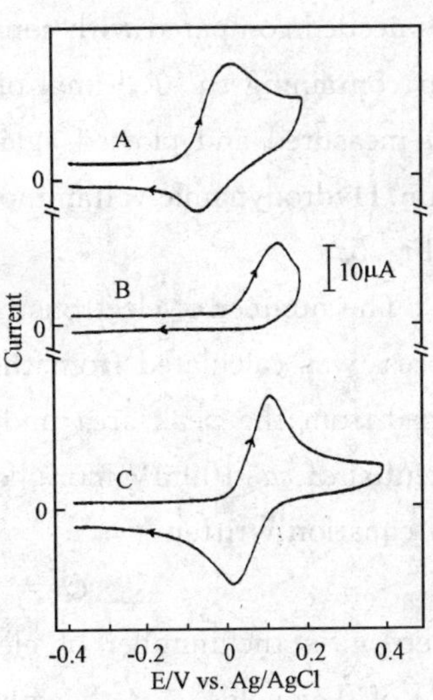

Fig. 3 Cyclic voltammograms of flavonoids obtained in methanol: 0.1M phosphate buffer (pH 7.5)(1:1) at a scan rate of 100mV/sec. A: myricetin (flavonol), B: kaempferol (flavonol), C: baicalin (flavone).

The oxidation mechanism of flavonoids seems to be complex, such as formation of quinoid compounds, dimerization, and so on. The oxidation peak of baicalin in Fig. 3 C would correspond to the reversible or quasireversible process of the 5, 6-dihydroxyl substituent. The appearance of the reduction peak indicated the oxidation process gave a relatively stable product, which was easily reduced. This type of electrochemical behavior was typical of *ortho*-dihydroxyl substituted flavonoids. In our experiments, flavonoids possessing an *ortho*-dihydroxyl group, either on the A ring or on the B ring, underwent a reversible or quasi-reversible process. Myricetin (A in Fig. 3), containing an *ortho*-trihydroxyl group on the B ring, underwent a quasi-reversible electrode process in the oxidation. Flavonoids containing an *ortho*-trihydroxyl group or/and a gallate group at the C-3 position also showed a quasi-reversible or reversible process. Their first-oxidation products would be estimated to be quinoid compounds. Flavonoids containing no *ortho*-dihydroxyl or *ortho*-trihydroxyl gorup underwent an irreversible electrode process in the oxidation.

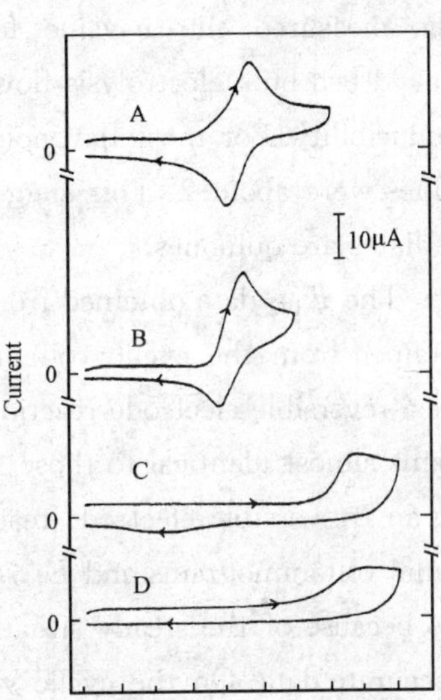

Fig. 4 Cyclic voltammograms of flavonoids obtained in methanol: 0.1M phosphate buffer (pH 7.5)(1:1) at a scan rate of 100mV/sec. A: fustin (flavanonol), B: (+)-epicatechin (flavan), C: daidzein (isoflavone), D: silibinin (flavaonol).

3.2 Flow-through column electrolysis

The continuous flow column electrolytic method using extremely large surface areas of working electrodes can realize highly efficient and rapid electrolysis.[13] The measured current is directly proportional to the concentration of the substance undergoing electrolysis; that is, less influence will affect the electrode process compared to conventional cyclic voltammetry. Because of the high efficiency, less amount of sample was needed compared with conventional cyclic voltammetry. In this paper, 5μl of flavonoid solution, containing *ca*. 0.5nmol of flavonoids, were injected into the apparatus. The peak current was measured and plotted against the applied potential to obtain a hydrodynamic voltammogram. Hydrodynamic voltammograms corresponding to the flavonoids in Figs. 3 and 4 are shown in Fig. 5.

The number of electrons transferred in the first oxidation process was calculated from the electrolytic charge Q. determined from the peak area under the current-time curve at a potential of *ca*. 100mV more positive than $E_{1/2}$, and the Faraday equation written

$$Q = Fcvn \quad (1)$$

where n is the number of electrons, c is the concentration (M) of flavonoids, v is the solution volume (l), and F is the Faraday constant (96, 500 coulomb/equivalent). The results are shown in Table 1. The values of the relative standard deviation (RSD) of n of the flavonoids oxidized at low potentials were lower than those of the flavonoids oxidized at high potentials. Compared with the results of Hendrickson *et al.*,[11] who measured the n-value for flavonoids with a carbon packed-bed bulk electrolysis flow cell, our data show better reproducibility. For most flavonoids tested in this paper, the n values were about 2. This suggests the main oxidation intermediates are quinones.

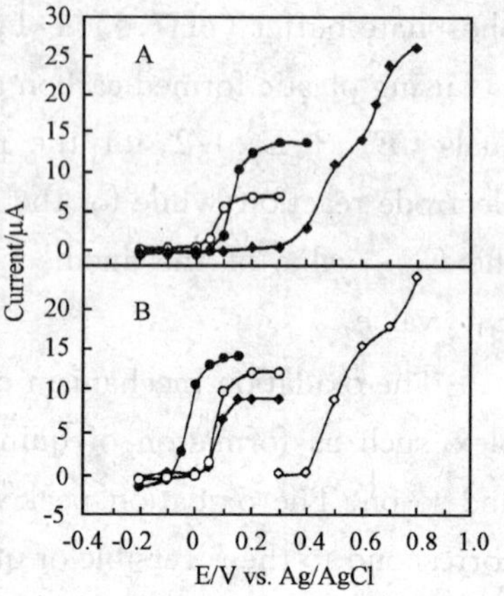

Fig. 5 Hydrodynamic voltammograms of flavonoids obtained in methanol: 0.1M phosphate buffer (pH 7.5)(1:1) carrier solution with a flow rate of 0.5ml/min. A: fustin (●), kaempferol (○), silibinin (◆), B: myricetin(●), (+)-epicatechin (○), baicalin (◆), daidzein (◇).

The $E_{1/2}$ data obtained from the hydrodynamic voltammograms were compared with those obtained from the cyclic voltammograms (Tbale 1). The flavonoids showing a reversible or quasi-reversible electrode reaction gave $E_{1/2}$ values obtained from the hydrodynamic voltammograms almost identical to those from cyclic voltammograms. However, for the flavonoids showing an irreversible electrode reaction, there was a difference between $E_{1/2}$ from the hydroydnamic voltammograms and $E_{pa/2}$ from the cyclic voltammograms. When using cyclic voltammetry, because of the steady situation, interference due to adsorption easily occurred, resulting in inaccurate data. On the cyclic voltammogram of puerarin, obtained in methanol: 0.1M phosphate buffer (pH7.5)(1:1, v/v) solution as shown in Fig. 6 A, two overlapping oxidation peaks appeared at 0.46V and 0.58V. When the ratio of methanol in the supporting electrolyte was increased to facilitate the improvement of puerarin's solubility, only the latter oxidation peak appeared on the cyclic votammogram (Fig. 6 B). This means the initial peak at 0.46V in Fig. 6 A belongs to the adsorption of puerarin on the surface of the working electrode. The hydrodynamic voltammogram of puerarin obtained in methanol: 0.1M phosphate buffer (pH7.5)(1:1)(Fig. 6C) shows no wave around 0.46V. The potential difference between the $E_{1/2}$ and $E_{pa/2}$ data may thus be caused by the adsorption of puerarin on the surface of the working electrode in cyclic voltammetry. Similar phenomena were observed in the cases of daidzin and daizein.

Table 1 Electrochemical characteristics of flavonoids

Flavonoids	Substituents	$E^{a}_{1/2}$(V)	$E^{b}_{1/2}$(V)	$n \pm SD^{c}$
Flavonols*				
Myricetin	3,5,7,3′,4′,5′-OH	−0.030	−0.025	2.19±0.03
Quercetin	3,5,7,3′,4′-OH	0.020	0.021	1.87±0.05
Fisetin	3,7,3′,4′-OH	0.030	0.055	1.74±0.03
Kaempferol	3,5,7,4′-OH	0.080	0.064[ir]	1.70±0.01
Morin	3,5,7,2′,4′-OH	0.105	0.115[ir]	1.16±0.01
Galangin	3,5,7-OH	0.280	0.188[ir]	1.25±0.02
Flavones				
Baicalein	5,6,7-OH	−0.060	−0.055	1.83±0.04
Baicalin	5,6-OH-7-glucuronic acid	0.080	0.080	1.76±0.04
Luteolin	5,7,3′,4′-OH	0.180	0.175	2.66±0.03
Rutin	5,7,3′,4′-OH-3-rutinose	0.180	0.187	2.39±0.04
Hyperoside	5,7,4′,5′-OH-3-glucose	0.185	0.185	2.44±0.02
Wogonin	5,7,-OH-8-OHC$_3$	0.360	0.380[ir]	1.67±0.05
Apigenin	5,7,4′-OH	>0.500[d]	0.520[ir]	
Flavanones				
Fustin	3,7,3′,4′-OH	0.132	0.137	2.08±0.07
Naringenin	5,7,4′-OH	0.590	0.570[ir]	2.46±0.36
Silibinin		0.450	0.390[ir]	1.90±0.31
Isoflavones				
Daidzein	7,4′-OH	0.500	0.411[ir]	1.76±0.18
Daidzin	4′-OH-7-glucose	0.538	0.411[ir]	0.96±0.12
Puerarin	7,4′-OH-8-C-glucose	0.540	0.435[ir]	1.25±0.10
Flavans				
(−)-(2S,3R)-Gallocatechin	3,5,7,3′,4′,5′-OH	−0.030	−0.042	1.69±0.02
(−)-(2R,3R)-Epigalocatechin	3,5,7,3′,4′,5′-OH	−0.035	−0.035	1.95±0.03
(−)-(2R,3R)-Epigallocatechin gallate	5,7,3′,4′,5′-OH-3-gallate	−0.020	−0.025	1.43±0.06
(−)-(2S,3R)-Gallocatechin gallate	5,7,3′,4′,5′-OH-3-gallate	−0.010	−0.010	1.20±0.04
(−)-(2S,3R)-Catechin gallate	5,7,3′,4′-OH-3-gallate	0.040	0.120	3.36±0.16
(−)-(2R,3R)-Epicatechin gallate	5,7,3′,4-OH-3-gallate	0.080	0.105	3.54±0.20
(+)-(2S,3S)-Epicatechin	3,5,7,3′,4′-OH	0.082	0.115	2.32±0.07
(−)-(2R,3R)-Epicatechin	3,5,7,3′,4′-OH	0.082	0.100	2.29±0.05
(−)-(2S,3R)-Catechin	3,5,7,3′,4′-OH	0.092	0.113	2.06±0.07
(+)-(2R,3S)-Catechin	3,5,7,3′,4′-OH	0.102	0.116	1.81±0.06

* Flavonoids blocking the 3-hydroxyl group in the C ring were included in flavones.

a $E_{1/2}$ values were measured using column electrolysis. WE: carbon fibers; RE: Ag/AgCl; CE: Pt; Carrier solution: methanol: 0.1M phosphate buffer (pH 7.5)(1:1, v/v).

b $E_{1/2}$ values were obtained from cyclic voltammograms in methanol: 0.1M phosphate buffer (pH 7.5) (1:1, v/v). WE: plastic formed carbon; RE: Ag/AgCl; CE: Pt; Scan rate: 100mV/sec. $E_{1/2} = (E_{pa} + E_{pc})/2$, for the reversible and quasi-reversible electrode reaction; while for irreversible electrode reaction, the $E_{pa/2}$ of the anodic peak is listed instead of $E_{1/2}$.

c The number of electrons transferred in the first oxidation process was obtained at a potential *ca*. 100mV more positive than the $E_{1/2}$ value determined by flow-through column electrolysis (standard deviation obtained using the data from 6 measurements).

d No obvious plateau was observed. Apigenin was oxidized at potentials higher than 0.500V.

ir Irreversible electrode reaction.

3.3 Structural effect on oxidation potential

The relation between structure and potental of flavonoids can most conveniently be discussed by directing attention to each class of compound separately.

1) Flavonols This group consists of a series of 3,5,7-trihydroxylflavones (except for fisetin) which differed in the number and position of the B ring hydroxyl groups. The data in Table 1 led to certain conclusions regarding the effects of these substituents. It was shown that myricetin with a pyrogallol group had the lowest $E_{1/2}$ data (− 0.030V) followed in increasing order by quercetin (catechol, 0.020V), kaempferol (monohydroxy, 0.080V), and morin (resorcinol, 0.105V), whereas galangin (unhydroxylated) had the highest $E_{1/2}$ data (0.280V). This can be explained by the effect of structure upon the electron delocalization implied by resonant structures. Some positions on flavonol are resonance effective positions, such as C-7 and C-4′. The introduction of electron-donating groups at these positions or some groups, such as pyrogallol and catechol, will facilitate these groups participating in electron delocalization. This led to significant effects upon the ease of oxidation of substituted compounds, and lower $E_{1/2}$ values were thus obtained. From the $E_{1/2}$ values of myricetin (pyrogallol), quercetin (catechol), fisetin (catechol), kaempferol (4′-hydroxyl group), and morin (4′-hydroxyl group), the magnitude of the corresponding substituent effect was shown clearly. On the other hand, a substituent in a position not conjugated with the carbonyl group led to no influence on the ease of oxidation of substituted compounds. This was shown by comparing kaempferol and morin, and quercetin and fisetin, C-2′ and C-5 were thus indicated as non-effectiveness positions. Lacking resonance-effective substituents on the B ring, galangin showed a high $E_{1/2}$ value as expected.

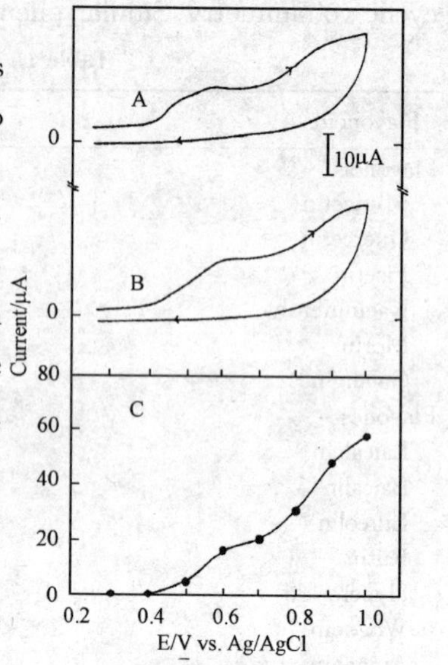

Fig.6 Voltammograms of puerarin obtained under different conditions. A: cyclic voltammogram obtained in methanol: 0.1M phosphate buffer (pH 7.5)(1:1) at a scan rate of 100mV/sec, B: cyclic voltammogram obtained in methanol: 0.05M phosphate buffer (pH 7.5)(7:3) at a scan rate of 100mV/sec, C: hydrodynamic voltammogram obtained in methanol: 0.1M phosphate buffer (pH 7.5)(1:1) carrier solution with a flow rate of 0.5ml/min.

2) Flavones Baicalein, containing an *ortho*-trihydroxyl group on the A ring, possessed the lowest potential. Notice particularly that the influence of an *ortho*-dihydroxyl group on the A ring provided a larger contribution to the ease of oxidation than that on the B ring. The potential of baicalin, containing an *ortho*-dihydroxyl group on the A ring, was 0.100V more negative than that of rutin, luteolin, and hyperoside, which has an *ortho*-dihydroxyl group on the B ring. Although rutin and hyperoside, but not luteolin, have a C-3 sugar moiety, their $E_{1/2}$ values were almost the same. Wogonin, 5, 7-dihydroxy-8-methoxyflavone, showed its $E_{1/2}$ unexpectedly 0.100V negative compared with that of apigenin, which has a hydroxyl group at C-4′. According to van Acker *et al.*,[14] the 3-OH moiety anchored the position of the B ring in the same

plane as rings A and C via hydrogen bonds, resulting in a torsion angle of the B ring with the rest of the molecule of close to 0°, which means the molecule is completely conjugated. Removal of the 3-OH moiety from the flavonoids induced a torsion angle of approximately 20° of the B ring with respect to the rest of the molecule, causing a loss of coplanarity and decreasing the conjugation. In the case of flavonols, rings A, B, and C are in the same plane, the hydroxyl group on the B ring easily affects the resonance structure. In the case of flavones, because of the torsion angle between the B ring and the rest of the molecule, the effect of a substituent on the B ring was subsequently weaker than that on the A ring.

3) Flavanones Fustin showed a rather low potential as expected, because an *ortho*-dihydroxyl group exists on the B ring. Naringenin has a rather high potential, because the B ring is not conjugated to the rest of the molecule, due to a saturated 2,3-double bond and the absence of a 3-hydroxyl group.

4) Isoflavones In this group, the B ring is connected with the C ring at C-3, which causes the loss of coplanarity of the B ring with respect to the rest of the molecule. Subsequently, the $E_{1/2}$ values of this group are rather high, >0.400V. Daidzin and puerarin, possessing a sugar moiety at C-7 and C-8 respectively, had more positive $E_{1/2}$ values than that of daidzein, which possesses no sugar moiety.

5) Flavans Flavans have a quite different basic structure from other flavonoids mentioned above. (−)-Gallocatechin and (−)-epigallocatechin, having an *ortho*-trihydroxyl group on the B ring, showed the lowest $E_{1/2}$ values (−0.030 to −0.035 V). (+/−)-Catechin and (+/−)-epicatechin, containing an *ortho*-dihydroxyl group on the B ring, possessed the highest $E_{1/2}$ values (0.082 to 0.102V). There were no significant differences between the $E_{1/2}$ values of flavans and their corresponding epimers (except for the cases of (−)-epicatechin gallate and (−)-catechin gallate), which indicated that the steric structure usually had little effect on the oxidation potential, but in some specific situations, this effect became larger.

From Table 1, we can propose that the coexistence of a 2,3-double bond and a 3-hydroxyl group facilitate the extent of the resonance structure, lacking one of these features would weaken this resonance. This was confirmed by the comparison of quercetin (0.020V) and luteolin (0.180V); kaempferol (0.080V) and apigenin (>0.500V), fisetin (0.030V) and fustin (0.132V). The compounds containing a 2,3-double bond and a 3-hydroxyl group have much lower $E_{1/2}$ values than the corresponding compounds without these features.

In this selected group, we can divide these flavonoids into three groups according to their $E_{1/2}$ values. Pyrogallol-containing flavonoids and catechol-containing flavonols belong to the first gorup; their potentials usually are lower than 0.050V (the only exception is (−)-epicatechin gallate). The second group is composed of catechol-containing flavonids (except for flavonols) and catechol-free flavonols; their potentials are in the range of 0.080V to 0.280V. The rest belongs to the third group, with potentials higher than 0.360V. Thus, the structural principles governing the initial oxidation potential of flavonoids are: 1) pyrogallo group; 2) catechol group; 3) the coexistence of a 2,3-double bond in conjugation with 4-oxo and 3-hydroxyl groups; and 4) other additions of resonance-effective substituents. The second and the third principles were also regarded as important structural groups for radical scavenging and/or antioxidative potential by Bors *et al*.[15]

3.4 Relation between oxidation potential and antioxidant activity

Combining our $E_{1/2}$ data with antioxidative data obtained from references, we analyzed the relationship between the $E_{1/2}$ values of flavonoids and their antioxidant activity. Figure 7 shows the correlation between our $E_{1/2}$ values of flavonoids and their IC_{50} of lipid peroxidation in the literature.[9,16~18] Using van Acker's antioxidative data[9] and our $E_{1/2}$ data, we determined a correlation coefficient of $r = 0.803$ in a nonenzymatic lipid peroxidation system, and of 0.871 in an enzymatic lipid peroxidation system (Fig. 7 A).

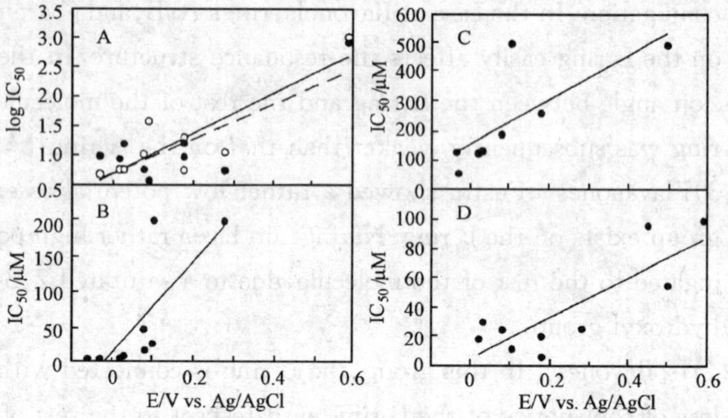

Fig.7 Correlation between the present $E_{1/2}$ values of flavonoids and their IC_{50} of lipid peroxidation in the literature. A: lipid peroxidation induced by doxorubicin, (○, –), lipid peroxidation induced by Fe^{2+}/ascorbate, (●, – – –),[9] B: lipid peroxidation incuded by ADP-Fe^{3+},[18] C: lipid peroxidation in cultured hepatocytes loaded with α-linolenic acid,[17] D: nonenzymatic lipid peroxidation.[16]

The corresponding correlation coefficients reported in van Acker's paper[9] were 0.762 and 0.734, respectively. The other correlation coefficient is 0.774 in a lipid peroxidation system induced by adenosine 5′-diphosphate disodium salt (ADP)-Fe^{3+} [18] (Fig. 7B), 0.777 in cultured hepatocytes loaded with α-linolenic acid[17] (Fig. 7C) and 0.841 in non-enzymatic lipid peroxidation[16] (Fig. 7D). The effects of flavonoids on scavenging superoxide anion (Fig. 8A),[19] 2,2′-azinobis (3-ethylbenzothiazoline)-6-sulfonate (ABTS) radical cation (Fig. 8B)[2] and 1,1′-diphenyl-2-picrylhydrazyl (DPPH) radical (Fig. 8C)[3] showed good relationships with their oxidation potentials, and the correlation coefficients are 0.79, 0.72 and 0.88, respectively. However, there was no correlation ($r = 0.26$) between the

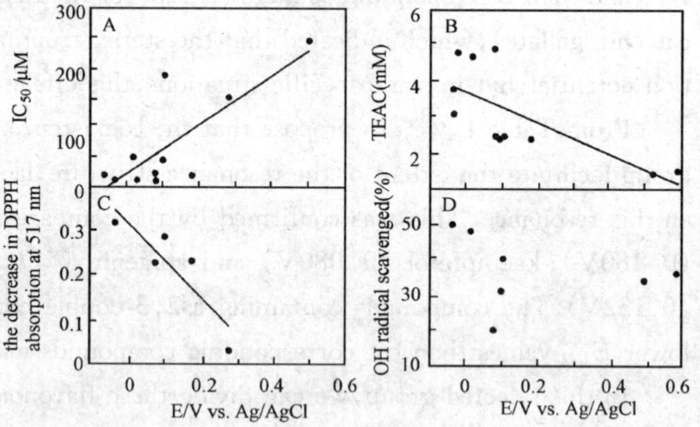

Fig.8 Correlation between the present $E_{1/2}$ values of flavonoids and their scavenging effects on different radicals reported in the literature. A: superoxide anion generated in the hypoxanthine-xanthine oxidase system,[19] B: ABTS radical cation (the antioxidant potency was expressed as the Trolox equivalent antioxidant capacity, TEAC),[2] C: DPPH (the scavenging effect was estimated by the decrease in DPPH absorption at 517nm),[3] D: hydroxyl radical.[20]

oxidation potential and effect on scavenging hydroxyl radical (Fig. 8D). [20] The antioxidant activity and mechanism of flavonoids are affected by the solvent system and perhaps the radical species. [21] The results propose that the ease of oxidation of flavonoids does play an important role in antioxidant reactions in most cases. The $E_{1/2}$ value should be a good indicator of the antioxidant activity of flavonoids.

In conclusion, a flow-through cell system with a column electrode was found to have some advantages in determining the $E_{1/2}$ values and n values of flavonoids because of its high electrolysis efficiency and its ease of operation. In addition, the small scale of tested compounds and high sensitivity suggest this system is promising for investigating the redox potential of flavonoids as an indicator of antioxidant activity in natural products (various plant extracts, vegetables and fruit juices, wines and teas).

Acknowledgment

This work was financially supported in part by Uehara Memorial Foundation.

References

[1] E. J. Middleton and C. Kandaswami, *Biochem. Pharmacol.*, 43, 1167(1992).
[2] C. A. Rice-Evans, N. J. Miller, and G. Paganga, *Free Radic. Biol. Med.*, 20, 933(1996).
[3] N. Cotelle, J.-L. Bernier, J.-P. Catteau, J. Pommery, J.-C. Wallet, and E. M. Gaydou, *Free Radic. Biol. Med.*, 20, 35(1996).
[4] W. Bors and C. Michel, *Free Radic. Biol. Med.*, 27, 1413(1999).
[5] S. V. Jovanovic, S. Steenken, M. Tosic, B. Marjanovic, and M. G. Simic, *J. Am. Chem. Soc.*, 116, 4846 (1994).
[6] I. B. Afanas'ev, A. I. Dorozhko, A. V. Brodskii, V. A. Kostyuk, and A. I. Potapovitch, *Biochem. Pharmacol.*, 38, 1763(1989).
[7] W. F. Hodnick, E. B. Milosavljevic, J. H. Nelson, and R. S. Pardini, *Biochem. Pharmacol.*, 37, 2607 (1988).
[8] S. Beyeler, B. Testa, and D. Perrissoud, *Biochem. Pharmacol.*, 37, 1971(1988).
[9] S. A. B. E. van Acker, D.-J. van den Berg, M. N. J. L. Tromp, D. H. Griffione, W. P. van Bennekom, W. J. F. van der Vijgh, and A. Bast, *Free Radic. Biol. Med.*, 20, 331(1996).
[10] A. Arora, M. G. Nair, and G. M. Strasburg, *Free Radic. Biol. Med.*, 24, 1355(1998).
[11] H. P. Hendrickson, M. Sahafayen, M. A. Bell, A. D. Kaufman, M. E. Hadwiger, and C. E. Lunte, *J. Pharm. Biomed. Anal.*, 12, 335(1994).
[12] L. V. Jϕrgensen and L. H. Skibsted, *Free Rad. Res.*, 28, 335(1998).
[13] M. Torimura, M. Mochizuki, K. Kano, T. Ikeda, and T. Ueda, *J. Electroanal. Chem.*, 415, 229(1998).
[14] S. A. B. E. van Acker, M. J. de Groot, D.-J. van den Berg, M. N. J. L. Tromp, G. D.-O. den Kelder, W. J. F. van der Vijgh, and A. Bast, *Chem. Res. Toxicol.*, 9, 1305(1996).
[15] W. Bors, W. Heller, C. Michel, and M. Saran, *Methods Enzymol.*, 186, 343(1990).
[16] Y. H. Miura, I. Tomita, T. Watanabe, T. Hirayama, and S. Fukui, *Biol. Pharm. Bull.*, 21, 93(1998).
[17] N. Sugihara, T. Arakawa, M. Ohnishi, and K. Furuno, *Free Radic. Biol. Med.*, 27, 1313(1999).
[18] A. Mora, M. Payá, J. L. Rios, and M. J. Alcaraz, *Biochem. Pharmacol.*, 40, 793(1990).
[19] Y. Hanaskai, S. Ogawa, and S. Fukui, *Free Radic. Biol. Med.*, 16, 845(1994).
[20] S. R. Husain, J. Cillard, and P. Cillard, *Phytochem.*, 26, 2489(1987).
[21] K. Kondo, M. Kurihara, N. Miyata, T. Suzuki, and M. Toyoda, *Arch. Biochem. Biophys.*, 362, 79(1999).

原载：*Electrochemistry* 69, No. 7(2001) pp519～525

酸橙花化学成分研究

黄胜阳，胡世林，石建功*，杨永春*

[摘要] 从酸橙(*Citrus aurantium* L.)花的乙醇提取物中分离并鉴定了11个化合物，分别为：新橙皮甙(Ⅰ)、辛弗林(Ⅱ)、5,8-表双氧麦角甾-6,22-二烯-3β-醇(Ⅲ)、腺苷(Ⅳ)、天门冬素(Ⅴ)、酪氨酸(Ⅵ)、缬氨酸(Ⅶ)、异亮氨酸(Ⅷ)、丙氨酸(Ⅸ)、β-谷甾醇(Ⅹ)和β-胡萝卜甙(Ⅺ)。其中，化合物Ⅲ～Ⅸ为首次从该植物中分得，化合物Ⅲ、Ⅳ、Ⅴ为首次从柑橘属植物中分得。

[关键词] 酸橙花；5,8-表双氧麦角甾-6,22-二烯-3β-醇

Studies on Chemical Constituents from the Flower of *Citrus aurantium*

HUANG Sheng-yang, HU Shi-lin, SHI Jian-gong, YANG Yong-chun**

(* *Institute of Materia Medica, Chinese Academy of Medical Sciences, Beijing* 100050)

[Abstract] The chemical constituents from the flower of *Citrus aurantium* were studied. 11 compounds were isolated and identified including neohesperidin (Ⅰ), synephrine(Ⅱ), 5,8-epidioxyergosta-6,22-dien-3β-ol(Ⅲ), adenosine(Ⅳ), asparagine(Ⅴ), tyrosine(Ⅵ), valine (Ⅶ), isoleucine(Ⅷ), alanine(Ⅸ), β-sitosterol(Ⅹ) and β-daucosterol(Ⅺ).

[Key words] Flower of *Citrus aurantium*; 5,8-epidioxyergosta-6,22-dien-3 β-ol

酸橙(*Citrus aurantium* L.)系芸香科柑橘属植物，主要分布于秦岭以南各地[1]，并且在江西、四川、湖南等地有大量栽培，资源十分丰富，其干燥未成熟果实和幼果在临床上分别作为常用中药枳壳和枳实使用，具有理气宽中、行滞消胀和破气消积、化痰散痞等功效[2]。酸橙果实含有挥发油、辛弗林、N-甲基酪胺以及橙皮甙、新橙皮甙等成分[3]，但酸橙花的化学成分迄今未见报道。为了合理开发和综合利用中药资源，我们对酸橙花的化学成分进行了研究，从酸橙花的乙醇提取物中分离并鉴定了11个化合物，现报道如下。

1 仪器与材料

Boetius显微熔点测定仪(温度计未校正)；Nicolet Impact 400型傅立叶红外光谱仪；Varian Mercury 300和Inova-500核磁共振仪；VG ZAB-2F和Ultima-Tof质谱仪。样品采自江西省樟树市，经胡世林研究员鉴定为酸橙 *Citrus aurantium* L.。RA型大孔吸附树脂为北京化工七厂产品，732型强酸性阳离子交换树脂为上海化学试剂厂产品，R_P-18反相硅胶为Pharmacia公司产品，柱层析硅胶(160～200目)和薄层层析硅胶GF_{254}(60型)均为青岛海洋化工厂产品。

2 提取与分离

* 中国医学科学院药物研究所 北京 100050

取阴干的酸橙花蕾12kg,用8倍量95%乙醇加热回流提取3次,减压浓缩后得乙醇浸膏1520g。将浸膏悬浮于3L水中,依次用石油醚、乙酸乙酯、正丁醇萃取,分别得石油醚萃取物380g、乙酸乙酯萃取物180g和正丁醇萃取物590g,水相蒸干后得到370g。将石油醚萃取物经过硅胶柱层析,用石油醚-丙酮梯度洗脱(40:1～1:1),薄层检查,组分相同者合并,共得到14个部分。第7和9部分用丙酮分别重结晶得到化合物Ⅹ(4.6g)和Ⅲ(162mg);第13部分以氯仿-甲醇(1:1)重结晶得到化合物Ⅺ(2.7g)。正丁醇萃取物和萃取后的水相蒸干物用水溶解稀释后,分别进行大孔吸附树脂柱层析,依次用水、25%、50%、95%乙醇洗脱。两者的水洗脱液合并,浓缩至约2000ml,用732型强酸性Na型阳离子交换树脂进行柱层析,依次用水和2mol/L氨水洗脱。氨水洗脱液浓缩后得34g,再经过硅胶柱层析,以氯仿-甲醇-氨水(9:2:0.1)为洗脱剂得到化合物Ⅳ(32mg)和Ⅱ(8.3g)。将Na型阳离子交换树脂柱层析的水洗脱液浓缩至2000ml,用H型阳离子交换树脂进行柱层析,依次用水和2mol/L氨水洗脱,氨水洗脱液浓缩后得72g,再经过反复硅胶柱层析,用氯仿-甲醇-氨水洗脱得到化合物Ⅳ(483mg)、Ⅵ(286mg)、Ⅶ(72mg)、Ⅷ(154mg)、Ⅸ(78mg)和Ⅴ(68mg)。正丁醇萃取部分经大孔树脂层析的25%乙醇洗脱液回收溶剂后,残留物用甲醇热溶,放置即有沉淀析出,过滤后,沉淀用甲醇反复重结晶得到化合物Ⅰ(35g)。

3 结构鉴定

化合物Ⅰ:白色晶性粉末,mp243～244℃。FABMS m/z:633[M+Na]$^+$,611[M+H]$^+$,439,329,307,286,176,154,107。IR(KBr)cm^{-1}:3500,3400,3300,1640,1620,1575,1515,1243,1090,1050,1033,1021,1009,817,810。^{1}HNMR(DMSO-d_6)δ:1.14(3H,d,J=6.0Hz,H-6‴),2.74(1H,dd,J=17.1,1.2Hz,H-3β),3.12(1H,m),3.16(1H,dd,J=17.1,12.0Hz,H-3α),3.44(4H,m),3.68(3H,m),3.75(3H,s,4′-OCH_3),4.48(1H,d,J=6.0Hz,OH),4.58(1H,m,OH),4.66(1H,d,J=4.2Hz,OH),4.72(1H,d,J=4.2Hz,OH),5.10(1H,d,J=2.0Hz,H-1‴),5.13(1H,d,J=5.1Hz,H-1″),5.30(1H,d,J=4.8Hz,OH),5.49(1H,dd,J=12.0,1.2Hz,H-2),6.10(1H,d,J=0.9Hz,H-8),6.12(1H,d,J=0.9Hz,H-6),6.86(1H,dd,J=8.1,2.7Hz,H-6′),6.91(1H,d,J=2.7Hz,H-2′),6.94(1H,d,J=8.1Hz,H-5′),9.10(1H,s,OH-3′),12.02(1H,s,OH-5)。^{13}C NMR (DMSO-d_6)δ:18.09(C-6‴),42.15(C-3),55.65(4′-OCH_3),60.38(C-6″),68.23(C-5‴),69.52(C-4″),70.33(C-2‴),70.40(C-3‴),71.75(C-4‴),75.99(C-2″),76.83(C-5″),77.07(C-3″),78.35(C-2),95.06(C-8),96.16(C-6),97.30(C-1‴),100.28(C-1″),103.22(C-10),111.88(C-2′),113.99(C-5′),117.67(C-6′),130.72(C-1′),146.29(C-3′),147.79(C-4′),162.37(C-9),162.69(C-5),164.62(C-7),196.74(C-4)。以上数据与文献[4,5]对照,确定该化合物为新橙皮甙。

化合物Ⅱ:黄白色晶性粉末,mp180～181℃(分解)。FABMS m/z:168[M+H]$^+$。IR(KBr)cm^{-1}:3280,3030,2980,2960,2870,2840,1610,1505,1208,1100,1055,840。^{1}HNMR(DMSO-d_6)δ:2.25(3H,t,J=3.6Hz,-NCH_3),2.49(2H,m,H-1),4.48(1H,m,H-2),6.66(2H,d,J=8.7Hz,H-3′,5′),7.09(2H,d,J=8.7Hz,H-2′,6′)。上述数据与文献[6]对照,确定该化合物为辛弗林。

化合物Ⅲ:无色针状结晶,mp176～178℃。EIMS m/z:428[M]$^+$,410[M-H_2O]$^+$,396,363,327。^{1}HNMR (CD_3COCD_3)δ:0.82(3H,d,J=1.8Hz,26-CH_3),0.84(3H,d,J=1.8Hz,27-CH_3),0.85(3H,s,18-CH_3),0.88(3H,s,19-CH_3),0.92(3H,d,J=1.8Hz,28-CH_3),0.94

(3H,d,J=2.1Hz,21-CH_3),3.74(1H,m,H-3),5.23(2H,m,H-22,23),6.22 和 6.48(各 1H,d,J=8.7Hz,H-6,7)。^{13}CNMR(CD_3COCD_3)δ:13.11(C-18),17.97(C-28),18.41(C-19),19.88(C-27),20.24(C-26),21.04(C-21),21.22(C-11),23.91(C-15),29.99(C-16),31.01(C-2),33.73(C-25),35.61(C-1),37.67(C-10),37.95(C-4),40.16(C-12),40.51(C-20),43.61(C-24),45.08(C-13),52.35(C-9),52.60(C-14),56.89(C-17),66.16(C-3),79.32(C-8),82.26(C-5),131.05(C-7),132.75(C-23),136.36(C-22),136.42(C-6)。上述数据与文献[7、8]对照,确定该化合物为 5,8-表双氧麦角甾-6,22-二烯-3β-醇。

化合物Ⅳ:无色棒状结晶,mp235~237℃。FABMS m/z:268[M+H]$^+$。^{1}HNMR(DMSO-d_6)δ:3.52 和 3.67(各 1H,m,H-5′),4.59(1H,dd,J=6.0 和 11.4Hz,H-4′),5.12(1H,d,J=4.8Hz,H-2′),5.37(1H,m,H-3′),5.86(1H,d,J=6.0Hz,H-1′),7.29(2H,s,H-2,8),8.12和 8.32 和(各 1H,s,-NH)。^{13}CNMR(DMSO-d_6)δ:61.62(C-5′),70.53(C-3′),74.12(C-2′),85.93(C-4′),88.26(C-1′),119.26(C-5),141.87(C-8),146.39(C-4),149.88(C-2),154.71(C-6)。以上数据文献[9、10]对照,确定该化合物为腺苷。

化合物Ⅴ:无色菱状结晶,mp226~227℃(分解)。FABMS m/z:182[M+H]$^+$。HNMR(D_2O)δ:2.87(2H,m,H-3),3.98(1H,m,H-2)。^{13}CNMR(D_2O)δ:35.17(C-3),51.96(C-2),173.91(C-1),175.00(C-4)。以上数据与文献[11]对照,确定该化合物为天门冬素。

化合物Ⅵ:无色针状结晶,mp292~295℃(分解)。FABMS m/z:182[M+H]$^+$。^{1}HNMR(CF_3COOD)δ:3.11 和 3.30(各 1H,m,H-3),4.97(1H,m,H-2),6.85(2H,d,J=8.1Hz,H-3′,5′),7.08(2H,d,J=8.1Hz,H-2′,6′),11.50(1H,s,-COOH)。^{13}CNMR(CF_3COOD)δ:37.85(C-3),56.20(C-2),117.66(C-3′,5′),129.66(C-1′),132.26(C-2′,6′),154.86(C-4′),177.30(C-1)。以上数据与文献[11、12]对照,确定该化合物为酪氨酸。

化合物Ⅶ:黄白色晶性粉末,mp315~317℃(分解)。FABMS m/z:118[M+H]$^+$。^{1}HNMR(D_2O)δ:1.03(6H,dd,J=7.0,15.8Hz,H-4,4′),2.29(1H,m,H-3),3.62(1H,d,J=4.5Hz,H-2)。^{13}CNMR(D_2O)δ:18.20(C-4),19.33(C-4′),30.84(C-3),61.86(C-2),176.12(C-1)。以上数据与文献[11、12]对照,确定该化合物为缬氨酸。

化合物Ⅷ:微黄色晶性粉末,mp284~285℃(分解)。FABMS m/s:132[M+H]$^+$。^{1}HNMR(D_2O)δ:0.96(3H,t,J=6.9Hz,H-5),1.02(3H,d,J=6.9Hz,H-4′),1.28 和 1.46(各 1H,m,H-4),1.71(1H,m,H-3),3.70(1H,m,H-2)。^{13}CNMR(D_2O)δ:12.94(C-5),16.02(C-4′),25.98(C-4),39.97(C-3),62.13(C-2),176.32(C-1)。以上数据与文献[11、12]对照,确定化合物为异亮氨酸。

化合物Ⅸ:黄白色晶状粉末,mp296~297℃(分解)。FABMS m/z:90[M+H]$^+$。^{1}HNMR(D_2O)δ:1.45(3H,d,J=7.2Hz,H-3),3.75(1H,q,J=7.2Hz,H-2)。^{13}CNMR(D_2O)δ:17.62(C-3),52.14(C-2),177.23(C-1)。以上数据与文献[11]对照,确定该化合物为丙氨酸。

化合物Ⅹ:黄白色针状结晶,mp126~127℃。Liebermenn-Burchard 反应阳性。IR(KBr)cm^{-1}:3420,2959,2936,1640,1464,1379,1057。与标准品 β-谷甾醇对照,TLC 的 R_f 值相同,混合熔点不下降,IR 光谱一致,故确定该化合物为 β-谷甾醇。

化合物Ⅺ:白色片状结晶,mp318~320℃。Liebermenn-Burchard 反应 Molish 反应均为

阳性。IR(KBr)cm^{-1}:3391,2961,2935,2881,1462,1380,1377,1074,1024。与已知物β-胡萝卜甙对照,TLC的R_f值相同,混合熔点不下降,IR光谱一致。故确定该化合物为β-胡萝卜甙。

参考文献

[1] 中国科学院中国植物志编辑委员会.中国植物志(第四十三卷第二分册).北京:科学出版社,1977:175.

[2] 国家药典委员会.中华人民共和国药典(2000年版一部).北京:化学工业出版社,2000:199.

[3] 中国医学科学院药物研究所.中药志(第三册).北京:人民卫生出版社,1984:245.

[4] Rosler H.,et al. The nuclear magnetic resonance analysis of the disacchairde in flavonoid rhanoglucosides. J. Org. Chem.,1965,30(12):4346.

[5] Wu. T. S.,et al. Constituents of leaves of *Uncaria hirsuta* Haviland. J. Chin. Chem. Soc.,1994,41(2):209.

[6] 湖南医药工业研究所四室.枳实升压成分的化学研究简报.中草药通讯,1976,(5):6.

[7] Younus M.,et al. Steroids from sponges. Tetrahedron,1974,30(23/24):4095.

[8] Takaishi Y.,et al. Glycosides of ergosterol derivatives from *Hericum erinacens*. Phtochem.,1991,30(12):4117.

[9] 龚运淮.天然有机化合物的^{13}C核磁共振化学位移.昆明:云南科技出版社,1986:453.

[10] 崔东滨,等.平贝母茎叶化学成分的研究.中国中药杂志,1995,20(5):298.

[11] 于德泉,等.分析化学手册(第七分册):核磁共振波谱分析.北京:化学工业出版社,1999:909.

[12] Sadtler Research Laboratories, INC. Nuclear Magnetic Resonance Spectra (Vol. 43-46). 1978:27545M,27673M,27993M.

原载:《中药材》24(12):865

藏药旺拉的氨基酸成分分析*

黄胜阳,石建功,杨永春**,胡世林**

[摘要] **目的**:对藏药旺拉(长苞凹舌兰)游离氨基酸的组成及含量进行分析。**方法**:应用氨基酸自动分析仪进行测定。**结果**:旺拉所含游离氨基酸的总量为558.44mg/100g,氨基酸的组分为16种,其中包括人体必需氨基酸7种和人体半必需氨基酸3种。**结论**:这一结果为评价藏药旺拉的药用价值提供了一定的依据。

[关键词] 藏药旺拉;长苞凹舌兰;氨基酸;成分分析

** 中国医学科学院药物研究所,北京 100050

* **[基金项目]**:北京市科委248生物医药项目(No.9550214900)

The Constituents Analysis of Amino Acids in Tibetan Medicine Wangla [*Rhizome of Coeloglossum viride* (L.)Harm. var. *bracteatum* (Willd.)Richter]

HUANG Sheng-yang, SHI Jian-gong, YANG Yong-chun*, HU Shi-lin*

(* *Institute of Materia Medica, Chinese Academy of Medical Sciences, Beijing* 100050, *China*)

[**Abstract**] **Objective**: To analyze the composition of amino acids of Tibetan medicine Wangla [Rhizome of *Coeloglossum viride* (L.) Harm. var. *bracteatum* (Willd). Richter]. **Methods**: To determine the constituents and contents of amino acids by automatic amino acid analyzer. **Results**: Total free amino acid contents of Tibetan medicine Wangla amounts to 558.44mg/100g. The amino acid constituents come to 16 types, in which 7 types are essential to man and 3 types are semi-essential to man. **Conclusion**: The result provides data for evaluating the medicinal value of Tibetan medicine Wangla.

[**Key words**] Tibetan medicine Wangla; *Coeloglossum viride* (L.) Harm. var. *bracteatum* (Willd.)Richter; Amino acid; Constituents analysis

旺拉为兰科植物长苞凹舌兰 *Coeloglossum viride* (L.)Harm. var. *bracteatum* (Willd.) Richter. 的块茎,是一种名贵的强壮补益药,在藏、蒙等西部少数民族地区有着悠久的应用历史,具有补益气血、增力生精、安神增智等功效[1,2,3]。但迄今为止,长苞凹舌兰的化学成分尚未见报道。为了充分利用和开发资源,我们对长苞凹舌兰的块茎进行了系统的化学成分及其药理活性研究。本文报道用氨基酸自动分析仪测定其中游离氨基酸的组成及含量。

1 材料与方法

1.1 样品 旺拉采自青海互助北山,经兰州大学生物系张国樑教授鉴定为兰科植物长苞凹舌兰 *Coeloglossum viride* (L.)Harm. var. *bracteatum* (Willd.)Richter,标本存于中国医学科学院药物研究所标本室(标本号 No.998204)。

1.2 仪器与试剂

仪器 HITACHI L—8500 型氨基酸分析仪。

试剂:水合茚三酮、柠檬酸、柠檬酸钠、氯化钠、氢氧化钠、硼氢化钠、醋酸钠、冰醋酸、盐酸、乙二醇甲醚、硫二甘醇、乙醇、二甲基亚砜、苯甲醇、辛酸等,均为 AR 级。

茚三酮反应液:在储液瓶中分别加入二甲基亚砜 296ml 和乙二醇甲醚 202ml,通高纯氮 5min 后加水合茚三酮 40g,继续通高纯氮 15min 后加入硼氢化钠 105mg,最后再通高纯氮 20min,即得茚三酮反应液。

茚三酮缓冲液:取醋酸钠 273g 溶于 235ml 双蒸水中,再分别加入冰醋酸 132ml、二甲基亚砜 604ml 和乙二醇甲醚 404ml,通高纯氮 20min,即得茚三酮缓冲液。

茚三酮试液:临测定时将上述茚三酮反应液与茚三酮缓冲液全部混合,即得茚三酮试液。

标准氨基酸混合液:从混合有标准氨基酸 18 个成分(L-Lys, L-His, Ammonia, L-Arg, L-Asp, L-Thr, L-Ser, L-Glu, L-Pro, L-Gly, L-Ala, L-Cys, L-Val, L-Met, L-Ile, L-Leu, L-Tyr, L-Phe)的安瓿(味之素株式会社出品,5ml 装)中取出 2ml,用 0.02mol/L 盐酸稀释至 25ml,即得每 10μl 含 2nmol 各种氨基酸的标准氨基酸混合液。

标准缓冲液(流动相):用柠檬酸、柠檬酸钠、氯化钠、乙醇、硫二甘醇、BRIJ-35 等试剂配成 pH 值分别为 2.8,3.6,3.7,4.1 的标准缓冲液。

1.3 样品测定 精密称取旺拉样品粗粉约50g,用 95% 乙醇加热回流提取 3 次,合并提取液后减压浓缩得到浸膏。将浸膏加水 100ml 溶解,用乙酸乙酯萃取 3 次,水相通过 732 型强酸性 H 型阳离子交换树脂柱,用水洗至中性,再用 2mol/L 氨水缓慢洗脱,直至洗脱液不显茚三酮反应,收集洗脱液 1000ml,减压浓缩近干,用 2mol/L 盐酸 45ml 溶解,并加 2% 磺基水杨酸 2ml 置于超声波提取器中振荡 10min 以除去蛋白,用 0.22μm 微孔滤膜过滤,最后以 0.02mol/L 盐酸定容于 50ml 量瓶中,即得样品溶液。

取样品溶液和标准氨基酸混合液各 0.1ml,分别加茚三酮试液 0.9ml,于水浴中加热 2～5min 显色,将样品溶液与标准氨基酸混合液所显颜色进行比较,以确定样品溶液稀释度,样品溶液按此方法稀释后即得供试液。

用进样器吸取供试液 10μl,进样分析。

分析条件 4mm × 60mm 不锈钢分析柱,日立 # 2622SC 树脂;柱温 57℃;流速 0.4ml/min;压力 120kg/cm^2;标准缓冲液 pH 值 2.8,3.6,3.7,4.1;分析时间 65min;检测波长分别为 440nm 和 570nm。

2 实验结果

从藏药旺拉中测得 16 种游离氨基酸(表 1),游离氨基酸总含量为 558.44mg/100g,其中以苏氨酸含量最高(96.95mg/100g),其次为 γ-氨基丁酸(54.64mg/100g)、酪氨酸(45.68mg/100g)、缬氨酸(45.65mg/100g)、丙氨酸(44.77mg/100g)、天门冬氨酸(44.30mg/100g)和异亮氨酸(41.06mg/100g)。游离氨基酸中,含有 7 种人体必需氨基酸,占游离氨基酸总含量的 46.23%。

3 讨论

藏药旺拉中游离氨基酸的组成及含量分析,文献未见报道。本文应用日立 L-8500 型氨基酸自动分析仪对藏药旺拉中的游离氨基酸进行了分析研究,测定了其中 16 种氨基酸的含量(游离氨基酸总含量为 558.44mg/100g),其中 7 种为人体必需氨基酸(占游离氨基酸总含量的 46.23%),3 种为人体半必需氨基酸。测定结果显示旺拉是一种对人体具有较高营养价值的天然物质,其作为中药的药用价值之一在于其所含有的多种氨基酸成分,尤其是人体必需氨基酸和半必需氨基酸成分对机体的均衡补益作用上。这一结果为评价藏药旺拉的药用价值和进一步探讨其药理活性提供了一定的科学依据。

表 1 旺拉中游离氨基酸的种类和含量 mg·(100g)$^{-1}$

氨基酸	含量	氨基酸	含量
天门冬氨酸(Asp)	44.30	异亮氨酸(Ile)*	41.06
苏氨酸(Thr)*	96.95	亮氨酸(Leu)*	22.48
谷氨酸(Glu)	37.77	酪氨酸(Tyr)△	45.68
甘氨酸(Gly)	6.57	苯丙氨酸(Phe)*	39.32
丙氨酸(Ala)	44.77	γ-氨基丁酸(g-ABA)	54.64
胱氨酸(Cys)△	15.96	色氨酸(Trp)*	5.54
缬氨酸(Val)*	45.65	精氨酸(Arg)△	25.66
蛋氨酸(Met)*	7.16	脯氨酸(Pro)	17.04

*为必需氨基酸;△为半必需氨基酸

据研究报道,γ-氨基丁酸具有促进脑代谢、降压、降血脂和抗心率失常作用,谷氨酸具有红细胞生成、改善脑细胞营养及活跃思想作用,是治疗神经衰弱和记忆力减退的有效成分[4]。精氨酸可以促进垂体和胰腺激素的分泌,增强机体免疫力,并可减少肿瘤蛋白质的合成和抑制肿瘤的生长[5,6]。另外,甘氨酸与蛋氨一起,能够共同合成在组织中具有储能物质作用的肌酸[7]。上述氨基酸成分与旺拉具有补益气血、增力生精、安神增智等功效是否相关,有待于进一步研究。

参考文献

[1] 江苏新医学院.中药大辞典(上册)[M].上海:上海科学技术出版社,1995:436.

[2] 卫生部药品生物制品检定所.中国民族药志,第1卷[M].北京:人民卫生出版社,1984:125.

[3] 中国科学院西北高原生物研究所.藏药志[M].西宁:青海人民出版社,1991:245.

[4] 吴启南.王立新,吴德康,等.合子草中氨基酸及无机元素成分分析[J].时珍国药研究,1996,7(4):204~205.

[5] 李桦.精氨酸与免疫应答[J].国外医药·合成药、生化药制剂分册,1992,13(2):69~71.

[6] 叶胜龙,汤钊猷,Bruce R Bistrian.精氨酸对恶性肿瘤及宿主蛋白质代谢的影响[J].上海医科大学学报,1995,22(4):250~253.

[7] 上海第一医学院.医用生物化学,下册[M].北京:人民卫生出版社.1979:1130.

原载:《时珍国医国药》2001,12(12):1061.

HPLC-ELSD 法测定扶肾祛毒胶囊中黄芪甲苷的含量

李曼玲,冯伟红,康 琛,李铁林

[摘要] **目的**:测定扶肾祛毒胶囊中黄芪甲苷的含量。**方法**:采用 HPLC-ELSD 法。色谱柱:Luna ODS 柱(250mm×4.6mm,5μm);流动相:乙腈-水(35:65);流速:0.8mL·min^{-1}。蒸发光散射检测器漂移管温度:100℃,气体流速:2.65mL·min^{-1}。结果:测得平均回收率为98.32%,*RSD* 为1.38%。**结论**:本法分离度高,重现性好,简便,准确,可作为评价扶肾祛毒胶囊的含量测定方法。

[关键词] 扶肾祛毒胶囊;黄芪甲苷;高效液相色谱法

扶肾祛毒胶囊系由黄芪等4味中药制成的胶囊剂,具有益肾健脾,活血利水的功效,适用于慢性肾功能衰竭属脾肾阳虚,水湿血淤证候者。本实验经过一系列的方法学考察,确立了用 HPLC-ELSD 法测定扶肾祛毒胶囊中黄芪甲苷含量的方法,并对3批扶肾祛毒胶囊进行了含量测定。

1 仪器与试药

1.1 仪器

HP1100 高效液相色谱仪,Alltech 500 型蒸发光散射检测器,HP3395 积分仪,SPB-1 空气压缩机，Rheodyne 7725i 进样阀，Hanmilton 微量进样针，KQ-100 型超声波清洗器。

1.2 试药

黄芪甲苷(astragalosideⅣ)对照品(中国药品生物制品检定所)；扶肾祛毒胶囊(本所制剂组)；乙腈为色谱纯，高纯水(北京纯水设备厂产纯水机制作)；其余试剂均为分析纯。

2 方法与结果

2.1 色谱条件

色谱柱为 Luna C_{18}柱(250mm×4.6mm，5μm)，流动相为乙腈-水(35∶65)，流速：0.8mL·min^{-1}；ELSD 参数：漂移管温度：100℃；气体流速：2.65mL·min^{-1}。

2.2 标准曲线

精密称定黄芪甲苷对照品 10mg，置 10mL 量瓶中，加甲醇制成每 1mL 含 1mg 的溶液，摇匀。分别进样 2，4，6，8，10μL，按上述色谱条件测定峰面积，以峰面积积分值的常用对数为纵坐标，黄芪甲苷含量的常用对数为横坐标，绘制标准曲线，计算回归方程为 $y = 1.4779x + 5.7347 (r = 0.9995)$，表明黄芪甲苷在 2～10μg 范围内呈线性关系。

2.3 精密度测定

取对照品溶液 1 份，进样 6μL，连续进样 5 针。按黄芪甲苷峰面积积分值的常用对数计算 *RSD* 为 0.19%。

2.4 重现性测定

按照样品测定项下进行，对同一批号样品，制备 5 份进行测定，计算 *RSD* 为 0.03%。

2.5 稳定性测定

按照样品测定项下进行，对同一批号样品，分别于制备后 0，1，2，4，8，24h 进行测定，计算 *RSD*＝0.76%。

2.6 回收率测定

采用加样回收率测定法。取已知含量的扶肾祛毒胶囊，分别添加黄芪甲苷对照品(按 1∶1 加入)，按上述色谱条件测定。测定结果见表 1。

表 1 回收率测定结果

样品	扶肾祛毒胶囊称样量/g	制剂中黄芪甲苷含量/mg	黄芪甲苷加入量/mg	测得黄芪甲苷总量/mg	黄芪甲苷检出量/mg	回收率/%	平均回收率/%	*RSD*/%
1	1.000	0.3233	0.340	0.6525	0.3292	96.82		
2	1.000	0.3092	0.340	0.6509	0.3417	100.50		
3	1.000	0.3080	0.340	0.6427	0.3347	98.44	98.32	1.38
4	1.000	0.3074	0.340	0.6409	0.3335	98.09		
5	1.000	0.3068	0.340	0.6392	0.3324	97.76		

2.7 样品测定

称取扶肾祛毒胶囊内容物约 1.00g，精密称定，置具塞锥形瓶中，精密加甲醇 20mL 密塞称重，超声处理 45min，取出放冷，称重，用甲醇补足失去的重量，滤过。滤液回收甲醇并浓缩至干，残渣加水 10mL 微热使溶解，用水饱和的正丁醇振摇提取 3 次，每次 20mL，合并正丁醇提取液，用氨试液提取 2 次，每次 20mL，弃去氨试液，正丁醇液蒸干，残渣用甲醇溶解并转移至 2mL 量瓶内，加甲醇至刻度，摇匀，作为供试品溶液。分别吸取供试品溶液和对照品溶液各 2μL，注入液相色谱仪，测定，依外标法计算含量。结果批号为 990601，990602，

990603 中的黄芪甲苷含量(mg·粒$^{-1}$,分别为 0.1458,0.0816,0.1228)。

2.8 空白样品测定

按照扶肾祛毒胶囊制备方法,制备成药空白样品(即除去黄芪欲测药材后制成的成药),然后按照上述色谱条件及样品测定方法进行测定。结果表明扶肾祛毒胶囊的阴性(空白)样品,在黄芪甲苷的色谱峰处未出现吸收峰,表明没有明显干扰。

3 讨论

3.1 对色谱条件的选择

本实验选用乙腈-水(35:65)作为流动相,在上述条件下,黄芪甲苷与其它组分均能达到基线分离。试验中还曾以甲醇-水(75:25)等流动相进行试验,但效果都不佳。ELSD 参数是参考蒸发光散射检测器使用手册进行计算并在实验中通过观察在不同漂移管温度和不同载气流速进样时黄芪甲苷的信号强度,最后确定漂移管温度为 100℃,气体流速为 2.65mL·min^{-1}。

3.2 供试品制备方法的选择

3.2.1 提取溶媒用量的选择 根据黄芪甲苷的溶解性及参考文献报道,确定选用甲醇作为提取溶媒,并对其用量 10,20,30mL 进行选择。结果表明:甲醇用量 10mL 测得含量偏低为 0.064mg·粒$^{-1}$,其他为 0.101,0.100mg·粒$^{-1}$,故选用溶媒量为 20mL。

3.2.2 提取时间的选择 在确定超声处理提取之后,对超声提取 30,45,60min 进行了选择。结果表明:三者提取时间测得黄芪甲苷含量相近,故选用提取时间为 45min。

3.2.3 正丁醇提取次数的选择 分别用水饱和的正丁醇提取,次数从 2,3,4 次中进行选择。结果表明:提取 2 次测得含量为 0.102mg·粒$^{-1}$,依次为 0.120,0.121mg·粒$^{-1}$,故选用 3 次。

3.2.4 氨试液提取次数的选择 确定上述条件后,又对氨试液的提取次数从 1,2,3 次中进行了选择。结果表明:提取 1 次为 0.064mg·粒$^{-1}$,依次为 0.116,0.102mg·粒$^{-1}$,故选用 2 次。

3.3 方法学考察

黄芪甲苷的紫外吸收位于 200.8nm,故不宜用普通的紫外检测器检测。目前,中国药典与一些文献报道测定黄芪甲苷的方法为薄层扫描法[1~2];与此相比,HPLC-ELSD 法简便准确,不仅可用于黄芪药材测定,也可用于含黄芪的复方中药制剂中的黄芪甲苷测定,值得推广。

3.4 ELSD 的载气流速和漂移管温度是 2 个重要可调参数。流速过高或过低会直接影响信噪比,温度过高或过低直接影响溶剂的挥发程度,以致影响基线的稳定,因此在实验中要反复认真进行调试[3]。

参考文献

[1] 中国药典 2000 年版一部.2000:249.

[2] 王宝琹.中成药质量标准与标准物质研究.北京:中国医药科技出版社,1994:538.

[3] 冯埃生,邹汉发,王海林,等.影响高效液相色谱/蒸发光散射检测器检测性能的基本因素考察,药物分析杂志,1996,16(6):414.

原载:《现代药物分析论坛》2001,PP47.

锁阳多糖的研究

张思巨，张淑运，扈继萍

［摘要］ **目的**：对中药锁阳中活性总多糖进行研究。**方法**：Sephadex G-100 和 G-150 凝胶柱色谱纯化多糖；高效凝胶渗透色谱法测定多糖纯度和分子量；PC，TLC 及 GC 法测定中性糖组成；咔唑法测定糖醛酸含量。**结果**：SYP-A 和 SYP-B 的分子量分别为 3.1×10^5 和 2.8×10^5。中性单糖组成均为半乳糖、葡萄糖、阿拉伯糖、鼠李糖、甘露糖和核糖，摩尔比 SYP-A 为 5.1∶4.1∶1.6∶1.0∶0.5∶0.3，SYP-B 为 5.2∶4.2∶1.5∶1.0∶0.5∶0.2。糖醛酸含量分别为 10.7％和 10.5％。**结论**：SYP-A 和 SYP-B 为均一的酸性杂多糖。

［关键词］ 锁阳；酸性杂多糖

Studies on Polysaccharide of *Cynomorium songaricum* Rupr

ZHANG Si-ju，，*ZHANG Shu-yun*，*HU Ji-ping*

［**Abstract**］ **Objective**：To study the acidic heteropolysac charides of *Cynomorium songaricum*. **Method**：The polysaccharides were purified by Sephadex G-100 and G-150 gel column chromatography. Purity and molecular weight of the polysaccharides were determined by high performance gel permeation chromatography; neutral sugars composition were identified by PC，TLC and GC. Uronic acids were determined by carbazole method. **Result**：The molecular weight of SYP-A and SYP-B were estimated to be 3.1×10^5 and 2.8×10^5 respectively，and neutral sugars were composed of galactose，glucose，arabinose，rhamnose，mannose and ribose. The molar ratio for SYP-A and SYP-B were 5.1∶4.1∶1.6∶1.0∶0.5∶0.3 and 5.2∶4.2∶1.5∶1.0∶0.5∶0.2 respectively，The contents of uronic acids were 10.7％ and 10.5％ respectively. **Conclusion**：SYP-A and SYP-B are homogeneous acidic heteropolysaccharides.

［**Key words**］ *Cynomorium songaricum*；acidic heteropolysaccharide

锁阳又名不老药，系锁阳科植物 *Cynomorium songaricum* Ruhr. 的干燥肉质茎。性甘温，具有补肾阳、益精血、润肠通便之功能。临床用于腰膝痿软，阳痿滑精，肠燥便秘等。锁阳的化学成分研究有些文献报道[1~4]，但未见多糖的研究工作报道。作者从活性总多糖 SYP(对正常小鼠溶血空斑试验具有显著影响，抑制率最高为 53.8％)中分离得到了 2 个均一多糖 SYP-A 和 SYP-B，本文报道其提取、分离、纯化方法及多糖组分分析和理化性质等。

1 仪器和材料

岛津 UV-3000；岛津 GC-RIA 气相色谱仪，RPR-G 微处理机；Bio-Rad 高效液相色谱仪，色谱柱 Shodex Sugar KS-804；Jasco Dip-181 型和 P-E241Mc 旋光仪；BRUKER IFS-55 型红外分光光度仪。

锁阳购自北京市药材公司，谢宗万研究员鉴定为锁阳科植物锁阳 *C. songaricum* Ruhr.

的干燥肉质茎。单糖标准品为日本东京化学工业株式会社产品，核糖为 J. TBAKER 出品。T 系列 Dextran 标准品和 Sephadex G 系列葡聚糖凝胶均为 Pharmacia 公司产品，三氟乙酸为 Riedel-deHaën 出品，其余为国产 AR 级试剂。

2 实验方法和结果

2.1 提取、分离和纯化

锁阳药材 1 kg，粉碎，95% 乙醇回流提取脱脂，药渣挥尽乙醇，沸水提取多次，合并提取液，离心取上清液，浓缩至小体积，蒸馏水返溶，加 3 倍量 95% 乙醇，离心，收集沉淀，有机溶剂洗涤后得粗多糖。粗多糖经鞣酸液和 Sevag 法去蛋白，H_2O_2 脱色，透析，95% 乙醇、丙酮、乙醚等洗涤，得总多糖 SYP。SYP 分别经 Sephadex G-100（B 柱）和 Sephadex G-150（A 柱）凝胶柱色谱分离，0.1 mol·L^{-1}NaCl 洗脱，苯酚-硫酸法检测，合并主峰部分，从 B 柱中收集到 BF_1 和 BF_2，从 A 柱中收集到 AF_1，AF_2 和 AF_3，各组份分别用蒸馏水透析 2 d，内液适当浓缩后冷冻干燥，得到类白色粉末，又经 Sephadex G-200 凝胶柱色谱检测，BF_1 和 AF_2 均呈现对称单峰，定名为 SYP-B 和 SYP-A。

2.2 纯度和分子量测定

按文献方法[5]测定。HPLC 条件：柱 Shodex Sugar KS-804，流动相 0.02 mol·L^{-1} NaAc，流速 0.4 ml·min^{-1}，示差折光检测。测定结果表明 SYP-A 和 SYP-B 为均一多糖，重均分子量分别为 3.1×10^5 和 2.8×10^5。HPLC 图谱见图 1。

2.3 理化性质分析

SYP-A 和 SYP-B 均溶于水和二甲基亚砜中，遇碘溶液不呈蓝色，Molish 反应阳性，茚三酮检测阴性。紫外扫描在 260，280 nm 处未见核酸和蛋白质特征吸收峰。元素分析：SYP-A C 36.65%，H 5.27%；SYP-B C 37.53%，H 5.35%；均不含氮，说明均非蛋白多糖。SYP-A $[\alpha]_D^{25}=+15.3°(0.4, H_2O)$，SYP-B $[\alpha]_D^{20}=+20°(0.45, H_2O)$。红外光谱图均呈现多糖类物质特征吸收峰，在 1100～1010 cm^{-1} 区域内均出现 2 个强吸收峰（1071，1034 和 1076，1029）。

2.4 糖组成分析

2.4.1 多糖的完全酸水解

分别取 SYP-A 和 SYP-B 各 10 mg，溶于 2mol·L^{-1}TFA 3 ml 中，封管 110 ℃水解，取出后除尽 TFA，进行 PC，TLC 和衍生化后 GC 分析。

2.4.2 PC 和 TLC 分析

Watman 1 号滤纸，溶剂系统为乙酸乙酯-吡啶-醋酸-水（5:5:1:3）。TLC 分析按文献方法[6]。结果二种多糖均显示半乳糖、葡萄糖、阿拉伯糖、鼠李糖、甘露糖、核糖的斑点，且不排除含有糖醛酸。

2.4.3 糖醛酸定性、定量分析

SYP-A 和 SYP-B 均在^{13}C NMR（DMSO）δ173.3～176 处呈现多个糖醛酸的 C═O 共振信号。

咔唑法[7,8]，半乳糖醛酸为标准品制作标准曲线，测定糖醛酸含量，结果 SYP-A 和 SYP-B 分别含 10.7% 和 10.5%。

2.4.4 气相色谱分析

GC 条件　糖腈乙酸酯衍生物：柱 3% OV-225 AW-DMCS-Chromosorb W 80～100 目，

柱温 235 ℃,检测 270 ℃,N_2(50 ml·min^{-1})。糖肟三甲基硅醚衍生物:柱 3%OV-17 柱(担体同 OV-225 柱),柱温 180 ℃,检测 230 ℃,N_2(50 ml·min^{-1})。

鼠李糖、核糖、阿拉伯糖、甘露糖、葡萄糖、半乳糖及木糖(内标)按文献方法[9]制备糖腈乙酸酯衍生物(配成氯仿溶液)。阿拉伯糖、鼠李糖、果糖、甘露糖和葡萄糖按文献方法(李铁林,吴昌贤.糖的气相色谱分析及其应用.第二届全国植物原料水解学术讨论会.1983.12.)制备成糖肟三甲基硅醚衍生物。SYP-A 和 SYP-B 的完全水解物分别制成糖腈乙酸酯和糖肟三甲基硅醚衍生物。根据色谱峰面积和内标校正因子计算各组成单糖的相对含量及摩尔比值,SYP-A 和 SYP-B 所含中性单糖均为半乳糖、葡萄糖、阿拉伯糖、鼠李糖、甘露糖、核糖,不含果酮糖。摩尔比 SYP-A 为 5.1:4.1:1.6:1.0:0.5:0.3;SYP-B 为 5.2:4.2:1.5:1.0:0.5:0.2。

[致谢] 多糖的纯度、分子量及 SYP-A 的比旋度为中国科学院上海药物研究所方积年等测定,SYP-B 的比旋度由中国药品生物制品检定所测定,元素分析由中国医学科学院药物研究所测定。红外光谱由本所杨键测定。

[参考文献]

[1] 张思巨,张淑运.常用中药锁阳挥发性成分的研究.中国中药杂志,1990,15:103.

[2] 张思巨,张淑运.中药锁阳化学成分研究.中国药学杂志,1991,26:649.

[3] 柴田浩树.汉方补剂的成分研究(1)——关于锁阳的成分.国外医学·中医中药分册,1989,11(6):36.

[4] 马超美,贾世山,孙 韬,等.锁阳中三萜及甾体成分的研究.药学学报,1993,28(2):152.

[5] 魏远安,方积年.高效凝胶渗透色谱法测定多糖纯度及分子量.药学学报,1989,24(7):532.

[6] 张思巨,张淑运,王 岚,等.大黄多糖的研究.中国中药杂志,1993,18(11):679.

[7] Zacharias Dische. A New Specific Color Reaction of Hexuronic Acids. J Biol Chem,1947,167:189.

[8] Taylor K A, Smith J G. A Colorimetric Method for the Quantitation of Uronic Acids and a Specific Assay for Galacturonic Acid. Anal Bichem,1992,201:190.

[9] 李铁林.糖和糖醇的气相色谱研究.分析化学,1982,10(5):272.

原载:《中国中药杂志》2001,20(6):409

精气神营养素质量标准研究

李先端，林淑芳，张早华*

[关键词] 人参皂苷含量测定；薄层扫描；硅钨酸显色剂

精气神营养素由人参和枸杞子等三味中药组成，将上述三味药材以45%乙醇回流提取，加入乳糖、糊精等辅料制成的颗粒剂，具有强壮滋补的作用。为保证制剂的质量，制定了定性定量的方法，对药材和制剂进行测定，人参皂苷Rg1在药材中含量为0.24～0.40%，制剂中为0.94～1.0mg/g，经计算制剂提取率在50%以上，说明工艺合理，质量可控。目前人参皂甙含测大多采用10%硫酸显色剂进行薄层扫描。本文采用硅钨酸为显色剂，得到的色谱具有更好的分离度和清晰的斑点。从而消除了干扰，为薄层扫描定量提供了新的显色方法。该制剂已通过生产报批，因此本标准更具实用价值。

1 仪器与试药

岛津CS-910型薄层扫描仪。定容毛细管(Drumond CO)。硅胶G薄层板(自制)。人参皂甙Rg1对照品由中国药品生物制品检定所提供(批号：0703-9812)，按本文方法点样60μg、100μg，纯度为98.90%。所用药材购于北京同仁堂药材公司。试剂均为分析纯。样品由中国中医研究院中医药信息研究所提供，批号：980402、980502、980602。

2 鉴别[1,2]

取本品8g，研细，加50%乙醇40ml，超声处理20min，离心，取上清液，水浴蒸干，残渣加水20ml使溶解，用乙酸乙酯提取2次，每次30ml，合并乙酸乙酯液，浓缩至2ml，作为供试品溶液。另取枸杞子对照药材2g，加50%乙醇20ml，回流提取2h，滤过，滤液蒸干，残渣加10ml水使溶解，其余同供试品操作，制成对照药材溶液。照薄层色谱法(中国药典2000年版一部附录VIB)试验，吸取两种溶液各8μl，分别点于同一硅胶G薄层板上，以二甲苯-乙酸乙酯-甲醇-甲酸(4:3:0.8:0.2)为展开剂，展开，取出，晾干，置紫外光灯(365nm)下检视。供试品色谱中，在与对照药材色谱相应位置处，显相同的蓝色荧光斑点。

本文用药材作对照，同法制备的阴性样品无干扰。故认为该方法简便、可行。

3 含量测定

3.1 测定条件的建立　最大吸收波长选择：吸取人参皂甙Rg1对照品溶液6μl、供试品溶液8μl，分别点于点于同一硅胶G薄层板上，显色后，于可见光范围内进行扫描，测得$\lambda_s=526nm$，$\lambda_R=700nm$。

展开剂选择：曾试用药典人参项下的氯仿-乙酸乙酯-甲醇-水(15:40:22:10)及文献[3]中氯仿-甲醇-水(65:35:10)等作为展开剂，结果均不理想。最后发现，以正丁醇-乙酸乙酯-

* 中国中医研究院中医药信息研究所，北京 100700

水(4:1:5)为展开剂分离度好，干扰少，利于定量分析。

显色剂选择：药典及文献报道，人参皂甙的薄层鉴别及定量大都采用10%硫酸为显色剂，也有用甲氧基苯甲醛显色剂[4]的，经过试验比较，10%硫酸显色剂显色范围广泛，在供试品色谱斑点之间有污染带，不利于 Rg1 的薄层扫描。经文献查阅和多次试验，结果确定以10%硅钨酸乙醇溶液作为本制剂的显色剂，显色后，供试品色谱中呈现多个红色斑点，背景无色泽干扰，被测斑点扫描峰对称，与相邻峰分离度良好。但本显色剂以临用时新鲜配制，效果更好，显色的薄板立即用洁净的玻璃板覆盖加以密封，进行扫描测定。

3.2 供试品溶液的制备　取本品研细，精密称取4g，精密加甲醇 30ml，称重，加热回流 2h，放冷，称重，加甲醇补足减失的重量，滤过，精密量取续滤液 20ml，蒸干，残渣加水 10ml 使溶解，用水饱和的正丁醇提取 4 次，每次 20ml，合并正丁醇液，用氨试液洗涤 2 次，每次 20ml，弃去氨液，正丁醇液蒸干，残渣加甲醇使溶解，转移至 5ml 量瓶中，用甲醇稀释至刻度，摇匀，滤过，滤液作为供试品溶液。

3.3 对照品溶液制备　精密称取人参皂甙 Rg1 对照品适量，加甲醇制成每 1ml 含 1mg 的溶液，作为对照品溶液。

4 方法学考察

4.1 线性关系考察　精密吸取对照品溶液(0.994mg/ml)2、4、6、8、10μl，分别点于同一硅胶 G 薄层板上，展开，取出晾干，喷以 10%硅钨酸乙醇溶液，于 100～102℃ 加热 20min 至斑点显色清晰，取出，扫描测定。以人参皂甙 Rg1 的微克数为横坐标，峰面积值为纵坐标作图，得标准曲线，回归方程为 $Y=2692.25X-111.60$，$r=0.9998$。回归显示为不通过原点的直线，定量宜采用外标两点法。

4.2 提取溶媒选择　精密称取样品 4g，分别加适量甲醇、50%乙醇、70%乙醇，按含量测定项下的条件，扫描测定，结果采用上述三种溶媒提取，人参皂甙 Rg1 含量接近，但甲醇提取液色泽浅，容易过滤，杂质少，故采用甲醇作为提取溶媒。

4.3 不同提取方法与提取时间比较　以甲醇为提取溶媒，采用超声波处理(30min)、浸泡(24h)、热回流(2h)三种提取方式，按含量测定项下的条件，进行测定，结果是采用回流提取方法测得的人参皂甙 Rg1 含量高于其他两种方法。故又对回流时间进行了考察，分别是 1、2、3h，结果测出的人参皂甙 Rg1 含量接近。为保证提取完全，故将回流提取时间规定为 2h。

4.4 稳定性试验　吸取对照品溶液(0.994mg/ml)6μl，点于硅胶 G 薄层板上，按含量测定项下的条件展开，显色后每隔一定时间扫描一次，共测定 7 次，结果表明人参皂甙 Rg1 显色斑点在 24h 内稳定。峰面积相对偏差为 1.46%。

4.5 精密度试验

4.5.1 同点　对同一展开斑点连续扫描5次，峰面积相对偏差为 1.64%。

4.5.2 同板　吸取供试品溶液，在同一硅胶 G 薄层板上，分别点 5 个点，按含量测定项下的条件，扫描测定峰面积值，其相对标准偏差为 2.21%。

4.5.3 异板　吸取供试品溶液，分别点于 5 块硅胶 G 薄层板上，按含量测定项下的条件，扫描测定，计算人参皂甙 Rg1 含量，其相对标准偏差为 3.09%。

4.6 重现性　精密称取供试品5 份，按含量测定项下的条件，扫描测定，计算人参皂甙 Rg1 含量，平均含量为 0.950mg/g 其相对标准偏差为 2.63%。

4.7 回收率试验　精密称取已知含量的样品 2g，分别加入人参皂甙 Rg1 对照品

(0.9452mg/ml)2ml,按含量测定项下的条件,扫描测定,结果见表 1。

表 1　回收率试验

次数	称样量	样品中 Rg1 含量(mg)	加入 Rg1 量(mg)	检出 Rg1 总量(mg)	回收率(%)	平均回收率(%)	*R SD* (%)
1	2.0053	1.9050	1.8904	3.716	95.8		
2	2.0078	1.9074	1.8904	3.7418	97.0		
3	2.0040	1.9038	1.8904	3.7598	98.2	97.2	0.96
4	2.0032	1.9031	1.8904	3.7538	97.9		
5	2.0004	1.9004	1.8904	3.7358	97.1		

5　样品测定

测定法:照薄层色谱法(中国药典 2000 年版一部附录 VIB)试验,吸取供试品溶液 8μl,对照品溶液 4μl 及 6μl,分别交叉点于同一硅胶 G 薄层板上,以正丁醇-乙酸乙酯-水(4:1:5)的上层溶液为展开剂,展开,取出,晾干,喷以 10% 硅钨酸乙醇溶液,于 100～102℃烘烤 20min 至斑点显色清晰,取出,立即用洁净的玻璃板盖密封。照薄层扫描法(中国药典 2000 年版一部附录 VIB)进行扫描,测定波长 λ_s = 520nm,λ_R = 700nm,测定供试品与对照品吸收度的积分值,计算。测得三批成品中人参皂甙 Rg1 含量见表 2。

表 2　三批成品测定结果

批号	人参皂甙 Rg1 含量(mg/g)
980402	0.96
980502	0.94
980602	1.00

根据以上测定数据,再结合有关文献报道人参所含人参皂甙 Rg1 含量,暂定本品每克含人参以人参皂甙 Rg1($C_{12}H_{72}O_{14}$)计,不应少于 0.6mg。

参考文献:

[1]　周泽清,韩光,伍朝贺,等.六味枸杞糖浆的薄层色谱鉴别[J].华西药学杂志,1991,6(1):50.

[2]　徐凯建,孙考祥,黄慧云,等.中药抗衰灵胶囊质控标准的研究[J].中成药,1989,11(4):8.

[3]　梁鹦.人参及成方中人参的几种薄层层析方法[J].时珍国药 1997;5:410.

[4]　徐礼燊,沙世炎.中草药有效成分分析法(下册)[M].北京:人民卫生出版社,1984.9.

原载:《中国实验方剂学杂志》2001,7(3):23

苍术挥发油的气相色谱-质谱联用分析*

吉　力，敖　平，潘炯光，杨京玉，杨　健，胡世林

［摘要］ **目的**:分析不同产地的5个南苍术和5个北苍术挥发油的化学成分。**方法**:气相色谱-质谱联用。**结果**:从南、北苍术挥发油中分别鉴定了32和29个化合物。**结论**:北苍术挥发油的主成分为β-桉叶油醇或β-桉叶油醇和苍术酮,而南苍术挥发油的主成分分别为茅术醇、β-桉叶油醇和苍术酮。

［关键词］ 南苍术;北苍术;挥发油;气相色谱-质谱联用

GC-MS Analysis of Essential Oils from Rhizomes of *Atractylodes lancea* (Thunb.) DC. and *A. chinensis* (DC.) Koidz

JI Li, AO Ping, PAN Jiong-guang, YANG Jing-yu, YANG Jian, HU Shi-lin

[**Abstract**] **Objective**: To analyze the constituents from the rhizomes of *Atractylodes lancea* and *A. chinensis* in essential oils. **Method**: GC-MS method was used. **Result**: 32 and 29 compouds were identified respectively. **Conclusion**: The main constituents in the essential oils from the rhizome of *A. chinensis* are β-eudesmol or a mixture of β-eudesmol and atractylone, whereas from that of *A. lancea* are hinesol, a mixture of β-eudesmol and atractylone, and atractylone.

[**Key words**] *Atractylodes lancea*; *A. chinensis*; essential oil; GC-MS

苍术为菊科植物茅苍术 *Atractylodes lancea* (Thunb.) DC. 或北苍术 *A. chinensis* (DC.) Koidz. 的干燥根茎[1]。茅苍术又称为南苍术。西川洋一[2]、傅舜谟[3]、黄驰[4]、李树珍[5]、Hiraoka[6]、T akeda[7,8]、尤奋强[9]、Yasuda[10]和刘晓冬[11]、吉冈一郎[12]、刘树芬[13]等曾分别对南、北苍术干燥根茎的挥发油成分进行了研究。本文报道应用水蒸气蒸馏和GC-MS分析了不同产地的5个南苍术和5个北苍术挥发油的化学成分,将所得质谱图与标准图谱[14~16]和文献对照[17,18]鉴定化合物。用GC测定各化合物在其挥发油中的相对百分含量(见表1)。

1　实验仪器和材料

GC:岛津GC-7AG气相色谱仪,Chromatopac C-E1B数据处理机。GC-MS:Pye-204气相色谱仪,VG MM-7070H质谱仪,KY-GC/MS-DS2数据系统。

药材产地和采集时间:南苍术　A.湖北英山(1998.07);B.湖北麻城(1998.07);C.湖北罗田(1998.07);D.江苏金坛(1998.10);E.江苏丹徒(1998.10)。北苍术　F.陕西太白(1998.09);G.陕西黄陵(1998.09);H.陕西黄龙(1998.09);I.河北围场(1998.07);J.河南

*　［基金项目］ 国家自然科学基金资助项目(39730500)

驻马店(1998.09)。药材经作者鉴定分别为南苍术 *A. lancea* (Thunb.) DC. 和北苍术 *A. chinensis* (DC.) Koidz. 的干燥根茎。

表 1　南、北苍术挥发油的化学成分　　%

化学成分	南苍术					北苍术				
	A	B	C	D	E	F	G	H	I	J
α-蒎烯(α-pinene)	–	0.15	1.04	0.36	–	–	0.39	0.47	–	0.56
香桧烯(sabinene)	–	–	0.04	–	–	–	–	–	–	–
β-蒎烯(β-pinene)	–	–	0.05	–	–	–	–	–	–	–
香叶烯(myrcene)	–	–	0.02	0.05	–	–	–	0.09	–	0.06
α-水芹烯(α-phellandrene)	–	0.59	0.39	1.67	–	–	1.09	1.18	–	1.78
δ-3-蒈烯(δ-3-carene)	–	–	0.28	0.37	–	–	–	0.28	–	0.40
对-聚伞花素(*p*-cymene)	–	0.17	0.01	0.05	–	–	–	0.04	–	0.02
柠檬烯(limonene)	–		0.04	0.10	–	–	–	0.09	–	0.07
β-水芹烯(β-phellandrene)	–	–	0.05	–	–	–	–	0.20	–	0.11
β-顺-罗勒烯(β-*cis*-ocimene)	–	–	0.24	0.07	–	–	–	–	–	0.33
β-反-罗勒烯(β-*trans*-ocimene)	–	0.07	0.07	0.22	–	–	–	0.14	–	0.33
α-异松油烯(α-terpinolene)	–	0.08	0.12	0.15	–	–	0.15	0.11	–	0.21
乙酸龙脑脂(bornyl acetate)	–	0.02	0.03	–	–	–	–	–	–	–
δ-榄香烯(δ-elemene)	–	–	0.01	–	–	–	–	–	–	–
香茅醇乙酸酯(citronellyl acetate)	–	–	0.03	–	–	–	–	0.13	–	0.38
牻牛儿醇乙酸酯(geranyl acetate)	–	–	–	–	–	–	–	–	0.27	–
β-榄香烯(β-elemene)	–	–	–	–	–	–	–	–	–	0.44
反-丁香烯(*trans*-caryophyllene)	0.29	1.52	0.16	6.03	5.80	0.31	0.47	0.67	1.14	1.11
葎草烯(humulene)	0.11	0.55	0.06	2.10	2.03	0.11	0.16	0.23	0.51	0.57
α-姜黄烯(α-curcumene)	–	0.13	–	0.53	–	–	–	–	–	0.76
β-芹子烯(β-selinene)	0.23	1.92	–	1.44	1.78	–	0.13	0.08	0.30	4.08
α-姜毕烯(α-zingibirene)	0.18	0.98	0.15	1.94	0.47	0.07	0.14	0.11	0.56	0.40
γ-毕澄茄烯(γ-cadinene)	0.04	–	0.11	–	–	–	0.12	0.07	–	0.26
δ-毕澄茄烯(δ-cadinene)	0.17	–	0.16	–	–	0.04	0.25	0.18	–	–
十氢-4α-甲基-1-亚甲基-7-(1-甲基亚乙基)萘[decahydro-4α-methyl-1-methylene-7-(1-methylethylidene)naphthalene]	0.27	1.92	–	1.93	4.68	0.03	0.20	0.26	0.79	2.28
榄香醇(elemol)	0.88	2.51	3.05	–	–	3.33	7.51	6.95	2.78	1.90
丁香烯氧化物(caryophyllene oxide)	–	–	–	–	–	–	–	–	0.09	–
茅术醇(hinesol)	42.33	25.67	61.86	2.35	2.95	29.91	27.04	23.03	4.75	5.29
β-桉叶油醇(β-eudesmol)	41.64	38.23	19.79	–	–	49.17	41.50	45.20	31.85	28.07
苍术酮(atractylone)			–	30.52	29.54	–	–	–		
苍术素异构体(atractylodin isomer)	–	–	–	–	0.16	–	–	–	–	0.49
十四酸(tetradecanoic acid)	0.07	–	–	–	–	–	–	–	–	–
苍术素(atractylodin)	2.61	7.10	0.33	14.63	17.82	4.93	5.14	6.38	22.78	21.65
苍术烯内酯甲(atractylenolid Ⅰ)	–	0.01	–	0.33	0.45	–	–	–	–	–
3β-乙酰氧基苍术酮(3β-acetoxy-atractylon)	0.21	0.38	–	0.45	0.35	–	–	–	8.65	–

2　实验条件和方法

2.1　挥发油的提取

药材粉碎过 20 目筛，于挥发油提取器中按《药典》规定提取至油量不再增加，得黄色挥发油。

2.2　GC 条件

SE-54 石英毛细管色谱柱(30 m×0.32 mm),柱温 60～220 ℃(4 ℃·min^{-1}),,气化室温度 240 ℃,载气为氮气,柱前压 49 kPa,检测器 FID,分流比 40∶1,进样量 0.15～0.18 μl。用峰面积归一化法计算各化合物的相对百分含量。

2.3 GC-MS 条件

载气为氦气,柱前压 68.6 kPa,进样量 0.15～0.25 μl,其余条件同 GC。质谱分辨率 500,电离方式 EI,电子能量 70 eV,离子源温度 200 ℃,加速电压 4 kV,扫描速度 1 s·dec^{-1},扫描范围 20～360 amu。

3 讨论

3.1 从南、北苍术挥发油中分别鉴定了 32 和 29 个化合物,其中 16 和 17 个成分存在于该挥发油中是首次报道。

3.2 5个北苍术挥发油的主成分为 β-桉叶油醇或 β-桉叶油醇和苍术酮,含量 28.07%～49.17%。其次是茅术醇或苍术素。陕西太白、黄陵和黄龙含茅术醇 29.91%,27.04%,23.03%。河北围场和河南驻马店含苍术素 22.78%,21.65%。

3.3 5个南苍术挥发油的主要成分及含量差异较大。湖北罗田和英山均以茅术醇为主成分,含量为 61.86%和 42.33%。湖北麻城的主要成分则是 β-桉叶油醇和苍术酮(38.23%)。江苏金坛和丹徒的主成分是苍术酮(30.52%和 29.54%),其次是苍术素(14.63%和 17.82%),未检出 β-桉叶油醇,茅术醇的含量也很低(2.35%,2.95%)。造成上述差异的原因可能与地理环境和采集时间等多种因素有关。

3.4 从南、北苍术挥发油中成分的定性结果来看,绝大多数成分是相同的,这表明《中国植物志》把南、北苍术合并为一种是符合实际的;但是在主要组分的含量上又存在显著的差异,这就需要作种以下的命名来标示质量的不同。

[致谢] 公安部物证鉴定中心汪聪慧研究员给予帮助。本所生药室冯学锋、王玠、格小光、杨连菊和何希荣协助采集药材。

参考文献

[1] 中国药典.一部.1995.136.

[2] 西川洋一,渡边四男也,赖户隆子.Studies on Evaluation of Crude Drugs(1) Comparative Studies on the Components of *Atractylodes* Rhizomes.生薬學雜志,1975,29(2):139.

[3] 傅舜谟,方洪钜,刘国声,等.苍术药用植物的研究.植物分类学报,1981,19(2):195.

[4] 黄 驰,徐友贵,王旭敏.气相色谱-质谱联用法比较野生及栽培茅苍术挥发油成分.中国药科大学学报,1989,20(5):2898.

[5] 李树珍,官仕杰.八种中药挥发油.β-环糊精包接物的稳定性考察.中国中药杂志,1990,15(4):218.

[6] Hiraola N. Intra-plant Distribution of Essential Oil Components and Oil Accumulation Tissues in *Atractylodes lancea*. Nat Med,1995,49(2):168.

[7] Takeda O, Mili E, Teradayashi S, et al. Variation of Essential Oil Components of *Atractylodes lancea* Growing in China. Nat Med, 1995,49(1):18.

[8] Takeda O, Mili E, Teradayashi S, et al. A Comparative Study on Essential Oil Components of Wild and Cultivated *Atractylodes lancea* and *A. chinensis*. Planta Med,1996,62:444.

[9] 尤奋强,叶崇义.苍术属药材挥发油化学单体的分离方法.江苏中医,1996,17(1):41.

[10] Yasuda N, Oka Y, Otsuki K, et al. Study of Components in Crude Drugs by Headspace Gas Chromatography. Ⅱ. Components of *Atractylodes*. Yakugaku Zasshi,1996,116(9):728.

[11] 刘晓冬,阎 雪,卫永第,等.苍术挥发油成分的分析.分析测试学报,1998,17(3):56.
[12] 吉冈一郎,西野隆雄,Tadato T, et al. On the Constituents of the Rhizomes of *Atractylodes lancea* DC var. *chinensis* Kitamura and *A. ovata* DC. The Gas Chromatographic Analysis of the Crude Drug "Zhu".藥學雜志,1976,96(10):1229.
[13] 刘树芬,黄惠云,曲 涛,等.气相色谱-质谱法测定苍术挥发油包合前后的成分与含量.中国医院药学杂志,1993,13(5):212.
[14] McLafferty F W, Stauffer D B. The Wiley/NBS Registry of Mass Spectral Data Vol.1～3. John Wiley & Sons Inc, 1989.
[15] Stenhagen E, Abrahamsson S, Mclafferty F W. Registry of Mass Spectral Data. Vol 1～3. New York: John Wiley & Sons Inc, 1974.
[16] Heller S R, Milne G W A. EPA/NIH Mass Spectral Data Base. Vol.1～3. Washington: U S Government Printing Office, 1978.
[17] 西川洋一,安田一郎,渡边四男也,他. Studies on the Evaluation of Crude Drugs. Ⅱ. Identification of the Ingredients of *Atractylodes* by Thin-Layer Chromatography, Gas Chromatography and Gas Chromatography-Mass Spectrometry, and the Physical and Chemical Evaluation.生藥學雜志,1975,30(2):132.
[18] 李英哲,李景道,朴惠善,等.关苍术活性成分的分离.延边医学院学报,1992,15(1):39.

原载:《中国中药杂志》2001,26(3):182

赶黄草化学成分的研究

冯 浩, 王智民, 董歌扬, 吴 众*

[摘要] **目的:**研究扯根菜的水溶性化学成分。**方法:**吸附色谱柱、大孔吸附树脂等手段分离,理化常数、波谱数据和化学方法鉴定。**结果:**从水提取物的醇溶部分得到3个化合物,分别为乔松素-7-*O*-β-*D*-葡萄糖苷(Ⅰ),2,4,6-三羟基苯甲酸(Ⅱ),槲皮素(Ⅲ)。**结论:**化合物Ⅰ,Ⅱ为首次从该植物中得到。

[关键词] 赶黄草;乔松素-7-*O*-β-*D*-葡萄糖苷;2,4,6-三羟基苯甲酸

Studies on Chemical Constitutents from *Penthorum chinense* Pursh

FENG Hao[1], *WANG Zhi-min*[1], *DONG Ge-yang*[1], *WU Zhong*[2]

(* *Sichuan Langzhong Pharmaceutical Company, Ltd, Langjiu Group, Chengdu* 610071, *Sichuan, China*)

[**Abstract**] **Objective**: To study the chemical constituents of *Penthorum chinense*. **Method**: Silica gel and macroporous resin were used as adsorbent for isolation and purification. The chemical structures were elucidated by spectral analysis and chemical methods. **Result**: Three compounds were isolated from the water-extract of *P. chinense*. The structures were i-

* 郎酒集团 四川郎中药业有限公司,四川 成都 610071

dentified as 5-hydroxy-flavanone-7-*O*-β-*D*-glucoside（Ⅰ），2,4,6-trihydroxybenzoic acid（Ⅱ）and quercetin（Ⅲ），respectively. **Conclusion**: Compounds Ⅰ and Ⅱ were isolated from this plant for the first time.

［**Key words**］ *Penthorum chinense*; 5-hydroxy-flavanone-7-*O*-β-*D*-glucoside; 2,4,6-trihydroxybenzoic acid

赶黄草为虎耳草科扯根菜属植物，此属植物我国仅此一种[1]，为苗族传统药物，分布较广。《中药大辞典》[2]和《四川中药志》[3]均有记载。本植物在民间又名水泽兰、水杨柳等。其全草性温、味甘、无毒，具利尿消尿、祛黄疸等功效。对消炎痛中毒小鼠、CCl_4 造成的肝损伤均有保护作用，十二指肠给药后 30 min 能明显增加胆汁的分泌量。临床治疗急性肝炎的治愈好转率为 93.65%。国内外有关该药的研究很少，仅有 2 篇文献报道[4,5]，苏联报道全草含微量生物碱，根含黄酮类化合物。赶黄草已作为颗粒剂批准上市，为明确该植物中的抗肝炎和保肝有效成分。我们对其化学成分进行研究，分得 3 个主要化学成分，其中 2 个为首次从该植物中得到。

1 材料和仪器

德国 VEB Wagetechink Rapido PHMK 型显微熔点仪（未校正），日本导津 UV-3000 双波长紫外扫描仪，法国 Brucker 型红外光谱仪，VG ZAB-2F 型质谱仪，Varian 300 MHz（氢谱）、Varian 75.5 MHz（碳谱）核磁共振仪，薄层用硅胶 HF_{254}、柱用硅胶 H 均为青岛海洋化工厂出品，吸附用大孔吸附树脂为日本三菱 Sp 825 型。赶黄草采自四川省泸州地区，鉴定为 *Penthorum chinense* Pursh。

2 提取分离

药材用 10 倍蒸馏水加热回流提取 2 次（2×2 h），提取率 14%。减压浓缩，用 95% 乙醇调至 60%，放置过夜，减压抽滤，母液浓缩上大孔吸附树脂柱，蒸馏水洗至无糖，80% 乙醇洗脱，醇洗部分减压回收得浸膏，通过减压硅胶柱色谱，氯仿、氯仿-甲醇洗脱。氯仿-甲醇（9∶1）部分得结晶Ⅰ，Ⅱ，Ⅲ。

3 结构鉴定

晶Ⅰ 白色针状结晶（甲醇），盐酸-镁粉反应阳性，mp 130～132 ℃。$UV\lambda_{max}^{MeOH}$nm：325，284，220，典型的 5,7-二取代黄烷酮类[6]。IR（KBr）cm^{-1}：3438，1637，具羟基和羰基。FAB-MS m/z：457（M^+ + K），419（M^+ + H），分子量 418。^1H NMR（DMSO-d_6）δ：5.653（1H，dd，J = 12.3，3.0 Hz），3.242（1H，dd，J = 12.3，17.1 Hz），2.847（1H，dd，J = 17.1，3.0 Hz），二氢黄酮 C-2，3 上质子，2 位氢为直立键；6.161（1H，d，J = 1.8 Hz，C-6），6.206（1H，d，J = 1.8 Hz，C-8），7.537（2H，d，J = 7.2 Hz，C-2′，6′）。在 DMSO 和丙酮中，12.0 左右加重水后信号消失，为 5 位的羟基信号。^{13}C NMR（DMSO-d_6）和 DEPT 表明晶Ⅰ有 1 个羰基，1 个端基碳，6 个连氧次甲基，1 个连氧亚甲基，1 个亚甲基，4 个 sp^2 的季碳和 7 个 sp^2 的仲碳。除去二氢黄酮骨架的 15 个碳之外，还有 6 个碳［99.581（d），73.035（d），76.332（d），69.475（d），77.107（d），60.566（t）］，与β-葡萄糖信号相符，水解液中检测到葡萄糖。氢谱数据见表 1，碳谱和 DEPT 数据见表 2。与文献乔松素-7-*O*-β-*D*-葡萄糖苷数据相符[7]。

表 1　晶Ⅰ及其苷元的氢谱数据

编号	苷元	苷	编号	苷元	苷
2′,6′	7.518(d,7.2)	7.537(d,7.2)	3a	3.271(dd,12.6/17.1)	3.242(dd,12.3/17.1)
3′,4′,5′	7.409(m)	7.422(m)	3b	2.779(dd,17.1/3)	2.847(dd,17.1/3)
8	5.952(d,2.1)	6.206(d,1.8)	7-HO	10.855(s,加重水消失)	
6	5.924(d,2.1)	6.161(d,1.8)	5-HO	12.141(s,加重水消失)	12.052(s,加重水消失)
2	5.587(dd,12.6/3)	5.653(dd,12.3/3)	1″		4.987(d,6.9)

表 2　晶Ⅰ及其苷元的碳谱数据

编号	苷元	苷	编号	苷元	苷	编号	苷元	苷
2	78.409(d)	78.672(d)	9	163.512(s)	162.976(s)	6′	126.663(d)	126.795(d)
3	42.113(t)	42.203(t)	10	101.815(s)	103.307(s)	1″		99.581(d)
4	196.033(s)	196.89(s)	1′	138.705(s)	138.498(s)	2″		73.035(d)
5	162.745(s)	162.581(s)	2′	126.663(d)	126.795(d)	3″		76.332(d)
6	95.947(d)	96.664(d)	3′	128.584(d)	128.641(d)	4″		69.475(d)
7	166.726(s)	165.374(s)	4′	128.584(d)	128.724(d)	5″		77.107(d)
8	95.065(d)	95.535(d)	5′	128.584(d)	128.641(d)	6″		60.566(t)

晶Ⅱ　黄色柱状结晶，mp 190～192 ℃。MS m/z：170(M^+)，153(M^+ −17)，125(M^+ −45)。^{1}H NMR(CD_3OD)δ：7.10(s)。^{13}C NMR(CD_3OD)δ：170.27(s,COOH)，146.28(s)×2，139.50(s)，121.85(s)，110.23(d)×2。上述数据推测应为 2,4,6-三羟基苯甲酸或 3,4,5-三羟基苯甲酸，与 3,4,5-三羟基苯甲酸(没食子酸)混合熔点下降，熔点与文献值[8]相符，推证该为 2,4,6-三羟基苯甲酸。

晶Ⅲ　黄色细针状结晶，mp 310～312 ℃。质谱给出分子离子峰为 302.0。IR(KBr) cm^{-1}：3300(OH)，1670(C═O)，1615。UVλ_{max} nm：374，307，257(MeOH)；454，274($AlCl_3$)；334，266($AlCl_3$/HCl)。与对照品 R_f 值一致。以上数据与槲皮素文献报道一致[9]。

参考文献

[1]　中国科学院植物研究所．中国高等植物属检索表．北京：科学出版社，1979．205．

[2]　江苏新医学院．中药大辞典．上册．上海：上海人民出版社，1977．534．

[3]　四川中药志协作编写组．四川中药志．第一卷．成都：四川人民出版社，1979．116．

[4]　张全梁．黄草黄酮成分研究．四川中草药研究，1990，27-28：15．

[5]　张全梁．赶黄草黄酮含量测定．四川中草药研究，1990，27-28：16．

[6]　T J Mabry，K R Markham，M B Thomas．The Systematic Identification of Flavonoids．New York：Springer-Verlag，1970．

[7]　陈琼雪，李水盛(Karin C Liu，Shoei-Sheng Lee)．Flavanoid Glucosides Isolated from *Viscum liquidambaricolum*．中国药学杂志，1993，45(3)：231．

[8]　Sigma Aldrich Co Ed．Fluka Index．1997/98．1514，No．91932．

[9]　陈德昌．中药化学对照工作手册．北京：中国医药科技出版社，1999．169．

原载：《中国中药杂志》2001，26(4)：260

用差热分析法测定固体药物马来酸罗格列酮热降解稳定性

冯　浩，王智民，陈大为*

[摘要]　采用差热分析(DTA)的方法研究了固体药物马来酸罗格列酮的分解反应动力学，用Kissinger方程计算求得该药物的热分解动力学参数。结果得到马来酸罗格列酮的热分解反应级数为一级；热分解反应活化能 E 为127.7 kJ/mol；频率因子 A 为 $2.04\times10^{8}S^{-1}$；相关系数为0.992 5。

[关键词]　差热分析法；马来酸罗格列酮；热分解动力学

A study on thermal decomposition stability of rosiglitazone maleate by differential thermal analysis

FENG Hao, *WANG Zhi-min*, *CHEN Da-wei**

(* *Shenyang Pharmuceutical University*, *Shenyang* 110016, *China*)

[**Abstract**]　The thermal decomposition kinetics of rosiglitazone maleate was studied by the technique of differential thermal analysis. The kinetic parameters of thermal decomposition of rosiglitazone maleate were calculated by the Kissinger's equations. The results were in good agreement. The reaction order of thermal decomposition was the first. The activation energy (E), frequency factor (A) and the correlated coefficient of kinetic equation were 127.7 kJ/mol, $2.04\times10^{8}S^{-1}$ and 0.992 5 respectively.

[**Key words**]　differential thermal analysis(DTA); rosiglitazone maleate; thermal decomposition kinetics

在药物制剂处方前研究中，采用热分析法测定固体药物热转变温度是获得许多重要物理性质的有效方法，如研究药物的多晶型[1~2]、纯度[3]、热稳定性[4~6]、固体分散系统[7]、脂质体[8]、药物-辅料相互作用[9]等方面。对于固体药物热分解稳定性的研究，采用化学分析方法比较费时，且样品需要量大，不易得到准确的结果和动力学参数，而应用热分析方法预测它们的热降解稳定性具有简便、快速、样品用量少、数据重现性好等优点，国内外对于采用热分析法研究热分解动力学均有较多的报道[4~6,10~13]。Alcksander[10]用DTA法和TG法研究了水杨酸的热降解过程及动力学参数。马来酸罗格列酮是由美国史克-比彻姆公司研制，于1999年5月批准上市的噻唑二烷酮类新一代胰岛素增敏剂[14]，由于该药独特的作用机制和几乎没有任何毒副作用，在糖尿病的临床治疗上被划入“重磅炸弹型”药物。该药的固体稳定性与动力学参数未见文献报道。因此，我们选用差热分析法研究其热降解稳定性

*　沈阳药科大学，辽宁 沈阳 110016

并测定了其动力学参数等。

1 材料与方法

1.1 仪器与药品

仪器:Dupont 1090 型差热分析仪;反应坩埚;氧化铝坩埚;参比物:α-Al_2O_3;温度基准物;金属锌、金属铝;环境温度:28.8℃;热电偶温度:35.0℃;药品:马来酸罗格列酮,过 80 目筛,纯度为 99.5%以上。

1.2 实验方法

1.2.1 实验条件 升温速度:5、10、20、30、40℃/min;温度量程 40~500℃;气氛:N_2;N_2 流量:50mL/min。

1.2.2 样品处理 马来酸罗格列酮过80目筛,称量约 100mg 的样品,加入坩埚后稍用力敦实而不加任何机械外力。

1.2.3 差热分析实验 马来酸罗格列酮(Rg-M)在 10℃/min 升温速率条件下的 DTA 图谱见图 1。

2 实验结果

2.1 热降解机理

为了进一步说明马来酸罗格列酮的热降解过程,我们对其进行热重分析(TGA),结果见图 2,结合图 1 可以看出,当马来酸罗格列酮在以恒定的升温速度受热时,在 120℃左右出现一明显的吸热峰,同时从图 2 中可以看出,在 100~150℃温度范围内未见明显的失重峰,说明样品在此范围内没有发生降解反应,只可能是发生相变反应,又据文献报道,马来酸罗格列酮的熔点为 118~122℃,故说明此吸热峰为熔点峰。

另外从图 2 还可看出,在 194~274℃范围内有两个明显的失重峰,总的失重占总重量的 70%左右,故可佐证图 1 中 200℃左右的吸热峰为热降解峰。

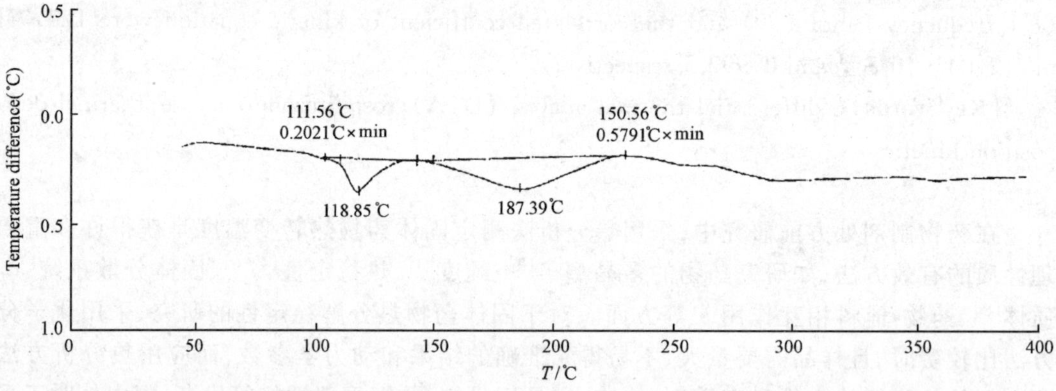

Fig.1 DTA curve of Rg-M in 10℃/min

2.2 DTA 法计算动力学参数[15]

由上述降解机理可知,当马来酸罗格列酮在以恒定的升温速度受热时,加热至 200℃左右出现一吸热峰,虽不能确切的说明其降解的过程,但从试验结果可以证明此时样品的热容等发生变化,反映在差热曲线上的趋向为转折或极大峰,极大峰的温度也就是反应进行最快时的温度 T_m,当其他实验条件不变时,曲线极大峰的位置随不同的升温速度而改变,故可以根据不同的升温速度所致峰位变化来研究反应动力学参数。

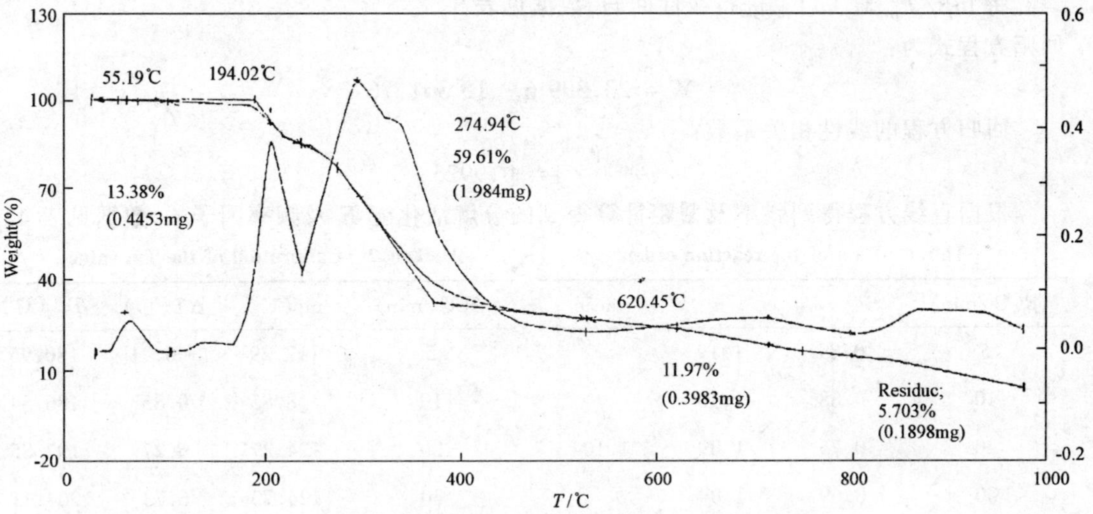

Fig.2 The TGA curve of Rg-M in 10℃/min

马来酸罗格列酮的热分解速度方程可由下式表示：

$$d\alpha/dl = A(1-\alpha)^n e^{-E/RT} \quad (1)。$$

式中 $d\alpha/dl$ 为反应速度；α 为已反应的分数；n 为反应级数（在整个反应过程中可视为不变）；A 为频率因子；E 为分解反应活化能；T 为热力学温度；R 为摩尔气体常数，此式说明，当 n 一定时反应速率 $d\alpha/dl$ 是 α、T 的函数。对于多数药物的热分解体系，反应级数为 $n=1$ 时，据 Kissinger 方程，有下式成立：

$$\ln\beta/T_m^2 = \ln AR/E - E/RT_m \quad (2)。$$

式中 T_m 为反应速度出现极大值时的温度；β 为程序升温速率。根据不同升温速率度的 DTA 曲线，得到一系列的 T_m 值，以 $\ln\beta/T_m^2$ 对 $1/T_m$ 进行线性回归，据直线的斜率可求出马来酸罗格列酮固体的反应活化能 E，据直线的截距可求出频率因子 A。

2.2.1 反应级数的确定　根据 Kissin GER 的峰形指数法，对 DTA 图中的热分解峰做 3 条切线，如图 3 所示。峰形指数 S 的意义是 DTA 曲线拐点处切线到过封顶的垂线的距离的比值，既 $S=a/b$，而反应级数 n 与峰形指数 S 的关系为：

$$n = 1.26 \cdot S^{1/2}。$$

据峰形指数法计算马来酸罗格列酮的热分解反应级数结果见表 1，得到反应级数的平均值近似等于 1 说明马来酸罗格列酮的热分解为一级反应。

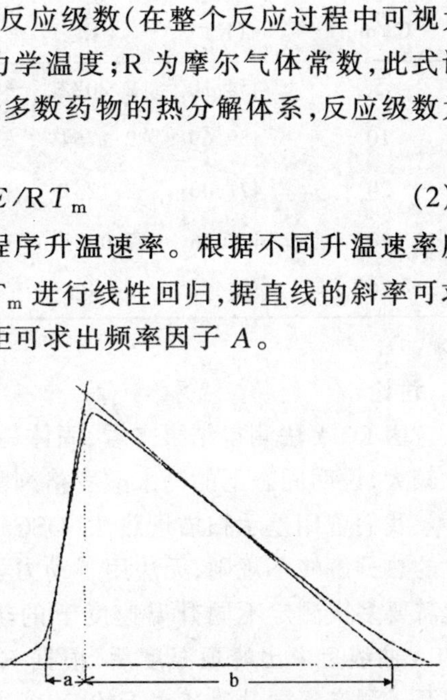

Fig.3 The method of the index of peak shape

2.2.2 T_m 值的校正　已知马来酸罗格列酮理论上的熔点为 118.0℃，由 DTA 图谱得到的熔点值进行校正后，可以得到 T_m 的校正值 T_m'，结果见下表 2。

2.2.3 分解反应活化能 E 与频率因子 A　据上式(2)，反应级数为 $n=1$ 时，由 DTA 图谱得到不同升温速率 β 及峰温 T_m 以 $\ln\beta/T_m^2$ 对 $1/T_m$ 作图应为一条直线，其直线斜率为 $-E/R$，据此可计算得到分解反应活化能 E。同时根据直线的斜率可得到频率因子 A。

将 $\ln\beta/T_m^2$ 对 $1/T_m$ 进行线性回归，数据见表3。

回归方程式为：

$$Y = 23.3096 - 15361.76X$$

回归方程的线性相关系数：

$$|\gamma| = 0.9925$$

根据直线方程得到斜率及截距计算得到的分解活化能 E 及频率因子 A，数据见表4。

Tab.1 Data of the reaction order

β(℃/min)	$S=a/b$	n	mean
5	0.89	1.19	
10	0.88	1.18	
20	0.75	1.09	1.104
30	0.69	1.04	
40	0.65	1.02	

Tab.2 Calibration of the Tm value

β(℃/min)	mp(℃)	ΔT(℃)	T_m'(℃)
5	117.29	−0.71	180.95
10	118.85	0.85	186.54
20	124.27	6.27	197.85
30	124.73	6.73	204.11
40	132.62	14.62	207.02

Tab.3 Data of the regression equation

β (℃/min)	T_m (K)	$1/T_m$ $\times 10^3$	$\ln(\beta/T_m^2)$
5	454.10	2.2022	−10.6272
10	459.69	2.1754	−9.9585
20	471.00	2.1231	−9.3140
30	477.26	2.0953	−8.9349
40	480.17	2.0826	−8.6594

Tab.4 Data of kinetic parameters

β (℃/min)	T_m (K)	E (kJ/mol)	A (S^{-1})
5	454.10		
10	459.69		
20	471.00	127.72	2.04×10^8
30	477.26		
40	480.17		

3 讨论

由DTA法测得结果来看，固体马来酸罗格列酮的分解活化能为127.72 kJ/mol，活化能比较大，说明固态下的马来酸罗格列酮对热是稳定的。

我们曾用差示扫描量热法（DSC）测定马来酸罗格列酮的热降解行为，但其在200℃左右的热分解峰不规则，无法用于动力学参数的计算。我们采用DTA法测定动力学参数，虽然需要多次测定不同升温速度下的热曲线，但其热降解峰形规则，数据处理简单，只需从DTA曲线上求出峰顶温度后，根据Kissinger方程进行数据处理即可。本方法的误差主要来源于测定不同升温速率下的DTA曲线的操作条件的控制。

致谢 北京大学化学与分子工程学院的廖复辉老师对本实验的DTA图谱的测定给予了大力的支持，并感谢本室周玲玲合成马来酸罗格列酮的原料药。

参考文献

[1] Homan RE, Desantis F. The thermal characterization of terfenadine polymorphs in a suspension[J]. Drug Dev Ind Pharm, 1992, 18(8): 861-872.

[2] Eldem T, Tyle P, Frank SG, *et al*. Polymorphic behavior of sprayed lipid micropellets and its evaluation by

differential scanning colorimetry and scanning electrom microscopy[J]. Pharm Res, 1991, 8(2):178-194.
[3] 杨腊虎.差示扫描量热法测定药物的纯度[J].药物分析杂志,1988,8(6):345-347.
[4] 郑颉,甘增源.用差示扫描量热法测定青霉素类药物的热降解稳定性[J].上海一医学院学报,1984,11(4):257-261.
[5] 郑颉,张建芳.用差示扫描量热法测定头孢菌素类药物的热降解稳定性[J].药学学报,1987,22(4):278-283.
[6] 武兰芳,艾立成,苏德森.热分析法对固体药物对乙酰氨基酚分解动力学的研究[J].沈阳药学院学报,1990,7(1):36-41.
[7] Guillaume F, Guyot-Hermann. Elaboration and physical study of an oxodipine solid dispersion in order to formulate tablets[J]. Drug Dev Ind Pharm, 1992, 18(8):811-829.
[8] Talsma H. The cryopreservation of liposome 1. a differential scanning calorimetry study of the thermal behavior of a liposome dispersion containing mannitol during freezing/Thawing[J]. Pharm Res, 1991, 8(8):1021-1033.
[9] Augustine O, York P. Thermal characterization of drug/polymer and excipient /polymer interaction in some film coating formulation[J]. J Pharm Pharmacol, 1989, 41(1):1-24.
[10] Alekosander R, Marek W. Thermal decomposition of alkali metal salicylates and pharmaceutical dosage forms containing them[J]. Pharm Acta Helv, 1980, 55:54-76.
[11] Khattab FI. Thermal analysis of pharmaceutical compounds Ⅱ. thermal analysis of some antillergic agent [J]. Ibid, 1981, 21:211-241.
[12] Khattab FI. Thermal analysis of pharmaceutical compounds Ⅲ. characterization of sulfonamides by thermal analisis[J]. J Thermal Anal, 1981, 22:41-65.
[13] Khattab FI. Thermal analysis of pharmaceutical compounds v. the use of differential scanning calorimetry in the analysis of certain pharmaceutical[J]. Thermochim Acta, 1983, 61:253-2710.
[14] 赵圣印.糖尿病治疗药的研究进展[J].国外医药-合成药 生化药 制剂分册,1999,20(3):130-135.
[15] Homer E, Chien YW, Buckshee K. Reaction kineticsin differential thermal analysis[J]. Analy Chem, 1957, 29(11):1702-1724.

原载:《沈阳药科大学学报》2001,18(3):181

鲜地黄与干地黄中梓醇、糖类成分含量的比较*

李计萍,马　华,王跃生,郝近大

[摘要] 目的:对地黄的干品和鲜品进行梓醇、糖类成分含量的成分比较研究。方法:用高效液相色

* 基金项目:国家自然科学基金资助项目(39570875)

谱法和紫外分光光度法进行含量测定。结果:地黄中梓醇含量、还原糖和多糖的含量均为鲜品高于干品。结论:地黄的干品和鲜品在化学成分含量方面有明显的区别。

[关键词] 鲜;干地黄;梓醇;糖类;含量测定

Comparison of contents of catalpol and sugars in fresh and dried *Rehmannia glutinosa*

LI Ji-ping, MA Hua, WANG Yue-sheng, HAO Jin-da

[**Abstract**] OBJECTIVE: To compare the contents of catalpol, reducing sugar and polysaccharide between fresh and dired *Rehmannia glutinosa*. METHODS: HPLC method for catalpol and spectrometric method for reducing sugar and polysaccharide were used. RESULTS: The contents of catalpol, reducing sugar and polysaccharide in fresh *Rehmannia glutinosa* were about one more time higher than that in dried one. CONCLUSION: The differences of contents of three components between fresh and dried *Rehmannia glutinosa* was significant.

[**Key words**] fresh and dried *Rehmannia glutinosa*; catalpol; sugar; quantitative determination

地黄为玄参科植物地黄 *Rehmannia glutinosa* Libosch. 的新鲜或干燥根茎和块根。鲜地黄性味甘、苦、大寒。鲜地黄之功效长于清热,凉血,开胃,生津。常用于温病伤阴,大热烦渴,吐血,咳血等多种血症及消渴、便秘等。干地黄性味甘、苦、凉,具有凉血,止血之功效。对鲜地黄和干地黄功效主治之不同及对鲜地黄之临床特殊功效,历代医学均有论述,且早已被临床证实。我们从化学成分角度对鲜、干地黄进行比较研究。对于地黄中化学成分的研究国内外学者进行了大量的工作,化学成分主要有环烯醚萜类和糖类,其中环烯醚萜苷梓醇在地黄中含量较高,为地黄中的主要有效成分之一。鲜、干地黄中还原糖、多糖的含量测定作者还未见报道,但地黄中梓醇、单糖及熟地中还原糖的含量测定有文献报道[1~3]。所以我们以梓醇、还原糖、多糖的含量来进行鲜、干地黄比较实验研究。

1 材料

鲜地黄为玄参科植物地黄 *Rehmannia glutinosa* Libosch. 的新鲜块根(中国中医研究院中药所谢宗万研究员鉴定),中国医学科学院药用植物研究所栽培;干地黄为同批鲜地黄切片自然晾干而成(自制);梓醇对照品(中国药品生物制品检定所中药室)。

2 方法与结果

2.1 仪器与试剂

岛津 LC-3A 色谱仪,Varian9050 紫外可见检测器 CTO-色谱柱恒温箱,R-112 记录仪,C-EIB 数据处理机。岛津 UV-300 可见-紫外分光光度计。

苯酚试剂的制备:取苯酚 200 g,加铝片 0.2 g 和碳酸氢钠 0.1 g。蒸馏,收集 182℃ 馏分。称取 10 g,加水 150 mL 混匀,使之溶解,即可。将其置棕色量瓶内,放冰箱中备用。甲醇、乙醇、浓硫酸为分析纯:乙腈为优级纯,水为超纯水。

2.2 梓醇的含量测定

2.2.1 色谱条件 色谱柱 YWG-C_{18},10μm,25cm×4.6mm。流动相:0.6%乙腈-水。流速:1.0 mL·min^{-1},测定波长 210 nm。柱温 40℃。

2.2.2 样品及对照品溶液的制备及测定　将鲜地黄切成2～4 mm小块，干地黄粉碎过40目筛，分别精密称定(鲜地黄2.00 g，干地黄0.50 g)加甲醇25 mL，称重，超声处理20 min，放冷，补重，过滤。取续滤液作为供试品溶液。精密称定梓醇对照品2.87 mg置10 mL量瓶中，加流动相溶解并稀释至刻度，摇匀作为对照品溶液。分别精密吸取对照品溶液3μL，供试品溶液6μL，注入液相色谱仪测定。结果见表1。

表1　地黄鲜品和干品中梓醇的含量(%)．$n=3$

Tab 1　Content of catalpol in fresh and dried *Rehmannia glutinosa*(%)，$n=3$

批号	干品	鲜品
980323	4.21	0.790(9.48)
971120	4.46	0.651(7.81)

注：()表示以干品计算

Note：()percentage calculated from the weight deducting water

从梓醇含量看，按干品计算，鲜品比干品含量高近一倍。

2.2.3 梓醇提取条件考察　①提取溶媒选择：用不同溶媒，同一地黄样品以相同方法进行提取。液相测定结果：甲醇，10%乙醇，20%乙醇，50%乙醇，70%乙醇，95%乙醇，水为提取溶剂。其中甲醇，20%乙醇，50%乙醇含量相差不大。方便起见，用甲醇为溶媒。②提取方法的选择：同一地黄样品，分别以回流1h，超声1h，浸1h的方法处理样品。测定结果梓醇含量分别为：5.11%，5.29%，5.21%，3种方法没有明显区别，方便起见，用超声处理。③提取时间选择：同一样品，超声处理，10，20，30，40，60min。梓醇含量分别为：5.31%，5.44%，5.35%，5.61%，5.26%。没有明显差异。故确定为以甲醇为溶剂，超声处理20 min。

2.2.4 方法学的考察　①线性关系：精密称定梓醇对照品2.87 mg置10 mL量瓶中，加流动相溶液溶解并稀释至刻度，摇匀备用。精密注入1.0，3.0，5.0，7.0，9.0μL对照品溶液，进行测定。以峰面积值为纵坐标，梓醇含量为横坐标计算回归方程为 $Y=1828.2+102105.9X$，相关系数 $r=0.9999$。梓醇在0.29～2.6μg之间有良好的线性。②回收率测定：精密称定干地黄0.5g 4份，加入一定量梓醇对照品，按样品溶液制备方法制备样品并测定，结果平均回收率为98.40%，$RSD=2.0\%$。

2.3 还原糖和多糖的含量测定[3～4]

2.3.1 标准曲线的制备　精密称定105℃干燥至恒重的标准葡萄糖10.0 mg，置50 mL量瓶中，加水适量使溶解并稀释至刻度摇匀(液Ⅰ)。精吸液Ⅰ0.5，1.0，2.0，3.0，4.0，5.0，6.0 mL于25 mL量瓶中，用水分别稀释至刻度(液Ⅱ)。

精密吸取液Ⅱ各2.0 mL分别置于10 mL具塞试管中，各加苯酚试液1.0 mL，摇匀。迅速滴加浓硫酸5.0 mL，迅速摇匀。放置5 min后，于沸水浴中加热15 min，取出。迅速冷却至室温。另取2 mL蒸馏水，同法操作，作为空白对照。按分光光度法，在490 nm波长处测定吸光度，绘制标准曲线，计算回归方程：$Y=0.0425+0.6836X$，$r=0.9994$。

2.3.2 还原糖样品液的制备　精密称定地黄适量(鲜地黄5 g，干地黄1 g)置于圆底烧瓶中。加80%乙醇80 mL，回流2 h，趁热过滤于150 mL量瓶中，药渣用80%热乙醇洗涤数次，滤液并入150 mL量瓶中，放冷，用80%乙醇稀释至刻度备用(液Ⅲ)。

从液Ⅲ中精密吸取10 mL于烧杯中，水浴蒸干，加入100 mL蒸馏水于电炉上加热至沸使之完全溶解。再加入 0.5 g 活性炭,同时加热 5～10min,趁热过滤于 250 mL 量瓶中。放冷,以蒸馏水稀释至刻度,备用(液Ⅳ)。

2.3.3 多糖样品液的制备 将"2.3.2"项下 80%乙醇回流的药渣及过滤滤纸置于圆底烧瓶中加蒸馏水 80 mL,回流 2 h 趁热过滤,用热蒸馏水反复洗涤于 150 mL 量瓶中。放冷,用蒸馏不稀释至刻度,摇匀备用(液Ⅴ)。精密吸取液Ⅴ 10 mL 于 50 mL 量瓶中,用蒸馏水稀释至刻度,摇匀备用(液Ⅳ)。

2.3.4 样品的测定 精密吸取液Ⅳ 0.3～0.5 mL,液Ⅳ 2 mL,置 10 mL 具塞试管中,加蒸馏水至 2 mL,按标准曲线项下"加苯酚 1.0 mL……在 490 nm 波长处测定吸光度"。同时精密吸取葡萄糖标准溶液 2,4 mL,同法操作,测定吸光度。按两点法计算样品中还原糖、多糖的含量。我们对两批干、鲜地黄中还原糖和多糖进行了测定,结果见表 2。

表 2 干、鲜地黄中还原糖和多糖的含量(%). $n=3$

Tab 2 Content of reducing sugar and polysaccaride in fresh and dried *Rehmannia glutinosa* (%). $n=3$

批号	还原糖		多糖	
	干	鲜	干	鲜
980323	14.03	2.27(27.23)	3.13	0.75(9.02)
971120	28.73	3.90(46.79)	5.05	0.82(9.86)

注:()表示以干品计算

Note:()percentage calculated from the weight deducting water

从测量结果看,还原糖和多糖的含量都是鲜品比干品高。

2.4 讨论

从 3 种成分含量试验结果表明:鲜地黄中梓醇含量、还原糖和多糖的含量高于干地黄。日本学者曾先后报道了地黄中所含的梓醇具有利尿和缓泻作用,并发现梓醇对四氧嘧啶所致的实验性糖尿病有降血糖作用。糖类具有抗肿瘤病等多种药理作用。据历代本草和医书记载,在止血、清热生精功效上鲜地黄胜于干地黄;鲜地黄具清热凉血及养阴作用,用于治疗热甚伤阴、精亏便秘,可通利二便,并用于消渴症等的治疗[5]。提示可能与梓醇、糖类成分有关。但是还需进一步研究。

参考文献

[1] 罗燕燕,张绍青,索建政,等.高效液相色谱法测定地黄中梓醇的含量[J].中国药学杂志,1994,29(1):38.

[2] 边宝林,杨健,王宏洁,等.地黄及其炮制品中总糖及几种主要糖的含量测定[J].中国中药杂志,1995,20(8):469.

[3] 孙秀杰,冯立彬,武生,等.关于熟地中还原糖含量测定方法的探讨[J].中医药学报,1989,(1):39.

[4] 李满飞,徐国钧,平田正义,等.中药石斛类多糖的含量测定[J].中草药,1990,21(10):10.

[5] 江苏新医学院编.中药大辞典(下册)[M].上海:上海人民出版社,1997:2568.

原载:《中国药学杂志》2001,36(5):300

川芎嗪及大蒜素对剪应力诱导的内皮细胞分泌血管性血友病因子与血小板聚集的影响*

廖福龙，游　云，韩　东

模拟体内血管壁-血液-血流相互作用，观察川芎嗪和大蒜素对剪应力诱导的血管内皮细胞（EC）分泌血管性血友病因子（von Willebrand factor，vWF）以及血小板聚集的影响，为川芎嗪和大蒜素的临床应用提供实验依据。

一、材料与方法

1. 人脐静脉内皮细胞（HUVECs）培养：采用胶原酶消化法分离细胞，并将其接种在特制的直径为 45 mm 的光学玻璃片上（预先用 0.5% 的明胶包被），细胞种植密度 $(4\sim9)\times10^5$ 个/玻片。以原代细胞进行剪切实验。

2. 剪切实验：实验按剪切时间分为 10 min 组、20 min 组；按药物分为空白对照组、川芎嗪（0.66 mmol/L）、大蒜素（1.68 mmol/L）组；2 种分组方法组合后实验共分为 6 组。将枸橼酸钠抗凝的健康成年人血离心得到富含血小板的血浆（PRP），再分别加入一定浓度的川芎嗪注射液（北京第四制药厂）、大蒜素注射液（中日友好医院药学部），对照组加磷酸盐缓冲液（PBS），20℃温育 5 min，得到剪切样品。用平板-平板剪切装置（HAAKE Rotovisco RV20/CV100）模拟体内血流特点，提供不同的剪切率，在体外作用于内皮细胞与血小板。该剪切装置提供了高效率的应力谱测定方式，从平板圆心至外周剪切率逐渐从 0 升高至 4300/s，PRP 的粘度大致为 1.4mPa/s，相对应的剪应力范围从 0～60 dynes/cm^2，在玻板 1/4、1/2、3/4 半径处的剪应力分别大致为 15、30、45 dynes/cm^2。

3. EC 表面 vWF 间接免疫荧光测定，每个标本选距离圆心固定位置的 4 个视野进行显微摄影。图像输入计算机分析系统，并就 EC 典型 vWF 绿色荧光强度进行定量分析。

4. ELISA 法检测剪切样品中 vWF 的含量。

5. 游离血小板计数得到血小板聚集率：换算后得到药物对剪切诱导血小板聚集（SIPA）的抑制率。

6. 统计学处理：SPSS/PC 统计软件对资料进行 t 检验及相关分析。

二、结果

1. EC 细胞表面 vWF 荧光强度分析：vWF 荧光多分布于胞质的 Weibel-Palade 小体，核周黄绿色荧光及杆状荧光颗粒强度仅为＋；内皮细胞经过剪切作用后，荧光亮度增强为＋＋＋；同时在细胞表面有不规则的片状 vWF 荧光，这表明了 vWF 从内皮细胞的释放及 Weibel-Palade 小体的排空，通过计算机图像采集与处理对内皮细胞 vWF 荧光强度进行定量

---

* 基金项目：国家自然科学基金资助项目（39670203）

分析。在静止的情况下,药物组的平均荧光亮度要高于对照组;在同一剪切位置处即所受的剪应力相同,药物组的 vWF 荧光平均亮度均低于对照组($P<0.01$)(表1)。vWF 荧光亮度与剪应力相关分析表明,各组内皮细胞 vWF 荧光颗粒强度与剪应力的大小呈正相关($P<0.05\sim0.01$)(表2)。

2. 剪切样品中 vWF 的分泌:川芎嗪、大蒜素可明显抑制剪应力诱导的内皮细胞分泌 vWF($P<0.05$)(表3)。

3. 川芎嗪、大蒜素对 SIPA 的抑制率:川芎嗪、大蒜素对 SIPA 的平均抑制率分别为 37.5%和 35.5%(表4)。

表1　内皮细胞 vWF 绿色荧光平均亮度分析($\bar{x}\pm s$)

组　别	剪应力(dynes/cm^2)			
	0	15	30	45
对照组	100±14	121±27	130±46	143±52
川芎嗪组	106±26*	119±32*	128±36*	135±53*
大蒜素组	114±31*	117±39*	126±48*	137±51*

注:象素数 $n\geqslant2\,000$;* 与对照组比较,$P<0.01$

表2　vWF 典型荧光亮度与剪应力的线性相关分析

组　别	r	a	b	P 值
对照组	0.9862	102.4	0.931 3	<0.02
川芎嗪组	0.9933	107.4	0.643 3	<0.01
大蒜素组	0.9750	111.8	0.514 7	<0.05

注:(1)vWF 荧光亮度与剪应力呈正相关;(2)药物组的截距 a 大于对照组,即静止状态下,药物可能刺激 EC 分泌 vWF;(3)药物组的斜率 b 较小,即药物对剪应力诱导的 EC 分泌 vWF 有所抑制

表3　不同剪切时间时川芎嗪、大蒜素对血管内皮细胞分泌 vWF 的影响(%,$\bar{x}\pm s$)

组　别	10 min	20 min
对照组	40±8(11)	41±8(11)
川芎嗪组	28±4*(13)	27±6*(15)
大蒜素组	25±10*(5)	25±11*(5)

注:括号内数字代表样本数;剪切时间为 10 min,与川芎嗪组、大蒜素组相对应的对照组样本数分别是 12 与 5;剪切时间为 20 min,则分别为 11 与 5;川芎嗪组与对照组比较,$t=2.84,3.12$,$P<0.05$;大蒜素组与对照组比较,$t=2.57,2.99$,$P<0.05$

表4　不同剪切时间川芎嗪、大蒜素对 SIPA 的抑制率(%,$\bar{x}\pm s$)

组　别	10 min	20 min
川芎嗪	35±16(7)	40±11(7)
大蒜素	36±11(5)	35±11(5)

注:括号内数字代表样本数

三、讨论

研究发现,剪切诱导动脉血小板血栓形成有2种可能的机制:(1)动脉粥样硬化或内皮层损伤导致内皮下组织暴露,在高血流状态下,血小板粘附、聚集至内皮下层。(2)在EC完整的动脉狭窄区域,高壁剪应力直接诱导血小板聚集。机制(1)是在粘附的基础上形成血小板聚集。机制(2)的血小板粘附与聚集则完全由vWF多聚体所介导。细胞内Ca^{2+}升高作为血小板活化的第二信使,使GpⅡb/Ⅲa活化,与vWF连接,并通过vWF形成牢固的血小板间联系[1]。

流动剪应力影响vWF的释放。HUVEC单层在流动剪应力的作用下,其vWF的释放与剪应力成正相关。我们在HAAKE流变仪上采用自行设计的平板-平板旋转式细胞剪切装置观察剪切对体外培养人脐静脉EC的影响,结果与Galbusera等[2]的报道一致。

本实验室以往的研究表明,川芎嗪、大蒜素可明显抑制SIPA,并呈典型的剂量依赖关系;体外实验说明,川芎嗪、大蒜素是通过抑制血小板细胞钙内流的途径抗SIPA[3,4]。而SIPA不能被阿司匹林等常规抗血小板聚集的药物所抑制,因此,研究抑制SIPA的药物对动脉血栓性疾病的防治有十分重要的意义。

据报道,在剪应力作用下,血小板vWF从α-颗粒中释放后仅结合于血小板膜表面GPⅡb/Ⅲa复合物上,不与血浆vWF发生交换[5]。因此,我们采用ELISA法测定EC分泌至剪切样品中的vWF。通过以上结果我们推测:川芎嗪、大蒜素可以抑制剪切诱导EC中Weibel-Palade小体的胞排(exocytosis),从而抑制其分泌vWF。vWF是介导SIPA必不可少的蛋白质分子。川芎嗪、大蒜素抑制SIPA不仅直接作用于血小板,同时影响EC分泌vWF。川芎嗪可能是以多途径、多靶点的作用方式抗SIPA,其深层机理以及二者的相互关系有待进一步的研究。

参考文献

[1] Aleviadou BR, Moake JL, Tumer NA, et al. Real-time analysis of shear-dependent thrombus formation and its blockade by inhibitors of von Willebrand factor binding to platelets. Blood, 1993, 81: 1263-1276.

[2] Galbusera M, Zoja C, Donadelli R, et al. Fluid shear stress modulates von Willebrand factor release from human vascular endothelium. Blood, 1997, 90: 1558-1564.

[3] Liao FL, Li B, Inhibition of shear-induced platelet aggregation by Chinese herbal medicine. Clin Hemorheol Microcirc, 1997, 17: 315-319.

[4] Liao FL. Ligustrazine and allicin and shear-induced platelet aggregation. Clin Hemorheol Microcirc, 2000, 22: 167-168.

[5] Gralnick HR, Williams SB, McKeown LP, et al. Platelet von Willebrand factor. Mayo Clin Proc, 1991, 66: 634-640.

原载:《中华医学杂志》2001,81(8):508

In vitro-inhibition of shear-induced platelet aggregation by verapamil

Yun You and Fulong Liao

[**Abstract**] The purpose of the study was to investigate the effect of verapamil on shear induced platelet aggregation(SIPA). Blood of New Zealand rabbit was collected to prepare platelet-rich-plasma (PRP) by routine centrifugation. A cone-plate shear device was employed to generate shear stress. The verapamil-treated PRP or control PRP were sheared at 37℃ for 120 sec. SIPA was determined from counting of tree platelet. The inhibition rates of SIPA by verapamil for five doses at three shear levels were calculated accordingly. The concentration of half inhibition (IC_{50}) was 0.03, 0.07 and 0.09 mmol/l for 20, 40 and 52 dyn/cm^2, respectively. The regression for IC_{50} of verapamil and shear stress follows the linear equation: $IC_{50} = -0.0071 + 0.0019\tau$ ($r = 0.9999$, $P = 0.03$). The results indicate that calcium antagonist may have the potential for inhibition of SIPA although the current IC_{50} for rabbit platelet is higher than that of human routine blood concentration of verapamil.

[**Keywords**] calcium antagonist, verapamil, platelet aggregation, shear stress

1 Introduction

Recent evidence suggests that shear induced platelet aggregation (SIPA) is an immportant mechanism of thrombosis at arterial stenosis[2]. Our previous study showed that some of the Chinese herbal materials exhibited inhibition to SIPA, such as ligustrazine[6]. Our study also showed that ligustrazine had effect of inhibiting intracellular calcium to platelet[5]. Therefore, to investigate the effect of verapamil, a typical calcium antagonist, is the purpose of this study.

2 Materials and methods

2.1 Animals

Male New Zealand rabbits weighing 2.0—2.5 kg were supplied by the animal center of China Academy of Traditional Chinese Medicine.

2.2 Drug for evaluation

Verapamil-HCl (MW 491.1) was produced by Lianyungang Pharmaceuticals of Jiangsu Provine. The lot number was 980623.

2.3 Instrument

A cone-plate shear device manufactured by Beijing Precil Company was employed to generate shear stress of 20, 40 and 52 dyn/cm^2 to samples of PRP.

2.4 PRP preparation

Blood was collected from the rabbits by cardio-puncture with siliconized syringe. It was anticoagulated by 3.8% sodium citrate. The volume ratio of anticoagulant to blood was 1:9. The

PRP was prepared by routine centrifugation and adjusted to a level of $2\times10^5/\mu l$.

2.5 Shear procedure

The verapamil solution of five doses was prepared. PRP of 400 μl and 50 μl of solution (of PBS as control) were mixed and incubated at room temperature (22—24℃) for 5 min. The final concentration of verapamil in PRP was 0.0127, 0.0254, 0.0509, 0.102 and 0.204 mmol/l accordingly. The verapamil-treated PRP (400μl) or control PRP (400μl) was sheared at 37℃ for 120 seconds by the above mentioned shear device. The shear stress levels of 20, 40 and 52 dyn/cm^2, corresponding to wall shear levels in vein, artery and arterial stenosis, were controlled by rotational speed of the cone. The shear was repeated 5 times for each drug concentration and each shear level.

2.6 SIPA evaluation

The count of free platelet (CFP) was carried out by microscopic investigation before and after shear for each PRP sample. SIPA and inhibition rate of drug were calculated respectively by the following equations:

$$SIPA(\%) = (CFP_{before} - CFP_{after})/CFP_{before},$$

$$\text{Inhibition rate of drug} = [SIPA(\%)_{ctr} - SIPA(\%)_{drug}]/SIPA(\%)_{ctr}.$$

$SIPA(\%)_{ctr}$ indicates the SIPA(%) for control group, and $SIPA(\%)_{drug}$ for verapamil group with different concentrations.

Mean inhibition of SIPA in percentage and standard deviation by verapamil were calculated for each drug concentration and each level of shear. The half-inhibition concentration (IC_{50}) of verapamil to SIPA for each shear level was figured out by curve fitting of linear correlation between inhibition rate and logarithm of dose. The regression between IC_{50} of verapamil as dependent and shear stress as independent was then explored by curve fitting.

3 Results

We observed that pathologic levels of shear stress (52 dyn/cm^2) applied to PRP induced much higher aggregation than lower normal shear stress. From Table 1 we can see that the platelet aggregation rate under 52 dyn/cm^2 was almost 20 times more than that under 20 dyn/cm^2 for the control. And the results also showed that verapamil demonstrated inhibition to SIPA in a dose-dependent manner (Table 2). With drug concentration increasing, the inhibition rate to SIPA increased, reaching some 80% at the concentration of 0.2037 mmol/l. At the same drug concentration, the higher the shear stress level was, the lower the inhibition rate was. For example, at the concentration of 0.0127 mmol/l, inhibition rate was $35.39\pm3.65\%$ under 20 dyn/cm^2 shear stress, while fell to $2.53\pm2.42\%$ under 52 dyn/cm^2.

The IC_{50} values of verapamil for inhibition of platelet aggregation induced by 10, 20 and 52 dyn/cm^2 were 0.03, 0.07 and 0.09 mmol/l accordingly, in a dose dependent manner (Figure 1). The regression for IC_{50} of verapamil and shear stress follows the linear equation:

$$IC_{50} = -0.0071 + 0.0019\tau\ (r = 0.9999, P = 0.03).$$

Here, the units are dyn/cm^2 for τ, and mmol/l for IC_{50}.

Table 1 SIPA(%) at different levels of verapamil

Dose (mmol/l)	Shear stress(dyn/cm²)		
	20	40	52
control	4.56 ± 1.36	11.93 ± 1.64	77.19 ± 5.77
0.0127	2.92 ± 0.72	10.25 ± 1.13	75.32 ± 7.10
0.0254	2.32 ± 0.32	8.69 ± 1.11	57.99 ± 6.48
0.0509	1.83 ± 0.49	6.06 ± 0.50	46.46 ± 10.63
0.1018	1.50 ± 0.45	4.91 ± 0.23	35.77 ± 5.90
0.2037	1.08 ± 0.57	2.55 ± 0.52	21.45 ± 3.82

Values expressed as mean ± SD, $n = 5$.

Table 2 Inhibition rate to SIPA(%) by verapamil

Dose (mmol/l)	Shear stress(dyn/cm²)		
	20	40	52
0.0127	35.39 ± 3.65	13.78 ± 3.28	2.53 ± 2.42
0.0254	46.30 ± 15.93	26.81 ± 6.49	24.96 ± 4.59
0.0509	58.78 ± 11.78	48.86 ± 3.58	40.24 ± 10.61
0.1018	64.56 ± 15.47	58.10 ± 6.81	53.89 ± 4.34
0.2037	77.23 ± 5.72	78.02 ± 6.47	72.19 ± 4.35

Values expressed as mean ± SD, $n = 5$.

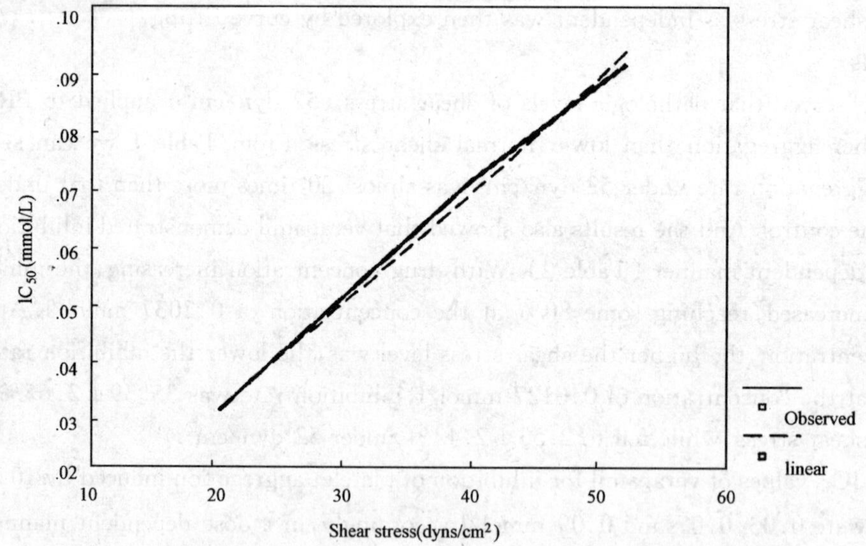

Fig.1 IC_{50} of verapamil to SIPA versus shear stress

4 Discussion

There are two likely mechanisms for the acute initiation of arterial platelet thrombus formation under conditions of elevated fluid shear stress. On one hand, excessive adhesion of platelets onto the exposed sub-endothelium of injured arteries and arterioles containing collagen and von Willbrand factor (vWF), with subsequent platelet aggregation and accumulation. On the other hand, fluid shear stress-induced aggregation of platelets may occur at stenosis with intact endothelial cells[1]. Under high-shear stress, the binding of multimeric von Willbrand factor to GPI_b causes a transmembrane flux of calcium ions, increasing $[Ca^{2+}]_i$ intracellular concentration two-to-three fold, which may act as an intracellular second messenger and cause the activation of platelets. The activation of platelets, in turn, leads to functional changes in Gp Ⅱ b-Ⅲ a, which make it capable of binding vWF. The interaction of vWF and Gp Ⅱ b-Ⅲ a mediates platelet aggregation[8]. Similar responses have previously been shown that platelet activation mediated by GPIa/IIa led to overt platelet aggregation, elevation of intracellular Ca^{2+}, and tyrosine phosphorylation of several proteins[3]. There have been numerous reports that calcium channel blockers can inhibit *in vitro* aggregation of citrated PRP from humans, rabbit and rats. Both ADP and thrombin induced aggregation were inhibited by four calcium channel blockers (nimodipine, nifedipine, verapamil and diltiazem) of three chemical classes[7]. Our studies demonstrate for the first time that verapamil can inhibit shear induced platelet aggregation *in vitro*.

Verapamil is an arterial vasodilator with some vasodilation effect, and it belongs to phenylalkylamines group. The calcium channel blockers inhibit the passage of calcium through the voltage gated L-type membrane channels of cells, reduce available intracellular calcium and cause the effects. We determined that the IC_{50} values of verapamil for inhibition of plateleg aggregation induced by 10, 20 and 52 dyn/cm^2 were 0.03, 0.07 and 0.09 mmol/l accordingly, in a dose dependent manner. In fact, the concentration of verapamil required for inhibition of SIPA in rabbit citrated plasma is supra-clinical and may be difficult to reach clinically. For examples, an oral dose of 80 mg in humans results in a peak one hour plasma level of 100—200 nmol/l[7]. And plasma concentration of verapamil correlated with antihypertension is about 30—300 nmol/l[4]. However, in general, the effective dose of a drug for rabbit is higher than that of human. We believe a clinical evaluation of verapamil will be worthwhile to be carried out.

In conclusion, apart from preventing hypertension and angina, verapamil also inhibits platelet aggregation induced by shear stress. Additionally, our results indicate that a crucial role of calcium involved in shear induced platelet aggregation. It is expected that the comprehension of the multiplicity of calcium actions in health and disease could lead to further understanding for prevention of arterial thrombosis.

Acknowledgement

The project, 39670203, is supported by National Natural Science Foundation of China.

References

[1] B. R. Alevriadou, J. L. Moake and N. A. Turner, real-time analysis of shear-dependent thrombus formation

and its blockade by inhibitors of von Willebrand factor binding to platelets, Blood 81(5)(1993), 1263-76.
[2] Y. Ikeda, M. Handa, T. Kamata, K. Kawano, Y. Kawai, K. Watanabe, K. Kawakami, K. Sakai, M. Fukuyama and I. Itagaki, Transmembrane calcium influx associated with von Willebrand factor binding to GPIb in the initiation of shear-induced platelet aggregation, Thromb. Homeostasis 69(5)(1993), 496-502.
[3] K. Inoue, Y. Ozaki, K. Satoh, Y. Wu, Y. Yatomi, Y. Shin and T. Morita, Signal transduction pathways mediated by glycoprotein Ia/IIa in human plateleg: comparison with those of glycoprotein VI, Biochem. Biophys. Res. Comm. 256(1)(1999), 114-20
[4] M. X. Jiang, Pharmacology, The Peoples Medical Publishing House, Bijing, 1999(in Chinese).
[5] F. Liao and L. Jiao, Ligustrazine, allicin and shear-induced plateleg aggregation, Clin. Hemorheol. Microcirc. 22(2)(2000), 167-168.
[6] F. Liao and B. Li, Inhibition of shear-induced platelet aggregation by Chinese herbal medicines, Clin. Hemorheol. Microcirc. 17(1997), 315-318.
[7] J. M. Onoda, B. F. Sloane and K. V. Honn, Antithrombogenic effects of calcium channel blockers: synergism with prostacyclin and thromboxane synthase inhibitors, Thromb. Res. 34(1984), 367-378.
[8] Z. M. Ruggeri, Mechanisms of shear-induced platelet adhesion and aggregation, Thromb. Homeostasis 70 (1993), 119-123.

原载:《临床血液流变学与微循环学》2001,24:161

用扫描仪评价不同产地赤芍提取物对红细胞聚集的抑制作用*

廖福龙,李　文,殷小杰,傅桂兰,胡世林

[摘要]　为了解不同产地赤芍乙醇提取物对于红细胞聚集的影响,本文采用扫描仪对此进行了评价。用葡聚糖500诱导大鼠红细胞在体外悬浮液中的聚集,观察终浓度138mg/ml的赤芍提取物对此的影响。实验表明,细胞悬浮液扫描图象的灰度与红细胞悬浮液的细胞聚集程度有显著相关。实验结果表明,六个产地中的四个赤芍提取物对于红细胞聚集有明显抑制,其中内蒙古多伦出产的赤芍效果最明显($P<0.001$)。结果可说明药材的道地性。

[关键词]　扫描仪;灰度;红细胞聚集;赤芍

Inhibition on Scanning Evaluated Erythrocyte Aggregation by Paeonia Extracts

LIAO Fu-long, LI Wen, YIN Xiao-jie, FU Gui-lan, HU Shi-lin

[**Abstract**]　The alcohol extracts of Paeonia laciflora Pall from six origins were prepared

*　基金项目:国家自然科学基金会重点项目(39730500)

for evalution of efficacy on inhibition of rat erythrocyte aggregation. In vitro erghrocyte aggregation in suspension was induced by Dextran 500. The final concentration of Paeonia extracts was controlled at 138 mg(crude herb)/ml. Erythrocyte aggregation was evaluated by optical transmission of erythrocyte suspensions in a scanner. The result showed that gray scale was correlated with degree of erythrocyte aggregation significantly. Four extracts out of the tested six significantly inhibited erythrocyte aggregation indicated by the diminished values in gray scale. In fact, the authentic Paeonia lactiflora Pall produced in Duolun, Inner Mongolia, demonstrated the most significant effect ($P<0.001$).

[**Key words**] scanner; gray scale; erythrocyte aggregation; Paeonia lactiflora Pall

赤芍是常用的活血化瘀中药[1],其产地与道地性为药材选择所重视。赤芍的临床活血化瘀作用表现在对于血瘀证患者血液粘度的降低等方面。本文采用扫描仪评价六个产地赤芍对于红细胞聚集的影响,以说明赤芍的活血化瘀作用机理以及药材道地性的重要。

1 材料与方法

1.1 药材与提取

六个产地的赤芍分别来自内蒙古多伦、湖北恩师、黑龙江黑河、黑龙江克山、陕西紫阳和浙江缙云。药材分别用70%乙醇回流提取两次,合并后去除乙醇,再浓缩为1g(生药)/ml备用。

1.2 动物与血样

Wistar大鼠5只用为供血动物,体重280~300g。麻醉下自腹主动脉采血,以3.8%枸橼酸钠抗凝(1:9)。测定红细胞压积后,用自身血浆配为5%压积样品备用。

1.3 扫描仪测定红细胞聚集程度原理

把红细胞悬浮液12μl用加样器置于显微镜载玻片上,将盖玻片轻放于上,靠其自身重量将悬浮液展平。把该样品放在计算机扫描仪上,在盖玻片上再放一张A4复印白纸,盖上仪器盖板后进行扫描,可得到红细胞悬浮液的RGB图象。由于扫描光线在扫描过程中两次通过细胞悬浮液,因此图象的灰度(256灰度级)与红细胞聚集程度有关。聚集程度高时,透光较多,灰度值较大。有关光路可参见图1。

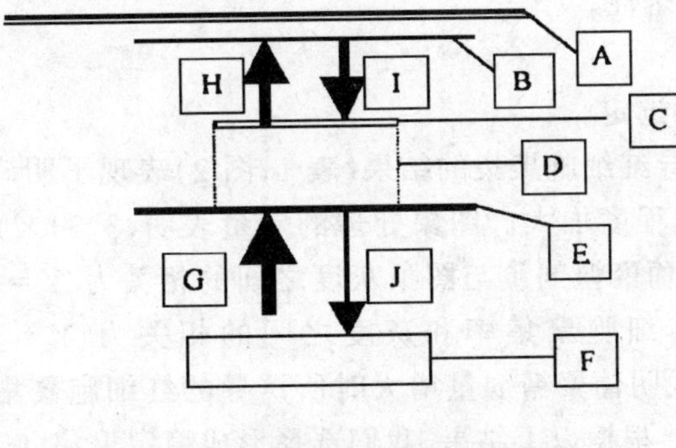

图1 扫描仪测定红细胞聚集原理图

A 扫描仪盖板 B 白色反射层 C 盖玻片 D 红细胞悬浮液 E 显微镜载玻片 F 扫描仪CCD G 发自扫描仪的光 H 第一次透过细胞悬浮液的光 I 由白反射层返回的光 J 第二次透过悬浮液返回CCD的光

1.4 葡聚糖诱导量的选择

葡聚糖500(分子量50万)由中国医学科学院血液学研究所提供,配为10%,5%,2.5%和1.25%生理盐水备用。红细胞悬浮液100μl与20μl生理盐水混合,在室温(20～24℃)放置10min。随后用25μl葡聚糖生理盐水溶液诱导红细胞聚集,并在30秒内取12μl置于显微镜载玻片,放好盖玻片(如1.3所述)。立即在扫描仪上扫描,得到评价红细胞聚集的图象。再将载玻片放在Olympus BH-2显微镜下,以40×15倍拍照数码照片。我们采用的葡聚糖终浓度为3.45,1.73,0.87,0.43和0($\times 10^{-5}$mol/L)。零剂量对照的红细胞呈自由解聚状态(原因下述)。为了分析各浓度诱导聚集的程度,我们将各显微照片中聚集的红细胞处理为黑色,并把黑色包含的像素数与零剂量时自由红细胞像素总数相比,得到红细胞聚集百分数。我们又计算了此百分数(X)与灰度(Y)的相关,以及葡聚糖剂量(X)与灰度(Y)的相关。我们选择可以造成稳定红细胞聚集的葡聚糖剂量作为赤芍药效观察的诱导剂量。

1.5　赤芍提取物浓度的选择

由于传统上认为多伦赤芍是道地药材,所以我们仅用多伦赤芍作为剂量选择的依据。配制1.0,0.5,0.25,0.125和0.063mg(生药)/ml的多伦赤芍乙醇提取物,取20μl提取物与100μl红细胞悬浮液混合,并在室温(20～24℃)下温育10min,其后加25μl选定剂量的葡聚糖,混合后在30秒内放在显微镜载玻片上观察并摄取数码照片。根据红细胞解聚的情况选择赤芍提取物的剂量。预实验共观察了5个剂量的提取物,其终浓度分别为138,69.0,34.5,17.3和8.6mg/ml。选择可使红细胞稳定聚集的剂量作为以下比较不同产地赤芍的剂量。

1.6　六个产地赤芍抑制红细胞聚集药效的比较

选定多伦赤芍的剂量后,我们对于六个产地赤芍在这一剂量水平进行了抑制红细胞聚集的药效比较。评价指标为扫描红细胞悬浮液的灰度,加样与操作方式同前。我们采用的扫描仪是Microtek Scan-Maker 3700,扫描时用其默认参数,RGB图象的分辨率为300dpi,同时扫描4个载玻片,每片上有2个悬浮液血样。

灰度的测定用Photoshop软件,每个悬浮液图象的选定区域包括12 000至15 000像素,此区域占盖玻片面积的80%以上。

1.7　统计学处理

计算灰度值的平均数和标准差,并对不同产地赤芍提取物的药效与模型组进行t检验,并计算P值和统计学显著性。

2　结果

2.1　葡聚糖诱导剂量的选定

不同剂量葡聚糖诱导红细胞聚集的结果(表1,图2)表现了明确的剂量－反应关系,随剂量的加大,红细胞聚集程度加大。图象处理的定量表明,3.34×10^{-5} mol/L的葡聚集糖可诱导97%的聚集。在葡聚糖剂量与图象灰度之间的相关为$Y=209.74+3.9030X$($r=0.9784, P<0.01$),在红细胞聚集率和灰度之间的相关为$Y=208.94+11.07X$($r=0.9389, P<0.02$)。这说明葡聚糖剂量增大时所诱导的红细胞聚集程度较高,而聚集程度又反映在图象的灰度上。根据以上结果,我们选择形成稳定聚集(97%)的葡聚糖剂量3.34×10^{-5} mol/L作为模型诱导剂量。

读者可能会问,为什么葡聚糖零剂量(对照)时红细胞都处解聚状态,难道正常大鼠的红细胞不聚集吗?我们认为,不是大鼠红细胞不聚集,而是实验装置给红细胞悬浮液提供的空间是一个二维薄层，而观察是在盐水与悬浮液混合后 30 秒内开始的，这样的空间与时间条件限制了它的聚集速率与程度。

表 1　葡聚糖剂量对红细胞聚集和图象灰度的影响

剂量($\times10^{-5}$ mol/L)	聚集率(%)	平均灰度
0	0	209.34
0.43	8.5	210.26
0.87	65.4	214.05
1.73	93.4	217.93
3.45	97.0	222.39

注：本表数据根据图 2。

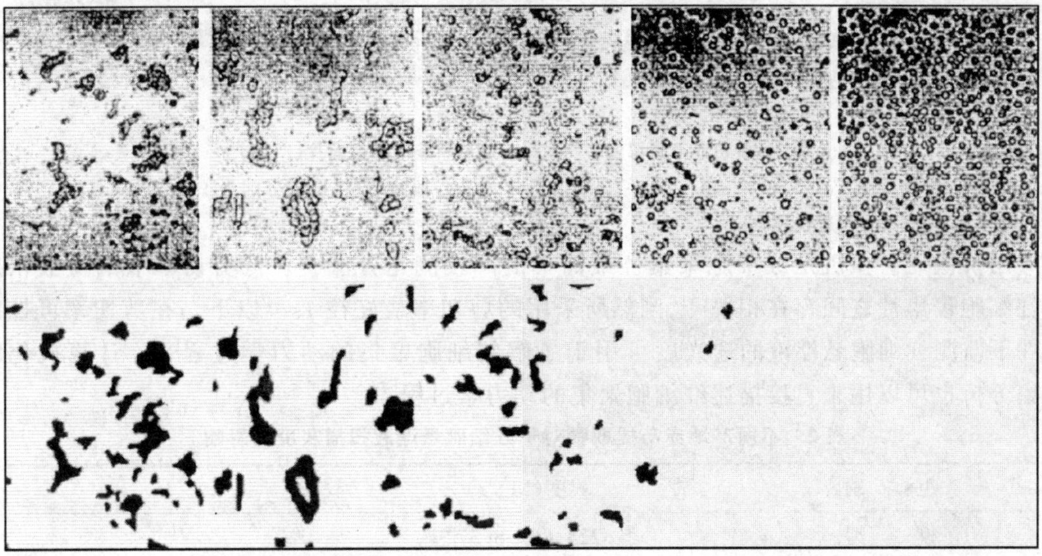

图 2　葡聚糖诱导红细胞聚集的显微照片(X600)与聚集程度的图象处理

上部为不同剂量聚糖诱导的聚集情况，由右至左剂量分别为 0,0.43,0.87,1.73 和 3.45×10^{-5} mol/L；下部是上部的图象处理，聚集的红细胞用黑色表示，每个剂量下相应的黑色与全部红细胞(右上角图)所相应的像素(89 000 pixels)的比值即为红细胞聚集百分数。

2.2　赤芍提取物剂量的选定

多伦赤芍提取物对红细胞聚集的抑制作用见显微照片图 3。药效有明显的剂量－反应关系。我们选择 138 mg/ml 作为比较不同产地赤芍的给药剂量。

2.3　六个产地赤芍抑制红细胞聚集的比较

不同产地赤芍提取物抑制红细胞聚集的实验结果归纳为表 2。统计结果说明，四个产地的赤芍提取物有显著的抑制作用，其中多伦赤芍的作用最突出($P<0.001$)。黑河与克山的赤芍作用不显著($P>0.05$)。

3　讨论

红细胞的聚集性对于血液流动具有重要影响，在循环血流中其作用尤其突出。红细胞聚集性是细胞流变学多年关注的问题[2]。红细胞聚集的评价对于血循环的病理生理学具

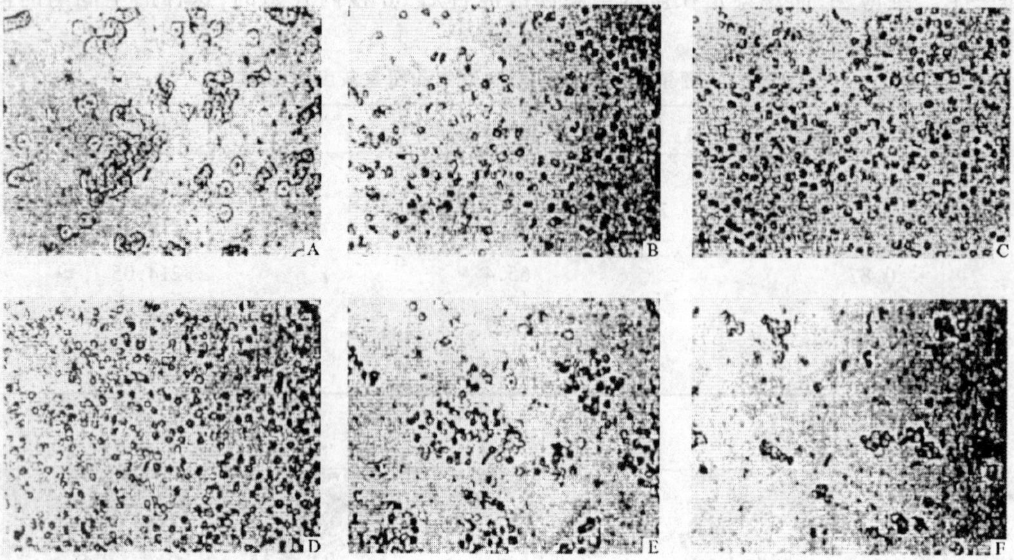

图3　多伦赤芍提取物抑制大鼠红细胞聚集的显微照片(X600)

A 聚集模型(葡聚糖 3.34×10^{-5} mol/L 诱导)B 至 F 分别为赤芍预先处理(剂量分别为 138,69,34.5,17.3 和 8.6mg/ml)后再加葡聚糖诱导。

有应用价值[3]。血沉是红细胞聚集性最简单的间接测定方法[4]。低剪切率下的血液粘度与红细胞聚集性之间存在相关[5],当然所采用的剪切率最好在 $1s^{-1}$以下。在剪切率可控的条件下监测红细胞悬浮液的透光度可用于了解红细胞聚集的动力学过程[6]。计算机化的图象分析也可以用来直接描述红细胞聚集的动力学过程[7]。

表2　不同产地赤芍提取物对于红细胞悬浮液扫描灰度的影响

组　别	灰度(M±s)	P
模　型	224.86±8.37	
多伦赤芍	204.14±2.31	<0.001
恩师赤芍	205.89±4.67	<0.01
黑河赤芍	222.60±10.01	>0.05
克山赤芍	221.50±7.17	>0.05
紫阳赤芍	205.02±5.72	<0.01
缙云赤芍	204.52±5.94	<0.01

注:$n=5$,P 值是与模型组的 t 检验。

本文提出一种测定红细胞聚集的简单方法,利用扫描仪对低压积(5%)红细胞悬浮液进行透光度(灰度)测定。由于显微镜载玻片与盖玻片之间狭小空间的限制,正常红细胞的聚集性在短时间内难以表现,因此该方法适宜于红细胞在诱导剂作用下聚集的观察,例如本文所采用的葡聚糖诱导聚集模型。文中发现扫描图象灰度与红细胞聚集程度之间有明显的相关,这就是采用扫描仪评价红细胞聚集的基础。这一方法的优点是设备经济,实验操作简单,所需的血样量和时间都很省。然而,要得到可信的实验资料,我们体会到需要注意不少技术细节。例如载玻片和盖玻片各自都需要来自同一批号,以保持其一致性,其中盖玻片的面积与重量的一致性尤其重要。此外,操作技术的熟练程度也是必要的,以确保红细胞悬浮液在载玻片上展平为均匀的薄层。另外,扫描仪毕竟不是分光光度计,它的光源发光特性的时间变化(例如几个月的使用间隔)也是需要注意的。用扫描仪做灰度比较有可能应用于其他方面,但该方法可能比较适合若干样品透光间的同时比较。

本文的重点是探讨六个产地赤芍乙醇提取物对于大鼠红细胞聚集性的影响。我们注意到这些提取物悬谈棕色的,它们的吸收光谱说明在500~800nm段有65%~85%的透光度,而在500nm以下,随波长的下降透光度下降。在实验的终浓度下,提取物颜色对图象灰度的影响约为1个灰度级,因此对实验结果的干扰不大。实验说明多伦赤芍对于红细胞聚集的抑制作用最显著($P<0.001$),这与生药学对于赤芍道地性的传统认识一致。六个产地赤芍有四个表现了显著的药效。赤芍是常用的活血化瘀中药,对于血瘀证治十分有用。实验研究说明它的提取物具有增加冠状动脉血流量、抗血小板聚集、增加HDL-C和降低总胆固醇的作用[8]。临床研究则证明,赤芍提取物对于冠心病人的治疗有益,包括血液粘度的降低[8]。本研究观察到赤芍提取物对红细胞聚集的抑制作用,也可从一个侧面说明它的作用。

参考文献

[1] 国家药典委员会.中华人民共和国药典.1卷.北京:化工出版社,2000,125.

[2] J.F. Stoltz and M. Donner, Hemorheology, Importance of erythrocyte aggregation, Clinical Hemorheology, 1987, 7:15-23.

[3] L Dintenfass, Blood viscosity, Hyperviscosity and Hyperviscosaemia, Boston, MTP Press Publisher, 1985, pp163-347.

[4] A. Westergren, The technique of the red cell sedimentation reaction, Ann. Rev. Tuberc., 1926, 14:94-101.

[5] S. Chien, R. G. King, G. B. Schuessler, R. Skalad, A. Tozeren, S. Usami and A. L. Copley, Roles of the red cell deformability and aggregation in blood viscoelasticity, Biorheology, AICHE Symposium series 182, 1987, 74:56-60.

[6] A. Gaspar-Rosas and G. B. Thurston, Erythrocyte aggregate rheology by transmitted and reflected litht, Biorheology, 1998, 25:471-487.

[7] S. Chen, G. Barshtein, B. Gavish, Y. Mahler and S. Yedgar, Monitoring of red blood cell aggregability in a flow-chamber by computerized image analysis, Clinical Hemorheology, 1994, 14:497-508.

[8] 陈可冀,史载祥,主编.实用血瘀证学.北京:人民卫生出版社,1999,140-143.

原载:《中国血液流变学杂志》2001,11(3):175

六种产地赤芍对大鼠抗凝血及抗血小板聚集作用的比较*

李　文，殷小杰，廖福龙，付桂兰，胡世林

［摘要］ 采用凝血流变学指标和ADP诱导血小板聚集，对六种产地赤芍进行比较，探讨道地与非道地赤芍，野生与栽培赤芍之间的差异。结果表明，六种产地赤芍在0.5g生药/ml时，对抗凝血及抗血小板聚集有非常明显的作用，在0.25g生药/ml时，六种产地赤芍在抗凝血方面作用明显，在抗血小板聚集方面多伦、克山和恩施赤芍作用明显，而多伦赤芍的各项指标的作用与其他五种比较有非常显著的差异。

［关键词］ 赤芍；芍药甙；凝血；血小板聚集

Comparisons on Anti-coagulation and Anti-platelet Aggregation Effects of Paeonia Extracts from Six Origins

LI Wen, YIN Xiao-jie, LIAO Fu-long, FU Gui-lan and HU Shi-lin

Abstract: The alcohol extracts of Paeonia lactiflora Pall from six origins were prepared to compare their effectiveness of anti-coagulation and anti platelet aggregation (ADP induced). The purpose was to discuss the differences in the authentic and the non-authentic, and in the wild and the cultivated. The results showed that Paeonia lactiflora Pall from six origins at dose of 0.5 g (crude herb)/ml demonstrated significant effectiveness in both aspects. At the dose of 0.25g/ml, the anti-coagulative effect of the six origins was still there, and the anti-platelet effect was mainly showed by Paeonia from Duolun, Keshan and Enshi. However, the authentic Paeonia lactiflora Pall produced in Duolun, Inner Mongolia, demonstrated the most significant effects on anticoagulation and anti-platelet aggregation.

Key words: Paeonia; paeoniflorin; coagulation; platelet aggregation.

赤芍作为一种有代表性的活血化瘀药物，在临床应用广泛，它具有清热凉血、散瘀止痛之功效。现代药理研究表明，赤芍具有多方面的作用，如抗血栓形成，抗血小板聚集，抗菌，镇痛等[1]。

本实验对六种产地赤芍在抗凝血及抗血小板聚集方面的作用进行了比较，其目的在于探讨道地、野生与栽培药材的药效异同。

1　材料与方法

1.1　药物(见表1)

1.2　赤芍提取物的制备

*　基金项目：国家自然科学基金重点项目No:39730500

赤芍加7%乙醇回流二次,第一次加10倍量乙醇,第二次加8倍量乙醇,将两次滤液合并,回收乙醇,浓缩至4g生药/ml。实验时将提取物稀释成0.5g生药/ml,并调PH值至中性,离心取上清液。

1.3 动物

Wistear雄性大鼠,体重250～300g,北京医科大学实验动物中心提供。动物证号医动字01－3056。

表1 六种产地赤芍样品、名称、来源

商品名	产地	海拔高度(m)	东经度	北纬度
赤芍*△	内蒙古多伦	500～1000	116°	42.5°
赤芍*	黑龙江黑河	100～500	127°	50.5°
赤芍*	黑龙江克山	100～500	126°	48°
赤芍	湖北恩施	500～1000	110°	30.5°
赤芍	陕西紫阳	900～1100	108.5°	32.5°
赤芍	浙江缙云	100～500	120°	28.5°

注:*为野生药材,其余为栽培药材;△为道地药材,其余为非道地药材

表2 六种产地赤芍0.5g/ml对大鼠凝血及血小板聚集的影响($\bar{x} \pm SD$; $n=6$)

组别	Tr (min)	dτ/dt (pa/min)	τm (pa)	血小板聚集 (%)
对照	0.88±0.03	1418±163	151.20±15.82	51.0±8.8
多伦赤芍	3.77±1.47	0.02±0.04	0.10±0.01	0.53±1.3
黑河赤芍	4.40±1.46	0.07±0.16	0.09±0.23	0.33±0.8
克山赤芍	4.03±1.19	0.02±0.05	0.10±0.22	0.48±0.7
紫阳赤芍	1.57±0.12	55.10±16.02	8.55±7.36	20.0±5.2
恩施赤芍	4.12±0.99	0.26±0.42	0.58±0.92	18.5±7.0
缙云赤芍	1.31±0.06	72.93±47.07	24.53±13.29	32.3±6.1

注:与对照比较各项指标 t 检验均达到 $P<0.001$

1.4 仪器

德国产HAAKECV100/RV20旋转式流变仪;日本产DIC-3210四道血小板聚集仪;上海产LXJ－Ⅱ离心机

1.5 体外抗凝血实验

每次以两只大鼠为供血动物,戊巴比妥钠麻醉后,由腹主动脉采取枸橼酸钠抗凝血(1:9)。将两只动物的血液混合,以450μl全血加50μl不同浓度的赤芍提取物,37℃温预5min,加1.29%的氯化钙100μl进行复钙,测定凝血复钙指标[2]。该项指标的测定,可以同时得到三个参数:(1)凝血时间(tr)。(2)动态凝血速率(dτ/dt)。(3)凝血强度(τm)。

1.6 体外抗血小板聚集实验

每次以4只大鼠为供血动物,在3%戊巴比妥钠麻醉下,由腹主动脉采取枸橼酸钠抗凝

血(1:9)。将4只动物的血液混合,以1000转/分离心10min,制备富血小板血浆(PRP)和3000转/分离心15min,制备贫血小板血浆(PPP)。将制备好的PRP和PPP按比例混合,用血小板聚集仪调透光度在4000左右,以450μlPRP加50μl不同浓度的赤芍提取物,37℃温预5min,测定由ADP诱导的血小板聚集。

2 结果

各产地赤芍对大鼠凝血与血小板聚集的影响归纳于表2(高剂量结果)和表3(低剂量结果)。

表3 六种产地赤芍0.25g/ml对大鼠凝血及血小板聚集的影响($\bar{x}\pm s$;$n=6$)

组别	Tr (min)	dτ/dt (pa/min)	Tm (pa)	血小板聚集 (%)
对照	0.79 ± 0.07	1526 ± 196	141.80 ± 11.46	52.9 ± 7.9
多伦赤芍	$4.01\pm1.54^{***}$	$0.30\pm0.52^{***}$	$0.31\pm0.65^{***}$	$31.3\pm8.2^{***}$
黑河赤芍	$1.63\pm0.77^{*}$	$4.25\pm2.99^{***}$	$3.40\pm1.32^{***}$	$48.7\pm1.3_{\triangle}$
克山赤芍	$1.72\pm0.27^{***}_{\triangle}$	$6.27\pm5.9^{***}_{\triangle\triangle}$	$3.70\pm1.59^{***}_{\triangle\triangle}$	$40.7\pm9.1^{*}_{\triangle}$
紫阳赤芍	$1.04\pm0.11_{\triangle\triangle}$	$432.70\pm110.30^{***}_{\triangle\triangle\triangle}$	$93.99\pm22.74^{***}_{\triangle\triangle\triangle}$	$50.8\pm18.2_{\triangle}$
恩施赤芍	$1.45\pm0.43^{***}_{\triangle\triangle}$	$4.23\pm15.66^{***}_{\triangle\triangle\triangle}$	$25.85\pm5.37^{***}_{\triangle\triangle\triangle}$	$25.5\pm15.0^{**}$
缙云赤芍	$1.08\pm0.08^{***}_{\triangle\triangle}$	$330.30\pm61.60^{***}_{\triangle\triangle\triangle}$	$90.95\pm16.21^{***}_{\triangle\triangle\triangle}$	$58.2\pm15.1_{\triangle}$

注:与对照比较 t 检验 $^{*}P<0.05$,$^{**}P<0.01$,$^{***}P<0.001$;多伦与其他产地比较 $^{\triangle}P<0.05$,$^{\triangle\triangle}P<0.01$,$^{\triangle\triangle\triangle}P<0.001$

3 讨论

从六种产地赤芍70%乙醇提取物对全血复钙实验的抗凝血时间指标来看,六种产地赤芍均有非常显著的抗凝血作用,特别是在0.5g/ml时,依其作用的强弱分别是黑河赤芍、恩施赤芍、克山赤芍、多伦赤芍、紫阳赤芍和缙云赤芍。而对于凝血速率和凝血强度的影响,则是以多伦赤芍为先,其次是黑河赤芍、克山赤芍、恩施赤芍、紫阳赤芍和缙云赤芍。

对于血小板聚集的影响,六种产地赤芍也同样具有很强的抑制作用,仍然是以0.5g生药/ml时的作用为佳。而多伦赤芍、黑河赤芍和克山赤芍抑制血小板聚集作用明显优于恩施赤芍、紫阳赤芍和缙云赤芍。

当药物浓度降至0.25g生药/ml时,内蒙古多伦赤芍的各项指标作用仍然突出,与其他五种产地赤芍比较,有显著性差异。其他五种产地赤芍虽有较强的抗凝血作用,但对血小板聚集的抑制方面只有克山赤芍和恩施赤芍的作用为好。化学研究表明,赤芍中含有多种甙类,而芍药甙是其中的一种主要成分,它具有较强的药理活性。经过对六种产地赤芍的化学分析,其中芍药甙的含量分别是多伦赤芍6.5%、黑河赤芍5.65%、克山赤芍3.99%、恩施赤芍4.02%、紫阳赤芍3.6%、缙云赤芍3.37%。可以认为,各产地赤芍所含芍药甙的多寡会对其药理作用的强弱产生一定的影响。

综合以上实验结果,可以初步得出这样的结论:1. 在抗凝血及抗血小板聚集方面,道地多伦赤芍优于其他物种非道地赤芍(特别是在0.25g生药/ml)。2. 野生赤芍优于栽培赤芍。各产地赤芍在药理药效方面的差异与其内在质量以及化学成分和含量的不同有一定的关系。

参考文献

[1] 王本祥.现代中药药理学[M].天津:天津科学技术出版社,1997.345-348.

[2] Liao F, Li W and Huang S. emorheological inveestigation of clotting by rotational viscometer[J]. Clin Hemorheol,1987,7:671.

原载:《中国实验方剂学杂志》2001,7(6):30

不同产地黄芩提取物主要药效作用的比较*

刘菊福,卢长安,廖福龙,刘　岱,崔淑莲,
杨立新,冯学锋,杨京玉,胡世林

[摘要] 目的:探讨不同产地黄芩提取物的主要药效作用。方法:采用4个产地(河北围场、山东胶南、陕西黄龙与太白)黄芩的70%乙醇提取物进行药效研究。指标包括对金黄色葡萄球菌等6种常见病菌的抑制作用,对二甲苯致耳廓炎症的影响,对棉球肉芽肿慢性炎症的影响,对鲜酵母致热的解热作用,对戊巴比妥纳催眠作用及自发活动的影响。结果:各产地黄芩均表现了抑菌、抗炎、解热与镇静的药效。结论:作为道地药材的围场黄芩,在抗炎、解热等方面的作用较为突出。

[关键词] 黄芩;药效学;抑菌;抗炎;解热;镇静

2000年版《中国药典》中规定,黄芩为唇形科植物 Scutellaria baicalensis Georg 的干燥根,主产于北方,山西省产量最多。传统经验认为,河北承德地区黄芩质量最佳。为此选择河北、山东、陕西等产地的黄芩从抑菌、抗炎、解热、镇静等方面,来探讨道地中药材与非道地中药材之间的差异,现将结果报道如下。

1 实验材料

1.1 黄芩药材的来源

河北围场,山东胶南,陕西黄龙、太白的黄芩(见表1)。

表1 不同产地黄芩样品的生长条件

产地	药材名称	东经	北纬	海拔(km)	气温(℃)	土地类型
河北	围场黄芩	117.5	42	0~1	中温带亚干旱区	褐土
山东	胶南黄芩	120	36	0.05~0.1	南温带亚湿润区	棕壤
陕西	黄龙黄芩	110	35.5	1~1.5	南湿带亚干旱区	黄绵土
	太白黄芩	107.5	34	1~2	南温带亚湿润区	棕壤

* 国家自然科学基金课题(No:39730500)

1.2 样品制备

70%醇提取物的制备:将不同产地的黄芩干燥全根,分别粉碎过14目筛,按1:5的溶剂量加入70%乙醇溶液,置沙氏提取器加热回流3次,每次回流2 h,第2次、第3次加溶媒量为1:2.5,将3次提取液合并浓缩至无醇味,再用蒸馏水调至1:1浓度,置冰箱保存备用(由本所化学室供样)(见表2)。

1.3 菌种

金黄色葡萄球菌(Staphy aureus)、大肠杆菌(E. coli)、绿脓杆菌(P. aeruginosa)、痢疾志贺氏菌(Shigella dysenteriae)、乙型溶血性链球菌(Strep hemolyticus)和肺炎双球菌(Diplococcus pneumoniae),购自中国药品生物制品检定所。

表2 不同产地黄芩及醇提物含量测定结果

产地	样品	黄芩甙含量	汉黄芩甙含量
围场	70%乙醇提取物	10.36	3.14
胶南	药材根	19.72	6.15
黄龙	70%乙醇提取物	4.78	1.73
太白	70%乙醇提取物	26.43	4.73

1.4 动物

昆明种小白鼠,雌雄兼用,每批实验动物体重相差2g,由北京大学医学部实验动物中心提供。

1.5 试剂

营养肉汤:中国药品生物制品检定所出品,批号:991022。营养琼脂:北京海淀区微生物培养基制品厂生产,批号:950118。戊巴比妥钠(Pentobarbital sodium):上海化学试剂采购供应站进口分装。乙醚、乙醇、二甲苯等试剂均为分析纯,由北京化学试剂厂供应。0.9%氯化钠注射液:北京第三制药厂生产。鲜酵母:哈尔滨马利酵母制品有限公司产品。

1.6 仪器

数字温度计为上海医用仪表厂出品。动物运动记录仪OPTO-UARIMEX,COLUMBOS INSTRUMENTS出品。EB-280M电子天平,日本岛津制作株式会社制造。Waters 600E 996-二极管矩阵检测器,液相色谱仪岛津LC-4A。

2 实验方法与结果

2.1 体外抑菌试验

2.1.1 菌液制备 将各菌种接于营养琼脂斜面(金葡、大肠、绿脓、痢疾)或血琼脂斜面(乙链、肺炎),35℃孵育24h,各挑取3~5个菌落,接种于营养肉汤管内,35℃孵育16h,取出,以营养肉汤调整菌液浓度为3.0×10^9/ml,再以营养肉汤作10^4稀释,使菌液浓度为3 000个菌落/100μl。

2.1.2 最小抑菌浓度(MIC)测定 将各药样用营养肉汤先稀释1倍,取100μl加入各孔已加有100μl营养肉汤的96孔板第1行中,进行倍比稀释7个浓度;对照药青霉素稀释12个浓度,之后除药物对照外,各孔接种稀释好的菌液100μl,置35℃孵育24h后,观察结果,以无菌生长(未见混浊)的最低浓度,作为该药对该菌的最小抑菌浓度(MIC)。另外将每一药样对每种菌的MIC从小到大积分,即可得出各药样抑菌强度总排序。

2.2 实验结果

2.2.1 体外抑菌作用(见表3) 含药血清4个样品及正常血清与4个提取物样品及青霉素平行试验,结果在所试浓度(1:8及其以下)对6种菌未能显示出抑制作用。

4种产地黄芩70%乙醇提取物对金黄色葡萄球菌、乙型溶血性链球菌、痢疾杆菌、肺炎球菌、绿脓杆菌和大肠杆菌等的2次抑菌试验结果显示:对金黄色葡萄球菌和乙型溶血性链球菌均有抑菌作用,MIC<1.95mg/ml;黄龙黄芩对乙型溶血性链球菌的抑菌作用不如其它3种产地的黄芩MIC<7.18mg/ml;围场黄芩对肺炎球菌的抑菌作用强于胶南黄芩MIC<15.63mg/ml;胶南黄芩对痢疾杆菌、绿脓杆菌、大肠杆菌和肺炎球菌的抑菌作用较强,MIC分别为<7.18、<15.63、<31.25mg/ml;太白黄芩和胶南黄芩抑菌作用略弱于围场黄芩和胶南黄芩。4种黄芩的含药血清,在12g生药/kg剂量,未能显示出抑菌活性,这可能与血清含药浓度未达到抑菌浓度有关,有待今后进一步探索。

2.2.2 对二甲苯所致小鼠耳廓急性炎症的影响 选昆明种健康雄性小鼠100只,体重20~22g,按体重随机分10组,每组各10只。给药剂量为6、12g生药/kg。每天灌胃给药1次(对照组给等量蒸馏水),连续给药4次。末次给药40min后将右耳均匀涂布二甲苯试剂0.03ml致炎,20min后处死动物,用打孔器打下小鼠两耳相同部位的耳片,称重,计算左右耳片重量差值,计算肿胀抑制百分率,用t检验统计各组差异(见表4)。

表3 不同产地黄芩70%乙醇提取物体外抑菌作用(MIC,mg/ml)

产地	金黄色葡萄球菌	大肠杆菌	绿脓杆菌	痢疾志贺杆菌	乙型溶血性链球菌	肺炎双球菌
围场	1.95	62.50	62.5	15.63	<1.95	15.63
胶南	<1.95	31.25	15.63	7.81	<1.95	62.5
太白	<1.95	31.25	7.81	125	<1.95	125
黄龙	1.95	125	31.25	15.63	7.81	15.63
青霉素	0.049	12.50	>50	25	0.098	0.049

表4 不同产地黄芩对小鼠耳廓炎症影响

组别	剂量(g/kg)	左右耳片差值($\bar{x} \pm s$,mg)	抑制百分率(%)
对照组		12.6±4.06	
围场黄芩组	6	8.4±3.27*	33.3
	12	8.0±3.71**	36.5
胶南黄芩组	6	6.1±2.73**	51.6
	12	9.0±4.27	28.6
黄龙黄芩组	6	11.0±3.56	12.7
	12	7.4±3.27**	41.3
太白黄芩组	6	9.0±4.44	28.6
	12	7.2±3.46**	42.9

注:与对照组比较,$^{*}P<0.05$,$^{**}P<0.01$(下同)

2.2.3 对小鼠棉球肉芽肿慢性炎症的影响 选25~30g昆明种健康雄性小鼠100只,在戊巴比妥钠浅麻醉下,常规消毒,于胸部皮肤切口,在左右腋窝部各植入10mg消毒棉球,缝合皮肤。按体重随机分10组。每组各10只,给药剂量为6、12g/kg。每天灌胃给药1次(对照组给等量蒸馏水),连续给药12d后,处死动物,剥离肉芽组织,称取湿重和干重,用t检验比较各组差异(见表5)。

2.2.4 对鲜酵母致热小鼠体温的影响 选体重20～22g雄性小鼠50只,按体重分为5组,每组10只,实验前天上午用电子数字温度计连续(间隔1h)测量肛温2次,取其平均值为正常体温。实验前禁食不禁水18h,实验当天于小鼠背部皮下注射15%鲜酵母生理盐水混悬液0.6ml/只,并同时口饲不同产地70%乙醇提取物制剂12g/kg(0.3ml/只),对照组给予等量蒸馏水,分别于药后1、2、3、4、5h测量肛温,以致热后与正常体温差值为观察指标,各组与对照组比较(见表6)。

表5 不同产地黄芩对小鼠棉球肉芽肿慢性炎症的影响($\bar{x}\pm s$,g)

组别	剂量(g/kg)	n	湿重	干重	湿-干差值
对照组		10	0.300±0.059	0.073±0.014	0.227±0.050
围场黄芩组	6	10	0.237±0.062*	0.061±0.021	0.176±0.042*
	12	10	0.207±0.027**	0.050±0.016**	0.157±0.026**
胶南黄芩组	6	10	0.261±0.055	0.063±0.014	0.198±0.044
	12	8	0.250±0.039	0.064±0.009	0.186±0.032
黄龙黄芩组	6	10	0.242±0.053	0.063±0.016	0.179±0.010*
	12	10	0.237±0.050*	0.060±0.009	0.177±0.043*
太白黄芩组	6	10	0.281±0.091	0.065±0.021	0.216±0.095
	12	10	0.264±0.049	0.070±0.019	0.194±0.037
阳性对照组	0.025	11	0.176±0.040**	0.037±0.009**	0.139±0.041**

表6 对酵母致热小鼠体温的影响

组别	药后不同时间与药前体温比较的差值				
	1h	2h	3h	4h	5h
对照组	−0.89±0.60	0.26±1.10	1.37±0.85	2.83±0.63	1.25±0.60
围场黄芩组	−1.44±0.51*	−0.68±1.08	0.46±0.79*	1.75±0.79**	0.78±0.72
胶南黄芩组	−1.05±1.07	−0.72±1.63	1.57±1.11	0.73±0.67**	0.94±0.84
太白黄芩组	−0.45±0.66	−0.78±1.08*	1.23±0.75	0.21±1.16**	0.47±1.04*
黄龙黄芩组	−0.54±0.68	−0.29±1.01	1.41±0.66	1.27±0.46**	0.98±0.71

2.2.5 对小鼠戊巴比妥钠阈下剂量催眠作用的影响 选昆明种健康雄性小鼠90只,体重20～22g,室温25℃下进行试验,按体重随机分9组,每组各10只。给药剂量为6、12g/kg,连续给药2次,于末次给药后1h腹腔注射戊巴比妥钠30mg/kg,立即观察记录翻正反射消失的潜伏时间、睡眠发生的动物数和睡眠时间。用t检验比较各组动物睡眠时间的差异,观察4种不同产地黄芩的作用差异(见表7)。

表 7　对小鼠戊巴比妥钠阈下剂量催眠作用的影响($\bar{x} \pm s$,min)

组　别	剂量(g/kg)	n	睡眠潜伏时间	睡眠时间
对照组		10	10.5±2.42	35.9±5.7
围场黄芩组	6	10	5.0±0.00**	109.1±60.6**
	12	10	8.8±4.47	170.2±118.0**
胶南黄芩组	6	10	5.0±1.49**	264.5±159.5**
	12	9	5.1±5.02**	178.3±52.9**
黄龙黄芩组	6	10	9.0±4.10	99.9±66.6**
	12	9	5.0±0.00**	156.1±68.7**
太白黄芩组	6	10	5.0±0.00**	306.5±84.2**
	12	5	5.0±0.00**	253.0±57.2**

2.2.6　对小鼠自发活动的影响　选18～22g 昆明种小鼠 60 只,雌雄兼用,分 5 组,每组 12 只,灌胃不同产地黄芩醇提物 12g/kg。对照组给等量蒸馏水,实验前禁食不禁水 18h,实验当日给药后 30min 放入 OPTO-UARIMEX 记录装置内,每次放入 3 只动物,观察 5min 内动物活动次数(见表 8)。

表 8　对小鼠自发活动的影响(5min 内)

组　别	给药剂量(g 生药/kg)	药前	药后	与药前比抑制率(%)
对照组	.	2972.67	2791.44	6.10
围场黄芩组	12	1863.92	804.77	56.82
胶南黄芩组	12	1534.83	618.00	59.73
太白黄芩组	12	2661.75	59.11	97.78
黄龙黄芩组	12	2656.50	775.78	70.80

3　小结

黄芩性苦寒,具有清热燥湿、除火解毒、止血安胎作用,用于湿温、暑温、湿热、痞满、高热烦渴等症,《神农本草》记载"黄芩主诸热黄疸,肠辟泻痢"。现代药理研究证明黄芩抗菌范围广,对常见病菌均有抑菌作用,对金葡菌和绿脓杆菌抑制作用最强,并有明显的镇静解热、抗炎等作用。本文对河北围场、山东胶南、陕西黄龙和太白所产黄芩从抑菌、抗炎、解热镇静等方面的实验表明,不同产地黄芩在上述方面表现了共同的药理作用,这是黄芩药效的共性所在。作为道地药材——围场黄芩则在抗炎、解热等方面显示了较好的效果,而且该道地黄芩对动物未显示任何毒副反应。为此,我们考虑今后进一步观察上述各产地的黄芩毒副作用方面是否有差异。

原载:《中国中医药信息杂志》2001,8(3):28

川芎嗪预处理对心肌缺血再灌注损伤保护作用机制的研究

梁日欣,廖福龙,韩　东

［摘要］ 以低氧3h/再给氧1h期间心肌细胞的生存率、搏动频率、乳酸脱氢酶、丙二醛和超氧化物歧化酶释放为指标,观察了蛋白激酶C阻断剂staurosporine和Gi/o蛋白失活剂PTX在低氧预处理和川芎嗪预处理心肌保护中的作用,以探讨川芎嗪预处理对心肌缺血再灌注损伤保护作用的机制。结果表明:分别用staurosporine和PTX处理细胞10min和5h后,给予低氧预处理和川芎嗪(20μg/ml)预处理,心肌细胞在低氧3h/再给氧1h后期间,其细胞搏动频率、细胞生存率均下降;培养液中乳酸脱氢酶和丙二醛释放增多,而超氧化物歧化含量下降,与单纯低氧/再给氧组相比均无显著性差异。表明PKC阻断剂和Gi/o蛋白失活剂可取消低氧预处理和川芎嗪预处理对心肌细胞的保护作用,提示川芎嗪预处理保护作用的机制可能与PKC和Gi/o蛋白介导有关。

［关键词］ 川芎嗪;预处理;低氧;心肌缺血;心肌细胞;蛋白激酶C

Study of mechanism by ligustrazini preconditioning protection on myocardial ischemia and reperfusstion injury

LIANG Rixin, LIAO Fu-long, HAN Dong

［**Abstract**］ In order to understand the intracellular mechanism of preconditioning protection by ligustrazini, we investigated the effects of Gi/o protein and PKC on the spontaneous beating, the survival rate and release of LDH, MDA and SOD in cultured reonatal rat cardiomyocytes treated by HP and ligustrazini during the reoxygenation 1h following hypoxia 3h. The results were as follows: 1) Preconditioning by hypoxia and ligustrazini increased the spontaneous beating and the survival rate, and decreased the release of LDH and MDA with the rise of SOD. 2) Inhibition of Gi/o protein by PTX and PKC by staurosporine abolished the protection by hypoxia preconditioning and ligustrazini with re duction of the beating, survival rate, activity of SOD, and increase of the release of LDH and MDA. The results in dicated that activation of signal transduction pathway from Gi/o protein and PKC seem to be involved in the cardioprotection of preconditioning by ligustrazini.

［**Key words**］ ligustrazini; preconditioning; myocardial ischemia; hypoxia; cardiomyocyte; protein kinase C

心肌缺血预处理的保护作用已被大量的研究所证实,但迄今为止其作用机制仍未完全阐明。根据目前对心肌缺血预适应信号传导途径中不同作用环节的了解,将所涉及的因素分为:触发物质、中介物质和效应物质。触发物质主要是指预适应时释放的大量内源性活性物质,在受体水平发挥调节作用;中介物质则以受体后多种蛋白和蛋白激酶为主;效应物质主要包括产生最终效应的 K_{ATP} 通道和效应蛋白[1~4]。在机制的研究中,针对中介物质这一环节开展的研究工作较多,特别是对 PKC 和 G 蛋白的作用最受关注。因为在整体、离体及细胞水平的工作均证实,PKC 和 Gi/o-蛋白参与预处理的心肌保护作用,其激动剂能模拟这种保护作用,而阻断剂则取消这种作用,因此,有假设认为 Gi/o-蛋白-PKC 这一信号传导通路是心肌缺血预处理中的关键因素。为阐明川芎嗪预处理对心肌缺血再灌注损伤的机制和保护作用,本项工作从 Gi/o-蛋白和 PKC 传导通路角度做一探讨。

1 材料

1.1 试验药物

盐酸川芎嗪,北京第四制药厂,批号 20000108。

1.2 试剂及仪器

LDH、MDA 和 SOD 试剂盒,均购自南京建成生物工程研究所;MEM 培养基、新生牛血清、胰蛋白酶为 Hy-Clone Laboratories, Inc 生产;pertussis toxin,批号:P7280;staurosporine,批号:B9285;均为 Sigma 产品。MCO-17AC 型二氧化碳培养箱,SANYO;HZS-H 型超级恒温水浴振荡器,哈尔滨市东联电子技术开发有限公司;ZS-3 型半自动生化分析仪,北京中生生物工程高技术公司。

1.3 方法

1.3.1 心肌细胞培养 参照 Webster[5]等方法,取出生 2~3 天的 SD 大鼠心室肌,PBS 缓冲液反复冲洗,三角烧瓶中剪成 $1mm^3$ 的小块,加入 0.06% 的胰蛋白酶溶液,恒温水浴振荡器上 37℃ 水浴中消化 30min,分离所得细胞,用含 20% 新生牛血清的 MEM 培养基混合后接种 50ml 培养瓶中,置于二氧化碳培养箱(37℃,通 95% O_2 + 5% CO_2)培养 2h 后,吸出尚未贴壁的细胞悬液,以 1×10^6/ml 密度重新接种于 25ml 培养瓶中,培养 4 天后用于实验。实验前 24h 换成无血清 MEM 培养基。

1.3.2 低氧模型及 HP 方法 参照 Lassrse[6]等的方法。取培养有心肌细胞的培养瓶,去除培养基,加入事先用 95% N_2 + 5% CO_2 饱和的无血清 MEM 培养基,置于一低氧小盒中(以 1L/min 的流量向盒持续充入 95% N_2 + 5% CO_2,氧浓度小于 0.1%,37℃)作为低氧;从低氧小盒中取出培养瓶,放回二氧化碳培养箱中,即复氧。以低氧 25min/复氧 30min,作为 HP。

1.3.3 实验分组 共分为 **8** 组,每组 6 瓶。1)对照组:心肌细胞不做任何处理。2)单纯低氧/再给氧组,心肌细胞低氧 3h,复氧 1h。3)低氧预处理组,心肌细胞低氧 25min/复氧 30min 后,再低氧 3h,复氧 1h。4)川芎嗪(20μg/ml)预处理组:川芎嗪孵育 55min 后,低氧 3h,复氧 1h。5)低氧预处理前以 PKC 阻断剂 Staurosporine(10nmol/L)处理细胞 10min,其余条件同 3);6)低氧预处理前以 Gi-蛋白失活剂 PTX(200ng/L)处理细胞 5h,其余条件同 3);7)川芎嗪预处理前,以 Staurosporine(10nmol/L)处理细胞 10min,其余条件同 4);8)川芎嗪预处理前,用 PTX(200ng/L)处理细胞 5h,其余条件同 4)。

1.3.4 细胞搏动和细胞生存率的观察 取低氧前、再给氧后 60min 两个时间点,用培养第四天的心肌细胞,选取搏动节律正常的细胞单层,在倒置显微镜下观察搏动频率(bmp);然后用 0.25% 的胰蛋白酶消化贴壁的心肌细胞,0.4% 苔盼蓝染色,死亡细胞蓝染,存活细胞不染色。细胞生存率=[未蓝染细胞/(蓝染细胞+未蓝染细胞)]×100%。

1.3.5 LDH、MDA 和 SOD 的测定 取低氧前、再给氧 1h 两个时间点上清培养液 100μl,半自动生化分析仪定量测定 LDH、MDA 和 SOD 的活性。

2 结果

2.1 单纯长时间低氧/再给氧对乳鼠心肌细胞的作用

乳鼠心肌细胞在低氧 3h 后，再给氧 1h 期间心肌细搏动频率和细胞生存率下降，与空白对照组相比 $P<0.01$。同时测定低氧/再给氧后 60min 培养基中 LDH、MDA 和 SOD 的活性，发现再给氧期间心肌细胞培养基中 LHD、MDA 释放明显高于对照组($P<0.05$)，而 SOD 活性明显降低，结果见表 1 和表 2。

表 1 HP、川芎嗪、staurosporine 和 PTX 对乳鼠心肌细胞搏动(bmp)和细胞生存率(%)的影响($\bar{x}\pm s$)

组别	细胞搏动(bmp)		细胞生存率(%)	
	低氧前	再给氧 1h	低氧前	再给氧 1h
对照	79.4±4.56	80.2±7.59	82.8±2.39	80.2±2.19
单纯低氧/再给氧	78.6±4.78	49.6±7.98#	75.6±2.07	51.2±1.90#
HP	77.2±5.49	74.6±6.34*	79.6±5.02	74.8±4.97*
川芎嗪(20μg/ml)	76.4±5.63	68.8±10.08*	84.2±3.70	75.2±5.45*
Stau+HP	83.8±4.92	54.2±3.56	86.2±7.28	52.8±3.77
PTX+HP	78.2±3.34	57.6±2.29	82.6±2.76	51.6±4.92
Stau+川芎嗪	80.4±2.70	55.2±7.01	81.6±4.72	54.6±4.62
PTX+川芎嗪	73.6±4.22	59.8±7.91	84.8±4.49	51.8±4.76

与对照组相比 * $P<0.05$；与单纯低氧/再给氧组相比 # $P<0.05$(下同)

表 2 HP、川芎嗪、staurosporine 和 PTX 对乳鼠心肌细胞 LDH、MDA 和 SOD 活性的影响($\bar{x}\pm s, n=6$)

组别	LDH(U/ml)		MDA(nmol/ml)		SOD(NU/ml)	
	低氧前	再给氧 1h	低氧前	再给氧 1h	低氧前	再给氧 1h
对照	33.76±5.18	39.68±8.94	5.15±3.41	5.23±2.91	39.58±2.74	37.61±3.62
单纯低氧/再给氧	38.13±6.54	114.85±11.32#	4.93±2.01	10.91±2.83#	47.65±3.47	24.18±8.57#
HP	41.08±8.56	59.67±8.33*	5.13±2.51	7.08±3.41*	49.30±4.13	41.61±5.27*
川芎嗪20μg/ml预处理	39.84±8.31	70.03±7.83*	4.37±1.22	5.98±1.96*	51.18±3.31	42.66±2.82*
Stau+HP	36.13±6.97	121.92±17.03	4.53±1.19	8.97±1.89	40.34±7.87	24.84±4.22
PTX+HP	42.58±6.44	118.75±9.21	4.33±1.92	9.07±0.96	39.13±3.26	26.45±1.42
Stau+川芎嗪	43.37±8.31	108.79±6.44	4.25±1.27	8.19±2.64	39.61±1.59	28.18±7.85
PTX+川芎嗪	36.18±4.94	149.17±3.66	5.74±2.31	10.01±1.09	40.28±3.13	43.27±1.76

2.2 IPC 和川芎嗪预处理对低氧/再给氧后乳鼠心肌细胞的作用

与单纯低氧/再给氧组相比，经过预处理的细胞，在低氧 3h/再给氧 1h 期间，细胞搏动次数与生存率明显提高($P<0.01$)；同时 LDH 和 MDA 的释放明显降低，SOD 活性提高($P<0.01$)。经川芎嗪(20μg/ml)处理的细胞，其细胞搏动与生存率明显高于单纯低氧/再给氧组，LDH 和 MDA 活性降低，SOD 释放增加，结果见表 1 和表 2。

2.3 PTX 和 staurosporine 对低氧预处理和川芎嗪预处理心肌细胞的作用

心肌细胞经 PTX 和 staurosporine 处理后，再经 HP 预处理和川芎嗪预处理后，在低氧

3h/再给氧 1h 期间,心肌细胞的搏动频率和生存率明显下降,同时 LDH、MDA 释放增加,SOD 活性下降,与单纯低氧/再给氧相比无显著性差异,结果见表 1 和表 2。

3 讨论

近年对缺血预处理心脏保护作用的研究结果表明:IP 的保护作用主要涉及后继持续缺血所致的心脏功能增强,缩小心肌梗塞面积及降低室性心律失常的发生率等。然而,其保护作用的机制仍不十分清楚。目前发现心肌细胞 PKC 在预处理中起着关键作用。当心肌经短暂缺血后,一些内源性活性物质,如腺苷、去甲肾上腺素、缓激肽等释放增加,分别与相应的 Gi/o 蛋白偶联受体结合,通过 Gi/o 蛋白的介导,使 PKC 激活,促使 ATP 敏感性 K^+ 通道开放或产生效应蛋白如热休克蛋白等,从而诱导 IP 的保护作用。由此可见,PKC 是 IP 保护作用中的重要因素。

本实验观察到,低氧预处理对乳鼠心肌细胞长时间低氧/再给氧后的细胞损伤具有保护作用,可使其细胞搏动增强,细胞生存率增加;LDH 和 MDA 释放减少,而 SOD 释放增加;但如用 PTX 和 staurosporine 处理后,HP 的这种保护作用消失,这从细胞水平揭示了 Gi/o 蛋白和 PKC 介导了 HP 的心肌保护作用,其结果与国内外的报道一致[7~9]。川芎嗪 20mg/L 可以诱导与 HP 一致的心肌保护作用,PKC 阻断剂和 Gi/o 蛋白失活剂同样取消川芎嗪预处理的心肌保护作用,这一结果提示川芎嗪预处理的作用机制可能与 PKC 和 Gi/o 蛋白介导有关。

新近的研究发现缺血预适应的心肌保护与其保护冠脉 EC 密切相关,推测这种保护作用可能继发于冠脉 EC 的保护作用[10]。我们研究小组的工作表明:川芎嗪促使内皮细胞分泌 vWF,进一步证明了川芎嗪抑制血小板聚集与内皮细胞的关系,那么川芎嗪预处理作用是否与这一因素有关尚不清楚,有待于进一步探讨。

川芎嗪由于具有活血化瘀之功效,在心脑血管疾病的治疗中已得到了广泛应用。本研究又从预处理的角度应用离体动物模型,对川芎嗪抗心肌缺血再灌注损伤的机制进行了研究,为从新的途径应用川芎嗪于心脑血管疾病的治疗提供了实验参考。

参考文献

[1] 张均华,等.丝裂嘧活化蛋白激酶参与缺血预适应的延迟保护作用.中华心血管病杂志,1997,25(3):215-218.

[2] Speechly ME, et al. Protein Kinase C: its role in ischemic preconditioning in the rat. Cir Res, 1994, 75: 586.

[3] 陈莹莹,夏强.Gi/o 蛋白介导的信息转导通路在低氧预处理心肌保护中的作用.生理学报,1997,52(2):93-97.

[4] 刘秀华,等.缺氧预处理对乳鼠心肌细胞蛋白激酶 C 活性的影响.生理学报,1997,48(4):427-432.

[5] Webster KW, Discher DJ, Bisshcopric NH. Cardioprotection in vitro model of hypoxic preconditioning. J Mol Cell Cardio, 1995, 27: 453-458.

[6] Laarse VDA, Hollaar L, Valk VD, et al. Release of alpha hydroxybutyrate from neonatal rat heart cultures exposed to anoxia and reoxygenation: comparision with impairenent of structure and function of damaged cardiac cell. Cardivas Res, 1979, 13(6): 345-353.

[7] Winkle, et al. Cardioprotection provided by adenosine receptor activation is abolished by blockade of the K^+_{ATP} channel. Am J physiol, 1994, 266: H829.

[8] Schnltz JE, et al. Pertussis toxin abolishes the cardioprotective effect of ischemic preconditioning in intact rat heart. Am J physiol, 1998, 275: H495-H500.
[9] Miura K, et al. Inhibitory effects of glibenclamide and pertussis toxin on the attenuation of ischemia-induced myocardial acidosis following ischemic preconditioning in dogs, Jpn Cire J, 1997, 61(8): 709-714.
[10] Losano G, Gattallo D, Pagliaro P. Myocardiol, neural and vascular aspects of ischemic precouditioning. Life Sci, 1996, 59: 1185.

原载:《中国药理与临床》2001,17(3):8

Protection Mechanism of the Tianma cuzhi Granules Decoction(TCGD) on Brain and Clinical Effect of TCGD on Senile Vascular Dementia

GUIYOU DU

[**Abstract**] The model of learning-memory disorder mice inducing by repeatedly ligating-reperfusing the bilateral carotid were used. TCGD could improve the learing-memory capability and memory gain-repetition ability in latent learning and water-maze for cerebral ischemia-reperfusion mice. To research the protection mechanism of TCGD on brain, contents of transmitter amino acids, receptor binding test of NMDA and M-receptors, glutathione-peroxidase (GPx) activity in cortex and hippocampus of the model mice were observed. The results showed that TCGD could increase the content of glutamic acid, M-receptor activity and GPx activity in cortex and hippocampus, the content of aspartic acid in hippocampus and could decrease GABA content in cortex, the NMDA receptor activity significantly. Thereby TCGD might antagonize ischemia-reperfusion injury by reducing the glutamate neurotoxicity and increasing the function of cholinergic nerve and effects of anti-peroxidization in brain. TCGD and Duxil of control were given to 200 cases VaD patients for two consecutive courses (the treatment course was two month) respectively. TCGD could markedly increase the mind-mental state examination and clinical dementia reating marks of VaD patients, and also contribute to improving certain indexes especially in abnormal cases.

Ⅰ. 引言(Introduction)

天麻促智冲剂(TCGD)以天麻钩藤饮化裁而成,方中以天麻、钩藤为君药。经过十多年的研究表明 TCGD 能翻转(Reversal)由氢溴酸东莨菪碱(Scopolamin)所致大、小鼠记忆获得

(Acquisition)及记忆保持(Retrieval)损害,翻转由35%乙醇(Alcohol)所致小鼠记忆保持障碍:TCGD对"肝郁型血瘀"(stagnation of Liver-qi)大鼠流变学有明显的改善作用,同时可增加家兔脑血流量(Cerebral blood flow)。并测得该方剂对小鼠最大耐受量(MTD)>184.6g(生药量)/kg,为临床人日用(1.67g/kg)的111倍。

本文报告TCGD对反复脑缺血再灌(cerebral ischemia reperfusion)小鼠记忆障碍的改变以及脑保护作用机理(Protective Mechanism in bran)和对200例血管性痴呆(Senile Vascular Dementia)的临床观察。

Ⅱ.TCGD对脑缺血再灌小鼠学习障碍的影响(Method of Latent learning and Water-maze)

1.对脑缺血再灌小鼠学习障碍的影响

1.1 材料和方法

将昆明种小鼠75只,均为♂,体重29±3g,分为5组,每组15只,每天分别灌胃TCGD(1.0g/kg,2.0g/kg)和脑复康(Acetamidepyrrolidone)1次,连续灌胃2周后,禁食24h,用0.1%阿托品(Atropine,2mg/kg)给小鼠ip 5 min后,用5%乌拉坦(Urethane)1.25g/kg麻醉,行脑缺血再灌术(ischemia reperfusion)用脉夹夹闭双侧颈总动脉,缺血20min后松开双侧动脉夹,恢复脑血流20min,然后重复缺血再灌各20min,如此反复三次,恢复血供,缝合皮肤。假手术组同上处理,但只远离双侧颈总动脉而不进行反复缺血再灌。手术24h动物清醒后进行学习记忆实验。

1.2 学习记忆障碍测定方法

1.2.1 潜在学习评价法(Latent learing) 记录小鼠开始探索至小黑屋时间(Ts),在黑屋停留时间(Te),进入小黑屋摄水时间(Tf)及从探索开始至摄水的总时间(Td),于训练24h后再进行同样的实验。

1.2.2 Morris水迷宫实验 水迷宫控制仪是由SE100多媒体视频卡,数字摄像头,圆型水迷宫及计算机组成。将脑缺血再灌术后24h的小鼠从一固定位置放入含黑色墨汁的水中,记录放入至寻找到安全岛的运动轨迹,运动时间及游泳速度,每天上、下午训练1次,连续7d。

1.3 实验结果

1.3.1 对脑缺血再灌小鼠潜在学习功能的影响 从表1可见TCGD 2.0g/kg和1.0g/kg均可缩短脑缺血再灌小鼠Ts,分别与模型组比较($P<0.01$或$P<0.05$),2.0g/kg组还可缩短Td。对Tf、Td未见明显影响。

表1 天麻促智颗粒对脑缺血小鼠潜在学习能力的影响($\bar{x}\pm s$)

组别	剂量(g/kg)	n	Ts	Te	Tf	Td(min)
空白对照		9	30.1±29.3**	69.9±57.0	121.8±46.6	152.7±33.3
模型组		8	119.3±58.2	112.0±61.2	137.6±31.7	149.5±39.0
促智中	7.7	11	51.3±26.1**	91.2±61.4	121.5±53.3	153.5±35.0
大	15.4	9	19.6± 6.9***	28.8±14.9*	104.0±39.2	122.9±46.8
脑复康组	1.0	9	29.6±16.9***	71.9±48.5	95.1±47.0	118.6±52.2

注:Ts探索开始—黑屋时间,Te:屋内停留时间,Tf:在小屋内的摄水时间,Td探索开始加摄水时间;*$P<0.05$,**$P<0.01$,***$P<0.001$;均与模型组比较(以下同)。

1.3.2 对脑缺血再灌小鼠 Morris 水迷宫测试的影响　动物经过训练后其运动轨迹发生明显的变化，轨迹由杂乱图形逐渐变成有规则的运动图形；较真实地反映动物的水迷宫学习过程。从表 2 可见 TCGD 明显缩短小鼠的运动轨迹以及找到平台的运动时间，分别与模型组比较（均 $P<0.01$），但对其运动速度未见明显影响，2.0g/kg 组还能提高脑缺血再灌小鼠记忆障碍的再现能力。

表 2　天麻促智颗粒对脑缺血再灌小鼠记忆获得的影响（$\bar{x}\pm s$）

组　别	剂量(g/kg)	n	旅程(cm)	运动时间(s)	速度(cm/s)
空白对照		9	215.4±204.7**	11.0±8.5***	16.6±4.0
模 型 组		8	642.9±307.1	63.6±37.3	12.5±6.0
促 智 中	7.7	11	308.0±207.8**	21.7±18.2**	17.4±7.0
大	15.4	9	215.1±157.7**	16.4±17.7**	17.7±6.6
脑复康组	1.0	9	338.5±226.2	22.9±11.6**	14.7±2.2

Ⅲ. 脑保护作用机理(Protective Mechanism in bran)研究

1. 对反复脑缺血再灌注小鼠兴奋性 Asp、Glu 和抑制性递质氨基酸 Gly、GABA 含量的影响

经过反复研究及文献报告反复脑缺血再灌注小鼠脑组织海马和大鼠皮层的兴奋性谷氨酸(Asp)、含量在 0～48h 呈先降低后升高的趋势，近似"V"字型。天门冬氨酸(Glu)变化大致同 Asp 的变化；抑制性甘氨酸(Gly)和 γ-氨基丁酸(GABA)在缺血再灌 0～1h 显著增高，尔后趋于正常；灌胃 TCGD 后这种变化得以改善。

1.1　材料和方法

1.1.1　动物及分组　昆明种小鼠 **90** 只，均为♂，体重 33±3g，饲养温度 20～25℃，自然光照，自由饮食。将小鼠随机分为分为假手术，模型，TCGD 大、中、小和都可喜(Duxil)剂量共六组，每组 15 只动物。

1.1.2　给药方法　将 TCGD 及 Duxil 分别配成所需浓度备用。在术前 2 周灌胃给假手术组、模型组 NS 0.1ml/10g；并给 TCGD 大、中、小剂量组分别 ig TCGD 1.0g/kg、0.5g/kg、0.25g/kg、给 Duxil 组 ig(15mg/kg)；ig 量均为 0.1ml/10g/日。

1.1.3　模型制备　脑缺血模型制作同Ⅰ中的 **1.1** 项。

1.1.4　取材、处理及递质氨基酸的含量测定　各组小鼠术后 24h 即行断头处死，迅速取出脑组织，于冰台上分离皮层(cerebral cortex)和海马(hippocampus)，于 −70℃保存待测。测定时，从冰箱取出脑组织，溶解 30min，按文献方法制备氨基酸提取液，进行含量测定。

1.2　结果

1.2.1　皮层脑组织(cerebral cortex)　TCGD 三个剂量对 Asp 的含量(0～48h)未见明显影响，但可显著有抑制 Glu 水平的下降，分别与模型组比较均有非常显著性差异（均 $P<0.001$）；TCGD 三剂量均可显著抑制 GABA 的升高，分别与模型比较均有非常显著性差异（均 $P<0.001$），中剂量还可抑制 Gly 水平的升高。

1.2.2　海马组织(hippocampus)　TCGD 三个剂量对 Asp 和 Glu 的含量均可显著抑制其下降，分别与模型组比较均有非常显著性差异（均 $P<0.001$）；TCGD 三个剂量对 Gly 和 GABA 的升高未见影响，见表 3，4。

2. 对脑内 N-甲基-D-天冬氨酸受体(N-methy-D-Aspartic acid receptors，NMDA 受体)、胆碱

能 M 受体(M-receptor)及谷胱甘肽过氧化物酶(GPx)活性的影响

2.1 材料和方法

2.1.1 动物及分组　昆明种小鼠 **90** 只,均为♂,体重 32±3g,每组 15 只动物。给药方法及脑缺血再灌术同 1.1 项。

2.1.2 NMDA 受体与胆碱能 M 受体活性的测定　将新鲜鼠脑分离出皮层、海马,用 Yoneda 的方法进行匀浆、离心洗膜等提取突触粗膜。采用放射性配基受体结合的方法测定其 NMDA 受体和胆碱能 M 受体的结合数。胆碱能 M 受体结合数测定基本同上,其竞争性抑制剂为阿托品溶液(Atropine 0.3mmol/L),孵育条件为 20℃ 60min。受体特异性结合以总结合量减去非特异体结合量求得。

表 3　TCGD 对小鼠的皮层脑组织递质氨基酸的含量的影响

组　别		剂量 (g/kg)	*n*	递质氨基酸含量(μmol/g.湿重)			
				Asp	Glu	Gly	GABA
假手术组		NS	10	2.06±0.24	4.36±0.35*	0.99±0.08*	2.32±0.29
模型组		NS	9	1.96±0.14	3.69±0.31	1.14±0.09	2.50±0.36
	大	1.0	11	2.27±0.63	5.51±1.04***	1.04±0.15	1.79±0.49***
TCGD	中	0.5	9	1.96±0.15	5.03±0.38***	0.95±0.10**	1.70±0.22***
	小	0.25	9	2.03±0.45	5.09±0.81***	1.11±0.18	1.95±0.32***
都可喜组		0.015	8	2.29±0.40	4.82±0.56***	1.06±0.16	2.19±0.20*

表 4　TCGD 对小鼠的海马脑组织递质氨基酸的含量的影响

组　别		剂量 (g/kg)	*n*	递质氨基酸含量(μmol/g,湿重)			
				Asp	Glu	Gly	GABA
假手术组		NS	10	1.74±0.39	7.17±1.14*	1.48±0.25**	1.96±0.36*
模型组		NS	9	1.53±0.29	5.86±0.96	1.82±0.23	2.41±0.33
	大	1.0	11	3.02±0.75***	9.66±2.04***	1.91±0.26	2.50±0.32
TCGD	中	0.5	9	2.96±0.31***	9.40±1.39***	1.63±0.23	2.26±0.29
	小	0.25	9	2.83±0.54***	11.07±1.28***	2.16±0.30	2.89±0.34
都可喜组		0.015	8	3.12±0.45***	11.25±1.19***	2.23±0.34**	3.22±0.82*

2.1.3 GPx 活性测定　按照文献的方法测定皮层、海马的 GPx 活性。

2.2 结果

2.2.1 各组海马组织 NMDA 受体结合数经单因素方差分析,无显著性差异,表明造模手术及药物对海马的 NMDA 受体活性无影响。在皮层组织,模型组受体结合数比对照组显著增高($P<0.001$),表明造型成功;TCGD 各剂量能使 NMDA 受体结合数下降,中剂量和大剂量 TCGD 均能明显降低小鼠皮层 NMDA 受体结合数($P<0.05$、0.01 或 0.001),见表 5。

2.2.2 对胆碱能 M 受体活性的影响　在皮层组织,模型组受体结合数比对照组显著降低($P<0.05$);TCGD 各剂量能使皮层 M 受体结合数升高(均 $P<0.001$),并呈现较好的量效关系。TCGD 各剂量和阳性药均可升高海马 M 受体结合数,并存在较好的量效关系,见表

6。

2.2.3 GPx 活性变化　在皮层组织，TCGD 可显著升高 GPx 活性（$P<0.01$ 或 0.001）；海马：模型组可使胞液和线粒体（Microsome）中 GPx 活性升高（$P<0.05$）。

Ⅳ.TCGD 对血管性痴呆的临床观察

1. 诊断标准

1.1 采用美国《精神疾病诊断和统计手册》第四版（DSM-Ⅳ-R American Psychiatry Association［APA］1994）痴呆的诊断标准

（1）认知功能障碍表现在以下两方面：①记忆障碍；②认知功能损害至少具备下列一项（失语、失用、失认、抽象思维或判断力损害）。（2）上述两类认知功能障碍［①和②］明显干扰了职业和社交活动，或与个人以往相比明显减退。（3）不只是发生在谵妄的病程之中。（4）上述损害不能用其他的精神及情感性疾病来解释（如抑郁症、精神分裂症等）。

表 5　TCGD 对双侧颈总 A 结扎-再灌小鼠皮层、海马 NMDA-R 受体结合数的影响

组　别	剂量 (g/kg)	n	NMDA-R 结合数/fmol/mg	
			皮层	海马
对照组		8	815±97***	341±59
模型组		7	1434±351	342±102
TCGD	0.25	9	1176±530	277±127
	0.50	6	1058±206*	373±124
	1.00	6	658±1728***	271±92
都可喜组	0.015	6	977±243**	207±73

表 6　TCGD 对双侧颈总 A 结扎-再灌小鼠皮层、海马 M 受体结合数的影响

组　别	剂量 (g/kg)	n	M 受体结合数/pmol/mg	
			皮层	海马
对照组		8	10.72±1.22*	3.02±0.79
模型组		7	8.75±1.35	3.48±0.91
TCGD	0.25	9	11.72±1.26***	4.06±0.17*
	0.50	6	15.23±1.23***	4.30±0.53*
	1.00	6	18.84±1.70***	4.57±0.54**
都可喜组	0.015	6	14.73±2.62***	4.45±0.49**

1.2 痴果程度判定标准

采用临床痴呆评定表（CDR，Hughes CD，et al. Br J Psychiatry 1982；Morris J，et al. Nerology 1993）：CDR＝0.5 为可疑痴呆，CDR＝1.0 为轻度痴呆，CDR＝2 为中度痴呆，CDR＝3.0 为重度痴呆。

1.3 血管性痴呆诊断标准

参照 NINDS－AIREN 血管性痴呆诊断标准（Roman GC，et al. Neurology 1993）即：（1）痴呆；（2）有脑血管病的证据（CT 或 MRI 证实：局域性体征、多发性脑梗塞和腔隙性脑梗塞、重要部位的单一脑梗塞);(3)上述两种损害有明显的因果关系(在明确的卒中后6个月内出现痴呆;突然出现认知功能衰退,或波动样、阶梯样进行性认知功能损害)。

2. 鉴别诊断

2.1 采用Hachinski缺血量评分表(HIS,Hachinski VC,et al. Lancet 1974)区别脑血管性痴呆(VD)与阿尔茨海默病(AD)即老年性痴呆,评分≥7分者为血管性痴呆。5,6分为混合性痴呆,≤4分为阿尔茨海默病。

2.2 采用Cornel抑郁量表(Howieson et al. J Am Geriatric Society 1997)除外抑郁症,≥8分为抑郁症。

3. 纳入标准

3.1 符合血管性痴呆NINDS-AIREN诊断标准;痴呆发病在卒中6个月以内出现,发病持续3个月以上;

3.2 Hachinski缺血量表评分≥7分;

3.3 痴呆程度为轻度(CDR=1.0)或中度(CDR=2);

3.4 中医辨证为肝阳上亢证。

4. 排除标准

4.1 Hachinski缺血量评分表(HIS)评分为5~6分的混合性痴呆和≤4分的阿尔茨海默病。

4.2 血管性痴呆重度(CDR=3.0)患者。

4.3 脑出血或大面积皮质区梗塞后出现的痴呆。

4.4 伴有严重的神经功能缺损的患者,如各种失语、失认等。

4.5 合并有心、脑、肝、肾和造血系统等严重原发疾病、精神病患者。

4.6 年龄在**45**岁以下或**80**岁以上者。

4.7 对本药过敏者。

5. 试验方法

5.1 采用多中心临床试验。各单位分别观察病例:长春中医学院附属医院80例,治疗组40例,对照组40例;北京中医药大学附属东直门医院60例,治疗组30例,对照组30例;上海中医药大学附属曙光医院共60例,治疗组30例,对照组30例,共计200例。Ⅱ期临床采用双盲双类比方法进行试验。治疗组与对照组病例之比为1:1。

5.2 连续服用**60**天为**1**疗程。在基线点(治疗前)、终末点(治疗后)和治疗中期各观察1次下列指标。

5.3 两组治疗前两周开始停服一切中西促智药物和其他治疗本病的药物直至疗程结束。

5.4 要求**1/3**以上住院病人;1/2以上患者随访。

6. 试验用药

6.1 试验药品

TCGD为试验用药,由河南宛西制药股份有限公司提供;都可喜片为对照用药。

6.2 用法用量

TCGD一天1次,每次1包,3次/天;都可喜片剂1片/次,1次/天。每3全相同的中包装为1个患者的用药。治疗组和对照组药品所用包装完全相同,60天为1疗程。

7. 疗效性观测

7.1 认知功能

用简易精神状态检查表(MMSE-R,folstein NF,et al. J Psychiatry 1975)评价患者治疗前后的定向力、计算力和注意力、即刻记忆和延迟记忆、语言等变化。

7.2 行为能力

用 Blessed 行为量表(BDS;G. Blessed 1968;)评价患者治疗前后日常生活能力改变、习惯改变、人格、兴趣、内验力改变。

7.3 证候指标

中医症状如智慧能减退,伴头晕目眩,头痛,烦躁易怒,失眠,口苦咽干,耳鸣,腰膝酸软,心悸,舌红苔黄,脉弦数等。

(3)相关指标

①血液流变学:全血粘度、血浆粘度、血球压积、红细胞变形和聚集指数等。

②血脂:Chol,TG,HDL-C,LDL-C,Apo-Al,Apo-B。

③脑血流状态:用经颅多普勒(TCD)检查患者治疗前后脑动脉血流状态及血流量变化。

④所有病例均需经 CT 或 MRI 证明有脑梗病。

8. 疗效判定

8.1 痴呆疗效判定标准

以 MMSE-R 得分为主要参考指标,采用尼莫地平法计算公式:[(治疗后积分 - 治疗前)÷治疗前积分]×100%,以百分数表示。评定标准:基本控制接近满分;显效≥20%;有效≥12%;无效<12%;恶化≥-20%。

8.2 认知功能疗效判定标准

采用尼莫地平(Nimodipine)法计算公式:[(治疗后积分 - 治疗前)÷治疗前积分]×100%,以百分数表示。评定标准:基本控制接近满分;显效≥20%;有效≥12%;无效<12%;恶化≥-20%。

8.3 行为能力疗效判定标准

采用尼莫地平法计算公式:[(治疗前积分 - 治疗后)÷治疗前积分]×100%,以百分数表示。评定标准:基本控制≥85%;显效≥30%;有效≥10%;无效<10%;恶化≥-20%。

8.4 证候疗效判定标准

依据 1995 年中国国家卫生部颁布的《中药新药治疗痴呆的临床研究指导原则》中医证候疗效评定标准:显效:治疗后症状积分值下降与治疗前症状平均积分值比较≥2/3;有效:症状积分值下降 1/2~2/3;无效:积分下降≤1/3。

9. 试验资料的收集整理与总结

9.1 由临床医师负责病人症状、体征、理化指标的观察,并按试验方案及观察表的设计要求作详细记录。每周记录一次。记录起效、消失时间。

9.2 由经过培训和一致性评价的神经心理学评价医师负责病人的认知功能等评价,提供检测结果。治疗前后各检测 1 次,试验 30 天时检测 1 次(Ⅲ仅前后各检查 1 次)。

9.3 资料整理

对每一例的原始资料进行系统整理,认真核对,对不符合设计要求,记录有明显错误的资料应于舍弃。

9.4 资料处理

根据要求对有关资料进行恰当的统计学处理(等级资料用 Ridit 分析,计数资料和前后资料用 t 检验,计量资料用 X^2 检验,组间比较用 U 检验,疗效与相关因素采用相关性检验)。

9.5 资料总结客观、全面、准确地反应验证过程,应有专人负责结果统计。

9.6 注意观察不良反应,详细记录不良反应的发生时间、表现、程度,并寻找其原因,认真分析鉴别,是否影响试验的进行等。

9.7 剔除病例标准。

9.8 揭盲方法

除严重过敏、不良反应需立即揭盲外,待试验结束由组长单位、申办者及研究者共同揭盲。

10. 疗效分析

TCGD 与已知的有效药物都可喜在观察认知功能、行为能力、记忆力、计算力及定向力等方面取得基本一致的疗效,在中医证候方面疗效明显优于都可喜,并且可以显著改善血液流变学和血脂方面的异常指标。经统计,该药物在安全性方面是安全可靠的,详见表。

10.1 两组病例用药后疗效分析见表 7。

表 7　两组用药后疗效分析

组别	例数	基本控制	显效	有效	无效	恶化	总有效率(%)
治疗组	100	0	16	33	49	0	49.0
对照组	100	0	16	34	31	0	50.0

经 Ridit 分析,u=0.05　$P>0.05$;治疗组与对照组在用药后,疗效无显著性差异。

10.2 两组病例治疗前后认知功能积分比较(MMSE-R 积分)见表 8。

表 8　认知功能疗效分析

组别	例数	疗产	疗后	差值	组内	
					t	P
治疗组	100	16.0±2.9	18.1±3.2	2.3±1.2	3.06	$P<0.01$
对照组	100	15.3±3.5	17.5±3.7	2.3±1.2	2.79	$P<0.01$

两组间比较 $t=0.75, P>0.05$;说明治疗组与对照组在用药后,组内比较认知功能疗效有极显著性差异,组间比较认知功能疗效无显著性差异。

10.3 两组病例治疗前后行为能力积分比较(BDS 积分)见表 9。

表 9　两组病例行为能力积分比较

组别	例数	疗产	疗后	差值	组内	
					t	P
治疗组	100	21.1±4.2	19.1±4.09	2.2±1.1	2.24	$P<0.05$
对照组	100	20.3±4.9	18.2±3.9	2.2±0.9	2.52	$P<0.05$

两组间比较 $t=1.06, P>0.05$;说明治疗组与对照组在用药后,组内比较行为能力积分有显著性差异,组间比较认知功能疗效无显著性差异。

说明治疗组与对照组治疗前后在血液流变学各项指标比较,有显著性差异,组间比较无显著性差异;并对血脂 TG、CHOL、HDL－C、APo-Al 各项指标治疗前后均有显著性差异。

Ⅴ. 讨论

老年血管性痴呆发病机理中,兴奋性氨基酸毒性、胆碱能神经功能下降以及氧应激等有着重要的作用。本研究证实 TCGD 治疗血管性痴呆的机制可能就是通过改善上述三方面的病理生理变化来达到的:①TCGD 可抑制反复脑缺血再灌皮层 NMDA 受体结合数的增高,提示 TCGD 的脑保护机制与降低 NMDA 受体活性,抑制兴奋性氨基酸神经毒性作用有关。②TCGD 各个剂量均可明显提高皮层和海马 M 受体结合数,表明其改善学习记忆功能的作用可能是通过提高胆乳能神经功能而达到的。③经 TCGD 处理的反复脑缺血再灌小鼠的皮层和海马 GPx 活性均有增高,表明脑缺血再灌导致产生增多的活性氧在脑组织中被清除。临床研究表明可改善认知功能和行为能力,这与改善患者的脑缺血、血液流变学及血脂有关。

表 10　治疗前后血液流变学情况($\bar{x}\pm s$)

血流变学专案	治疗组(100 例)		对照组(100 例)	
	疗前	疗后	疗前	疗后
全血粘度低切(CP)	11.09±2.05	9.90±1.08**	10.95±2.28	10.07±1.61*
全血粘度高切(CP)	5.19±0.83	4.66±0.32**	5.15±1.00	4.61±0.50**
血浆粘度(CP)	7.32±3.89	2.99±2.11**	5.28±3.62	3.32±2.16**
红细胞压积(%)	46.89±3.21	43.89±2.75**	45.00±4.72	43.39±3.82
红细胞变形指数	0.64±0.10	0.74±0.08**	0.70±0.15	0.73±0.10
红细胞聚集指数	2.47±0.54	2.41±0.48	2.06±0.33	2.25±0.34*

注:与本组自身对照 * $P<0.05$, * * $P<0.01$。

参考文献

[1] 锅岛优隆. 脑机能改善药的の Screening 法:潜在学习(Latent Learning)评价实验法。日药理志,1993,101:7.

[2] Yoneda Y, Ogita K. Neurochemical Aspects of the N-methyl-D-aspartate Receptor Complex. Neurosci Res,1991,10:1.

[3] Du Guiyou, et al. Effect TCGD on Bood Rheology in hypostasis rats due to Stagnation of Liver-qi and Learning-memory disorder in Cerebral Ischemia-reperfusion Mice. China Journal of Chinese Materia Medica,1999,24(10):626.

[4] Fu jian-hua, Du Gui-you et al. Effect of the TCGD on Contents of Transmitter Amino Acids of Brain Tissue in the Mouse Repetitious Cerebral Ischemia-Reperfusion. China Journal of Chinese Materia Medica, 2001,26(1):53.

[5] Cao Chun-yu, Du Gui-you, et al. Protective Mechanism of TCGD in Brain. China Journal of Chinese Materia Medica,2001,26(4):269.

原载:第 8 回国际医药传统研讨会·日本富山(2001.10 月)

天麻促智颗粒的脑保护机制研究*

曹春雨，杜贵友，左萍萍**，刘显峰***
王文韬***，赵　雍，王秀荣，崔海峰

[摘要] 目的：探讨天麻促智颗粒(TMC)的脑保护机制，为其治疗老年血管性痴呆的作用提供药理学依据。方法：利用小鼠双侧颈总动脉结扎-再灌手术造成的学习记忆障碍动物模型，观察不同剂量的TMC对脑内神经递质受体(N-甲基-D-天冬氨酸受体即NMDA受体、胆碱能M受体)及谷胱甘肽过氧化物酶(GPx)活性的影响。结果：TMC可不同程度地抑制小鼠脑损伤引起的大脑皮层、海马两部位NMDA受体活性；增强两部位的M受体活性；还可增加皮层、海马和肝脏中GPx的活性。结论：TMC治疗血管性痴呆的机制可能与其抑制脑内兴奋性氨基酸受体活性、提高胆碱能神经功能以及增加抗过氧化酶活性有关。

[关键词] 天麻促智颗粒；脑缺血；N-甲基-D-天冬氨酸受体；胆碱能M受体

Protective Mechanism of Tianmacuzhi Granules in Brain

CAO Chun-yu, DU Gui-you, ZUO Ping-ping, LIU Xian-feng**,*
*WANG Wen-tao**, ZHAO Yong, WANG Xiu-rong, CUI Hai-feng*
(*) *Department of Pharmacology, Institute of Basic Medical Sciences, Chinese Academy of Medical Sciences and Peking Union Medical College, Beijing* 100005, *China*;
**) *Wan Xi Pharmaceutical Factory, Xixia* 474550, *Henan, China*)

[**Abstract**] Objective: To provide pharmacological evidence for the protective effects of Tianmacuzhi Granules (TMC) in mouse brain in a ischemia－reperfusion model. Method: Receptor binding test of NMDA receptor and M receptor in brain, GPx activity determination in brain and liver effected by different dose of TMC were performed. Result: TMC could reduce the NMDA receptor activitiy, increase the M receptor activity and GPx activity of cerebral cortex and hippocampus tissues significantly. Conclusion: TMC might antagonize ischemia-reperfusion injury of brain by reducing the glutamate neurotoxicity and increasing the function of cholinergic nerve and effects of anti-peroxidization in brain.

[**Key words**] Tianmacuzhi granules; brain injury; N-methyl-D-Aspartate receptor, cholinergic M receptor

天麻促智颗粒(TMC)是由天麻钩藤饮化裁而成的颗粒剂。天麻钩藤饮于50年代由胡

* **基金项目**：国家科委新药基金项目（969010571）

** 中国医学科学院中国协和医科大学 基础医学研究所，北京 100050

*** 河南宛西制药厂，河南 西峡 474550

光慈收载于《中医内科杂病证治新义》中，为平肝降逆之剂，主治高血压头痛、眩晕和失眠。研究表明，TMC可降低肝郁型血瘀模型大鼠的血浆粘度、全血粘度和还原粘度；改善脑缺血再灌小鼠学习记忆功能[1]。临床观察表明TMC可改善血管性痴呆病人的学习记忆能力，并可改善其血液流变学指标[2]。为进一步研究TMC治疗血管性痴呆的作用机制，本文观察了该方对反复脑缺血再灌损伤所致学习记忆障碍小鼠模型脑内NMDA受体、M受体以及抗过氧化酶GPx活性的影响。

1 材料与方法

1.1 动物分组及处理

实验动物选用昆明系小鼠，♂，体重(32±3)g，由中国中医研究院动物中心提供。将动物分为6组：对照与模型组，每天给予蒸馏水0.1 $ml\cdot 10g^{-1}$，TMC小、中、大剂量组，每天分别灌胃0.25，0.5，1.0 $g\cdot kg^{-1}$，阳性药(都可喜)组每天灌胃0.015 $g\cdot kg^{-1}$，连续给药两周后进行造模手术，对照组施行假手术(分离双侧颈总动脉后即缝合，不进行结扎与再灌)。术后24 h处死，取大脑皮层和海马，左侧皮层和海马进行受体活性测定，右侧皮层和海马进行GPx活性测定；另取肝脏测定GPx活性。

1.2 动物模型的制备[3]

动物禁食12 h后，腹腔注射5%乌拉坦溶液1.25 $g\cdot kg^{-1}$体重进行麻醉。将麻醉后的小鼠背位固定，作颈部正中切口，分离两侧颈总A(注意伴行神经的分离)，用小A夹夹闭，同时开始计时；20 min后松开A夹，恢复脑血供20 min之后再进行夹闭-再灌各20 min；第3次夹闭20 min后，松开A夹恢复血供，缝合颈部皮肤并消毒后放回笼中。术中及术后注意保暖，术后及时供应饮食并注意观察。

1.3 NMDA受体与胆碱能M受体活性的测定

将新鲜鼠脑分离出皮层、海马，采用Yoneda[4]的方法进行匀浆、离心洗膜等提取突触粗膜。采用放射性配基受体结合的方法测定其NMDA受体和胆碱能M受体的结合数。其中NMDA受体结合数测定过程为：取50 $mmol\cdot L^{-1}$ pH7.7的Tris-醋酸缓冲液(即TAB)稀释的突触膜液200 μl(调整蛋白浓度为100～200 μg)，总结合管加TAB 100 μl；非特异性结合管则加入0.3 $mmol\cdot L^{-1}$的非标记MK801 100 μl，各管中再加入10 μl的^{3}H-MK801(0.15 μCi)，于30 ℃水浴中孵育30 min，然后加入预冷的TAB 5 ml，抽滤在纤维素膜上，之后再用预冷的TAB约20 ml洗涤，将滤膜置于闪烁杯中，加2 ml无水乙醇和5 ml甲苯闪烁液，室温放置24 h后用液闪仪测定其放射活性。胆碱能M受体结合数测定程序基本同上，使用的缓冲液为50 $mmol\cdot L^{-1}$磷酸盐缓冲液(PBS，pH7.4)，加入的放射性配基为^{3}H-QNB(0.15 μCi)，其竞争性抑制剂为阿托品溶液(0.3 $mmol\cdot L^{-1}$)，孵育条件为20 ℃ 60 min。受体特异性结合以总结合量减去非特异性结合量求得。

1.4 GPx活性测定

按照文献[5]的方法测定皮层、海马、肝脏线粒体和胞液中的GPx活性。

1.5 蛋白定量

参照Lowry法[6]对上述试验中的样品进行蛋白含量的测定。

1.6 数据处理

数据均以$\bar{x} \pm s$表示，组间用单因素方差分析进行统计检验，有差异则进一步用LSD法进行其余各组和模型组之间的统计检验。另外，各组织线粒体和胞液GPx活性之间用t检验进行比较。

2 结果

2.1 NMDA受体活性变化及TMC的影响

结果见表1。

表1 TMC对双侧颈总A结扎-再灌小鼠皮层、海马NMDA-R受体结合数的影响

组 别	剂量/g·kg^{-1}	例数	NMDA-R结合数 / fmol·mg^{-1} 皮层	海马
对照组		8	$815 \pm 97^{3)}$	341 ± 59
模型组		7	1434 ± 351	342 ± 102
TMC	0.25	9	1176 ± 530	277 ± 127
	0.50	6	$1058 \pm 206^{1)}$	373 ± 124
	1.00	6	$658 \pm 1728^{3)}$	271 ± 92
都可喜组	0.015	6	$977 \pm 243^{2)}$	207 ± 73

注：$\bar{x} \pm s$ 与模型组比较 1)$P<0.05$ 2)$P<0.01$ 3)$P<0.001$(下同)

各组的海马组织NMDA受体结合数经单因素方差分析，无显著性差异，表明造模手术及药物对海马的NMDA受体活性无影响。在皮层组织，模型组受体结合数比对照组显著增高($P<0.001$)，表明反复脑缺血再灌手术可造成兴奋性氨基酸毒性增强的动物模型；各个剂量的TMC和阳性药都能使NMDA受体结合数下降，但小剂量TMC所造成的降低经统计学检验无显著性差异，中剂量和大剂量TMC以及阳性药均能明显降低反复脑缺血再灌小鼠皮层NMDA受体结合数(P均小于0.05，0.01或0.001)。

2.2 胆碱能M受体活性变化及TMC的影响

结果见表2。

表2 TMC对双侧颈总A结扎-再灌小鼠皮层、海马M受体结合数的影响

组别	剂量/g·kg^{-1}	例数	M受体结合数 / pmol·mg^{-1} 皮层	海马
对照组		8	$10.72 \pm 1.22^{1)}$	3.02 ± 0.79
模型组		7	8.75 ± 1.35	3.48 ± 0.91
TMC	0.25	9	$11.72 \pm 1.26^{3)}$	$4.06 \pm 0.17^{1)}$
	0.50	6	$15.23 \pm 1.23^{3)}$	$4.30 \pm 0.53^{1)}$
	1.00	6	$18.84 \pm 1.70^{3)}$	$4.57 \pm 0.54^{2)}$
都可喜组	0.015	6	$14.73 \pm 2.62^{3)}$	$4.45 \pm 0.49^{2)}$

在皮层组织，模型组受体结合数比对照组显著降低($P<0.05$)；各个剂量TMC和阳性药都能使反复脑缺血再灌小鼠皮层M受体结合数升高(均$P<0.001$)，并呈现较好的量效关系；中、大剂量的TMC作用优于阳性药。模型组海马组织的M受体结合数与对照组比较不降反升，但未见有显著性意义；与模型组比较，TMC各剂量和阳性药均可升高海马M受体结合数，并存在较好的量效关系，且大剂量的TMC作用优于阳性药。

2.3 GPx 活性变化及 TMC 的影响　见表 3。

表 3　TMC 对双侧颈总 A 结扎-再灌小鼠皮层、海马、肝脏 GPx 活性的影响

组别	剂量 $g \cdot kg^{-1}$	例数 只	GPx 活性$^{7)}$					
			皮层胞液	皮层线粒体	海马胞液	海马线粒体	肝脏胞液	肝脏线粒体
对照组		8	43.0 ± 21.5	$80.5 \pm 26.8^{5)}$	47.6 ± 19.2	$48.8 \pm 14.0^{1)}$	32.8 ± 6.0	$57.5 \pm 33.7^{4)}$
模型组		7	63.0 ± 46.0	65.3 ± 46.7	52.8 ± 16.7	$83.2 \pm 16.6^{5)}$	33.3 ± 2.1	$82.9 \pm 59.9^{4)}$
TMC	0.25	9	76.3 ± 19.0	$134.6 \pm 29.0^{3,6)}$	60.9 ± 20.4	$52.5 \pm 24.2^{1)}$	33.5 ± 6.56	$79.4 \pm 21.8^{6)}$
	0.50	6	81.6 ± 29.8	$182.9 \pm 62.7^{3,5)}$	65.8 ± 41.0	$117.2 \pm 35.1^{4)}$	38.2 ± 6.75	$113.6 \pm 67.2^{4)}$
	1.00	6	$102.9 \pm 12.5^{2)}$	$190.4 \pm 26.3^{3,6)}$	$118.2 \pm 61.5^{3)}$	$140.5 \pm 51.4^{3,6)}$	37.4 ± 6.3	$152.3 \pm 50.6^{1,5)}$
都可喜组	0.015	6	52.1 ± 29.3	$118.8 \pm 22.8^{2,6)}$	$167.8 \pm 21.9^{3)}$	$79.7 \pm 15.7^{6)}$	31.1 ± 2.1	$92.9 \pm 46.5^{4)}$

注:$\bar{x} \pm s$　同组内线粒体和胞液比较　$^{4)}P<0.05$　$^{5)}P<0.01$　$^{6)}P<0.001$　$^{7)}$酶活力单位规定为每毫克蛋白质每分钟扣除非酶反应,使 GSH 浓度降低 1 $\mu mol \cdot L^{-1}$为 1 个酶活力单位

与模型组比较,在皮层组织,造模手术可使线粒体中酶活性降低,但与对照比较没有显著性差异;TMC 与阳性药均可显著升高 GPx 活性(TMC 3 个剂量和阳性药组线粒体 GPx 活性与模型比较,P 均小于 0.01 或 0.001);胞液中 GPx 变化不明显,仅在 TMC 大剂量时酶活性才有明显升高($P<0.01$)。海马:造模手术可使胞液和线粒体中 GPx 活性升高,但只有在线粒体中的变化具有统计显著性($P<0.05$),这种变化的原因可能是海马为缺血缺氧敏感区,在缺血再灌术后激发一系列保护机制,导致 GPx 活性增加,在药效学实验中,更应注重药物对酶活性的影响;大剂量的 TMC 可使胞液和线粒体中 GPx 活性显著升高(P 均<0.001);而小剂量和中剂量的 TMC 只升高线粒体 GPx 活性(P 均<0.05);阳性药可升高胞液 GPx 活性($P<0.001$)而对线粒体 GPx 活性无显著影响。肝脏中 GPx 活性变化无论在线粒体还是在胞液中都不是太明显,仅有在大剂量 TMC 时,线粒体 GPx 活性才有显著升高($P<0.05$);此外,除模型组的皮层和海马外,各组线粒体 GPx 活性均显著高于同组胞液 GPx 活性,提示线粒体是 GPx 活性发挥的主要场所。

3 讨论

老年血管性痴呆发病机理中,兴奋性氨基酸毒性[8,9]、胆碱能神经功能下降[10]以及氧应激[11]等有着重要的作用。本研究的以下结论证实 TMC 治疗血管性痴呆的机制可能就是通过改善上述三方面的病理生理变化来达到的:①TMC 中剂量和大剂量均可抑制反复脑缺血再灌皮层 NMDA 受体结合数的增高,提示 TMC 的脑保护机制与降低 NMDA 受体活性,抑制兴奋性氨基酸神经毒性作用有关。②TMC 各个剂量均可明显提高皮层和海马 M 受体结合数,表明其改善学习记忆功能的作用可能是通过提高胆碱能神经功能而达到的。③经 TMC 处理的反复脑缺血再灌小鼠的皮层、海马和肝脏中,GPx 活性均有增高,变化最大的是皮层,海马次之,而在肝脏则未见有明显变化,这与 GPx 的分布和作用特点相符,表明反复脑缺血再灌导致产生增多的活性氧大多"就地"在脑组织中被清除。结合本研究室已有的研究成果[12]:TMC 可在体外和体内显著抑制大鼠脑 LPO 的生成;但对脑组织 SOD 活力未见影响,提示 TMC 清除脑内 LPO 的作用主要是通过提高 GPx 活性达到。同时,本实验结果还提示 GPx 发挥作用的场所主要在线粒体内。TMC 提高皮层和海马 GPx 活性,对降低活性氧水平,减少脂质过氧化,保护生物膜等有重要意义。

参考文献

[1] 杜贵友，赵 雍，王秀荣，等. 天麻促智颗粒对“肝郁型血瘀”大鼠血液流变学及脑缺血再灌小鼠学习记忆障碍的影响. 中国中药杂志，1999,24(10):626.

[2] 杜贵友，陈 楷，周文全，等. 天麻促智颗粒治疗老年血管性痴呆临床观察. 中国中药杂志，1998;23(11):695.

[3] 左萍萍，刘 娜，雒蓬铁，等. 还少丹的脑保护机制研究. 中国中西医结合杂志，1997,17(7):420.

[4] Yoneda Y, Ogita K. Neurochemical Aspects of the N-methyl-*D*-aspartate Receptor Complex. Neurosci Res, 1991,10:1.

[5] 夏弈明. 血和组织中谷胱甘肽过氧化物酶活力的测定方法 I. DTNB 直接法. 卫生研究，1997,16(7):29.

[6] 陈 勤. 抗衰老研究实验方法. 北京:中国医药科技出版社,1996.604.

[7] 阎孝诚. 实用中医脑病学. 天津:天津科学技术出版社，1994.55.

[8] Monaghan D T, Bridges R J, Cotman C W. The Excitatory Amino Acid Recepters: Their Classes, Pharmacology and Distinct Properties in the Function of the Central Nervous System. Ann Rev Pharmacol Toxicol, 1989,29:365.

[9] 左萍萍. NMDA 受体的神经生化学研究. 中国药理学通报，1992,8(4):241.

[10] Bierer L M, Haroutunian V, Gabriel S, et al. Neurochemical Correlates of Dementia Severity in Alzheimer Disease: Relative Importance of the Cholinergic Deficits. J Neurochem, 1995,64(2):749.

[11] 刘汇波，邢善田. 淫羊藿对抗 *D*-半乳糖衰老模型的研究. 中药药理与临床，1990,6(2):18.

[12] 杜贵友，叶文华，吕 烽. 天麻钩藤饮提取液对组织脂质过氧化作用的影响. 中国中药杂志，1991,16(8):497.

原载:《中国中药杂志》2001,26(4):269

天麻促智颗粒对反复脑缺血再灌小鼠脑组织递质性氨基酸含量的影响

傅建华*，杜贵友

[摘要] 目的:为探讨天麻促智颗粒(TMCZKL)的脑保护作用机制,观察了该药对反复脑缺血再灌注小鼠的脑组织递质性氨基酸含量的影响。方法:结扎小鼠双侧颈总动脉进行反复缺血再灌注,造成小鼠血管性学习记忆障碍模型,测定小鼠大脑皮层和海马区递质性氨基酸含量的变化,探讨该药的脑保护作用。结果:TMCZKL 大、中、小 3 个剂量组均可非常显著升高小鼠脑皮层和海马的谷氨酸含量($P<0.001$),升高海马区天门冬氨酸含量($P<0.001$),非常显著降低脑皮层的 γ-氨基丁酸的含量($P<0.001$)。结论:提示 TMCZKL 可调节脑内递质性氨基酸含量,维持兴奋性氨基酸和抑制性氨基酸的动态平衡,从而可对抗

* 中国中医研究院西苑医院,北京 100091

兴奋性氨基酸毒性作用。

[关键词] 天麻促智颗粒;脑缺血;反复再灌注损伤;递质性氨基酸

Effect of Tianma Cuzhi Keli (TMCZKL) on Contents of Transmitter Amino Acids of Brain Tissue in the Mouse Repetitious Cerebral Ischemia Reperfusion

FU Jian-hua *, *DU Gui-you*

(* *Xiyuan Hospital, china Academy of TCM, Beijing* 100092, *China*)

[**Abstract**] Objective: To research the mechanism of protective action of TMCZKL on brain, Method: Contents of transmitter amino aclds in cortex and hippocampus befort and after administration of TMCZKL were measured in mice of repetifious cerebral ischemia reperfusion. Result: The three doses of TMCZKL raised the content of glutamic acid in cortex and hippocampus the content of aspartic acid in hippocampus and decreased GABA content in cortex significantly. Conclusion: TMCZKL might antagonize ischemic injury through regulating contents of transmitter amino acids and sustain the dynamic equilibrium of EAA and IAA.

[**Key Words**] Tianma Cuzhi Keli; cerebral ischemia; repetitionus reperfusion injury; transmitter amino acid

脑缺血再灌注可造成脑细胞损伤,其主要机制是兴奋性氨基酸(EAA)释放增多,细胞内钙超载,自由基生成增加和代谢性酸中毒等,这三者相辅相成[1]。近10年来国内外越来越多的研究证明脑组织递质性氨基酸的含量对脑缺血再灌注脑细胞损伤及其脑保护有重要意义。天麻促智颗粒(TMCZKL)是以天麻钩藤饮化裁而成,具有平肝息风、清热活血、补肾益智之功效。为了进一步阐明天麻促智颗粒的中枢作用机制,本实验进一步研究了该药对血管性记忆障碍动物模型的改善作用。

1 材料和方法

1.1 动物及分组

昆明种小鼠90只,♂,体重为(33±3) g,由中国中医研究院动物房提供,饲养温度20~25 ℃,自然光照,自由饮食。将小鼠随机分为假手术,模型,TMCZKL大、中、小剂量和都可喜组,共6组,每组15只动物。

1.2 药品

天麻促智颗粒(TMCZKL),含生药6.8 $g \cdot g^{-1}$,中国中医研究院中药所剂型室提供;都可喜(duxil),法国施维雅药厂生产,批号7B0841,上海福达制药有限公司分装。

1.3 给药方法

将TMCZKL分别配成10%,5%,2.5% 3种浓度及都可喜配成5%浓度的药液备用。TMCZKL大、中、小剂量组分别在术前灌胃TMCZKL1,0.5,0.25 $g \cdot kg^{-1}$;都可喜组术前给药15 $mg \cdot kg^{-1}$;假手术组和模型组都给予生理盐水灌胃。术前连续灌胃2周,灌胃量均为0.1 $ml \cdot 10\ g^{-1} \cdot d^{-1}$。

1.4 模型制备

连续灌胃给药2周后,术前禁食24h,按文献[2]方法,用0.1%阿托品2 $mg \cdot kg^{-1}$体重ip小鼠,5 min后,用5%乌拉坦1.25 $g \cdot kg^{-1}$体重麻醉,仰卧固定于手术台上,颈部正中切口,分离双侧颈总动脉及伴行神经,穿上丝线,用动脉夹夹闭双侧颈总动脉,缺血 20 min 后松开双侧动脉夹,恢复脑血流 20 min,然后重复缺血再灌各 20 min,如此共 3 次,最后恢复血供,缝合皮肤。假手术组同上处理,但只游离双侧颈总动脉而不进行反复缺血再灌。术后护理动物。

1.5 取材、处理及脑组织递质性氨基酸的含量测定

各组小鼠术后 24 h 即行断头处死,迅速取出脑组织,于冰台上分离皮层和海马,尔后立即投入液氮中冷冻,于 −70 ℃保存待测。测定时,将脑组织溶解 30 min 恢复至室温,按文献[3]方法制备氨基酸提取液,进行含量测定。

1.6 统计学处理

计量资料用 $\bar{x} \pm s$ 表示。实验结果各给药组与模型组和假手术组间进行方差分析,用 LSD 法计算检验统计量 t,各给药组与模型组和假手术组间进行两两比较,模型组与假手术组之间也进行比较。

2 结果

2.1 对兴奋性递质性氨基酸天门冬氨酸(Asp)和谷氨酸(Glu)含量的影响

皮层脑组织 Asp 的含量,只有都可喜组含量明显升高,TMCZKL 大、中、小 3 剂量组与模型组相比有升高的趋势;而海马的 Asp 含量各给药组与模型组相比升高都有显著性差异。皮层和海马 Glu 的变化与模型组相比,TMCZKL 大、中、小剂量均使其升高且有非常显著的意义,海马脑组织 TMCZKL 3 组与假手术组相比仍有非常显著差异,见表 1,2。

2.2 对抑制性递质性氨基酸 Gly 和 GABA 的含量影响

皮层脑组织中,Gly 含量只有 TMCZKL 中剂量组与模型组相比降低有显著意义;而 GABA 的含量变化则非常明显,与模型组比较,TMCZKL 大、中、小剂量组的含量降低有非常显著意义。海马脑组织 TMCZKL 小剂量组和都可喜组的 Gly 含量高于模型组,且有显著差异;海马脑组织的 GABA 含量与假手术组相比较而言,TMCZKL 大剂量组升高有差异,而 TMCZKL 小剂量组和都可喜组含量的升高非常显著,见表 1,2。

表 1 实验各组小鼠的皮层脑组织递质性氨基酸的含量测定

组别	剂量/g·kg⁻¹	n	递质性氨基酸含量/μmol·g⁻¹			
			Asp	Glu	Gly	GABA
假手术组		10	2.06 ± 0.24	$4.36 \pm 0.35^{4)}$	$0.99 \pm 0.08^{4)}$	2.32 ± 0.29
模型组		9	1.96 ± 0.14	$3.69 \pm 0.31^{1)}$	$1.14 \pm 0.09^{1)}$	2.50 ± 0.36
TMCZKL	1.0	11	2.27 ± 0.63	$5.51 \pm 1.04^{3,6)}$	1.04 ± 0.15	$1.79 \pm 0.49^{3,6)}$
	0.5	9	1.96 ± 0.15	$5.03 \pm 0.38^{1,6)}$	$0.95 \pm 0.10^{5)}$	$1.70 \pm 0.22^{3,6)}$
	0.25	9	2.03 ± 0.45	$5.09 \pm 0.81^{1,6)}$	1.11 ± 0.18	$1.95 \pm 0.32^{1,6)}$
都可喜组	0.015	8	$2.29 \pm 0.40^{4)}$	$4.82 \pm 0.56^{6)}$	1.06 ± 0.16	$2.19 \pm 0.20^{4)}$

注:$\bar{x} \pm s$ 与假手术组比较 $^{1)}P<0.05$ $^{2)}P<0.01$ $^{3)}P<0.001$ 与模型组比较 $^{4)}P<0.05$ $^{5)}P<0.01$ $^{6)}P<0.001$(下同)

3 讨论

脑内氨基酸类神经递质是近年来研究的新领域,氨基酸类神经递质代谢紊乱而出现的兴奋毒性在反复脑缺血再灌注脑细胞损伤的机理中具有重要的意义。在脑组织反复缺血再灌注的过程中，EAA 和 IAA 等递质性氨基酸的变化，可通过多种途径激活其受体，受体活化引起神经细胞去极化，使神经细胞兴奋性增高，导致 Na^+，K^+，Ca^{2+}，Cl^- 等离子通道的通透性增加，使细胞内外离子分布异常，引起神经细胞的多种生理生化特性改变，最终导致脑组织水分增多，神经细胞肿胀，细胞膜损伤，蛋白质水解，引起不可逆性蛋白质变性而致神经细胞死亡[4]。

表 2　实验各组小鼠的海马脑组织递质性氨基酸的含量测定

组别	剂量/ $g\cdot kg^{-1}$	n	递质性氨基酸含量/$\mu mol\cdot g^{-1}$			
			Asp	Glu	Gly	GABA
假手术组		10	1.74 ± 0.39	$7.17\pm1.14^{4)}$	$1.48\pm0.25^{5)}$	$1.96\pm0.36^{4)}$
模型组		9	1.53 ± 0.29	$5.86\pm0.96^{1)}$	$1.82\pm0.23^{2)}$	$2.41\pm0.33^{1)}$
TMCZKL	1.0	11	$3.02\pm0.75^{3,6)}$	$9.66\pm2.04^{3,6)}$	$1.91\pm0.26^{3)}$	$2.50\pm0.32^{1)}$
	0.5	9	$2.96\pm0.31^{3,6)}$	$9.40\pm1.39^{3,6)}$	1.63 ± 0.23	2.26 ± 0.29
	0.25	9	$2.83\pm0.54^{3,6)}$	$11.07\pm1.28^{3,6)}$	$2.16\pm0.30^{3,5)}$	$2.89\pm0.34^{3)}$
都可喜组	0.015	8	$3.12\pm0.45^{3,6)}$	$11.25\pm1.19^{3,6)}$	$2.23\pm0.34^{3,5)}$	$3.22\pm0.82^{3,4)}$

近年来的实验研究表明，脑缺血及再灌注损伤与氧自由基增多、钙超载、兴奋性氨基酸毒性、酸中毒等多种因素有关。目前我们对 TMCZKL 在脑反复缺血及再灌的保护作用机理方面的研究表明，其可增高 GSH-Px，SOD 等酶的生物活性，加强机体清除体内过氧化脂质的能力，抑制心、肝、脑等组织的过氧化脂质的生成，降低 LPO 含量，改善脑组织的血流动力学状态，改善大、小鼠学习记忆能力等[5~7]。本研究证明 TMCZKL 对反复缺血再灌小鼠大脑皮层、海马脑组织各种递质性氨基酸含量具有积极的调节作用，TMCZKL 对海马脑组织 Asp 含量的增加和对大脑皮层、海马脑组织 Glu 含量的升高都有非常显著的意义；TMCZKL 各剂量组还使皮层抑制性氨基酸 GABA 含量明显降低，其机制可能是通过增强神经细胞对 Glu 再摄取和抑制神经细胞的瀑布性释放，减弱其对受体的过度激动作用，阻止 EAA 对脑细胞的急性神经毒性损害；同时加速 GABA 合成，并促进其大量释放，以对抗 EAA 毒性，从而通过调节脑内递质性氨基酸的含量，维持 EAA 和 IAA 的动态平衡而发挥脑保护作用。

有研究表明，GABA/苯二氮䓬/Cl^- 通道受体复合物是哺乳动物脑内最主要的抑制性神经介质受体，小鼠口服 TMCZKL 后，药物中的天麻素进入体内，在血、脑、肝等脏器中可迅速被降解为天麻甙元(gastrodigenin)[8]，和药物中本就含有的天麻甙元穿过血脑屏障进入脑组织，然后与细胞膜上苯二氮䓬受体结合，增强 γ-氨基丁酸/苯二氮䓬受体复合体的功能，进而调节氯离子通道，而显示镇静、抗惊等中枢抑制效应[9,10]，TMCZKL 的脑保护作用可能与此也有关。

总之，通过对 TMCZKL 的研究，我们希望有助于寻找能够通过多途径、多靶点发挥脑保护作用的药物。

［致谢］ 本工作承蒙我室王秀荣、崔海峰、赵雍、曹春雨和分析室付桂兰、张启伟等老师指导和帮助。

参考文献

[1] Waterfall A H, Singh G, Fry J R, et al. Acute Acidosis Elevates Malonaldehyde in Rat Brain in Vivo.

Brain Res, 1996,712(1):102.
[2] 左萍萍,刘 娜,雒蓬轶,等．还少丹的脑保护机制研究．中国中西医结合杂志,1997,17(7):420.
[3] 傅建华,杜贵友．2,4-二硝基氯苯柱前衍生化高效液相色谱法测定小鼠脑内递质氨基酸．中国药理通讯,1999,16(2):4.
[4] 任家顺,毕 敏．缺血-再灌注对脑组织递质性氨基酸代谢的影响．中华麻醉学杂志,1993,13(3):204.
[5] 杜贵友,叶文华,吕 烽．天麻钩藤饮提取液对组织脂质过氧化作用的影响．中国中药杂志,1991,16(8):497.
[6] 杜贵友,刘淑芝,王跃生,等．益脑灵对大、小鼠记忆损害的改善作用．中国中西医结合杂志(基础理论研究特集),1995,15:331.
[7] 杜贵友,王秀荣,赵 雍,等.益脑灵对家兔血液动力学的影响.中国中西医结合杂志(基础理论研究特集),1995,15:58.
[8] 游金辉,谭天秩,匡安仁,等．^{3}H-天麻甙元和^{3}H-天麻素在小鼠体内的分布和代谢．华西医科大学学报,1994,25(3):325.
[9] Gee K W, et al. Modulation of the Chloride Ionophore by Benzodiazepine Receptor Ligands: Influence of Gamma-aminobutyric Acid and Ligand Efficacy. Mol Pharmaol, 1986,30(3):218.
[10] Snyder S H. Neuronal Receptor. Ann Rev Physiol, 1986,48:461.

原载:《中国中药杂志》2001,26(1):53

脑缺血再灌小鼠大脑皮层、海马递质氨基酸含量变化及意义

傅建华*,杜贵友

脑损伤后的神经生化改变往往是影响神经细胞恢复与转归的主要因素。近年越来越多的研究发现脑缺血后脑细胞外液中兴奋性氨基酸(EAA)浓度升高[1],但对反复缺血-再灌造成的各脑区细胞内兴奋性氨基酸的变化报道较少。本研究目的在于观察反复缺血再灌注小鼠皮层、海马脑细胞内递质氨基酸含量的经时变化规律,对探讨药物作用机理有一定意义。

1 材料和方法

1.1 动物及分组

昆明种小鼠 105 只,均为雄性,体重 33±4g。由中国中医研究院动物房提供。将小鼠分为缺血再灌 0min,1h,6h,24h,48h,4d 和假手术组共 7 组,每组 15 只。

1.2 脑缺血反复再灌注模型的建立依文献方法[2]。

* 中国中医研究院 西苑医院,北京 100091

1.3　氨基酸含量测定

用 HPLC 方法测定。

1.4　统计学处理

计量资料用 $\bar{x} \pm SD$ 表示。实验结果组间用方差分析,用 LSD 法计算 t 值。

2　结果

2.1　兴奋性氨基酸谷氨酸(Glu)和天门冬氨酸(Asp)

脑组织海马区和皮层区的 Glu 含量在 0～24h 期间呈先降低后升高的趋势,近似"V"字形。从反复缺血再灌 1h 至 24h 期间,其降低程度与假手术组相比有显著差异。皮层 Glu 含量到 48h 其降低程度仍有显著差异,至第四天其含量才回至正常水平。Asp 的变化趋势大致同 Glu 变化(见表 1,2)。

2.2　抑制性氨基酸甘氨酸(Gly)和 γ-氨基丁酸(GABA)

随着反复缺血再灌时间的延长,海马 Gly 含量明显增加,直到第四天,其含量仍显著高于假手术组;而皮层组织的 Gly 含量则在反复缺血再灌后短时增加,至第 6h 其含量低于假手术组,但无统计学意义,至第四天其含量已接近假手术组。海马和皮层的 GABA 含量在反复缺血再灌后 0～1h 这一段时间内显著高于假手术组,再灌 6h 后海马组织的 GABA 含量已降低至假手术组水平,而皮层的 GABA 含量在再灌 6h 后降低更甚,与假手术组相比有显著意义。之后,随再灌时间的延长,二者的 GABA 含量都趋向于正常水平,与假手术组相比,未见显著性差异(见表 1,2)。

表 1　缺血再灌对小脑组织海马区递质性氨基酸含量($\bar{x} \pm SD$ μmol/g 湿重)的影响

氨基酸	假手术组	缺血再灌后氨基酸含量					
		0min	1h	6h	24h	48h	4d
Asp	1.35±0.34	1.46±0.07	1.06±0.29*	0.99±0.12**	0.95±0.11**	1.27±0.16	1.43±0.34
Glu	7.06±1.20	6.96±0.83	4.71±0.74***	5.06±0.87***	4.29±0.46***	5.63±0.31	6.41±0.73
Gly	0.17±0.05	0.21±0.01*	0.18±0.01	0.27±0.06***	0.33±0.03***	0.34±0.02***	0.32±0.03***
GABA	1.31±0.27	2.07±0.15***	1.63±0.20*	1.52±0.29	1.57±0.25	1.31±0.12	1.24±0.28

注:与假手术组比较:* $P<0.05$,** $P<0.01$,*** $P<0.001$。(以下同)

表 2　缺血再灌对小脑组织皮层区递质性氨基酸含量($\bar{x} \pm SD$ μmol/g 湿重)的影响

氨基酸	假手术组	缺血再灌后氨基酸含量					
		0min	1h	6h	24h	48h	4d
Asp	1.68±0.35	2.21±0.24***	1.51±0.24	1.11±0.07***	1.08±0.13***	1.19±0.15***	1.63±0.18
Glu	6.51±1.23	6.62±0.75	5.50±0.98*	3.52±0.11***	4.02±0.49***	4.71±0.24***	5.96±0.92
Gly	0.70±0.13	1.06±0.11***	0.89±0.14*	0.57±0.04	0.57±0.08	0.61±0.03	0.68±0.37
GABA	1.47±0.32	2.34±0.45***	2.19±0.40***	0.87±0.04**	1.39±0.15	1.46±0.19	1.26±0.34

3　小结

实验结果表明,反复缺血再灌注对大脑皮层、海马不同递质性氨基酸含量有不同影响,对不同脑组织的同一氨基酸含量其影响也不相同。反复缺血再灌后 1～24h,皮层和海马脑组织中 EAA 尤其是谷氨酸浓度显著降低,这与有关报道在脑缺血早期 EAA 在短期内呈瀑布性释放到细胞外液，同时突触前膜对 Glu 的摄取受抑制，从而使细胞外液中的 EAA 浓度显著升高相一致。EAA 通过作用于受体，使细胞膜 Cl^- 及 Ca^{2+} 通道开放，引起细胞内 Cl^-、Ca^{2+} 及 Na^+ 蓄积，从而对脑细胞产生兴奋毒性作用（excitatoxic）[3]。通过动态观察脑组织氨基酸含量变化，可以推测脑组织损伤程度及过程，脑损伤越严重，EAA 含量变化越大。抑制性氨基酸 GABA 在缺血再灌早期浓度明显升高，这种升高可能与某些 EAA 的转化如 Glu→GABA 以及谷氨酰胺脱羧酶（GAD）和 GABA 转氨酶（GABA－T）活性改变等因素有关。再灌注 6h 皮层 GABA 含量明显降低，可能因为 GABA 能神经元是 Glu 能后神经元，在过度兴奋时细胞膜结构功能暂时障碍，导致氨基酸合成前体物摄取抑制，使 GABA 合成减少，最终导致脑组织进一步损伤。

（本工作承蒙我室王秀荣、崔海峰、赵雍、曹春雨和分析室付桂兰、张启伟等老师的指导和帮助，特此致谢）

参考文献

[1] Yingcharoen K, Rinvik E, Storm-Mathisen J, et al. GABA, glycine, glutamate, aspartate and taurine in the perihypoglossal nuclei: an immunocytochemical investigation in the cat with particular reference to the issue of amino acid colocalization, Exp Brain Res, 1989, 78: 345-357.

[2] 左萍萍，刘娜，雒蓬铁等．还少丹的脑保护机制研究．中国中西医结合杂志，1997，17(7)：420-422.

[3] Montalbetti L, Rossa A, Rizzo V et al. Amino acid recovery via micro dialysis and photo induced focal cerebral ischemia in brain cortex of rats, Neurosci Lett, 1995, 192: 153-156.

原载：《中国药理学会通讯》2001，18(2)：3

葛根汤对大鼠佐剂性关节炎防治作用研究

周　军，方素萍*，齐　云，霍海如，姜廷良

[摘要] 探讨葛根汤对佐剂性关节炎的防治作用。结果表明，葛根汤 8.2，16.4g/kg 致炎前 3d 灌胃给药，可显著抑制大鼠佐剂性关节炎急性足爪肿胀，对于继发性的足肿胀也有明显的抑制作用。可降低继发性关节炎关节液中的 PGE_2 的含量。提示葛根汤具有防治佐剂性关节炎的作用。

[关键词] 葛根汤；佐剂性关节炎；PGE_2

Effects of GeGen Decoction in Preventing and Curing Adjuvant Arthritis in Rats

ZHOU Jun, FANG Su-ping, QI Yun, HUO Hai-ru, JIANG Ting-liang*

(* *Beiijing University of TCM*, 100029)

* （北京中医药大学，北京 100029）

[**Abstract**] To study the effects of GeGen Decoction(GGD)in preventing and curing adjuvant arthritis in rats. The results showed GGD(8.2,16.4g/kg,ig)could significantly inhabit primary acute inflammatory swelling and secondary inflammatory reaction by oral administration of GGD three days before modeling. And the level of PGE_2 in joint fluids of secondary arthritis could also decrease. The results indicate GGD can prevent and cure adjuvant arthritis in rats.

[**Key words**] GgGen Decoction(GGD); Adjuvant Arthritis; Preventing and Curing Effects

葛根汤源于张仲景的《伤寒论》,原方是为风寒表实兼太阳经脉失养的"项背强几几"及表证不解内陷阳明的"下利"证而设。该方由葛根、麻黄、桂枝、芍药、生姜、大枣、炙甘草等七味药物组成,功用发汗解肌、升津舒脉、祛风除湿。有研究表明,葛根汤具有一定的抗炎、抗过敏与免疫调节等作用[1,2]。临床多用于外感表证、颈椎病、肩周炎、风湿痹证及小儿腹泻、荨麻疹等疾病的治疗。大鼠佐剂性关节炎(Adjuvant Arthritis,AA)是一种免疫性炎症,是筛选抗炎与免疫抑制药物的常规模型[3]。目前尚未见到运用该模型研究葛根汤的报道。本实验即采用 AA 大鼠动物模型,初步探讨了葛根汤的抗炎作用及其机理。

1 材料与方法

1.1 材料和试剂

1.1.1 实验动物 Wistar 大鼠 40 只,雄性,体重 180±20g,由北京医科大学实验动物中心提供。

1.1.2 药物来源与制备 所用中药材均购于北京市药材公司,经生药学鉴定,其原植物分别为葛根 *Pueraria lobata*(willd)Ohwi,麻黄 E. *equisetina Bunge*,桂枝 *Cinnamomum cassia* Presl,芍药 *Paeonia lactiflora* Pall,甘草 *Glycyrrhiza uralensis* Fisch,生姜 *Zingiber officinale* Rosc,大枣 *Ziziphus jujuba* Mill。按原方比例配齐药物,先煎麻黄、葛根去上沫,然后纳诸药水煎 2 次合并药液,过滤浓缩为含饮片 1.64g/ml,用时蒸馏水稀释至所需浓度。芬必得胶囊,中美天津史克制药有限公司产品(批 99100582),配制成 0.009g/ml 的混悬液。

1.1.3 试剂与仪器 弗氏完全佐剂,为 GIBCO 公司产品。[^{3}H]前列腺素 E_2 放免试剂盒,由中国人民解放军总医院科技开发中心放免研究所提供。Beckman 公司 LS9800 液体闪烁计数器。

1.2 实验方法

1.2.1 动物分组 **40** 只大鼠随机分为 **4** 组,为葛根汤高剂量组(葛高组),葛根汤低剂量组(葛低组),芬必得组,模型组。

1.2.2 AA 大鼠模型的建立与防治方法 参照文献[3],用排水法测定正常状态下大鼠右踝关节以下的容积(ml),然后于每鼠左后足跖皮内注射 0.1ml 弗氏完全佐剂致炎,分别于致炎后 6、12、18、24、48h 同法测量致炎足的容积,以致炎前后差值表示其肿胀度,以观察药物对 AA 大鼠原发病变的影响。并分别于致炎后的第 12、15、19d 同法测定非致炎足(右足)的容积变化,以观察药物对 AA 大鼠继发性炎症肿胀的影响。致炎前 3d 开始以灌胃方式给药,葛高组 16.4g/kg,葛低组 8.2g/kg,芬必得组 0.09g/kg,模型组给予等容量的生理盐水,每日一次,连续给药至取材之日的前一天。

1.2.3 关节浸液的获取与 PEG_2 的检测　大鼠致炎 19d 后处死，在非致炎侧踝关节上方 0.5cm 处摘取肿胀足爪，纵向切开，放入存有 5ml 生理盐水的试管中，4℃ 浸泡过夜，离心取上清，-20℃保存待测。PGE_2 的含量测定采用放免法，按试剂盒说明书操作。

1.2.4 统计方法　全部数据以 $\bar{x} \pm s$ 表示，两组间比较 t 检验。

2 结果

2.1 葛根汤对 AA 大鼠原发性关节炎的防治作用，实验结果见表 1。

结果表明，与模型组比较，葛高组与芬必得组在致炎后 6-48h 均有显著抑制 AA 大鼠原发性足肿胀的作用($P<0.01$)；葛低组在致炎后 12-48h，也具有显著的抑制作用 $P<0.01$)。

2.2 葛根汤对 AA 大鼠继发性关节炎的防治作用　实验结果见表 2。

结果表明，对于 AA 大鼠多发性关节炎的足肿胀，与模型组比较葛高组在第 15d、19d 均有显著的抑制作用；葛低组在第 15d 显示抑制作用，第 19d 有显著的抑制作用；芬必得组在第 15d、19d 均显示出抑制作用。

表 1　对 AA 大鼠原发性炎症的影响($n=10, \bar{x} \pm s$)

组别	剂量(g/kg)	大鼠原发性足爪肿胀程度(ml)				
		6h	12h	18h	24h	48h
模型组	-	0.70±0.12	0.98±0.10	0.83±0.22	0.92±0.17	0.81±0.15
葛高组	16.4	0.47±0.10**	0.62±0.13**	0.56±0.13**	0.54±0.12**	0.54±0.10**
葛低组	8.2	0.61±0.10	0.56±0.16**	0.51±0.13**	0.54±0.09**	0.51±0.09**
芬必得组	0.09	0.55±0.09**	0.60±0.10**	0.53±0.16**	0.51±0.12**	0.50±0.11**

注：与模型组比较，* $P<0.05$，** $P<0.01$(下同)。

表 2　对 AA 大鼠继发性足肿胀的影响($n=10, \bar{x} \pm s$)

组别	剂量(g/kg)	大鼠继发性足爪肿胀程度(ml)		
		11d	15d	19d
模型组	-	0.49±0.22	0.62±0.19	0.72±0.23
葛高组	16.4	0.38±0.09	0.38±0.14**	0.42±0.11**
葛低组	8.2	0.36±0.09	0.43±0.15*	0.45±0.14**
芬必得组	0.09	0.38±0.13	0.43±0.14*	0.49±0.17*

2.3 葛根汤对 AA 大鼠关节浸液内 PGE_2 含量的影响　实验结果见表 3。

表 3　对 AA 大鼠关节浸液内 PGE_2 含量的影响($n=10, \bar{x} \pm s$)

组别	剂量(g/kg)	PGE_2 含量(ng/ml)
模型组	-	14.06±6.10
葛高组	16.4	8.21±2.01*
葛低组	8.2	8.77±3.61*
芬必得组	0.09	8.11±3.81*

结果表明，对于治疗 19d 后的非致炎足关节液中 PGE_2 的含量，葛高组、葛低组、芬必得

组都有明显的下调作用。

3 讨论

葛根汤方药七味,其组成是在桂枝汤药味的基础上减桂枝、芍药量加葛根、麻黄而成。其中葛根解肌升阳生津,为君药;麻黄助葛根发表散邪,为臣药;桂枝、芍药、生姜、大枣、甘草是为桂枝汤,可调和营卫阴阳以助祛邪为佐;甘草兼可调和诸药以为使。诸药合用既可解肌发表散邪、生津舒筋,又可调和气血阴阳,使邪祛而正不伤。

大鼠佐剂性关节炎是一种迟发型超敏反应,亦可能属于自身免疫性疾病。其原发病变主要表现为致炎局部的急性炎症反应,致炎后 18h 肿胀达峰值,持续 3d 后逐渐减轻。继发病变一般出现于致炎后 10d 左右,主要表现为多发性关节炎,病理组织学特征可见滑膜充血水肿增生、单核巨噬细胞浸润、纤维素沉着、关节软骨破坏等。这些组织病理学改变与人的类风湿性关节炎(RA)很相似,故多将其作为研究类风湿性关节炎的模型。这其中一个主要病理变化是 T 细胞介导的迟发性超敏反应(DTH),Ts 细胞功能缺陷在发病过程中占重要地位[4]。本实验表明,葛根汤与芬必得对 AA 大鼠原发性足肿胀均有明显的抑制作用,说明葛根汤对急性炎症有很好的抗炎作用;对于继发性足肿胀即免疫反应性炎症,葛根汤也有明显的抑制作用,这说明葛根汤有抗 DTH 反应与免疫抑制的作用,这与文献报道一致,如志贺隆等[1]用 SRBC 致敏小鼠,于致敏后第 4d 在足跖皮下再次注入 SRBC 抗原攻击,观察葛根汤对 DTH 的作用,结果表明于致敏前 1 周开始连续灌胃给予葛根汤,给药组抑制率为 36%;而在致敏后立即开始用葛根汤及诱发反应后 2d 用药的实验组对 DTH 未见明显影响。其研究还发现,葛根汤对 DTH 反应的抑制作用能被环磷酰胺所对抗,从而认为葛根汤的抗过敏及抑制免疫性炎症的功能主要作用于致敏阶段,使 Ts 细胞活化。因此,用药应在致炎前,我们正是采用了致炎前三 d 开始给药的方式,探讨了葛根汤对继发性关节炎足肿胀的防治作用。

在 RA 发病过程中,由滑膜纤维母细胞和软骨细胞产生的炎症介质 PGE_2,是导致关节软骨和骨质破坏的主要原因之一[5]。因此检测 PGE_2 的水平高低,可在一定程度上反应 RA 的病情变化。本研究表明,葛根汤与芬必得均可明显降低继发性肿胀关节液中 PGE_2 的含量。

综上所述,本实验进一步证实了葛根汤的抗炎作用不单是对急性炎症有明显的抑制作用,对于继发的多发性关节炎也有很好的防治作用,临床用本方治疗该类病症早期治疗是很重要的。在 RA 发病过程中,IL-1、INF 等细胞因子刺激免疫和炎症细胞,在磷脂酶 A_2 的作用下使膜磷脂游离出花生四烯酸,又在还氧合酶的作用下产生 PGE_2;PGE_2 作为炎症介质的同时,又是重要的炎症调节介质[6]。葛根汤与芬必得虽同有下调 PGE_2 的作用,但抑制继发性肿胀的作用葛根汤要更加明显。这是否还与葛根汤在花生四烯酸代谢的另一条途径脂加氧酶-白三烯的作用有关,在这些过程和环节中,葛根汤究竟是如何发挥其抗炎与免疫抑制作用的,有待进一步研究。

参考文献

[1] 志贺隆,小松靖弘,细谷英吉,等．葛根汤对 Arthus 反应及迟发性变态反应的作用[J]. 国外医学·中医中药分册,1989,11(2):30-41.

[2] 么雅娟,李云,刘艳丽,等．葛根汤抗过敏药理作用的实验研究[J]. 沈阳药科大学学报,1995,12(4):

283-286.
[3] 周金黄．药理学进展·抗炎免疫药物分册[M]．北京：人民卫生出版社，1983.182-183.
[4] Piater TD. T suppressor lymphocytes regulation of adjuvant arthritis in two inbred strains of rats[J]. Clin Exp Immunol, 1982, 49: 645.
[5] 路秀英．免疫细胞、细胞因子及其抑制物在类风湿关节炎发生发展中的作用[J]．国外医学·免疫学分册，1993，16(4)：183.
[6] Dingle J T Prostaglandins in human cartilage metabolism[J]. J Lipid Mediat, 1993, 6(1-3): 303.

原载：《中国实验方剂学杂志》2001，7(2)：29

葛根汤对佐剂性关节炎大鼠关节液炎症介质的影响

周　军，方素萍*，齐　云，霍海如，姜廷良，施　杞**

[摘要] 探讨葛根汤的抗炎作用机制。结果表明，葛根汤 8.2g/kg、16.4g/kg 致炎前三天开始以灌胃方式连续给药 21d，可明显抑制致炎 19d 的佐剂性关节炎大鼠关节液中 IL-1β、TNF-α 的活性及 PGE_2 的含量。提示葛根汤抑制炎症区域细胞因子的活性和炎症介质的含量，是葛根汤抗炎作用的机理之一。

[关键词] 葛根汤；佐剂性关节炎；IL-1β，TNF-α；PGE_2

Effect of GeGen Decoction on Inflammatory Media in Joint of Adjuvant Arthritis Rats

ZHOU Jun, FANG Su-ping, QI Yun, HUO Hai-ru, JIANG Ting-liang, SHI Qi**

(* *Beijing University of TCM, Beijing* 100029)

Abstract: The aim of this study was to discuss the anti-inflammation mechanism of GeGen Decoction (GGD). The results showed GGD could significantly inhibit the activity of IL-1 β/TNF-α and decrease the level of PGE_2 in the joint of Adjuvant Arthritis rats by giving GGD (8.2g/kg, 16.4g/kg, ig) for three days before modeling till 21 days. It indicates GGD can inhibit the activity of cytokines in the inflammatory area and decrease the level of inflammatory media, which may be one of its anti-inflammation mechanisms of GGD.

Key words: GeGen Decoction (GGD), Adjuvant Arthritis, IL-1β, TNF-α, PGE_2

* 北京中医药大学，北京　100029
** 上海中医药大学伤骨科研究所，上海　202032

葛根汤源于张仲景的《伤寒论》,原方用于风寒表实兼太阳经脉失养证及表证不解内陷阳明的下利等证。该方由葛根、麻黄、桂枝、芍药、生姜、大枣、甘草等七味药物组成,功用发汗解肌、升津舒脉、祛风除湿。有研究表明,葛根汤具有一定的抗炎、抗过敏与免疫调节等作用[1,2]。临床多用于外感表证、颈椎病、肩周炎、风湿痹证及小儿腹泻、荨麻疹等疾病的治疗。大鼠佐剂性关节炎(Adjuvant Arthritis,AA)是一种免疫性炎症,也是研究类风湿性关节炎的重要模型[3]。本实验采用AA大鼠动物模型,观测葛根汤对继发性炎症区域炎症介质IL-1β(白细胞介素1β)、TNF-α(肿瘤坏死因子α)、PGE_2(前列腺素E_2)的影响,以探讨葛根汤的抗炎作用机制。

1 材料

1.1 实验动物

Wistar大鼠40只,雄性,体重180±20g,由中国医学科学院实验动物研究所提供。

1.2 药物来源与制备

所用中药材均购于北京市药材公司,经生药学鉴定,其原植物分别为葛根 *Pueraria lobata*(Willd)Ohwi.,麻黄 *E. equisetina* Bunge.,桂枝 *Cinnamomum casia* Presl.,芍药 *Paeonia lactiflora* Pall.,甘草 *Glycyrrhiza uralensis* Fisch.,生姜 *Zingiber officinale* Rosc.,大枣 *Ziziphus jujuba* Mill.。按原方比例(葛根12g 麻黄10g 桂枝7g 甘草7g 生姜10g 大枣10g)配齐药物,先煎麻黄、葛根去上沫,然后纳诸药水煎2次合并药液,过滤浓缩为含饮片1.64g/ml,用时蒸馏水稀释至所需浓度。芬必得胶囊,中美天津史克制药有限公司产品(批号99100582),蒸馏水配制成0.009g/ml的混悬液。

1.3 试剂与仪器

弗氏完全佐剂,GIBCO公司产品;[^{125}I]IL-1β放免试剂盒、[^{125}I]TNF-α放免试剂盒,由中国人民解放军总医院科技开发中心放免研究所提供;SN-682型放射免疫γ计数器,为上海核福光电仪器有限公司产品。

2 实验方法

2.1 动物分组

40只大鼠随机分为4组,为葛根汤高剂量组(葛高组),葛根汤低剂量组(葛低组),芬必得组,模型组。

2.2 AA大鼠模型的建立与给药方法

参照文献[3],于每鼠左后足跖皮内注射0.1ml弗氏完全佐剂致炎。致炎前3d开始以灌胃方式给药,葛高组16.4g/kg·ml(临床等效剂量的12倍),葛低组8.2g/kg·ml(临床等效剂量的6倍),芬必得组0.09g/kg·ml(临床等效剂量的6倍),模型组给予等容量的生理盐水,每日一次,连续给药21d(取材之日的前一天)。

2.3 关节浸液的获取与IL-1β、TNF-α、PGE_2的检测

大鼠致炎19d后处死,在非致炎侧踝关节上方0.5cm处摘取肿胀足爪,纵向切开,放入存有5ml生理盐水的试管中4℃浸泡过夜,离心取上清,-20℃保存待测。IL-1β、TNF-α活性及PGE_2含量的测定采用放免法,按试剂盒说明书操作。

2.4 统计学方法

全部数据以$\bar{x} \pm s$表示,两组间进行t检验。

3 结果

3.1 葛根汤对AA大鼠关节浸液内IL-1β活性的影响

结果表明,对于致炎19d后继发性关节炎关节浸液中IL-1β的活性,葛根汤高、低剂量组都有明显的抑制作用,芬必得组无效(表1)。

3.2 葛根汤对AA大鼠关节浸液内TNF-α活性的影响

结果表明,对于致炎19d后继发性关节炎关节浸液中TNF-α的活性,葛根汤高、低剂量组都有明显的抑制作用,芬必得组无效(表2)。

3.3 葛根汤对AA大鼠关节浸液内PGE_2含量的影响

结果表明,对于致炎19d后继发性关节炎关节浸液中PGE_2的含量,葛根汤高、低剂量组及芬必得组都有显著的下调作用。

表1 葛根汤ig给药21d对致炎19dAA大鼠关节浸液内IL-1β活性影响($n=10$, $\bar{x}\pm s$)

组别	剂量(g/kg)	IL-1(pg/ml)
模型组	–	131.56±20.40
葛高组	16.4	106.20±15.30**
葛低组	8.2	106.20±15.70**
芬必得组	0.09	115.28±20.78

注:与模型组比较,* $P<0.05$, ** $P<0.01$(下同)

表2 葛根汤ig给药21d对致炎19dAA大鼠关节浸液内TNF-α活性影响($n=10$, $\bar{x}\pm s$)

组别	剂量(g/kg)	TNF-α(pg/ml)
模型组	–	460.0±95.84
葛高组	16.4	354.4±32.66**
葛低组	8.2	378.8±40.02*
芬必得组	0.09	432.5±104.3

表3 葛根汤ig给药21d对致炎19dAA大鼠关节浸液内PGE_2含量影响($n=10$, $\bar{x}\pm s$)

组别	剂量(g/kg)	PGE_2(ng/ml)
模型组	–	14.06±6.10
葛高组	16.4	8.21±2.01**
葛低组	8.2	8.77±3.61**
芬必得组	0.09	8.11±3.81**

4 讨论

祖国医学认为,类风湿性关节炎(RA)属于痹证,是由肝肾不足、气血虚弱、复感风寒湿邪所致。治应调和阴阳、扶正祛邪。葛根汤方药七味,其组成是在桂枝汤药味的基础上减桂枝、芍药量加葛根、麻黄而成。其中葛根解肌升阳生津,为君药;麻黄助葛根发表散邪,为臣药;桂枝、芍药、生姜、大枣、甘草是为桂枝汤,可调和营卫阴阳以助祛邪为佐;甘草兼可调和诸药以为使。诸药合用既可解肌发表散邪、生津舒筋,又可调和气血阴阳,使邪祛而正不伤,方证相符。

现代医学认为,大鼠佐剂性关节炎是一种迟发型超敏反应,亦可能属于自身免疫性疾病。其继发病变一般出现于致炎后10d左右,主要表现为多发性关节炎,病理组织学特征可见滑膜充血水肿增生、单核巨噬细胞浸润、纤维素沉着、关节软骨破坏等。这些组织病理学改变与人的RA很相似,故多将其作为研究RA的模型。IL-1、TNF是关节炎发病的重要炎症介质[4,5]。在RA的病程进展中,滑膜细胞合成释放IL-1、TNF等细胞因子,刺激滑膜及炎性细胞产生和释放前列腺素,而高浓度的PGE_2可刺激软骨细胞及破骨细胞减少蛋白多糖的合成、加速其降解,并可促进滑膜纤维母细胞和软骨细胞产生释放蛋白水解酶、胶原酶,释放骨钙,导致软骨基质崩解,软骨吸收和骨破坏[6,7]。

本实验采用了致炎前三天开始给药的方式,通过观察给药后炎症区域IL-1β、TNF-α的活性及PGE_2含量的变化,探讨了葛根汤对AA大鼠继发性关节炎的作用机制。结果表明,葛根汤可明显抑制IL-1β、TNF-α的分泌,可显著降低PGE_2的含量,说明降低炎症区域细胞因子的活性和炎症介质的含量,是葛根汤抗炎作用的机理之一。芬必得虽有显著降低PGE_2含量的作用,但对活性升高的细胞因子却无作用,其抗炎作用机理可能与葛根汤有所差异。

现代临床常将葛根汤用于颈椎病的治疗,疗效满意[8,9]。祖国医学认为颈椎病属痹证范筹,其病机也属于肝肾不足,气血虚弱,复为风寒湿邪侵袭而致;现代研究[10,11]也证实,退变颈椎间盘中有IL-1、IL-6、TNF及PGE_2、NO等的存在,且认识到这些炎证介质是导致椎间盘退变的重要因素。本实验的研究结果,也可为葛根汤治疗颈椎病提供一定的药理学依据。

参考文献

[1] 志贺隆,小松靖弘,细谷英吉,等.葛根汤对Arthus反应及迟发性变态反应的作用[J].国外医学.中医中药分册,1989,11(2):30-31.

[2] 么雅娟,李云,刘艳丽,等.葛根汤抗过敏药理作用的实验研究[J].沈阳药科大学学报,1995,12(4):283-286.

[3] 周金黄.药理学进展(1982).抗炎免疫药物分册[M].北京:人民卫生出版社,1983.182-183.

[4] Simpson SA Dalldoref FG, Otteress IG, et al. Exacerbation of arthritis by IL-1 in rat joints previously injured by peptidoglycan-polysaccharide[J]. Immunol, 1998, 140(9):2964.

[5] Maniciurt D H, Triki R, Fukuda K, et al. Levels of circulating tumor necrosis factor a and interleukine-6 in patients with rheumatoid arthritis[J]. Arthritis Rheum, 1993, 36(4):490.

[6] 蔡青,孟济明.IL-1、TNF与类风湿性关节炎[J].上海免疫学杂志,1998,18(1)62-63.

[7] 路秀英.免疫细胞、细胞因子及其抑制物在类风湿关节炎发生发展中的作用[J].国外医学.免疫学分册,1993,16(4):183.

[8] 孟来保.葛根汤加减治疗颈椎病58例[J].实用中医杂志,1999,15(1):20.

[9] 邓素玲.葛根汤加减治疗颈椎病[J].河南中医药学刊,1996,11(2):31-33.

[10] Groblad M, Virri J, Tolonen J, et al. A contralled Immunohistochemical study of inflamtoryma cell in disc herniation tissue[J]. Spine, 1994, (19):2744.

[11] Takahashi H, Suguro T, Okazimay Y, et al. Inflammatory cytokines in the herniated disc of the lumbar spine[J]. Spine, 1996, (21):218.

原载:《中国实验方剂学杂志》2001,7(3):29

桂枝汤对退变颈椎间盘组织磷脂酶 A_2 的影响*

周　军,方素萍**,霍海如,齐　云,姜廷良

[摘要]　目的:观察桂枝汤对模型动物退变颈椎间盘组织磷脂酶 A_2(PLA_2)活性的影响,借以探讨桂枝汤治疗颈椎病的抗炎作用机理。方法:选用动力失衡性颈椎病动物模型,造模动物到期后取 $C_{4\text{-}5}$颈椎间盘,采用催化活性与微孔比色相结合的测定法测定 PLA_2 活性。结果:模型组颈椎间盘 PLA_2 活性明显升高,正常组则很低,二者比较有显著差异;桂枝汤无论是对早期治疗批还是治疗批均有下调 PLA_2 的作用,以大剂量为优。芬必得同样表现出明显下调 PLA_2 活性的作用,与桂枝汤比较无显著差异。结论:桂枝汤具有下调退变颈椎间盘中 PLA_2 活性的作用,从而减少多种炎症介质的合成,这可能是其治疗颈椎病的作用机制之一。

[关键词]　桂枝汤;颈椎病;退变颈椎间盘;磷脂酶 A_2

桂枝汤是《伤寒论》的主方,乃仲景群方之冠。原方为太阳中风表虚证而设,具有解肌发表、调和营卫、协调阴阳的作用。除外感表证外,现代临床也用于颈椎病的治疗[1]。研究表明,炎症介质磷脂酶 A_2(PLA_2)在颈椎病的发病过程中起着重要的作用[2]。本文观察了桂枝汤对模型动物退变颈椎间盘组织 PLA_2 活性的影响,借以探讨桂枝汤治疗颈椎病的抗炎作用机理。

材料和方法

1　实验动物

6月龄 SD 大鼠 100 只,雌雄各半,体重 200±20g,由中国医学科学院实验动物研究所提供,动物合格证号:医动字第 01－3009 号。由中国中医研究院中药研究所实验动物房饲养。

2　实验药物与制备

所用中药材均购于北京市药材公司,按桂枝汤原方比例配齐药味,加水淹没药物,浸泡30min。水煎 2 次合并药液,过滤浓缩为含饮片 0.94g/ml,用时蒸馏水稀释至所需浓度;芬必得胶囊,中美天津史克制药有限公司产品(批号 99100582)。将芬必得胶囊中药物取出,在研钵中研成粉末,蒸馏水配制成 9mg/ml 的混悬液,用时摇匀给药。

3　主要仪器与试剂

酶标仪,Bio-Rad 2550,美国 Bio-Rad 公司。HEPC (2-thio-hexadcanoyl ethyl phosphocholine)2-硫代十六酰乙基磷酸胆碱,中国药科大学生化研究室提供;DTNB(5,5′-Dithiobis

*　"九五"国家攀登计划预选项目(中药现代化关键问题的基础研究)资助课题(NO.970211018)

**　北京中医药大学免疫教研室,北京 100700

(2-nitrobenzoic acid)(3,3′-6))5,5′-二硫代硝基苯甲酸,瑞士 Fluka 公司。

4 动物分组与给药

分别将 50 只雌性和 50 只雄性大鼠随机分为两批,即早期治疗批和治疗批。再各将两批动物随机分为 5 个组,每批 5 组,每组 10 只(雌雄各半)。观察药物设大、小两个剂量,灌胃给药,每日 1 次。早期治疗批造模后两周伤口愈合开始给药,连续给药 4 个月后取材;治疗批造模四个月后开始给药,两个月后取材。具体分组给药见下表 1:

表 1 实验动物分组、拟给药物、给药剂量、给药时间

早期治疗批				治疗批			
组别	预给药物	给药剂量	给药时间	组别	预给药物	给药剂量	给药时间
桂枝汤大剂量组	桂枝汤	9.4g/kg	四个月	桂枝汤大剂量组	桂枝汤	9.4g/kg	两个月
桂枝汤小剂量组	桂枝汤	4.7g/kg		桂枝汤小剂量组	桂枝汤	4.7g/kg	
芬必得组	芬必得	90mg/kg		芬必得组	芬必得	90mg/kg	
模型组	生理盐水	等容量		模型组	生理盐水	等容量	
正常组	生理盐水	等容量		正常组	生理盐水	等容量	

5 模型制作与取材

参照文献报道[3]的大鼠颈椎病实验模型的方法进行造模。造模动物到期后,股动脉放血处死,用手术刀沿椎体上下软骨板迅速切下除 C_{4-5} 颈椎间盘,CO_2 干冰速冻后,置于 -80℃ 冰箱保存待测。

6 实验方法

6.1 测定原理

参照文献[4,5],采用催化活性与微孔比色相结合的测定法。在 37℃ 条件下,2-硫代十六酰乙基磷酸胆碱(HEPC)被磷脂酶 A_2 水解释放出巯基与 5,5′-二硫代硝基苯甲酸(DNTB)结合,产生黄色化合物,在 415nm 波长有一吸收峰,用酶联检测仪测其吸光度 A 值,据此计算出酶的活力。

6.2 匀浆液及试剂液的配制

6.2.1 匀浆液的配制 0.2mol/L pH8.0 Tris-HCl 缓冲液 90ml,加入 0.2mol/L $CaCl_2$,5mmol/L 去氧胆酸钠 20ml,充分混匀。

6.2.2 基础液的配制 0.2mol/L pH8.0 Tris-HCl 缓冲液 90ml,加入 0.2 mol/L $CaCl_2$,5mmol/L DNTB,5mmol/L 去氧胆酸钠 20ml,充分混匀。

6.2.3 工作液的配制 5mmol/L HEPC 1ml,加基础液 15ml 混匀。

6.2.4 对照液的配制 蒸馏水 1ml,加基础液 15ml 混匀。

6.1 样品的提取

由低温冰箱中取出 C_{4-5} 椎间盘,室温下每只椎间盘称取 10mg,放入微型匀浆器中,加匀浆液 0.5ml,电动匀浆机匀浆 30 秒,3500r/min 离心 15min,吸取上清液待测。

6.4 蛋白含量的测定

采用 Bradford 法。

6.5 测定步骤

测定前,所有配制液体 37℃ 预温。取酶标板,分别表明空白孔、对照孔、测定孔,具体步骤见下表:

表 2 PLA_2 活力测定步骤(μl)

反应物	测定孔	对照孔	空白孔
工作液	100	—	—
对照液	—	100	—
基础液	—	—	100
以空白调零,在酶联检测仪上 415nm 波长测 A 值			
蒸馏水	—	—	100
样 品	100	100	—
混匀,37℃温育半小时			

在酶联检测仪上测 415 波长 A 值,空白调零。

酶活力计算:PLA_2 活力(IU/ml) = 24.51 × ($A_{测定值}$ − $A_{对照值}$)

7 统计方法

全部数据采用均数±标准差($\bar{x} \pm s$)表示,组间 t 检验。

结果

1 桂枝汤对早期治疗批动物 PLA_2 活性影响

结果可见,早期治疗批模型组 PLA_2 活性值明显高于正常组,两组比较有极显著差异;桂枝汤大剂量、小剂量及芬必得各组 PLA_2 值,与模型组比较均有显著差异,说明桂枝汤的大、小剂量与芬必得均有明显抑制 PLA_2 活性的作用。

表 3 早期治疗批各组椎间盘组织 PLA_2 活性值($\bar{x} \pm s$)

组 别	n	活性值 (IU/mg.min)
模型组	9	10.12±3.36
桂枝汤大剂量组	8	6.99±2.23*
桂枝汤小剂量组	9	7.23±2.19*
芬必得组	8	6.96±2.38*
正常组	8	4.13±2.09**

与模型组比较 * $P<0.05$, ** $P<0.01$

表 4 治疗批各组椎间盘组织 PLA_2 活性值($\bar{x} \pm s$)

组 别	n	活性值 (IU/mg.min)
模型组	9	12.87±4.31
桂枝汤大剂量组	7	8.14±2.90*
桂枝汤小剂量组	10	9.07±4.08
芬必得组	10	5.04±1.96**
正常组	8	2.56±1.19**

与模型组比较 * $P<0.05$, ** $P<0.01$。

2 桂枝汤对治疗批动物 PLA_2 活性影响

结果可见,治疗批模型组 PLA_2 活性值远高于正常组,两组比较有极显著差异;桂枝汤大剂量组与模型组比较有显著差异,说明桂枝汤大剂量有明显的 PLA_2 抑制作用;桂枝汤小剂量组与模型比较,其值也明显降低,但无统计学差异。

讨论

桂枝汤有桂枝、芍药、生姜、大枣、甘草五味药物组成,具有解肌发表,调和营卫气血的作用。而颈椎病据其病因、进展缓慢、病程较长的特征,祖国医学将其归入"痹证"范畴。《医林绳墨》说:"大率痹由气血虚弱,荣卫不能和通,致令三气乘于腠理之间,殆见风乘则气纵而不收,所以为麻痹"。指出营卫不和、气血亏虚,复感外邪是颈椎病发病的病理机制。桂枝汤的作用,寓祛邪于调理之中,使邪祛而正不伤,正与颈椎病发病机制相符。

现代医学认为,磷脂酶 A_2(Phospholipase A_2,PLA_2)是水解膜磷脂产生花生四烯酸及其代谢产物前列腺素(PG)和白三烯(LT)等介质的重要限速酶,参与了许多炎症疾病等的病理过程[6]。Saal 等[7]研究表明,有明显神经根性疼痛的患者,在行椎盘间切除术后所取出的椎间盘组织中 PLA_2 的活性明显高出其他组织。国内学者吴闻文等[7]对腰椎间盘突出症病人手术中获取的髓核组织,进行了 PLA_2 活性水平的测定,并将其结果与病人的神经根性疼痛程度,和术中病理所见进行了对照研究。结果表明,腰腿痛程度与其髓核中 PLA_2 活性明显相关;直腿抬高实验强阳性者,髓核中 PLA_2 水平显著升高。从而说明,PLA_2 确实存在退变的椎间盘中,并且与退变椎间盘所引起的临床症状的轻重有密切关系。进一步研究表明,PLA_2 不仅是细胞合成释放 PGE_2、白三烯(LTs)、血小板活化因子(PAF)、氧自由基、溶血磷脂等炎症介质的关键酶,同时又是一种重要的炎症介质,可引起动物多种实验性炎症反应,对神经根产生直接刺激而在化学性神经根炎中起着重要的作用。所以抑制与下调 PLA_2 的活性水平,对于减缓颈椎间盘的退变、缓解临床症状都有着重要的意义[2,8]。

Pipemo 等[9]研究结果表明,椎间盘 PLA_2 参与坐骨神经痛产生的病理生理机制,并能被甾体类抗炎药所下调。然而,中药对 PLA_2 有无影响,文献报道较少。本实验在颈椎病动物模型上,探讨了桂枝汤与退变椎间盘中 PLA_2 的关系。研究结果表明,对于颈椎病造模动物退变椎间盘中 PLA_2 的活性水平,桂枝汤无论是对早期治疗批还是治疗批均有下调作用,以大剂量为优。芬必得同样表现出明显下调 PLA_2 活性的作用,与桂枝汤比较无显著差异。实验结果提示,桂枝汤具有下调退变颈椎间盘中 PLA_2 活性的作用,从而减少多种炎症介质的合成,这可能是其治疗颈椎病的作用机制之一。

参考文献

[1] 周军.桂枝汤、葛根汤治疗颈椎病的临床研究概况.山东中医杂志,2000,(12):.

[2] Chen C,Cavanavgh JM,Ozaktay AC,et al. Effeets of phospholipase A_2 on lumbar nerve root struture and function. Spine,1997,22:1057-1064.

[3] 郝永强,施杞,郑松国,等.大鼠颈椎病实验模型的设计与建立.中国矫形外科杂志,1999,6(4):282-284.

[4] 张文辉,李晓军,武建国,等.磷脂酶 A_2 的活力测定与临床初步应用.南京大学学报,1995,31(10):163-165.

[5] 刘猛六,胡桌逸,徐龙川.微孔比色法在猪胰腺 PLA_2 制备中的应用.生物化学杂志,1997,13(5):570-575.

[6] Guide B,Piot O,Masliah J,et al. Secretory non-pancrestic phospholipase A_2 inserun sepsis:relation to en-

ditxin, cytokines and thromboxame B_2. Infection, 1996, 24(2): 103-108.

[7] Saal JS, Franson RC, Dobrow R, et al. High levels of inflammatory phospholipase A_2 activity in lumbar disc herniations. Spine, 1990, 15: 674-678.

[8] Pruzanski W, Vadas P. Phospholipase A_2-a mediator between proximal and distal effectors of inflammation. Immunologytoday 1991, 12: 143-146.

[9] Piperno M, Hellio le Graverand MP, Reboil P, et al. Phospholipase A_2 activity in hemiated lumbar discs: clinical correlations and inhibition by piroxicam. Ppine, 1997, 22: 2061-2065.

原载:《中国病理生理杂志》2001,17(8):809

桂枝汤对大鼠佐剂性关节炎的防治作用研究

周　军,方素萍*,齐　云,霍海如,姜廷良,施　杞**

［摘要］ 以4、7、9.4g/kg剂量的桂枝汤于致炎前三天开始灌胃给药,可显著抑制佐剂性关节炎大鼠的急性足爪肿胀和继发性足肿胀,明显抑制继发性关节炎关节液中IL-1β、TNF-α的活性,桂枝汤低剂量还可降低关节液中的PGE_2含量。提示桂枝汤具有防治佐剂性关节炎的作用,其抑制炎症细胞因子的活性和炎症介质的含量,应是其抗炎作用的机理之一。

［关键词］ 桂枝汤;佐剂性关节炎;IL-1β;TNF-α;PGE_2

Effects of Guizhi Decoction in Preventing and Curing Adjuvant Arthritis in Rats

ZHOU Jun, FANG Su-ping, QI Yun, HUO Hai-ru, JIANG Ting-liang, SHI Qi

[**Abstract**] Guizhi Decoction(GZD) can significantly inhibit primary acute inflammatory swelling and secondary inflammatory reaction in rats and inhibit the activity of IL-1β, TNF-α in joint fluids of secondary arthritis by giving GZD (4.7, 9.4g/kg, ig) three days before modeling. And GZD (4.7g/kg, ig) can significantly decrease the level of PGE_2 also. The results indicate GZD can prevent and cure adjuvant arthritis in rats. GZD inhibiting the activity of cytokines and decreasing the level of inflammation mediators maybe one of its anti-inflammation mechanism.

[**Key words**] Guizhi Decoction(GZD); adjuvant arthritis; IL-1; TNF; PGE_2

桂枝汤是《伤寒论》的主方,乃仲景群方之冠。原方为太阳中风表虚证而设,功能发汗解机,调和营卫。有研究表明[1,2]桂枝汤具有一定的抗炎、抗过敏与免疫调节等作用。临床多用于外感表证,也有用于过敏性鼻炎、荨麻疹、颈椎病、类风湿性关节炎等风湿痹证的治疗。

* 北京中医药大学,北京 100029

** 上海中医药大学,上海 200032

大鼠佐剂性关节炎(Adjuvant Arthritis,AA)是筛选抗炎与免疫抑制药物的常规模型[3],本实验即采用AA大鼠动物模型初步探讨了桂枝汤的抗炎作用及其机理。

1 材料与方法

1.1 试验药物

所用中药材均购于北京市药材公司,经生药学鉴定,其原植物分别为桂枝 Cinnamomum cassia Presl.、芍药 Paeonia lactiflora Pall.、甘草 Glycyrrhiza uralensis Fisch.、生姜 Zingiber officinale Rosc.和大枣 Ziziphus jujuba Mill.,按原方比例配齐药物,水煎2次合并药液,过滤浓缩为9.4g(生药)/ml,用时蒸馏水稀释至所需浓度。芬必得胶囊,中美天津史克制药有限公司产品(批号99100582),蒸馏水配制成0.009g/ml的混悬液。

1.2 动物

Wistar大鼠,雄性,体重180±20g,由中国医学科学院实验动物研究所提供。

1.3 试剂与仪器

弗氏完全佐剂,GIBCO公司产品;[^{125}IIL-1β放免试剂盒、[^{125}ITNF-α放免试剂盒、[^{3}HPGE$_2$放免试剂盒均由中国人民解放军总医院科技开发中心放免研究所提供;LS9800液体闪烁计数器,为美国Beckman公司产品;SN-682型放射免疫计数器,为上海福光电器有限公司产品。

1.4 实验方法

40只大鼠随机分为4组,参照文献[3]造模,用排水法测定正常状态下大鼠右踝关节以下的容积(ml),然后于每鼠左后足跖皮内注射0.1ml弗氏完全佐剂致炎,分别于致炎后6、12、18、24、48h同法测量致炎足的容积,以致炎前后差值表示其肿胀度,观察药物对AA大鼠急性炎症的影响;并分别于致炎后的第12、15、19天同法测定非致炎足(右足)的容积变化,以观察药物的对AA大鼠继发性炎症肿胀的影响。致炎前三天开始以灌胃方式给药,桂高组9.4g/kg(相当于临床剂量的12倍),桂低组4.7g/kg、芬必得组0.09g/kg(相当于临床剂量的6倍),模型组给予等容量的生理盐水,每日一次,连续给药至取材之日的前一天。

大鼠致炎19d天后处死,在非致炎侧踝关节上方0.5cm处摘取肿胀足爪,纵向切开,放入存有5ml生理盐水的试管中,4℃浸泡过夜,离心取上清,-20℃保存待测。IL-1β、TNF-α的活性及PGE$_2$的含量测定采用放免法,按试剂盒说明书操作。

2 结果

2.1 桂枝汤对AA大鼠原发性炎症的防治作用

实验结果见表1。

表1 对AA大鼠原发性炎症的影响($n=10, \bar{x}\pm s$)

组别	剂量(g/kg)	致炎前足容积(ml)	原发性足爪肿胀度(ml)				
			6h	12h	18h	24h	48h
模型	—	1.61±0.13	0.70±0.12	0.89±0.10	0.83±0.22	0.93±0.17	0.81±0.15
桂枝汤	9.4	1.60±0.13	0.58±0.13*	0.64±0.18**	0.60±0.15*	0.51±0.13**	0.55±0.14**
桂枝汤	4.7	1.56±0.15	0.55±0.11**	0.61±0.17**	0.60±0.16*	0.46±0.16**	0.52±0.14**
芬必得	0.09	1.62±0.14	0.55±0.09**	0.60±0.10**	0.53±0.16**	0.51±0.12**	0.50±0.11**

与模型组比较 * $P<0.05$, * * $P<0.01$(下同)

结果表明,大鼠致炎后 6h～8h,致炎部位显著肿胀,于 24h 达高峰。桂枝汤高、低剂量和芬必得各给药组动物的致炎部位也呈现肿胀,但在所测的各时间点,其肿胀程度均显著低于模型组,肿胀高峰出现在 12h。各给药组间和桂枝汤两剂量组间各点肿胀程度均无显著差异。

2.2 桂枝汤对 AA 大鼠继发性关节炎的防治作用

实验结果见表 2。

结果表明,对于 AA 大鼠继发性足肿胀,各给药组动物在致炎后第 11 天的肿胀度值虽低于模型组,但无统计学意义;致炎后第 15 天和第 19 天,各给药组动物的肿胀度均显著低于模型组。提示桂枝汤和芬必得在试验所用剂量水平,能显著抑制 AA 大鼠的继发性足肿胀,其中桂枝汤的高剂量组作用似强于低剂量组。

表 2　对 AA 大鼠继发性足肿胀的影响($n=10, \bar{x}\pm s$)

组　别	剂量(g/kg)	继发性足爪肿胀度(ml)		
		11d	15d	19d
模　型	—	0.49±0.22	0.62±0.19	0.72±0.23
桂枝汤	9.4	0.36±0.14	0.43±0.15*	0.42±0.17**
桂枝汤	4.7	0.37±0.09	0.44±0.15*	0.51±0.18*
芬必得	0.09	0.38±0.13	0.43±0.14*	0.49±0.17*

2.3 桂枝汤对 AA 大鼠关节液内 IL-1β、TNF-α 活性及 PGE_2 含量的影响

实验结果见表 3。

表 3　对 AA 大鼠关节浸液内 IL-1β、TNF-α 活性及 PGE_2 含量的影响($n=10, \bar{x}\pm s$)

组　别	剂量(g/kg)	IL-1β (pg/ml)	TNF-α (pg/ml)	PGE_2 含量 (ng/ml)
模　型	—	131.6±20.39	460.00±95.84	14.06±6.10
桂枝汤	9.4	113.10±14.77*	377.60±42.25*	10.36±2.78
桂枝汤	4.7	112.20±15.18*	367.10±55.35*	8.21±2.67*
芬必得	0.09	115.3±20.78	432.50±104.26	8.11±3.81*

结果表明,桂枝汤高、低剂量组大鼠致炎后 19 天继发性关节炎关节液中的 IL-1β、TNF-α 的活性均显著低于模型组;芬必得组的动物相应值同模型组相比无显著差异。对于继发性关节炎关节液中的 PGE_2 含量,桂枝汤低剂量和芬必得组较模型组有显著降低;桂枝汤高剂量组虽低于模型组值,但无统计学意义。

3　讨论

桂枝汤原为太阳中风表虚证而设,由于其独具匠心的配伍而具有的温通血脉、协调阴阳之功,后世扩大了其应用范围,广泛应用于临床各科,其中用于痹证范畴疾病的报道不少,如类风湿性关节炎[4]、颈椎病[5]、肩周炎[6]、坐骨神经痛[7]等。中医认为,痹证多是由于肝肾不足、气血虚弱、复感风寒湿邪所致,治疗则应在固护正气的同时调和阴阳气血、散除外邪,待邪气祛除后再谋调理肝肾之策。桂枝汤的功用正是适合了本证病机。

大鼠佐剂关节炎是一种超敏反应,可能属于自身免疫性疾病范畴。其原发病变主要表

现为致炎局部的急性炎症反应,致炎后18h肿胀达峰值,持续3天后逐渐减轻。继发病变一般出现于致炎后10天左右,主要表现为多发性关节炎,病理组织学特征可见滑膜充血水肿增生、单核巨噬细胞浸润、纤维素沉着、关节软骨破坏等。这些组织病理学改变与人的类风湿性关节炎(RA)很相似,故多将其作为研究类风湿性关节炎的模型。这其中一个主要病理变化是T细胞介导的迟发性超敏反应(DTH),Ts细胞功能缺陷在发病过程中占重要地位[8]。本实验表明,桂枝汤对AA大鼠原发性足肿胀均有明显的抑制作用,说明桂枝汤对急性炎症有很好的抗炎作用。富杭育等研究表明,桂枝汤能明显抑制二甲苯引起的小鼠毛细血管通透性的增高及小鼠角叉菜胶性足肿胀的形成与发展,我们用佐剂性关节炎模型也证实了桂枝汤对于急性炎症的抑制作用。对于继发性足肿胀即免疫反应性炎症,桂枝汤也有明显的抑制作用,这说明桂枝汤有抗DTH反应与免疫抑制的作用。有关桂枝汤免疫方面作用的报道以前也有很多,如鲍卫汉等[9]通过玫瑰花结形成试验(RFC)和空斑形成细胞试验(PFC)表明桂枝汤有抑制T细胞和B细胞的效能。卢长安等[10]以桂枝汤灌胃给药,观察小鼠血清溶血素、血清凝集素水平和ANAE(+)淋巴细胞比率的变化,证明桂枝汤不影响正常小鼠的循环抗体水平和T、B淋巴细胞比例,但对偏亢或受抑的动物有调节使之正常化的作用。调和营卫是桂枝汤功能的核心,桂枝汤对免疫功能的这种双向调节作用,也是其核心功能的体现。本实验显示的桂枝汤对继发性关节炎足肿胀的防治作用,也提示它对免疫功能有影响。

IL-1、TNF是关节炎发病的重要炎症介质[11],在RA发病过程中,滑膜细胞合成释放IL-1、TNF等细胞因子,刺激滑膜及炎症细胞产生和释放前列腺素,而高浓度的PGE_2可刺激软骨细胞及破骨细胞减少蛋白多糖的合成、加速其降解,并可促进滑膜纤维母细胞及软骨细胞产生释放蛋白水解酶、胶原酶,释放骨钙,导致软骨基质崩解、软骨吸收和骨破坏[12]。本实验结果表明,桂枝汤可明显抑制IL-1β、TNF-α的活性,对于PGE_2的含量,桂低组表现出了下调作用,桂高组虽低于模型组值但无统计学意义,这是否意味着桂低组是下调PGE_2的最佳浓度尚待研究。阳性药物芬必得虽显著下调PGE_2,但对活性升高的细胞因子却无作用。这说明降低炎症区域细胞因子的活性和炎症介质的含量,应是桂枝汤抗炎的作用机理之一。细胞因子及各种炎症介质不是单独发挥作用的,而是呈网络形式相互影响着的,在这个网络中,桂枝汤是如何发挥其抗炎作用的,有待进一步研究。

参考文献

[1] 富杭育,李小芹,郭淑英,等.桂枝汤的药理学研究.中药药理与临床,1987,3(2):1-3,8.

[2] 魏德煜,刘旭光,郑慕义.试从免疫角度探讨桂枝汤的药理作用.北京中医杂志,1986,(6):41-43.

[3] 周金黄.《药理学进展(1982)·抗炎免疫药物分册》.第一版.北京:人民卫生出版社,1983:182-183.

[4] 张亚荣,曹宏.中西医结合治疗幼年型类风湿性关节炎36例.实用中西医结合杂志,1997,10(13):1249.

[5] 朱军,帅国华.桂枝汤加味方治疗颈椎病66例.浙江临床医学,1999,1(5):319.

[6] 陈瑞春.桂枝汤新用.江西中医药,1999,30(1):36-38.

[7] 徐谦德.桂枝汤治疗原发性坐骨神经痛27例.安徽中医临床杂志,1997,9(4):193-194.

[8] Piater TD, et al. T suppressor lymphocytes regulation of adjuvant arthritis in two inbred strains of rats. Clin Exp Immunol, 1982, 49:645.

[9] 鲍卫汉,陈东明,刘惠权,等.异体皮经中药浸泡后存活期延长的实验观察.北京医科大学学报,

1988,20(3):199-201.
[10] 卢长安,富杭育,田甲丽,等.桂枝汤的药理学研究.中药药理与临床,1990,6(1):2-5.
[11] Simpson SA Dalldoref FG,Otteress IG,et al. Exacerbation of arthritis by IL-1 in rat joints previously injured by peptidoglycan-polysacchaaride. Immunol,1998,140(9):2964.
[12] 蔡青,孟济明.L-1、TNF与类风湿性关节炎.上海免疫学杂志,1998,18(1):62-63.

原载:《中药药理与临床》2000,16(6):1

桂枝汤对大鼠血压双向调节作用及其有效部位探讨

秦彩玲,刘　婷,张　毅,孙玉茹,孙有富,姜廷良

[摘要] 采用无损伤大鼠尾脉搏测压法,探讨了桂枝汤对大鼠血压的双向调节作用,并对其有效部位进行了筛选。结果表明:桂枝汤能明显降低自发性高血压大鼠(SHR)血压,能明显升高复方降压片致低血压大鼠血压,提示桂枝汤对大鼠血压具有明显双向调节作用;桂枝汤经化学分离提取所得A部分(Fr.A)和E部分(Fr.E)明显降低SHR血压,B部分(Fr.B)明显升高复方降压片致低血压大鼠血压;提示Fr.A、Fr.E和Fr.B为桂枝汤大鼠血压双向调节作用的有效部位。

[关键词] 桂枝汤;双向调节;血压;有效部位;自发性高血压大鼠

Experiment Studies on Dual-directional Regulation of Guizhitang for Rat Blood Pressure and Its Active Fractions of Guizhitang

QIN Cai-ling, LIU Ting, ZHANG Yi, SUN Yu-ru, SUN You-fu, JIANG Ting-liang

[**Abstract**] Experimental studies Guizhi Tang on rat blood pressure of by non-invasive method demonstrated that Guizhi Tang had significant blood pressure decreasing effect for SHR. Guizhitang had obvious blood pressure increasing effect to Tabellae Reserpini Compsitae-induced low blood pressure rat. Experiment demonstrated that Guizhi Tang had significant dual-directional regulation on blood pressure for rat. Active fractions A(Fr.A) and E (Fr.E), isolated from Guizhi Tang had obvious blood pressure fall in SHR. Active fractions B(Fr.B), isolated from Guizhi Tang had obvious blood pressure rise for Tabellae Reserpini Compsitae-induced low blood pressure rat; The results show that Fr.A and Fr.E and Fr.B are active fractions of Guizhi Tang with dual-directional regulation on rat blood pressure.

* 基金项目:国家"九五"攀登项目"中药现代化关键问题的基础研究"资助项目 No:790211018

[**Key words**] Guizhitang; dual-directional regulation; blood pressure; active fractions; SHR

桂枝汤为仲景之方,由桂枝、赤芍、生姜、炙甘草及大枣组成,为《伤寒论》治太阳中风表虚症的代表方,临床主要用于外感风寒、营卫不和的表虚症。国内学者对其解表散寒、调和营卫之功能及其作用机理进行了大量深入研究。本文采用无损伤大鼠尾脉搏测压法,用自发性高血压大鼠(SHR)及复方降压片致低血压大鼠模型,探讨了桂枝汤全方对大鼠血压的双向调节作用,并对有效部位进行了筛选。

1 材料

1.1 药品

桂枝汤及桂枝汤经化学分离提取所得 Fr. A、B、C、D、E,1g 生药/ml,由本所化学室配制;复方降压片,常州制药厂生产。

1.2 动物

Wistar 大鼠,雌雄各半,体重 180～200g,购自北京医科大学实验动物中心;SHR、WKY 大鼠,8 周龄,雌雄各半,体重:雌性 130～160g,雄性 150～200g,购自阜外医院实验动物科。

1.3 仪器

Rick ps-100 大鼠尾动脉血压测定仪(日本)。

2 方法[1]与结果

2.1 桂枝汤对大鼠血压的双向调节作用探讨

2.1.1 桂枝汤全方对 SHR 大鼠的血压的影响　SHR 大鼠 30 只,8 周龄,雌雄各半,于实验前以 Rick ps-100 大鼠尾动脉血压测定仪测定 SHR 大鼠收缩压及心率,以收缩压水平随机分组,每组 10 只。灌胃给药,每日二次,连续给药三周,对照组灌胃等容量蒸溜水。于给药一周、二周及三周分别测定大鼠血压及心率,与本组给药前及同周 SHR 组比较,以 t 检验统计处理。实验结果见表 1。

表 1　桂枝汤全方对 SHR 大鼠血压的影响($\bar{x} \pm s$; $n=10$)

组别	剂量(g 生药/kg)	血压(mmHg) 给药前	一周	二周	三周
SHR		141.7 ± 9.4	160.4 ± 8.4$^{\triangle\triangle\triangle}$	172.8 ± 11.5$^{\triangle\triangle\triangle}$	174.6 ± 9.0$^{*\triangle\triangle\triangle}$
桂枝汤 SHR	5	141.1 ± 12.9	155.3 ± 17.3	166.8 ± 16.1$^{\triangle\triangle}$	162.6 ± 24.06$^{\triangle}$
	10	143.6 ± 12.6	138.3 ± 32.1*	158.2 ± 15.1$^{*\triangle}$	160.2 ± 13.6$^{*\triangle\triangle}$

注:与 SHR 比较 $^{*}P<0.05$, $^{**}P<0.01$, $^{***}P<0.001$;与给药前比较 $^{\triangle}P<0.05$, $^{\triangle\triangle}P<0.01$, $^{\triangle\triangle\triangle}P<0.001$(下同)

表 1 中 SHR 组,给药一、二、三周后血压明显高于给药前血压;桂枝汤 10g/kg 组,给药一周后与给药前比较血压无明显差异,二、三周后血压明显高于给药前;但与同周 SHR 组比较,给药一、二、三周后血压均明显下降。桂枝汤 5g/kg 组血压有下降趋势,无统计意义。表明桂枝汤能明显降低 SHR 大鼠的血压;桂枝汤对 SHR 大鼠心率无明显影响。

2.1.2 桂枝汤全方对复方降压片致低血压大鼠血压的影响　wistar 大鼠 48 只,雌雄各半,实验前测定大鼠正常血压及心率,以血压水平随机分为正常对照组、复方降压片组、桂枝汤

10、5g/kg 组共 4 组，每组 12 只。灌胃给药，每日二次，连续给药两周，除对照组外，其余各组同时灌胃复方降压片混悬溶液，对照组灌胃等容量蒸馏水。给药一周和二周分别测定大鼠血压及心率，实验结果见表 2。

表 2 桂枝汤全方对复方降压片致低血压大鼠血压的影响($\bar{x} \pm s$, $n=12$)

组别	剂量(g/kg 或片/kg)	血压(mmHg)		
		给药前	一周	二周
正常对照组		118.7± 8.1	118.3± 8.2	116.9±10.7
复方降压片	0.5	118.3±10.6	102.4±12.4$^{\triangle\triangle\blacktriangle\blacktriangle}$	97.5±11.6$^{\triangle\triangle\triangle\blacktriangle\blacktriangle}$
桂枝汤+降压片	5+0.5	118.6± 7.1	106.9±12.0$^{\triangle\triangle}$	110.1±14.6$^{\triangle *}$
	10+0.5	117.6± 8.0	112.0± 9.7*	112.6±13.0*

注：与正常对照组比较$^{\blacktriangle\blacktriangle}$ $P<0.01$；与复方降压片组比较* $P<0.05$

表 2 表明：复方降压片给药一周及二周后，与给药前比较，血压明显下降($P<0.01$)，与同周正常对照组比较，血压明显下降($P<0.01$)，表明复方降压片致低血压大鼠造模成功；桂枝汤 10g/kg 组与给药前比较，给药一周及二周均无明显差异，与同周复方降压片组比较，血压明显上升($P<0.05$)；桂枝汤5g/kg组给药二周血压明显高于同周复方降压片组。提示桂枝汤能明显对抗复方降压片引起大鼠血压下降作用。对大鼠心率无明显影响。

2.2 桂枝汤对大鼠血压双向调节作用有效部位探讨

2.2.1 对 SHR 大鼠降压作用有效部位筛选　8 周龄 WKY 大鼠 8 只，雌雄各半，为正常对照组，8 周龄 SHR 大鼠 56 只，雌雄各半，按药前血压随机分为模型对照、桂枝汤全方、桂枝汤 Fr.A、B、C、D、E 组，每组 8 只，共 8 组。给药及实验方法同 2.1.1。实验结果见表 3 和图 1。

表 3 桂枝汤降压有效部位筛选实验($\bar{x} \pm s$; $n=8$)

组别	血压(mmHg)			
	给药前	给药后		
		一周	二周	三周
WKY	115.8± 5.3	112.5± 4.8	113.7± 3.1	114.2± 6.3
SHR	143.1± 5.1$^{\#\#\#}$	160.4± 4.5$^{\#\#\#\triangle\triangle\triangle}$	176.4± 6.6$^{\#\#\#\triangle\triangle\triangle}$	185.5± 3.7$^{\#\#\#\triangle\triangle\triangle}$
桂枝汤全方 SHR	143.1±10.8	154.1± 6.4$^{\triangle *}$	164.8±10.8$^{\triangle\triangle **}$	171.7±12.7$^{\triangle\triangle\triangle *}$
Fr.A SHR	144.0±12.0	153.1±10.9	167.1± 6.4$^{\triangle\triangle\triangle *}$	179.6± 4.1$^{\triangle\triangle\triangle *}$
Fr.B SHR	141.7± 8.7	154.8± 9.3$^{\triangle}$	170.3± 5.9$^{\triangle\triangle\triangle}$	183.6± 3.2$^{\triangle\triangle\triangle}$
Fr.C SHR	141.4±11.3	158.0± 7.0$^{\triangle\triangle}$	170.4± 6.5$^{\triangle\triangle\triangle}$	184.4± 4.8$^{\triangle\triangle\triangle}$
Fr.D SHR	143.7± 9.4	161.3± 8.9$^{\triangle\triangle}$	172.7± 9.7$^{\triangle\triangle\triangle}$	184.4±11.3$^{\triangle\triangle\triangle}$
Fr.E SHR	143.9± 6.3	153.2± 8.1$^{\triangle *}$	155.9±12.6$^{\triangle **}$	173.8± 3.2$^{\triangle\triangle\triangle ***}$

注：与 WKY 比较$^{\#\#\#}$ $P<0.001$；桂枝汤全方及各部分的剂量均为 10g 生药/kg(下同)

表 3 以血压测量值统计，与 SHR 组比较，桂枝汤全方、Fr.A 和 Fr.E 三组大鼠血压明显低于同周 SHR 组(除 Fr.A 给药一周外)，Fr.B、Fr.C、Fr.D 均无明显差异。图 1 中以血压

差值统计，桂枝汤全方、**Fr. A** 和 **Fr. E** 亦明显低于同周 **SHR** 组(除 **Fr. A** 给药三周外)，其余各部分亦均无明显差异。表明桂枝汤全方确能降低 SHR 血压，并提示 Fr. A 和 Fr. E 为桂枝汤的降压活性部位。

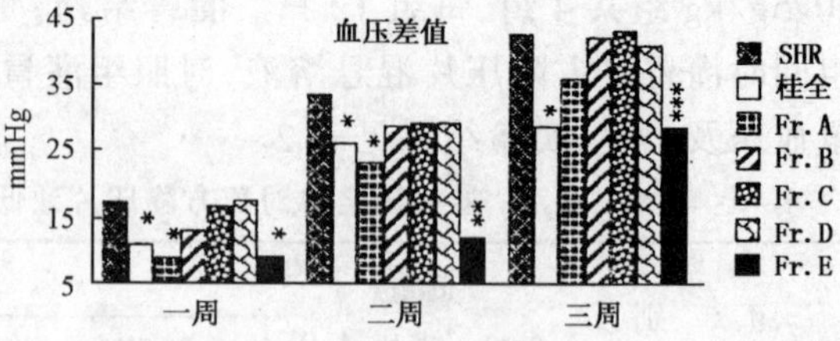

图 1　桂枝汤降压有效部位筛选—血压差值

2.2.2　对复方降压片致低血压大鼠升压作用有效部位筛选　wistar 大鼠 64 只，雌雄各半，实验前测定大鼠正常血压及心率，以血压水平随机分为正常对照、复方降压片、桂枝汤全方、桂枝汤 Fr. A、B、C、D、E 组，每组 8 只，共 8 组。给药及实验方法同 2.1.2。实验结果见表 4 和图 2。

表 4　桂枝汤升压有效部位筛选实验(血压值 $n=8$)

组　别	剂量 g/kg+片/kg	血压($\bar{x}\pm s$;mmHg)			
		给药前	给药后		
			一周	二周	三周
正常对照组		124.2±7.7	121.0± 8.1	121.4±4.3	122.8± 4.2
复方降压片	1	122.4±4.1	112.8± 3.5$^{\#\#}$	111.9±6.4$^{\#\#\triangle\triangle}$	107.4± 6.4$^{\#\#\#\triangle\triangle\triangle}$
桂枝汤全方	10+1	123.4±7.4	120.5± 6.3**	119.8±6.4*	117.8± 7.0**
Fr. A	10+1	123.4±7.9	114.3±10.6$^{\triangle}$	113.5±7.7	107.9±24.8
Fr. B	10+1	123.2±5.6	119.3± 4.4**	119.6±7.2*	118.4± 6.6**
Fr. C	10+1	121.1±6.5	112.9± 8.6$^{\triangle}$	113.9±8.1	112.6±10.0$^{\triangle}$
Fr. D	10+1	124.6±6.6	117.3± 8.5	115.6±9.0$^{\triangle}$	110.4±10.8$^{\triangle\triangle}$
Fr. E	10+1	121.8±5.7	115.8± 5.0$^{\triangle}$	115.7±4.1$^{\triangle}$	112.6± 7.8$^{\triangle}$

注：与复方降压片比较$^{**}P<0.01$

表 4 中血压值和图 2 中血压差值统计结果均表明：桂枝汤全方及 Fr. B 组能明显对抗复方降压片致大鼠血压降低，且升压作用幅度较接近，而其他部位均无明显升压作用。提示 Fr. B 为桂枝汤升高复方降压片致低血压大鼠血压的活性部位。

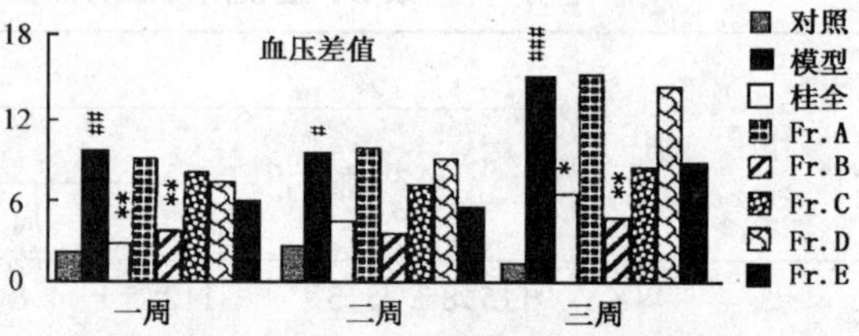

图 2　桂枝汤升压有效部位筛选—血压差值

3　讨论

桂枝汤证的病变本质是营卫不和，而营卫不和是许多疾病发展过程中出现的病理反应，故有人认为营卫不和的本质是机体功能失调。历代医家经验认为，桂枝汤不论外感，还是内伤，凡辩论精确皆可活用。章虚谷先生编注《医门棒喝二集伤寒论本旨》中记载：“此方立法，从脾胃以达营卫，周行一身，融表里，调阴阳，和气血，通经脉，非攻伐，非补助，而能使窒者通，逆者顺，偏者平，格者和，是故无论内伤外感，皆可取法以治之”[2]。桂枝汤方中含桂枝甘草汤，《伤寒论》记载可治心阳不足之心悸证，有补助心阳、生阳化气之功效。临床用心悸、心痛、体质性低血压等，收到良好效果[3]。正因为桂枝汤表可以治风寒外感，里可以治内伤杂病，所以临床亦常用于治疗心血管疾病，如阵发性心动过速的胸闷心悸，高血压性心肌病的怔中，窦性心动过缓的脉迟，无脉症，营卫为病的冠心病及慢性心肌炎、病毒性心肌炎等均有满意的疗效[4~6]。动物实验研究表明,桂枝汤能明显增加正常家兔心肌血流量[7]。对桂枝、芍药、生姜等单味药的研究中,亦有不少报道其心血管系统的活性作用,其中姜酚、姜醇、姜烯酚对大鼠血压呈现出一过性降压、后上升、以后又持续下降的三相性作用,此结果表明,兴奋迷走神经及抑制心脏引起降压作用,末梢血管收缩、交感神经兴奋作用的参与而引起升压作用[8]。

本实验所用8周龄SHR正处在血压波动期,一般认为SHR高血压发生或波动期在5~10周,确立期在3~4个月,早期SHR交感活性增高为其发病重要因素,随后阻力血管发生代谢性和结构性肥厚,导致外周阻力升高,使血压继续上升[9]。桂枝汤及其活性部位Fr.A和Fr.E能明显降低早期SHR血压,推测其降压作用可能与抑制交感活性有关,中枢与外周某些血管活性物质参与双向或仅参与单方面调节作用。另外,在桂枝汤及其有效部位调节血压的同时,对大鼠心率均无明显影响。表明该作用与心率无关。实验中曾设计单次给药,未收到桂枝汤血压双向调节效果,经多次实验体会,认为至少需给药一周才能明显的显示该作用,而给药三周作用最佳。表明桂枝汤血压双向调节作用的特点为温和而迟缓,这也符号中药作用的基本规律,当然,也有可能与其作用机理的某个或某些环节有关。

本实验结果可以推断桂枝汤大鼠血压双向调节的活性物质主要存在于Fr.A、Fr.E、Fr.B中,因其降压与升压的活性部位不同,而活性物质亦不同。是否与上述报道生姜中姜烯酚等有关,目前还未证实。对于桂枝汤血压双向调节作用的活性物质基础、作用靶点、升压与降压之间的相互关联等有关机理,我们正在深入探讨之中。

本文继桂枝汤对体温、胃肠运动及其免疫机能方面的双向调节作用研究之后[10~12],又从血压方面证明了桂枝汤双向调节作用,这对于研究中药复方的多组分、多靶点、多效应理论基础又一次提供了实验依据。对于桂枝汤血压双向调节作用与其它三方面的双向调节作用之间的相互关联、相互影响,如何有机结合发挥综合调整效应,亦将深入研究。

参考文献

[1] 徐淑云,卞如濂,陈 修.药理实验方法学[M].第二版.北京:北京人民出版社,1991.809.

[2] 章虚谷.医门棒喝二集伤寒论本旨卷九[M].宣统元年:2.

[3] 彭怀仁.中医方剂大词典(八)[M].北京:北京人民出版社,1996.80.

[4] 曲竹秋,韩 冰.桂枝汤治疗慢性心肌炎的临床经验[J].天津中医,1991,(3):31.

[5] 中村庸一.インフルエンザによウィルス性心筋炎に桂枝汤が有效であった1例[J].汉方研究,1995,(7):218.

[6] 陈 奇.中成药名方药理与临床[M].北京:北京人民出版社,1998.100.

[7] 戴 敏,刘清云,丁 炜,等.桂枝汤对家兔心肌血流量的影响[J].中国中药杂志,1995,(7):431.

[8] 油田正树.生药的药理学研究(4报)——循环系统的作用[J].国外医学(中医中药分册),1983,5(3):49.

[9] 朱鼎量.遗传性高血压大鼠模型[J].生理科学进展,1985,16(2):105.

[10] 富杭育,周爱香,姚祥珍,等.桂枝汤对体温和肠蠕动双向调节作用的实验研究[J].中国医药学报,1990,(2):34.

[11] 谭余庆,霍海如,李晓芹,等.桂枝汤对胃肠运动双向调节作用的研究[J].中药药理与临床,1997,(6):1.

[12] 卢常安,富杭育,田甲丽,等.桂枝汤的药理研究6.对免疫功能的双向调节作用[J].中药药理与临床,1990,(1):2.

原载:《中国实验方剂学杂志》2001,7(4):20

Triptolide, a Novel Diterpenoid Triepoxide From *Tripterygium wilfordii* Hook. f., Suppresses the Production and Gene Expression of Pro-Matrix Metalloproteinases 1 and 3 and Augments Those of Tissue Inhibitiors of Metalloproteinases 1 and 2 in Human Synovial Fibroblasts

Na Lin, Takashi Sato, and Akira Ito

Objective. Various extracts of the Chinese herbal remedy *Tripterygium wilfordii* Hook. f. (TWHF) have been reported to be therapeutically efficacious in rheumatoid arthritis (RA) in China, but their mechanism of action remains unclear. We investigated the effect of triptolide, a diterpenoid triepoxide from TWHF, on the production of pro-matrix metalloproteinase 1 (proMMP-1; or procollagenase 1 or pro-interstitial collagenase 1), proMMP-3 (or prostromelysin 1), tissue inhibitors of metalloproteinases (TIMPs), and proinflammatory cytokines in human synovial fibroblasts and J774A.1 mouse macrophages.

Methods. Human synovial fibroblasts and mouse macrophages were cultured with interleukin-1α (IL-1α) or lipopolysaccharide (LPS) in the presence or absence of triptolide. The production of proMMPs 1 and 3, TIMPs 1 and 2, cyclooxygenase 1 (COX-1) and COX-2, prostaglandin E_2 (PGE_2), IL-1β, and IL-6 was assayed by Western blot analysis and enzyme-

Supported in part by grants from the Japan Private School Promotion Foundation and the Science Research Promotion Found, The Promotion and Mutual Aid Corporation for Private School of Japan.

Na Lin, BSc (current address: Institute of Chinese Materia Medica, China Academy of Traditional Chinese Medicine, Beijing China), Takashi Sato, PhD, Akira Ito, PhD: Tokyo University of Pharmacy and life Science, Tokyo, Japan.

Address correspondence and reprint requests to Akira Ito, PhD, Department of Biochemistry and Molecular Biology, School of Pharmacy, Tokyo University of Pharmacy and Life Science, Horinouchi, Hachioji, Tokyo 192-0392, Japan.

Submitted for publication Novermber 30, 2000; accepted in revised form May 10, 2001.

linked immunosorbent assay. Gene expression of proMMPs 1 and 3, TIMPs 1 and 2, COX-1 and COX-2, IL-1α, IL-1β, tumor necrosis factor α(TNFα), and IL-6 was also monitored by Northern blot analysis and reverse transcriptase-polymerase chain reaction.

Results. Triptolide suppressed the IL-1α-induced production of proMMPs 1 and 3 and decreased their meaaenger RNA levels in human synovial fibroblasts. In contrast, the IL-1α-induced gene expression and pro-duction of TIMPs 1 and 2 were further augmented by triptolide in the synovial cells. Triptolide also inhibited the IL-α-induced production of PGE_2 by selectively suppressing the gene expression and production of COX-2, but not those of COX-1. In addition, triptolide suppressed the LPS-induced production of PGE_2 in mouse macrophages. Furthermore, the gene expression of IL-1α, IL-1β, TNFα, and IL-6, as well as the production of IL-1β and IL-6, were inhibited by triptolide in the LPS-treated mouse macrophages.

Conclusion. We have demonstrated for the first time that the therapeutic effects of TWHF in RA are due in part to the novel chondroprotective effect of triptolide via the direct suppression of the production of proMMPs 1 and 3 and the simultaneous up-regulation of TIMPs in IL-1-treated synovial fibroblasts. Triptolide's interference with gene expression of proinflammatory cytokines and its known inhibitory effects of PGE_2 production are also probably very effective.

The destruction of extracellular matrix (ECM) components under pathologic conditions such as rheumatoid arthritis(RA) causes the impairment of joint functions, and matrix metalloproteinases(MMPs) have a central role in this process(1). In particular, MMP-1 (or collagenase 1 or interstitial collagenase 1), which specifically degrades native types Ⅰ, Ⅱ, and Ⅲ collagen, and MMP-3 (or stromelysin 1), which digests proteogly-cans and types Ⅸ and Ⅹ collagen, are considered to be key enzymes in the pathologic destruction of cartilage(1).

In synovial fluid from RA patients, high levels of various inflammatory cytokines such as interleukin-1 (IL-1), IL-6, and tumor necrosis factor α(TNFα) have been identified (2-4). IL-1 and TNFα are known to be pivotal factors, since they strictly enhance the production of proMMPs and an inflammatory mediator, prostaglandin E_2 (PGE_2), in synoviocytes and chondrocytes (5,6). In addition, Ito et al(7) reported that IL-6 synergistically enhances IL-1-mediated proMMP pro-duction in human synovial fibroblasts. However, ECM degradation by MMPs is counterbalanced by tissue inhibitors of metalloproteinases(TIMPs) that form the 1:1 stoichiometric complex with MMPs (8). The production of TIMPs is also regulated by the cytokines in synoviocytes and chondrocytes(9,10). Thus, it is very likely that an imbalance in the ratio of MMPs:TIMPs causes the destruction of cartilage in joints in vivo. In fact, it was reported that an augmented production of proMMPs and an eventual increase in the MMP:TIMP ratio were observed in synovial fluid and serum from patients with RA(11-14).

Extracts of the Chinese herbal remedy *Tripterygium wilfordii* Hook. f. (TWHF) have been reported to be therapeutically effective in patients with RA(15,16). Previous studies have demonstrated that several extracts from TWHF exert antiinflammatory and immunosup-pressive effects in the model of collagen-induced arthritis and in carrageenan-induced inflammation

(17-19). The fraction extracted by chloroform/methanol, termed T2, inhibits the production of IL-2 in activated T cells (20). An ethyl acetate extract(EA) suppresses cytokine production by monocytes, IgG secretion by B cells, and IL-2 and IL-4 production by lymphocytes (21), and inhibits IL-1-stimulated secretion and expression of cellular adhesion molecules in synovial fibroblasts(22). Triptolide, noe of the major active components of both T2 and EA, induces apoptosis of T lymphocytes(23) and shows antileukemic activity in vitro (24). Furthermore, T2, EA, and triptolide are known to inhibit PGE_2 production in various human cell types (25). Nevertheless, it remains unclear whether TWHF could directly prevent cartilage destruction by regulating MMPs and TIMPs.

We report new evidence from the present study that triptolide suppresses the gene expression and pro duction of proMMPs 1 and 3 and augments those of TIMPs 1 and 2 in IL-1-treated human synovial fibroblasts. In addition, triptolide interferes with the lipopolysaccharide(LPS)-induced gene expression of proinflammatroy cytokines in mouse macrophages.

MATERIALS AND METHODS

Reagents. A diterpenoid triepoxide, triptolide (purity of >98.0%), was purchased from Alexis Biochemicals(San Diego, CA). The following reagents were obtained commercially: Dulbecco's modified Eagle's medium(DMEM) and RPMI 1640 from Life Technologies(Grand Island, NY); fetal bovine serum (FBS) from Whittaker Bioproducts (Walkers-ville, MD); *Escherichia coli* (serotype O55:B6) LPS, lactalbumin hydrolysate (LAH), alkaline phosphatase-conjugated donkey anti-sheep IgG, and peroxidase-conjugated rabbit antimouse IgG from Sigma (St. Louis, MO); and cyclooxygenase 1 (COX-1) and COX-2 monoclonal antibodies from Cayman Chemical (Ann Arbor, MI). An enzyme immunoassay (EIA) kit for PGE_2 and enzyme-linked immunosorbent assay (ELISA) kits for IL-1β and IL-6 were purchased from Amersham Pharmacia Biotech (Tokyo, Japan) and BioSource International (Camarillo, CA), respectively. Recombinant human IL-1α (rHuIL-1α; 2×10^7 units/mg) was kindly supplied by Dainippon Pharmaceutical (Osaka, Japan). Sheep anti-human proMMP-1, anti-human MMP-3, anti-human TIMP-1, and anti-human TIMP-2 antibodies were provided by Dr. Hideaki Nagase of the Kennedy Institute of Rheumatology, Imperial College, London, UK. The other reagents used were previously described (26).

Cell culture. Normal human synovial fibroblasts(Cell System, Kirkland, WA) and mouse macrophages(J774A.1; Health Science Research Resources Bank, Osaka, Japan) were maintained until confluence in 10% FBS/DMEM/antibiotics and 5% FBS/RPMI 1640/antibiotics, respectively. In most experiments, the synovial fibroblasts(up to the thirteenth passage) and the J774A.1 macrophages were plated in 24-well plates or 100-mm culture dishes. After confluence, the cells were washed once with DMEM/0.2% LAH or RPMI 1640/0.2% LAH and then treated with IL-1α(1 ng/ml), LPS(5 μg/ml), dexamethasone(0.3μM and 3μM), and/or triptolide(2.8-140nM) in the fresh medium for 12-24 hours. Triptolide was added to the culture medium at appropriate concentrations as a DMSO solution (the final DMSO concentration was

0.05% in all cultures), and the same amount of vehicle was added to the control cultures. The harvested culture media were stored at $-20℃$ until use. All experiments were conducted at least in triplicate and typical data sets are shown.

Western blot analysis. ProMMPs 1 and 3 and TIMPs 1 and 2 in culture media were analyzed by Western blot analysis. The collected culture medium was first mixed with 20% trichloroacetic acid(1:5 volume/volume). The resulting precipitates were dissolved in a reducing sodium dodecyl sulfate-polyacrylamide gel electrophoresis (SDS-PAGE) sample buffer, and the portions were subjected to SDS-PAGE using 12.5% acrylamide slab gel under reducing conditions(27). The proteins in the gel were electrotransferred onto a nitrocellulose membrane, and then the membrane was first reacted with sheep anti-human proMMP-1, anti-human MMP-3, anti-human TIMP-1, or anti-human TIMP-2 antibody, which was then complexed with alkaline phosphatase-conjugated donkey anti-shppe IgG. Immunoreactive proMMPs 1 and 3 and TIMPs 1 and 2 were indirectly visualized using BCIP and nitroblue tetrazolium as described previously(28).

To assess COX-1 and COX-2 production, cells were lysed in a lysis buffer (50 mM Tris HCl [pH7.5], 2% SDS, 10% glycerol, 5% 2-mercaptoethanol) and then subjected to enhanced chemiluminescence/Western Blotting (Amersham Pharmacia Biotech) using COX-1 and COX-2 monoclonal antibodies and peroxidase-conjugated rabbit anti-mouse IgG. The expression of proMMPs 1 and 3, TIMPs 1 and 2, and COX-1 and COX-2 was quantified by densitometric scanning using Image software (National Institute of Health, Bethesda, MD).

Semiquantification of messenger RNA (mRNA) levels by reverse transcriptase-polymerase chain reaction (RT-PCR). Total RNA from cells in 100-mm dishes was isolated with ISOGEN (Nippon Gene, Tayama, Japan), and then 3μg of the RNA was subjected to RT-PCR for the measurement of mRNA levels of COX-1, COX-2, and GAPDH in human synovial fibroblasts, and for the measurement of mRNA levels of IL-1α, IL-1β, IL-6, TNFα, and GAPDH in mouse macrophages, as described previously(29). The following PCR primers were used in human synovial fibroblasts: human COX-2, 5′-TGCCCAGCTCCTGGCCCGCCGCTT-3′ (sense; 516-539bp) and 5′-GTGCATCAACACAGGCGCCTCTTC-3′ (antisense; 796-819bp)(30); human COX-2, 5′-TTCAAATGAGATTGTGGGAAAAT-3′ (sense; 574-596bp) and 5′-AGATCATCTCTGCCTGAGTATCTT-3′ (antisense; 855-878bp) (31); and human GAPDH, 5′-CCACCCATGGCAAATTCCATGGCA-3′ (sense; 213-235 bp) and 5′-TCTAGACGGCAGGTCAGGTCCACC-3′ (antisense; 786-809bp (29). PCR primers for mouse IL-1α, IL-1β, IL-6, TNFα, and GAPDH were from Clontech (Palo Alto, CA).

The amplification was performed (for 20-35cycles) at 92℃ for 40 seconds, 54-60℃ for 40 seconds, and 72℃ for 60 seconds. The amplified PCR products were analyzed with 1% (weight/volume) agarose gel and visualized with ethidium bromide staining. We confirmed that the PCR products were linearly produced between 25 and 30 cycles for COX-1, COX-2, and human GAPDH; between 26 and 30 cycles for IL-1α and IL-1β; between 17 and 22 cycles for TNFα and IL-6; and between 30 and 35 cycles for mouse GAPDH. The gene expression of COX-2,

COX-2, IL-1α, IL-1β, TNFα, IL-6, and GAPDH was quantified by densitometric scanning using the Image Analyzer LAS-1000 plus (Fuji Photo Film, Tokyo, Japan). The signal intensities of the specific mRNA were normalized by comparison with that of GAPDH and calculated as relative amounts.

Northern blot analysis. Total RNA (20μg) was subjected to Northern blot analysis for the steady-state mRNA levels of proMMPs 1 and 3 and TIMPs 1 and 2, as described previously (29). The relative amounts of their mRNA levels were quantified by densitometric scanning, as described above.

Assay for the proudction of PGE_2 and cytokines. The levles of PGE_2 in culture media were measured by EIA. The sensitivity of the system is 40 pg/ml and its intraassay and interassay coefficients of variation (CV) are <10.9% and <18.4%, respectively. The levels of IL-1β and IL-6 in culture media from mouse macrophages were determined by ELISA. The sensitivity of the system for IL-1β is <7 pg/ml and its intraassay and interassay CV are <5.5% and 9.1%, respectively. The sensitivity of the system for IL-6 is <3 pg/ml and its intraassay and interassay CV are <6.9% and <8.0%, respectively. All kits were used according to the manufacturer's instructions.

Assay for cytotoxicity. Cytotoxicity of triptolide was monitored by alamar blue assay according to the method of Page et al (32).

Statistical analysis. Data were analyzed using Student's *t*-test. *P* values less than 0.05 were considered statistically significant.

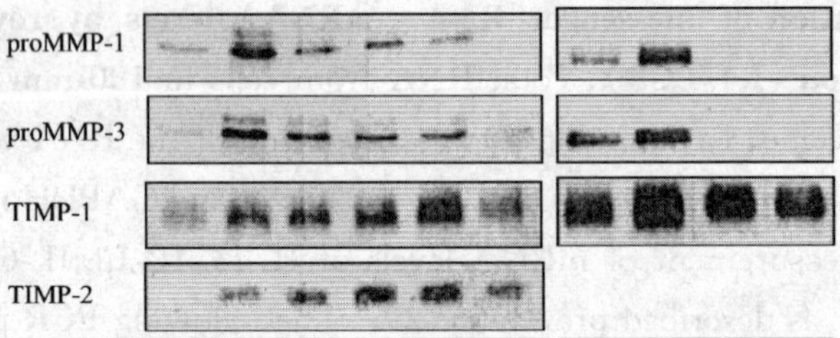

IL-1α(1ng/ml)	−	+	+	+	+	−	−	+	+	+
Triptolide(nM)	0	0	28	56	140	140	0	0	0	0
Dex(μM)	0	0	0	0	0	0	0	0	0.3	3

Fig. 1 Effects of triptolide on the production of pro-matrix metalloproteinase 1 (proMMP-1), proMMP-3, tissue inhibitor of metalloproteinases 1 (TIMP-1), and TIMP-2 in human synovial fibroblasts. Confluent synovial cells at the ninth and tenth passages in 24-well plates were treated with recombinant human interleukin-1α (IL-1α; 1 ng/ml), dexamethasone (Dex), and/or triptolide at the indicated concentrations in 1.0 ml Dulbecco's modified Eagle's medium/0.2% lactalbumin hydrolysate for 24 hours. The harvested culture media from triplicated wells were subjected to Western blot analysis for proMMP-1, proMMP-3, TIMP-1, and TIMP-2, as described in the text.

RESULTS

Effect of triptolide on the production and gene expression of proMMPs 1 and 3 and TIMPs 1 and 2 in human synovial fibroblasts. As shown in Figure 1, Western blot analysis indicated that human synovial fibroblasts spontaneously produced trace amounts of proMMPs 1 and 3, while their production was obviously augmented by 1 ng/ml rHuIL-1α(2.8-fold and 4.9-fold, respectively). Triptolide effectively suppressed the rHuIL-1α-induced production of proMMPs 1 and 3 in a dose-dependent manner(28-140nM). Recombinant human IL-1α augmented the production of TIMPs 1 and 2in human synovial fibroblasts. Unlike the case for proMMPs, however, triptolide further enhanced the rHuIL-1α-induced production of TIMPs 1 and 2 in a dose-dependent manner(28-140nM), and 1.4-fold and 2.3-fold increases, respectively, were observed at 140nM. Triptolide(140nM) also interfered with the spontaneous production of proMMPs 1 and 3 and further augmented that of TIMPs 1 and 2. In contrast, dexamethasone (0. 3μM and 3μM) effectively suppressed the rHuIL-1α-induced production of proMMPs 1 and 3, while the production of TIMP-1 was slightly suppressed.

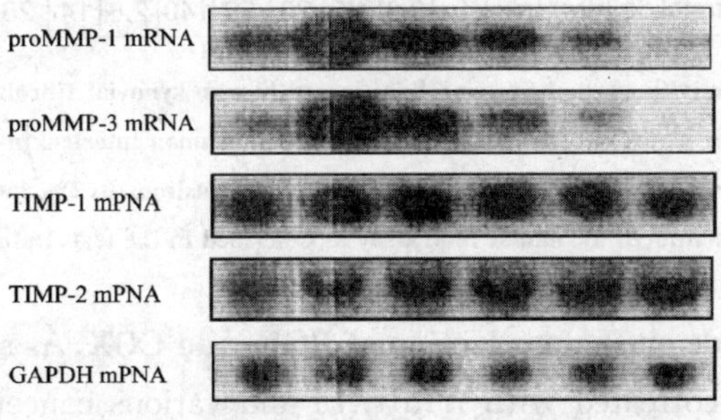

IL-1α(1 ng/ml)	-	+	+	+	+	-
Triptolide(nM)	-	-	28	56	140	140

Fig.2 Regulation by triptolide of gene expression of proMMPs and TIMPs in human synovial fibroblasts. Confluent synovial cells at the eight passage in 100-mm dishes were treated with recombinant human IL-1α(1ng/ml) and/or various concentrations of triptolide in 10 ml Dulbecco's modified Eagle's medium/0.2% lactalbumin hydrolysate for 24 hours, and cytoplasmic total RNA was isolated using Isogen as described in the text. Total cytoplasmic RNA(20μg) was subjected to Northern blot analysis for mRNA of proMMP-1, proMMP-3, TIMP-1, TIMP-2, and GAPDH. See Figure 1 for definitions.

In addition, the Northern blot analysis shown in Figure 2 indicated that rHuIL-1α enhanced the gene expression of proMMPs 1 and 3 as well as that of TIMPs 1 and 2(2.7-, 3.0-, 1.1-, and 1.4-fold, respectively). Triptolide suppressed the rHuIL-1α-mediated gene expression of proMMPs 1 and 3 (140nM triptolide diminished this expression to the level of the respective untreated control), while it augmented the gene expression of TIMPs 1 and 2 in a dose-dependent manner (1. 2-fold for each at 140nM). These results indicated that the suppression of proMMP-1 and proMMP-3 production and the augmentation of TIMP-1 and TIMP-2 production by triptolide correlated closely with the changes in the steady-state level of their mRNA.

Next, we examined whether the above suppressive effect of triptolide was due to its cytotoxicity, since triptolide has been reported to induce apoptotic death of T lymphocytes(23). When confluent human synovial cells were treated with triptolide and/or rHuIL-1α for 24 hours, the cytotoxicity was monitored by alamar blue assay. As shown in Figure 3, triptolide did not exert any cytotoxic effect on the human synovial cells under the experimental conditions used in the present studies. Therefore, it is likely that triptolide specifically supressed the production of proMMPs 1 and 3 and augmented the production of TIMPs 1 and 2 in human synovial cells.

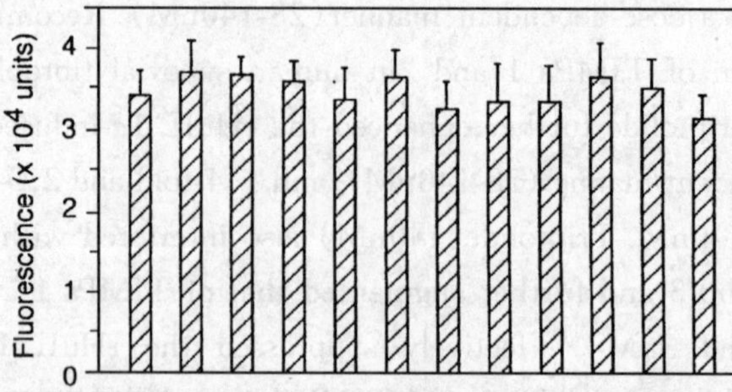

IL-1α (1 ng/ml)	–	+	+	+	+	+	+	–	–	–	–	–
Triptolide (nM)	0	0	2.8	14	28	56	140	2.8	14	28	56	140

Fig. 3 Lack of cytotoxic activity exerted by triptolide toward human synovial fibroblasts. Confluent synovial cells at the thirteenth passage in 96-well plates were treated with recombinant human interleukin-1α(IL-1α; 1 ng/ml) and/or various concentrations of triptolide in 100 μl Dulbecco's modified Eagle's medium/0.2% lactalbumin hydrolysate for 24 hours, and then cell number was monitored by alamar blue assay as described in the text. Data are the mean and SD for quadruplicate wells.

Effect of triptolide on the production of PGE_2 and COX. As shown in Figure 4, when synovial fibroblasts were cotreated with rHuIL-1α and various concentrations of triptolide for 24 hours, PGE_2 production was inhibited by triptolide in a dose-dependent manner (2.8-140nM). Triptolide also inhibited the LPS-induced production of PGE_2 in J774A.1 mouse macrophages (data not shown).

Since COX plays a key role in prostaglandin synthesis, we next examined the effect of triptolide on the production of COX. As shown in Figure 5, Western blot analysis indicated that rHuIL-1α augmented the production of COX-2 in human synovial fibroblasts, and this rHuIL-1α-mediated production of COX-2 was suppressed by triptolide in a dose-dependent manner (28-140nM). In contrast, neither rHuIL-1α nor triptolide influenced the constitutive production of COX-1 in human synovial fibroblasts. We also examined the influence of triptolide on the steady-state level of COX mRNA. Triptolide inhibited the rHuIL-1α-induced gene expression of COX-2 (>90% inhibition at 140nM), but not the constitutive expression of COX-1 mRNA, in human synovial fibroblasts. These results suggest that triptolide inhibits PGE_2 production predominantly by suppressing the gene expression and production of COX-2.

Effect of triptolide on the gene expression of IL-1α, IL-1β, TNFα, and IL-6 in mouse macrophages. RT-PCR indicated that spontaneous expression of IL-1α, IL-1β, TNFα, and IL-6 mRNA was observed in mouse macrophages (Figure 6). The expression of IL-1α and IL-1β mRNA was apparently augmented (1.5-fold and 2.0-fold, respectively) and that of TNFα and IL-6 mRNA was slightly enhanced (1.2-fold and 1.1-fold, respectively) by LPS (5μg/ml). Triptolide (28nM) suppressed the LPS-mediated expression of IL-1α, IL-1β, TNFα, and IL-6 mRNA; IL-6 mRNA was most effectively suppressed by triptolide. Furthermore, as shown in

Figure 7, triptolide inhibited the LPS-mediated production of IL-1β, but not its spontaneous production, in a dose-dependent manner (14-56nM), and this was also true for IL-6 (data not shown).

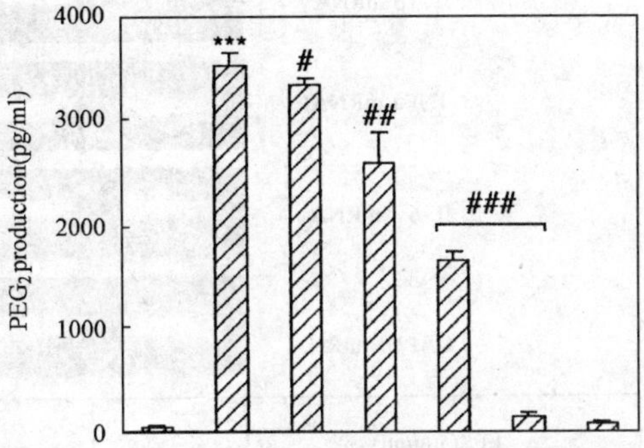

IL-1α(1ng/ml)	-	+	+	+	+	+	−
Triptolide(nM)	0	0	2.8	28	56	140	140

Fig.4 Interference by triptolide with the production of prostaglandin E_2 (PGE_2) in human synovial fibroblasts. Confluent synovial cells at the ninth passage in 24-well plates were treated with recombinant human interleukin-1α (IL-1α; 1 ng/ml) and/or triptolide at the indicated concentrations in 1.0 ml Dulbecco's modified Eagle's medium/0.2% lactalbumin hydrolysate for 24 hours. The amount of PGE_2 in harvested culture media was determined by enzyme immunoassay as described in the text. Data are the mean and SD for quadruplicate wells. * * * = $P<0.001$ versus control, by Student's *t*-test; # = $P<0.05$, # # = $P<0.01$, and # # # = $P<0.001$ versus cells treated with IL-1α alone, by Student's *t*-test.

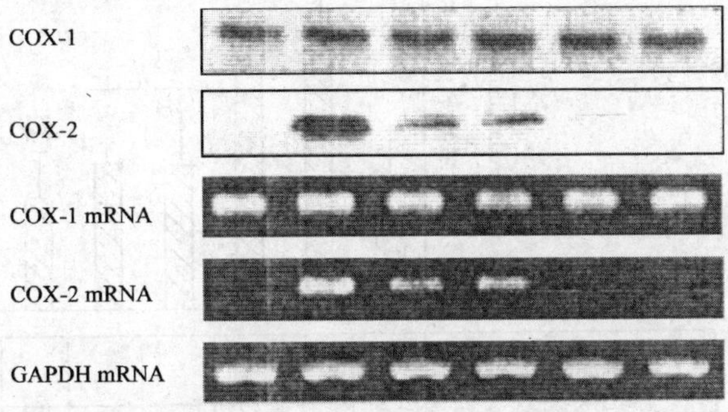

IL-1α(1 ng/ml)	-	+	+	+	+	−
Triptolide(nM)	0	0	28	56	140	140

Fig.5 Down-regulation by triptolide of cyclooxygenase 2 (COX-2), but not COX-1, production and gene expression in human synovial fibroblasts. Confluent synovial cells at the tenth passage in 100-mm dishes were treated with recombinant human interleukin-1α (IL-1α; 1 ng/ml) and/or triptolide at the indicated concentrations in 10 ml Dulbecco's modified Eagle's medium/0.2% lactalbumin hydrolysate for 24 hours. After incubation, the cells were washed once with phosphate buffered saline(−), and cell lysate was then subjected to enhanced chemiluminescence/Western blot analysis for COX-1 and COX-2. Alternatively, confluent cells at the eleventh passage in 100-mm dishes were treated as described above, and cytoplasmic RNA (3μg) was then subjected to reverse transcriptase-polymerase chain reaction for mRNA of COX-1, COX-2, and human GAPDH.

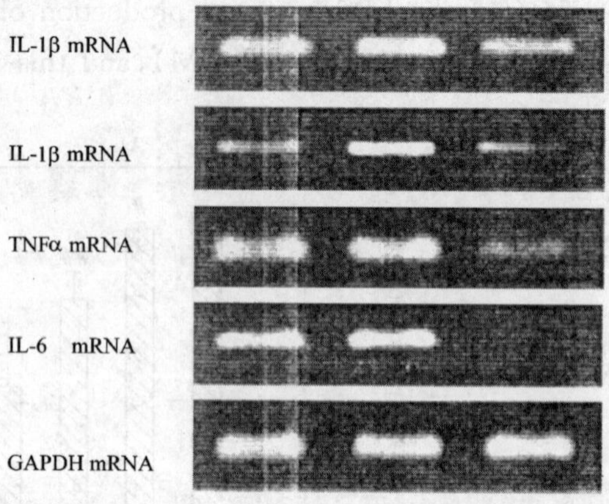

LPS(5μg/ml)	−	+	+
Triptolide(nM)	0	0	28

Fig.6 Interference by triptolide with gene expression of interleukin-α(IL-1α), IL-1β, IL-6, and tumor necrosis factor α (TNFα) in mouse macrophages. Adherent J774A.1 cells in 60-mm dishes were treated with lipopolysaccharide (LPS; 5 μg/ml) and/or triptolide (28nM) in 3 ml RPMI 1640/0.2% lactalbumin hydrolysate for 12 hours. Total RNA (3μg) was subjected to reverse transcriptase-polymerase chain reaction for mRNA of IL-1α, IL-1β, TNFα, IL-6, and mouse GAPDH, as described in the test.

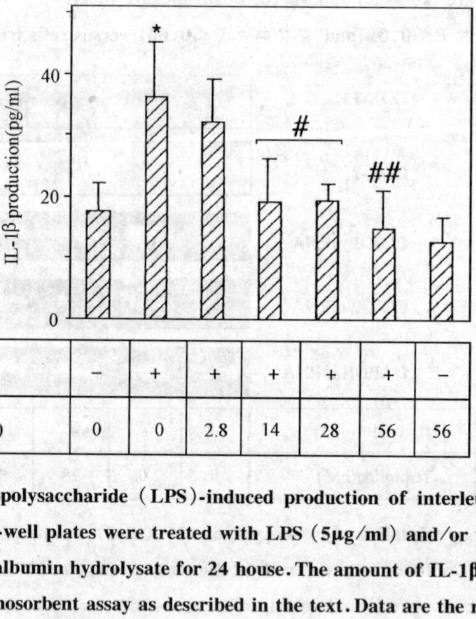

LPS(5μg/ml)	−	+	+	+	+	+	−
Triptolide(nM)	0	0	2.8	14	28	56	56

Fig.7 Interference by triptolide with lipopolysaccharide (LPS)-induced production of interleukin-β(IL-1β) in mouse macrophages. Adherent J774A.1 cells in 24-well plates were treated with LPS (5μg/ml) and/or various concentrations of triptolide in 1.0 ml RPMI 1640/0.2% lactalbumin hydrolysate for 24 house. The amount of IL-1β in harvested culture media was determined by enzyme-linked immunosorbent assay as described in the text. Data are the mean and SD for quadruplicate wells. * = $P<0.05$ versus control, by Student's *t*-test; # = $P<0.05$ and ## = $P<0.01$ versus cells treated with LPS alone, by Student's *t*-test.

DISCUSSION

A variety of extracts of the Chinese herbal remedy TWHF have been reported to have therapeutic effects on autoimmune or chronic inflammatory diseases (15). Because of the beneficial clinical impact, it is necessary to understand how these extracts exert their therapeutic function. Previous studies showed that TWHF effectively suppresses immunoreactive and inflammatory processes, which are induced by a variety of stimuli(17-25). However, it remains unclear whether TWHF could prevent the destruction of ECM in cartilage in RA patients and suppress the immune reactions.

It has been recognized that MMPs 1 and 3 have important roles in the degradation of connective tissue components in cartilage in RA. From this point of view, high levels of MMPs 1 and 3 are found in synovial tissues and fluid from RA patients (11-14). The expression and production of MMPs are regulated at the transcriptional levels by various cytokines and other stimuli, including IL-1 and TNFα(1). Moreover, the enzymatic activities of MMPs at inflammatory sites are controlled by their endogenous inhibitors, called TIMPs(1). Therefore, it is likely that the imbalaced production of MMPs and TIMPs causes the destruction of connective tissue of joints.

In the present study, we demonstrated the new finding that triptolide, an active component of TWHF, significantly down-regulated the gene expression and production of proMMPs 1 and 3, while it up-regulated the expression of TIMPs 1 and 2, in IL-1-treated human synovial fibroblasts. It has been reported that the biosynthesis of MMPs 1 and 3 is up-regulated by various cytokines such as IL-1, TNFα, and IL-6(5-7). Therefore, we further examined whether triptolide inhibited the gene expression of IL-1α, IL-1β, TNFα, and IL-6, and we also examined whether it suppressed the production of IL-1β and IL-6 in J774A.1 mouse macrophages.

The action of triptolide toward the production of cytokines is similar to that of crude extracts of TWHF; EA suppresses cytokine production by monocytes, IgG secretion by B cells, and IL-2 and IL-4 production by lymphocytes(21). Further, it has been reported that triptolide effectively inhibits IL-2 gene expression in T cells iva the inhibition of transcriptional activation of nuclear factor κB(NF-κB)(33). However, the effects of triptolide on the production of proinflammatory cytokines have not been clarified. Recently, it has been reported that NF-κB has an essential role in the transcriptional activation of TNFα, IL-1, and MMPs(34, 35). Therefore, it is hightly possible that the suppression by triptolide of the production of proMMPs and proinflammatory cytokines in human synovial cells and mouse macrophages resulted from the inhition of NF-κB. Further studies are needed to clarify the exact mechanism of action of triptolide on the suppression of MMP and cytokine production.

PGE_2 has important roles as an inflammatory mediator in RA. Since inducible COX-2 is a key enzyme for prostaglandin production at sites of inflammation (36), we examined the effect of triptolide on PGE_2 production and COX induction in human synovial fibroblasts and mouse macrophages. Triptolide inhibited PGE_2 production by IL-1α-treated human synovial fibroblasts through suppressing the production and gene expression of COX-2, but not those of COX-1, suggesting that triptolide is a slective inhibitor for COX-2. In addition, triptolide interfered with the LPS-induced production of PGE_2, but not with spontaneous levels of PGE_2, in mouse macrophages, suggesting that it may suppress the production of COX-2 in macrophages as well as in synovial fibroblasts. Our results are in accordance with those obtained by using a crude extract of TWHF; the extract selectively inhibits COX-2 production via the inhibition of NF-κB in human synovial fibroblasts (37).

In this study, we indicated that antiinflammatory and immunosuppressive effects of triptolide were very similar to those of glucocorticoid. Previous studies also indicated that active components of TWHF and dexamethasone selectively inhibited COX-2-regulated PGE_2 production(25) and suppressed IL-2 transcription and the production of interferon-γ along with a similar spectrum of antiinflammatory and immunosuppressive activities(38). Therefore, it is of interest whether these actions of triptolide involved the glucocorticoid receptor in synovial cells. Along this line of inquiry, Maekawa et al(37) have reported the interesting observation that one of the extracts from TWHF and dexamethasone selectively suppresses the IL-1β-induced expression of COX-2 in human synovial cells, while this extract does not act as a glucocorticoid agonist. This was further supported by our finding that triptolide obviously augmented IL-1α-mediated expression and production of TIMP-1, while dexamethasone interfered slightly with TIMP-1 production in human synovial cells. Taken together, these results indicated that the antiinflammatory action of TWHF, especially that of triptolide, is clearly distinct from that of dexamethasone.

In conclusion, we have demonstrated for the first time that triptolide down-regulated the gene expression and production of proMMPs 1 and 3 as well as those of COX-2, and that it upregulated the gene expression and production of TIMPs 1 and 2 in human synovial fibroblasts. In addition, the gene expression of the proinflammatory cytokines IL-1, IL-6, and TNFα in macrophages was effectively inhibited by triptolide. Therefore, these results suggest that triptolide exerts novel chondroprotective and antiinflammatory effects in RA, and that the therapeutic action of TWHF in RA is due in part to these triptolide effects.

ACKNOWLEDGMENT

We are grateful to Dr. Hideaki Nagase (The Kennedy Institute of Rheumatology, Imperial College, London, UK) for generously providing antibodies and complementary DNA probes.

REFERENCES

[1] Nagase H, Okada Y. Proteinase and matrix degradation. In: Kelly WN, Ruddy S, Harris ED Jr, Sledge CB, editors. Textbook of rheumatology. Philadelphia: WB Saunders; 1996. p. 323-41.

[2] Arend WP, Dayer J-M. Cytokines and cytokine inhibitors or antagonists in rheumatoid arthritis. Arthritis Rheum 1990, 33: 305-15.

[3] Feldmann M, Brennan FM, Chantry D, Haworth C, Turner M, Abney E, et al. Cytokine production in the rheumatoid joint: implications for treatment. Ann Rheum Dis 1990, 49: 480-6.

[4] Hirano T, Mat T, Turner M, Miyasaka N, Buchan G, Tang B, et al. Excessive production of interleukin-6/B cell stimulatory factor-2 in rheumatoid arthritis. Eur J Immunol 1988; 18: 1797-801.

[5] Arend WP, Dayer J-M. Inhibition of the production and effects of interleukin-1 and tumor necrosis factor α in rheumatoid arthritis [review]. Arthritis Rheum 1995; 38: 151-60.

[6] Feldmann M, Brennan FM, Maini RN. Rheumatoid arthritis. Cell 1996;85:307-10.

[7] Ito A, Itoh Y, Sasaguri Y, Morimatsu M, Mori Y. Effects of interleukin-6 on the metabolism of connective tissue components in rheumatoid synovial fibroblasts. Arthritis Rheum 1992;35:1197-201.

[8] Cawstone, TE. Protein inhibitors of metalloproteinases. In: Barret AJ, Salvesen G, editors. Proteinase inhibitors. Amsterdam: Elsevier Science Publishers; 1986. p. 589-610.

[9] Dayer JM, Burger D. Interleukin-1, tumor necrosis factor and their specific inhibitors. Eur Cytokine Netw 1994;5:563-71.

[10] Lotz M, Guerne PA. Interleukine-6 induces the synthesis of tissue inhibitors of metalloproteinases-1/erythroid potentiating activity(TIMP-1/EPA). J Biol Chem 1991;266:2017-20.

[11] Gaudin P, Razakaboay M, Surla A, Berthier S, Fauconnier J, Morel F, et al. A study of metalloproteinases in fifty joint fluid specimens. Rev Rhum Engl Ed 1997;64:375-81.

[12] Ishiguro N, Ito T, Obata K, Fujimoto N, Iwata H. Determination of stromelysin-1, 72 and 92 kDa type Ⅳ collagenase, tissue inhibitors of metalloproteinases-1 (TIMP-1), and TIMP-2 in synovial fluid and serum from patients with rheumatoid arthritis. J Rheumatol 1996;23:1599-604.

[13] Keyszer G, Lambiri I, Nagel R, Keysser C, Keysser M, Gromnica-Ihle E, et al. Circulating levels of marix metalloproteinases MMP-3 and MMP-1, tissue inhibitor of metalloproteinases 1(TIMP-1), and MMP-1/TIMP-1 complex in rheumatic disease: correlation with clinical activity of rheumatoid arthritis versus other surrogate markers. J Rheumatol 1999;26:251-8.

[14] Matsuyama T. Tissue inhibitor of metalloproteinases-1 and matrix metalloproteinase-3 in Japanese healthy cChildren and in Kawasaki disease and their clinical usefulness in juvenile rheumatoid arthritis. Pediatr Int 1999;41:239-45.

[15] Lipsky PE, Tao X. Apotential new treatment for rheumatoid arthritis: thunder god vine. Semin Arthritis Rheum 1997;26:713-23.

[16] Tao X, Sun Y, dong Y, Xiao YL, Hu DW, Shi YP, et al. Aprospective, controlled, double-blind, cross-over study of Tripterygium wilfordii Hook F in treatment of rheumatoid arthritis. Chin Med J (Engl) 1989; 102:327-32.

[17] Zheng JR, Xu LF, Ma L, Wang DH, Gao JW. Studies of pharmacological actions of total glycosides in Triptergyium wilfordii. Acta Acad Med Sinicae 1983;5:1-7.

[18] Asano K, Matsuishi J, Yu Y, Kasahara T, Hisamitsu T. Suppressive effects of Tripterygium wilfordii Hook F, a traditional Chinese medicine, on collagen arthritis in mice. Immunopharmacology 1998;39:117-26.

[19] Tao X, Ma L, Mao Y, Lipsky PE. Suppression of carrageenan induced inflammation in vivo by an extract of the Chinese herbal remedy Triptergyium wilfordii Hook F. Inflamm Res 1999;48:139-48.

[20] Dong Y. The suppressive effect of Tripterygium wilfordii Hook F on the interleukin-2 autocrine loop of human T cells. Chung Kuo I Hsueh Ko Hsueh Yuan Hsueh Pao 1993;15:193-6.

[21] Chang DM, Chang WY, Kuo SY, Chang ML. The effects of traditional antirheumatic herbal medicines on immune response cells. J Rheumatol 1997;24:436-41.

[22] Chang DM, Kuo SY, Lai JH, Chang ML. Effects of anti-rheumatic herbal medicines on cellular adhesion molecules. Ann Rheum Dis 1999;58:366-71.

[23] Yang Y, Liu Z, Tolsa E, Yang J, Li L. Triptolide induces apoptotic death of T lympocyte. Immunopharmacology 1998;40:139-49.

[24] Kupchan SM, Court WA, Dailey RG Jr, Gilmore CJ, Bryan RF. Triptolide and tripdiolide, novel antileukemic diterpenoid triepoxides from Triptergium wilfordii. J Am Chem Soc 1972;94:7194-5.

[25] Tao X, Schulze-Koops H, Ma L, Cai J, Mao Y, Lipsky PE. Effects of Tripterygium wilfordii Hook F Ex-

tracts on induction of cyclooxygenase 2 activity and prostaglandin E_2 production. Arthritis Rheum 1998; 41:130-8.

[26] Takahashi S, Ito A, Nagino M, Mori Y, Xie B, Nagase H. Cyclic adenosine 3′,5′-monophosphate suppresses interleukin 1-induced synthesis of matrix metalloproteinases but not tissue inhibitor of metalloproteinases in human uterine cervical fibroblasts. J Biol Chem 1991;266:19894-9.

[27] Laemmli UK. Cleavage of structural proteins during the assembly of the head of bacteriophage T4. Nature 1970;227:680-5.

[28] Ito A, Nagase H. Evidence that human rheumatoid synovial natrix metalloproteinase 3 is an endogenous activator of procollagenase. Arch Biochem Biophys 1988;267:211-6.

[29] Sato T, Kondo T, Fujisawa T, Seiki M, Ito A. Furin-independent pathway of membrane type 1-matrix metalloproteinase activation in rabbit dermal fibroblasts. J Biol Chem 1999;274:37280-4.

[30] Funk CD, Funk LB, Kennedy ME, Pong AS, Fitzgerald GA. Human platelet/erythroleukemia cells prostaglandin G/H synthase: cDNA cloning, expression, and gene chromosomal assignment. FASEB J 1991;5:2304-12.

[31] Sato T, Nakajima H, Fujio K, Mori Y. Enhancement of prostaglandin E_2 production by epidermal growth factor requires the coordinate activation of cytosolic phospholipase A_2 and cyclooxygenase 2 in human squamous carrinoma cells. Prostaglandins 1997;53:355-69.

[32] Pagé B, Pagé, NOel C. A new fluorometric assay for cytotoxicity measurements in vitro. Int J Oncol 1993; 3:473-6.

[33] Qiu D, Zhao G, Aoki Y, Shi L, Uyei A, Nazarian S, et al. Immunosuppressant PG490(triptolide) inhibits T-cell interleukin-2 expression at the level of purine-box/nuclear factor of activated T-cells and NF-κB transcriptional activation. J Biol Chem 1999;274:13443-50.

[34] Jue DM, Jeon KI, Jeong JY. Nuclear factor kappaB(NF-κB) pathway as a therapeutic target in rheumatoid arthritis. J Korean Med Sci 1999;14:231-8.

[35] Han Z, Boyle DL, Manning AM, Firestein GS. AP-1 and NF-κB regulation in rheumatoid arthritis and murine collagen-induced arthritis. Autoimmunity 1998;28:197-208.

[36] Geng Y, Blanco FJ, Cornelisson M, Lotz M. Regulation of cyclooxygenase-2 expression in normal human articular chondrocytes. J Immunol 1995;155:796-801.

[37] Maekawa K, Yoshikawa N, Du J, Nishida S, Kitasato H, Okamoto K, et al. The molecular mechanism of inhibition of interleukin-1β-induced cyclooxygenase-2 expression in human synovial cells by Triptergyium wilfordii Hook F extract. Inflamm Res 199;48:575-81.

[38] Tao X, Cai JJ, Lipsky PE. The identity of immunosuppressive components of the ethyl acetate extract and chloroform methanol extract(T2) of Tripterygium wilfordii Hook F. J Pharmacol Exp Ther 1995;272: 1305-12.

原载:《ARTHRITIS & RHEUMATISM》2001,44(9):2193

香港市售天雄补肾助阳药效学研究 *

曹　晖，王时桃**，吴连英，王孝涛，蒋爱品***

［摘要］ 目的：探讨天雄补肾助阳药效机理，为进一步研究开发炮天雄治肾阳虚证新药提供实验依据。方法：采用常规阳虚证和肾虚证动物模型，观察低温游泳存活时间、脏器系数、阴茎勃起潜伏期等指标。结果：炮天雄煎剂能提高阳虚证小鼠耐疲劳能力，延长其低温存活时间，促进肾虚证大鼠免疫作用。结论：炮天雄具有一定的补肾助阳功效，与其历代文献记载"补命门、强肾气"和现在港澳中医临床治疗肾亏阳虚证相吻合。

［关键词］ 天雄；补肾助阳；药效学研究；炮制

Pharmacological Study on Tianxiong(Tuber of *Aconitum carmichaeli* Debx.), A Chinese Drug for Reinforcing the Kidney Yang Retail in Hong Kong Market

CAO Hui, *WANG Shi-tao* *, *WU Lian-ying*, *WANG Xiao-tao*, *Jiang Ai-pin* **

(* *Liupanshui Administration of Pharmaceutics*, *Liupanshui*, *Guizhou* 553001, *China*;

* * *Beijing Health School*, *Beijing* 100053, *China*)

[**Abstract**] Objective: To explore the pharmacodynamic mechanism of Tianxiong (*Aconitum carmichaeli*) in tonifying the kidney and supporting Yang, so as to provide evidences for further development of new drugs treating Yang-eficiency of the kidney. Method: Observing parameters such as visceral index, survival time of low-temperature swimming for hydrocortisone-induced Yang-deficiency model mouse and testis-removed kidney-deficiency model rat. Result: The decoction of processed Tianxiong could strengthen the antifatigual ability and prolong the survival time of low-temperature swimming for mice, and promote immunization in rats. Conclusion: Tianxiong is able to reinforce the kidney Yang, which reconforms the conclusion of "replenishing the fire of vital gate and the Qi of kidney" recorded in Chinese historical literature and proved by overseas clinical practice.

[**Key words**] Tianxiong; *Aconitum carmichaeli*; tonifying the kidney and supporting Yang; pharmacological study; processing

天雄与附子同源，实为盐附子商品药材规格之一，系毛茛科植物乌头 *Aconitum*

---

*　基金项目：教育部留学回国人员科研启动基金资助课题

* *（贵州省六盘水市医药事业局，贵州 六盘水　553001）

* * *（北京卫生学校，北京　100053）

carmichaeli Debx.的侧根。《神农本草经》记载天雄功效主要有温阳、止痛、祛风。历代医家沿用,而且其临床应用范围通过传统的炮制技术不断扩大,偏重于益火助阳。大陆60年代后基本没有天雄商品和饮片规格[1],但港澳、东南亚地区仍习惯沿用“炮天雄”入方(如济生肾气丸、天麻丸、桂附地黄丸)治疗元阳素虚、肾亏阳虚证患者。为进一步验证其临床治疗肾阳虚证效果,本文试从天雄补肾助阳的药效机理角度进行初步的探讨。结合我们前期相关的历史沿革、饮片质量、毒理学等研究结果[2],可为炮天雄治肾阳虚新药研究开发提供实验依据。

1 实验材料

实验样品:生天雄购自香港协兴隆药行,产自四川省江油市。炮天雄为香港市售品,购自中西药行和联昌药业公司,为广东省广州市经济开发区建祥药材有限公司加工生产。

实验药品:氢化可的松注射液(以下简称氢可):天津人民制药厂生产,批号:961129[25 $mg\cdot(5ml)^{-1}$]。丙酸睾丸酮注射液:上海第九制药厂生产,批号:980506,使用时用食用花生油稀释成1 $mg\cdot ml^{-1}$。青霉素钾:华北制药有限公司生产,批号:9807128,用注射用水稀释成40万 $U\cdot ml^{-1}$。

天雄水煎剂:将生品切成薄片,炮天雄砸成0.5~0.6 cm大小碎块。称取一定量的实验样品,加6倍水浸泡1 h,在电炉上煎沸1.5 h,过滤。药渣再加4倍量水,煎沸1 h,过滤。合并2次滤液,水浴上浓缩至1:1浓度(1 g生药或饮片$\cdot ml^{-1}$),供补肾壮阳实验用。浓缩至1:2浓度(2 g生药或饮片$\cdot ml^{-1}$),供急性毒性实验用。冰箱存放,临用时按需要稀释成所需浓度。

实验动物:昆明种小白鼠,Wistar大白鼠,购自北京大学医学实验动物中心。

2 方法与结果

2.1 天雄水煎剂对阳虚证小鼠的影响

选取体重18~20 g小白鼠96只,按体重随机分8组,每组12只,雌、雄各半。①正常对照组(生理盐水20 $ml\cdot kg^{-1}$);②阳虚证模型组:氢可25 $mg\cdot kg^{-1}$;③~⑤氢可+生天雄大、中、小剂量(5.4,3.6,1.8 $g\cdot kg^{-1}$)组;⑥~⑧氢可+炮天雄大、中、小剂量(5.4,3.6,1.8 $g\cdot kg^{-1}$)组。各组均每日灌胃给药1次,同时每天肌肉注射氢可1次,连续5 d。第4天药后1 h用半导体温度计测小鼠腋下体温,称量体重。观察小鼠自主活动后,测小鼠低温游泳存活时间(水温15 ℃±0.5 ℃,水深20 cm)并进行统计处理。各组之间平均值用Student's T检验,数据值表示为均值±标准差。结果见表1。

结果表明:氢可25 $mg\cdot kg^{-1}$可造成小鼠阳虚证,耐寒、耐疲劳能力下降。给药组(除炮天雄小剂量组外)耐寒,耐疲劳能力增强,可明显延长小鼠低温游泳存活时间,与阳虚证模型组比有非常显著差别($P<0.01,0.001$)。给药5 d后,各组小鼠体重均较药前有所增加,阳虚证模型组增加0.63 g(增长率为3.2%),生天雄小剂量组增加0.8 g(增长率为3.9%),其余给药组均增长1 g以上(增长率为6%~8%),是阳虚证模型组的2倍以上。各给药组小鼠体温与阳虚证模型组相近或略有升高,统计未见明显差别($P>0.05$)。阳虚证模型组小鼠自主活动减弱,体凉,毛松而给药组症状有所缓解。

2.2 炮天雄水煎剂对肾虚证大鼠的影响

选体重95~110 g大白鼠,雄性。用戊巴比妥钠(30 $mg\cdot kg^{-1}$)腹腔注射麻醉,用酒精消毒会阴部皮肤后,行双侧睾丸切除术。术后给每只大鼠肌肉注射青毒素钾4万U,连续注射

3 d后，将 56 只去势大鼠按体重均匀分成 5 组：①去势模型组；②阳性对照组（丙酸睾丸酮 2 mg·kg^{-1}）；③～⑤炮天雄大、中、小剂量（20，10，5 g·kg^{-1}）组；⑥正常对照组（未去势大鼠）。各组均于术后 3 d 开始给药，除阳性对照组用丙酸睾丸酮每天皮下注射 1 次外，其余各组均每天灌胃给药 1 次，连续 21 d。末次给药第 2 天各组大鼠禁食 16 h 后处死，取出前列腺、精囊、包皮腺、提肛肌；同时取出胸腺、脾脏、肾上腺等组织器官，称重折算脏器系数[脏器系数＝脏器官重量(g)/体重(g)×100％]并进行统计处理，结果见表 2，表 3。

表 1　生天雄、炮天雄水煎剂对阳虚证小鼠的影响

组别	剂量 /g·kg^{-1}	体温 /℃	低温游泳存活时间 /min	体重			
				给药前/g	给药后/g	差值/g	增长率/%
正常对照组		36.48±0.95	6.73±0.87	19.73±1.13	22.43±2.01	2.70	13.7
阳虚证模型组	0.025	35.95±0.43	3.24±0.90	19.85±1.04	20.21±2.06	0.63	3.2
氢可＋生天雄大剂量组	5.4	36.15±0.69	5.26±1.12$^{2)}$	19.72±1.12	20.99±2.18	1.27	6.4
氢可＋生天雄中剂量组	3.6	35.92±0.67	4.97±1.12$^{2)}$	18.98±0.94	20.10±2.25	1.16	6.1
氢可＋生天雄小剂量组	1.8	35.92±0.46	4.46±1.15$^{1)}$	20.42±1.04	21.22±1.77	0.80	3.9
氢可＋炮天雄大剂量组	5.4	36.33±0.65	4.60±1.27$^{1)}$	19.10±1.24	20.49±2.73	1.39	7.3
氢可＋炮天雄中剂量组	3.6	36.16±0.65	4.34±1.02$^{1)}$	19.60±1.21	21.16±2.36	1.56	8.0
氢可＋炮天雄小剂量组	1.8	35.82±0.51	3.99±1.43	19.32±1.02	20.56±1.54	1.24	6.4

注：$\overline{x}\pm s$，$n=12$　与阳虚证模型组比$^{1)}P<0.01$，$^{2)}P<0.001$

表 2　炮天雄水煎剂对去势大鼠包皮腺、前列腺、精囊、提肛肌脏器系数的影响

组别	剂量 /g·kg^{-1}	动物数	包皮腺	前列腺	精囊	提肛肌
正常对照组		10	0.54±0.014$^{1)}$	0.110±0.026$^{1)}$	0.129±0.035$^{1)}$	0.054±0.013$^{1)}$
去势模型组		11	0.028±0.008	0.032±0.010	0.021±0.006	0.035±0.008
阳性对照组	0.002	11	0.064±0.019$^{1)}$	0.192±0.052$^{1)}$	0.251±0.097$^{1)}$	0.065±0.006
炮天雄大剂量组	20	11	0.036±0.007$^{1)}$	0.027±0.008	0.009±0.004	0.037±0.010
炮天雄中剂量组	10	12	0.04±0.012$^{1)}$	0.028±0.009	0.011±0.002	0.037±0.013
炮天雄小剂量组	5	11	0.035±0.006$^{1)}$	0.029±0.012	0.015±0.004	0.031±0.008

注：$\overline{x}\pm s$（表 3，表 4 同）　$^{1)}$与去势模型组比 $P<0.05$

结果表明：模型组大鼠去势 3 周后，各性腺器官均呈现明显的萎缩，脏器系数明显低于正常对照组（$P<0.05$）。去势大鼠注射丙酸睾丸酮后，各性腺器官重量明显大于去势模型组，达正常动物水平。去势大鼠给炮天雄水煎剂 3 周后，各剂量组的包皮腺均较去势模型组明显增大（$P<0.05$）而对前列腺、精囊、提肛肌均未见明显影响（$P>0.05$）。虽然其胸腺、肾上腺、脾脏均较去势模型组有增大的趋势，但统计上无明显差异。结果与文献报道相似[3]。

2.3　炮天雄水煎剂对阴茎勃起潜伏期的影响

实验方法与上述 **2.2** 完全相同。连续用药 21 d，最后 1 次给药后 24 h（停药第 1 天），用电刺激仪刺激大鼠阴茎周围皮肤，刺激电流为 4 mA，观察阴茎从刺激开始到勃起的时间(潜伏期)，并进行统计处理。结果见表 4。

表 3 炮天雄水煎剂对去势大鼠胸腺、脾脏、肾上腺脏器系数的影响

组别	剂量/$g\cdot kg^{-1}$	动物数	胸腺	脾脏	肾上腺
正常对照组		10	0.221 ± 0.047	0.312 ± 0.055	0.021 ± 0.005
去势模型组		11	0.281 ± 0.070	0.287 ± 0.062	0.024 ± 0.006
阳性对照组	0.002	11	0.193 ± 0.039	0.296 ± 0.047	0.21 ± 0.004
炮天雄大剂量组	20	11	0.285 ± 0.040	0.325 ± 0.044	0.026 ± 0.008
炮天雄中剂量组	10	12	0.328 ± 0.048	0.332 ± 0.050	0.026 ± 0.006
炮天雄小剂量组	5	11	0.325 ± 0.062	0.334 ± 0.051	0.026 ± 0.007

表 4 炮天雄水煎剂对电刺激诱导的肾虚证大鼠阴茎勃起潜伏期的影响

组别	剂量/$g\cdot kg^{-1}$	动物数	阴茎勃起潜伏期/sec
正常对照组		10	25.20 ± 14.30
去势模型组		11	$53.77\pm27.38^{1)}$
阳性对照组	0.002	11	$27.73\pm6.58^{2)}$
炮天雄大剂量组	20	11	55.00 ± 29.71
炮天雄中剂量组	10	12	48.00 ± 17.12
炮天雄小剂量组	5	11	47.73 ± 30.08

注：1) 与正常对照组比较 $P<0.01$；2) 与去势模型组比较 $P<0.01$

结果表明：行双侧睾丸切除术的去势模型组大鼠由电刺激诱导的阴茎勃起潜伏期明显延长(与正常对照比较，$P<0.01$)。去势大鼠皮下注射丙酸睾丸酮后，其阴茎勃起潜伏期接近正常大鼠水平，明显短于去势模型组($P<0.01$)。而炮天雄各剂量组对去势大鼠阴茎勃起潜伏期无明显影响。

2.4 天雄急性毒性(LD_{50})及最大耐受量测定

选体重 19～20 g 小白鼠 60 只，禁食(不禁水)16 h 后分 6 组，每组 10 只，雌雄各半。①～④组分别灌以生天雄水煎剂 40 $g\cdot kg^{-1}$(200%)，34 $g\cdot kg^{-1}$(170%)，28.9 $g\cdot kg^{-1}$(144.5%)，24.6 $g\cdot kg^{-1}$(122.8%)。⑤组给以生理盐水 20 $ml\cdot kg^{-1}$，以上均给药 1 次。⑥组给炮天雄水煎剂 57.2 $g\cdot kg^{-1}$(143%)，24 h 内灌 3 次(总剂量为 171.6 $g\cdot kg^{-1}$)，观察 7 d 内小鼠死亡数及异常表现。用寇氏改良法求急性毒性(LD_{50})。结果生天雄 LD_{50}为 33.18 $g\cdot kg^{-1}\pm2.7$ $g\cdot kg^{-1}$。炮天雄由于毒性极低，无法测出 LD_{50}，只能测出其最大耐受量为 171.6 $g\cdot kg^{-1}$。与我们以前结果相似[2]，而与文献报道结果相差较远[3]，可能与所用饮片样品不同有关。

3 讨论

生天雄具有一定的毒性，炮天雄毒性则大大降低，毒性症状不明显。同时药效研究证明炮制前后补肾助阳指标没有显著性差异。说明天雄临床应用时必须炮制制毒后才可入方配伍，以期达到安全有效目的。天雄水煎剂能提高阳虚证小鼠耐寒、耐疲劳的能力，并明显延

长小鼠低温存活时间,且有抑制小鼠体重减轻的趋势,但对体温的影响不明显。

炮天雄水煎剂,大、中、小剂量连续用药21 d,对去势大鼠的包皮腺有明显的增重作用,但对大鼠的前列腺、精囊、提肛肌无明显的影响。对胸腺、脾脏等免疫器官有一定的促进作用,但统计未见明显差异。对去势大鼠由电刺激诱导的阴茎勃起潜伏期无明显的影响。提示炮天雄具有补肾助阳功效,与历代文献记载其"补命门、壮阳精、强肾气"和现在港澳中医临床多用于肾阳虚证患者是相吻合的。

参考文献

[1] 曹晖,王春燕,王孝涛.毒性中药天雄炮制历史沿革研究.中国中药杂志,1998,23(6):348.

[2] 曹晖.中药天雄炮制品的生物碱含量及其急性毒性(LD_{50})变化的初步研究.基层中药杂志,1993,7(2):27.

[3] 杨明,沈映君,张为亮.附子生用与炮用的药理作用比较.中国中药杂志,2000,25(12):717.

原载:《中国中药杂志》2001,26(6):369

The metabolism of constituents of Huangqin-Tang decoction, a traditional Chinese medicinal preparation, in conventional, germ-free and gnotobiote mice

Zuo Feng(Zuo F), Zhou Zhong-Ming(Zhou ZM),
Yan Mei-Zhen(Yan MZ), Zhang Qing(Zhang Q),
Wang Yan-Li(Wang YL), Xiong Yu-Lan(Xiong YL)

[**Abstract**] The metabolic fate of the constituents of Huangqin-Tang decoction by intestinal bacteria was investigated using conventional, germ-free and gnotobiote mice. After oral administration of 40g/kg Huangqin-Tang decoction to conventional, germ-free and gnotobiote mice, the cecal contents and cumulative feces were analyzed by high-performance liquid chromatographic (HPLC) method. The constituents of Huangqin-Tang decoction in the cecal contents or feces were not metabolized in germ-free mice through out the experiment. However, the metabolites of the constituents of Huangqin-Tang were detected both in conventional and *Eubacterium aerofaciens*——infected gnotobiote mice, which were similar to those metabolized by human intestinal bacteria(HIB) *in vitro*. Baicalin(BG), wogonoside (WG), oroxylin-A-glucuronide(OG) from *Scutellariae* Radix, paeoniflorin(PF) from *Paeoniae* Radix, liquiritin(LG) and glycyrrhizic acid(GL) from *Glycyhhizea* Radix, were converted to their metabolites baicalein(B), wogonin(W), oroxylin-A(O), paeonimetabolin-I(PM-I), liquiritigenin(L) and glycyrrhetinic acid(GA) by intestinal bacteria. The intestinal bacteria such as *E. aerofaciens* are essential for the hydrolyzing activities of glycosides in Huangqin-Tang. The results reconfirmed that the metabolism ability of the constitutents in Huangqin-Tang decoction by intestinal bacteria.

[**Keywords**] Huangqin-Tang decoction; metabolism; intestinal bacteria; germ-free mice; gnotobiote mice

Introduction

Intestinal bacteria play an essential role in the metabolism of many glycosides in various medicinal herbs to their aglycones[1]. Some glycosides of herbs are considered to be main components in manifestation of their medicine effects[2]. In previous paper, using an HPLC method established in our laboratory, 15 chemical components including the original compounds in the traditional Chinese medicinal preparation Huangqin-Tang and their metabolites by HIB were simultaneously identified and determined. The results showed that the glycosides of Huangqin-Tang BG, WG, OG, PF, LG, ILG and GL were converted to their aglycones B, W, O, PM-I, L, IL and GA by HIB *in vitro*, respectively[3,4].

This paper documents the study of the metabolism of the constituents in Huangqin-Tang decoction in conventional, germ-free and *E. aerofaciens*—infected gnotobiote mice by intestinal bacteria. And the concentration-time curve of constituents and their metabolites in the cecal contents in conventional mice was prepared.

Materials and Methods

Materials

All the reference substances were provided by Prof. Tan Hong-gen and Liu Mei-Lan in Chemistry Department of our Institute. Methanol was of HPLC-grade, and chemicals used were of analytical-grade.

Bacterial strain and culture

Eubacterium aerofaciens stain was provided by Prof. Teruaki AKAO(Faculty of Pharmaceutical Sciences, Toyama Medical and Pharmaceutical University, Japan). General anaerobic medium(GAM) broth was purchased from MingXin Institute of biological technology(Beijing, China).

Preparation of Huangqin-Tang decoctions

In accordance with the method previously published[3].

Animals, treatments and Sampling

Male BALB/cJ germ-gree mice(18-20g) were purchased from the Institute of Experimental Animals, Chinese Academy of Medical Sciences. Male conventional mice were purchased from Medicine Collage of Beijing University. Germ-free mice were maintained in an isolator cage under sterilized conditions. Six germ-free mice were infected with *E. aerofaciens* (1 ml medium) on the first day and third day to ascertain and to establish the gnotobiote mice. A decoction of Huangqin-Tang (40g/kg) was orally given on the seventh day. The same dose of Huangqin-Tang was orally administered to conventional and germ-free mice. The sterilized water and chow were provided to germ-free and gnotobiote mice. All animals were fasted overnight (16-18h) prior to the experiment of oral administration of Huangqin-Tang, but water was allowed *ad libitum*. Cumulative feces for 4 and 12h after administration were collected. After the mice were sacrificed, the abdomen was exposed by a midline abdominal incision and taken away the cecal contents. The feces and the cecal contents were homogenized with ten-fold volumes of methanol. The mixture was centrifuged at 3000 rpm for 10 min, and then the suspension was filtered and analyzed with HPLC. The transformation ratio of the constituents in cecal contents were calculated as: Transformation ratio = the content of original compound/the content of its metabolite.

Instrumentation and HPLC Analysis

The HPLC apparatus was a Hewlett-Packared (USA) system composed of an HP1100 Series Binary Pump and an HP1100 Series Autosampler. The detection Array Detector scans between 190-400nm. An HP1100 Series ChemStation (Hewlett-Packard) was used for data acquisition and integration. The purity of the chromatographic peaks was estimated with an HP1100 Series Photodiode Array Detector. A Wakosil Ⅱ 5C18-AR reversed-phase column (particle size 5μm, 4.6 × 150mm, i.d., SGE Ltd., Australia) was used. The constituents in samples were simultaneously analyzed according to the HPLC method in our previously paper with a few modifications[3]: the mobile phase was composed of A (MeOH-HAC 100 : 0.5, v/v)-B (Water-HAC 100:0.5, v/v) with gradient elution (0 min, 30:70; 15 min, 40:60; 30 min, 60:40; 40 min, 80:20; 50 min, 100:0). The flow-rate was 1ml/min. The operating temperature was maintained at 25℃.

Preparation of concentration-time curve

The cecal contents of conventional mice were taken away at time intervals (0, 1, 2, 4, 8, 12, 24 and 48h) after oral administration of 40g/kg Huangqin-Tang. The quantity of constituents and their metabolites in 1 g contents was calculated using HPLC, and the concentration-time curve was made.

Results and Discussion

We didn't find the metabolites in cecal contents and feces in germ-free mice in 4h or 12h after administration. However, the metabolites of the constituents of

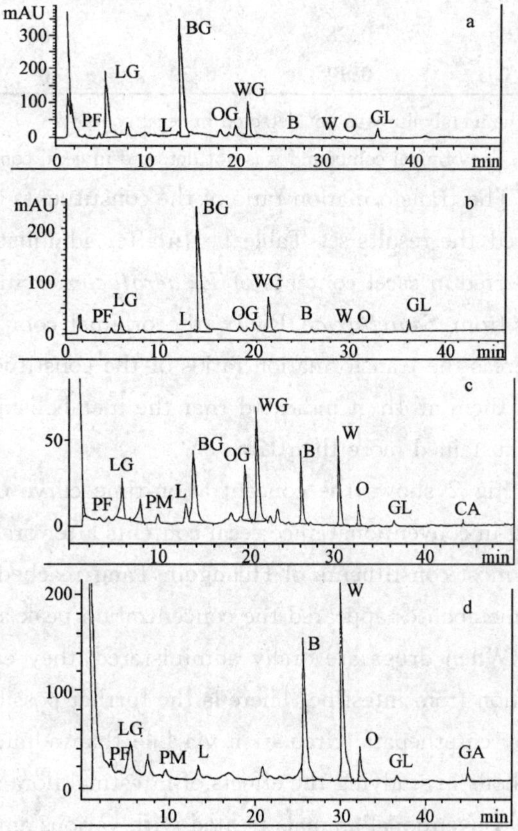

Fig.1 The chromatograms of the constituents in Huangqin-Tang (a), the constituents and metabolites in cecal contents of germ-free mice (b), in conventional mice (c) and in *E. aerofaciens*-infected gnotobiote mice (d) after oral administration of Huangqin-Tang decoction

Huangqin-Tang decoction in cecal contents and fecal were detected both in conventional mice and *E. aerofaciens*—infected gnotobiote mice (Table 1, Fig 1). The glycosides in Huangqin-Tang BG, WG, OG, PF, LG and GL were converted to the aglycones B, W, O, PM-I, L and GA by intestinal bacteria *in vivo*, respectively. The biotransformation of all constituents by intestinal bacteria was identical *in vitro* and *in vivo*.

Table 1 The transformation ratio of the constituents in cecal contents of conventional, germ-free and gnotobiote mice after oral administration of Huangqin-Tang

	The transformation ratio					
	Conventional mice		Germ-free mice		Gnotobiote mice	
	4h	12h	4h	12h	4h	12h
B/BG	0.08	0.13	0*	0*	1**	1**
W/WG	0.04	0.21	0*	0*	1**	1**
O/OG	0.03	0.19	0*	0*	1**	1**
PM-I/PF	0.16	2.47	0*	0*	0.68	0.47
L/LG	0.28	1**	0*	0*	0.79	0.32
GA/GL	0.14	0.32	0*	0*	0.21	0.28

* : The metabolite was not detected in cecal contents

* * : The original compound was not detected in cecal contents

The transformation ratio of the constituents in cecal contents of three group mice were calculated, the results see Table 1. 4h after administration, the most constituents were completely converted in cacel contents of *E. aerofaciens*—infected gnotobioe mice, especially three glycosides from *Scutellariae* Radix, the original compounds BG, WG and OG were not detected. Whereas the transformation ratios of the constituents in conventional mice at 12h were higher than them at 4h, it indicated that the metabolism process in conventional mice intestinal track was sustained more than 12h.

Fig. 2 shows the concentration-time curve of constituents and metabolites of Huangqin-Tang in conventional mice cecal contents after orally administration of 40g/kg Huangqin-Tang. The most constituents of Huangqin-Tang reached Cmax values at 4h after administration, but the metabolites appeared the concentration peak after 8h administration.

When drugs are orally administered, they encounter the intestinal microflora during absorption from intestine. There is the further possibility that the drugs meet the intestinal bacteria by enterhepatic circulation via bile than administered intravenously or subcutaneously[5,6]. Methods in studying the effects of intestinal flora include the uses of germ-free and pseudogerm-free (conventional animals treated with various antibiotics) animals[7,8] comparison with conventional and gnotobiote (germ-free animals infected certain bacteria) animals[9-12] and incubation with cacel contents or feces *in vitro*[13,14]. The study of germ-free and gnotobiote animals gave the distinct evidence for the influence of bacterial metabolism on the constituents in medicinal berbs. We have previously reported that the constituents of Huangqin-Tang were converted to their metabolites by HIB *in vitro*[4]. In this study, using germ-free and gnotobiote mice, it

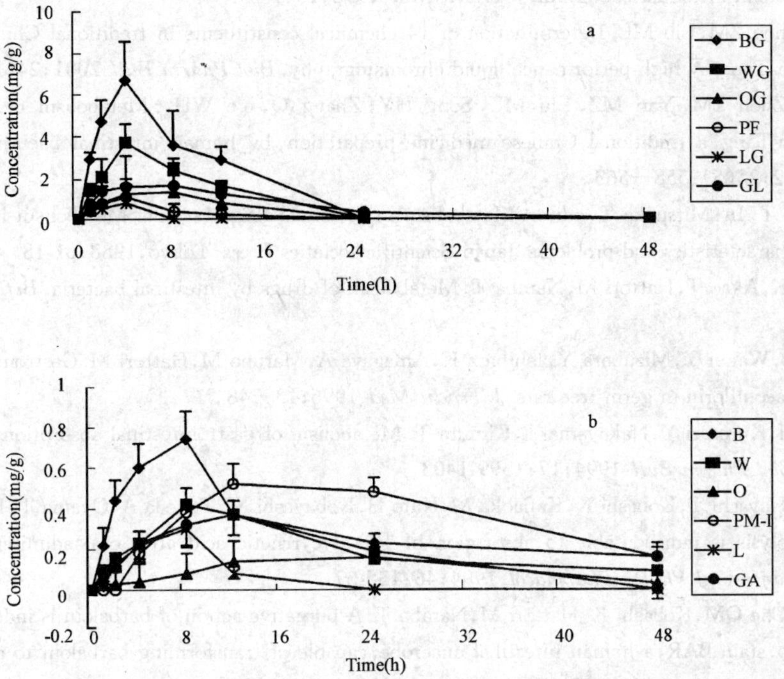

Fig. 2 The concentration-time curve of constituents(a) and metabolites (b) in cecal contents of conventional mice after oral administration of Huangqin-Tang

could reconfirmed that the metabolism ability of the constituents in Huangqin-Tang by intestinal bacteria *in vivo*. The intestinal bacteria strain used in this experiment, *E. aerofaciens* has the great metabolism capability to transform the components in Huangqin-Tang. The result indicated that the hydrolyzing activities of intestinal bacteria, such as *E. aerofaciens*, are essential for the metabolism of constituents in Huangqin-Tang decoction. There is a delay between the original compounds and their metabolites in conventional mice intestinal track. This may explain the delay of the pharmacological effects in conventional mice after oral administration of Huangqin-Tang during our previous study. Some papers reproted that the metabolites of medicine herbs, such as GA and PM-I, had the more potent pharmacological effect[15-18], was the true active components in the body. The study on the pharmacological effect of Huangqin-Tang decoction in both germ-free and conventional mice will be carried out in the future.

Acknowledgements: This project was supproted by the National Natural Science Foundation of China(Grant No. 39770914). The Authors would like to thank Prof. Teruaki AKAO for the gift of the bacteria strain. We also thank Department of Instrument Analysis of our Institute for technical assistance and Department of Chemistry for the reference substances.

References

[1] Kobashi K. Glycosides in traditional medicine are natureal prodrugs-metabolism by intestinal bacteria. *Kampo Research* 1995;279:74-87.

[2] Kobashi K. Glycosides are natural prodrugs——evidence using germ-free and gnotobiote rats associated

with a human intestinal bacterium. *J Tradit Med* 1998;15:1-13.

[3] Zuo F, Zhou ZM, Liu ML. Determination of 14 chemiical constituents in traditional Chinese preparation Huangqin-Tang by high-performance liquid chromatography. *Biol Pharm Bull* 2001;24(16):693—699.

[4] Zuo F, Zhou ZM, Yan MZ, Liu ML, Song HY, Zhang Q, Ye WH. Metabolism of constituents in Huangqin-Tang, a traditional Chinese medicine preparation, by human intestinal bacteria. *Biol Pharm Bull* 2002;25(5):558—563.

[5] Mitsuoka T. In: Mitsuoka T, editor. Metabolism in intestinal flora. 1st edn, Metabolism in intestinal flora—its characteristics and problems. Japan Scientific societies Press, Tokyo, 1988. p1-18.

[6] Kobashi K, Akao T, Hattori M, Namba T. Metabolism of drugs by intestinal bacteria. *Bifid Micro* 1992; 11:9-23.

[7] Takeda S, Wakui Y, Mizuhara Y, Ishihara K, Amagaya A, Maruno M, Hattori M. Gastrointestinal absorption of Paeoniflorin in germ-free rats. *J Tradit Med* 1996;13:248-51.

[8] Wang ZH, Kurosari Y, Nakayama T, Kimura T. Metabolism of gastrointestinal absorption of Glycyrrhizin in rats. *Biol Pharm Bull* 1994;17:1399-1403.

[9] Akao T, Hayashi T, Kobashi K, Kanaoka M, Kato H, Kobayashi M, Takeda A, Oyama T. Intestinal bacterial hydrolysis is indispensable to absorption of 18β-glycyrrhetic acid after oral adiministration of glycyrrhizin in rats. *J Pharm Pharmacol* 1994;46:135-37.

[10] Akao T, Che QM, Kobashi K, Hattori M, Namba T. A purgative action of barbaloin is induced by *Eubacterium* sp. stain BAR, a human intestinal anaerobe, capable of transforming barbaloin to aloe-emodin anthrone. *Biol Pharm Bull* 1996;19:136-38.

[11] Akao T, Kida H, Kanaoka M, Hattori M, Kobashi K. Intestinal bacterial hydrolysis is required for the appearance of compound K in rat plasma after oral administration of Ginsenoside Rb_1 from *Panax ginseng*. *J Pharm Pharmacol* 1998;50:1155-60.

[12] Kida H, Akao T, Meselhy R, Hattori M. Metabolism and pharmacokinetics of orally administrated saikosaponin b_1 in conventional, germ-free and *Eubacterium* sp. A-44-infected gnotobiote rats. *Biol Pharm Bull* 1998;21:588-93.

[13] Hattori M, Sakamoto T, Kobashi K, Namba T. Metabolism of Glycyrrhizin by human intestinal flora. *Planta Med* 1983;48:38-42.

[14] Hattori M, Shu YZ, Shimizu M, Hayashi T, Moria N, Kobashi K, Xu GJ, Namba T. Metabolism of paeoniflorin and related compounds by human intestinal bacteria. *Chem Pharm Bull* 1985;33:3838-46.

[15] Gu LH, Li X, Chen YJ, Zhu TR. Studies on antibacterial constituents of *Gerbera Anandria* SCH.-BIP.: The metabolite of gerberinside and related compounds by human intestinal bacteria *in vitro*. *Yao Xue Xue Bao* 1988;23,511-15.

[16] Kim DH, Yu KU, Bae EA, Han MJ. Metabolism of Puerarin and daidzin by human intestinal bacteria and their relation to in vitro cytotoxicity. *Biol Pharm Bull* 1998;21,628-30.

[17] Hasegawa H, Uchiyama M, Antimetastatic efficacy of orally administered ginsenoside Rb_1 in dependence on intestinal bacterial hydrolyzing potential and significance of treatment with an active bacterial metabolite. *Planta Med* 1998;64:696-700.

[18] Hasegawa H, Lee K-S, Nagaoka T, Tezuka Y, Uchiyama M, Kadota S, Saiki I. Pharmacokinetics of Ginsenoside deglycosylated by intestinal bacteria and its transformation to biologically active fatty acid esters. *Biol Pharm Bull* 2000;23:298-304.

原载:《Asian J drug metab and pharmacokinet》2001,1(3):181

益肾兴阳胶囊补肾壮阳作用的实验研究

毛淑杰，程立萍，薛宝云，梁爱华，王金华

[**摘要**] **目的**:从补肾壮阳等作用方面,研究了益肾兴阳胶囊的补肾壮阳作用。**方法**:采用①氢化可的松造成小鼠阳虚症;②将雄性大白鼠去势造成肾虚动物模型;③给去势大白鼠21d药物后,观察给予局部电刺激后,阴茎勃起时间等。**结果**:益肾兴阳胶囊可明显延长小鼠低温游泳存活时间,提高小鼠自主活动次数,有延缓氢化可的松所致小鼠体重下降趋势;增加去势大鼠精液囊和前列腺重量指数;提高去势大鼠阴茎勃起功能,缩短阴茎勃起潜伏期;增强雄性大鼠交配能力,缩短动物扑捉及射精潜伏期,扑捉及射精次数高于正常对照组;**结论**:益肾兴阳胶囊为补肾壮阳的有效中药制剂。

[**关键词**] 益肾兴阳胶囊;性腺;性功能;精子活力

益肾兴阳胶囊是由鹿茸、驴肾、肉苁蓉、菟丝子等中药组成,其功能为补肾益气、壮阳固精。本实验以药物或手术去势制备肾虚动物模型。

1 实验材料

1.1 动物

大鼠Wister,雄性,体重分别为90～110g、70～90g;以及体重200～250g雌雄各半大鼠。小鼠,昆明种,雄性,体重18～22g,均由北京医科大学实验动物中心提供。

1.2 药物

益肾兴阳胶囊为中药复方制剂,由北京同仁堂集团公司北京中药三厂提供,批号:9906044,每克胶囊相当于1.272g生药。临用前将胶囊内容倾出,以蒸馏水配制成混悬液。阳性对照药男宝胶囊,山西省侯马中药厂生产,批号99061120。0.5%氢化可的松注射液,天津市人民制药厂出品,批号981129。丙酸睾丸素注射液,上海第九制药厂生产,批号980408。苯甲酸雌二醇注射液,上海第九制药厂生产,批号980801。黄体酮注射液,上海第九制药厂生产,批号980503。

1.3 仪器

实验性体内血栓形成测定仪BT87－2型,包头医学院心血管研究室研制。自主活动仪,OPTVI-RIMEX COLUMBUS INSTRUMENTS。

2 实验方法和结果

2.1 对氢化可的松阳虚症动物的影响[3]

将60只健康动物小鼠随机分为6组:正常对照组(蒸馏水20ml/kg);阳虚症模型组(氢化可的松组25mg/kg);氢可加益肾兴阳胶囊大、中、小(2.04、1.02、0.51生药/kg);氢可加男宝(2g/kg)。各组均灌胃给药。每天1次,每日上午给药同时肌肉注射氢克,连续4d,于第4d上午给药后1h,记录各组动物体重、低温游泳(水深40cm,水池尺寸60×40cm,水温13℃,动物每组5只)存活时间及自主活动次数(10min内),结果进行统计学处理(见表1)。

结果:由表1可见益肾兴阳胶囊大、中、小剂量组以及阳性药男宝组,均能缓解氢化可的松造成的小鼠阳虚症,能延长小鼠低温游泳的存活时间($P<0.05$)。增加小鼠的自主活动次数,增加小鼠的抗疲劳、耐寒能力,并能延缓氢化可的松所致小鼠体重下降的趋势。

2.2 对性腺及附性器官重量的影响

2.2.1 对幼年雄性大鼠性腺及附性器官的影响 取体重**70~90g**雄性大鼠50只,随机分为5组,每组10只,每天灌胃给药1次,连续14d,于末次给药后1h处死,称重,剥离睾丸、包皮腺、精液囊、前列腺、提肛肌、胸腺、脾脏等于电子天平称重,计算脏器指数,结果进行统计学处理,结果见表2。

表1 益肾兴阳胶囊对阳虚动物的影响 ($\bar{x}\pm s$; $n=10$)

组别	剂量(g/kg)	自主活动次数(10min)	低温游泳存活时间(s)	体重(g)		
				给药前	给药后	差值
正常对照	等体积水	2008±531	547±197.0	19.5±0.85	25.02±1.85	5.52
阳虚模型	25mg	1338±493**	394.3±166.22	19.5±0.85	22.8 ±2.45	3.30
男宝组	2.0	1785±363$^{\#}$	562.1±157.9$^{\#}$	19.4±1.07	23.22±1.8	3.82
益肾胶囊	2.04	1840±389$^{\#\#}$	694.6±168$^{\#\#\#}$	19.4±1.07	23.91±2.38	4.51
益肾胶囊	1.02	1706±429$^{\#}$	651.5±290.4$^{\#}$	19.2±1.03	23.18±1.36	3.98
益肾胶囊	0.51	1626±401$^{\#}$	569.8±146.5$^{\#}$	19.5±0.85	23.38±2.00	3.88

注:与正常对照组比较 $^{*}P<0.05$,,$^{**}P<0.01$;与模型组比较 $^{\#}P<0.05$,$^{\#\#}P<0.01$,$^{\#\#\#}P<0.001$(下同)。

表2 益肾兴阳胶囊对幼年雄性大鼠性腺及附性器官的影响($\bar{x}\pm s$; $n=10$)

组别	剂量(g/kg)	睾丸(g/100g)	包皮腺(mg/100g)	精液囊+前列腺(mg/100g)	胸腺(mg/100g)	脾脏(mg/100g)
对照组	—	1.07±0.10	47.35±5.67	247.67±32.20	230.25±22.78	483.34±45.15
益肾胶囊	1.28	1.26±0.14*	47.67±2.45	275.56±19.33*	243.95±14.85	507.65±71.38
益肾胶囊	0.64	1.26±0.21*	49.35±6.03	267.34±27.35	257.23±16.86	560.93±63.09*
益肾胶囊	0.32	1.12±0.07	47.39±8.36	276.67±35.86	246.23±54.94	475.15±69.11
男宝	1.0	1.16±0.07*	47.33±4.32	260.26±34.31	244.96±20.26	535.64±78.51

结果:益肾兴阳胶囊可明显促进雄性幼年大鼠睾丸的发育,大、中剂量组均可使大鼠睾丸重量增加,阳性药男宝也有明显效果;对精液囊和前列腺的发育也有一定的促进作用,但仅益肾兴阳胶囊大剂量组作用明显;对包皮腺的发育无明显影响。

2.2.2 对去势雄性大鼠副性器官重量的影响 取离乳后一个月左右的雄性大鼠**70**只,体重80~110g,取其中60只在30mg/kg戊巴比妥钠麻醉下,消毒阴囊皮肤,摘除双侧睾丸,术后肌注青霉素G钾2万U/kg,连续给药3d,随后将去势大鼠随机分为6组,分别为去势模型组(与药液等体积蒸馏水)、阳性对照药丙酸睾丸素(2mg/kg)、男宝(1g/kg)组、益肾兴阳胶囊大、中、小剂量组(1.28、0.64、0.32g生药/kg),另设正常对照组(与药液等体积蒸馏水),除睾丸素组为皮下注射给药外,其余各组均为灌胃给药,每日一次,连续22d,第23d将动物迅速处死,摘取包皮腺、精液囊、前列腺及提肛肌,精密称重,计算脏器指数(湿重mg/

100g体重),进行统计学处理,结果见表3。

表3 益肾兴阳胶囊对去势大鼠包皮腺、精液囊、前列腺及提肛肌脏器系数的影响

组 别	剂量 (g/kg)	体重 (g)	包皮腺 (mg/100g)	精液囊+前列腺 (mg/100g)	提肛肌 (mg/100g)
正常对照	水	215.6±22.76	54.93±11.16	235.35±51.44	52.58±24.28
去势模型	水	200.9±12.71	31.43±8.54***	36.38±10.77***	30.53±6.68*
睾丸素	0.002	202.1±13.17	55.92±15.79###	918.83±83.07###	66.29±19.78###
益肾胶囊	1.28	202.2±14.63	34.76±7.14***	52.92±8.10##	32.82±10.05*
益肾胶囊	0.64	211.0±12.55	32.61±5.02***	61.70±19.05##	33.73±7.50*
益肾胶囊	0.32	202.5±9.47	31.15±4.25***	59.74±13.86##	33.51±4.99*
男 宝	1.0	202.1±10.02	35.22±6.30***	53.48±9.00##	31.27±4.58*

结果:益肾兴阳胶囊对去势大鼠包皮腺、精液囊、前列腺及提肛肌的脏器系数与去势对照组相比,均有增长趋势,其中与模型组比较,男宝及益肾兴阳胶囊对去势大鼠精液囊及前列腺重量指数作用明显。

2.3 对成年雄性大鼠精子活力的影响

雄性成年大鼠50只,体重200～280g,按体重随机分成5组,分别为对照组、男宝1g/kg、益肾兴阳胶囊(1.28、0.64、0.32g/kg),每日灌胃给药1次,连续17d,末次给药后24h,股动脉放血处死动物,解剖取出附睾,用剪刀在尾端按十字形剪开(0.5cm),置盛有生理盐水10ml的粗试管中,保温10min,取悬液滴于细胞计数板中,立即计数精子总数、死精子百分率和活精子百分率。

结果:男宝1g/kg及益肾兴阳胶囊1.28、0.64、0.32g/kg给大鼠灌胃给药17d,对游出的精子总数无明显影响,男宝及益肾兴阳胶囊1.289g/kg和0.64g/kg组的活精子数及活精子百分率较对照组有增高趋势,但在统计学上与对照组比较无显著差异。显微镜下观察各组动物的活精子的活力均较强,男宝组和益肾兴阳胶囊1.28g/kg组动物的精子较对照组活跃。结果见下表4。

表4 益肾兴阳胶囊对精子数量及活精子百分率的影响($n=10$)

组 别	剂量 g/kg	精子总数 $\times10^4$/ml	活精子数 $\times10^4$/ml	活精子百分率 %	死精子数 $\times10^4$/ml	死精子百分率 %
对 照		220.6±124.1	116.3±70.8	52.7	104.3±62.7	47.3
男 宝	1	226.1±108.9	143.4±89.6	63.3	81.7±37.3	36.7
益肾胶囊	1.28	193.3±99.4	135.4±84.5	70.0	58.2±21.9	30.0
	0.64	193.0±111.9	109.5±60.9	56.7	81.5±54.5	43.3
	0.32	222.1±113.8	116.6±61.1	52.5	105.6±55.5	47.5

2.4 对交配能力的影响

2.4.1 对阴茎勃起功能影响 受试药物、动物、去势手术与分组同上(肾虚动物)。

给药后第21d,将BT87-2型电刺激血栓形成仪的电极放置于大鼠阴茎部位,给予局部电刺激，电流强度为 4mA，记录从刺激开始至阴茎勃起时间（勃起潜伏期），进行 T 检验，结果见表 5。

表 5　益肾兴阳胶囊对去势大鼠阴茎勃起功能影响（$\overline{x} \pm s$；$n=10$）

组　别	剂量(g/kg)	阴茎勃起潜伏期(s)
正常对照	等体积水	16.26 ± 6.29
去势模型	等体积水	$36.45 \pm 19.32^{\#\#}$
丙酸睾丸素	0.002	$14.03 \pm 7.93^{**}$
益肾胶囊	1.28	$19.10 \pm 8.77^{*}$
益肾胶囊	0.64	$18.94 \pm 10.26^{*}$
益肾胶囊	0.32	$20.11 \pm 8.14^{*}$
男　宝	1.0	$20.57 \pm 7.67^{*}$

注：与模型对照组比 $^{*}P<0.05$，$^{**}P<0.01$；与正常对照组比 ## $P<0.01$。

结果：由表 5 可见，益肾兴阳胶囊能提高去势大鼠阴茎对外部刺激兴奋性，阴茎勃起时间与去势模型组相比，益肾兴阳胶囊、阳性药丙酸睾丸素、男宝组均可明显缩短去势大鼠阴茎勃起潜伏期。

2.4.2　对雄性大鼠交配能力的影响　取成年大鼠 **100** 只，体重 200～280g，雌雄各半。分组和给药方法同前。

雌性大鼠准备：50 只雌性大鼠在 0.3％戊巴比妥钠（30mg/kg）麻醉下，进行双侧卵巢切除术，术后肌注青霉素 2 万 U/kg，共 3 天以抗感染。卵巢切除二周后方可进行实验。实验前 48h 皮下注射苯甲酸雌二醇 200μg/kg，4h 前再次经皮下注射黄体酮注射液 2mg/kg。

雄性大鼠准备：50 只雄性大鼠随机分为 5 组：正常对照组（蒸馏水 10ml/kg）、阳性对照药男宝组（1g/kg）、益肾兴阳胶囊大、中、小剂量组（1.28、0.64、0.32g 生药/kg）；每日灌胃给药一次，连续 15d 后。进行交配实验。

交配实验观察方法：将雄性大鼠单独放入 55×35×20cm 笼中 5min，使其能够适应环境，然后，每笼加入一只雌鼠，开始记录下列指标：①自雌鼠投入至雄鼠第一次扑捉的时间（扑捉潜伏期）；②自雌鼠投入至雄鼠发生第一次射精的时间（射精潜伏期）；③20min 内雄鼠扑捉雌鼠次数及射精次数。④20min 内各组动物发生扑捉及射精的百分率。上述结果进行统计学处理，结果见表 6。

表 6　益肾兴阳胶囊胶囊对大鼠交配能力的影响（$\overline{x} \pm s$　$n=10$）

组　别	剂量 (g/kg)	扑　捉			射　精		
		潜伏期(s)	次数	%	潜伏期(s)	次数	%
正常对照组	等体积水	292.63 ± 67.31	9.13 ± 4.25	80	903.75 ± 142.68	2.75 ± 1.71	40
男　宝	1.0	$195.63 \pm 68.86^{*}$	$15.63 \pm 5.50^{*}$	80	783.0 ± 265.31	3.60 ± 1.14	60
益肾胶囊	1.28	$171.4 \pm 65.20^{**}$	$15.40 \pm 6.69^{*}$	100	$505.43 \pm 237.18^{*}$	$5.00 \pm 1.15^{*}$	70
益肾胶囊	0.64	$194.67 \pm 70.34^{*}$	12.11 ± 5.40	90	654.00 ± 201.17	3.40 ± 2.30	50
益肾胶囊	0.32	$191.78 \pm 53.93^{**}$	8.89 ± 4.54	90	664.4 ± 367.88	3.40 ± 3.78	50

本文所用统计方法均为 T 检验。

结果:本实验观察到,从未与雌鼠合笼过的成年性雄性大鼠与雌鼠相遇后,给药组均能使雄性大鼠交配能力明显提高,其中大剂量组 20min 内动物的扑捉、射精次数增加,扑捉雌鼠的潜伏期及射精潜伏期明显缩短,与正常对照组相比,有显著性差异。

3 讨论

益肾兴阳胶囊具有补肾益气,壮阳固精的功能。在临床上治疗肾阳亏气虚引起的腰酸腿软,精神疲倦,头晕耳鸣,失眠健忘,阳痿,遗精早泄等症。

本文通过上述动物试验,初步探讨了益肾兴阳胶囊补肾壮阳作用。证明了益肾胶囊可缓解由氢化可的松造成的小鼠阳虚证。可明显促进其雄性幼年大鼠的睾丸发育。大剂量组对去势雄性大鼠的精液囊和前列腺重量指数可明显增加,但对去势大鼠包皮腺及提肛肌重量指数无明显影响。此外本实验显微镜下也观察到各给药组动物活精子的活力均较活跃。本实验还证明了益肾兴阳胶囊能明显提高去势大鼠阴茎对外部刺激兴奋性,明显缩短了去势大鼠阴茎勃起潜伏期。三个剂量组均能明显提高雄性大鼠的交配能力。

参考文献

[1] 中华人民共和国卫生部药政局. 中药新药研究指南[S],1993.154.

[2] 梁资富,吕燕萍,刘亚玲,等.雄风胶囊壮阳作用实验研究[J]. 中药新药与临床药理,1994,5(3):29.

[3] 徐淑云,卞如濂,陈修,等.药理实验方法学[M].第二版.北京:人民卫生出版社,1991.1286-1289.

原载:《中国实验方剂学杂志》2001,7(5):18

天南星(虎掌南星)抗惊厥作用探讨

毛淑杰,程立平,吴连英,孙 洁

[摘要] 以对抗士的宁引起小鼠强直性惊厥及死亡为指标,比较研究了天南星不同温度提取的水溶物的抗惊厥作用。结果发现天南星冷水浸出物对士的宁引起小鼠惊厥有明显抑制作用,且可明显降低惊厥的死亡率。提示天南星水溶性成分有一定抗惊厥作用,且这类成分加热可被破坏。

[关键词] 天南星;抗惊厥

Study on Anticonvulsive Effect of Rhizoma Pinelliae

MAO Shu-jie, CHENG Li-ping, WU Lian-ying

[Abstract] Anticonvulsive effect of water-soluble extract of Rhizoma Pinelliae was studied. The result showed that the extract of Rhizoma Pinelliae could remarkably inhibit the convulsion induced by strychnine and obviously reduce mortality rate in mice. But the extract could be destroyed easily by heat.

[**Key words**] Rhizoma Pinelliae; Water soluble extract; Anticonvulsion

天南星为中医常用药之一，具有燥湿化痰、祛风止痉、散结消肿的功能，临床用于治疗顽痰咳嗽、眩晕、中风痰壅、口眼歪斜、癫痫、惊风等症，收到良好效果。天南星在中医常用中成药如医痫丸(熄风镇痉)、牛黄抱龙丸(化痰镇痉)、至宝丹(开窍镇惊)等中起着重要的安神镇痉作用。但目前为止天南星抗惊厥作用成分尚不清楚，抗惊厥作用实验报道见日本天南星 *Arisaema japonicum* 生品有抗戊四唑惊厥作用[1]。笔者也曾报道[2,3]天南星(虎掌南星)煎剂、热浸剂、乙醇提取物对戊四唑致惊厥小鼠惊厥率及死亡率未见有明显对抗作用。这次我们制备不同温度水溶部分，用药理实验首先证明抗惊厥有效组分，探讨了制备温度对其影响，现将结果报道如下：

1 实验材料

天南星购自河南省禹县药材公司，经王孝涛研究员鉴定为天南星科植物掌叶半夏(虎掌南星) *Pinellia pedatisecta* Schott 的干燥块茎。取天南星一定量，加 8 倍蒸馏水浸 1.5h 后，放电炉煮沸(100℃)，保持沸腾 40min，合并两次滤液，水浴液浓缩至 1g 生药/ml(Ⅰ)，冰箱放置备用；取天南星一定量，加 8 倍蒸馏水浸 1.5h，水浴 80℃(药温 70℃)浸 10h 后，3000r/min 离心 20min，制备成 50%温浸液备用(Ⅱ)，PH 为 6～7；取天南星一定量(粗粉 20 目)，加 4 倍水，室温(30℃左右)浸 48h，离心，30℃水浴略浓缩制备成 50%浓度备用，PH 为 6～7，为冷浸液。士的宁：ROT-H 厂出品(德国)。昆明种小鼠，由北京医科大学实验动物中心提供，合格证号为京动字 01-3049 号。

2 方法与结果

参考文献[4]方法，取体重 20±2g 小鼠，雌雄各半，随机分组，对照组给等体积生理盐水，给药组分另一次腹腔注射天南星冷浸剂(30℃)、温浸剂Ⅱ(10g、7.5g、5g/kg)，口服热浸剂Ⅰ(60g、30g、15g/kg)，给药后 40min、1h 分别腹腔注射硝酸士的宁(1.5mg/kg)，观察 1h，记录各组出现强直性惊厥的动物数及动物死亡数，数据进行 χ^2 统计，结果见表 1～3。

表 1　天南星冷浸液抗士的宁引起小鼠惊厥作用

组　别	动物数(只)	剂量(g/kg)	惊厥鼠数(只)	惊厥率(%)	死亡率(%)
生理盐水组	25	—	22	88	88
天南星组	26	10	14	53.8*	34.6***
	20	7.5	16	80	45.0***
	20	5	18	90	70.0

与生理盐水组比较，* $P<0.05$；*** $P<0.001$

表 2　天南星温浸液Ⅱ抗士的宁引起小鼠惊厥作用

组　别	动物数(只)	剂量(g/kg)	惊厥鼠数(只)	惊厥率(%)	死亡率(%)
生理盐水组	10	—	8	80	80
天南星组	10	10	7	70	70
	10	7.5	8	80	80
	10	5	8	80	80

表 3　天南星热浸剂Ⅰ抗士的宁引起小鼠惊厥作用

组　别	动物数（只）	剂量（g/kg）	惊厥鼠数（只）	惊厥率（%）	死亡率（%）
生理盐水组	10	—	8	80	80
天南星组	10	60	10	100	100
	10	30	9	90	90
	10	15	10	100	100

注:由于100℃煮沸,溶液不澄明,只能口服

表1结果表明:天南星冷浸剂(30℃)10g/kg可明显抑制士的宁引起小鼠惊厥及降低惊厥死亡率。表2结果表明,天南星温浸剂(70℃)对士的宁引起的小鼠惊厥及死亡未见明显抑制作用。表3结果表明天南星热浸剂(100℃)对士的宁引起的小鼠惊厥及死亡未见抑制作用。

3　讨论

天南星为温化寒痰、息风定惊之要药,常配伍治疗急惊和慢惊等症。临床应用已有多年历史,但实验依据报道甚少。笔者采用天南星不同温度浸出制剂包括(100℃、70℃、30℃)不同温度制备,发现冷浸剂(30℃)对士的宁引起小鼠惊厥及死亡有明显对抗作用,实验重复2次,结果相似,在实验中我们还观察到本样品致惊小鼠惊厥程度与对照组比较明显轻,表现在致实验动物强直性惊厥轻且时间短,未死动物恢复快。表明天南星临床上应用传统功能主治是正确的。

国家科技部“七五”、“八五”攻关课题将常用中药天南星饮片炮制研究列为重点项目。经吴连英、刘美丽两课题组综合系统研究,采用传统指标、化学成分、药理、毒理等十多项研究比较优化不同炮制工艺,与药典天南星炮制方法比较。最后两项研究得出相同的结论,即天南星炮制工艺以加矾冷浸法为最佳。研究结论为去除天南星毒副作用主要因素是白矾。因此加白矾冷浸法炮制天南星,即除去毒副作用,又提高疗效,又未经加热处理,从而使天南星水溶性成分得以保留[5~7]。本实验结果更进一步证明临床应用天南星要尽可能避免高温处理,防止有效组分的变化。特别是临床上应用天南星抗惊厥方面,应采取合理的制备工艺。同时化学工作者要提取分离天南星抗惊厥有效成分似应采取低温处理其水溶部分。

参考文献

[1] 赵乃才,等.天南星的抗惊厥作用.药学学报,1964,11(5):338.
[2] 毛淑杰,等.天南星(虎掌南星)生、制品镇静抗惊厥作用比较研究.中国中药杂志,1994,19(4):218.
[3] 秦彩玲,等.有毒中药天南星的安全性和药理活性研究.中草药,1994,25(10):527.
[4] 徐淑云,等.药理实验方法学.北京:人民卫生出版社,1982:677.
[5] 吴连英,等.天南星(虎掌南星)饮片质量研究.中国中药杂志,1998,23(5):277.
[6] 刘美丽,等.炮制对天南星中氨基酸含量、醇浸出物及紫外吸收光谱的影响.中草药,1996,27(10):599.
[7] 王孝涛,等.毒性中药天南星炮制研究进展.时珍国药研究,1996,7(2):115.

原载:《中药材》2001,24(11):813

5种产地苍术提取物主要药理作用比较研究*

聂淑琴,李兰芳,杨　庆,金亚宏,
原桂东,李曼玲,宋红月,冯学峰,胡世林

［摘要］ 目的:比较不同产地苍术的内在质量及药效学差别。方法:对5种产地苍术挥发油含量、水提取物得率、体外抑菌作用进行了比较,对5种产地苍术70%乙醇提取物抗化学物质引起胃溃疡及对胃、小肠动力学的影响进行了比较研究。结果:不同产地苍术挥发油含量及抑菌作用有明显差别;不同产地苍术70%醇提物抗胃溃疡作用及对胃、小肠推进功能影响的强度有明显差别。结论:药材产地对苍术的内在质量及药效学有明显影响。

［关键词］ 苍术;产地;挥发油;药效作用

Comparative Study on Primary Pharmacolgical Effects of Atracylodes Lancea Rhizoma from Five Productive Places in China

NIE Shu-qin, LI Lan-fang, YANG Qing, JIN Ya-hong, YUAN Gui-dong,
LI Man-ling, SUNG Hong-yue, FENG Xue-feng, HU Shi-lin

［**Abstract**］ The effect of Atracylodes lancea rhizoma volatile oil extracted from crude drugs produced from five different places in China on inhibition germ was compared. The protective effect on gastric ulcer by chemical drugs and the effect on gastric evacuation and intestinal movement of 70% ethanol extracts were compared in mice. The results indicated that The productive places of crude drug have effects on its quality and pharmacodynamic actions significantly.

［**Key words**］ Atracylodes lancea Rhizoma; Productive places; Volatile oil; Pharmacodynamic actions

中药苍术的基原为菊科植物茅苍术 Atracylodes lancea(Thunb.)DC.或北苍术 Atractylodes chinenis (DC.)Koidz 的干燥根茎。

《中国植物志》[1]将以上两种苍术并入苍术 A. lancea,认为是一个种,拉丁名均作 A. lancea 的异名。本文对5种产地苍术提取的挥发油、去挥发油后水提取物的抑菌作用进行了比较,对5种产地苍术70%乙醇提取物抗化学物质引起的胃溃疡及对胃、小肠动力学的影响进行了比较研究,探讨中药材产地与药效学之间的关系。

1　材料

1.1　受试样品(见表1)

---

*　自然科学基金重点资助课题(No.39730500)

表1　5种产地苍术样品名称来源

商品名	原植物拉丁学名	产　地	海拔(m)	北纬度	东经度	采样时间
北苍术	A. lancea(Achinensis)	河北围场	1200	42°	117.5°	1998.7
北苍术	A. lancea(Achinensis)	陕西黄龙	1200	35.5°	110°	1998.11
北苍术	A. lancea(Achinensis)	陕西太白	1500	34°	107.5°	1998.9
茅苍术	A. lancea	江苏丹徒	50	32°	119.5°	1998.10
南苍术	A. lancea	湖北罗田	800	31°	115.5°	1998.11

1.2　菌种

表皮葡萄球菌、金黄色葡萄球菌、甲型(A)溶血性链球菌、乙型(B)溶血性链球菌、肺炎双球菌、绿脓杆菌、大肠杆菌、肺炎克雷伯氏菌肺炎亚种、浅黄奈瑟氏球菌,由本所提供。

1.3　动物

昆明种小鼠,♀♂兼用,但每批实验用同一性别,体重22g±2g,一级,中国医学科学院实验动物中心提供,合格证号:医动字第01-3001号。

1.4　试剂

营养肉汤:北京海淀区微生物培养基制品厂,BR,批号:980110。硫酸阿托品注射液:无锡市第四制药厂生产,批号:970102。其他化学试剂均为分析纯,北京化工厂生产。

2　方法与结果

2.1　苍术挥发油、水提取物、70%乙醇提取物制备

2.1.1　挥发油提取方法及水提取物制备　分别取5种产地苍术粗粉500g,加入8倍量水,用挥发油提取器水蒸馏,直至提尽挥发油,收集挥发油并计算得率,见表2。取上述提取挥发油8h的水液,过滤浓缩至小体积,真空干燥成粉为水提取物,得率见表2。

表2　5种产地苍术挥发油及水提取物得率(%)

产　地	挥发油相对含量	水提取物得率
江苏丹徒	2.5	24.6
湖北罗田	7.0	14.8
陕西太白	5.0	14.4
陕西黄龙	4.1	19.0
河北围场	1.6	11.0

2.1.2　70%乙醇提取物制备　分别称取5种产地苍术粗粉各100g,加入70%乙醇3倍量,回流提取1.5h,过滤,药渣第2次加入70%乙醇2倍量,再回流1.5h,过滤。合并2次滤液回收乙醇至无醇味,加水定容至100ml,浓度为1g生药/ml。

2.2　体外抑菌试验

2.2.1　菌液制备　每种菌以接种环挑取同类型菌落4~5个,接种于营养肉汤内,35℃孵育4~6h后,以营养肉汤校正浓度达3.0亿/ml左右,再以营养肉汤作10^4稀释,使菌浓度为3 000~5 000个/ml。

2.2.2　最小抑菌浓度(MIC)测定[2]　以微量加液器将灭菌营养肉汤加入96孔圆底培养板中,每孔0.1ml。在第1列分别依次加入营养肉汤、溶剂、5种产地苍术挥发油或水提取物、

青霉素、链霉素,各0.1ml/孔,而后用微量加液器作2倍递减浓度稀释,最后1孔取出0.1ml弃去。然后接种稀释菌液,其中留1例作为药液对照。1例为培养基对照,1列为菌液对照。以微量振荡器混匀后,置35℃温孵20h,在黑色背景下观察判断结果。有细胞生长孔呈现混浊,未见混浊则为无细菌生长,以无细菌生长的药物最低浓度作为该药对该试验菌的最小抑菌浓度(MIC)。结果见表3、表4。

表3　5种产地苍术挥发油体外最小抑菌浓度(MIC)比较

组　别	MIC(ul 挥发油/ml)							抑菌强度总排序
	表葡	金葡	甲链	乙链	肺炎	绿脓	大肠	
江苏丹徒	>16.67	2.08	2.08	83.33	>16.67	83.33	166.67	5
湖北罗田	16.67	2.08	4.17	0.0814**	8.33	41.67	166.67	3
陕西太白	8.33	2.08	2.08	0.0814**	4.17*	83.33	166.67	1
陕西黄龙	8.33	2.08	2.08	0.0814**	8.33	83.33	166.67	2
河北围场	>16.67	2.08	1.04	41.67	8.33	83.33	166.67	4
青霉素 u/ml	0.49	0.12	0.25	7.80	0.49	15.60	15.60	
链霉素 μg/ml	31.25	1.95	7.80	500	250	50.0	250	

注:同种菌抑菌浓度与江苏丹徒苍术比≤2个稀释度 * $P<0.05$,<3个稀释度 * * $P<0.01$

表4　5种产地苍术水提取物体外抑菌浓度比较

产　地	MIC(mg 生物/ml)				抑菌强度总排序
	金葡	乙链	绿脓	大肠	
江苏丹徒	125	>500	62.5	250	1
湖北罗田	250	>500	250*	250	4
陕西太白	500	>500	250*	500	5
陕西黄龙	250	>500	125	250	2
河北围场	250	>500	125	250	2

注:同种菌抑菌浓度与江苏丹徒苍术比≥2个稀释度 * $P<0.05$

2.3　抗胃溃疡作用

2.3.1　对无水乙醇致小鼠胃溃疡的影响[3]　昆明种雄性小鼠,单笼禁食24h后,选体重在(19.0±1.5)g动物,按体重随机分为13组,每组6～10只动物分别灌胃(ig)给药或溶剂,0.2ml/10g体重,60min后ig无水乙醇0.08ml/10g体重,给无水乙醇60min后将动物脱颈椎处死,开腹,结扎贲门,自幽门端向胃内注入2ml 1%甲醛溶液并立即结扎幽门,取出胃,放入1%甲醛溶液中固定。2h后沿胃大弯剪开胃,以卡尺测量溃疡面积,以组间t检验进行统计比较,并计算出给药各组的溃疡抑制百分率。结果见表5。

$$溃疡抑制率=\frac{造型组溃疡面积-给药组溃疡面积}{造型组溃疡面积}\times 100\%$$

2.3.2　对**0.6**mol/l HCl致小鼠胃溃疡的作用　动物禁食、分组、给药与2.3.1方法同,于给药60min后ig 0.6mol/L HCl 0.8ml/10g体重。给mol/l HCl 60min后按2.3.1方法取胃,计量溃疡面积及统计处理。结果见表6。

表 5　5 种产地苍术 70%乙醇提取物对无水乙醇致小鼠胃溃疡的影响($\bar{x} \pm s$)

组　别	剂量(g/kg)	n	溃疡面积(mm^2)	溃疡抑制率(%)
对照组	—	10	0	—
无水乙醇造型组	—	12	$25.83 \pm 5.73^{\#\#}$	0
丹徒苍术 +	10	6	25.73 ± 8.53	0.39
无水乙醇造型	20	6	$7.00 \pm 3.16^{**}$	72.90^{**}
罗田苍术 +	10	6	22.33 ± 17.73	13.55
无水乙醇造型	20	6	$8.40 \pm 6.73^{**}$	67.48^{**}
太白苍术 +	10	6	$10.83 \pm 8.82^{*}$	58.07^{*}
无水乙醇造型	20	6	17.92 ± 9.40	30.62
黄龙苍术 +	10	6	$10.50 \pm 6.35^{*}$	59.35^{*}
无水乙醇造型	20	6	$4.50 \pm 2.81^{**}$	82.58^{**}
围场苍术 +	10	6	24.50 ± 9.93	5.15
无水乙醇造型	20	6	$20.80 \pm 13.29^{\triangle}$	19.47

注:与对照组比$^{\#\#}P<0.01$,与无水醇造型组比$^{*}P<0.05$,$^{**}P<0.01$,与丹徒苍术、黄龙苍术同剂量比$^{\triangle}P<0.05$

表 6　5 种产地苍术 70%乙醇提取物对 0.6mol/l HCl 致小鼠胃溃疡的影响($\bar{x} \pm s$)

组　别	剂量(g/kg)	n	溃疡面积(mm^2)	溃疡抑制率(%)
对照组	—	6	0	—
HCl 造型组	—	6	$39.37 \pm 15.85^{\#\#}$	0
丹徒苍术 + HCl	10	6	23.50 ± 8.09	40.31
罗田苍术 + HCl	10	6	$19.56 \pm 4.44^{**}$	50.32^{**}
太白苍术 + HCl	10	6	$16.77 \pm 4.15^{**\triangle}$	57.39^{**}
黄龙苍术 + HCl	10	6	22.80 ± 11.56	42.09
围场苍术 + HCl	10	6	32.08 ± 16.36	18.52
胃舒平 + HCl	10	6	19.31 ± 2.79	50.74
对照组	—	8	0	—
0.6MHCl 造型组	—	12	$29.39 \pm 8.45^{\#\#}$	0
丹徒苍术 + HCl	20	8	$11.25 \pm 8.29^{**}$	61.72^{**}
罗田苍术 + HCl	20	8	$13.78 \pm 7.16^{**}$	53.11^{**}
太白苍术 + HCl	20	8	$12.38 \pm 3.20^{**}$	57.77^{**}
黄龙苍术 + HCl	20	8	$11.50 \pm 5.40^{**}$	60.87^{**}
围场苍术 + HCl	20	8	$12.75 \pm 5.09^{**}$	56.62^{**}
胃舒平 + HCl	20	8	$19.87 \pm 5.49^{**}$	32.39^{*}

注:与对照组比$^{\#\#}P<0.01$,与 0.6mol/l HCl 造型组比$^{**}P<0.01$,与同剂量围场苍术比$^{\triangle}P<0.05$

2.4 对正常小鼠胃排空及小肠推进功能的影响[4]

昆明种小鼠，体重 22g±2g，每批实验用同一性别，禁食 24h 后分组给药。5 种产地苍术 70%乙醇提取物给药剂量为 10g/kg，ig 阳性对照药阿托品为 5mg/kg S.C，给药 1h 后 ig 0.1%酚红 0.8ml/只，再 30min 后处死动物，开腹结扎贲门取出胃、肠，并将小肠均分为 5 段，分别将胃及 5 段小肠放入装有 3ml 0.1M NaOH 的试管中，消化 72h 后加入 20%三氯醋酸 1ml 沉淀蛋白，经 3 000r/min 离心 10min，取上清液 1ml，0.5mol/l NaOH 3ml，于 560nm 比色，同时制备酚红标准曲线，将所测 OD 值折算为酚红含量 μg/ml，以组间 t 检验进行统计比较。结果见表 7。

表 7　5 种产地苍术 70%乙醇提取物对小鼠胃排空及小肠推进功能的影响($\bar{x} \pm s$)

组　别	剂量(g/kg)	酚　红(μg/ml)					
		胃	肠 1	肠 2	肠 3	肠 4	肠 5
对照组	—	25.1±20.1	30.1±29.4	53.4±39.5	86.1±60.1	83.6±71.0	4.0±2.6
围场苍术	10	20.1±12.7	18.1±13.6	67.4±57.1	122.0±70.2	74.3±56.8	10.1±16.9
丹徒苍术	10	56.6±15.5**	20.2±13.0	77.0±61.4	114.8±72.3	69.8±72.3	4.1±5.1
阿托品	0.005	49.5±19.9*	61.5±29.1	101.2±43.9	115.6±82.5	1.1±2.4*	1.5±2.4
对照组	—	72.9±12.1	22.2±13.0	38.7±28.3	69.7±19.5	66.2±35.9	15.9±13.3
黄龙苍术	10	89.2±4.7**	19.9±3.1	61.4±24.0	78.7±23.2	30.7±14.1**	7.2±1.9*
罗田苍术	10	84.2±7.9*	16.2±3.2	50.2±14.7	70.1±36.4	51.3±29.9	6.1±0.2*
对照组	—	56.6±81.1	46.5±38.6	270.7±138.4	231.7±128.9	1.5±1.4	3.1±3.1
太白苍术	10	205.1±40.5**	45.6±33.9	192.9±107.1	137.7±128.9	2.9±2.7	3.0±2.5
阿托品	0.05	84.0±49.5	102.3±25.1	350.1±127.3	28.5±46.6*	1.4±2.6	5.4±5.2

注：与对照组同段组织比 * $P<0.05$，** $P<0.01$

3　讨论

苍术具有健脾燥湿、祛风散寒之功，用于湿阻脾胃、泄泻、风湿痹痛、风寒感冒、夜盲等。对 5 种产地苍术挥发油及去挥发油后的水提取物的抑菌实验表明：苍术抑菌成分主要存在于挥发油中，不同产地苍术挥发油对每种菌的 MIC 有差异。按照每种菌的 MIC 值由小到大积分总体评价 5 种产地苍术挥发油抑菌作用，由强到弱排序依次为陕西太白苍术、陕西黄龙苍术、湖北罗田苍术、河北围场苍术、江苏丹徒苍术。

5 种产地苍术 70%乙醇提取物对无水乙醇、0.6mol/l HCl 所致胃溃疡的抑制作用，按作用由强到弱的排序抗无水乙醇胃溃疡依次为陕西黄龙苍术、江苏丹徒苍术、湖北罗田苍术、陕西太白苍术、河北围场苍术；抗 0.6mol/l HCl 溃疡作用排序 10g/kg 组太白苍术抗溃疡作用优于围场苍术，其余各组无显著性差别。对胃排空肠推进作用三批实验结果表明，陕西黄龙苍术、陕西太白苍术、江苏丹徒苍术、湖北罗田苍术 10g 生药/kg，均有抑制胃排空作用，围场苍术 10g/kg 作用不明显。

综合以上三方面的研究结果：按挥发油抑菌作用依对乙型链球菌的抑菌浓度分为两组：①丹徒苍术、围场苍术抑菌浓度高，MIC＞41.67μl/ml。②陕西黄龙苍术、陕西太白苍术、湖北罗田苍术 MIC＜0.1μl/ml。按对胃溃疡的保护作用在 20g/kg 对无水乙醇溃疡有保护作用的有江苏丹徒苍术、湖北罗田苍术、陕西黄龙苍术;较弱的有河北围场苍术。陕西太白苍术抗溃疡作用无明显量效关系。

对小肠推进有明显抑制作用的为湖北罗田苍术、陕西黄龙苍术,无明显作用的为江苏丹徒苍术、陕西太白苍术、河北围场苍术。

综合上述结果,5种产地苍术挥发油含量及挥发油的抑菌作用有差异;5种产地苍术70%乙醇提取物对无水乙醇或0.6mol/l HCl诱发胃溃疡的保护作用及对胃排空及小肠推进功能的影响作用强度也有明显差别,表明产地对药材的内在质量有影响。

参考文献

[1] 中国科学院中国植物志编辑委员会.中国植物志.北京:科学出版社,1987,78(1):23.

[2] 苏秀玲,孙虹,高逊,等.体外抑菌实验微量定量检测方法的建立与探索.中国药学杂志,1999,34(1):47.

[3] 徐叔云,卞如濂,陈修.药理实验方法学.第2版.北京:人民卫生出版社,19991.1158.

[4] 李永渝,裴德恺,高静涛,等.胃排空、肠推进实验方法的改进.中国药理学通报,1985,创刊号:58.

原载:《中国中医药信息杂志》2001,8(2):27

人肠道菌对柴胡皂苷的代谢

严梅桢(编译)

[摘要] 为研究人肠道菌对柴胡皂苷的生物转化,经体外研究发现了能水解柴胡皂苷的肠道菌。通过药物在动物体内的代谢和药代动力学研究证实,柴胡皂苷在大鼠体内经肠道菌转化成代谢产物后才能被吸收并发挥其药理作用。

[关键词] 柴胡皂苷;肠道菌;糖苷酶;药代动力学

大多数天然药物以口服为主,它们必然在消化道中与肠道菌接触,但消化道对天然药物中糖苷的吸收较差,首先必须经肠道菌水解为相应的糖苷元才能被吸收。20多年来国外学者研究了肠道菌对天然药物中主要糖苷的代谢。很多糖苷经肠道作用后生成的代谢产物或有活性或可能有明显毒性,而人肠道菌中各种独特的糖苷酶在糖苷代谢中起重要作用。柴胡皂苷为柴胡中的主要成分,对其药理作用已进行了广泛的研究,口服含有柴胡的各种汉方方剂后,在临床治疗中发挥了重要作用。研究证实,肠道中真杆菌(E. SP. A-44)与双歧杆菌(S. SP. Saiko-1和Saiko-2)能水解柴胡皂苷,并从真杆菌中分离到2种与水解柴胡皂苷有关的酶。通过药代动力学研究,进一步阐明了柴胡皂苷在人血液中发挥药理作用的最终物质。

1 水解柴胡皂苷人肠道菌的分离

1.1 人粪便悬液对柴胡皂苷的代谢

采集新鲜粪便混悬在5倍体积磷酸盐缓冲液中,制备成粪便悬液(HFS)。将柴胡皂苷与 HFS 一起培养后，柴胡皂苷能有效地和完全地被代谢成相应的前柴胡皂苷元和柴胡苷元，柴胡皂苷 a、b_1、b_2 和 d 转化为相应的前柴胡苷元 F、A、D 和 G 以及柴胡皂苷元 F、A、D 和 G。柴胡皂苷 a、b_1 和 b_2 在 24h 后全部水解，但柴胡皂苷 d 在 48h 后完全水解。柴胡皂苷 c 的水解不形成中间产物前柴胡皂苷元，仅检测到柴胡苷元。Shimizu 等报道在相同条件下，人肠道菌对柴胡皂苷的转化速度比动物快。

1.2　从人粪便中分离水解柴胡皂苷菌株

将 HFS250 倍稀释后，取 10μl 滴种在 GAM 琼脂平板上，厌氧培养 24h，将挑选出的菌落再培养在 GAM 肉汤中，离心沉淀后，将分离到的菌株进行鉴定，并测定其代谢柴胡皂苷的能力。从人粪便中分离并经鉴定的 31 株菌经筛选后发现，仅 E. SP. A-44、S. Saiko-1 和 Saiko-2 三株菌能将柴胡皂苷 a、b_1、b_2 和 d 依次水解成相应的前柴胡皂苷元 F、A、D 和 G，其中仅 E. SP. A-44 能将前柴胡苷元 F 和 A 进一步转化为相应的柴胡苷元 A 和 F，该菌不能代谢柴胡皂苷 c 和前柴胡苷元 D 和 G。

2　与柴胡皂苷代谢有关的肠道菌酶

2.1　肠道菌的β-D-葡糖苷酶和β-D-岩藻糖苷酶的活性

有报道杏仁和大鼠肝匀浆中的苦杏仁酶所含的β-D-葡糖苷酶和β-D-岩藻糖苷酶不能水解柴胡皂苷或前柴胡苷元，只有肠道菌 E. SP. A-44、S. SP. Saiko-1 和 Saiko-2 显示出较强的β-D-葡糖苷酶活性，能将柴胡皂苷 a、b_1、b_2 和 d 水解成相应的前柴胡苷元 F、A、D 和 G，而其中仅 E. SP. A-44 菌株含有新型的β-D-岩藻糖苷酶，能将前柴胡苷元水解为柴胡苷元。B. SP. Saiko-1 尽管没有水解前柴胡苷元的能力，但也检测到活性很弱的β-D-岩藻糖苷酶，B. SP. Saiko-2 菌株没有该酶活性。

2.2　水解柴胡皂苷酶的分离和提纯

E. SP. A-44 菌经超声波裂解后离心得到细菌悬液，通过 Butyl-Toyopearl 650M 柱层析发现存在 4 种糖苷酶，其中 2 种为β-D-葡糖苷酶，另外 2 种为β-D-岩藻糖苷酶，其中仅 1 种β-D-葡糖苷酶(SHGase)能水解柴胡皂苷，1 种β-D-岩藻糖苷酶(PHFase)具有水解前柴胡苷元活性。因在细菌混悬液中检测到这些酶，故这些酶位于细胞的可溶部分。进一步用 Sephacryl S-300 柱对这些酶进行提纯。

2.3　SHGase 的 PHFase 的性质

使用系列标准蛋白质，用 Sephacryl S-300 柱层析进行酶分子量的测定。SHGase 约为 100kDa，PHFase 约为 130kDa。使用对硝基苯β-D-葡糖苷和柴胡苷元 A 作为基质时，SHGase 的最适 pH 为 6.0。当使用对硝基苯β-D-岩藻糖苷和前柴胡苷元 F 作为基质时，PHFase 的最适 pH 为 6.5。通过提纯，SHGase 和 PHFase 分别提纯 50 和 40 倍，活力分别为 4.9 和 1.1$\mu mol \cdot min^{-1} \cdot mg^{-1}$。这 2 种糖苷酶的基质为各种不同糖苷，与水解对硝基苯β-D-葡糖苷有关的β-D-葡糖苷酶对京尼平苷、柴胡皂苷 a、b_1 和 b_2 的水解活性分别为 41.4%、17.4%、15% 和 15%，而对柴胡皂苷 d 的水解力很弱。很多研究者报道，提纯的β-D-岩藻糖苷酶有较弱的β-D-葡糖苷酶和β-D-半乳糖苷酶活性，其水解活性分别为 32.0% 和 22.2%，对前柴胡苷元 A 和 F 的水解活性分别为 8.6% 和 8.2%，没有检测到对前柴胡苷元 D 和 G 的水解活性。上述 2 种糖苷酶的活性被多种糖和其它有关化合物抑制，SHGase 活力被 D-葡萄糖、D-葡糖酸δ-内酯有效抑制，但酶活性不被 L-葡萄糖、D-岩藻糖、L-岩藻糖与 D-半乳糖抑制，表明β-D-葡糖苷酶有广谱的β-D-葡糖苷为特殊性底物。PHFase 活性被 D-岩藻糖、

D-葡萄糖、D-葡糖酸 δ-内酯和 D-半乳糖等抑制，表明岩藻苷酶也有广谱特殊性底酶。

3 柴胡皂苷 b_1 在动物体内的代谢和药代动力学研究

柴胡皂苷 b_1(Sb_1)为柴胡中的主要皂苷之一，为研究 Sb_1 的代谢结果，使用 6 周龄雄性 Wistar 普通大鼠(CVL)、无菌大鼠(GF)和无菌大鼠感染 E.SP.A-44 菌的悉生大鼠(GN)对 Sb_1 进行了药代动力学研究，用 HPLC 与 TLC 对 Sb_1 及其代谢产物进行定性和定量分析。

3.1 Sb_1 及其代谢产物在 CVL、GF 和 GN 大鼠血液中的浓度

CVL 大鼠以 50mg/kg 剂量口服 Sb_1 30min 后，血浆中 Sb_1 达到最高浓度(C_{max}) 129pmol/ml，4h 后 Sb_1 消失。口服 Sb_1 后 4 和 6h 能检测到前柴胡苷元 A(2)和柴胡苷元(3)，口服 Sb_1 后 6 和 8h，血浆中 Sb_1 代谢产物 2 和 3 的 C_{max} 分别达到 49.6 和 54.7pmol/ml。口服 Sb_1 10h 后血浆中 Sb_1 和 2 消失，但仍能检测到 3。在 CVL 大鼠中，代谢产物 2 和 3 的每一个 $AUC_{0\sim10h}$ 总和($22350pmol\cdot min^{-1}\cdot ml^{-1}$)大于 Sb_1($12654pmol\cdot min^{-1}\cdot ml^{-1}$)。GF 大鼠口服 Sb_1 后 30min，血浆中 Sb_1 达到最高浓度(113pmol/ml)，口服 Sb_1 后 10h，仍能检测到 Sb_1(15.4pmol/ml)，$AUC_{0\sim10h}$ 值为 $34308pmol\cdot min^{-1}\cdot ml^{-1}$，但检测不到 2 和 3。然而 GN 大鼠口服 Sb_1 后，在其血浆中能检测到 2 和 3，与 CVL 大鼠情况相似，但 2 和 3 的 $AUC_{0\sim10h}$ 值(分别为 17424 和 $22260pmol\cdot min^{-1}\cdot ml^{-1}$)为 Sb_1($6852pmol\cdot min^{-1}\cdot ml^{-1}$)的 2～2.6 倍。

3.2 CVL、GF 和 GN 大鼠盲肠内容物及累积粪便中的 Sb_1 及其代谢产物

CVL 大鼠口服 Sb_1 后 4h，盲肠内容物中 Sb_1、2 和 3 分别为 3.81、0.32 和 0.51μmol，10h 时分别为 0.28、1.89 和 0.76μmol。口服 Sb_1 10h 后，从累积粪便中检测到 Sb_1、2 和 3，分别为 1.01、1.15 和 0.91μmol。GF 大鼠口服 Sb_1 4 和 10h 后，从盲肠内容物中仅检测到 Sb_1，口服 Sb_1 10h 之内，在累积粪便中检测到 Sb_1 为 1.80μmol，然而在盲肠内容物和粪便中都未检测到 Sb_1 的代谢产物 2 和 3。GN 大鼠口服 Sb_1 4h 后，在其盲肠内容物中发现 Sb_1、2 和 3(分别为 3.3、0.78 和 0.87μmol)，口服 Sb_1 后 10h，在盲肠内容物中检测到 2 和 3，口服 Sb_1 后 10h 之内，在累积粪便中检测到 Sb_1、2 和 3。

3.3 新鲜粪便和盲肠内容物中酶的活性

GF 大鼠新鲜粪便和盲肠内容物中，没有显示出 SHGase 和 PHFase 分别水解 Sb_1 和 2 的活性。而在 CVL 和 GN 大鼠的粪便和盲肠内容物中显示上述 2 种酶的活性，GN 大鼠水解盲肠中 Sb_1 和 2 的活性大约为 CVL 的 2 倍。

4 结论

经研究已阐明人肠道菌在柴胡皂苷代谢中的作用。肠道中 E.SP.A-44 菌中含 2 种糖苷酶，即 SHGase 和新型的 PHFase。大多数柴胡皂苷经 SHGase 水解为前柴胡苷元，再经 PHFase 代谢为柴胡苷元，柴胡皂苷不能直接代谢为柴胡苷元。GF 大鼠口服 Sb_1 后，在其血浆、盲肠内容物和粪便中未检测到代谢产物。而 CVL 和 GN 大鼠口服 Sb_1 后检测到大量前柴胡苷元 A 和柴胡苷元 A，而且在 CVL 和 GN 大鼠的粪便和盲肠内容物中发现水解柴胡皂苷活性。结果证实，肠道菌水解柴胡皂苷的活性对产生代谢物是必需的。

值得注意的是，已经报道的柴胡皂苷代谢产物具有各种药理作用，如 Sb_1 的主要代谢产物柴胡苷元具有抗炎、镇痛和抗肿瘤等作用。研究人员推测，由肠道菌形成的代谢产物在服用配伍柴胡的方剂的患者的临床治疗中发挥了重要作用。

参考文献

[1] Kida H et al. J Trad Med, 1997; 14(1): 30-40.
[2] Kida H et al. Biol Pharm Bull, 1997; 20(12): 1274-1278.
[3] Kida H et al. Biol Pharm Bull, 1998; 21(6): 588-593.
[4] Meselhy M R. J Trad Med, 2000; 17(1): 1-11.

原载:《国外医学中医中药分册》2001,23(3):156

青蒿琥酯对内毒素诱导的一氧化氮合成的抑制作用*

梁爱华,薛宝云,李春英,王金华,王　岚

[摘要] **目的:**探讨青蒿琥酯对内毒素诱导的巨噬细胞一氧化氮(NO)合成的影响。**方法:**①用内毒素(LPS)或LPS合并γ-干扰素作为巨噬细胞(RAW 264.7)的NO合成诱导剂,加入不同浓度的青蒿琥酯,培养后取上清液,用Griess试剂测定NO产生量。②Balb/c小鼠肌肉注射青蒿琥酯50 $mg \cdot kg^{-1} \cdot d^{-1} \times 3$ d,收集腹腔巨噬细胞,测定LPS对细胞的NO诱生能力。**结果:**LPS 1.0,0.2 $\mu g \cdot ml^{-1}$或γ-干扰素100 u合并LPS 1.0,0.2,0.04 $\mu g \cdot ml^{-1}$作用于RAW 264.7细胞,均可诱导大量NO合成。青蒿琥酯对LPS或LPS合并干扰素诱导的NO合成均有明显的抑制作用,其抑制作用具有明显的量效关系。经青蒿琥酯治疗后的小鼠,其腹腔巨噬细胞对LPS的反应性降低,其受LPS刺激后产生的NO量明显降低。**结论:**青蒿琥酯可降低LPS诱导的炎性因子的产生,减轻炎症反应。

[关键词] 青蒿琥酯;内毒素;一氧化氮;巨噬细胞

Inhibitory Effect of Artemin on Endotoxin-induced Nitric Oxide Synthesis

LIANG Ai-hua, XUE Bao-yun, LI Chun-ying, WANG Jin-hua, WANG Lan

[Abstract] **Objective**: To investigate the effect of Artemin on LPS-induced nitric oxide synthesis in macrophages. **Method**: ① Nitrite oxide (NO) production of RAW 264.7 cells was induced by LPS or LPS in combination with interferon-γ(IFNγ) in the presence or absence of Artemin. The amount of NO in the supernatant of RAW 264.7 cells was detected with Griess reagent. ② Balb/c mice were injected with Artemin (im) 50 $mg \cdot kg^{-1} \cdot d^{-1} \times 3d$, and intraperitoneal macrophages were collected to detect the LPS-induced NO production. **Result**: LPS 1.0, 0.2 $\mu g \cdot ml^{-1}$ or IFN-γ100u + LPS 1.0, 0.2, 0.04 $\mu g \cdot ml^{-1}$ could induced a large

* **基金项目:**国家自然科学基金资助项目(39870910)

amount of NO synthesis of RAW 264.7 cells. Artemin showed a significant inhibitory effect on LPS or IFN-γ + LPS -induced NO production in a dose dependent manner. After treatment with Artemin, the response of Balb/c mice to LPS was reduced, which was showed by a decrease in NO production of intraperitoneal macrophages induced by LPS. **Conclusion**: Artemin could reduce LPS-induced production of inflammatory factors resulting in the inhibition of inflammatory effects.

[**Key words**] artemin; endotoxin; nitrite oxide; macrophage

当体内发生内毒素血症时,内毒素可激活体内的单核巨噬细胞和血管内皮细胞产生大量的炎性介质,如肿瘤坏死因子(TNF)、白细胞介素-6和-1(IL-6,IL-1)及一氧化氮(NO)等[1~3]。近年来,NO在内毒素引起的脏器损伤中的作用越来越引起重视,研究表明,体内大量NO释放是导致内毒素休克、低血压及多脏器功能衰竭的主要因素之一[4]。LPS或LPS/γ-干扰素是NO合成的强诱导剂,可通过对细胞内诱导型一氧化氮合酶(iNOS)基因的诱导,而导致NO的大量合成和分泌[5],NO与O^{2-}结合形成强氧化剂$ONOO^-$,$ONOO^-$可与H^+形成不稳定的ONOOH,很快分解形成活性氮产物NO^{2-}和活性氧产物OH^-等,过量的这些物质可造成组织损伤。本实验观察了青蒿琥酯对内毒素诱导的NO合成的影响。

1 材料和方法

1.1 动物

Balb/c小鼠,雄性,体重18~20 g,购自中国生物制品研究所动物中心。

1.2 试剂

青蒿琥酯原料药购自桂林第二制药厂;LPS(来源于Escherichia .coli O111:B4)购自美国Sigma公司;重组人γ-干扰素(IFN-γ)购自北京同正生物公司。

1.3 巨噬细胞培养及NO诱导

RAW 264.7细胞为鼠来源的巨噬细胞系(由日本东京药科大学微生物室惠赠),用RPMI 1640完全培养基传代培养,实验时用0.25%胰酶消化,收集细胞,用RPMI 1640培养液洗涤,然后将细胞浓度调成$1\times10^6\cdot ml^{-1}$,加入到48孔培养板,每孔0.5 ml,于5% CO_2和37 ℃条件下培养过夜,然后加入不同稀释浓度的青蒿琥酯或/和LPS或LPS+IFN-γ溶液,每个浓度3个复孔,继续培养24 h,吸取培养上清液,测定一氧化氮的代谢产物亚硝酸盐浓度。

1.4 青蒿琥酯对小鼠腹腔巨噬细胞NO产生的影响

Balb/c小鼠分成2组,分别肌肉注射生理盐水和青蒿琥酯50 $mg\cdot kg^{-1}\cdot d^{-1}\times 4$ d。于第2天给药的同时,每只小鼠腹腔注射0.2%的肝糖元2 ml,72 h后,将RPMI 1640液2 ml注入小鼠腹腔,收集腹腔渗出细胞,调整细胞浓度为$5\times10^5\cdot ml^{-1}$,将细胞悬液分别加入到48孔板,每孔0.5 ml,每只小鼠的细胞分加3孔,其中两孔分别加入LPS 1 $\mu g\cdot ml^{-1}$或4 $\mu g\cdot ml^{-1}$(终浓度),另一孔中不加LPS。将细胞置37 ℃含5% CO_2的培养箱中培养24 h,取上清液测定亚硝酸盐浓度。

1.5 NO测定

样品100 μl加入到96孔板中,然后加入Griess试剂(Sulfanilamide 1%, N-1-naphthylethylnediamine.2HCl 0.1%, H_3PO_4 2.5%)100 μl与之混匀,室温避光静置10 min,用酶标仪于波长540 nm测A值,用亚硝酸钠绘制标准曲线,计算样品中的NO含量。

2 结果

2.1 青蒿琥酯对LPS诱导的鼠巨噬细胞系RAW264.7细胞NO合成的影响

用MTT法证明，当青蒿琥酯浓度等于或低于20 $\mu g\cdot ml^{-1}$时，对巨噬细胞无明显毒性作用，故试验中所用的青蒿琥酯浓度≤20 $\mu g\cdot ml^{-1}$。对照孔的细胞培养上清液中未测到明显的NO产生，LPS(来源于大肠杆菌E. coli O55:B5)1.0或0.2 $\mu g\cdot ml^{-1}$作用于RAW 264.7细胞，对其NO合成有明显的诱生作用，细胞培养上清液中的亚硝酸盐浓度明显增高，分别达30.58，28.66 $\mu mol\cdot L^{-1}$。青蒿琥酯单独作用于巨噬细胞时，对NO合成无明显的诱生作用。在有LPS存在时，培养中加入一定浓度的青蒿琥酯可明显抑制LPS诱导的NO产生，随青蒿琥酯浓度增加，对NO产生的抑制作用增强，青蒿琥酯对LPS 1.0 $\mu g\cdot ml^{-1}$和0.2 $\mu g\cdot ml^{-1}$诱导的NO生成的50 %抑制浓度(IC_{50})分别为4.87 $\mu g\cdot ml^{-1}$和8.17 $\mu g\cdot ml^{-1}$。结果见表1。

表1 青蒿琥酯对内毒素诱导的巨噬细胞NO合成的影响

青蒿琥酯/$\mu g\cdot ml^{-1}$	1.0 $\mu g\cdot ml^{-1}$内毒素		0.2$\mu g\cdot ml^{-1}$内毒素	
	NO浓度/$\mu mol\cdot L^{-1}$	抑制率/%	NO浓度/$\mu mol\cdot L^{-1}$	抑制率/%
20.0	$6.70\pm0.35^{1)}$	78.09	$8.38\pm0.39^{1)}$	70.75
4.0	$18.25\pm0.23^{1)}$	40.30	$18.64\pm0.13^{1)}$	34.98
0.8	$24.30\pm0.66^{1)}$	20.52	$22.85\pm0.23^{1)}$	20.29
0.16	$24.76\pm0.35^{1)}$	9.02	$24.84\pm0.27^{1)}$	13.35
0.032	$25.37\pm1.21^{1)}$	17.02	$24.61\pm0.48^{1)}$	14.15
0.006	$26.52\pm0.79^{1)}$	13.27	$26.90\pm0.74^{1)}$	6.14
0	30.58 ± 0.87		28.66 ± 0.70	

注：①$\bar{x}\pm s$ ②与LPS单独用药比较 1) $P<0.01$ ③细胞对照及青蒿琥酯单独用药对RAW 264.7细胞的NO合成无明显诱生作用

2.2 青蒿琥酯对LPS合并γ-干扰素诱导的鼠巨噬细胞系RAW 264.7细胞NO合成的影响

LPS1.0，0.2，0.04 $\mu g\cdot ml^{-1}$单独加入RAW 264.7细胞诱导产生的NO量分别为(28.06±0.41)，(27.0±0.36)，(26.40±0.41) $\mu mol\cdot L^{-1}$，IFN-γ100 u单独诱导RAW 264.7细胞产生的NO量为(8.04±0.88) $\mu mol\cdot L^{-1}$。RAW 264.7细胞在γ-干扰素100 u合并LPS 1.0，0.2或0.04 $\mu g\cdot ml^{-1}$刺激下产生的NO量比LPS单独刺激时增高。不同浓度的青蒿琥酯对γ-干扰素和LPS联合诱导的巨噬细胞NO产生具有明显的抑制作用，其抑制作用有明显的量效关系，对干扰素100 u合并LPS 1.0，0.2，0.04 $\mu g\cdot ml^{-1}$诱导的NO生成的IC_{50}分别为2.13，4.25，2.69 $\mu g\cdot ml^{-1}$，结果见表2。

2.3 青蒿琥酯对小鼠腹腔巨噬细胞NO产生的影响

生理盐水对照组小鼠的腹腔巨噬细胞的自发性NO产生量(无LPS刺激的条件下产生的NO量)很低，而在有LPS(1，4 $\mu g\cdot ml^{-1}$)刺激时，NO产生量明显增高($P<0.01$)。Balb/c小鼠肌肉注射青蒿琥酯50 $mg\cdot kg^{-1}\cdot d^{-1}$，连续3 d后，收集小鼠腹腔巨噬细胞，测定在有或无LPS刺激的条件下的NO产生量，以了解巨噬细胞对LPS刺激的反应。结果显示，青蒿

琥酯用药后对小鼠腹腔巨噬细胞 NO 产生无明显诱生作用,其腹腔巨噬细胞在无 LPS 刺激时的 NO 产生量很低。青蒿琥酯治疗组小鼠的腹腔巨噬细胞对 LPS 的反应性降低,受 LPS 刺激后产生的 NO 量明显降低(与生理盐水对照组比较 $P<0.01$)。结果提示,青蒿琥酯可降低 LPS 刺激巨噬细胞时炎性因子的产生,减轻内毒素含量增高时所诱导的炎症反应。结果见表 3。

表 2 青蒿琥酯对内毒素合并干扰素诱导的巨噬细胞 NO 合成的影响

青蒿琥酯	1.0 μg·ml⁻¹内毒素		0.2 μg·ml⁻¹内毒素		0.04 μg·ml⁻¹内毒素	
μg·ml⁻¹	NO 浓度/μmol·L⁻¹	抑制率/%	NO 浓度/μmol·L⁻¹	抑制率/%	NO 浓度/μmol·L⁻¹	抑制率/%
20.0	11.57±0.21 1)	66.68	12.91±0.32 1)	59.33	11.83±0.37 1)	60.98
4.0	16.55±0.54 1)	52.31	15.28±0.37 1)	51.85	13.56±0.32 1)	55.28
0.8	19.28±0.54 1)	44.45	18.74±0.32 1)	40.97	16.36±0.19 1)	46.03
0.16	24.62±0.41 1)	29.06	23.38±0.67 1)	26.35	22.95±0.32 1)	24.32
0.032	25.33±0.87 1)	27.01	23.92±0.65 1)	24.65	21.65±0.86 1)	28.59
0.006	27.35±0.36 1)	21.20	25.54±0.86 1)	19.55	23.81±1.04 1)	21.47
0	34.71±0.21		31.74±0.21		30.32±0.21	

注:① $\overline{x}\pm s$ ②表中每个实验组均加入 IFN-γ100 u ③ 与 LPS 合并 IFN-γ 比较 1) $P<0.01$

表 3 青蒿琥酯肌肉注射对 LPS 诱导的小鼠腹腔巨噬细胞 NO 产生的影响

组 别	LPS/μg·ml⁻¹	NO 浓度/μmol·L⁻¹	抑制率/%
生理盐水	0	2.63±0.12	
	1	6.67±1.84	
	4	7.86±2.52	
青蒿琥酯	0	2.25±0.29	
	1	3.21±0.94 1)	51.9
	4	3.87±1.78 1)	50.8

注:① $\overline{x}\pm s$ ② $n=7$ ③与生理盐水组中加同浓度的 *LPS* 组比较 1) $P<0.01$

3 讨论

细菌内毒素有很高的致死性,严重的革兰氏阴性细菌感染的病人,尽管使用了强力高效的抗菌素以用于控制菌血症,但病人的死亡率仍然很高,其原因是由于细菌大量繁殖时以及被抗菌素杀死或裂解时,有大量的内毒素释放至体液中,可能造成或加重内毒素血症。内毒素-炎症介质级联反应是造成广泛组织损伤的重要环节,因此抑制炎症介质如 TNFα,NO 等的产生可能有利于病人的预后。

本研究利用鼠来源的巨噬细胞系 RAW 264.7 细胞,在体外培养系统中探讨了青蒿琥酯对内毒素或内毒素合并干扰素诱导的 NO 产生的影响。结果表明,内毒素单独使用或与干扰素联合应用于 RAW 264.7 细胞,均可激活巨噬细胞,诱导其产生大量的 NO。青蒿琥酯对内毒素或内毒素合并干扰素诱导的巨噬细胞 NO 合成有明显的抑制作用,随青蒿琥酯剂量增高,抑制作用增强。给 Balb/c 小鼠注射青蒿琥酯后,可降低动物腹腔巨噬细胞对内毒素的反应性,使巨噬细胞受内毒素刺激时产生的NO明显减少。

NO对机体有双重作用,一方面它是防御微生物感染和肿瘤细胞侵袭的重要介质,另一方面大量的NO可通过与超氧阴离子结合成过氧化亚硝基阴离子而对器官组织造成损害[6]。在内毒素引起的休克和多脏器功能衰竭中,NO是重要的炎性介质之一,阻止NO的大量释放可防止其造成的低血压及减轻其导致的组织氧化性损伤。本研究结果提示,青蒿琥酯可明显抑制内毒素引起的炎症介质NO的产生,可能对内毒素引起的组织损伤会起到一定的保护作用。

参考文献

[1] Tracey K J, Beutler B, lowry S F, et al. Shock and Tissue Injury Induced by Recombinant Human Cachectin. Science, 1986,234:470.

[2] Yoshimoto T, Nakanishi K, Hirose S, et al. High Serum IL-6 Level Reflects Susceptible Status of the Host to Endotoxin and IL-1/tumor Necrosis Factor. J Immunol, 1992, 148:3596.

[3] Weinberg J R, Boyle P, Meager A, et al. Lipopolysaccharide, Tumor Necrosis Factor, and Interleukin-1 Interact to Cause Hypotension. J Lab Clin Med, 1992, 120:205.

[4] Natanson C,Hoffman W D, Suffredini A F, et al. Selected Treatment Strategies for Septic Shock Based on Proposed Mechanisms of Pathogenesis. Ann Intern Med, 1994,20:771.

[5] Tetsuji Noda, Fumio Amano. Differences in Nitric Oxide Synthase Activity in a Macrophage-Like Cell Line, RAW 264.7 Cells, Treated with Lipopolysaccharide (LPS) in Heterogeneity of iNOS Activity. J Biochem, 1997, 121:38.

[6] 孔宪涛. 一氧化氮与微生物感染. 国外医学·微生物学分册,1997, 3:16.

原载:《中国中药杂志》2001,26(11):770

青蒿琥酯对内毒素诱导的炎性因子合成的抑制作用研究*

梁爱华,薛宝云,王金华,李春英

［摘要］ 目的:探讨青蒿琥酯(AR)对内毒素诱导的巨噬细胞炎性因子产生的影响。方法:采用体外培养的巨噬细胞系RAW 264.7细胞,向细胞悬液中分别加入细菌脂多糖(LPS)、AR或LPS+AR,于37℃、5% CO_2条件下培养24h后,收集细胞培养上清液,测定上清液中的肿瘤坏死因子-α(TNF-α)和一氧化氮(NO)含量。此外,采用角叉菜胶致敏的小鼠,静注LPS制备内毒素血症模型,观察青蒿琥酯对内毒素血症小鼠血清中炎性因子TNF-α水平的影响。结果:在体外培养的RAW 264.7细胞上,AR 2.5～10.0mg/L

* 基金项目:国家自然科学基金资助项目(No.39870910)

可明显抑制 LPS 诱导的 TNF-α 产生，同时对 NO 产生也有明显的抑制作用。给小鼠肌注青蒿琥酯后，可使小鼠单核-巨噬细胞、内皮细胞系统对 LPS 刺激的反应明显降低，可使内毒素血症小鼠体内诱导产生的 TNF-α 明显减少。结论：青蒿琥酯在体内和体外均可明显抑制内毒素诱导的巨噬细胞炎性因子产生，表明对内毒素诱导的炎症反应具有明显的抑制作用。

［关键词］ 内毒素；青蒿琥酯；肿瘤坏死因子；一氧化氮

Study on inhibitory effect of artesunate（青蒿琥酯）on endotoxin-induced production of inflammatory mediators

LIANG Ai-hua, XUE Bao-yun, WANG Jin-hua, LI Chun-ying

［**Abstract**］ Objective: To investigate the inhibitory effect of artesunate（青蒿琥酯，AR）on endotoxin-induced production of inflammatory mediators. Methods: A macrophage cell line RAW 264.7 was employed in an in vitro experiment. The cells were treated with lipopolysaccharide（LPS），AR or LPS + AR respectively, and then incubated for 24 hours at 37℃ and 5% CO_2. The supernatants of the cells were collected to detect the concentration of tumor necrosis factor-α（TNF-α）and nitric oxide（NO）. In addition, an endotoxemia animal model was established by intravenous injection of LPS in mice sensitized with carrageenan. The effect of AR on the serum concentration of inflammatory factor TNF-α in the endotoxemia model was observed. Results: The in vitro experiment in RAW 264.7 cells showed that AR 2.5～10.0 mg/L obviously inhibited LPS-induced TNF-α and NO production. The treatment of mice with AR could reduce the responses of monocyte-macrophage and endothelium system to LPS stimulation, resulting in a decrease of TNF-α concentration in sera of mice with endotoxemia. Conclusions: AR can evidently inhibit endotoxin-induced production of inflammatory mediators from macrophages both in vivo and in vitro, indicating that it can suppress the inflammatory responses caused by endotoxin.

［**Key words**］ endotoxin; artesunate; tumor necrosis factor; nitric oxide

内毒素是 G^- 菌细胞壁外膜的主要成分，有广泛的生物活性。高浓度内毒素可激活体内单核－巨噬细胞系统，诱导分泌多种炎性介质，其中肿瘤坏死因子-α（TNF-α）为起始因子，通过进一步激活多形核白细胞和内皮细胞等释放白介素-6（IL-6）、一氧化氮（NO）及白三烯等多种炎性因子，产生级联放大效应，引起广泛的炎症反应，严重时产生低血压、内毒素休克、弥散性血管内凝血（DIC）及多脏器功能衰竭（MOF）等[1]。因此，抑制内毒素诱导的炎症介质产生是防止内毒素诱导的脏器损伤和提高患者存活率的重要环节。本实验旨在观察青蒿琥酯对内毒素诱导的炎症介质 TNF-α 和 NO 合成的影响。

1 材料与方法

1.1 试剂

青蒿琥酯原料药由桂林第二制药厂提供；细菌壁脂多糖（LPS，来源于 Escherichia. coli O111:B4）和角叉菜胶均购自美国 Sigma 公司；Rat-anti mouse TNF-α 单克隆抗体（单抗）、Biotinylated-anti-TNF-α 单抗、Streptavidin-HRP 及重组 TNF-α 均为美国 Pharmingen 公司产品。

1.2 细胞

RAW 264.7细胞为鼠来源的巨噬细胞系，由日本东京药科大学微生物室惠赠，用RPMI 1640完全培养基传代培养。

1.3 动物

雄性昆明种小鼠，体重20～21g，北京医科大学实验动物中心提供。雄性BALB/c小鼠，体重18～19g，北京市生物制品研究所动物中心提供。

1.4 实验方法

1.4.1 RAW 264.7细胞培养及炎性因子诱导　RAW 264.7细胞用RPMI 1640完全培养基传代培养。实验时收集细胞，细胞浓度调制成1×10^9/L(NO诱导实验)或2×10^8/L(TNF-α诱导实验)，加入到48孔培养板，每孔0.5ml，于5% CO_2和37℃条件下培养过夜，然后加入不同浓度的青蒿琥酯药液或(和)LPS溶液，继续培养24h，吸取培养上清液，测定其亚硝酸盐产生浓度(代表NO合成水平)和TNF-α浓度。

1.4.2 青蒿琥酯对小鼠腹腔巨噬细胞TNF-α产生能力的影响　将BALB/c小鼠随机分为生理盐水对照组和青蒿琥酯组。生理盐水组每只肌注生理盐水0.2ml；青蒿琥酯组肌注青蒿琥酯50mg/kg，均每日1次，共4日。给药后第2日，2组小鼠均腹腔注射灭菌的0.2%糖原2ml。72h后，腹腔注射RPMI 1640培养液(每只2ml)，分别收集每只小鼠的腹腔巨噬细胞，调整细胞浓度为5×10^8/L。将细胞悬液加入到48孔培养板中(每孔0.5 ml)，每只小鼠的细胞加9孔，分3组(每组3孔)分别加入LPS 0、1和4.0mg/L。培养板置37℃、5% CO_2培养箱中培养24h后，取每孔上清液检测TNF-α浓度。

1.4.3 青蒿琥酯对内毒素血症小鼠TNF-α合成的影响　按Ogata方法制备小鼠内毒素血症模型[2]。将昆明种小鼠随机分4组：①正常对照组；②青蒿琥酯组(50mg/kg)；③LPS组(500μg/kg)；④青蒿琥酯50mg/kg+LPS 500μg/kg(合用组)。青蒿琥酯组和合用组小鼠腹腔注射青蒿琥酯50mg/kg，每日1次，连续3日；正常对照组和LPS组小鼠腹腔注射生理盐水，每只0.2ml。末次给药前约16h，给各组小鼠均腹腔注射角叉菜胶5mg以提高小鼠对内毒素的敏感性；末次给药后30min，LPS组和合用组小鼠静注LPS 500μg/kg，注射LPS后1h取血，分离血清，用酶联免疫吸附法(ELISA)测定血清中TNF-α浓度。

1.4.4 NO产生水平测定　用Griess试剂测定RAW 264.7细胞培养上清液中亚硝酸盐浓度(代表NO产生水平)。

1.4.5 TNF-α浓度测定　用ELISA法测定细胞培养上清液或小鼠血清中诱生TNF-α浓度。用6mg/L的大鼠抗小鼠TNF-α单克隆抗体加入到酶标板各孔中，16h后，用含0.05%吐温-20的PBS(PBST)洗去未附着的TNF-α单抗，然后用含0.5%牛血清白蛋白的PBST(B-PBST)加入各孔，置37℃温育40min后，用PBST洗板。各孔中分别加入不同浓度的重组TNF-α作标准曲线或加入不同样品，置37℃温育40min后，洗去未结合的样品或标准品，之后用牛血清白蛋白孵育40min。向各孔中加入适当稀释度的生物素标记的抗TNF-α单抗，孵育40min后，用PBST洗板及用含牛血清白蛋白的液体孵育同上，然后各孔中加入适当稀释度的Streptavidin-HRP，孵育40min后，加入酶底物TMB，显色适宜后，用0.33 mol/L磷酸终止反应，在450nm波长下测定各孔吸光度(A)值，根据标准曲线，算出各样品的TNF-α浓度。

1.5 统计学方法

采用 Student's t 检验。

2 结果

2.1 青蒿琥酯对 LPS 诱导的 RAW 264.7 细胞 NO 合成的影响

LPS1.0 和 0.2mg/L 作用于鼠巨噬细胞系 RAW 264.7 细胞,可诱导 NO 产生明显增加,细胞培养上清液中的亚硝酸盐浓度明显增高。在细胞培养中加入一定浓度的青蒿琥酯可明显抑制 LPS 诱导的 NO 产生,随青蒿琥酯浓度的增加对 NO 产生的抑制作用也增强。见表 1。

表 1 青蒿琥酯对 LPS 诱导 RAW 264.7 细胞 NO 合成的影响($\bar{x} \pm s, n = 3$)

青蒿琥酯浓度 (mg/L)	LPS 1.0mg/L		LPS 0.2mg/L	
	NO 浓度(μmol/L)	抑制率(%)	NO 浓度(μmol/L)	抑制率(%)
20.000	6.70±0.35**	78.09	8.38±0.39**	70.75
4.000	18.25±0.23**	40.30	18.64±0.13**	34.98
0.800	24.30±0.66**	20.52	22.85±0.23**	20.29
0.160	24.76±0.35**	19.02	24.84±0.27**	13.35
0.032	25.37±1.21**	17.02	24.61±0.48**	14.15
0.006	26.52±0.79**	13.27	26.90±0.74**	6.14
0	30.58±0.87		28.66±0.70	

注:与 LPS 单独用药比较:** $P<0.01$

2.2 青蒿琥酯对 LPS 诱导的巨噬细胞 TNF-α 合成的影响

LPS 加入到体外培养的鼠巨噬细胞系(RAW 264.7 细胞)后(终浓度 1 mg/L),可诱导产生较高浓度的 TNF-α 释放到细胞培养上清液中。青蒿琥酯 2.500~10.000mg/L 对 LPS 诱导的 TNF-α 产生具有明显的抑制作用(与 LPS 单独应用比较 P 均<0.05),抑制率为 43%~58%。青蒿琥酯 0.625~10.000mg/L 单独作用于 RAW 264.7 细胞时,未诱导产生 TNF-α。见表 2。

表 2 青蒿琥酯对 LPS 诱导的巨噬细胞 TNF-α 合成的影响($\bar{x} \pm s$)

青蒿琥酯浓度(mg/L)	LPS(mg/L)	TNF-α(μg/l)	抑制率(%)
10.000	1.0	8.16±1.02*	43.7
5.000	1.0	6.18±1.53*	58.1
2.500	1.0	7.44±2.30*	48.6
1.250	1.0	11.14±0.89	23.1
0.625	1.0	10.69±2.04	26.2
0	1.0	14.48±2.29	–
10.000	0	ND	–
5.000	0	ND	–
2.500	0	ND	–
1.250	0	ND	–
0.625	0	ND	–

注:①每个浓度 2 个复孔;②与 LPS 单独用药比较:* $P<0.05$;③抑制率 =(LPS 诱生量 − LPS 与青蒿琥酯联合诱生量)× LPS 诱生量$^{-1}$

2.3 青蒿琥酯对小鼠腹腔巨噬细胞 TNF-α 产生能力的影响

生理盐水对照组小鼠的腹腔巨噬细胞在体外培养时,在无 LPS 刺激的条件下未测到自发性 TNF-α 产生,在 LPS(1 mg/L)刺激下,细胞上清液中的 TNF-α 也为阴性。当增加 LPS 浓度(4 mg/L)时,TNF-α 产生量明显增高。给小鼠肌注青蒿琥酯 $50mg \cdot kg^{-1} \cdot d^{-1}$,连续 3 日后收集小鼠腹腔巨噬细胞,测定在有或无 LPS 刺激的条件下的 TNF-α 产生量,以了解巨噬细胞对 LPS 刺激的反应。结果显示,青蒿琥酯在一定程度上可抑制小鼠的腹腔巨噬细胞对 LPS 的反应性,使巨噬细胞受 LPS 刺激后产生的 TNF-α 量有降低趋势,但统计学上与生理盐水对照组比较无显著性差异。结果提示,青蒿琥酯在一定程度上可降低 LPS 刺激巨噬细胞时炎性因子的产生,减轻内毒素含量增高时所诱导的炎症反应。结果见表 3。

表 3 50 mg/kg 青蒿琥酯对小鼠腹腔巨噬细胞 TNF-α 产生的影响($\bar{x} \pm s$, $n=7$) μg/L

组 别	LPS 0 mg/L	LPS 4 mg/L	LPS 1 mg/L
对照组	ND	1.34±0.58	ND
青蒿琥酯组	ND	0.86±0.31	ND

2.4 青蒿琥酯对内毒素血症小鼠 TNF-α 合成的影响

在小鼠内毒素血症模型上观察了青蒿琥酯对 LPS 诱导的炎症因子分泌的影响。正常对照组和青蒿琥酯单独给药组小鼠血清中未测到 TNF-α,说明在正常情况下小鼠体内的 TNF-α 含量极低;正常小鼠肌注青蒿琥酯后未见有 TNF-α 诱生作用。给予角叉莱胶致敏的小鼠静注 LPS 500μg/kg 后,可形成内毒素血症模型,小鼠血液中的 TNF-α 产生量明显增高;而肌注青蒿琥酯后,可使小鼠对 LPS 刺激的反应明显降低,LPS 诱导小鼠体内产生的 TNF-α 减少。结果表明,青蒿琥酯对内毒素血症小鼠的炎症反应有明显的抑制作用。见表 4。

表 4 青蒿琥酯对内毒素血症小鼠 TNF-α 合成的影响($\bar{x} \pm s$)

青蒿琥酯(mg/kg)	LPS(mg/kg)	动物数(只)	TNF-α(μg/L)
0	0	7	ND
50	0	7	ND
0	0.5	6	10.25±4.10
50	0.5	7	3.68±1.13**

注:与 LPS 单独用药比较:** $P<0.01$

3 讨论

G^-菌感染引发的败血症中,伴随的内毒素血症是造成患者死亡的重要原因之一。即使是较低剂量的内毒素也可刺激机体的单核-巨噬细胞、内皮细胞等释放内源性炎症介质,如 TNF-α、NO、IL-6 及前列腺素 E_2 等。各种炎性介质可激发一系列的炎症反应,造成脏器严重损伤,甚至导致 MOF 和休克。TNF-α、NO 及 IL-6 等被认为是内毒素休克发病过程中的关键性炎性因子,据报道,血液中 TNF、IL-6 等水平与患者的预后有一定关系[3~5]。

本研究结果示,青蒿琥酯可抑制内毒素对体外培养巨噬细胞的激活,减少炎性因子 NO、TNF-α 的产生。给小鼠肌注青蒿琥酯后,可降低小鼠腹腔巨噬细胞对内毒素的反应性,减轻其受内毒素刺激时的激活程度,减少 TNF-α 的产生。在内毒素血症动物模型上也证明青蒿琥酯能减少动物静注内毒素后释放到血液中的 TNF-α 浓度，说明青蒿琥酯对内毒素在体内和体外诱导的巨噬细胞激活均有抑制作用，从而可减轻内毒素引起的炎症反应。由于内毒素血症时产生的 TNF-α 可作为始动因子进一步启动一系列的炎性因子释放，形成瀑布效应，因此阻止内毒素诱导的 TNF-α 大量产生可以防止由其产生的大量炎症因子诱发的休克、DIC 及 MOF。

对于 G^- 菌败血症患者的治疗，有些抗生素能有效地控制菌血症，但是临床资料证明患者的病死率仍然很高，其原因是抗生素造成细菌细胞壁的裂解而诱导了内毒素释放[6,7]，从而引发内毒素血症。因此临床上需在针对清除细菌治疗的同时，采取能清除内毒素或中和内毒素毒性的疗法[8~10]。青蒿琥酯为青蒿素的一种衍生物，具有抗疟作用，但其没有抗菌作用。近年来的研究表明，青蒿素及其衍生物对体液免疫和细胞免疫等均有明显的抑制作用，青蒿琥酯可促进 Ts 细胞增殖，阻止白介素和各种炎症介质的释放[11,12]。本研究结果提示，青蒿琥酯对内毒素引起的炎症反应具有一定的抑制作用，其作用机制可能与其对内毒素诱导的巨噬细胞和 T 细胞的激活具有抑制作用有关。

参考文献

[1] Rietschel E T, Brade L, Lindner B, et al. Biochemistry of lipopolysaccharides. In: Morrison D C, Ryan J, eds. Bacterial endotoxic lipopoolsaccharids. vol. 1. Boca Raton Fl. USA: CRC Press, 1992. 3.

[2] Ogata M, Yoshida S, Kamochi M, et al. Enhancement of lipopolysaccharide-induced tumor necrosis factor production in mice by carrageenan pretreatment. Infect Immun, 1991, 59: 679-683.

[3] Tracey K J, Beutler B, Lowry S F, et al. Shock and tissue injury induced by recombinant human cachectin. Science, 1986, 234: 470-474.

[4] Yoshimoto T, Nakanishi K, Hirose S, et al. High serum IL-6 level reflects susceptible status of the host to endotoxin and IL-1/tumor necrosis factor. J Immunol, 1992, 148: 3596-3603.

[5] Weinberg J R, Boyle P, Meager A, et al. Lipopolysaccharide, tumor necrosis factor, and interleukin-1 interact to cause hypotension. J Lab Clin Med, 1992, 120: 205-211.

[6] Shenep J L, Flynn P M, Barrett F F, et al. Serial quantitation of endotoxemia sepsis. J Infect Dis, 1988, 157: 565-568.

[7] Shenep J L, Mogan A. Kinetics of endotoxin release during antibiotic therapy for experimental Gram-negative bacterial sepsis. J Infect Dis, 1984, 150: 380-388.

[8] 王今达. 脓毒症：感染性 MODS 的预防. 中国危重病急救医学，1999；11(8)：453-455.

[9] 王今达，崔乃杰，高天元，等. "菌毒并治"新理论临床价值的验证——"菌毒并治"治疗感染性多系统脏器衰竭 50 例的疗效观察. 中国危重病急救医学，1989，1(创刊号)：5-8.

[10] 陆付耳，李鸣真，叶望云. 论内毒素血症的治疗对策. 中国危重病急救医学，2000，12(10)：579-580.

[11] 沈明，葛海良，何尧祥，等. 青蒿素的免疫抑制作用. 中国科学 B 辑，1983，10：928.

[12] 林培英，潘竞锵，冯昭明，等. 青蒿素及其衍生物的免疫药理作用比较. 见：周金黄主编. 免疫药理学进展(基础与临床). 第 1 版. 北京：中国科学技术出版社，1993. 325-336.

原载：《中国中西医结合急救杂志》2001，8(5)：262

抗菌药诱导的内毒素释放作用*

梁爱华,严梅桢

[摘要] 一些实验研究及临床资料证明,有些抗菌药尤其是β-内酰胺类抗生素在治疗革兰氏阴性菌感染时,有诱导大量内毒素释放的副作用,在临床上可能引起或加重内毒素血症。不同类型抗菌药诱导内毒素释放的程度与其对不同类型青霉素结合蛋白(PBP)的亲和性有关,抗菌药与PBP3或PBP2结合所造成的内毒素释放的量较高。因此在抗菌药的研究设计中,除了要考虑其杀菌效力外,还应考虑可能诱导内毒素释放的问题。在败血症治疗中也应采取合理的治疗方案,以防止或减轻内毒素血症的发生。

[关键词] 抗菌药;内毒素;青霉素结合蛋白

内毒素是革兰氏阴性菌细胞壁外膜中的脂多糖成分,具有广泛的生物活性。内毒素对机体造成双重影响:少量内毒素刺激机体时,能增强特异性及非特异性免疫力,诱导产生干扰素等;而大量内毒素进入机体循环时,可造成广泛而强烈的病理反应,如弥漫性血管内凝血、多器官功能衰竭及休克等。内毒素在革兰氏阴性杆菌引起的感染性休克中起着关键作用[1~3]。

对于革兰氏阴性菌败血症病人,有些广谱抗菌药能有效地控制菌血症,但是临床资料证明病人的死亡率仍然很高,其原因可能与抗菌药诱导细菌释放内毒素有关[4,5]。由于在抗菌药治疗的过程中,随着细菌的裂解,内毒素从细菌的细胞壁外膜释放后进入血液循环,因而可能加重内毒素血症,从而促进一系列的炎症反应,造成机体严重而广泛的病理损伤。

1 抗菌药诱导的内毒素释放

在体外细菌培养系统中,已发现多种抗菌药如β-内酰胺类[6~8]、氨基糖苷类[9]、氟喹诺酮类药物[10]等均能引起不同程度的内毒素释放,其中β-内酰胺类抗生素(如氨苄西林,头孢噻肟,头孢他啶,氨曲南等)能诱导多种细菌包括野生菌和突变菌(如大肠埃希氏菌,铜绿假单胞菌[6~8],肺炎克雷伯氏菌[11],流感嗜血菌[12]等)释放大量的内毒素,在这些抗菌药处理的细菌培养上清液中能检测到内毒素含量比无抗菌药处理者高几倍甚至几十倍。β-内酰胺类抗生素诱导的内毒素释放常常与其造成的细菌溶解伴随发生,并与细菌溶解程度有一定关系。内毒素—细胞因子级联反应所造成的全身炎症过程是发生内毒素休克的重要环节。抗菌药作用于细菌后,由于细菌裂解及伴随的内毒素释放到培养上清液中,其上清液可刺激巨噬细胞及血管内皮细胞等产生大量的肿瘤坏死因子(TNF)和白细胞介素-6(IL-6)[13~15],这些炎性因子的大量产生可促进内毒素休克的发生。

有些动物体内实验可观察到与体外实验一致的结果。给大肠埃希氏菌性腹膜炎家兔注射庆大霉素后,动物血液中细菌数量急剧减少,但血浆中内毒素含量较未治疗者明显增

* 国家自然科学基金资助(39970902)

高[9]。用氨苄西林治疗幼年大鼠流感嗜血菌性腹膜炎,造成较多的内毒素释放入血液循环[12]。烧伤后感染肺炎克雷伯氏菌的败血症小鼠,经头孢他啶、氨曲南、亚胺培南治疗后,小鼠血液中内毒素含量明显增高,同时内毒素激活巨噬细胞产生大量的IL-6[16]。大肠埃希氏菌性脑膜炎家兔,经美罗培南和头孢噻肟治疗后,在脑脊液中可检测到高含量的内毒素,同时脑脊液中TNF浓度也增高[17]。不同类型的抗菌药所诱导的内毒素释放水平有所不同,如拉氧头孢对菌血症的清除作用与庆大霉素相似,但其诱导内毒素释放的量比庆大霉素高20倍[18]。用D-半乳糖胺处理小鼠后,再造成大肠埃希氏菌性腹膜炎模型,发现用头孢他啶治疗比用亚胺培南治疗引起更多的小鼠死亡,推测头孢他啶诱导更多的内毒素释放[19]。

虽然动物体内的研究结果不能外推到人,但这些研究证据提示了抗菌药促进内毒素释放,加重内毒素血症的可能性。有些革兰氏阴性菌败血症患者在接受抗菌药治疗后,尽管血液中细菌数减少或消失,但大部分病人呈现血浆中游离及总内毒素含量增高(游离内毒素含量升高2～50倍)[5,20]。流感嗜血菌感染的脑膜炎患儿,在接受头孢他啶治疗后,所有患儿脑脊液中游离内毒素含量均增高,同时脑脊液中乳酸盐及乳酸脱氢酶增高及葡萄糖下降,提示内毒素增高导致炎症加重[21]。用抗菌药治疗泌尿系感染后,尿液培养显示细菌数下降,但尿中内毒素含量却明显增高。内毒素释放的程度与所用的抗菌药种类有关,其中β-内酰胺类抗生素所造成的内毒素增高更为明显[22]。这些临床资料表明,革兰氏阴性菌败血症患者经有些抗菌药治疗后,病人的菌血症减轻,但内毒素血症改善不明显或反而加重,这可能是病人高死亡率的原因之一。

2 青霉素结合蛋白与抗菌药诱导的内毒素释放

青霉素结合蛋白(PBP)是存在于革兰氏阴性杆菌细胞浆膜外周间隙中的一类酶蛋白质。有些抗菌药如β-内酰胺类抗生素的抑菌作用机制就在于与PBP结合,使其活性受到抑制,从而引起细胞壁肽聚糖的合成受阻及细菌内溶解酶的激活,因而造成菌体裂解和死亡。但与此同时,细胞壁外膜上的内毒素可能被释放出来[23,24]。不同类型的抗菌药诱导内毒素释放的能力与其对不同PBP的亲和力有关。抗菌药与PBP1结合可造成细菌快速溶解;而抑制PBP2则使杆菌生长成球形体;抑制PBP3则使细菌生成成长丝状。

主要结合于PBP2和PBP1的抗菌药(如亚胺培南)作用于革兰氏阴性杆菌后;能很快引起内毒素释放(与细菌作用后1～2h);而主要结合于PBP3的抗菌药(如头孢噻肟,头孢他啶,氨曲南等)诱导内毒素的释放较晚(作用后4h左右)[7]。实验证明PBP3抑制剂比PBP2抑制剂所造成的内毒素释放量要高得多[6],这是由于与PBP3结合抑制了细菌隔膜的形成,从而使细菌生长成长丝状,因此细菌的质量变大及内毒素的合成不断增高[8]。一般来说,每种β-内酰胺类抗生素不仅仅作用于一种PBP,与何种PBP结合与所用剂量有关。例如,所谓的PBP3抑制剂(如头孢噻肟,头孢他啶)在较低浓度(≤最低抑菌浓度)时,主要与PBP3结合,诱导细菌长丝形成;而在较高浓度时,则对PBP1有较高的亲和力,因而造成细菌快速溶解。主要作用于PBP3的抗菌药在低于最低抑菌浓度时,仍能诱导大量的内毒素释放而不伴有明显的细菌溶解,此时内毒素的释放产生于长丝形成时非溶解性细胞壁损伤[7]。

3 防止抗菌药诱导的内毒素释放

菌血症和内毒素血症是革兰氏阴性菌败血症的两大致死状态。除了要用强力、高效抗菌药控制菌血症外，防止治疗过程中的内毒素释放是降低病人死亡率的重要一环。研究表明，抗菌药引起的细菌裂解与其诱导的内毒素释放有明显的关系，由于释放出的可溶性内毒素的活性比其固着于菌体时的活性要高得多，一旦大量的内毒素从菌体释放到血液或体液中，将会产生强烈的毒性反应。有些杀菌性抗菌药(如β-内酰胺类抗生素)的杀菌作用就是通过影响细菌细胞壁的合成，从而造成细胞壁缺陷，随之导致细菌裂解而实现的。因此，对于这些抗菌药来说，清除菌血症和可能诱导的内毒素血症成为治疗败血症过程中的矛盾。只有将这对矛盾合理地解决，才能降低病人的死亡率。

内毒素是具有多价阴离子特性的大分子物质，有些阳离子多肽能与之结合，并降低其毒性[25~27]。近年的研究发现，在传统中药中有着药用历史的鸡蛋清中含有一种多肽——蛋清溶菌酶，是一种富含阳离子的蛋白质，这种蛋白质与β-内酰胺类抗生素联合应用于大肠埃希氏菌、伤寒沙门氏菌等细菌培养时，可明显阻止抗菌药诱导的细菌溶解，并使释放到培养上清液中的内毒素含量明显降低，且同时对抗菌药的杀菌效力无明显影响。细菌经蛋清溶菌酶与抗菌药共同作用后，其培养上清液对动物的致炎活性明显减弱，在动物体内诱导的TNFα 和 IL-6 生成明显减少。蛋清溶菌酶与抗菌药联合治疗粒细胞减少症合并大肠埃希氏菌 J5 腹膜感染的小鼠，动物存活率较单独用抗菌药治疗时增高[26,27]。这种杀菌与溶菌及内毒素释放明显分离的作用，对于败血症的治疗有益处。

内毒素的生物活性广泛而强烈，对机体造成严重的损害。由于不同的抗菌药诱导内毒素释放的量不同，因此在抗菌药的研究设计中除了考虑到杀菌效力外，还应考虑到可能诱导内毒素释放的问题。对于败血症病人，由于菌血症也是一个致死因素，抗菌药仍然是必不可少的治疗手段，因此，在治疗中应采取合理的治疗方案以防止或减轻内毒素血症。

参考文献

[1] Rietschel ET, Brade L, Lindner B, et al. Biochemistry of lipopolysaccharides. In: Morrison DC, Ryan JL, Eds. Bacterial endotoxic lipopolysaccharides. Vol. I. [M]. Boca Raton (USA): CRC Press, 1992: 3

[2] Lehmann V, Freudenberg MA, Galanos C. Lethal toxicity of lipopolysaccharide and tumor necrosis factor in normal and *D*-galactosamine-treated mice. [J]. J Exp Med, 1987, 165: 657

[3] McGroarty E. Biophysical aspects and function of endotoxin. In Nowotny A, Spitzer JJ, Ziegler EJ. Eds. Cellular and molecular aspects of endotoxin reations. [M]. San Diego: International Endotoxin Society, 1990: 85

[4] Shenep JL, Flynn PM, Barrett FF, et al. Serial quantitation of endotoxemia sepsis. [J]. J Infect Dis, 1988, 157(3): 565

[5] Mustafa MM, McCracken GH. Increased endotoxin and interleukin-1β concentrations in cerebrospinal fluid of infants with coliform meningitis and ventriculitis associated with intraventricular gentamicin therapy. [J]. J Infect Dis, 1989, 160(5): 891

[6] Jackson JJ, Kropp H. β-lactam antibiotic-induced release of free endotoxin: in vitro comparison of penicillin-binding protein (PBP)2 specific imipenem and PBP3-specific ceftazidime. [J]. J Infect Dis, 1992, 165(6): 1033

[7] Dofferhoff ASM, Buys J. The influence of antibiotic-in-duced filament formation on the release of endotoxin from Gram-negative bacteria. [J]. J Endotoxin Res, 1996, 3(3): 187

[8] Jackson JJ, Kropp H. Differences in mode of action of β-lactam antibiotics influence morphology, LPS release and in vivo antibiotic efficacy. [J]. J Endotoxin Res, 1996, 3(3): 201

[9] Shenep JL, Mogan A. Kinetics of endotoxin release during antibiotic therapy for experimental Gram-negative bacterial sepsis. [J]. J Infect Dis, 1984, 150(3): 380

[10] McConnel JS, Cohen J. Release of endotoxin from *Escherichia coli* by quinolones. [J]. J Antimicrob Chemother, 1986, 18(6): 765

[11] Healy DP, Verst-Brasch CL, Clendening CE, et al. Influence of drug class and dose size on antibiotic-influced endotoxin/IL-6 release and impact on efficacy of anti-en-dotoxin antibody. [J]. J Endotoxin Res, 1996, 3(3): 219

[12] Walterspiel JW, Kaplan SL, Mason EO Jr. Protective effect of subinhibitory polymyxin B alone and in combination with ampicillin for overwhelming *Haemophilus influenzae* type B infection in the infant rat: Evidence for in vivo and in vitro release of free enditoxin after ampicillin treatment. [J]. Pediatr Res, 1986, 20(3): 237

[13] Arditi M, Kabat W, Yogev R. Antibiotic-induced bacterial killing stimulates tumor necrosis factor-α release in whole blood. [J]. J INfect Dis, 1993, 167(1): 240

[14] Arditi M, Zhou J, Huang SH. Antibiotic induced bacterial killing activates vascular endothelial cells and whole blood cells. [J]. J Endotoxin Res, 1996, 3(3): 179

[15] Healy DP, Verst-Brasch CL, Clendening CE, et al. Kinetics of endotoxin and interleukin-6 following multiple doses of antibiotics for experimental Gram-negative bacterial sepsis. [J]. J Endotoxin Res, 1996, 3(2): 93

[16] Shenep JJ, Barton RP, Mogan KA. Role of antibiotic class in the rate of liberation of endotoxin during therapy for experimental Gram-negative bacterial sepsis. [J]. J Infect Dis, 1985, 151(6): 1012

[17] Neely AN, Holder IA. A murine model with aspects of clinical relevance for the study of antibiotic-induced endotoxin release in septic hosts. [J]. J Endotoxin Res, 1996, 3(3): 229

[18] Bucklin SE, Fujihara Y, Leeson MC, et al. Differential antibiotic-induced release of endotoxin from Gram-negative bacteria. [J]. Eur J Clin Microbiol Infect Dis, 1994, 13(Suppl): 43

[19] Friedland IR, Jafari H, Ehret S, et al. Comparison of endotoxin release by different antimicrobial agents and the effect on inflammation in experimental *Escherichia coli* meningitis. [J]. J Infect Dis, 1993, 168(3): 657

[20] Dofferhoff ASM, Nijland JH, de Vries-Hospers HG, et al. Effects of different types and combinations of antimicrobial agent on endotoxin release from Gram-negative bacteria: an in vitro and in vivo study. [J]. Scand J Infect Dis, 1991, 23(6): 745

[21] Arditi M, Ables L, Yogev R. Cerebrospinal fluid endotoxin levels in children with *H. influenzae* meningitis before and after administration of intravenous ceftriaxone. [J]. J Infect Dis, 1989, 160(6): 1005

[22] Hurley JC, Louis WJ, Tosolini FA, et al. Antibiotic-in-duced release of endotoxin in chronically bacteriuric patients. [J]. Antimicrob Agents Chemother, 1991, 35(11): 2388

[23] Neu HC. Relation of structural properties of beta-lactam antibiotics to antibacterial activity. [J]. Am J Med, 1985, 79(Suppl 2A) 2

[24] Jackson JJ, Kropp H. Reply: beta-lactam antibiotic-in-duced release of lipopolysaccharide. [J]. J Infect Dis, 1993, 167(4): 775

[25] Marra MN, Wilde GG, Griffith JE, et al. Bactericidal/permeability-increasing protein has endotoxin-neutralizing activity. [J]. J Immunol, 1990, 144(2): 662

[26] Liang AH, Ohno N, Yadomae T. Inhibition of antibiotic-induced lysis and lipopolysaccharide release from *Escherichia coli* O111: B4 by egg white lysozyme. [J]. J Endotoxin Res, 1997, 4(2): 105

[27] Liang A, Ohno N, Yadomae T. Egg white lysozyme inhibits ceftazidime-induced endotoxin release and fila-

mentation of *Escherichia coli* O111:B4.[J].Drug Dev Res,1998,44:70

[28] Liang A,Sugawara N,Ohho N,et al.Effect of *O*-anti-genic polysaccharide of *Escherichia coli* on endotoxin neutralizing activity of lysozyme.[J].FEMS Immunol Med Microb,1998;21:79

原载:《国外医药抗生素分册》2001,22(5):217

鸡蛋清溶菌酶与β-内酰胺类抗生素联合应用对大肠埃希氏菌生物特性的影响

梁爱华,大野尚仁*,宿前利郎*

[摘要] **目的**:考察在不同温度下鸡蛋清溶菌酶与β-内酰胺类抗生素联合应用对大肠埃希氏菌的生长及内毒素释放的影响。**方法**:在不同温度下培养的大肠埃希氏菌液中加入鸡蛋清溶菌酶和β-内酰胺类抗生素氨苄西林(ampicillin)或头孢噻肟(cefotaxime),收集培养上清液,测定其内毒素浓度;将上清液加入到培养的巨噬细胞中,测定其对巨噬细胞炎性因子的诱生能力。**结果**:在不同的培养温度下,氨苄西林或头孢噻肟 50μg/ml 均可导致细菌溶解,并诱导 *Escherichia coli* O111:B4 释放大量的内毒素到培养上清液中,这些培养上清液在体外培养的巨噬细胞上可诱导大量的肿瘤坏死因子(TNFα)和白细胞介素 6(IL-6)产生。而鸡蛋清溶菌酶与β-内酰胺类抗生素联合使用能阻止细菌溶解,降低细菌内毒素的释放,并减少巨噬细胞 TNFα 和 IL-6 的产生。**结论**:鸡蛋清溶菌酶与β-内酰胺类抗生素联合使用能降低细菌内毒素的释放,从而可能减轻内毒素血症。

[关键词] 内毒素;溶菌酶;炎症介质;抗生素

Effect of egg white lysozyme in combination with β-lactam antibiotics on biological characteristics of *Escherichia coli* O111:B4

LIANG Ai-hua, OHNO Nahito, YADOMAE Toshiro**

(* *Tokyo University of Pharmacy & Life Science, Japan Tokyo* 192-03)

[Abstract] **Objective**: To investigate the effect of egg white lysozyme in combination with β-lactam antibiotics on the growth and endotoxin-release of *Escherichia coli* O111:B4 cultured under different culture temperatures. **Method**: *Escherichia coli* O111:B4 which was cultured under different temperatures was treated with ampicillin or cefotaxime alone or in combination with egg white lysozyme. The culture supernatants were obtained and the concentrations of endotoxin in the supernatants were measured. TNFα and IL-6 productivity of the supernatants was assayed in macrophage culture. **Result**: Under different culture temperature, the treatment of either ampicillin or cefotaxime alone induced lysis of *Escherichia coli* and caused a

* 东京药科大学药学部,东京 192-03

large amount of endotoxin releasing into the supernatant. The supernatant from ampicillin or cefotaxime-treated bacterial culture showed high TNFα and IL-6 productiveity in RAW 264.7 cells. Treatment of egg white lysozyme in combination with ampicillin or cefotaxime significantly inhibited bacteriolysis and reduced endotoxin release as well as TNFα and IL-6 production. **Conclusion**: The combination of egg white lysozyme with β-lactam antibiotics may alleviate the endotoxemia by decreasing the release of endotoxin from bacteria.

[**Key words**] Endotoxin; Egg white lysozyme; Inflammatory mediators; Antibiotics

内毒素是革兰氏阴性细菌细胞壁外膜的主要成分,具有广泛的生物活性。高浓度的内毒素可激活体内单核-巨噬细胞系统,诱导分泌多种炎性介质如肿瘤坏死因子(TNFα)、白细胞介素-6 等,引起全身广泛的炎症反应,导致多种脏器损伤和功能衰竭、弥漫性血管内凝血(DIC)及休克等[1,2]。

β-内酰胺类抗生素在治疗革兰氏阴性细菌性败血症时能有效地控制菌血症,但同时可能导致内毒素(脂多糖)从细菌释放到血液循环,因此病人可能因内毒素血症而使病情加重,严重时可能导致病人死亡[3,4]。防止内毒素血症和中和内毒素毒性是降低败血症病人死亡率的一个重要方面。本研究观察了临床上较常用的两种 β-内酰胺类抗生素——氨苄西林和头孢噻肟在不同温度培养条件下诱导的大肠埃希氏菌内毒素释放,并研究了鸡蛋清溶菌酶与抗生素联合使用减少内毒素释放和中和内毒素毒性及减轻炎症反应的可能性。

1 实验材料和方法

1.1 试剂

鸡蛋清溶菌酶(LZM)、氨苄西林、头孢噻肟及内毒素(Endospecy)测定试剂盒为日本 Seikagaku 株式会社产品;抗小鼠 TNFα 单抗、抗小鼠 IL-6 单抗及生物素标记的抗 IL-6 单抗为 Pharmingen Co. (USA) 产品;重组 TNFα 和 IL-6 为 R&D systems(USA) 产品;抗 TNFα 多抗为 Genzyme(USA)产品。

1.2 细菌培养

Escherichia coli O111:B4 接种于 RPMI 1640 培养基中,于 37℃ 水浴中震荡培养 16h。取 100μl 细菌悬液加入到含 10ml 预热 34℃、37℃ 或 40℃ 新鲜 RPMI 1640 的试管中,培养液中含或不含 LZM 1mg/ml。各试管分别置上述温度水浴中,震荡培养 3.5h(此时细菌生长处于对数生长期,660nm 波长测定 OD 值约为 0.3),然后向试管中加入氨苄西林或头孢噻肟 50μg/ml,继续培养 3h 后,终止培养,离心收集上清液,储存于 −20℃ 备用。在培养过程中用浊度仪(660nm)监测细菌的生长情况,细菌溶解时则浊度降低。

1.3 内毒素测定

见文献[5]。

1.4 体外肿瘤坏死因子(TNFα)和白细胞介素-(IL-6)的诱生和测定

用 ELISA 方法,参照文献[5]方法测定。

1.5 结果分析

内毒素、TNFα 和 IL-6 测定结果采用 Student's *t* 检验进行统计分析

2 结果

2.1 氨苄西林和头孢噻肟的溶菌作用及鸡蛋清溶菌酶的抗溶菌作用

氨苄西林或头孢噻肟 50μg/ml 加入到对数生长期的 *E. coli* O111;B4 后，很快出现不同程度的溶菌作用，细菌浊度迅速下降，作用 3h 后，大量的细菌溶解，培养液接近澄明，在所试不同培养温度下的溶菌作用相似。在 37℃ 及 40℃ 培养温度下，培养液中加入 LZM 1mg/ml 均可阻止氨苄西林或头孢噻肟诱导的细菌溶解，联合用药培养管中细菌浊度接近无处理的细菌对照；34℃ 培养时，联合用药培养管中的细菌浊度稍低于无处理的细菌对照，但明显高于氨苄西林或头孢噻肟单独用药者。而单独用 LZM 对细菌生长无明显影响。LZM 与氨苄西林或头孢噻肟联合用药时，虽然阻止了细菌溶解，但仍保持与单独用氨苄西林或头孢噻肟相近的抗菌作用。将在 37℃ 温度下培养的细菌悬液接种到大豆蛋白胨琼脂培养板上计数细菌菌落形成单位(cfu/ml)，结果显示单独用 LZM 对细菌生长无抑制作用，细菌数量与未用药的对照相近；氨苄西林或头孢噻肟与 LZM 联合用药者分别与单独氨苄西林或头孢噻肟用药者的抑菌作用相近，作用 3h 后抑菌率均 >99.999%。在光学显微镜下观察，见在不同温度下联合用药培养中的细菌均失去正常的杆状形态，呈现为圆球形，大量的细菌互相粘连在一起形成聚集体。

2.2 鸡蛋清溶菌酶对氨苄西林和头孢噻肟诱导的内毒素释放的抑制作用

在不同温度下，无药物处理的细菌培养上清液中含有一定量的内毒素，说明在本实验条件下，细菌可自发性地释放一定量的内毒素。在 34℃、37℃ 及 40℃ 培养的细菌液中加入氨苄西林或头孢噻肟(50μg/ml)作用 3h 后，其培养上清液中内毒素浓度均较无药物处理者明显增高，表明氨苄西林和头孢噻肟在不同温度下均可引起大量的内毒素从菌体释放到培养上清液中。而在不同培养温度下，LZM 与氨苄西林或头孢噻肟联合用药时，均可明显降低培养上清液中的内毒素浓度，与单独应用氨苄西林或头孢噻肟相比，其内毒素释放量降低 2～8 倍。在 40℃ 培养温度下，LZM 对抗生素诱导的内毒素释放的抑制作用最强，结果见表 1。在 34℃ 培养温度下，单独使用 LZM 时，也释放一定量的内毒素，随培养温度的增高，LZM 诱导的内毒素释放减少，40℃ 培养时，LZM 对自发性内毒素释放也有一定的抑制作用。

表 1 不同温度培养的细菌上清液中内毒素浓度

试 药	内毒素浓度(μg/ml)		
	34℃	37℃	40℃
对照	3.200±0.095	5.395±0.231	4.968±0.127
LZM	10.205±1.203**	5.139±0.132	1.522±0.443
氨苄西林	21.841±0.01**	22.353±0.099**	16.829±1.266**
头孢噻肟	20.655±1.108**	22.679±0.033**	15.441±0.316**
氨苄西林/LZM	4.609±0.063##	8.222±0.132##	2.349±0.032##
头孢噻肟/LZM	8.392±0.095##	11.118±0.132##	3.603±0.158##

* $P<0.05$，** $P<0.01$(与对照相比)，# $P<0.05$，## $P<0.01$(与单独使用抗生素者比较)；表 2、表 3 同。

2.3 不同药物处理的细菌培养上清液的 TNFα 和 IL-6 的诱生能力

在不同培养温度下，氨苄西林或头孢噻肟(50μg/ml)作用于大肠埃希氏菌后，其培养上清液加入到鼠巨噬细胞系(RAW 264.7 细胞)，均具有较高的 TNFα 和 IL-6 诱生能力，其诱导产生的 TNFα 和 IL-6 比无药物处理的细菌培养上清液诱导的量显著增高($P<0.05$ 或 $P<0.01$)。LZM 与氨苄西林或头孢噻肟联合应用后,其培养上清液对巨噬细胞的 TNFα 和 IL-6 诱生能力均较单独应用氨苄西林或头孢噻肟者降低。LZM 在所试各种温度下的作用相似(表 2、表 3)。

表 2 细菌培养上清液对巨噬细胞 TNFα 的诱生能力

试药	TNFα(ng/ml)		
	34℃	37℃	40℃
对照	1.247±0.018	1.207±0.013	1.116±0.026
LZM	1.275±0.057	1.093±0.006	1.180±0.013
氨苄西林	8.282±0.775*	6.716±0.159*	3.569±0.052**
头孢噻肟	10.266±0.474*	11.474±0.151*	4.189±0.015**
氨苄西林/LZM	1.694±0.022#	1.583±0.021#	1.622±0.021##
头孢噻肟/LZM	2.553±0.088#	2.139±0.077##	1.918±0.008##

表 3 细菌培养上清液对巨噬细胞 IL-6 的诱生能力

试药	IL-6(ng/ml)		
	34℃	37℃	40℃
对照	0.042±0.029	0.239±0.016	0.008±0.042
LZM	0.124±0.016	0.374±0.461	0.103±0.016
氨苄西林	6.239±0.323*	6.490±0.372*	7.085±0.542*
头孢噻肟	5.577±0.120**	6.733±0.059**	6.217±1.055**
氨苄西林/LZM	1.898±0.105#	2.241±0.001#	3.906±0.981#
头孢噻肟/LZM	3.107±0.252#	4.144±0.046##	3.246±0.916#

3 讨论

对革兰氏阴性细菌败血症的治疗,抗生素是有效地控制菌血症的重要手段。败血症病人的死亡原因除了菌血症外,另一个重要原因是内毒素血症。据报道,有些抗生素作用于革兰氏阴性细菌可引起细菌内毒素释放[6,7],从而有加重内毒素血症的可能性。大量的内毒素进入血液循环可激活巨噬细胞及血管内皮细胞产生各种炎性介质,激发一系列的炎症反应,造成脏器严重损伤,其结果将导致多脏器功能衰竭和休克。TNFα 和 IL-6 被认为是内毒素休克发病过程中的关键性炎性因子,血浆中 TNFα 及 IL-6 的水平与病人的预后有一定关系[8,9]。

本研究结果显示,氨苄西林和头孢噻肟作用于大肠埃希氏菌可导致细菌溶解,大量的细菌降解产物包括内毒素被释放到细菌培养上清液,其培养上清液对巨噬细胞具有较强的 TNFα 和 IL-6 诱生能力。此结果提示,在用抗生素治疗革兰氏阴性细菌败血症时,要注意预防可能诱发的内毒素血症及伴随的炎症反应,应在使用抗生素的同时采取措施防止大量的内毒素释放,并中和内毒素毒性。

本研究结果表明,鸡蛋清溶菌酶能有效地阻止氨苄西林和头孢噻肟诱导的细菌溶解及由此引起的内毒素释放,并能降低细菌降解产物对巨噬细胞的激活及有害炎性因子 TNFα 和 IL-6 的产生,与此同时保持了抗生素的杀菌活性。临床上,败血症病人随病情的不同可能会出现高热,当病情严重时,病人的体温甚至会降低。本研究表明,在不同温度培养条件下,鸡蛋清溶菌酶与抗生素联合使用均能降低培养上清液中的内毒素浓度。据报道,游离的内毒素的生物活性比附着于细菌体的内毒素的生物活性强得多[10],因此,阻止内毒素从细菌体释放到血液循环将有利于病人的预后。

溶菌酶是广泛存在于自然界的一类具有多价阳离子特性的蛋白质,在人的血液、白细胞及肠粘膜等体液和组织中均含量较高,鸡蛋清溶菌酶与人的溶菌酶具有相似的性质。而细菌内毒素是具有多价阴离子的大分子,推测鸡蛋清溶菌酶对抗生素诱导的细菌溶解和内毒素释放的抑制作用可能与其多价阳离子特性有关,但尚需进一步研究证实。本研究结果表明,LZM 与抗生素联合使用即可能控制细菌生长,又可能减轻内毒素释放,这可能有利于革兰氏阴性细菌性败血症的治疗。

参考文献

[1] Rietschel E T, Brade L, Lindner B, *et al*. Biochemistry of lipopolysaccharides. In: Morrison D C, Ryan J L, eds. Bacterial endotoxic lipopolysaccharides [M]. Vol. I, BocaRaton FL; USA; CRC Press, 1992:3

[2] Lehmann V, Freudenberg M A, Galanos C. Lethal toxicity of lipopolysaccharide and tumor necrosis factor in normal and D-galactosamine-treated mice [J]. J Exp Med, 1987; 165:657

[3] Shenep J L, Mogan A. Kinetics of endotoxin release during antibiotic therapy for experimental Gram-negative bacterial sepsis [J]. J Infect Dis, 1984; 150:380

[4] Walterspiel J W, Kaplan S L, Mason E O. J R. Protective effect of subinhibitory polymyxin B alone and in combination with ampicillin for overwhelming *Haemophilus influenzae* type B infection in the infant Rat: Evidence for *in viro* and *in vitro* release of free enditoxin after ampicillin treatment [S]. Pediatr Res, 1986; 20:237

[5] 梁爱华,大野尚仁,宿前利郎 . 头孢他啶诱导得细菌溶解和内毒素释放[J]. 中国抗生素杂志, 1999; 24(3):195

[6] Jackson J J, Kropp H. β-Lactam antibiotic-induced release of free endotoxin: *in vitro* comparison of penicillin-binding protein (PBP)2 specific imipenem and PBP3-specific ceftazidime [J]. J Infect Dis, 1992; 165:1033

[7] Healy D P, Verst-Brasch C L, Clendening C E, *et al*. Kinetics of endotoxin and interleukin-6 following multiple doses of antibiotics for experimental Gram-negative bacterial sepsis [J]. J Endotoxin Res, 1996; 3:93

[8] Waage A, Malstensen A, Espevik T. Association between tumor necrosis factor in serum and fatal outcome in patients with meningococcal disease [J]. Lancet, 1987; 1:355

[9] Yoshimoto T, Nakanishi K, Hirose S, *et al*. High serum IL-6 level reflects susceptible status of the host to enotoxin and IL-1/tumor necrosis factor [J]. J Immunol, 1992; 148:3596

[10] Leeson M C, Morrison D C. Induction of proinflammatory responses in human monocytes by particulate and soluble forms of lipopolysaccharide [J]. Shoch, 1994; 2:235

原载:《中国抗生素杂志》2001,26(5):371

桂枝汤对体温双向调节作用机理探讨
—对下丘脑中腺苷酸环化酶活性及环一磷酸腺苷含量的影响*

齐云，霍海如，周军，郭淑英，田甲丽，姜廷良

［摘要］ 桂枝汤在对两种不同体温状态模型大鼠呈现解热或升温作用的同时，对酵母诱导的发热大鼠，可显著抑制其下丘脑中AC活性，降低异常升高的cAMP含量；而对安痛定诱导的低体温大鼠，又可显著增强其下丘脑中AC活性，增加异常降低的cAMP含量。实验结果提示：桂枝汤对体温的双向调节作用可能部分是通过影响AC活性，从而改变下丘脑细胞中cAMP含量来实现的。

［关键词］ 桂枝汤；体温双向调节；腺苷酸环化酶(AC)；环一磷酸腺苷(cAMP)

Mechanism of Guizhi Decoction on Dual-directional Thermoregulation——Effect on AC Activity and cAMP Content in Hypothalamus of Febrile and Hypothermia Rats

QI Yun, HUO Hai-ru, ZHOU Jun, GUO Shu-ying, TIAN Jia-li, JIANG Ting-liang

［**Abstract**］ In febrile rats induced by fresh yeast, Guizhi decoction could cut down body temperature with weakening AC activity and descending cAMP content in hypothalamus. On the other hand, in hypothermia model induced by aminopyrine, Guizhi decoction could go up body temperature with strengthening AC activity and increasing cAMP content in hypothalamus. The results indicate that Guizhi decoction may regulate body temperature in dual-direction by means of effecting AC activity and promoting or inhibiting hypothalamus intracellular metabolism of cAMP, a febrile medium in center.

［**Key words**］ Guizhi decoction; dual-direction thermoregulation; Adenyl cyclase(AC); Adenosine cyclic monophosphate(cAMP)

环一磷酸腺苷(cAMP)是一种重要的中枢发热介质[1]，cAMP含量受腺苷酸环化酶(AC)和磷酸二酯酶(PDE)活性的影响；AC活性增强使ATP大量转化为cAMP，反之，AC活性减弱则cAMP的生成减少；PDE活性增强可使cAMP降解为5'-AMP而失去活性，若PDE活性减弱，则cAMP降解减少。我们先前的实验发现[2]，桂枝汤对酵母致发热大鼠可解热，对安痛定致低体温大鼠可升温，这种双向调节部分是通过影响体温调节中枢中cAMP含量来实现的。之后又对两种模型大鼠下丘脑中AC及PDE活性的经时变化进行了研究，

* 基金项目：国家九五攀登项目“中药现代化关键问题的基础研究”资助课题 No:970211018

发现在动物体温升降的过程中,AC 的活性变化有时相过程,而 PDE 活性的变化不明显,因此认为模型动物体温的升降,主要与 AC 活性的变化密切相关。为弄清桂枝汤对这两种模型动物下丘脑中 cAMP 双向调节作用的机制,我们又进一步对这两种模型动物不同时段下丘脑中 AC 活性及 cAMP 含量的变化进行了动态时相观察。

1 材料和方法

1.1 药物及试剂

所用药材购于北京市药材公司,经生药学鉴定,其原植物分别为桂枝 *Cinnamomum cassia* Presl,芍药 *Paeonia lactiflora* Pall.,甘草 *Glycyrrhiza uralensis* Fisch.,生姜 *Zingiber officinale* Rose.,大枣 *Ziziphus jujuba* Mill.。按《伤寒论》中的 10:10:7:10:10 的重量比例混合,加 10 倍量水浸泡 1h,煮沸 45min,头煎过滤取渣,再加 8 倍的水煮沸 30min,过滤合并滤液水浴浓缩,4℃冰箱保存,临用时配制。实验对低体温模型及发热模型,桂枝汤用量为 10g 生药/kg。鲜酵母购于北京第二食品厂;安痛定为北京制药厂出品,批号 990308;ATP、茶碱为 sigma 公司产品;白蛋白标准液为北京北化精细化学品有限责任公司产品;cAMP 测定试剂盒购自中国科学院原子能研究所。其它试剂均为国产分析纯。

1.2 动物

Wistar 大鼠,雄性,体重 165±15g,由北京医科大学动物中心提供(合格证号:医动字第 01-3056 号)。动物适应实验室环境三天后,用经校正过的半导体温度计测量直肠温度(测量探头插入大鼠肛门内 3.5cm,温度计下端用胶布固定,避免操作中探头插入深度的误差)。实验室温度控制在 22±2℃。

1.3 仪器

半导体温度测温仪为上海医用仪表厂产品;高速冷冻离心机 Centrifuge5400 为 Eppendorf 公司产品;LS9800 型液体闪烁计数器,Beckman 公司产品。

1.4 实验分组及步骤

选取基础体温在 36~37℃ 的大鼠随机分为 25 组,分两批次进行实验。第一批次 14 组,每组 8~10 只。除其中一组不作处理为正常对照组外,所余13组以 12% 鲜酵母悬液(2.4g/Kg 体重)背部皮下注射,诱导体温升高为发热模型,发热动物随机分为模型组及模型+桂枝汤组(简称给药组),给药组于造模后第 4h 灌胃给药,1h 后重复给药一次,剂量同前。模型组给同体积生理盐水;第二批次 11 组,每组 7~8 只。除其中一组不作处理为正常对照组外,所余 10 组随机分为安痛定模型组和安痛定模型+桂枝汤组(简称给药组),给药组灌胃给药,首次给药后 1h 重复给药一次,剂量同前。模型组给同体积生理盐水。末次灌胃后随即腹腔注射安痛定 2.2ml/kg 诱致体温下降,并分别于造模后 15min、45min、1h、1.5h、2.5h;发热模型动物分别于 1.5h、3h、4h、5h、6h、7h、8h、9h 检测直肠温度后立即断头取脑(1min 内完成),干冰速冻,于-20℃冰箱保存。

1.5 cAMP 含量的测定

取冷冻脑组织,剥离下丘脑(以灰结节及视交叉的中心点确定下丘脑),称取 60mg 左右下丘脑组织,切取其中一半下丘脑组织以 5% 的三氯醋酸 1ml 制备匀浆,3000r/min 离心 10min,取上清加 5 倍体积水饱和乙醚洗 3 次以除去三氯醋酸,水相在 75℃ 水浴上蒸干,干渣重溶于 TE 缓冲液(50mmol/1Tris,含 DETA4mmol/l,PH7.5),取 40μl 上清液按 cAMP 试剂盒说明书操作测定 cAMP。测得 cpm 值根据标准曲线可算出每 mg 湿组织含 cAMP 的量，用 pmol/mg 表示。

1.6 AC 的活性测定[3]

所余另一半下丘脑组织加入预冷的 150mmol/l Tris-Maleate 缓冲液 1mL（pH7.4，含 5mmol/l $MgSO_4$），在玻璃匀浆器内于冰浴中制成匀浆，混合均匀的匀浆液取适量用 Bradford 法[4]测定蛋白含量外，取 50μl 匀浆液加入 500μl 酶反应液（含有 50mmol/l Tris-Maleate 缓冲液 pH7.4，5mmol/l $MgSO_4$，8mmol/l 茶碱，4mmol/l DTT，1mmol/l EGTA，1.5mmol/l ATP）中，在 30℃ 水浴保温 15min，于沸水加热 3min 终止反应，冷却后于 3000r/min 离心 10min，取 40μl 上清液测定 cAMP。测得 cpm 值根据标准曲线可算出 cAMP 的量，以每 min 每 mg 蛋白分解 ATP 生成 cAMP 的量为 AC 活性单位，用 pmol/mg.min 表示。

1.7 统计学方法

所有数据均以 $\bar{X} \pm S$ 表示，均数间显著性检验用 t 检验。

2 结果

2.1 桂枝汤对鲜酵母致发热大鼠不同时段体温及下丘脑中 AC 活性及 cAMP 含量的影响

从模型动物看，鲜酵母皮下注射后 4h 动物体温明显增高，至造模后 9h 体温仍居高不下。而造模后大鼠下丘脑中 AC 活性亦逐渐上升。至 3h 达峰值，与正常对照组比较其差异具有统计学意义（$P<0.05$），其后活性开始逐渐下降（此时动物正处于高体温状态），5h 达低谷，后（7h 至 9h）又逐渐回升，且明显高于正常对照组（$P<0.01$）。cAMP 含量继 AC 活性 3h 显著升高后亦随之明显升高，并一直保持在高位。桂枝汤解热作用于第一次给药 3h 后出现（与模型组比较，$P<0.05$），其对发热大鼠下丘脑中 AC 活性的显著抑制作用出现于第一次给药后第 2、3h（与模型组比较，$P<0.05$），cAMP 含量继 AC 活性显著受抑制后随之明显降低（与模型组比较，$P<0.05$）。

2.2 桂枝汤对安痛定致低体温大鼠不同时段体温及下丘脑中 AC 活性及 cAMP 含量的影响

安痛定腹腔注射后 15min 动物体温明显降低（与正常对照组比较，$P<0.05$）；至 45min 时动物体温降至最低点。AC 活性在安痛定注射后 15min、45min 时明显下降，与正常对照组比较其差异具有显著性（$P<0.05$），其后活性逐步回升。在造模后 15min，动物体温已明显下降时，下丘脑中 cAMP 量并未相应明显降低，至 45min 时，cAMP 含量才明显低于正常对照组（$P<0.01$）。灌胃给予桂枝汤的动物，其抗低体温的作用出现于造模后 45min（此时为第 1 次给药后 105min，正值模型组动物体温的最低点）。其对抗低体温大鼠下丘脑中 AC 活性下降的作用出现于造模后 15min（与模型组比较，$P<0.05$），亦即第一次给药后的 75min。给药组大鼠下丘脑中 cAMP 含量在 45min 时明显高于模型组（$P<0.05$）。动物的低体温状态于 1h 后基本恢复，1h、1.5h、2.5h 模型组及给药组动物下丘脑中 AC 活性及 cAMP 含量与正常对照组比较，差异无显著性（$P>0.045$）。

3 讨论

cAMP 是目前国内学者很重视的中枢发热介质，蔡群等[5]证实，中枢注射 db－cAMP（属性稳定的 cAMP 衍生物）不仅引起发热，而且有 db－cAMP 热限的形成。王文仪等[1]发现环境高温造成的过热则没有脑脊液 cAMP 含量的相应变化，这表明在中枢 cAMP 升高与体温升高的因果关系中，是 cAMP 增多引起体温升高而不是体温升高引起 cAMP 的增多。cAMP 的含量由 AC 和 PDE 的活性所决定，前者能促进 cAMP 的合成，而后者能促进 cAMP

表 1　桂枝汤对鲜酵母致发热大鼠不同时段体温及下丘脑中 AC 活性及 cAMP 含量的影响($\bar{X}\pm S$)

组别		动物数(只)	体温(℃) 基础体温	处死前体温	体温升高值	AC 活性(pmol/mg. min)	cAMP 含量(pmol/mg)
正常		8	36.24±0.16	36.69±0.18	0.45±0.18	117.93±26.90	1.58±0.79
模型 1.5h		8	36.21±0.21	35.99±0.56	-0.22±0.52	150.90±37.62	1.67±0.86
3h		8	36.10±0.08	36.89±0.34	0.79±0.30△	180.97±38.90△	2.27±0.58
4h		8	36.13±0.15	37.38±0.54△△	1.34±0.44△△	154.50±49.32	2.60±0.80△
5h	模型	10	36.27±0.42	37.96±0.17△△	1.69±0.44△△	104.15±23.14	2.06±0.74
	给药	9	36.17±0.14	38.00±0.35	1.83±0.39	157.04±42.37	2.70±0.98
6h	模型	8	36.28±0.22	37.90±0.48△△	1.62±0.48△△	116.91±27.20	2.56±0.68△
	给药	9	36.27±0.28	37.87±0.44	1.60±0.52	80.70±26.03*	3.31±1.01
7h	模型	8	36.26±0.23	37.89±0.23△△	1.63±0.24△△	165.25±37.56△	2.81±0.34△△
	给药	8	36.35±0.24	37.26±0.65*	0.91±0.78*	115.20±26.15**	3.06±0.89
8h	模型	9	36.31±0.14	38.06±0.17△△	1.76±0.26△△	193.09±29.32△△	3.28±0.91△△
	给药	9	36.32±0.28	37.62±0.32**	1.30±0.39**	195.62±36.15	2.27±0.88*
9h	模型	8	36.26±0.24	38.06±0.26△△	1.8 ±0.35△△	224.32±43.67△△	3.88±0.90△△
	给药	8	36.28±0.20	37.73±0.42	1.46±0.39	206.35±46.13	2.67±1.23*

注:与正常对照组比较,△ $P<0.05$,△△ $P<0.01$;与相同时间点模型组比较,* $P<0.05$,** $P<0.01$。(下表同)

表 2　桂枝汤对安痛定致低体温大鼠不同时段体温及下丘脑中 AC 活性及 cAMP 含量的影响($\bar{X}\pm S$)

组别		动物数(只)	体温(℃) 基础体温	处死前体温	体温降低值	AC 活性(pmol/mg. min)	cAMP 含量(pmol/mg)
正常		7	36.46±0.29	36.37±0.28	0.09±0.48	45.23±10.25	2.06±0.54
15min	模型	7	36.43±0.31	35.87±0.35△	0.56±0.30△	33.12±4.11△	1.90±0.28
	给药	8	36.52±0.22	36.09±0.36	0.44±0.35	40.03±5.76*	1.85±0.56
45min	模型	7	36.54±0.13	35.64±0.43△△	0.9 ±0.41△△	32.54±9.30△	1.28±0.28△△
	给药	7	36.46±0.29	36.11±0.07*	0.34±0.23**	37.33±14.89	1.86±0.53*
1h	模型	8	36.55±0.21	36.22±0.34	0.34±0.28	40.44±8.26	2.01±0.37
	给药	7	36.44±0.32	36.16±0.44	0.28±0.54	38.07±7.79	2.24±0.31

的分解。为探讨桂枝汤为何能使造模动物下丘脑中 cAMP 含量向正常水平方向移动及其作用特点,本实验特对不同时段同一样本下丘脑中 AC 活性及 cAMP 含量进行了测定。

结果显示,桂枝汤在对两种模型不同体温状态的大鼠呈现解热或升温作用的同时,对酵母诱导的发热大鼠(下丘脑中 cAMP 含量异常升高),可显著抑制 AC 活性;而对安痛定诱导的低体温大鼠(下丘脑中 cAMP 含量异常降低),又可显著增强 AC 活性。即通过抑制发热大鼠下丘脑中 AC 活性，使其中 cAMP 的合成减少，从而达到降低该部位异常升高的 cAMP 含量；通过促进低体温大鼠下丘脑中 AC 活性，使其中 cAMP 的合成相对增多，从而达到回升该部位异常降低的 cAMP 含量，最终发挥其双向调节体温的作用。

AC、cAMP 的变化曲线与体温的变化曲线见图 1、图 2(图中 T 及 AC、cAMP 值均为与正常组的差值，为使变化趋势更明显，AC 差值图 1 缩小 100 倍，图 2 缩小 10 倍)：从图 1 可以发现，桂枝汤给药后第 1h 至给药后第 5h(即图中第 5～9h)，发热大鼠 AC 活性及 cAMP 含量的变化趋势并不相同，AC 活性是从降低至升高的时相过程，而 cAMP 含量却是从升高至降低的过程。一般情况下，cAMP 的含量高低是 AC 和 PDE 活性相互作用的结果，从我们以前的实验可知，该模型主要与 AC 活性的变化密切相关，而 PDE 活性在整个发热过程中变化并不明显。这种 AC 活性与 cAMP 含量的背离现象提示桂枝汤可能还有阻断 cAMP 与细胞内蛋白激酶 A(PKA)结合的作用(使细胞内游离的 cAMP 量短暂增多)。因为实验所测定的 cAMP 仅仅是组织中游离的 cAMP，而细胞中与 PKA 结合的 cAMP 早在实验的第一步便已随 PKA 除去。当然，桂枝汤阻断 cAMP 与细胞内蛋白激酶 A(PKA)结合这种推测是否正确还有待实验进一步地验证。

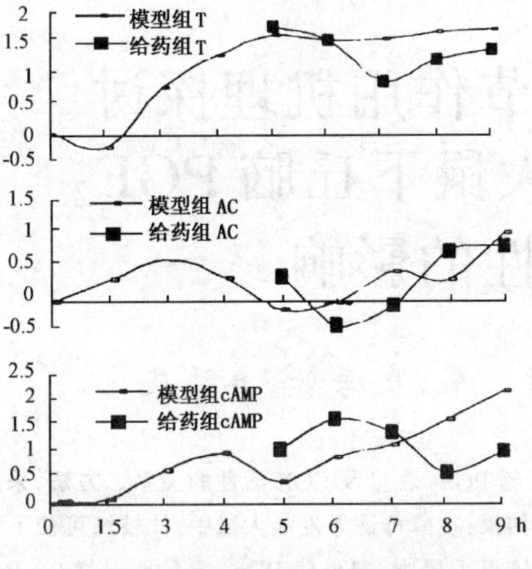

图 1　桂枝汤对鲜酵母致发热大鼠体温及下丘脑中 AC 活性和 cAMP 含量的影响

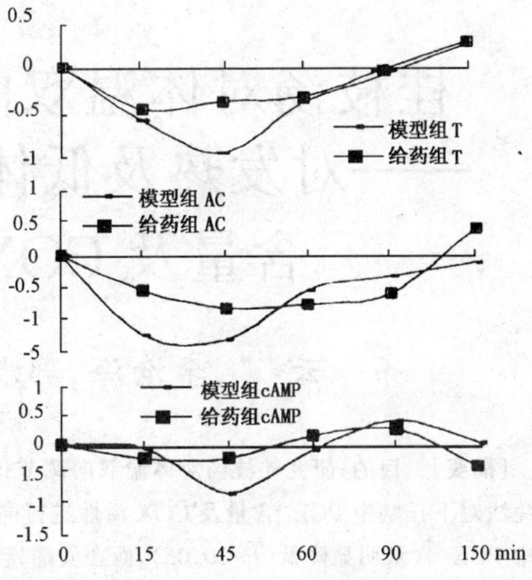

图 2　桂枝汤对安痛定致低体温大鼠体温及下丘脑中 AC 活性和 cAMP 含量的影响

实验还显示，桂枝汤对发热大鼠下丘脑中 AC 活性的抑制作用发生于造模后 AC 活性从上升→下降→再上升的起点，由于 AC 活性第一次的上升，使下丘脑中 cAMP 含量已处于高水平。自然，桂枝汤对 AC 活性第二次上升的抑制作用难于使 cAMP 含量完全恢复至正常水平。因此，体温的变化趋势也只是上升受抑，而多不能降至正常。而且，造模后第 9h，给药组大鼠体温虽低于模型组，然其差异无显著性($P>0.05$)，表明桂枝汤虽有抑制体温上升的作用，但其作用不强，维持时间也不长，这与中医临床经验相吻合。

从图 2 可见，在低体温大鼠模型中，安痛定腹腔注射 15min 后，动物体温虽已明显降低，此时下丘脑中 cAMP 含量却并未明显减少。这说明该模型体温下降的始动环节不依赖于 cAMP。但桂枝汤对低体温大鼠下丘脑 AC 活性的下降有对抗作用，而从造模后 45min，给药组动物体温及 cAMP 含量均显著高于模型组的结果说明：桂枝汤抗低体温的机理却可能部份是通过对抗下丘脑细胞膜 AC 活性的下降，使胞内 cAMP 合成量不至于降低太多来为实现的。

参考文献

[1] 杨惠玲、潘景轩、吴伟康．高级病理生理学[M]．北京：北京科学出版社，1998．102—103．

[2] 富杭育，周爱香，查显元，等．桂枝汤对体温双向调节作用机理探讨——对下丘脑和血浆中环核苷酸的影响[J]．中药药理与临床，1994，(4)：1．

[3] 张书岭，尹桂山．组织匀浆腺苷酸环化酶的简易测定法[J]．河北医学院学报，1991，12(2)：18．

[4] Bradford, M. M. A rapid and sensitive method for the quantitation of microgram quantities of protein utilizing the principle of protein-dye binding[J]. Anal Biochem, 1976, 72(2): 248—254.

[5] 蔡群，李楚杰．CAMP 热限及其与致热原热限的关系研究[J]．中国病理生理杂志，1988，4(1)：18．

原载：《中国实验方剂学杂志》2001，7(2)：25

桂枝汤对体温双向调节作用机理探讨——对发热及低体温大鼠下丘脑 PGE_2 含量及 COX 活性的影响 *

齐 云**，李沧海，郭淑英，周 军，霍海如，姜廷良

[摘要] **目的**：研究桂枝汤对体温双向调节作用与下丘脑 PGE_2 含量及 COX 活性的关系。**方法**：采用放免法对下丘脑中 PGE_2 含量及 COX 活性进行同步检测。**结果**：在酵母诱导发热大鼠中，桂枝汤可使下丘脑中 PGE_2 含量明显降低($P<0.05$)，而在安痛定诱导的低体温大鼠中，它可使 PGE_2 含量明显增高($P<0.05$)。在两种模型中，桂枝汤对下丘脑细胞中 COX 活性的影响均不明显($P>0.05$)。**结论**：桂枝汤对体温的双向调节作用可能部分是通过影响 PGE_2 含量来实现的，但 PGE_2 含量增减不依赖于下丘脑细胞中 COX 活性的变化。

[关键词] 桂枝汤；体温调节；前列腺素 E_2；环加氧酶

Mechanism of Guizhi Decoction(桂枝汤) on dual-direction thermoregulation-effect of COX activity and PGE_2 content in hypothalamus of fever and hypothermia rats

* **基金项目**：国家中医药管理局"九五"国家攀登计划预选项目(中药现代化关键问题的基础研究)资助课题(NO.970211018)

** 中国医学科学院药用植物研究所药理室 100094

QI Yun, LI Cang-hai, GUO Shu-ying, ZHOU Jun, HUO Hai-ru, JING Tiang-liang

[**Abstract**] **Objective**: To investiagte the relation between the effect of Guizhi decoction on dual-direction thermoregulation and both COX activity and PGE_2 content in hypothalamus of fever and hypothermia rats. **Methods**: COX activity and PGE_2 content were measured by radioimmunoassay method. **Results**: Guizhi decoction could lower the rise of body temperature induced by yeast with descending PGE_2 content. On the other hand, in hypothermia model induced by aminopyrine, Guizhi decoction could raise body temperature with increasing PGE_2 content in hypothalamus. But it could not obviously influence COX activity in hypothalamus of fever and hypothermia rats. **Conclusion**: The effect of Guizhi decoction regulating body temperature in dual-direction might contribute partly to its descending or increasing PGE_2 content in rats hypothalamus, but the changed PGE_2 content was independent on COX activity in hypothalamus.

[**Key words**] Guizhi Decoction; dual-direction thermoregulation; prostaglandin E_2; cyclooxygenase

前列腺素 E_2 是最重要的中枢发热介质[1]之一,我们以前的实验发现桂枝汤及其有效部位 A 在对发热大鼠解热的同时,能使大鼠下丘脑组织中异常升高的 PGE_2 含量降低;而对低体温大鼠,在升温的同时,能使大鼠下丘脑组织中异常降低的 PGE_2 含量升高。环加氧酶(COX)是 PGE_2 生成中最重要的限速酶,PGE_2 在下丘脑的变化与下丘脑细胞中 COX 是否有必然的联系是我们一直很关心的问题。本研究对发热及低体温大鼠下丘脑中 PGE_2 含量和 COX 活性进行了同步检测,以期回答这一问题。

1 材料和方法

1.1 试验药物与试剂

所用药材购于北京市药材公司,桂枝汤按文献[2]方法制备。花生四烯酸为 sigma 公司产品;PGE_2 放免测定试剂盒购自中国人民解放军总医院科技开发中心放免研究所。其它试剂均为国产分析纯。

1.2 动物

Wistar 大鼠,雄性,体重 180±10g,由北京医科大学动物中心提供。动物适应实验室环境三天后,用经校正过的半导体温度计测量直肠温度(测量探头插入大鼠肛门内 4cm,温度计下端用胶布固定,避免操作中探头插入深度的误差)。实验室温度控制在 20±2℃。

1.3 仪器

半导体温度测定仪为上海医用仪表厂产品;高速冷冻离心机 Centrifuge 5400 为 Eppendorf 公司产品;LS9800 型液体闪烁计数器为 Beckman 公司产品。

1.4 桂枝汤对发热大鼠体温的影响

选取基础体温(36.5±0.5)℃的大鼠,以 10%鲜酵母悬液(2.4g/kg 体重)背部皮下注射诱导体温升高,3.5h 后测体温。选取体温升高 1℃以上者,随机分为 4 组(分组见表)。灌胃给药,1h 后重复给药 1 次,剂量同前。第 1 次给药后 3h 测体温,并计算体温升高差值(药后 3h 体温值-造模后体温值),继而将动物快速断头取脑(1min 内完成),干冰速冻,于 -20℃ 冰箱保存,备作下丘脑组织 PGE_2 含量及 COX 活性的测定。

1.5 桂枝汤对低体温大鼠体温的影响

选取基础体温(36.5±0.5)℃的大鼠,随机分为4组(分组见表)。灌胃给药,1h后重复给药1次,剂量同前。同时腹腔注射安痛定2.4ml/kg诱致体温下降。在注射安痛定后2h测体温,并计算体温降低差值(基础体温值-安痛定后2h体温值),继而将动物快速断头取脑(1min内完成),干冰速冻,于-20℃冰箱保存,备作下丘脑PGE_2含量及COX活性的测定。

1.6 PGE_2含量的测定

取冷冻脑组织,剥离下丘脑。称取60mg左右下丘脑组织,切取其中一半下丘脑组织按PGE_2试剂盒说明书操作测定PGE_2。测得cpm值根据标准曲线可算出每mg湿组织含PGE_2的量,用ng/mg表示。

1.7 COX活性的测定

所余另一半下丘脑组织制备匀浆,COX活性测定按文献[3],蛋白定量用Bradford法[4],最后按PGE_2试剂盒说明书操作测定酶反应产物中PGE_2含量。测得cpm值根据标准曲线可算出PGE_2含量,以每min每mg蛋白生成PGE_2的量为COX活性单位,用pg/mg·min表示。

2 结果

2.1 桂枝汤对大鼠高、低体温的影响

如表1、2所示,桂枝汤对酵母诱导大鼠体温升高有显著的降低作用,对安痛定诱致的体温降低有显著的回升作用,给药后体温及体温变化差值与模型组比较均有显著性差异,表明桂枝汤可使高、低体温动物分别向正常水平方向进行调节。

表1 桂枝汤对酵母致大鼠发热的影响($\bar{x}\pm s$)

组别	鼠数(只)	剂量(g/kg)	基础体温(℃)	造模3.5h体温(℃)	药后3h体温(℃)	体温升高差值(℃)
正常对照	9		36.73±0.34	36.76±0.21	36.68±0.34	0.08±0.24
酵母造模对照	11		36.69±0.23	37.96±0.40##	38.83±0.32##	0.86±0.31##
酵母+桂枝汤	12	10	36.47±0.30	37.87±0.36##	38.47±0.29*	0.60±0.39
酵母+桂枝汤	11	20	36.63±0.35	37.92±0.32##	38.34±0.28*	0.42±0.43**

与模型组比较* $P<0.05$,** $P<0.01$;与正常组比较# $P<0.05$,## $P<0.01$(下同)

表2 桂枝汤对安痛定致大鼠低体温的影响($\bar{x}\pm s$)

组别	鼠数(只)	剂量(g/kg)	基础体温(℃)	药后2h体温(℃)	体温降低差值(℃)
正常对照	9		36.47±0.31	36.64±0.63	0.18±0.52
安痛定造模对照	9		36.47±0.19	34.74±0.70##	1.72±0.81##
安痛定+桂枝汤	9	10	36.49±0.40	35.57±0.71*	0.92±0.78*
安痛定+桂枝汤	10	20	36.50±0.24	35.44±0.49*	1.06±0.57*

2.2 桂枝汤对高、低体温大鼠下丘脑中PGE_2含量及COX活性的影响

如表3、4所示,桂枝汤对酵母诱导发热大鼠下丘脑中异常增高的PGE_2含量有显著的降低作用,而对安痛定诱致的低体温大鼠下丘脑中异常降低的PGE_2含量又有显著升高的作用。但桂枝汤对两种模型大鼠下丘脑细胞中COX活性影响不明显。

表3 桂枝汤对发热模型大鼠下丘脑中PGE_2含量及COX活性的影响($\overline{x}\pm s$)

组 别	鼠数(只)	剂量(g/kg)	PGE_2含量(ng/mg)	COX活性(pg/mg·min)
正常对照	9		0.158 ± 0.02	97.57 ± 13.78
酵母造模对照	11		$0.185\pm0.03^{\#}$	98.91 ± 24.61
酵母+桂枝汤	12	10	0.164 ± 0.02	110.70 ± 27.92
酵母+桂枝汤	11	20	$0.159\pm0.02^{*}$	87.78 ± 36.09

表4 桂枝汤对低体温模型大鼠下丘脑中PGE_2含量及COX活性的影响($\overline{x}\pm s$)

组 别	鼠数(只)	剂量(g/kg)	PGE_2含量(ng/mg)	COX活性(pg/mg·min)
正常对照	9		0.158 ± 0.02	97.57 ± 13.78
安痛定造模对照	9		$0.127\pm0.01^{\#\#}$	91.96 ± 9.41
安痛定+桂枝汤	9	10	0.148 ± 0.03	104.12 ± 23.58
安痛定+桂枝汤	10	20	$0.145\pm0.02^{*}$	103.58 ± 25.15

3 讨论

下丘脑视前区(POA)是公认的体温调节中枢,Veale等将家兔两侧POA摘除后,向该部位或脑室注入PGE_2,不能引起家兔发热[5]。近年从PGE_2受体水平的研究结果进一步证实了PGE_2在发热中起着非常重要的中介作用[6]。本文结果再次证实桂枝汤对两种不同体温状态大鼠发挥双向调节的同时,对下丘脑中PGE_2含量也有或升或降的双向调节作用。

本实验的目的是试图搞清楚PGE_2在下丘脑的变化与COX是否有必然联系。PGE_2刺激下丘脑细胞可引起体温的变化,但下丘脑PGE_2的来源迄今尚不十分清楚。有认为进入脑内的细胞因子激活了从血管终板器(OVLT)投射到POA的神经元末梢,由下丘脑视前区释放PGE_2(自分泌),或者是由OVLT局部区域的神经细胞、星状神经节细胞、巨噬细胞和内皮细胞产生(旁分泌)。还有认为外周的PGE_2能通过血脑屏障(BBB)直接入脑,刺激下丘脑细胞而引起体温的变化[7]。实验发现下丘脑细胞中PGE_2的增减并不依赖于该部位细胞中COX活性的变化。自然,桂枝汤对两种模型下丘脑细胞中COX活性亦无明显影响。本文结果显示,对下丘脑组织中PGE_2含量的双向调节,可能是桂枝汤双向调节体温的作用机理之一,但这种调节不依赖于下丘脑细胞中COX活性的变化。由于COX是PGE_2生成中最重要的限速酶,因此我们认为下丘脑中刺激体温变化的PGE_2,其来源上自分泌(下丘脑细胞自身合成后分泌至胞外,再刺激自身)的可能性相对较小。COX存在两种同功酶,与发热关系密切的是COX-2[8]。近年国外采用COX-2的定位杂交技术对脂多糖(LPS)致发热大鼠脑组织COX-2的mRNA的表达进行研究,认为引起发热的PGE_2来源于脑血管及柔脑膜[9],进一步的研究认为主要是脑血管中的内皮细胞通过COX-2提高了PGE_2的水平而引起发热[10](可见,国外学者认为PGE_2是以旁分泌形式刺激下丘脑细胞的)。这与本文下丘脑细胞中 COX 活力并未随该部位组织中 PGE_2 变化而变化的结果是吻合的。

参考文献

[1] Coceani F, Akarsu E. Prostaglandin E_2 in the pathogenesis of fever an update. Ann NY Acad Sci, 1998; 850:76～82

[2] 齐 云,霍海如,周 军,等,桂枝汤对体温双向调节作用机理探讨——下丘脑中腺苷酸环化酶活性及环一磷酸腺苷含量的影响．中国实验方剂学杂志,2001;7(2):25～27

[3] 王建周,杨 武,于小鹏,等．建立一种简便、灵敏的前裂腺素-环氧酶活力测定法．科学通报,1986;(2):148

[4] Bradford MM. A rapid and sensitive method for the quantitation of microgram quantities of protein utilizing the principle of protein-dye binding. Anal Biochem, 1976; 72(2):248～254

[5] 杨惠玲,潘景轩,吴伟康,主编．高级病理生理学．北京:北京科学出版社,1998:102～103

[6] Ushikubi F, Segi E, Sugimoto Y, et al. Impaired febrile response in mice lacking the prostaglandin E receptor subtype EP_3. Nature, 1998; 395:281

[7] Blatteis CM, Sehic E. Fever: how may circulating pyrogens signal the brain? News in Physiological Sciences, 1997; 12:1～9

[8] Li S, Wang Y, Matsumura K, et al. The febrile response to lipopolysaccharide is blocked in cyclooxygenase-2(－/－), but not in cyclooxygenase-1(－/－) mic. Brain Res, 1999; 17:825(1-2):86～94

[9] Cao CY, Matsumura K, Yamagata K, et al. Induction by lipopolysaccharide of cyclooxygenase-2 mRNA in rat brain: its possible role in the febrile response. Brain Res, 1995; 697:187～196

[10] Cao CY, Matsumura K, Yamagata K, et al. Endothelial cell of the rat brain vasculature express cyclooxygenase-2 mRNA in response to systemic interleukin-1β: α possible site of prostaglandin systhesis responsible for fever. Brain Res, 1996; 733:263～272

原载:《中药药理与临床》2001,17(6):1

桂枝汤对发热及低体温大鼠下丘脑中腺苷酸环化酶和磷酸二酯酶活性的影响*

齐 云,霍海如,田甲丽,郭淑英,李晓芹,周爱香,邹德嵩,姜廷良

[摘要] **目的:**观察桂枝汤对发热和低体温模型大鼠下丘脑中腺苷酸环化酶(AC)和磷酸二酯酶(PDE)活性的影响。**方法:**采用放射性同位素方法测定模型动物下丘脑中 AC 及 PDE 活性。**结果:**在酵母诱导发热模型大鼠中,桂枝汤可使下丘脑中 AC 活性明显降低($P<0.05$);而在安痛定诱导的低体温模型大鼠中,它可使 AC 活性明显增强($P<0.05$)。在两种模型中,桂枝汤对 PDE 活性的影响均不明显。**结论:**桂枝汤对体温的双向调节作用可能是部分通过影响 AC 活性来实现的。

* 国家"九五"攀登计划预选项目(中药现代化关键问题的基础研究)资助课题(No. 970211018)

[关键词] 桂枝汤;体温双向调节;腺苷酸环化酶;磷酸二酯酶

Effect of Guizhi Decoction on Adenyl Cyclase and Phosphodiesterase in Hypothalamus of Rats Models of Fever and Hypothermia

QI Yun, HUO Hai-ru, TIAN Jia-li, et al

[**Abstract**] **Objective**: To observe the effect of Guizhi Decoction (GZD) on adenyl cyclase (AC) and phosphodiesterase (PDE) activities in hypothalamus of rat models of fever and hypothermia. **Methods**: The AC and PDE activities in hypothalamus were determined using radioisotope method. **Results**: GZD could lower the AC activity in yeast induced fever rat model ($P<0.05$), but cause rise of AC activity in aminopyrine induced hypothermia model ($P<0.05$). No significant influence of GZD on PDE activity was shown in both fever or hypothermia models. **Conclusion**: The bi-directional thermo-regulation effect of GZD might be partially due to influence on AC activity.

[**Key words**] Guizhi Decoction; bi-directional thermo-regulation; adenyl cyclase; phosphodiesterase

实验结果表明,环磷酸腺苷(cAMP)是一种重要的中枢发热介质[1],有学者发现内生性致热原(EP)所致家兔发热时,下丘脑和脑脊液中的 cAMP 含量与体温呈显著的正相关[2],并认为脑脊液中 cAMP 含量增多主要源于下丘脑[3]。我们先前的实验还发现酵母所致发热和安痛定所致低体温大鼠下丘脑中 cAMP 含量随体温的高低而发生相应改变。桂枝汤对发热动物可解热,对低体温动物可升温,这种双向调节是部分通过影响体温调节中枢中 cAMP 含量来实现的[4]。由于 cAMP 含量受腺苷酸环化酶(AC)和磷酸二酯酶(PDE)活性的影响,即 AC 活性增强使三磷酸腺苷(ATP)大量转化为 cAMP;反之,AC 活性减弱时则 cAMP 的生成减少。PDE 活性增强可使 cAMP 降解为 5′-腺苷酸(5′-AMP)而失去活性,若 PDE 活性减弱时则 cAMP 降解减少。因此,可以推断发热及低体温动物下丘脑中 cAMP 含量的增减必然有 AC 或 PDE 活性的相应变化。对此我们进行了以下的实验研究。

材料和方法

1 动物

健康 Wistar 大鼠,雄性,体重(180±20)g,由北京医科大学动物中心提供(合格证号:医动字第 01-3056)。动物适应实验室环境 3 天后,用经校正过的半导体温度计测量直肠温度(测量探头插入大鼠肛门 3.5cm,温度计下端用胶布固定,避免操作中探头插入深度的误差)。实验室温度控制在(20±2)℃。

2 药物

桂枝汤所用药材购于北京市药材公司,经生药学鉴定,其原植物分别为桂枝、芍药、甘草、生姜、大枣,按《伤寒论》中的 10:10:7:10:10 的重量比例混合,加 10 倍量水浸泡 1h,煮沸 45min,头煎过滤取渣,再加 8 倍的水煮沸 30min,过滤合并滤液并水浴浓缩,4℃ 冰箱保存,临用时配制。实验中对低体温模型及发热模型大鼠,桂枝汤用量分别为 10g/kg、20g/kg。

3 试剂和主要仪器

鲜酵母购于北京第二食品厂；安痛定为北京制药厂出品，批号 990308；ATP、cAMP、蛇毒（眼镜王蛇）、阴离子交换树脂（Dowex-1，氯型，200～400 目）、茶碱、腺苷等均为 Sigma 公司产品，cAMP 测定试剂盒、^{3}H-cAMP（放射性比活性为 24Ci/mmol，放化纯度＞95%）购自中国科学院原子能研究所。其他试剂均为国产分析纯。

半导体温度测温仪为上海医用仪表厂产品；LS9800 型液体闪烁计数器为 Beckman 公司产品。

4 方法

4.1 桂枝汤对发热大鼠体温的影响

选取基础体温（36.6±0.5）℃的大鼠，10%鲜酵母悬液（2.4g/kg 体重）2ml/100g 背部皮下注射诱导体温升高，正常组大鼠注射同体积生理盐水，3.5h 后测体温。选取体温升高1℃以上的造模成功大鼠，随机分为 2 组，即发热模型组（简称发热组）和桂枝汤组。桂枝汤组大鼠灌胃给予 200%桂枝汤 1ml/100g。正常组及模型组大鼠给予同体积生理盐水，1h 后重复给药 1 次，剂量同前。首次给药后 4h 测体温，并计算体温升高差值（药后体温值－基础体温值），继而将大鼠快速断头取脑（1min 内完成），干冰速冻，于－20℃冰箱保存，备作下丘脑 AC、PDE 活性的测定。

4.2 桂枝汤对低体温大鼠体温的影响

选取基础体温（36.6±0.5）℃的大鼠，随机分为 3 组，即正常组、低温模型组（简称低温组）、桂枝汤组，桂枝汤组大鼠灌胃给予 100%桂枝汤 1ml/100g，正常组及低温组大鼠给予同体积生理盐水，1h 后重复给药（或生理盐水）1 次，剂量同前。低温组第 2 次灌胃后立即腹腔注射安痛定 2.2ml/kg 诱致体温下降。正常组大鼠注射同体积生理盐水，腹腔注射后 2.5h 测体温，并计算体温降低差值（基础体温值－腹腔注射后 2.5h 体温值），继而将大鼠快速断头取脑（1min 内完成），干冰速冻，于－20℃冰箱保存，备作下丘脑 AC、PDE 活性的测定。

4.3 AC 和 PDE 活性的测定

取冷冻脑组织，剥离下丘脑（以灰结节及视交叉的中心点确定下丘脑），称取 60mg 左右加入预冷的 1ml 匀浆介质（50mmol/L Tris-HCl，5mmol/L $MgSO_4$，pH 7.5），在玻璃匀浆器内于冰浴中制成匀浆，1000r/min 离心 10min，取 0.5ml 上清作 PDE 活性测定用，剩余匀浆加入预冷的 50mmol/L Tris-Maleate 缓冲液（含 5mmol/L $MgSO_4$，pH 7.4）0.5ml 重悬，取混合均匀的粗酶液供 AC 活性测定用。

4.3.1 AC 的活性测定

按文献[5]方法进行酶反应，产物 cAMP 测定按 cAMP 试剂盒说明书操作，测得 cpm 值根据标准曲线可算出每分钟每毫克组织分解 ATP 生成 cAMP 的量为其活性单位（用 $pmol\cdot mg^{-1}\cdot min^{-1}$表示）。

4.3.2 PDE 活性测定

按文献[6]方法进行酶反应，最后酶的活性用每分钟每毫克组织水解^{3}H-cAMP 的百分转化率表示。

5 统计学方法

采用 t 检验。

结　果

1 桂枝汤对发热、低体温大鼠体温的影响

见表1、2。桂枝汤对酵母诱导大鼠体温升高有显著的降低作用，对安痛定诱导的体温降低有显著的回升作用，给药后体温及体温变化差值与模型组比较差异均有显著性，表明桂枝汤可使发热、低体温大鼠分别向正常水平方向进行调节。

表1 桂枝汤对发热大鼠体温的影响(℃，$\bar{x} \pm s$)

组别	n	体温			
		基础	造模3.5h	药后4h	升高差值
正常	10	37.01±0.59	37.07±0.51	37.15±0.51	0.14±0.37
发热	10	37.08±0.42	38.45±0.28	38.92±0.26**	1.84±0.54**
桂枝汤	10	37.10±0.38	38.35±0.33	38.42±0.30△	1.32±0.31△

注：与正常组比较，* $P<0.05$，** $P<0.01$；与发热组比较，△ $P<0.05$

表2 桂枝汤对低体温大鼠体温的影响(℃，$\bar{x} \pm s$)

组别	n	体温		
		基础	药后2.5h	降低差值
正常	10	36.87±0.40	37.50±0.43	−0.63±0.64
低温	10	36.89±0.32	35.39±0.60*	1.50±0.71*
桂枝汤	11	36.95±0.28	36.19±0.54△	0.76±0.53△

注：与正常组比较，* $P<0.01$；与低温组比较，△ $P<0.05$

2 桂枝汤对发热、低体温大鼠下丘脑中AC、PDE活性的影响

见表3、4。桂枝汤对酵母诱导发热大鼠下丘脑中AC活性有显著的降低作用，而对安痛定诱导的低体温大鼠下丘脑中AC活性有显著升高的作用。但桂枝汤对两种模型大鼠下丘脑中PDE活性影响不明显。

表3 桂枝汤对发热大鼠下丘脑中AC、PDE活性的影响($\bar{x} \pm s$)

组别	n	AC活性 (pmol·mg^{-1}·min^{-1})	PDE活性 (百分转化率·mg^{-1}·min^{-1})
正常	10	2.21±0.23	6.26±0.46
发热	10	2.05±0.18	6.33±0.64
桂枝汤	10	1.69±0.38*	5.92±0.72

注：与发热组比较，* $P<0.05$

表4 桂枝汤对低体温大鼠下丘脑中AC、PDE活性的影响($\bar{x} \pm s$)

组别	n	AC活性 (pmol·mg^{-1}·min^{-1})	PDE活性 (百分转化率·mg^{-1}·min^{-1})
正常	10	2.21±0.23	6.26±0.46
低温	10	2.07±0.48	6.55±0.55
桂枝汤	11	2.56±0.18*	6.14±0.69

注：与低温组比较，* $P<0.05$

讨　论

cAMP是目前国内学者很重视的中枢发热介质。蔡群等证实中枢注射活性稳定的cAMP衍生物(db-cAMP)不仅引起发热,而且有db-cAMP热限的形成[7]。有人发现高温环境造成的过热则没有脑脊液cAMP含量的相应变化,这表明在中枢cAMP升高与体温升高的因果关系中,是cAMP增多引起体温升高,而不是体温升高引起cAMP的增多[3]。我们以往的实验表明,桂枝汤对体温具有双向调节作用,并发现它可使发热动物下丘脑中异常增多的cAMP含量降低,使低体温动物下丘脑中不足的cAMP含量升高[4]。cAMP的含量是由AC和PDE的活性所决定,前者能促进cAMP的合成,而后者能促进cAMP的分解。为探讨桂枝汤为何能使造模动物下丘脑中cAMP含量向正常水平方向移动,特对在同一样本中的AC和PDE活性进行了测定。结果显示,桂枝汤在对两种模型不同体温状态的大鼠呈现解热或升温作用的同时,对酵母诱导的发热大鼠(下丘脑中cAMP含量异常升高),可显著抑制AC活性;而对安痛定诱导的低体温大鼠(下丘脑中cAMP含量异常降低),又可显著增强AC活性。但从实验可知,桂枝汤对PDE活性的影响并不明显。因此,我们认为桂枝汤对发热、低体温动物下丘脑中cAMP含量的双向调节主要是通过其对下丘脑中AC活性双向性影响来实现的,即通过抑制发热大鼠下丘脑中AC活性,使其中cAMP的合成减少,从而达到降低该部位异常升高的cAMP含量;通过促进低体温大鼠下丘脑中AC活性,使其中cAMP的合成增多,从而达到回升该部位异常降低的cAMP含量,最终发挥其双向调节体温的作用。

AC促进cAMP的生成,PDE促进cAMP的分解,在生理状态下,这种合成与分解的速度应该有一个平衡点,这种平衡保证了cAMP含量在正常范围内的小幅度波动。实验中模型动物发热和低体温的形成,可能正是由于这种平衡被破坏。然而,本研究发现发热及低温模型大鼠AC与PDE活性与正常组比较,其差异并无显著性。因此,我们推测AC或PDE活性可能存在一个时相的变化过程,即是从平衡→打破平衡→重建平衡的发展过程。而在上述实验中,其处死动物时间可能正处于动物重建平衡阶段。为验证这一考虑,我们又设计了另一个实验,以此观察两种模型大鼠在不同时段下丘脑中AC、PDE的活性变化(待发表资料)。结果发现在酵母致发热动物中,AC活性在造模后3h达峰值(与正常组比较,$P<0.05$),其后活性迅速下降,至5.5h达最低谷(与正常组比较,$P<0.05$;我们认为这可能是动物热限形成的主要原因之一),其后活性逐渐回升接近正常水平,PDE在整个过程中变化不大;而在安痛定致低体温动物中,AC活性在45min时降至低谷(与正常组比较,$P<0.05$),之后活性逐步回升。1.5、3.5、5.5h时AC的活性虽均低于正常,但差异无显著性。在整个实验中,PDE活性在正常水平上下小幅度波动。而本实验所测定的AC及PDE活性值分别是酵母造模后7.5h及安痛定造模后2.5h,此时AC活性均从低位回升至正常水平附近,已与正常组无明显差异。

参考文献

[1] 杨惠玲,潘景轩,吴伟康主编．高级病理生理学．北京:北京科学出版社,1998:102-103.

[2] 杜葵琴,邢德君,计国仪,等．家兔发热时不同脑区组织腺苷酸环化酶和丘脑下部磷酸二酯酶活性的变化．白求恩医科大学学报,1992;18(1):21-23.

[3] 徐方云,李楚杰．家兔EP性发热时血浆、脑脊液和不同脑区组织cAMP含量的变化．中国病理生

理杂志,1997;13(1):52-55.
[4] 富杭育,周爱香,查显元,等.桂枝汤对体温双向调节作用机理探讨——对下丘脑和血浆中环核苷酸的影响.中药药理与临床,1994;(4):1-4.
[5] 张书岭,尹桂山.组织匀浆腺苷酸环化酶的简易测定法.河北医学院学报,1991;12(2):18-20.
[6] 张林华,吴兆峰,刘秉文,等.一种快速可靠的3,5-cAMP磷酸二酯酶活力测定法.生物化学与生物物理进展,1986;(3):58-61.0
[7] 蔡 群,李楚杰.cAMP热限及其与致热原热限的关系研究.中国病理生理杂志,1988;4(1):18-20.

原载:《中国中西医结合杂志》2001,21(3):203

发热及低体温大鼠下丘脑腺苷酸环化酶和磷酸二酯酶活性的经时变化*

齐 云,霍海如,郭淑英,田甲丽,周爱香,李晓芹,杨镇珲**,姜廷良

[摘要] **目的和方法**:采用放射性同位素法观察发热和低体温大鼠下丘脑腺苷酸环化酶(AC)及磷酸二酯酶(PDE)活性的经时变化。**结果**:鲜酵母皮下注射后4h引起体温明显升高($P<0.01$),并长时维持在高位水平,AC活性在造模后3h达峰值($P<0.05$),其后活性下降并渐至正常,PDE活性在整个过程中略有上升;安痛定腹腔注射后15min动物即呈现低体温状态($P<0.01$),AC活性在15min时有一短暂上扬后至45min降到最低点($P<0.05$),之后活性逐步回升,而PDE活性则在正常水平上下小幅波动。**结论**:下丘脑AC活性的增强可能是动物体温升高的重要因素,而PDE活性并未相应显著升高则又造成了体温长时的偏高;在低体温模型中,AC活性的明显下降表明cAMP可能与动物的低温状态有关。

[关键词] 发热;低温;腺苷酸环化酶;磷酸二酯酶类

Changes of adenyl cyclase and phosphodiesterase activities, at different time point in hypothalamus of rats with fever and hypothermia

QI Yun, HUO Hai-ru, GUO Shu-ying, TIAN Jia-li,
ZHOU Ai-xiang, LI Xiao-qin, YANG Zhen-hui, JIANG Ting-liang*
(* *Chengdu University of Traditional chinese Medicine, Chengdu 610075, China*)

[**Abstract**] **AIM**: To observe the changes of adengl cyclase(AC) and phosphodiesterase (PDE) activities of at different time point in hypothalamus of rats with fever and hypothermia. **METHODS**: Radioisotope method was used to measure the activity of AC and PDE. **RESULTS**: The fresh yeast caused rats fever after subcutaneous injection 4h($P<0.01$). AC activity

*[基金项目]国家95攀登预选项目“中药现代化关键问题的基础研究”资助(No.970211018)
** 成都中医药大学96级毕业实习生,成都 610075

reached a peak value at 3rd h after making model ($P<0.05$), and PDE activity increased slightly in the full process of experiment action; Aminopyrine induced rats hypothermia state 15 min after peritoneal injection ($P<0.01$). AC activity was higher than mormal animal at 15 th minute after the injection of aminopyrine. But subsequently AC activity decreased rapidly with the lowest value at 45 th minute after the injection ($P<0.05$). PDE activity fluctuated slightly within mormal range in the full course of experiment. **CONCLUSION**: In fever model, it might be important cause of febrile response that AC activity in hypothalamus increased markedly, while PDE might be the factor causing long-term febrile response. In hypothermia model, the obvious decrease in AC activity indicating the cAMP content in hypothalamus might be related to hypothermia status.

[**Key words**] Fever; Hypothermia; Adenyl cyclase; Phosphodiesterases

环一磷酸腺苷(cyclic adenosine monophosphate cAMP)是一种重要的中枢发热介质[1]。我们先前的实验也发现酵母所致发热大鼠下丘脑中 cAMP 含量升高,安痛定所致低体温大鼠下丘脑中 cAMP 含量降低[2]。由于 cAMP 含量受腺苷酸环化酶(adenyl cyclase,AC)和磷酸二酯酶(phosphodiesterase,PDE)活性的影响,AC 活性增强使 ATP 大量转化为 cAMP,反之,AC 活性减弱则 cAMP 的生成减少;PDE 活性增强可使 cAMP 降解为 5'-腺苷酸(5'-adenosine monophosphate,5'-AMP)而失去活性,若 PDE 活性减弱则 cAMP 降解减少。因此,可以推断发热及低体温动物下丘脑中 cAMP 含量的增减必然有 AC 或 PDE 活性的变化,然而 AC 及 PDE 两酶活性的经时变化迄今未见报道。对此,作者选用了我们先前常用的酵母致发热和安痛定致低体温动物模型进行研究,以探讨 AC 及 PDE 活性经时的变化。

材料和方法

1 主要试剂及仪器

ATP、cAMP、蛇毒(眼镜王蛇)、阴离子交换树脂(Dowex-1,氯型,200-400 目)、茶碱、腺苷等(美国,Sigma);cAMP 测定试剂盒、^{3}H-cAMP(中国科学院原子能研究所)。LS9800 型液体闪烁计数仪(美国,Beckman)。

2 动物分组

雄性 Wistar 大鼠 77 只,体重(160±10)g。动物适应实验室[温度控制在(20±2)℃]环境 3d 后,用经校正过的半导体温度计测量直肠温度(测量探头插入大鼠肛内 3.5cm,温度计下端用胶布固定,避免操作中探头插入深度的误差)。选取基础体温在 36—37℃ 的大鼠随机分为 12 组,每组 6—7 只。除其中一组不作处理为正常对照组外,所余 11 组中 5 个组腹腔注射安痛定(2.2mL/kg 体重)造成低体温模型;另 6 个组则以 12% 鲜酵母悬液(2.4g/kg 体重)背部皮下注射诱导体温升高为发热模型。低体温模型 5 组动物分别于 15min、45min、1.5h、3.5h、5.5h,发热模型 6 组动物分别于 1.5h、3h、4h、5.5h、7h、8.5h 检测体温后立即断头取脑(1min 内完成),干冰速冻,于-20℃ 冰箱保存。

3 AC 和 PDE 活性的测定

3.1 组织匀浆的制备　取冷冻脑组织,剥离下丘脑(以灰结节及视交叉的中心点确定下丘脑),称取 60mg 左右加入预冷的 1mL 匀浆介质(50mmol/L Tris-HCl, pH 7.5, 5 mmol/L $MgSO_4$),在玻璃匀浆器内于冰浴中制成匀浆,离心(1 000×g, 10min)。取 0.5mL 上清作

PDE 活性测定用，所余匀浆加入预冷的 50mmol/L Tris-Maleate 缓冲液（pH 7.4，5-mmol/L $MgSO_4$）0.5mL 重悬，取混合均匀的粗酶液供 AC 活性测定用。

3.2 AC 的活性测定　按文献[3]方法进行酶反应，产物 cAMP 测定按 cAMP 试剂盒说明书操作，测得 counts·min^{-1} 值根据标准曲线可算出每 min 每 mg 组织分解 ATP 生成 cAMP 的量为其活性单位，用 nmol·g^{-1}·min^{-1} 表示。

3.3 PDE 活性测定　按文献[4]方法进行酶反应，最后酶的活性用每 min 每 mg 组织水解 $[^3H]$-cAMP 的百分转化率表示。

4　数据处理

所有实验数据采用均数±标准差（$\bar{x} \pm s$）表示，均数间差异的显著性用 t 检验判定。

结　果

1　鲜酵母致发热大鼠体温及下丘脑 AC、PDE 活性的经时变化

如表 1 所示，造模后 4h 动物体温明显增高（自身前后温差平均达 1.63℃），至造模后 8.5h 体温仍居高不下。而 AC 活性在动物体温尚未明显升高前即已开始上升，至造模后 3h 达峰值，与正常对照组有显著差异，其后活性逐渐下降（此时动物正处于高体温状态），5.5h 达低谷，且显著低于正常，后（7h 及 8.5h）又逐渐回升。PDE 活性除 7h 一个时点外，其它 5 个时点的值虽然均高于正常，但与正常对照组无显著差异。

表 1　发热大鼠直肠温度及下丘脑 AC、PDE 活性的经时变化

Tab 1　Changes of rectal temperature and activities of AC and PDE at different time point in fever rats（$\bar{x} \pm s$）

Group	n	Basal rectal temperature（℃）	Rectal temperature before decapitate（℃）	AC activity（nmol·g^{-1}·min^{-1}）	PDE activity（%·mg^{-1}·min^{-1}）
Control	7	36.60±0.49	36.60±0.49	1.86±0.26	9.25±0.99
1.5h	7	36.58±0.38	36.94±0.23	1.94±0.30	9.55±0.57
3h	7	36.50±0.48	36.96±0.67	2.41±0.52*	10.42±0.70
4h	6	36.50±0.34	38.13±0.51**	1.80±0.38	9.74±0.49
5.5h	6	36.64±0.55	38.63±0.63**	1.50±0.30*	10.32±0.86
7h	6	36.60±0.29	38.91±0.42**	1.79±0.54	8.73±1.08
8.5h	7	36.64±0.25	38.93±0.39**	1.98±0.23	10.22±0.88

* $P<0.05$, ** $P<0.01$ *vs* control group.

2　安痛定致低体温大鼠体温及下丘脑 AC、PDE 活性的经时变化

如表 2 所示，造模后 15min 动物体温明显降低（平均降低 1.8℃），45min－1.5h 动物体温降至最低点，3.5h 时体温仍明显低于正常水平，至 5.5h 时体温逐渐恢复至正常。而 AC 活性在安痛定注射后 45min 时降至低谷，且与正常对照组有显著差异，其后活性回升，然后 5.5h 时其活性仍略低于正常。PDE 活性从 15min－5.5h 5 个时点总体分析看，其活性在正常水平线的上下小幅波动，与正常对照组无显著性差异。

表 2　低体温大鼠直肠温度及 AC、PDE 活性的经时变化

Tab 2　Changes of rectal temperature and activities of AC and PDE at different time point in hypothermia rats

($\bar{x} \pm s$)

Group	n	Basal rectal temperature(℃)	Rectal temperature before decapitate(℃)	AC activity ($pmol \cdot mg^{-1} \cdot min^{-1}$)	PDE activity ($\% \cdot mg^{-1} \cdot min^{-1}$)
Control	7	36.60±0.49	36.60±0.49	1.86±0.26	9.25±0.99
15min	6	36.40±0.40	34.60±0.61**	2.39±0.57	8.04±0.88
45min	7	36.54±0.34	34.03±0.68**	1.37±0.26*	9.74±1.74
1.5h	6	36.47±0.37	34.33±0.60**	1.64±0.21	9.12±0.95
3.5h	6	36.53±0.31	35.80±0.32**	1.69±0.29	9.17±0.55
5.5h	6	36.48±0.38	36.43±0.42	1.75±0.18	10.12±1.34

* $P<0.05$, ** $P<0.01$ *vs* control group.

讨　论

在实验所用两种模型中,PDE 活性在各时点变化均不明显。而 AC 无论在酵母致大鼠发热模型或安痛定致大鼠低温模型中均有时相过程。在发热模型中,AC 的活性有一个从升高→降低→趋于正常的变化过程,在低体温模型中,AC 活性变化则是从降低→逐渐恢复正常的过程。通过对实验数据分析,我们认为:酵母致大鼠发热主要是由于下丘脑 AC 活性增强使 cAMP 产生增加所致。而因 PDE 活性增强不明显,不能及时分解过量的 cAMP,致使动物体温长时居高不下。在安痛定致大鼠低体温模型中,体温的下降与回升均较迅速。AC 活性在 45min 时降至最低点,其后活性虽逐渐回升,然至 5.5h 时其活性仍略低于正常,这说明下丘脑 AC 活性减弱使 cAMP 产生减少可能是导致体温下降的原因之一。当然,由于 AC 活性变化与体温变化并不同步,说明在发热及低体温时,除 AC 和 cAMP 之外,可能有其他因素参与了体温调节。正如安痛定腹腔注射 15min,动物体温已明显降低,而此时 AC 和 PDE 活性的变化趋势并不能使下丘脑中 cAMP 减少。说明安痛定致大鼠低体温模型,其体温下降的始动环节可能不依赖于 cAMP。另外,在本实验所涉及的两种模型中,PDE 活性似无明显变化,是否是引起体温变化的因子不同,对 cAMP 的影响环节也不同,这也是今后可以探讨的问题。

(致谢:华西医科大学生化教研室吴兆峰教授对 PDE 测定的诸多技术环节给予指导,特此致谢)

参考文献

[1] 李楚杰．发热时体温的正调节[A]. 见:杨惠玲:潘景轩,吴伟康 主编．高级病理生理学[M]. 北京:北京科学出版社,1998.101－103.

[2] 富杭育,周爱香,查显元,等．桂枝汤对体温双向调节作用机理探讨—对下丘脑和血浆中环核苷酸的影响[J]. 中药药理与临床,1994,10(4):1－4.

[3] 张书岭,尹桂山．组织匀浆腺苷酸环化酶的简易测定法[J]. 河北医学院学报,1991,12(2):18－20.

[4] 张林华,吴兆峰,刘秉文,等．一种快速可靠的 3,5-cAMP 磷酸二酯酶活力测定法[J]. 生物化学与生物物理进展,1986,13(3):58－61.

原载:《中国病理生理杂志》2001,17(12):1202

降脂冲剂主要药效学研究

李小芹,霍海如,周爱香,郭淑英,沈　鸿,邹德嵩

［摘要］ 降脂冲剂14、7、3.5g生药/kg体重ig大鼠,可明显降低高血脂大鼠血清中总胆固醇、甘油三脂、低密度脂蛋白胆固醇和升高高密度脂蛋白胆固醇的含量,有较强的降血脂作用;药后1～3h可显著增加胆汁分泌;对棉球肉芽组织增生亦有显著的抑制作用。

［关键词］ 降脂冲剂;药效学

降脂冲剂是根据中医药理论及多年临床经验总结而成的复方制剂,由赤勺、丹参、草决明等12味药组成,具有活血利胆、祛湿降脂等功能。为更好地提供临床用药依据,现将主要药效学试验资料报告如下

1　实验材料

1.1　受试药物　降脂冲剂由北京华荣制药有限公司提供,为棕黄色液体(膏状),1g液体(膏状)约为2.5g生药,批号991115。

1.2　动物　Wistar大鼠,体重190～210g,雄性,由中国医学科学院动物研究所提供,动物合格证号为医动字01－3008。

1.3　剂量设计　降脂冲剂临床人日用量为**80.5**g生药,试验用剂量按动物与人公斤体重折算,中剂量约相当于人临床等效剂量,再按1/2和2倍临床剂量各设一个剂量组,即大鼠灌胃剂量为14、7、3.5g生药/kg。阳性对照药:降脂灵,北京可尔制药厂出品,批号:991123,动物给药剂量按动物与人公斤体重折算,大鼠临床等效剂量为0.6g/kg。去氢胆酸,美国sigma公司出品。

1.4　试剂　高密度脂蛋白胆固醇(批号990911)和低密度脂蛋白胆固醇(批号990708)测定试剂盒,北京中生生物式种高技术公司出品;总胆固醇、甘油三脂测定试剂盒,由北京北化精细化学品有限公司临床诊断试剂分厂出品。其它试剂均为市售分析纯。胆酸盐,上海市医学化验所试剂厂出品,批号:911202。

1.5　仪器　UV-754连续式分光光度计,上海第三分析仪器厂产品。

2　实验方法与结果

2.1　对高脂血症的影响[1]　取Wistar大鼠,体重200±10g,随机分为正常对照、高脂血症模型、降脂灵、降脂冲剂高、中、低(14、7、3.5g/kg)共6组,每组10只动物。除正常对照组外,其余各组均喂以高脂饲料(10%蛋黄粉,5%猪油,0.5%胆酸钠,84.5%基础饲料)。每日上午ig给药一次(1ml/100g体重,正常对照组及高脂血症模型组ig同体积的蒸馏水),连续给药4周。实验结束前,动物禁食12h,末次给药后1h,将动物摘眼球采血,以3000转/分离心10min,分离血清,测定血脂(TC、TG、LDL-C和HDL-C),见表1。

表 1　降脂冲剂对高脂血症动物血脂的影响($\bar{x} \pm s$; $n=10$)

组别	剂量 (g/kg)	血脂			
		TC (mmol/L)	TG (mmol/L)	HDL-C (mmol/L)	LDL-C (mmol/L)
正常对照		1.89±0.23	1.97±0.38	1.27±0.17	0.54±0.15
模型组		3.73±0.41**	6.45±1.61**	1.01±0.18**	2.46±0.32**
降脂灵	0.6	2.79±0.60##	4.66±1.11##	1.24±0.14#	1.55±0.39##
降脂冲剂	14	2.56±0.61##	4.84±0.92#	1.19±0.28#	1.33±0.42##
	7	2.87±0.46##	4.53±1.17#	1.20±0.18#	1.59±0.24##
	3.5	3.26±0.47	5.54±1.29	1.15±0.17	2.05±0.39#

注:与对照组相比 * $P<0.05$, ** $P<0.01$;与模型组相比 # $P<0.05$, ## $P<0.01$(下同)

表 1 结果可见,降脂冲剂明显降低高血脂大鼠血清总胆固醇、甘油三脂含量,升高高密度脂蛋白胆固醇,尤其以降低低密度脂蛋白胆固醇作用明显,高、中剂量组与模型组相比 $P<0.01$;表明降脂冲剂具有降脂作用。

2.2　降脂冲剂对大鼠胆汁分泌的影响[1]　取 Wistar 大鼠,体重 200g,随机分为 5 组,即正常对照组、去氢胆酸组、降脂冲剂高、中、低三个剂量组。每日上午 ig 给药一次(1ml/100g 体重,正常对照组 ig 同体积的蒸馏水),连续给药 3d。而后禁食 12h(不禁水),每鼠以乌拉旦(1g/kg)麻醉后,仰位固定,开腹后在右上腹找到胃幽门部,以幽门部为标准,翻转十二指肠,在十二指肠降部肠系膜中找到白色有韧性的胆管,在其下穿 2 根丝线,结扎乳头部,向肝脏方向作"V"形切口,插入外径 1mm 的塑料管,即可见有淡黄绿色胆汁流出,结扎固定塑料管,用刻度试管收集胆汁。手术后用止血钳夹闭腹壁,以盐水纱布覆盖。待稳定 20min 后,将大鼠放于 30℃ 温箱中,先收集 30min 胆汁,然后各组大鼠再分别由十二指肠给药一次。末次给药后,每隔 30min 记录胆汁量一次,共 4 次,最后记录 2~3h 胆汁流量,按下式计算十二指肠给药后胆汁流量增加百分率(%)。

表 2　降脂冲剂对大鼠胆汁分泌的影响($\bar{x} \pm s$; $n=10$)

组别	剂量 g/kg	药前 30min 胆汁流量	药后胆汁流量(ml)				
			30min	60min	90min	120min	180min
对照组		0.29±0.09	0.29±0.10	0.31±0.09	0.31±0.10	0.33±0.07	0.53±0.10
去氢胆酸	0.01	0.35±0.08	0.41±0.10*	0.50±0.20*	0.50±0.16*	0.57±0.18*	0.92±0.21**
			(17)	(35)	(35)	(63)	
降脂冲剂	14	0.33±0.08	0.39±0.13	0.44±0.15	0.46±0.14*	0.49±0.09*	0.74±0.16*
			(18)	(33)	(39)	(48)	
降脂冲剂	7	0.30±0.06	0.35±0.10	0.43±0.11**	0.45±0.12*	0.44±0.12*	0.64±0.13**
			(17)	(43)	(50)	(47)	
降脂冲剂	3.5	0.28±0.10	0.32±0.10	0.34±0.10	0.39±0.11	0.40±0.18*	0.61±0.14
			(14)	(21)	(39)	(43)	

(　)内为 %

$$胆汁流量增加百分率(\%)=\frac{给药后胆汁流量(ml)-给药前胆汁流量(ml)}{给药前胆汁流量}\times 100\%$$

结果表明,降脂冲剂能增加大鼠胆汁流量,给药后1～3h胆汁流量增加39～50%,具有较好的利胆作用。

2.3 降脂冲剂对大鼠棉球肉芽肿的影响[1] 取Wistar大鼠,雄性,体重150±10g,随机分为5组,即对照组、降脂灵组、降脂冲剂高、中、低剂量组。乙醚浅麻醉,无菌条件下作下腹部切口,将20mg干重的无菌棉球植入大鼠两侧腹股沟皮下。于手术当天开始ig给药(1ml/100g体重,对照组ig同体积的蒸馏水),连续7d,第8d将大鼠剪头处死,剥离并取出棉球肉芽组织,于37℃温箱干燥24h后称重,减去原棉球重量,即为肉芽肿净重。

表3 降脂冲剂对棉球肉芽肿的影响($\bar{x}\pm s$; $n=10$)

组别	剂量(g/kg)	棉球肉芽肿重量(mg)
对照组		99.60±27.00
降脂灵	0.6	86.70±39.00
降脂冲剂	14	65.40±34.00**
降脂冲剂	7	66.90±41.00**
降脂冲剂	3.5	86.60±49.00

结果表明,降脂冲剂高、中剂量组可明显抑制棉球肉芽组织增生,与对照组相比,$P<0.01$,具有抗炎作用。

3 小结

以降脂冲剂14、7、3.5g生药/kg体重灌胃大鼠,可明显降低高血脂大鼠血清中总胆固醇、甘油三脂的含量,其中以降低低密度脂蛋白胆固醇最为明显,并可升高高密度脂蛋白胆固醇的含量;药物还具有较好的利胆作用,药后1～3h显示胆汁分泌增加,所试剂量范围内,胆汁分泌增加率可达39～50%;对棉球肉芽组织增生亦有显著的抑制作用。

参考文献

[1] 李仪奎.中药药理实验方法学[M].上海:上海科学技术出版社,1991.304,398,469.

原载:《中国实验方剂学杂志》2001,7(3):50

软肝颗粒主要药效学研究

李小芹，沈　鸿，霍海如，吴子伦，周爱香，
贺　蓉，郭淑英，回连强，邹德嵩

软肝颗粒是根据中医药理论及多年临床经验总结而成的复方制剂，由黄芪、寄生、女贞子等8味药组成，具有益气活血、软坚散结等功能。为更好地提供临床用药依据，现将主要药效学试验结果报告如下。

1　材料

1.1　受试药物　软肝颗粒由北京华荣制药有限公司提供，为棕黄色（液体）膏状，1g液体（膏状）约为2.3g生药，批号991015。

1.2　动物　Wistar大鼠，体重190～210g，♂，昆明种小鼠，体重18～20g，♀♂各半，均由中国医学科学院动物研究所提供，（医动字01-3008；医动字第01-3001号）；BaLB/c纯系小鼠，♂，11-14g，购自北京中国医科院肿瘤医院动物房（京动许字1999 D015）。

1.3　剂量设计　软肝颗粒临床人日用量为80 g生药，人按60kg计算为1.3g生药/kg体重，试验用剂量按动物与人公斤体重折算，中剂量约相当于人临床等效剂量，大鼠ig剂量为14、7g生药/kg。小鼠ig剂量为28、14、7g生药/kg体重。阳性对照药：朝阳丸，北京双桥制药公司，批号：991107，动物给药剂量按动物与人公斤体重折算，大鼠临床等效剂量为0.18g/kg，小鼠为0.36g/kg。

1.4　试剂　丙氨酸氨基转换酶（990726）、天门冬氨酸氨基转换酶（990726），总蛋白（2000229）、白蛋白（2000229）测定试剂盒，均由北京北化精细化学品有限公司临床诊断试剂分厂出品。弗氏完全佐剂。美国产品，(030)431-8585。

1.5　仪器　UV-754连续式分光光度计，上海第三分析仪器厂产品。

2　方法和结果

2.1　对四氯化碳致大鼠肝硬化的影响[1]　取Wistar大鼠，按体重随机分为5组，即正常对照组、肝损伤模型组、朝阳丸组、软肝颗粒高剂量组和中剂量组。各组动物每日ig给药一次（1ml/100g体重，正常对照组ig同体积的蒸馏水），连续给药7周。同时，各组动物ip30% CCl_4 植物油溶液0.2ml/100g体重，每周2次，共7周，正常对照组ip生理盐水。实验结束前，动物禁食12h，将动物摘眼球采血，以3000转/分离心10min，分离血清，测定ALT、AST、TP和ALB；之后，将动物处死，取肝组织作羟脯氨酸测定胶原蛋白含量[2]，结果见表1、2。另取肝组织作组织化学及组织病理学检查，结果见表3、4。

表1、2结果表明，软肝颗粒可抑制多次注射 CCl_4 引起的大鼠血清转氨酶的升高、总蛋白和白蛋白降低，减少肝胶原蛋白含量。

病理检查结果表明，给药不同剂量组：肝细胞肿胀、纤维化、脂肪变等肝脏病变与模型对照组相比有所减轻，其中软肝颗粒中剂量组肝脏病变比其它给药剂量组有明显减轻，周边完

好的肝小叶糖原颗粒有增加趋势。

表 1　软肝颗粒对四氯化碳致大鼠肝硬化的影响($\bar{x}\pm s$)

组别	剂量(g/kg)	动物数(只)	肝功能 ALT (nmol/s)/L	AST (nmol/s)/L	TP (g/L)	ALB (g/L)
对照		10	221.92±85.44	702.00±60.24	68.70±5.40	40.60±1.90
模型		8	782.24±312.80##	1163.92±147.04##	60.10±4.3##	36.00±1.90##
朝阳丸	0.18	8	435.12±240.48*	936.00±240.24*	68.40±7.80*	39.80±2.60**
软肝颗粒	14.0	9	377.36±240.88**	936.08±253.84*	67.50±8.40*	38.90±3.40*
软肝颗粒	7.0	10	432.70±228.62*	1036.24±294.80	67.80±5.40**	39.60±2.00**

注:与对照组相比,# $P<0.05$,## $P<0.01$;与模型组相比,* $P<0.05$,** $P<0.01$(下同)。

表 2　软肝颗粒对慢性肝损伤大鼠肝胶原蛋白增生的影响($\bar{x}\pm s$)

组别	剂量(g/kg)	动物数(只)	胶原蛋白含量(μg/mg 干粉)
正常对照组		10	29.26±6.02
模型组		8	40.54±4.63##
朝阳丸	0.18	8	33.10±6.03*
软肝颗粒	14.0	9	31.36±6.09*
软肝颗粒	7.0	10	33.11±5.42*

表 3　软肝颗粒对大鼠肝损伤程度的影响($\bar{x}\pm s$)

组别	剂量(g/kg)	动物数	肝损伤程度	抑制率(%)
对照组		10	0	
模型组		8	2.75±0.71	
朝阳丸	0.18	8	1.88±0.64*	31.82
软肝颗粒	14.0	9	1.78±0.71*	36.36
软肝颗粒	7.0	10	1.89±0.78*	31.31

注:HE 染色 10×20 倍光镜连续观察三个视野

记分标准:

0 分:肝组织正常结构,无病变;

1 分:肝细胞局限性肿胀,纤维化,大部分肝小叶再生;

2 分:肝细胞肿胀,纤维化较轻,肝细胞再生较多;

3 分:部分肝细胞肿胀,纤维化,有炎症细胞浸润,肝细胞再生少;

4 分:肝细胞呈弥漫性肿胀,纤维化,脂变,间质有炎症细胞浸润。

表 4　软肝颗粒对大鼠肝糖原的影响($\bar{x}\pm s$)

组别	剂量(g/kg)	动物数	肝糖原含量(分数)
对照组	−	10	4.00±0
模型组	−	8	0.75±0.89
朝阳丸	0.18	8	1.38±0.52
软肝颗粒	14.0	9	1.50±0.53
软肝颗粒	7.0	10	1.11±0.61

注:肝糖原记分法

0 分:未见糖原颗粒;

1 分:可见糖原颗粒;

2 分:肝细胞内糖原颗粒散在;

3 分:部分肝细胞内有糖原颗粒;

4 分:大部分肝细胞内有明显糖原颗粒;各组记分经统计学处理。

2.2　对小鼠迟发型超敏反应的影响(DTH)(足跖增厚法)[3]　取昆明种小鼠,体重 18～20g,♂,随机分为 5 组,即正常对照组、朝阳丸组、软肝颗粒高、中、低三个剂量组,每组 10 只。每日上午 ig 给药一次(正常对照组 ig 同体积的蒸馏水),连续给药 5d 后,小鼠 iv 2%(V/V)绵羊红细胞(SRBC)0.2ml,致敏 4d 后,用游标卡尺测量左后足跖厚度,然后在测量部位皮下注射 20% SRBC(20μl/

鼠)，注射后24h再次测量左后足跖厚度。以攻击前后足跖厚度差值(足跖肿胀度)来表示DTH的程度。

表5结果表明，软肝颗粒高剂量及阳性药朝阳丸对小鼠迟发型超敏反应有一定的增强作用。

表5 软肝颗粒对正常小鼠迟发型变态反应的影响($\bar{x} \pm s$; $n = 10$)

组别	剂量(g/kg)	足跖肿胀度(mm)
正常对照组		0.24±0.03
朝阳丸	0.36	0.30±0.06*
软肝颗粒	28.0	0.31±0.08*
软肝颗粒	14.0	0.28±0.08
软肝颗粒	7.0	0.25±0.05

2.3 对小鼠脾脏抗体生成检测(分光光度法)[4] 取昆明种小鼠，体重18～20g，随机分为6组，即正常对照组、模型组、朝阳丸组、软肝颗粒高、中、低三个剂量组，每组10只。每日上午ig给药一次(正常对照组ig同体积的蒸馏水)，每只鼠iv 2%(V/V)SRBC 0.2ml致敏，5d后放血处死小鼠，取出脾脏，用磷酸缓冲液制成脾细胞悬液(5×10^6 脾细胞/ml)。依次加入脾细胞悬液、0.2%SRBC和豚鼠血清(补体)，混均，置37℃水浴中温育1h，离心，吸取上清液，用分光光度计(413nm波长)测定吸收度。

结果表明，软肝颗粒高、中剂量及朝阳丸能明显提高小鼠脾脏抗体细胞生成量，与模型组相比有显著性差异。

表6 软肝颗粒对正常小鼠脾脏抗体生成细胞数的影响($\bar{x} \pm s$; $n = 10$)

组别	剂量(g/kg)	光密度(OD值)
正常对照组		2.56±0.08
模型组		1.99±0.23##
朝阳丸	0.36	2.34±0.31*
软肝颗粒	28.0	2.35±0.23**
软肝颗粒	14.0	2.29±0.23**
软肝颗粒	7.0	2.11±0.27

2.4 对小鼠免疫性肝损伤的保护作用[1]

取昆明种小鼠断头处死，用生理盐水从门静脉冲洗肝脏以驱除肝内存血。取肝脏剪成小块，再以生理盐水浸洗至无色。取湿重10g肝组织加100ml生理盐水在匀浆器内制成10%肝匀浆，再用高速冷冻离心机(10000xg)低温离心30min(0～4℃)。取上清液加等量弗氏完全佐剂制成乳化液。给刚断乳纯种小鼠背部注射进行免疫，每鼠每次皮下注射乳化液0.1ml，每周2次，共3周，然后改为每周1次，共4周，前后共10次。免疫2周后开始给药，将动物随机分为6组，每组20只，分别于免疫后2、5、8周进行肝脏病理检查，给药6周后，动物眼眶取血，测肝功能指标并称重，观察软肝颗粒对肝损伤小鼠谷草转氨酶(AST)、谷丙转氨酶(ALT)、总蛋白(TP)、白蛋白(ALB)及体重的影响。

结果表明，软肝颗粒高、中、低剂量组与空白剂量组、造型组比较均有显著性差异($P<0.05$)，软肝颗粒对小鼠免疫性肝损伤有保护作用(见表7)。

3 小结

软肝颗粒所试剂量可抑制 CCl_4 所致大鼠血清ALT、AST升高，提高血清蛋白量，肝组织检查显示，能改善病理变化并抑制肝糖原含量降低，对免疫系统的影响，能明显提高小鼠脾脏抗体生成量，并对羊红细胞所致小鼠迟发型超敏反应有一定的增强作用；软肝颗粒对小鼠免疫性肝损伤有保护作用。

表 7　软肝颗粒对小鼠免疫性肝损伤的影响($\bar{x} \pm s$；$n = 10$)

组别	剂量 (g/kg)	AST (nmol/s)/L	ALT (nmol/s)/L	TP (g/L)	ALB (g/L)
空白对照		898.40±128.72	316.00±18.66	61.67±3.27	39.36±0.82
造型组		1555.20±76.95##	390.24±35.60##	53.84±2.77##	36.12±3.52#
朝阳丸	0.36	955.20±146.92**	344.40±13.13**	63.59±5.36**	39.33±1.89*
软肝颗粒	28.0	919.20±127.19**	338.64±28.49**	64.08±3.08**	39.18±0.74
软肝颗粒	14.0	990.40±118.77**	348.40±12.14*	61.77±3.65**	39.13±3.33*
软肝颗粒	7.0	1103.20±172.59**	362.00±22.88**	64.48±3.79**	39.02±1.47*

参考文献

[1]　李仪奎．中药药理实验方法学[M]．上海，上海科学技术出版社，1991，463—465．

[2]　赵敏崎，韩德五．甘草甜素 甘草次酸与柴胡皂甙对防治大白鼠实验性肝硬化的作用[J]，药学学报，1983，18(5)：325．

[3]　陈奇．中药药理实验方法学[M]．北京：人民卫生出版社，1993．708．

[4]　徐叔云、卞如濂、陈修．药理实验方法学[M]．第二版，北京：人民卫生出版社，1991．1230．

原载：《中国实验方剂学杂志》2001，7(2)：42

生血康口服液升血作用的实验研究

周爱香，郭淑英，田甲丽，吴子伦，姚祥珍，高英杰，

何民，沈鸿，贺玉琢，富杭育

[摘要]　生血康口服液对荷瘤(S_{180})小鼠、正常动物接受化疗(环磷酰胺、丝裂霉素)及荷瘤(U_{14})小鼠、正常小鼠接受^{60}Co照射所致外周血白细胞和血红蛋白降低有显著的对抗作用；对正常动物化疗引起的骨髓有核细胞及脾脏重量降低有显著的对抗作用；对荷瘤(S_{180})小鼠腹水癌的动物存活时间有一定的延长作用。

[关键词]　生血康；药效学；化放疗

生血康口服液由黄芪、红参、五味子、白花蛇、当归等十几种天然植物药组成，具有补气生血、健脾益肾、化瘀解毒，以达扶正驱邪、标本兼治之功效，临床用于治疗各种肿瘤患者接受放疗或化疗所引起的白细胞和红细胞减少症取得一定疗效，实验通过对荷瘤动物、正常动物化疗、放疗等毒副反应的观察，阐明其治疗作用和特点。

1　材料

1.1　药物　生血康口服液，由厦门市东方医药实验研究中心提供，批号：930630、950710；鲨肝醇，宜兴市制药厂生产，批号 930315；生血丸，天津达仁堂制药厂生产，批号：931109。

化疗药：环磷酰胺，沈阳药学院制药厂生产，批号：920710、941001；丝裂霉素，中国浙江海门制药厂生产，批号：931202。

1.2　动物　昆明种小鼠，体重 20±2g 雌雄兼用，由中国中医科学院实验动物研究所提供，动物合格证号：〈京动字〉第 9209 M13 号；Wistar 大鼠，雄性，体重 150±10g，由北京医科大学实验动物科学部提供，动物合格证号：〈京动字〉第 8910 R016 号。

1.3　仪器　血球计数仪，PC-603 型，北京中日合资埃尔码公司制造；^{60}钴(^{60}Co)照射，军事医学科学院放射医学研究所辐照站；电子天平，EB 型，日本岛津株式会社制造。

2　方法[1]和结果

2.1　生血康口服液对荷瘤动物化疗或放疗毒副反应的减毒作用

2.1.1　荷瘤动物化疗毒副反应减毒作用　取荷瘤腹水型肉瘤(S_{180})小鼠的第 7d 癌性腹水，用生理盐水按 1∶4 稀释，每鼠腹腔注射 0.2ml。接种次日，由眶静脉丛采用测白细胞总数和血红蛋白量，选白细胞总数在正常值范围内($6.55\pm1.65\times10^9$/L)的小鼠供试验用，按体重随机分组，连续灌胃给药，每日 2 次，药后第二天，除荷瘤动物对照组腹腔注射生理盐水外，其余组均按当日体重腹腔一次注射环磷酰胺 130mg/kg，注射环磷酰胺后第 5、7d 分别采血测白细胞总数和血红蛋白值。所有实验数据均以组间 t 检验进行统计学处理。

2.1.2　对荷瘤动物放疗毒副反应减毒作用　选小鼠实体瘤 U_{14}移植 6～9d 生长良好的瘤块，用生理盐水按 1∶4 于组织研磨器中制成无菌瘤组织悬液，接种在小鼠右前肢腋窝皮下，每只 0.2ml，接种次日，由眶静脉丛采血测白细胞总数和血红蛋白量，选白细胞总数在正常值范围内(6.83±1.31)的小鼠供试验用，按体重随机分组，连续灌胃给药，每日 2 次，药后第 2d，除荷瘤动物对照组外，其余组均接受^{60}Co 照射(400 拉德，127.7/分，照射 3min)。照射后第 7、11d 分别采血测白细胞总数和血红蛋白值。

表 1　生血康口服液对荷瘤 S_{180}小鼠化疗毒副反应的减毒作用($n=10$；$\bar{x}\pm s$)

组别	剂量(g/kg)	白细胞总数×10^9/L		血红蛋白量(g./L)	
		化疗后 5d	化疗后 7d	化疗后 5d	化疗后 7d
环磷酰胺	−	2.21±0.50	5.17±0.97	10.23±1.53	10.19±0.90
荷瘤对照	−	7.41±1.76**	8.72±1.12**	12.75±1.41**	13.42±1.37**
环+鲨肝醇	0.033	2.96±0.91*	6.91±1.42*	10.70±1.66	12.35±1.62*
环+生血丸	3.3	3.39±1.12**	6.58±0.98**	11.11±2.01	11.99±1.36
环+生血康	10.0	2.91±0.87*	6.72±1.32*	10.48±1.12	11.92±1.20*
	20.0	2.77±0.74*	7.32±2.05*	11.21±1.52	12.74±1.57**
	40.0	3.60±1.19*	7.26±1.22**	11.89±1.42*	12.56±1.36**

注：与环磷酰胺组相比 * $P<0.05$，** $P<0.01$(下同)

从表 1、2 结果可见，化疗或放疗后各组白细胞总数和血红蛋白量均明显下降，化疗后第 5d 或放疗后第 7d 生血康口服液组与正常对照组相比虽也呈显著降低，但与环磷酰胺组相比白细胞数明显升高，血红蛋白大剂量组也有明显升高，放疗后第 7d 或第 11d 作用更为明显,所有给药组均能不同程度对抗由此引起的毒副反应,明显提高白细胞总数,增加血红蛋白量。

表 2 生血康口服液对荷 U_{14} 小鼠放疗毒副反应的减毒作用($\bar{x} \pm s$)

组别	剂量(g/kg)	鼠数(只) 始	终	白细胞总数×10^9/L 放疗后 7d	放疗后 11d	血红蛋白量(g/L) 放疗后 7d	放疗后 11d
^{60}Co 照射组	-	10	7	1.67±0.37	2.04±0.36	11.42±1.91	12.65±1.26
荷瘤对照	-	10	10	5.85±0.73**	5.85±1.02**	14.31±2.53*	15.38±1.50**
^{60}Co+鲨肝醇	0.033	10	8	2.15±0.56	2.43±0.52	13.23±2.28	15.60±2.51*
^{60}Co+生血丸	3.3	10	7	2.00±0.34	2.64±0.55*	11.85±2.46	14.78±1.88*
^{60}Co+生血康	10.0	10	8	2.18±0.70	2.79±0.68*	12.19±2.56	14.40±1.44*
	20.0	10	9	2.35±0.62**	2.88±0.55**	12.30±1.58	14.91±1.78*
	40.0	10	8	2.46±0.65**	2.76±0.64	13.39±1.62*	14.48±1.35*

注:与^{60}Co 照射组相比 * $P<0.05$, ** $P<0.01$

2.2 生血康口服液对动物化疗或放疗毒副反应的减毒作用

2.2.1 对正常小鼠化疗毒副反应减毒作用 将小鼠按体重随机分组,采血、给药(方法同前),于药后第 4d,除正常对照组腹腔注射生理盐水外,其余组均按当日体重腹腔一次注射环磷酰胺 130mg/kg,注射环磷酰胺后第 5、7d 分别采血测白细胞总数和血红蛋白量。或每天上午药后 1h,除正常对照组外,其余组均按当日体重腹腔注射丝裂霉素 1mg/kg,第 16d 采血测白细胞总数和血红蛋白量,将小鼠脱臼处死,取出脾脏,称重,计算脾脂数(脏器重量 g/体重×100)。

表 3 生血康口服液对正常小鼠化疗(环磷酰胺)毒副反应的减毒作用($\bar{x} \pm s$; $n=10$)

组别	剂量(g/kg)	白细胞总数×10^9L 化疗后 5d	化疗后 7d	血红蛋白量(g/L) 化疗后 5d	化疗后 7d
环磷酰胺	-	1.99±0.39	6.44±2.03	14.78±1.36	12.26±0.74
正常对照	-	7.48±1.24**	9.43±1.97**	17.37±0.87**	14.45±1.07**
环+鲨肝醇	0.033	2.54±0.90	8.14±1.11*	15.15±1.30	12.36±0.66
环+生血丸	3.3	2.54±0.60*	8.89±1.56**	15.40±0.72	13.69±1.57*
环+生血康	10.0	2.31±0.75	8.68±2.11*	14.61±0.88	13.05±0.76*
	20.0	2.76±0.86*	8.97±2.99*	14.88±1.16	13.44±0.84**
	40.0	2.99±0.84**	9.26±3.04	15.53±1.19*	13.45±0.85**

表 3 结果表明,注射环磷酰胺后各组白细胞数和血红蛋白量均明显下降,化疗后第 5d 各给药组白细胞数均有不同程度的升高,生血康口服液提升白细胞作用与所用剂量呈明显的量效相关,$Y=1.2171+1.1296x$, $R=0.98$, $P<0.05$,第 7d 各给药组白细胞总数的恢复接近正常水平,生血康口服液随剂量的增大作用增强,$Y=7.7165+0.9634x$, $R=1$, $P<0.05$;第 5d 仅大剂量组能明显提升血红蛋白量,第 7d 三个剂量组均有明显的提升作用。表

4结果可见,生血康口服液大、中剂量组能明显对抗丝裂霉素的作用,所有给药组均能明显保护丝裂霉素所致脾脏功能的受损

表4 生血康口服液对正常小鼠化疗(丝裂霉素)毒副反应的减毒作用($n=10$)

组别	剂量(g/kg)	白细胞总数 $\times 10^9$/L 化疗后	血红蛋白量(g/L) 化疗后	脾指数 g/100g 体重
丝裂霉素对照	−	2.61 ± 1.10	11.32 ± 1.78	0.14 ± 0.05
正常对照	−	$6.08 \pm 1.97^{**}$	$14.32 \pm 2.64^{*}$	$0.72 \pm 0.23^{**}$
丝裂+鲨肝醇	0.033	2.87 ± 1.12	12.92 ± 2.12	$0.29 \pm 0.16^{*}$
丝裂+生血丸	3.3	3.06 ± 1.36	$13.18 \pm 1.65^{*}$	$0.24 \pm 1.12^{*}$
丝裂+生血康	10.0	3.28 ± 1.98	12.55 ± 1.51	$0.31 \pm 0.19^{*}$
	20.0	3.09 ± 1.30	$13.12 \pm 1.52^{*}$	$0.28 \pm 0.09^{**}$
	40.0	$3.39 \pm 1.26^{*}$	$13.49 \pm 1.99^{*}$	$0.41 \pm 0.02^{**}$

2.2.2 对正常大鼠化疗毒副反应减毒作用 将大鼠按体重随机分组,采血、给药(方法同前),于药后第3d,除正常对照组腹腔注射生理盐水外,其余组均按当日体重腹腔一次注射环磷酰胺60mg/kg,注射环磷酰胺后第2、4、6、8天分别采血测白细胞总数;第8d采血后,除正常对照组腹腔注射生理盐水外,其余组均按当日体重腹腔再次注射环磷酰胺40mg/kg,注射环磷酰胺后分别观察动物存活率(用 X^2 检验)和第4、7天分别采血测白细胞总数,进行统计学处理。

表5 生血康口服液对环磷酰胺单次注射大鼠白细胞降低的影响

组别	n	剂量(g/kg)	白细胞总数 $\times 10^9$L 化疗第2d	第4d	第6d	第8d
环磷酰胺	15	−	5.65 ± 1.54	2.66 ± 1.42	3.99 ± 1.59	7.18 ± 2.20
正常对照	14	−	11.31 ± 2.04	11.43 ± 2.41	11.77 ± 2.43	11.96 ± 2.75
环+鲨肝醇	14	0.02	6.76 ± 2.17	3.56 ± 1.90	$5.79 \pm 1.81^{**}$	$9.09 \pm 1.40^{*}$
环+生血丸	14	1.62	$7.22 \pm 2.09^{*}$	3.74 ± 1.68	$5.78 \pm 1.60^{**}$	8.64 ± 1.86
环+生血康	14	5.0	$7.36 \pm 1.96^{*}$	$4.85 \pm 1.36^{**\#}$	$6.60 \pm 2.20^{**}$	$9.65 \pm 2.37^{*}$
		10.0	$7.26 \pm 2.20^{*}$	$5.39 \pm 2.08^{**\#\triangle}$	$6.06 \pm 2.02^{**}$	$9.53 \pm 3.15^{*}$
		20.0	$7.27 \pm 2.12^{*}$	$4.86 \pm 1.44^{*}$	$6.65 \pm 2.13^{**}$	$9.25 \pm 1.77^{*}$

注:与环磷酰胺相比 $^{*}P<0.05$,$^{**}P<0.01$;与鲨肝醇组相比 $^{\#}P<0.05$;与生血丸组相比 $^{\triangle}P<0.05$(下同)

表5结果表明,从注射环磷酰胺后第2d开始,各组白细胞数均明显低于正常对照组,给药后均有不同程度的提高,二次注射环磷酰胺后,动物体质下降、消瘦,出现死亡,外周白细胞数再次下降,生血康口服液白细胞数最高,二次注射后第7d,各组白细胞数均有所回升,但仍以生血康口服液回升最为显著,此时,环磷酰胺组动物已大量死亡,存活率仅13%,而生血康组的存活率在28~50%之间(表6)。

表 6　生血康口服液对环磷酰胺二次注射所致大鼠存活率和白细胞数的影响

组别	剂量 g/kg	鼠数（只）	第 4d 存活数	第 4d 存活率	第 4d 白细胞总数 $\times10^9$/L	第 7d 存活数	第 7d 存活率	第 7d 白细胞总数 $\times10^9$/L
环磷酰胺	-	15	7	46.67	1.87±1.05	2	13.33	5.70±0.99
正常对照	-	14	13**	92.86	12.07±2.86	13**	92.86	12.32±2.29
环+鲨肝醇	0.02	14	10	71.43	2.86±1.99	7*	50.00	8.10±1.99
环+生血丸	1.62	14	9	64.29	3.17±1.33	6	42.86	7.30±1.91
环+生血康	5.0	14	8	57.14	4.89±1.92**#△	4	28.57	9.30±0.74*
	10.0	14	9	64.29	4.20±1.35**	7*	50.00	9.85±2.12*
	20.0	14	11	78.57	4.04±1.12**	6	42.86	8.57±1.70

2.2.3　对环磷酰胺所致正常小鼠骨髓和脾脏损伤的防治作用　将小鼠按体重随机分组，采血、给药（方法同前），除正常对照组外，其余组在药后第 8、9、10d 连续 3d 均按当日体重腹腔注射环磷酰胺 120mg/kg，第 13d 给药后 1h 将小鼠脱臼处死，取一根股骨用 3%醋酸液 10ml 冲出骨髓内细胞，计有核细胞数，同时摘取小鼠脾脏，在电子天平上称重，计算脾系数，进行组间比较。

表 7 结果可见，环磷酰胺可使小鼠骨髓有核细胞明显减少，脾指数显著降低，所有给药组对环磷酰胺所致骨髓的损伤均有一定的保护作用，有核细胞数明显增加，脾指数明显增大。

表 7　生血康口服液对环磷酰胺处理小鼠骨髓有核细胞的影响（$\bar{x}\pm s$；$n=10$）

组别	剂量（g/kg）	骨髓有核细胞数 $\times10^9$/L	脾系数 g/体重
环磷酰胺对照组	-	0.86±0.27	0.21±0.05
正常对照组	-	4.33±1.36**	0.98±0.20**
环+鲨肝醇组	0.033	1.39±0.64*	0.28±0.06*
环+生血丸组	3.3	1.74±1.20*	0.30±0.07*
环+生血康组	10.0	1.61±1.04*	0.29±0.05**
	20.0	1.74±0.76**	0.28±0.06*
	40.0	1.55±0.60**	0.35±0.08**

2.2.4　对正常动物放疗毒副反应减毒作用　分组、剂量、给药均同上述，药后第 4d，除正常对照组外，其余组均接受^{60}Co 照射（400 拉德，127.7/分，照射 3min）。照射后第 7、14d 分别采血测白细胞总数和血红蛋白值。进行统计学处理。

表 8 结果显示，^{60}Co 照射后第 7d，部分给药组显示有提升白细胞的作用，第 14d 所有给药组均呈现明显的对抗放疗所引起的白细胞下降；生血康口服液大、小剂量对^{60}Co 照射所致的血红蛋白降低亦有对抗作用，而二个阳性对照药未见明显效果。

表 8 生血康口服液对^{60}Co照射正常小鼠毒副反应的减毒作用($\bar{x} \pm s$; $n=10$)

组别	剂量(g/kg)	白细胞总数×10^9L		血红蛋白量(g/L)	
		照射第 7d	照射后第 14d	照射后第 6d	照射后第 14d
^{60}Co照射	-	2.17±0.41	2.71±0.67	10.00±1.05	10.49±0.80
正常对照	-	9.29±2.03**	8.70±1.43**	11.95±0.77**	12.44±0.93**
^{60}Co+鲨肝醇	0.033	3.08±1.14*	4.11±1.70*	10.45±1.20	11.22±1.26
^{60}Co+生血丸	3.3	2.81±1.09	3.93±1.67*	10.43±1.18	11.03±1.12
^{60}Co+生血康	10.0	2.79±0.61*	4.38±1.50**	11.13±1.21*	11.63±0.79**
	20.0	2.36±0.36	4.31±1.31**	10.97±1.18	11.40±1.17
	40.0	2.67±0.55*	4.25±1.31*	11.30±0.89**	11.48±1.11*

2.3 生血康口服液对荷瘤小鼠的抗癌作用 小鼠按上述方法分别接种S_{180}或U_{14},接种次日,随机分组给药,每日 2 次。腹水瘤动物于第 7d 处死动物,测定每只小鼠癌细胞数,计算肿瘤抑制率;另观察腹水瘤动物的生命延长率;实体瘤动物于第 14d 处死,剖出瘤块,称重,计算肿瘤抑制率。

表 9 生血康口服液对荷瘤(S_{180})腹水瘤小鼠存活时间的影响

组别	剂量(g/kg)	鼠数(只)	平均生存时间(d)	生命延长率(%)
对照组	-	24	14.29±3.53	
鲨肝醇组	0.033	20	14.70±3.37	2.86
生血丸组	3.3	20	14.45±4.99	1.12
生血康组	10.0	20	17.30±4.28*	21.05
	20.0	20	17.35±5.07*	21.41
	40.0	20	16.10±2.92	12.65

生血康口服液和两个阳性对照药对荷瘤动物S_{180}腹水癌细胞数无明显的抑制作用,大、中、小剂量组抑制率分别为16.78%、14.79%、20.46%。但生血康口服液中、小剂量组对荷瘤小鼠的存活时间有明显的延长作用(表 9);大、中、小剂量组对U_{14}肿瘤抑制率分别为7.32%、2.97%、-1.72%,对肿瘤生长虽无明显的抑制作用,但也无促进肿瘤生长的副作用。

3 讨论

对于肿瘤患者来说,化疗或放疗是最基本的治疗方法,但由此可带来骨髓抑制,白细胞减少,血红蛋白降低等副作用又是不可避免的。生血康口服液在临床上用于治疗各种肿瘤患者接受放疗或化疗所引起的白细胞减少和红细胞降低取得一定疗效。本试验证明生血康口服液对荷瘤(S_{180})小鼠、正常动物接受化疗药环磷酰胺或丝裂霉素及荷瘤(U_{14})小鼠、正常小鼠接受^{60}Co照射所致外周血白细胞和血红蛋白降低有显著的对抗作用;对正常动物化疗引起的骨髓有核细胞及脾脏重量降低有显著的对抗作用,说明与药效学的研究是一致的。

生血康口服液抗肿瘤研究结果表明,对荷瘤动物S_{180}腹水癌细胞数无明显的抑制作用,但中、小剂量组对荷瘤小鼠的存活时间有明显的延长作用;对荷瘤动物U_{14}肿瘤的生长均无明显的抑制作用,但也无促进肿瘤生长的副作用,这对肿瘤病人是有益的。

以上结果为临床作为抗癌辅助药的应用提供了一定的实验依据。

参考文献

[1] 李仪奎.中药药理实验方法学[M].上海:上海科技出版社,1991.253.

原载:《中国实验方剂学杂志》2001,7(1):44

五加皮注射液对兔 IgG 加速型小鼠肾毒血清肾炎的实验研究

熊玉兰，周钟鸣，宗桂珍，何　伟，王彦礼，朱亚英

［摘要］ 给肾毒血清肾炎小鼠五加皮注射液后，其血清白蛋白升高；尿蛋白、血清尿素氮、血清总胆固醇降低。结果提示，五加皮注射液对肾炎有一定的治疗作用。

［关键词］ 五加皮注射液；兔 IgG；肾毒血清；肾炎

Experimental Research of Cortex Acanthopanacis Radicis Injection on Nephritis Mouse Induced Speedily by Serum of Rabbit IgG

XIONG Yu-lan, ZHOU Zhong-ming, ZONG Gui-zhen, HE Wei, WANG Yan-li, ZHU Ya-ying

［**Abstract**］ After Cortex Acanthopanacis Radicis Injection was administered to mice of nephrotoxic serum nephritis, the serum albumin was increased, urinary albumin, serum urea nitrogen and serum total cholesterol were decreased, together with the decreasing tendency of serum creatinine. The result shows that the injection has certain therapeutic effects on nephritis.

［**Key words**］ Cortex Acanthopanacis Radicis Injection; Rabbit IgG; Nephrotoxic Serum; Nephritis

五加皮为五加科植物细柱五加 *Acanthopanax gracilistylus* W. W. Smithde 的干燥根皮，习称“南五加”，具有祛风湿、补肝肾、强筋骨的功效，用于风湿痹痛、体虚乏力、水肿等。现代研究证明其具有抗炎、抑制小鼠脾脏抗体形成细胞(PFC)、抗排异[1,2]及抗凝[3]等作用，我们推测其对肾小球肾炎亦可能有影响，为此，进行了五加皮注射液对兔 IgG 加速型小鼠肾毒血清肾炎的作用研究。

1　材料

五加皮市售品，经鉴定为正品。按文献[1]方法，将药物水煎酒沉三次制成注射液，每 ml 含生药 2 克；环磷酰胺(Cy)上海华联制药公司产品，批号 960412；肾炎四味片湖北沙市制药厂生产，批号 1544。兔 IgG 美国 Miles 公司产品。血清白蛋白试剂盒、血清尿素氮试剂盒、血清肌酐试剂盒、血清总胆固醇试剂盒均购自北京化工厂临床试剂分厂，尿蛋白试纸为日本マイルス·三共株式会社产品。

BALB/C 纯系小鼠由北京生物制品研究所动物室提供；大耳白兔由中日友好医院动物

室提供。

2 方法和结果

2.1 方法 兔IgG加速型小鼠肾毒血清肾炎模型根据Nagai H等介绍的方法[4]，略加改进复制，用BALB/C小鼠10%肾皮质匀浆加佐剂免疫兔，每周一次，共5次，于末次免疫一周后，从兔颈动脉取血，分离血清。以兔IgG0.5mg加福氏完全佐剂0.25ml ip免疫小鼠，免疫后第5d经尾静脉iv肾毒血清，造成肾小球肾炎模型。造型后的小鼠进行肾功能生化指标检测，按肾功能损伤的程度均衡搭配分成模型对照、阳性药(Cy)、阳性药(肾炎四味片)、五加皮注射液及正常对照组，共五组。分组后，模型对照和正常对照组均ig常水0.4ml/只，Cy组按10mg/kg ip给药，肾炎四味片组按6g/kg ig，五加皮组按30g/kg ip给药，每天一次，连续21d。给药结束后全部小鼠进行肾功能检测。

2.2 统计处理：计量资料用方差分析。

2.3 结果

2.3.1 五加皮注射液对肾炎小鼠血清白蛋白影响 表**1**结果表明，造型后各组血清白蛋白明显低于正常对照组，给药21d后，五加皮及Cy、肾炎四味片两个阳性药对照组的血清白蛋白都明显升高，与模型组比较均有显著性差异($P<0.05$或<0.01)。

2.3.2 五加皮注射液对肾炎小鼠血清尿素氮的影响 表**2**结果表明，造型后，各组血清尿素氮明显升高，给药21d后，五加皮与Cy组血清尿素氮明显下降并恢复到正常水平，与模型组比较有显著性差异($P<0.05$、$P<0.01$)，而阳性药肾炎四味片组的血清尿素氮下降无显著性差异。

2.3.3 五加皮注射液对肾炎小鼠血清总胆固醇的影响 表3结果表明，给药21d后，五加皮组及两个阳性药组的血清总胆固醇水平均低于模型对照组，均有显著性差异($P<0.05$)。

2.3.4 五加皮注射液对肾炎小鼠血清肌酐的影响 表3结果可以看出，五加皮注射液使肾炎小鼠血清肌酐含量有下降趋势，但与模型组比较无显著性差异。

2.3.5 五加皮注射液对肾炎小鼠尿蛋白影响 表**4**结果表明，造型后各组尿蛋白显著升高，给药21d后，三个给药组的尿蛋白都明显下降，与模型组比较有显著性差异(均$P<0.05$)。

表1 五加皮对肾炎小鼠血清白蛋白的影响

组别	动物数	剂量(g/kg)	血清白蛋白(mg/L)	
			药前	药后
正常对照	10		32.5±1.6	37.1±1.8**
模型	12		24.2±4.6	27.9±1.5
Cy	14	0.01	24.6±4.0	30.0±2.1*
肾炎四味片	13	6	24.2±3.8	30.0±2.8*
五加皮	11	30	24.4±3.8	30.6±3.2*

注：与模型对照组比较* $P<0.05$，** $P<0.01$(下同)。

表2 五加皮对肾炎小鼠血清尿素氮的影响

组别	动物数	剂量(g/kg)	血清尿素氮(mmol/L)	
			药前	药后
正常对照	10		6.53±0.57	5.75±0.68
模型	12		8.21±3.75	7.07±1.11
Cy	14	0.01	8.03±4.07	5.60±1.18**
肾炎四味片	13	6	8.03±5.75	6.28±3.32
五加皮	11	30	8.10±4.32	5.82±1.00*

3 讨论

兔IgG加速型小鼠肾毒血清肾炎是一种类似于人类抗肾小球基底膜(GBM)肾小球肾炎,是由抗体介导的肾小球免疫损伤,属于慢性肾炎。其发病机理,主要是由抗体与GBM内固有的抗原性成分结合而形成免疫复合物沉积于GBM内。这种在局部形成的免疫复合物较在其它部位已形成在肾内滞留的免疫复合物更具炎症性[5]。

表3 对肾炎小鼠血清总胆固醇、肌酐的影响

组别	动物数	剂量(g/kg)	血清总胆固醇(mmol/L)	血清肌酐(μmol/L)
正常对照	10		1.98±0.45	111.4±38.0
模型	12		4.90±1.27	183.0±85.7
Cy	14	0.01	3.57±1.07*	102.5±60.1*
肾炎四味片	13	6	3.77±0.82*	99.0±87.5*
五加皮	11	30	3.30±1.17*	152.9±92.8

表4 对肾炎小鼠尿蛋白的影响

组别	动物数	剂量(g/kg)	尿蛋白(mg/L)	
			药前	药后
正常对照	10		<300	<300
模型	12		2461±776	2108±1034
Cy	14	0.01	2357±842	1036±896*
肾炎四味片	13	6	2382±870	1169±741*
五加皮	11	30	2385±870	1077±895*

临床上对于各种免疫类型的肾小球肾炎,通常使用免疫抑制剂、肾上腺皮质激素及抗凝剂等药物治疗,但其副作用是无法解决的。因此,寻找疗效好、毒副作用小的中草药替代它们,是广大中医药工作者致力于研究的方向之一。

为取得确切药效,本实验五加皮注射液所用的剂量、剂型与文献中免疫抑制作用有效剂量、剂型相同,观察到五加皮注射液对兔IgG加速型小鼠肾毒血清肾炎有一定的治疗作用,其作用机理可能是通过五加皮本身具备的免疫抑制及抗炎作用而实现的。

此外,中医对肾小球肾炎的治疗也注重用活血化瘀的方药,五加皮的抗凝作用,也可能是其对肾小球肾炎治疗作用机理之一。

参考文献

[1] 水新薇,王家冲,张开齐,等.南五加扶正固本作用研究[J].中成药研究,1983,(9):43.

[2] 水新薇,王家冲,张开齐,等.南五加扶正固本作用研究[J].中成药研究,1984,(10):22.

[3] 欧兴长,丁家欣,张玲等.126种中药抗凝血酶作用的实验观察[J].中草药,1987,18(4):21.

[4] Nagai H, Takizawa T, Nishiyori T, et al. Experimental glomerulenephritis in mice as a model for immunopharmacological studies[J]. Jpn J Pharmacol. 1982,32:1117.

[5] 李莉,黎磊石.肾小球疾病免疫发病机理的新概念[J].江苏医药,1990,16(1):33.

原载:《中国实验方剂学杂志》2001,7(5):22

退黄合剂主要药效学研究

魏日胞*,霍海如,周爱香,李小芹,郭淑英,沈　鸿

[摘要]　退黄合剂 32、16、8g/kg 体重灌胃给予小鼠,可降低一次注射四氯化碳所致急性中毒性肝炎小鼠血清转氨酶升高,对注射 α-萘异硫氰酸酯(ANIT)所致黄疸小鼠 SGPT、TB 升高亦有较明显的抑制作用,高剂量组对 SRBC 所致小鼠迟发性超敏反应有提高作用。

[关键词]　退黄合剂;转氨酶;胆红素;DTH

退黄合剂由茵陈、金钱草、焦三渣等 7 味药组成,具有清热利湿退黄之功能。为更好地提供临床用药参考,现将主要药效学试验结果报告如下。

1　材料

1.1　受试药物　退黄合剂由北京华荣制药有限公司提供,为棕黄色液体,1ml 约含 0.85g 生药,批号 990916。人日用量为 85g 生药,即 1.42g 生药/kg,试验中剂量约相当于人临床等效剂量。肝勃宁胶囊,四川美大康药业有限公司出品,批号:990108,小鼠临床等效剂量为 0.66g/kg。

1.2　试剂　α-萘异硫氰酸酯(ANIT)、四氯化碳(CCl_4)、绵羊红细胞、豚鼠血清(补体)、Hanks 液、阿氏液、胆红素、丙氨酸氨基转换酶(ALT),均由北京北化精细化学品有限公司临床诊断试剂分厂产品。

1.3　动物

2　方法和结果

2.1　对 CCl_4 致小鼠急性中毒性肝炎的影响　小鼠 18～20g 随机分为 6 组,ig 给药或同体积的蒸馏水,1h 后 ip 0.12% CCl_4 豆油 0.1ml/10g 一次,24 小时后摘眼球采血,离心分离血清,按金氏法测定 SGPT 和 SGOT 值,结果见表 1。

表 1　退黄合剂对四氯化碳性肝炎小鼠肝功能的影响($\bar{x} \pm s$)

组　别	剂量 (g/kg)	动物数 (只)	SGPT (nmol/s)/L	SGOT (nmol/s)/L
正常对照		10	337.68±145.92**	700.40±109.36**
模　型		10	742.72±151.84	1367.52±47.28
肝勃宁胶囊	0.66	10	530.72±220.80*	1149.04±292.0*
退黄合剂	32	10	542.80±150.80*	1243.28±171.12*
	16	10	606.08±144.80*	1262.00±145.84*
	8	10	688.16±147.84	1312.88±68.00

与模型组比较 * $P<0.05$, ** $P<0.01$(下同)

*　空军总医院　北京　100036

表1结果表明，一次注射四氯化碳，24小时小鼠血清GPT、GOT值明显升高，灌胃给予退黄合剂和肝勃宁胶囊后，使其明显降低。

2.2 对ANIT致小鼠黄疸的退黄作用 雄性小鼠体重20～22g，随机分6组，每日上午ig给药或同体积蒸馏水一次，连续5天，各组动物ip ANIT 100mg/kg，继续ig实验药物，于ip ANIT 48小时后，摘眼球取血，分离血清，测定血清胆红素和SGPT含量。

表2 退黄合剂对ANIT致小鼠黄疸的退黄作用($\bar{x}\pm s$)

组　别	剂量(g/kg)	动物数(只)	胆红素(μmol/L)	SGPT(nmol/s)/L
正常对照		10	12.31±4.45**	337.04±106.08**
模　型		8	73.53±21.72	1068.72±290.16
肝勃宁胶囊	0.66	10	58.14±25.48*	754.64±295.20*
退黄合剂	32	9	46.17±21.89*	703.20±225.60*
	16	10	40.36±19.66*	740.56±376.16
	8	10	63.27±25.99	979.76±344.56

结果表明，注射ANIT后，小鼠血清胆红素含量明显升高，退黄合剂高、中剂量组能明显降低之肝勃宁胶囊亦有此作用。

2.3 对迟发型变态反应(DTH)的影响 小鼠体重18～20g，随机分为5组，每日上午ig给药或同体积蒸馏水一次，连续5天后，小鼠iv 2%(V/V)绵羊红细胞(SRBC)0.2ml/只，致敏4天后，用游标卡尺测量左后足厚度，然后在测量部位皮下注射20% SRBC 20μl/鼠，注射后24小时再次测量左后足厚度，以攻击前后足厚度差值(足肿胀值)表示DTH的程度。

表3 退黄合剂对小鼠迟发型变态反应的影响($\bar{x}\pm s$)

组　别	剂量(g/kg)	例数	足肿胀值(mm)
正常对照组		10	0.26±0.07
肝勃宁胶囊	0.66	10	0.32±0.05*
退黄合剂	32	10	0.33±0.08*
	16	10	0.30±0.11
	8	10	0.25±0.06

结果显示，退黄合剂高剂量与阳性对照药对小鼠迟发型超敏反应有增强作用，与对照组相比有显著性差异。

3 讨论

退黄合剂对性注射四氯化碳所致小鼠血清转氨酶升高有明显抑制作用，对注射α-萘异硫氰酸酯(ANIT)所致小鼠SGPT、TB值升高亦有明显的抑制作用，对羊红细胞致敏正常小鼠的迟发型超敏反应则有提高作用，提示退黄合剂有降酶、退黄和增强细胞免疫作用。

原载：《中药药理与临床》2001，17(2)：33

舒肝健脾合剂主要药效学研究

魏日胞*,李小芹,霍海如,周爱香,郭淑英,沈　鸿

舒肝健脾合剂是根据中医药理论及多年临床经验总结而成的复方制剂,由荷叶、佩兰、川连等12味药组成,具有疏肝解郁、健脾化湿等功能,为更好地提供临床用药依据,现将主要药效学试验结果报告如下。

1 材料

1.1 受试药物　舒肝健脾合剂由北京华荣制药有限公司提供,为棕黄色液体,1ml液体约含0.5g生药,批号991010。

1.2 动物　昆明种小鼠,18~22g,雌雄各半,由中国医学科学院动物研究所提供,动物合格证号为医动字第01-3001号。

1.3 剂量设计　舒肝健脾合剂临床人日用量为103g生药,人按60公斤计算为1.7g生药/kg,试验用剂量按动物与人公斤体重折算,中剂量约相当于人临床等效剂量,再按1/2和2倍临床剂量各设一个剂量组,即小鼠灌胃剂量为38、19、9.5g生药/kg体重。阳性对照药:脾可欣,江西济民药业有限公司出品,批号:990620,动物给药剂量按动物与人公斤体重折算,小鼠临床等效剂量为5.8g/kg(ig)。

1.4 试剂　绵羊红细胞,北医动物中心提供羊血,用时以生理盐水洗三次,稀释成所需浓度;豚鼠血清(补体);Hanks液;阿氏液;其它试剂均为市售分析纯。

1.5 仪器　UV-754连续式分光光度计,上海第三分析仪器厂产品。

2 方法与结果

2.1 对正常小鼠小肠推进功能的影响[1]　取昆明种小鼠50只,体重18~22g,雄性,随机分为5组,即正常对照组、阳性对照脾可欣组、舒肝健脾合剂高、中、低三组,每组10只,禁食24h,ig给药(0.2ml/10g,正常对照组ig与药物同体积的蒸馏水),1h后ig 5%的炭末(用10%阿拉伯胶配制),20min后处死动物,立即剖腹腔取出胃肠,平铺一玻璃板上,测量炭末头端在肠管内的移动距离和小肠全长(自幽门至回盲部),计算推进百分率。

结果显示:舒肝健脾合剂对正常小鼠小肠推进功能无明显影响。

2.2 对脾虚小鼠小肠推进功能的影响[1]　取昆明种小鼠,体重18~20g,雄性,随机分为6组,即正常对照组、模型组、阳性药脾可欣组、舒肝健脾合剂大、中、小三组,每组10只,ig100%大黄水煎液1ml/只(正常对照组ig同体积的蒸馏水),连续8d,出现溏便,纳呆,消瘦,少动,毛发枯涩,畏寒等“脾虚”症状。造模第5d开始每天下午ig给药(0.2ml/10g,正常对照组ig同体积的蒸馏水),第8d将动物称体重后禁食24h,末次给药1h后ig 5%的炭末(用10%阿拉伯胶配制),20min后处死动物,立即剖腹腔取出胃肠,平铺一玻璃板上,测量炭

* 空军总医院,北京　100000

末头端在肠管内的移动距离和小肠全长(自幽门至回盲部),计算推进百分率,方法同2.1,结果见表1。

结果表明:舒肝健脾合剂对大黄所至脾虚小鼠小肠碳末推进率增加有抑制作用,与模型组相比,$P<0.05$ 或 $P<0.01$,对造模所致小鼠体重减少也有一定的提升作用。

表1 舒肝健脾合剂对脾虚小鼠炭末推进功能的影响($\bar{x}\pm s;n=10$)

组别	剂量(g/kg)	体重增长(g)	推进百分率(%)
正常对照组		7.02±1.20	50.71±13.02
模型组		4.05±1.366##	64.30±11.42#
脾可欣	5.8	5.87±1.55*	47.82± 7.02**
舒肝健脾合剂	38	5.66±1.58*	50.38± 6.88**
舒肝健脾合剂	19	4.90±1.72	55.61± 4.76*
舒肝健脾合剂	9.5	4.91±2.55	57.58±10.46

注:与正常组相比# $P<0.05$,## $P<0.01$;与模型组比较,* $P<0.05$,** $P<0.01$(下同)。

2.3 舒肝健脾合剂对脾虚小鼠游泳时间的影响[1]:取昆明种小鼠,体重18~20g,雄性,随机分为6组,即正常对照组、模型组、阳性药脾可欣组、舒肝健脾合剂大、中、小三组,每组10只,ig100%大黄水煎液1ml/只(正常对照组ig同体积的蒸馏水),连续8d,出现溏便,纳呆,消瘦,少动,毛发枯涩,畏寒等"脾虚"症状。造模第5d开始每天下午ig给药(0.2ml/10g),连续3d,试验前将动物称体重,末次药后1h将小鼠放置于水中(水温约30℃,水深约40cm),记录小鼠自投入水中开始到鼻孔沉下水面所需时间(每鼠观察至1h),见表2。

表2 舒肝健脾合剂对脾虚小鼠游泳时间的影响($\bar{x}\pm s;n=10$)

组别	剂量(g/kg)	体重增长(g)	游泳时间(min)
正常对照组		6.78±1.14	37.40±20.57
模型组		3.24±1.80##	19.30±19.01#
脾可欣	5.8	5.32±1.83*	24.00±14.38
舒肝健脾合剂	38	5.68±1.79*	37.50±17.67*
舒肝健脾合剂	19	5.48±1.97*	27.30±20.63
舒肝健脾合剂	9.5	4.45±1.60	30.40±18.39

结果表明:舒肝健脾合剂能增加小鼠体重,能延长高剂量组的游泳时间,高剂量组与模型组相比有显著性差异。

2.4 舒肝健脾合剂对细胞免疫功能的影响——迟发型变态反应(DTH)(足趾增厚法)[2] 取昆明种小鼠,体重18~20g,雄性,随机分为5组,即正常对照组、脾可欣组、舒肝健脾合剂大、中、小三个剂量组,每组10只。每日上午ig给药一次(正常对照组ig同体积的蒸馏水),连续给药5d后,小鼠iv2%(V/V)绵羊红细胞(SRBC)0.2ml/只,致敏4d后,用游标卡尺测量左后足趾厚度,然后在测量部位皮下注射20%SRBC(20μl/鼠),注射后24h再次测量左后足趾厚度。以攻击前后足趾厚度差值(足趾肿胀度)来表示DTH的程度。

结果表明,舒肝健脾合剂及阳性药脾可欣对小鼠迟发型超敏有一定的增强作用,但统计处理无显著差异。

2.5 舒肝健脾合剂对脾虚小鼠网状内皮系统吞噬功能的影响(碳粒廓清法)[1] 小鼠按体重随机分成6组,即正常对照组、大黄模型组、阳性对照药脾可欣组、舒肝健脾合剂三个剂量组,除正常对照组外,各组小鼠灌胃100%大黄水煎液1ml/日/只,连续8d,下午灌胃给药,每天一次,第8d称体重,尾静脉注射印度墨汁稀释液0.1ml/10g体重,注射后1min、5min用玻璃毛细吸管分别从眶后静脉丛取血20μl,溶于3ml 0.1% $NaCO_3$ 溶液中摇均,置分光光度计在波长650nm下比色,测定光密度值(OD)。最后将小鼠颈椎脱臼处死,分别称取肝、脾重量。按下式计算廓清指数K或校正廓清指数α,进行组间t检验。

表3 舒肝健脾合剂对脾虚小鼠网状内皮系统吞噬功能的影响($\bar{x} \pm s$)

组别	剂量(g/kg)	动物数(只)	K值	α值
正常对照组		10	0.068 ± 0.02	6.04 ± 1.00
模型组		8	$0.039 \pm 0.02^{\#\#}$	5.04 ± 1.22
脾可欣	5.8	10	$0.059 \pm 0.02^{*}$	$6.39 \pm 0.92^{*}$
舒肝健脾合剂	38	10	$0.060 \pm 0.02^{*}$	$6.32 \pm 1.14^{*}$
舒肝健脾合剂	19	10	$0.063 \pm 0.02^{*}$	$6.57 \pm 1.24^{*}$
舒肝健脾合剂	9.5	9	0.057 ± 0.02	5.70 ± 1.41

与模型组比较,$^{*}P<0.05$

结果表明:大黄造模小鼠的血碳清除率和肝脾网状内皮系统吞噬系数明显低于正常小鼠,灌胃给予舒肝健脾合剂后,血碳清除率和吞噬系数有明显提高,与模型组相比,有显著性差异,药物能提高脾虚小鼠对血中碳粒的清除速度,并能增强小鼠肝脾网状内皮系统吞噬能力。

3 小结

以上实验结果表明:舒肝健脾合剂可抑制大黄所致小肠推进功能亢进,大、中剂量组尤为显著;对脾虚所致的体轻、免疫功能低下有较强的恢复作用,表现为增加体重、提高血中碳粒的清除速度、增强网状内皮系统的吞噬功能及延长小鼠的游泳时间。对小鼠迟发型超敏无明显的影响。说明药物能提高机体非特异性免疫功能,而对机体特异性免疫功能无明显影响。以上试验结果为临床用药提供了药效学基础。

参考文献

[1] 李仪奎. 中药药理实验方法学[M]. 上海:上海科学技术出版社,1991.149~320.
[2] 陈奇主. 中药药理研究方法学[M]. 北京:人民卫生出版社,1991,P708.

原载:《中国实验方剂学杂志》2001,7(1):42

粉防己碱、甲基莲心碱和蝙蝠葛碱增强长春新碱诱导人乳腺癌 MCF-7 多药耐药细胞凋亡*

叶祖光，王金华，孙爱续，梁爱华，薛宝云，李春英，王　岚

[摘要]　目的：观察粉防己碱、甲基莲心碱和蝙蝠葛碱与长春新碱合用对多药耐药肿瘤细胞诱导凋亡的作用。方法：采用荧光染料 Hoechst 33342 和碘化丙锭联染技术、流式细胞术和琼脂糖凝胶电泳技术，检测长春新碱及其与上述单体合用诱导耐药株瘤细胞 MCF-7/Dox 的凋亡程度。结果：单用长春新碱可引起约 10% 细胞凋亡，而长春新碱与粉防己碱、甲基莲心碱或蝙蝠葛碱合用明显地增加细胞凋亡的百分率，其中粉防己碱的作用最强。联合用药的细胞凋亡数显著地大于单用长春新碱的作用。结论：粉防己碱、甲基莲心碱和蝙蝠葛碱均有明显的增强长春新碱诱导人乳腺癌 MCF-7 多药耐药细胞的凋亡作用。

[关键词]　粉防己碱；甲基莲心碱；蝙蝠葛碱；长春新碱；细胞凋亡；多药耐药性

抗肿瘤药物杀死肿瘤细胞的分子机制，基本上通过诱导肿瘤细胞凋亡而起作用[1]，但肿瘤细胞的多药耐药性使抗肿瘤药物难以奏效，其耐药机制除涉及 P-糖蛋白等多种分子外，还与抗细胞凋亡有关[2,3]。换言之，肿瘤细胞对化疗药物的耐药性，既可能表现为多药耐药性，又可能同时表现为抗细胞凋亡作用。因此，寻找既有逆转多药耐药性，同时又逆转抗细胞凋亡作用的药物，是克服肿瘤耐药性的一个重要途径。我们以前的研究证明粉防己碱能有效地逆转人乳腺癌 MCF-7 耐药细胞对阿霉素的耐药性[4]，同时，有实验证明甲基莲心碱和蝙蝠葛碱也有逆转肿瘤多药耐药性的作用[5]。这 3 种有逆转活性的化合物是否也有逆转肿瘤细胞抗细胞凋亡的作用值得进一步研究。本文旨在实验观察上述 3 种中药单体能否增强长春新碱诱导多药耐药的肿瘤细胞凋亡作用，以期发现既有调节多药耐药性、又有逆转抗凋亡活性的“双赢”药物。

材料和方法

药物　粉防己碱（tetrandrine，Tet）购自浙江金华制药厂；甲基莲心碱（neferine，Nef）和蝙蝠葛碱（dauricine，Dau）为同济医科大学馈赠。3 种化合物均用少量 $1.0mol \cdot L^{-1}$ HCl 溶解后，加生理盐水配成 $1mmol \cdot L^{-1}$ 贮存液。长春新碱（vincristine，VCR）购自北京医科大学实验药厂，用生理盐水配成的 $1mmol \cdot L^{-1}$ 母液，以上药物使用时均用培养液配成一系列的稀释液。

细胞培养　人乳腺癌 MCF-7 细胞及耐 Dox 的 MCF-7 细胞（MCF-7/Dox）由美国国立癌症研究所（NCI）Dr Kenneth H Cowan 馈赠，用含 10% 胎牛血清（hyclone）的 RPMI1640 培

*　基金项目：国家自然科学基金资助项目（99770915）

液(GIBCO)在 37℃,5%CO_2 培养约 2 个月,用 5μmol·L^{-1} Dox 处理耐药细胞 1 周。脱药后 2 周,耐药细胞可用于实验。

荧光显示法观察染色质凝集 用特异结合 DNA 的荧光染料 Hoechst 33342 和碘化丙锭(propidium iodide,PI)进行联染,其原理是凋亡细胞的染色质发生凝集,但细胞膜仍保持完整,PI 仅能透过坏死的细胞膜,紫外光激发下发红色的荧光;Hoechst 33342 为脂溶性的染料,能透过完整的细胞膜,紫外光激发下发蓝白色的荧光。将对数生长期的细胞接种于 12 孔板中,每孔 1×10^5 个细胞,24h 后加药,加药后 24 和 36h,用 0.25%胰酶+0.02% EDTA(1:1)分离细胞,用无血清培液洗 1 次,加 Hoechst 33342 5 μg·mL^{-1}及 PI 40 μg·mL^{-1},37℃染色 10min 后,紫外光激发,荧光显微镜下统计 PI 阳性细胞(坏死细胞)、PI 阴性且染色质发生凝集的细胞(凋亡细胞)和 PI 阴性且染色质未发生凝集的细胞(活细胞)的数量,每种样品至少统计 1000 个细胞以上,同时拍摄药物处理后的凋亡细胞图像。实验至少重复 2 次,结果以凝集的细胞数(凋亡细胞)占总细胞数的百分比表示。

流式细胞术 细胞经胰酶消化后,用冷磷酸盐缓冲液(PBS)洗 2 次,70%乙醇固定细胞 24h 以上。测定前离心去乙醇,用 PBS 洗 3 次,加 100μg·mL^{-1} RNase 37℃消化 30min,PI 50 μg·mL^{-1}染色 30min 以上,经尼龙网过滤后,用流式细胞仪 FACS420 测定,结果经计算机软件处理,计算出凋亡细胞的百分比。

琼脂糖凝胶电泳 按常规方法提取肿瘤细胞 DNA[6],提取的 DNA 以每孔 5.0μg 上样,在 1.5%琼脂糖凝胶中电泳 3-4h,然后在紫外灯下观察 DNA 泳带并拍摄照片。

结　果

1 荧光显示法观察 Tet, Dau, Nef 与 VCR 合用对 MCF-7/Dox 耐药细胞凋亡的影响

VCR 5 μmol·L^{-1}处理耐药细胞,细胞的凋亡率为 10%,凋亡细胞的染色质形态以浓缩成球形居多,这与许多凋亡细胞出现点状凝集的染色质有所不同。单

Tab **1** The percentages of apoptotic MCF-7/Dox cells effected by the combinations of vincristine (VCR) with tetrandrine (Tet), neferine (Nef) or daurine (Dau). $n = 6$, $\bar{x} \pm s$, $^{**}P < 0.01$ *vs* VCR alone group

Concentration/ μmol·L^{-1}	Percentages of apoptotic cells/% 24h	36h
Control	1.0±0.6	1.3±1.7
VCR(5)	6.4±1.9	10.7±2.8
Tet(5)	1.8±1.2	2.9±1.0
(20)	3.2±0.7	3.4±0.9
Tet(5)+VCR(5)	23±4**	32±5**
Tet(20)+VCR(5)	34±6**	41±6**
Control	0.9±0.8	1.1±1.2
VCR(5)	7.0±2.4	12±4
Nef(5)	1.7±1.1	2.3±1.2
(20)	2.2±0.6	1.1±1.2
Nef(5)+VCR(5)	14±4**	25±6**
Nef(20)+VCR(5)	28±6**	39±8**
Control	2.8±0.7	1.0±0.7
VCR(5)	10.1±2.1	10.0±2.7
Dau(5)	0.9±1.0	0.9±1.2
(20)	2.0±3.0	0.6±1.1
Dau(5)+VCR(5)	11.9±1.3	13.9±1.8
Dau(20)+VCR(5)	19.2±1.8**	26±5**

用 Tet,Dau 或 Nef 处理 MCF-7/Dox 细胞,其细胞凋亡率均<5%。而 VCR 分别与 Tet,Dau 或 Nef 合用处理细胞 24h,36h 后,细胞凋亡率则明显增加(表 1)。所有药物处理组的 PI 阳性率均在 10%以下。在 5μmol·L⁻¹的低浓度时,3 种受试化合物便表现有逆转细胞抗凋亡活性,而在较高浓度(20 μmol·L⁻¹)时,其逆转抗凋亡活性更为明显。比较 3 种受试化合物不同浓度和不同作用时间的逆转抗细胞凋亡的活性,其逆转作用随浓度加大或作用时间的延长而增强。此外,比较 3 种化合物的逆转作用强度依次为:Tet>Nef>Dau。另外,也观察到 Tet 与 VCR 合用处理敏感 MCF-7 细胞,可明显增强 VCR 诱导的凋亡活性(结果未显示)。

2 流式细胞术检测凋亡细胞

使用流式细胞术,从组方图"G_1 亚峰"的出现情况可检测凋亡细胞。但 VCR 单独作用于敏感和耐药的 MCF-7 细胞时,甚至在高浓度(50 μmol·L⁻¹)下,也未检测到"G_1 亚峰"(结果未显示)。但从散点图上通过判别体积减少的细胞(象限 4),也能检测凋亡细胞(图 1)。3 种药物(20 μmol·L⁻¹)与 VCR(5 μmol·L⁻¹)合用,处理耐药细胞 36h 后,凋亡率分别为 23.0%,19.4%和 17.5%,该值比荧光显示法低。

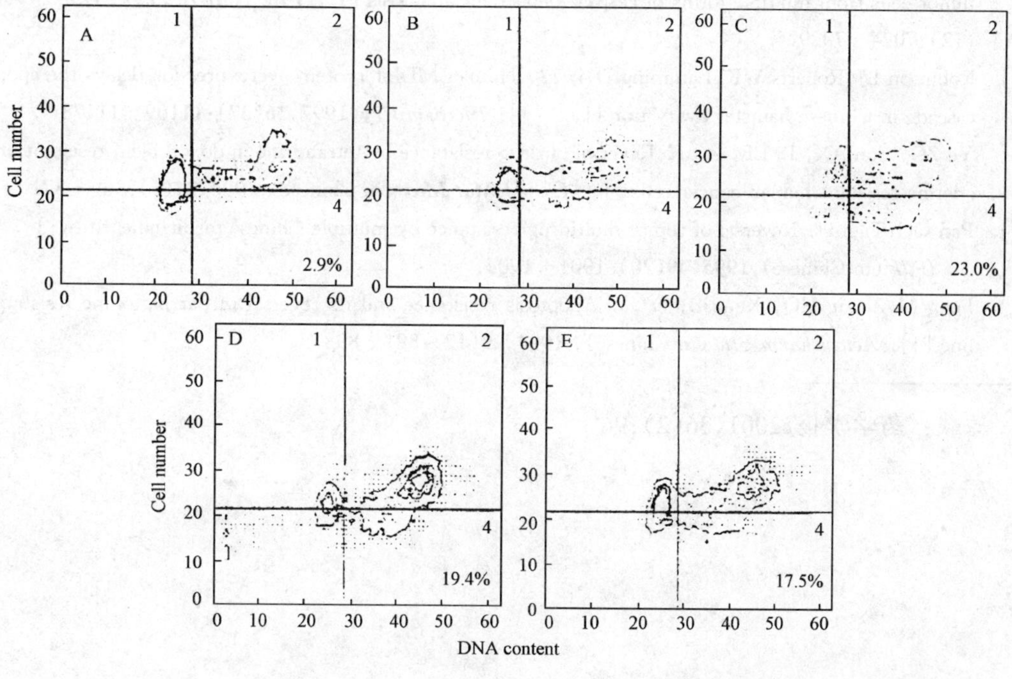

Fig 1 The dot-profiles by flow cytometry in the MCF-7/Dox cells

A. Control; B. Vincristine alone for 36 h; C. Vincristine plus tetrandrine for 36 h; D. Vincristine plus neferine for 36 h; E. Vincristine plus dauricine for 36 h

3 琼脂糖凝胶电泳检测凋亡细胞

VCR 单独或与 3 种药物(均为 20μmol·L⁻¹)合用处理耐药细胞 36h 后,均未出现 DNA 梯带,仅为弥散的 DNA 泳带。我们曾用 VCR(5,50 μmol·L⁻¹)处理敏感和耐药的 MCF-7 细胞 24h,也仅观察到弥散的 DNA 泳带(结果未显示)。本结果说明 VCR 引起 MCF-7 细胞凋亡时,不出现 DNA 梯带,因此无法根据电泳的结果确定凋亡细胞的变化。

讨　论

本文通过细胞形态观察和流式细胞术两种检测细胞凋亡的实验方法，证明了Tet，Nef和Dau这3种化合物具有明显的增强长春新碱诱导MCF-7/Dox细胞凋亡作用。比较这3种化合物的增强作用强度，其中以Tet的逆转活性最为明显。本结果与Tet，Nef和Dau 3种化合物对肿瘤细胞多药耐药性的逆转强度相吻合[5]。关于这些药物增强诱导细胞凋亡作用的分子机制，我们正从细胞内游离钙的分布、蛋白激酶C的活性以及mdr-1基因表达等方面进行深入的研究。

本实验中采用流式细胞术和琼脂糖凝胶电泳法检测VCR所诱导的细胞凋亡作用，并未观察到"G_1亚峰"(凋亡峰"和DNA梯带，这与其他抗肿瘤药物所诱导的细胞凋亡表现迥然不同，这可能与VCR的作用特点，尤其是和MCF-7细胞的生物学特性有关。

REFERENCES:

[1] Hickman JA. Apoptosis induced by anticancer drug [J]. *Cancer Metastasis Rev*, 1992, **11**(1): 121-139.

[2] Smyth MJ, Krasovskis E, Sutton VR, *et al*. The drug efflux protein, additionally protects drug-resistant tumor cells from multiple forms of caspase-dependent apoptosis [J]. *Proc Natl Acad Sci USA*, 1998, **95**(12): 7024-7029.

[3] Robinson LJ, Roberts WK, Lamming D, *et al*. Human MDR1 protein overexpression delays the apoptotic cascade in Chinese hamster ovary fibroblasts [J]. *Biochemistry*, 1997, **36**(37): 11169-11178.

[4] Ye ZG, Sun AX, Li LF, *et al*. Reversal of drug resistance by tetrandrine in doxorubicin-resistant or vincristine-resistant human cancer cells [J]. *Chin J Mat Med* (in Chinese), 1996, **21**(6): 369-371.

[5] Pan QC, Tian H. Reversal of tumor multidrug resistance by multiple Chinese medicine entities [J]. *Chin Sci Bull* (in Chinese), 1995, **40**(20): 1901-1904.

[6] Fang M, Zhang HQ, Xue SB, *et al*. Apoptosis resistance and its reversal in harringtonine resistant cell line [J]. *Acta Pharm Sin* (in Chinese), 1994, **29**(12): 891-898.

原载：《药学学报》2001，36(2)：96

威灵骨刺膏的临床疗效观察

陈馥馨，马 哲*

威灵骨刺膏源于福建名老中医林如高的骨刺膏[1]，药味略有改动。经中国中医研究院中药研究所与北京市中药三厂合作研制开发，获卫生部新药证书，现已正式生产。本文将临床疗效观察结果综合报告如下。

骨刺，即骨质增生，现代医学所称骨关节炎，中医辨证主要属于痹证。《内经》称："风、寒、湿三气杂至，合而为痹。以冬遇此者为骨痹。"[2]其临床症状以局部或神经分布区域的疼痛为主，兼见麻木、关节活动受限，病程缠绵，时好时坏，痛苦不堪，常影响患者生活，为中、老年人的常见病、多发病。辨证以风、寒、湿为主。本品为传统的膏药制剂，由威灵仙、香加皮、赤芍、当归、防风、骨碎补、白芷、生川乌、生草乌、羌活、独活、紫荆皮等20味组成，功能温经散寒、疏风除湿、蠲痹止痛，适用于骨刺引起的疼痛。

1 一般资料

威灵骨刺膏自1984年开始由北京市和平里医院、北京市第六医院、北京市友谊医院临床观察了3批共163例，并与对照组比较，均获得满意疗效。

在上述基础上，经过卫生部新药审评办公室批准，1990～1991年组织了第4批临床试验，分别在中国中医研究院骨伤科研究所、北京市第六医院、北京市中医医院，共计观察了骨与关节增生性疾病400例，其中治疗组300例，对照组100例；55例为病房观察，门诊345例，全部病例选择标准符合要求。两组性别比例，$P>0.80$，无显著差异；年龄30～60岁，两组分布比较，$P>0.05$，无显著差异。病情：根据症状、体征轻重，分为Ⅰ，Ⅱ，Ⅲ级，二组分级比较，$P>0.05$，无显著差异。病程：治疗组1～20年，平均(1.97±2.92)年($\overline{x}\pm s$)；对照组1～15年，平均(1.97±2.88)年($\overline{x}\pm s$)；两组比较 $P>0.05$，无显著差异。两组证候比较，分疼痛、麻木、肿胀、屈伸不利，经统计处理，$P>0.05$，无显著差异。

2 病例选择[3]

2.1 中医诊断证候标准

选因气血凝滞，寒湿阻络而致骨痹证，表现筋骨疼痛，肢体麻木，关节肿胀和屈伸不利等症状。

2.2 西医诊断标准

具有典型的骨与关节增生性疾病的症状及体征，表现疼痛、麻木、肿胀、关节活动受限等。X线片检查表现有骨质增生性变化，确诊为骨与关节增生性疾病，实验室检查抗"O"、类风湿因子、血沉结果为阴性者。

2.3 纳入与排除标准

* 河北万岁药业有限公司，河北 沧州 061000

2.3.1 根据诊断标准将疼痛、麻木、肿胀、屈伸不利4个主要症状及体征均按轻、中、重分为3个分值。轻者1分,中者2分,重者3分,无症状者0分。

2.3.2 根据诊断得分,除X线拍片确诊外,得分大于或等于2分者,均可纳入观察病例。

2.3.3 在纳入病例中,根据症状得分将病例分为Ⅲ级,总分值2～3分为Ⅰ级;4～5分为Ⅱ级;6分以上为Ⅲ级。

根据以上标准两组病例均符合上述诊断及辨证标准的共400例。

3 治疗方法

3.1 治疗组300例,贴药前洗净皮肤,膏药加热微熔化贴于患处1～4贴,每周换药一次,休息1～3 d后,继续贴用。贴药期间,若患者局部出现发痒、皮疹等皮肤刺激现象,停药1～3 d,待刺激现象消失后再继续贴用,如反应严重,停止使用。

3.2 对照组100例用骨友灵擦患处,每天3次,如出现皮肤过敏现象视轻重考虑是否继续应用。

3.3 疗程 用药后每周复查1次,1个月为一疗程,连续观察两个疗程。

3.4 观察项目及指标

3.4.1 疼痛 轻度(1分):能感受到疼痛;中度(2分):明显疼痛,有时需服止痛药;重度(3分):疼痛难以忍受,影响休息,经常服止痛药。

3.4.2 麻木 轻度(1分):自觉麻木,检查痛、触觉均正常;中度(2分):自觉麻木明显,检查痛、触觉减弱;重度(3分):自觉麻木严重,检查痛、触觉消失。

3.4.3 肿胀 轻度(1分):肿胀轻微,无波动;中度(2分):肿胀明显,轻微波动;重度(3分):肿胀严重,明显波动。

3.4.4 屈伸不利 轻度(1分):活动范围较正常减少20%;中度(2分):活动范围较正常减少20～50%;重度(3分):活动范围较正常减少50%以上。

4 治疗结果

4.1 疗效标准

4.1.1 显效 症状、体征基本消失或明显减轻,运动功能基本无障碍,能恢复原工作,比治疗前分值减低≥2/3。

4.1.2 有效 症状、体征减轻,运动功能改善,但活动仍受限,恢复轻工作,比治疗前分值减低≥1/3。

4.1.3 无效 症状、体征无变化或轻微减轻,比治疗前分值减低<1/3。

4.2 治疗结果

疗效按总有效率、显效、有效、无效分别为治疗组:281例(93.67%)、221例(73.67%)、60例(20%)、19例(6.33%);对照组:49例(49%)、13例(13%)、36例(36%)、51例(51%)。两组比较,总有效率、显效率,P均<0.005,差异极显著。

对于主要症状、体征的疗效,两组比较,威灵骨刺膏对疼痛、麻木和屈伸不利的有效率极显著好于对照组,$P<0.005$;对肿胀的有效率本品也明显好于对照组,$P<0.05$。见表1。

4.3 由于本品治疗骨质增生疗程较长,为了提供临床安全性考察指标,又经北京市第六医院骨科对53例患者在应用本品治疗期间进行肝、肾功能,血、尿常规,尿铅含量等检查,连续观察60 d。结果表明:贴用威灵骨刺膏对人体血、尿及肝、肾功能均未见不良影响。在无破损的皮肤上贴用,尿铅值也在正常范围内。同时又观察了颈椎、腰椎、膝关节、肩、腕及手各部位骨质增生 53 例,用药方法、观察时间及疗效标准同前。治疗结果:总有效率 47 例(88.67%),显效 29 例(33.96%),有效 29 例(54.71%),无效 6 例(11.33%)。与前述观察结果基本一致。

表1　2组患者治疗后其临床症状、体征的疗效情况比较

症状	治疗组			对照组		
	n	有效 n(%)	无效 n(%)	n	有效 n(%)	无效 n(%)
疼痛[1)]	298	288(96.64)	10(3.36)	99	53(53.54)	46(46.46)
麻木[1)]	114	95(83.33)	19(16.67)	49	10(20.41)	39(79.59)
肿胀[2)]	110	101(91.82)	9(8.18)	21	6(28.57)	15(71.43)
屈伸不利[1)]	252	219(86.90)	33(13.10)	87	30(34.48)	57(65.52)

注:①治疗组 300 例,对照组 100 例　[1)]治疗组与对照组有效率比较 $P<0.005$;　[2)]治疗组与对照组有效率比较 $P<0.05$

自 1984～1991 年,临床观察共 457 例,未见严重的不良反应,与实验室结果一致。出现局部过敏反应的 34 例(7.4%),包括贴用后局部潮红、瘙痒、皮疹或水泡。一般更换部位贴用后,未再出现。大多数贴用 2～3 d 后或口服扑尔敏能继续贴用。

5　讨论

威灵骨刺膏通过外贴患处,达到了缓解、减轻或消除临床症状,改善功能的目的,其主要特点如下。

5.1　对骨与关节增生性疾病引起的症状均有较高疗效,其中尤以止痛效果最佳。本品功在祛风散寒、通络止痛,对于肢体关节疼痛较剧,痛有定处,遇寒痛增,不可屈伸者,效果最佳。在各症候疗效比较中,对疼痛总有效率最高 96.64%(对照组 53.54%),肿胀次之,总有效率 91.82%(对照组 28.57%),屈伸不利再次之,总有效率 86.90%(对照组 34.48%),麻木最低,总有效率 83.33%(对照组 20.41%)。

5.2　本品无明显不良反应,皮肤过敏反应较对照组轻,停药后可自行消失,无严重皮肤过敏发生,为长时间用药提供条件。

5.3　本品给药方便,用法简单,携带、保存均方便,连续使用 5～7 d 更换 1 次,不影响工作、生活。威灵骨刺膏用以治疗骨与关节增生性疾病是安全有效的一种外用新药。

参考文献

[1]　林子顺,王和鸣.林如高正骨经验荟萃.北京:人民卫生出版社,1990.481.
[2]　黄帝内经素问.卷十二.痹论篇第四十二.
[3]　中药治疗痹病的临床研究指导原则.中药新药临床研究指导原则.第一辑.中华人民共和国卫生部.1993.210.

原载:《中国中药杂志》2001,26(6):424

“望目辨证”的中医学理论基础初探

王今觉

望诊是诊断疾病的一种方法，重点是观察神色形态，在中医诊断上具有重要作用。很多医家根据“五轮八廓”理论认为白睛属肺、大肠，只能反映肺与大肠病变。笔者根据文献论述，结合学医40年积累的理论与亲身实践经验，总结出双眼白睛特徵和白睛血络特徵与脏腑经脉相关联的规律及临床意义，用以辨析脏腑病证，名之曰“望目辨证”。“望目辨证”属望诊范畴。兹将“望目辨证”的中医学理论基础初步探讨于后。

一、《内经》论述的理论基础

《内经》是现存最早的中医学理论渊薮，“望目辨证”可从中挖掘出基础依据。

1. 目与肝：《内经》有“肝开窍于目”[1]、“肝气通于目”[2]，“肝藏血”[3,4]，“肝受血而能视”[5]等论述，指出目为肝“窍”，肝与目密切相关。

2. 目与心脉：《内经》指出“目者心之使”[6]，肝虽“藏血”[7]而“心主身之血脉”[8]，故“目”与心、脉密切关联。

3. 目与脾胃：《内经》云“食气入胃，散精于肝，淫气于筋；食气入胃，浊气归心，淫气于脉”[9]，而“脉者血之府”[10]，故无论肝、心还是脾胃，均与目相关。

4. 目与肺：《内经》云“诸气者皆属于肺”[11]，“宗气积于胸中，出于喉咙，以贯心脉而行呼吸焉”[12]，故称“肺者相傅之官，治节出焉”[13]，说明肺通过统领诸气，辅助心功能而发挥与目的关联作用。

5. 目与肾：《内经·灵枢·大惑论》云“精之巢为眼”，而“肾藏精”[14,15,16]，故目与肾相关联。

6. 目与脑：《内经》指出“肾生骨髓”[17]，“诸髓者，皆属于脑”[18]，而“脑为髓之海”[19]，故《灵枢·海论》云“髓海不足则……目无所见……”[20]，说明目与脑相关联。

7. 目与全身经脉：“目”与全身经脉脏腑也相关联，如《内经·灵枢·经脉篇》指出足厥阴肝经“连目系”，足阳明胃经“旁纳太阳之脉”（在目内眦与手太阳小肠经相接），手少阴心经“其支者从心系上挟咽，系目系”，手太阳小肠经其支者“至目锐眦”、“至目内眦”，足太阳膀胱经“起于目内眦”，手少阳三焦经其支者“至目锐眦”，足少阳胆经“起于目锐眦”，由于十二经脉存在接续、络属关系，从而使“目”与全身经脉密切联系，故《内经》云“诸脉者皆属于目”[21]。

8. 目与全身脏腑：《内经·灵枢·大惑论》明确指出“五脏六腑之精气皆上注于目而为之精”，《灵枢·邪气脏腑病形篇》指出：“十二经脉、三百六十五络，其血气皆上于面而走空窍，其精阳气上走于目而为睛。”表明目与全身脏腑、经脉密切相关。

9. “目”是观察生命状态之门

(1)目体现五脏精气与阴阳：《内经·灵枢·大惑论》云“精之巢为眼，骨之精为瞳子，筋之精为黑眼,血之精为络,其巢气之精为白眼,肌肉之精为约束"[22],"是故瞳子黑眼法于阴,白眼赤脉法于阳也,故阴阳合传而精明也"[23],具体指出"目"的各个部分与各脏腑的关系。《内经》又云:"五脏六腑之精气皆上注于目而为之精"[24]、"十二经脉、三百六十五络,其血气皆上于面而走空窍,其精阳气上走于目而为睛"[25],又由于"精之巢为眼"[26],"其巢气之精为白眼"[27],因此表明全身脏腑经脉之精气体现在眼,而白眼(白睛)能体现全眼之精气,故白眼可体现全身脏腑经脉之精气,因而"目"具有反映五脏六腑及全身阴阳的生理基础。

(2)目能反映全身脏腑经脉的病理变化:《素问·脉要精微论》云"夫精明者,所以视万物,别黑白,审短长。以长为短,以白为黑,如是则精衰矣","切脉动静而视精明,察五色,观五脏有馀不足、六腑强弱、形之盛衰,以此参伍,决死生之分。"表明"目"与人身经脉、脏腑相关联,能反映经脉、脏腑的病理变化,"望目"具有诊断意义。

(3)"目"是观察生命状态之门:《素问·阴阳离合论》云"太阳根起于至阴,结于命门",《灵枢·邪气脏腑病形篇》云"太阳根于至阴,结于命门。命门者,目也"[28]《灵枢·卫气篇》云"足太阳之本在跟以上五寸中,标在两络命门。命门者,目也",均明确指出"目"是反映生命变化之门。《内经·灵枢·论疾诊尺篇》云"诊目痛,赤脉从上下者太阳病,从下上者阳明病,从外走内者少阳病",明确指出望目"赤脉"可以诊断疾病。

二、古代医学名家深刻论述目与全身密切相关

东汉·华佗根据《内经》的医学理论指出:"目形类丸,瞳神居中而前,……内有大格六……,外有旁支细络,莫知其数,皆悬贯于脑,下连脏腑,通畅血气往来,以滋于目,故凡病发,则有形色丝络显见,而可验内之何脏腑受病也"[29]。可见华佗通过望诊白睛及白睛血络特徵能够诊断"何脏腑受病"。

唐代孙思邈云"目为五脏之精华,一身之要系"[30],葆光道人《眼科龙木论》云"故目者,五脏中气所成也","眼为户牖,所通万物无不覩之,好恶是非,自然分别"[31]。元·李东垣云:"夫五脏六腑之精气,皆禀受于脾土而上贯于目。脾者诸阴之首也,目者血气之宗也,故脾虚则五脏之精气皆失所司,不能归明于目矣。心者君火也,主人之神,宜静而安,相火代行其令。相火者包络也,主百脉,皆荣于目。既劳役运动,势乃妄行及阴,邪气并损其血脉,诸病生焉。凡医者不理脾胃及养血安神,治标不治本,不明正理也"[32]。上述各家从生理、病理及临床角度说明目与全身疾病关系,唯华佗论述尤其深刻具体。

笔者认为,华佗文内所谓"中",指瞳子和黑眼(相当于瞳孔和虹膜位置);所谓"外",指白眼和大、小眦(相当于巩膜及内、外眦位置),即所谓"白睛"部位;其"旁支细路……皆悬贯于脑,下连脏腑",则符合目与脑、目与各脏腑诸关系。但是,如何通过"白睛"的"旁支细路"分布部位及"形色"以"验内之何脏腑受病"?现存文献无述,后世也少有运用。

三、"望目辨证"理论不同于"五轮八廓"理论

实际上,自华佗之后,通过望诊白睛特徵以诊断全身脏腑疾病的理论与方法的重要内容,已失传很久。唐代迄今,历代医家多从"五轮八廓"观察眼与全身病的关系。"五轮"理论是根据"五行"理论及《内经·灵枢·大惑论》(见注[33])等论述形成的理论,若五轮的某轮发生病变时,可推测相应脏腑发生病变,可从与其相应的脏腑论治;若某脏腑发生病变时,相应的"轮"也可出现变化。"八廓"在形成初期并无具体分区,所谓"无位有名"[34,35]。后世,将目及目裹(胞睑)分成八个区域,配以八卦,其诊法多以"五轮"血脉丝络的颜色、形态,起于何部、侵及何部而辨别何脏腑受病。可是，笔者观察到，临床实际并不尽如“五轮八廓”所述，临床上肝胆、肾病证常见，而水轮、风轮很少出现血络，可是在白睛上却出现相应变化。此外，有些“廓”与“轮”重复，《银海精微》、《秘传眼科龙目论》、《审视瑶函》、《医宗金鉴》[36]等重要文献所述“八廓”说法存在差异。

实践是检验理论的唯一标准。“五轮八廓”虽然提供了一种诊断疾病的理论和方法，但并不是能够充分提供临床辨析全身各科疾病证候的理论与方法。笔者认为，根据《内经·素问·经脉别论》“食气入胃，浊气归心，淫精于脉，脉气流经，经气归于肺，肺朝百脉”，即使依“五轮八廓”理论认为“白睛属肺”，白睛也可由于“肺朝百脉”而与全身经脉相联系，从而反映全身状况，为望诊白睛特徵以“验内之何脏腑受病”提供理论基础。可见，“望目辨证”理论不同于“五轮八廓”理论。

四、“望目辨证”理论具有古文献基础和临床实践基础

笔者注意到民间有少量“观眼识病”的经验，有医家根据五轮八廓采用眼四周的穴位针刺治疗某些疾病的经验，惜多拘泥八卦、八廓，欠缺准确、规律和系统理论，所识病种多为虫积、痔疮、外伤等有限病种。

由于理论来源于实践，实践是产生理论的基础，所以探求“望目辨证”理论基础的途径只有依靠前人的医学实践与亲身的医学实践。根据《内经》有关理论论述，根据明·王肯堂《证治准绳·杂病》所辑华佗关于通过望目白睛“旁支细络”以“验内之何脏腑受病”的记述，笔者多年思考“望目”辨别疾病证候的理论、方法与规律。经过大量中医临床积累和钻研，终于总结出脏腑病证在白睛上的分布部位、特徵、规律、变化及相互关系的临床意义，总结出“望目辨证”的经验和方法[37,38,39]，分析出“望目辨证”的理论基础是古代医学文献记述的中医传统理论和中医传统医学实践。

“望目辨证”理论认为，眼可体现全身脏腑经脉之精气，而白眼（白睛）能体现全眼之精气，故白眼可体现脏腑经脉之精气，通过白睛特徵与白睛血络特徵可以观察脏腑经脉状况，反映脏腑经脉的病理变化，“望目”可以辨析脏腑经脉证候，故“目”是观察生命状态之门，所谓“眼为户牖”，即《内经》所论“命门者目也”。

目前，“望目辨证”仅限于笔者肉眼观查，处于定性诊断和凭经验诊断的状态，存在难以客观化等不足，其现代科学基础与中医传统理论之间的关系以及数字化的规律如何，尚未明了。为了能够定量诊断，笔者与合作者已在开展使“望目辨证”数字化的研究，探索使“望目辨证”客观化的方法及其理论基础。

参考文献

[1] 见《内经·素问·金匮真言论》.
[2] 见《内经·灵枢·脉度篇》.
[3] 见《内经·素问·调经论》.
[4] 见《灵枢·本神篇》.
[5] 见《内经·素问·金匮真言论》.
[6] 见《内经·灵枢·大惑论》.
[7] 同 vii，又见《内经·灵枢·本神篇》.
[8] 见《内经·素问·痿论》.
[9] 见《内经·素问·经脉别论》.

[10] 见《内经·素问·脉要精微论》.
[11] 见《内经·素问·五脏生成论》.
[12] 见《内经·灵枢·邪客》.
[13] 见《内经·素问·灵兰秘典论》.
[14] 见《内经·素问·金匮真言论》:“藏精于肾”.
[15] 见《内经·素问·六节脏象论》:“肾者主蛰,封藏之本,精之处也。”
[16] 见《内经·灵枢·本神》:“肾藏精”.
[17] 见《内经·素问·阴阳应象大论》.
[18] 见《内经·素问·五脏生成论》.
[19] 见《内经·灵枢·海论》.
[20] 见《内经·灵枢·海论》:“髓海有馀则轻劲多力,自过其度,髓海不足则脑转耳鸣,胫 眩冒,目无所见,懈怠安卧。”
[21] 见《内经·素问·五脏生成论》.
[22] 见《内经·灵枢·大惑论》.
[23] 见《内经·灵枢·大惑论》.
[24] 见《内经·灵枢·大惑论》.
[25] 见《内经·灵枢·邪气脏腑病形篇》.
[26] 见《内经·灵枢·大惑论》.
[27] 见《内经·灵枢·大惑论》.
[28] 见《内经·灵枢·根结》有完全相同论述.
[29] 见明·王肯堂《证治准绳·杂病》.
[30] 唐·孙思邈原辑《银海精微》卷之上第1-4叶,清·文德堂梓行.
[31] 唐·葆光道人《眼科龙木论·总论》第2叶,大文堂藏板.
[32] 明·傅仁宇《审视瑶函》清·文德堂梓行,卷之首,第4叶.
[33] 见《内经·灵枢·大惑论》.
[34] 唐·孙思邈原辑《银海精微》卷之上第1-4叶,清·文德堂梓行.
[35] 唐·葆光道人《眼科龙木论·总论》第2叶,大文堂藏板.
[36] 清·吴谦《医宗金鉴·眼科心法要诀》卷七十七第6—9页,人民卫生出版社1973年4月第1版.
[37] 王今觉:从辨病用药、辨证论治谈辨病证医药学,《中医杂志》2001.41(7):443.
[38] 王今觉:推进“望目辨证”数字化诊断系统工程,实现中医诊断客观化,《第二届国际中医药工程学术会议论文集》第16页,2000.11.
[39] 王今觉:开展“望目辨证”研究,发展中医传统诊断学,待刊登.

原载:《2001年海峡两岸中医药学术大会论文集》2001,pp82

开展"望目辨证"研究，促进中医诊断客观化

王今觉

[摘要] 笔者从"望目辨证"方面谈谈促进中医诊断客观化的思路。

1."望目辨证"是观察双眼白睛特徵和白睛血络特徵出现的部位、形态、颜色、长度、宽度、浮沉、相互关系及变化，以中医脏象理论为根本，辨析脏腑疾病证候的诊断法，具有《内经》理论基础、古代医家论述基础及临床实践基础。

2."望目辨证"主要具有下列特点：(1)白睛特徵及白睛血络特徵构成医者得出客观临床诊断的要点。(2)理论与脏腑分区不同于"五轮八廓"，是笔者在《内经》及古代医家基础上结合学医四十年、约二十万人次临床实践发掘、总结得出的，有继承，也有发现。(3)能抓住疾病的"证候"。(4)既可及时反映身体内在情况，又不易受昏厥、饮食、运动、化妆等因素影响。

3. 笔者提倡在当前用肉眼观察的基础上，运用模糊控制理论和人工智能等现代化高科技手段，使本来已能客观表现病证特徵的"望目辨证"诊断法具有客观的观察、采集方法与论述方法。若将此原理推及舌诊、脉诊，若将西医相关理化检查结果也赋以中医诊断学意义，将可使中医诊断全面实现数字化，定量化，从而促进中医学诊断客观化。

[关键词]

自古迄今，中医学有多种诊断方法。可是，常常由于昏厥等病家方面的因素，或由于医生个人经验有限，师承流派等医家方面的因素，而影响准确诊断。因此，欲使诊断准确，就应使诊断"客观"，而如何使诊断"客观"，是摆在当代中医面前的一个课题。笔者从"望目辨证"方面谈谈促进中医诊断客观化的想法，与同仁切磋。

1."望目辨证"概念及理论基础

"望目辨证"是观察双眼白睛特徵和白睛血络特徵出现的部位、形态、颜色、长度、宽度、浮沉、相互关系及变化，以中医脏象理论为根本，辨析脏腑疾病证候的诊断法。"望目辨证"具有《内经》理论基础、古代医家论述基础及临床实践基础。

2."望目辨证"特点

2.1 具有独特的中医学传统特色

当机体出现病变时，白睛常见形态特徵有斑、条、点、丘、岗等，常见血络特徵有或沉或浮、增粗、变细、粗细不一、粗细相间、弯曲、纡曲、螺旋、分岔、多岔、交叉、平行、结花、成网、顶珠、垂露、串珠、缀囊、有根、无根、怒张等。白睛常见形态特徵的颜色有淡、白、黄、褐、红、蓝、青、黑等，常见血络颜色有淡、粉、红、绛、紫、蓝、青、黑等各数十种。这些特徵构成医者得出客观临床诊断的要点。例如，白睛血络不超出眼睑为短，超出为长，短为病轻，长为病重；淡主气虚，粉主血虚，红色主热，绛色热甚，红粗实热，红细虚热；纡曲主痛，分叉为病证正在发展，……等等。如果络脉粗细、长短一般，为病情一般；若络脉日渐加长，为病证日进；若络脉长至其他脏腑部位，为病证发展涉及其他脏腑；若络脉日渐减短，为病证向愈……等等。"望

目辨证”是在传统中医学望诊基础上产生的诊断法，具有典型的中医学传统特色。

2.2 不同于“五轮八廓”理论与脏腑分区

“望目辨证”认为，白睛特徵及白睛血络特征出现的部位与全身各个发生病变的脏腑密切相关，具有一定规律。“望目辨证”理论与脏腑分区不局限于“白睛为气轮，属肺、大肠”，与“五轮”“八廓”配属脏腑的理论规律、分区规律也不相同。“望目辨证”是在《内经》“命门”理论体系及继承古代医家论述基础上，依据笔者学医四十年、约二十万人次临床实践发掘、总结出的脏腑分区。这一脏腑分区在笔者临床实践经验的基础上，既继承、验证了内经理论与有关论述，也有发现。

2.3 抓住疾病的“证候”

无论承认与否，疾病在不同时期客观上存在不同的病理变化、临床症状与体徵，从而形成不同的“证候”。中医诊病，既需辨出疾病的病名，又需辨出疾病的“证候”。由于“证候”可体现不同疾病的某些共性，所以“辨证”可抓住不同疾病某一时期的共同性质；又因“证候”在同一疾病能揭示某一时期的个性，故通过“辨证”可深入掌握同一疾病所处不同阶段的内在性质，从而有效利用“证候”诊断疾病 iv。“望目辨证”根据“证候”的这种特性，依据中医学传统理论，辨析疾病的虚实寒热阴阳气血瘀滞湿痰等病机、证候，也能辨别病位、推测疾病转变，而以辨析“证候”为主。例如：若白睛出现淡白丘形特徵，为气虚湿阻；白睛络脉色淡黯为虚寒，若出现于胃部，表明“胃腑虚寒”证候；若出现于脾胃部，表明“脾胃虚寒”证候。

2.4 客观掌握临床徵象

正常白睛明润光洁，血络不显著，多位于穹窿部；若出现血络，每每短而圆滑流畅，粗细适中，或近穹窿部较近瞳孔部略粗，不浮不沉，颜色红活，客观呈现于医者眼前。发生疾病后出现的白睛特徵及白睛血络特徵也客观呈现于医者眼前。

客观掌握疾病表现是准确诊断的关键。机体患病后，除病变局部之外，在眼、舌、脉等相关部位有客观表现，而以“目”之表现受外界影响最少，造成的假象最少，直观、客观、最易查验。

白睛特徵及白睛血络特徵既可及时反映身体内在情况，又不易受昏厥、神智迷乱、饮食、运动、化妆、疏忽或有意隐讳等因素影响，利用这些客观表现，可客观、简易、准确诊断所患疾病的“证候”。特别是舌诊、脉诊出现假象，需要舍舌或舍脉时，“望目辨证”更独具优势。

3. 开展“望目辨证”数字化研究，实现“望目辨证”诊断客观化

此前，笔者在“望目辨证”时使用肉眼观察。虽然白睛特徵及白睛血络特徵直观、客观，但只能定性，不能定量，且易受观察者个人经验影响，即便教授别人，也使学习者难以大面积准确掌握和重复。因此，实现望目辨证“数字化”十分必要。通过“数字化”使望目辨证“定量化”，进而使望目辨证诊断“客观化”，是当前需要解决的课题。

笔者考虑，由于证候不同，白睛会显出不同特徵，例如，不同的颜色具有不同的电磁波波长，不同的波长可以转化成不同的计算机数字，不同的计算机数字可形成不同的计算机语言，我们将这些不同的计算机语言赋以相应的中医诊断学意义，再将这些各不相同的中医诊断学意义通过中医理论分析，得出中医辨证印象，进而转化成文字，显示在液晶显示屏上，则无论何人使用这种设备，均可得到相同的“证候”诊断结果。这样，可望使“望目辨证”由“数字化”、“定量化”，进而“客观化”。目前，笔者与中科院计算所的有关专家正在“望目辨证”传统中医学基础上开展“中医‘望目辨证’数字化诊断系统”研究，争取在当前用肉眼观察的基础上，运用模糊控制理论和人工智能等现代化高科技手段，使中医“望目辨证”实现数字化、定量化、客观化。

4. 推进临床诊查数字化研究，实现中医诊断客观化

4.1 使舌诊、脉诊客观化

当位于体内的脏腑经脉患病时，在舌、脉等体表部位常有一定徵象。通过诊查舌象和脉象，可对疾病形成一定的诊断。因此，舌诊、脉诊是中医临床常规诊法。但是，传统舌诊、脉诊也同样存在只能定性，不能定量，专属性不强，且易受观察者个人经验影响而具有主观因素，即便教授别人，也使学习者难以大面积准确掌握和重复问题，难以得到客观诊断。若将上述“望目辨证”数字化、定量化、客观化原理根据舌诊、脉诊的特性，采用针对性的研究措施，将可使舌诊、脉诊实现数字化、定量化、客观化。

4.2 研究内窥镜诊查所具有的中医学诊断意义，并实现数字化、定量化、客观化

当眼、舌、脉等体表部位出现一定的临床徵象时，体内脏腑应具有相应的病变。使用内窥镜诊查，相当于将体表望诊延深至身体内部。从理论原则分析，内窥镜诊查所见应能具有中医学诊断意义。例如研究胃镜、肠镜所见，是否淡白属气虚、粉色属血虚、水肿色淡属湿寒、水肿色红属湿热……等等，至于众多具体镜下所见及辨证结论，自须经过诸病、诸证、诸项具体研究之后确定，但此类考虑应予鼓励探索。此外，目前内窥镜临床报告也多属定性而非定量，即或有数字报告，其各类数字与“证候”的关系，亦尚缺乏研究。因此，研究内窥镜诊查所具有的中医学诊断意义，并实现数字化、定量化、客观化是必要的。

4.3 研究西医有关理化检查指标如何具有中医学诊断意义

为实现中医学诊断客观化提供数据参考。当前，西医的理化检查多报告一定的数据。分析这些数据与中医学病证方面的关系，总结并掌握其规律，可望使西医学的理化检查指标具有中医学诊断意义，可望使中医学诊断在理化检查方面也能达到数字化、定量化、客观化。在现代中医学诊断过程中，如何将西医理化诊断结果赋以中医诊断学意义，是摆在我们面前的又一课题。

5. 讨论

5.1 临床诊断需要向患者及其家属询问病情，获取主诉、现病史、既往史等各种临床资料，通过望诊、闻诊(包括嗅诊、叩诊、听诊)、切诊(包括切脉和触诊)等手段发现和收集疾病特徵，是当前采集患者症状和体征的主要方法，结合临床血尿便检验、X线、超声波、内窥镜、心电图、核磁技术等现代化方法，可以有效提高诊断准确率。在西医学诊断过程中，难以体现“证候”性质。但是，诊病需要辨清“证候”是中医学的传统。“辨证”的目的是抓住“证候”，以使诊断切合疾病本质。而由于“证候”与“疾病”密切相关，故“病”“证”二者缺一不可。如果采用数字化方法处理临床资料，转换成电子计算机语言形式，使各项诊断能够转化成一个个数据，并使这些数据具有中医诊断学意义，中医诊断则有望实现数字化，客观化。

5.2 笔者挖掘、总结出的“望目辨证”诊断法可以客观诊断全身证候。如果像其它诊法那样，结合问诊，或与问诊、舌诊、脉诊配合运用，则可极大提高中医临床诊断病证的准确率。

5.3 笔者提倡，在当前用肉眼观察的基础上，运用模糊控制理论和人工智能等现代化高科技手段，使本来已能客观表现病证特徵的“望目辨证”诊断法具有客观的观察、采集方法与论述方法。若将此原理推及舌诊、脉诊，若将西医相关理化检查结果也赋以中医诊断学意义，将可使中医诊断实现数字化，定量化，从而促进中医学诊断客观化。

在中医学诊断过程中,医家的诊断经验占有重要作用。如果中医有一大批诊断经验丰富的临床家掌握中医诊断客观化的理论与方法,将可望使中医学前进一大步。

原载:《2001'中国中医药发展大会论文集》2001,pp308

抗心律失常中药的临床应用

方文贤

本文所说抗心律失常中药,是指在动物实验研究中发现具有某种抗心律失常作用的中药。本文拟对在动物实验研究中发现具抗心律失常作用的中药,在中医临床中如何科学、合理的选择和运用进行分析、讨论。

1 如何认识和理解中药的药理研究

随着国内外医药界对中药进行药理研究的不断加强和取得明显进展,中药药理研究的成果也越来越引起人们的重视,对人们认识中药的药效作用将具有非常重要的参考价值。但如何分析、认识这些药理试验的结果,并科学、合理的运用到临床上去,是值得我们认真思考和科学实践的问题。如对具有抗心律失常作用中药的药理研究结果,我们在临床上如何去看待、分析和运用,笔者认为有以下几个问题需引起我们注意。

1.1 关于中药提取成分的问题　在中药药理研究中得到具有抗心律失常作用结果的,往往是某中药经提取得到的某些部分和某些成分,那只是这味中药的一部分成分或极微量的成分。在动物实验中的结果,既然是中药部分提取成分的作用,那么在临床上应用该中药时,就千万不能看作是该中药的全体作用,只能作用药选择时的参考资料。而在处方选药时,则必须按中医药理论为指导,因人因病进行辨证论治,选药处方必须符合理、法、方、药的治疗原则。如苦参,药理研究报道具有抗心律失常的作用,但其味苦性寒,在临证时必须注意到这一点,即对于脏腑虚弱和脾胃虚寒证、寒湿证患者,当慎用或禁用。否则,就会出现不应有的药物反应。如有人在临床上曾遇到一位气虚阳弱的病人,因有心律失常出现,于是医生在辨证论治的基础上未加选择地加用了较大剂量的苦参,结果患者非但心律失常未除,反而出现胸闷、心痞、呃逆之证。经去掉苦参,加用理中健脾之药,症状才得以缓解[1]。这就说明,苦参虽然在药理实验中发现其化学成分苦参总碱、苦参总黄酮均有抗实验性心律失常作用,但在中药方剂中,它临床应用时却表现出苦寒的药性,而对虚寒性表现的临床病人并不适用,反而会出现不良后果。所以在中医临床选用中药时,需考虑中药的整体作用,其实验药理作用仅可供作参考。

1.2 关于动物实验结果的问题　众所周知,人和实验动物之间有着严格的种属差异,所以动物实验的结果,在人体上是否可以重复,一直困扰着医药学界。因为即使在某动物上的实验结果,有时在另一种动物上就不能重复。作为西药研究的化合物筛选中就存在这样的问题,在动物实验中筛选有效的化合物,往往有相当一部分无法过渡到人。所以从中药中提取得到的化学成分，在药理实验中有某些药理作用，但用到人体上是否有用，也同样存在以上问题。某中药的提取物在某动物上的药理实验结果，如欲在临床上应用，那么该中药在人体上是否有此作用，或在人体处于何种状态下有此作用，其剂量如何控制，其副作用是什么等等，就都需要认真研究和谨慎实践。

1.3 关于中药提取成分的毒副作用问题　近些年来的临床实践中发现，抗心律失常的西药常有致心律失常作用，即抗心律失常西药在治疗过程中诱发了新的或加重原有的心律失常，其发生率平均约13%。各类抗心律失常药（指西药抗心律失常药的分类）都可引起。它的发生与年龄、性别、冠脉病变、临床表现、药动学参数等都无明确关系。有人分析认为可能与继发的心功能衰竭、血流动力学障碍、自主神经活性改变、电解质紊乱等有关。某药在一定条件下可抗心律失常，而在另一条件下能致心律失常，且其间无明确界限。有人认为，西药的抗心律失常作用越强，如Ic类（西药分类为明显阻滞钠通道类）药物已报道能增加病死率。另一方面，原有的心律失常越严重，西药也更易致心律失常。所以临床上对心功能不全、QT间歇延长、室内传导阻滞、持久心动过速以及有室颤病史者，宜警惕抗心律失常药的致心律失常作用发生[2]。西药的这些毒副作用，在中药提取物的临床应用中也时有发生。如从苦参中提取的成分苦参总碱（在药理研究中发现具有抗心律失常作用）40～60mg溶于25%葡萄糖液20ml中静脉注射，每日1次。在40例病人中2例出现早搏、1例出现ST-T段改变[3]。还有报道在用从北豆根中提取的有抗心律失常作用的蝙蝠葛碱治疗心律失常的临床观察中，发现有引起完全性右束支传导阻滞或完全性左束支传导阻滞以及I度房室传导阻滞和完全性左束支传导阻滞等心律失常个案的报道[4,5]。在对福寿草（冰凉花）的现代研究中发现，福寿草总苷有抗心律失常作用（各种早搏），并有人试用福寿草片治疗633例心律失常患者，总有效率为71.4%，其中显效233例占36.8%[3]。但也有因口服新鲜福寿草200g水煎液，而发生毒副反应的报道，其毒副反应的临床表现除恶心、呕吐、神志模糊、昏迷外，还表现为心率快（120次/分）心率不齐、频发早搏呈二联率[6]等。

2 “药理作用”与“临床疗效”间的关系

药物的“作用”与“疗效”是两个不同内涵的概念。“疗效”应是说明一种药物治疗某种疾病是否可使其症状得以减轻或消失的临床效应，即说明一种药物是否有助于治疗某种疾病。“疗效”是通过临床研究证实的效果。“作用”则是说明哪种作用机制可导致这种临床效果，是指一个药物对诸如酶或离体模型或某病理模型的效应，它涉及实验室或体外实验结果。有时某些药物的“作用”对于临床所观察的“疗效”只有甚微的说明作用。在目前的中药药理作用研究中尤其如此。在以往的中药研究中，有很多有临床疗效的中药，在试图研究其“药理作用”机制时，在药理研究的动物模型或实验室里往往得不到说明。这也许是因为存在研究思路和方法学等方面的问题。而在现代药学的研究中，这种“作用”与“疗效”分离的现象更是屡见不鲜。如在实验室筛选中有某种“药理作用”的化学成分，在临床观察中没有“疗效”或由于对人体毒性太大无法进入临床研究。因而在西药的新药研究中，往往是在1万个化学单体中，能开发出没有毒副作用或稍有毒副作用而确能进入临床的药物，仅有为数的几个而已。这在近年来西方发达国家的西药开发研究中已多有报道和评述。对中药如何进行药理作用研究，才能够说明其疗效机制并具有临床指导意义，是当前中药药理研究中一个非常值得我们思考、讨论、总结及研究、实践的大问题。这也是中医药基础研究的一个重要课题。

3 临床如何选用具抗心律失常药理作用的中药

近年对于具有抗心律失常药理作用中药的实验研究报道很多,其中有不少单味中药的水煎剂、提取的有效部位(如苦参成分苦参总碱、苦参总黄酮等)以及提取的化学成分(如苦参成分苦参碱、黄柏成分药根碱等),均具有某种抗心律失常作用。但作为该药物的中药饮片(即配入方剂中应用时经炮制后的中药),是否能发挥出该药效则很难肯定。据王本祥教授所著《现代中药药理学》统计,具有抗实验性心律失常药理作用的中药即有42种之多,涉及到多种功能分类的中药。如解表药(羌活、葛根),清热解毒药(山豆根、北豆根),清热泻火药(莲子心),清热燥湿药(黄连、黄柏、苦参等),清热凉血药(牡丹皮),祛风湿药(独活,槲寄生),温里药(附子、荜茇、荜澄茄),理气药(柿蒂、甘松),止血药(三七),化痰药(瓜蒌、沙棘),止咳喘药(洋金花),安神药(酸枣仁、缬草),平肝息风药(钩藤、地龙、水芹、罗布麻),补气药(人参、西洋参、甘草),补阳药(淫羊藿、蛇床子),补血药(当归、何首乌),补阴药(麦冬)和其他类药(羊角拗、福寿草、石蒜、天仙子)等[3]。那末,在临床上遇到有心律失常表现的病人(中医则划归为心悸、心下悸、怔忡等病症),应如何来选择这些具抗心律失常作用的中药呢?笔者认为可从以下几个方面去考虑。

3.1 遵循中医药理论对临床用药的指导思想辨证论治、选药处方 如前所述,现代实验药理发现具有抗心律失常作用的中药,按中医药理论对其功能分类,则分布于各类中药中。如果按西药抗心律失常药分类:(治疗快速型心律失常)一般分为4类:钠通道阻滞药(a.适度阻滞钠通道,b.轻度阻滞钠通道,c.明显阻滞钠通道);β肾上腺素受体阻断药;延长复极过程药;钙通道阻滞药。而对缓慢型心律失常,西药一般常用阿托品或异丙肾上腺素类药物治疗。所以在中医药临床中,如果心悸怔忡等患者心电图检查中发现有心律失常,治疗时如何选用这些具有抗心律失常的中药,就非常困难。从看到的临床报道分析,在辨证论治的基本用方中加入某味药理研究报道具有抗心律失常作用的中药,是目前常见的用药思维方法。但疗效并非都理想,真正达到恢复正常心律而且不复发者所占比例不大,有时还可能出现某些毒副作用。因此,在中医临床选用此类中药时,必须在中医药理论指导下去运用。尤其对某些新发现具有抗心律失常作用的中药在临床试用时,就更要有根有据有理论指导,以防出现不良反应。我们认为,对药理研究中发现中药的新的药理作用,在作为整体中药(即中药饮片)引进临床应用时,一定要按照中医药理论去进行分析和判断。如某药某种药理"作用"可能会对何种状态下的何种病证能有疗效,然后按符合中医药理论指导的处方用药方法对其进行临床应用,才有可能取得疗效而又不出现其他不良反应。如实验研究表明酸枣仁水提取物对乌头碱、氯仿、氯化钡诱发的实验动物心律失常具有拮抗作用,可使大鼠的异常心律转为窦性心律,且有镇静、催眠、镇痛、抗惊厥等药理作用[1]。中医认为该药有补肝宁心安神作用。中药复方酸枣仁汤(《金匮要略》)治疗血不养肝、虚火扰心引起的虚烦不眠,惊悸、多梦,当临床遇到以心虚为本,兼见痰结、气滞血瘀等症而见心悸不安,心动乏力,胸闷疼痛,失眠,脉歇止(促、结、代脉),就可以此方加味组方应用。袁福茹曾根据以上中医理论用酸枣仁汤加味治疗室性早搏84例,其中西医诊为自主神经功能失常者24例,冠心病者28例,高血压心脏病者11例,病毒性心肌炎者10例,风湿性心脏病者7例,左心室假腱者4例。主方:酸枣仁30g、茯苓15g、川芎15g、甘草15g、知母10g、元胡30g、麦冬40g、丹皮15g、半夏12g。如热盛加川连,高血压头晕加天麻、黄芩、甘菊花,显效46例,有效29例,无效9例。1~7天即可出现疗效,对顽固性频发甚或呈二联率、三联率的患者疗效较佳[7]。又如治疗心阴虚而致的心动过速，症见心悸，气促，胸闷不舒，心前区不适，头晕，面红或微红，夜寐梦多，便秘，舌质红，无苔或花剥苔，脉沉细数或细弦数者，选补心阴药又具抗心律失常作用之麦冬，配伍太子参、玉竹、天花粉、生甘草、桂圆肉、仙鹤草、卧蛋草等。如沙参麦冬汤加减，也收到良好效果[8]。还有临床遇到阳虚外寒脉沉迟的心律失常患者，如窦性心律过缓、房室传导阻滞及心动过缓合并传导阻滞，根据中医药理论，最好选配具有回阳祛寒功能而又具抗心律失常药理作用的附子等。临床常用麻黄附子细辛汤为主加减治疗，均可收到非常满意的疗效，并已见多人报道[9~12]。在临床实践中选用具有某种药理作用研究报道的中药，只有不脱离中医药理论指导，严格分析论证、选药组方，才不会犯"实实虚虚"之戒，就不会出现"火上烧油"、"雪上加霜"的严重过错，给病人带来不应出现的不良后果。

3.2 选用抗心律失常作用中药时要注意遵循中药药性的原则　在临床上，遇到有心律失常表现的心悸患者，通过辨证论治确定治则治法之后，遣药组方时，可在中医对各味可选中药的传统认识基础上，合理选用药理研究具有抗心律失常作用的中药。如病毒性心肌炎病人出现心律失常，在辨证选方用药的基础上，如并见湿热表现，舌苔黄或腻，心律稍快而需要选加清热澡湿药时，就可选加苦参、黄连之类；如冠心病患者出现心律失常，辨证属心气虚者，则当选用益气养阴的人参、甘草(炙)、麦冬之类；如见缓慢性心律失常患者兼见阳气虚衰，则可适当选用温阳的附子类药；如需养血活血，则应选加当归之类……总之，需以临床辨证为基准，按中药传统功能分类为原则，以中医治则为指导选药处方，并结合药理研究的结果分析选择用药，这样就可以验证某药的抗心律失常药理作用在临床上的疗效如何，且不至造成不良后果的出现。

3.3 选用抗心律失常中药组成方剂时，应注意中药的七情配伍原则　中医临床处方要求治病求本，而在配伍药方时又必须注意药味之间的七情调配。在治疗心律失常病人的过程中，选用抗心律失常作用的中药，除遵循以上两个原则外，在选药配方时，更要注意药味之间的七情配伍关系。如有人[13]治疗1例患冠心病16年的76岁男性患者，心电图示：窦性心动过缓伴不齐、慢性冠状动脉供血不足。主要见证为心中悸慌，终日不宁，心痛胸闷，气短乏力，苔薄质淡，脉迟无力。治以温阳益气、活血宣痹。药用附子、桂枝、甘草、丹参、黄芪、川芎、瓜蒌皮等，出入治疗近1个月，效果不佳。分析原因，患者阳伤日久，可能阳损及阴，心阴受损。故改施人参芍药汤合麻黄附子细辛汤化裁：红参(另炖服)、麻黄、五味子各6g，黄芪、附子、瓜蒌皮各12g，当归、赤芍、川芎、麦冬、桂枝、炙甘草各10g，细辛3g。煎服10剂，心悸心慌等症明显好转。改红参为党参15g，余药加减，调治50余剂，诸症告平。复查心电图：正常。该病例说明，在治疗心律失常病人时，选药处方，一定要注意药物之间的配伍关系，要善于阴中求阳，阴阳并调。

总之，在选药配方运用具有抗心律失常药理作用的中药时，除注意用中医药理论指导辨证论治，注意该中药的药性功能外，还可以通过七情配伍来消除中药对该病人的不利作用而提高治疗效果。

参考文献

[1] 方文贤，宋崇顺，周立孝主编．医用中药药理学．北京：人民卫生出版社，1998.14，802～807

[2] 杨藻宸主编．医用药理学．第3版．北京：人民卫生出版社，1994.392～414

[3] 王本祥主编．现代中药药理学．天津：天津科学技术出版社，1997，318，1492，1582

[4] 关美玲,等.蝙蝠葛碱治疗心律失常的临床观察:附35例疗效分析.中级医刊,1986,21(10):45～47
[5] 周宗海.蝙蝠葛碱引起I度房室传导阻滞和完全性左束支传导阻滞1例报告.新药与临床,1985,4(6):32
[6] 孙武.内服福寿草过量引起中毒1例.中国医院药学杂志,1988,8(4):38
[7] 袁福茹,等.酸枣仁汤加味治疗室性早搏84例临床观察.湖南中医杂志,1995,11(6):11
[8] 苏庆英.沙参麦冬汤加减治疗心动过速的点滴体会.辽宁中医杂志,1980,(1):10
[9] 庄福渊.麻黄附子细辛汤治疗心动过缓60例.安徽中医学院学报,1994,13(4):16
[10] 杨振兴.麻黄附子细辛汤治疗缓慢性心律失常临证举隅.吉林中医药,1994,(3):28～29

原载:《中国临床医生》2001,29(4):52

头风病组方规律刍议

沈　欣,杨洪军,庄　严*

[摘　要]　气血逆乱、络脉失和为头风病的病机关键,据此提出了调畅气血、和络止痛为头风病的治疗大法,并指出“截断扭转”思想在头风病中也有应用价值,从风药、活血化瘀药、虫类药的应用以及药物之间的配伍等方面,讨论了头风病的组方规律。

[关键词]　头风病;治法;组方规律

头风病是以慢性阵发性头痛为主要表现的疾病,相当于西医的偏头痛和部分肌紧张性头痛。该病属疑难顽症,难以根治。本文通过对其组方规律进行研究,试图为中医治疗提供新的思路。

组方规律刍议

1　重视应用风药

风药是指,被通常认为以疏散风邪为主要作用的辛温解表类药物,如防风、荆芥、白芷、羌活、细辛等。用风药治疗头风病可谓源远流长。《素问·风论》曰:“风气循风府而上,则为脑风”;“新沐中风则为首风。”这些论述乃运用风药的病因依据。东垣先生善用风药,其曾曰“凡头痛皆以风药治之者,总其大体而言之也。高巅之上,惟风可到,故味之薄者,阴之阳,乃自地升天者也。”李中梓又发挥曰:“在风寒湿者,固为正用,即虚与热者亦假引经。”本文认为,风药在头风病的治疗中,通过以下机制发挥作用。(1)发散风邪。外感风寒可诱发头痛,故运用风药,有邪驱邪,无防患。(2)开郁畅气,条达血脉。风药气味辛香,善于开发郁结,宣畅气机,引经透络,从而有利于血脉条畅。此亦即“辛香可通络入血”之谓。另外,许多风药本身亦具有活血化瘀之效。如荆芥“下瘀血”(《本经》),白芷“破宿血”(《日华子本草》),羌活

* 北京中医药大学,北京　100029

“通畅血脉(《本草汇言》)等。(3)止痛。风药中许多药物兼具良好的止痛之功,如羌活、防风、白芷、细辛、藁本等。

2　活血化瘀药不可少

气血逆乱在头风病的发病中,占有重要地位。气血逆乱则产生血运不畅,日久变生瘀血。若调畅气血,化解瘀血,则活血化瘀药不可少。而且,畅达血运宜选用血中之气药,以收气血并调之效,使气血逆乱重新归于升降有序,变生之瘀血得以消散。此外,活血化瘀药尚兼有较明显的止痛作用。如川芎、红花、赤芍等。

3　适当选择虫类药

常用虫类药物有:蜈蚣、全蝎、地龙、僵蚕、蜂房等。叶天士认为:“用虫蚁者有四:以谓飞者升,走者降,灵动迅速,追拔沉混气血之邪”[3]。若偏头痛日久,则死血、顽痰并气血逆乱,混居络脉,根深蒂固,时隐时现,属顽钝沉痼之疾。《张聿青医案》说:“直者为经,横者为络,邪既入络,易入难出,势不能脱然无累。[7]”故尔必以非常之药攻拔,非用搜剔通络之虫蚁难以奏效。姚亦陶曰:“初为气结在经,久则血伤入络,辄动蠕动之物,松透病根……[7]”可见,虫类药在治疗络病顽证方面,具有一般植物药或矿物药所无法替代的独特疗效。况且,部分虫类药亦具有止痛、祛风、止痉之功。

4　讲究药物的配伍及用量

组方治疗头风病,所选中药种类较多,药效峻猛,故必须加强彼此之间的配伍,以达到增效减毒之目的。首先,活血药与风药相配。风药可助活血药调畅血运,而活血药又可协风药舒达乱气。如此,乱气得化,血运畅达,则气血亦各循其所安之处。二者并用,亦可循经上巅顶,止痛之效相协同,使治疗头痛效果卓然。其次,寒热并用。治疗头风病之主药多辛温燥烈,组方时宜选用苦寒、甘缓之品以制药性太过。并依据头风病患者病机偏寒、偏热之不同,适当调整寒热药之比例。再次,顾护胃气。头风病用药多有大寒、大热之偏性,且用量较重,易伤胃气,戕伐胃阴。所以,对于长期服药或体质弱者,应适当佐以扶正,健脾开胃之品。

参考文献

[1]　杨洪军,王晓燕.调气法治疗头风病[J].四川中医,1998,16(11):11.
[2]　王肯堂.证治准绳·杂病[M].第1版.北京:人民卫生出版社,1991.315.
[3]　叶天士著.徐灵胎评.临证指南医案[M].第1版.上海:上海人民出版社,1976.36.
[4]　朱丹溪.丹溪心法[M].第1版.北京:中国书店,1986.281.
[5]　陈士铎.石室秘录.第1版.北京:中国中医药出版社,1991.16.
[6]　王灿晖.从“截断扭转”谈温病治则问题[J].江苏中医,1997,18(3):3.
[7]　张聿青.张聿青医案[M].第1版.上海:上海科学技术出版社,1963.9.

原载:《中国中医基础医学杂志》2001,7(12):40

·书评·

《分子生药学》评介

谢宗万

由黄璐琦博士任主编，多位博士、硕士参与编写的《分子生药学》由北京医科大学出版社于2000年6月正式出版。这是我国生药学界的一件大事，因为生药学这个学科的建立已经有近200年的历史，其间虽然也在不断的发展，然而对生药材鉴定技术而言，最初只是药材性状鉴别，也就是说药材的外部形态特征、色泽、断面、质地、气味等进行药材真伪鉴别，其后则逐步发展为药材内部的细胞组织形态特征为依据，进行光学显微鉴别。随着科学的进步，观察超微结构的扫描电镜也在生药材鉴别当中应用了，其间还在真伪鉴别和质量研究中将理化方法引入，特别是以成分分析为依据，将各种光谱分析法应用得淋漓尽致，使生药学发展到一个新的高峰。黄璐琦同志于1995年还在攻读博士研究生阶段，就瞄上分子生药学这个尖端技术，因而潜心研究，很快发表了《展望分子生物技术在生药学中的应用》一文，并首次提出"分子生药学（molecular pharmacognosy）"这一概念。此文的发表引起了生药学界的强烈共鸣，一些志同道合者纷纷以各种方式提出自己的看法、商榷，鼓励其作进一步的探讨，使之更加系统化。正是这种共鸣和激励，经过数年的勤奋钻研，这部具有开拓性质的《分子生药学》终于正式出版了，它使原有的生药学跨入了一个新的时代，即分子生物学时代，从而也使生药学发展出一个新的分枝学科"分子生药学"。我衷心祝贺这个新的分枝学科的诞生和建立。使我特别高兴的是我干了几十年的中药鉴定科研工作，感到十分困惑的是环境因素常常给药材鉴定带来诸多干扰，尤其对药材近缘品种难以确定，而分子生药学技术是建立在遗传基因型基础之上的技术，它不受环境因素对药材原植物的一切影响，也不受检品性状（原药材、饮片或粉末）的影响，因而对药材近缘品种的检测有其独特的优越性。但是分子生物学在某些技术方面，也不是说就是十全十美的了。例如稳定性与重现性都还不够理想，DNA序列分析虽然好，既稳定又准确，用于种下一级分类亲缘关系研究最适宜，又能反映物种进化的历程，但仪器设备价格昂贵，一时较难普及等等。总之，《分子生药学》的出版，是新思想、新方法、新技术在中药和生药领域里的扩大应用，使我国生药学上了一个新台阶，这不仅能解决中药真伪鉴别上的一些难题，而且还可应用于药用植物分类学特别是近缘品种的认定、道地药材的品质评价、出土中药标本的鉴定以及对中药高产、优质、多抗性品种的培育、濒危紧缺中药资源的保护和持续利用等，这确实是一部好书，一部将分子生物学与中药研究相结合的好书。当今处于中药要现代化之时，就是要把基因研究、转基因技术、克隆技术、RAPD方法以及利用基因芯片等技术鉴定药材品种等加以发展，应用于中医药这个在我国自然科学领域最有优势、最有特色的学科里，是最富生命力和广阔应用前景的。所以有人说"中药现代化就是将传统中医药的优势和特色与现代科学技术相结合，把中药推向国际"。我想"分子生药学"就是一个很好的例证。正是由于这部书作为第一次正式出版，其意义十分重大，且涉及到分子生药学这个分枝学科创立的大问题，因而它将作为我国药学特别是生药学发展史上的一件重大创举而载入我国药学史册。这里必需要说明的是分子生药学和传统生药学、现代生药学的关系问题，我认为它们永远是一种互补关系，而不是什么替代关系，因为它们使用的手段有所不同，解决的关键问题和取得的效果也不尽相同。在今后，要解决生药领域里的复杂疑难问题，看来是缺一不可，把这些手段统统加在一起联用或从中选择几种手段配合使用，才是更全面和更有效的办法。

该书为16开本，分3篇11章，约62万字。第一篇为概论，主要介绍分子生药学科产生的背景、理论基础和研究内容以及分子生药学与相关学科的关系等。第二篇为分子生药学研究方法及其基本技术，这是本书的核心内容，包括植物DNA和RNA方法与技术、分子杂交、遗传转化技术以及与分子生药学相关的因特网应用等。第三篇主要谈分子生药学的研究领域，如药用植物的分子系统学研究，药用植物种质资源的分子生物学研究，生药鉴定的分子标记研究，药用植物有效成分基因调控研究，药用植物转基因器官和细胞培养生产天然活性化合物等。书后有附录“名词解释”是对涉及到分子生药学的一些名词如基因、标记基因、基因库、基因型、扩增、毛细管PCR、同功酶等70条左右有关专业名词作了恰当的解释，这对学习和从事分子生药学的人员来说更是给予了很大的方便。

当然《分子生药学》也还有不够尽善尽美之处，希望今后不断在理论上提高，在实践中总结补充而再版，使分子生药学这个新生事物更加成熟与完善。

该书可作为生药学研究生的专用教材和药科大学中医药大学本科生的生药学补充教材或选修教材，以及一般药学、中药学、生物学和农学等有关学科的研究参考用书。

原载：《中国中药杂志》2001，26(3)：216

《天然药物资源开发利用》评介

谢宗万

由中国自然资源学会天然药物专业委员会副主任袁昌齐研究员主编、专业委员会主任周荣汉教授主审的《天然药物资源开发利用》这部专著已于2000年12月由江苏科学技术出版社公开出版。它的问世，极富时代意义，必将对今后我国天然药物的开发利用起到有力的推动和指导作用，并将在医疗保健事业和促进经济繁荣方面产生深远的影响。

本书含总论、各论(108种药物)、中文索引和拉丁学名索引四个部分，80万字，精装16开本，书首有中国药科大学教授、中国科学院院士徐国钧和中国自然资源学会理事长、中国工程院院士石玉林两先生的序言、作者前言及编写说明。

纵观全书，笔者体会有如下特点和优点。

1　目的明确，人们对天然药物资源不应仅沉醉于单一用途的利用现状，而应充分进行高效、合理、综合性的开发，而且这种开发应是应用现代科学技术，多功能、多层次和全方位的，其基本原理则是物尽其用，最终目的则是扩大再生产，从而产生显著的社会效益、经济效益和生态效益。

2 本书总论部分概述了天然药物资源的概念及特点，开发利用的原则与途径及有关开发利用的几个问题，所述都是关键要害之处，科学性很强。各论部分每药收载内容，依次为正名、别名、基原、生境分布、采收加工、化学成分、药材性状、鉴别反应、药理作用、性能主治、综合利用、资源保护与附注诸项，文后附主要参考文献。显然它不同于一般中药学，而是完全根据资源开发利用的特点设计的一套崭新体例，颇有创新性。

3 高瞻远瞩，充分辨析天然药物资源的特性，提出高效、合理开发利用的理论基础和具体途径，十分重视天然产物化学与产品工艺学的密切结合，并且要求达到药物产品生产的规范化，努力发展绿色药材及其产品，以适应市场竞争形势，又用唯物辩证的观点，正确阐明资源开发与保护二者之间的关系，特别强调资源利用是目的，保护是手段，保护是为了更好地持续利用，这些观点不但在当前而且永远是对天然药物资源开发利用的指导原则。

4 在各论对药物的记述中，首先明确基原，对化学成分与药理作用比一般中药文献描述周详，有效成分，自然与药效攸关，其他成分则又与综合利用攸关。例如红景天篇对 10 种红景天的化学成分列表比较，而“综合利用”和“资源保护”两项资料特别丰富，对资源的充分利用，实用性极强，且对不少品种在资源保护方面，作者提出了一些宝贵建议，很富参考价值。

5 对保健品的开发除注意安全无毒外，还强调具有营养、调节和保健三功能。正是随着社会发展和人们生活水平的不断提高，人类的医疗模式正由单纯的疾病治疗转向预防与保健相结合的模式，人们可以通过食品或保健品来调节机体的亚健康状态，达到防病强身的目的，过去中成药很难在国际上与西药竞争，现在保健品已经冲破美国 FDA 的大门，而跻身国际市场。我们可以根据社会需要和国内外市场情况，充分发挥国产天然药资源的优势研制出各种类型独具特色的保健品，把保健品的开发作为资源综合利用的重点，看来甚属可取。该书提供了有关宝贵资料，可资参考利用。

6 在选录108种重要天然药物的记述内容里，多凝聚有作者亲身调查研究的血汗。本书的编著正副主编、主审和所有编委都是从事中药专业和动植物资源专业的专家、教授，他们分别对承担的品种无论在理性上和感性上都有着极为丰富的经验，有些甚至就是他们本人多年来研究专题的结晶，堪称权威之作。

7 本书每篇论述所引资料均有文献出处，这不但说明本书资料翔实可靠，同时又为读者提供进一步深入研究的参考，这也显示了科学的严谨性。

8 本书封面设计生动，上部以绿色为背景，下部选列有高度开发利用价值的天然药物且为国家公布的保护品种，寓意极为深长。印刷装璜也都精美，校对效果一流，出版质量堪称上乘。总之，《天然药物资源开发利用》是一部科技优秀图书，其特点很多，优点十分显著，创新性、科学性、实用性都很强，达到了国内领先水平，特别是在当前时代特别需要而同类书籍又十分稀少的情况下，本书的出版更为可贵，它必然会得到医药、食品、保健、农林、轻工等有关方面科研和生产人员及大专院校师生等的广泛欢迎和赞许。所提有关宝贵资料，均可资利用参考。

原载：《中国中药杂志》2001，26(10)：722

《中国药用石斛彩色图谱》评介

谢宗万

以包雪声、顺庆生两位教授和陈立钻所长为主编、吉占和研究员主审的《中国药用石斛彩色图谱》已于2001年5月由上海医科大学出版社和复旦大学出版社出版。全书186千字,彩照250余帧、大16开本。这是我国中药史上首次对兰科中石斛这个大属的药用种类进行一次历史性、多科性的学术大总结,显然富有较大科学和实用价值。

纵观全书,笔者认为有如下特点和优点。

1 本草考证周详

石斛之名始见于《神农本草经》,其后历代本草对其产地、形态描述和效能多有发展和补充,至清《植物名实图考》且有附图3幅。本书作者在掌握全国石斛属品种形态和分布的情况下,首次明确了石斛、铁皮石斛、细茎石斛、叠鞘石斛、春州石斛和霍山石斛在历代本草中的位置和价值,并对枫斗和黄草历史也作了较深入的查考,如此均表明作者对本草学研究的贡献。

2 品种汇集齐全

石斛属全国有74种2变种,本书报道了药用石斛51种,难能可贵的是这51种药用石斛的鉴定都是在商品调查,收集鲜干样品并进行栽培,待其开花后作分类学鉴定的,而且还有中科院植物研究所兰科专家的主审,因而鉴定结果最精确,也最科学。这51种药用石斛得来诚属不易,而且将所有收集到的品种,分别记载其原植物名、药材名、别名、商品规格名。以地区言,涉及全国石斛各产区,以时间言,从20世纪60年代至20世纪末长达数十年之久。以学科言,涉及植物分类学、药用植物栽培学、化学、药理学、中药学等研究内容。综述很全面,是迄今论述石斛属药用植物最全面、最权威的一部佳作。

3 药材类别明细

石斛类药材由于品种繁多,随之而来的就是商品类别复杂。本书总结了历年来市场经销石斛类药材的商品名称和规格,可谓分类详明。作者在木村康一、叶强、包雪声、吉占和、沙文兰等学者多年来对石斛类药材分类的基础上,结合现时全国石斛类药材商品类别的新发展,总结为11类,即金钗石斛、霍山石斛、环草石斛、黄草石斛、枫斗(耳环石斛)、鲜石斛、金黄泽、圆石斛、马鞭石斛、小瓜石斛和有瓜石斛,同时兼有原植物品种的说明。如此明细的商品药材分类,实属罕见。更重要的是对药材的正品、混淆品和伪品问题,做到了辨明正异,泾渭分明,便于实用。

4 加工调查深入

石斛类的特殊加工表现在枫斗规格上,然而这一加工经验,一直是我们中药工作者缺少关注的问题,文献对此也少有记载。然而本书作者则注意及此,他们了解到加工枫斗多数集中在浙江省乐清县,少量在云南边境地区进行加工生产。因此商家大多将新鲜材料运至浙江省乐清县农村后，即由农民各家各户购买各自需要的原料自行加工各类规格的产品，作者们在调查过程中，深入到农户家中，了解情况，他们认为获得的信息，收集的样品以及对该产品的名称没有统一的叫法，如有人将杯鞘石斛加工后称“刚节草”，另外有人则称之为“光节草”等。此外，因植株材料的长短、粗细、色泽等不一，加工后的产品性状等也大多不同，作者为了体验生活，掌握第一手加工资料，曾亲自参加加工枫斗操作(图 61～62)，为此，他们总结出枫斗加工有 4 道程序，即原料整理、低温烘焙、卷曲加箍和产品干燥。他们还对使用石斛原材料进行原植物追踪鉴定，认为日本学者木村康一收集的 12 份枫斗样品中提及陕西、河南等地产老河口枫斗的植物来源问题有异议，并认为 90 年代的枫斗原植物种类，已不限于霍山石斛、铁皮石斛及细茎石斛，可能还包括曲茎石斛等其他种类石斛。因此木村氏所指老河口石斛绝非细茎石斛一种，我认为这个意见比较客观可靠。作者这种求实而不盲从的科学态度可敬可佩。作者们对现时枫斗的研究，除铁皮枫斗外，还涉及紫皮枫斗、虫草枫斗、水草枫斗等，涉及到的原材料还有梳唇石斛、钩状石斛、兜唇石斛等，可谓洋洋大观。不仅如此，作者还对枫斗的历史作了考证，从清《本草纲目拾遗》中找到枫斗和耳环石斛的一些蛛丝马迹，该书载有“霍石斛出江南霍山，形似钗斛细小，色黄而形曲不直，有成毬者，彼土人以代茶茗……”，这与现时枫斗或耳环石斛的性状和应用方式完全吻合。说明清代虽未见枫斗之名，但已有枫斗之实。作者又从《文山风物》一书中找到“广南西枫斗”的一些记载，从而又联系到宋代《本草图经》石斛以广南者为佳的记述。虽然不能说明当时就有枫斗这种形式的产品，但至少亦可理解为后来加工为“广南西枫斗”的原料是优质的。此外，《文山风物》一书中还提到，枫斗加工是由浙江师傅指导的，更说明浙江人(目前大多为浙江省乐清县的农民)历来有加工制作枫斗的传统，并一直延续至今天。这些有关“枫斗”历史加工和应用的记载，在现时中药文献中是很难得到的宝贵资料。

再者，本书对在建国后出现的品种复杂的黄草石斛(黄草、川黄草)的历史、名称和商品规格等亦有比较详细的论述。

5　重视物种保护

据调查研究报道，目前高等植物每年约灭绝 200 种，加上其他物种，大致每天灭绝一种。一旦灭绝，则不可能再现，这对人类及其子孙后代无疑是一个不可挽回的重大损失。石斛属植物为附生类植物或称附生兰，它们大多生长在树干上或附着在不毛的石头上或岩壁上。鉴于石斛类植物生态习性特殊，生长、繁殖不易，加之人们对石斛类药材的需求日益增多而农民在采集方面又有“掠夺性”、“毁灭性”的野蛮采挖行为，这是对物种生存的严重威协，故石斛属的一些种类已被列为国家保护物种。本书作者从植物资源保护意识出发，提出可贵的保护意见：①发动全民来保护石斛物种与野生资源；②强化法律意识，各职能部门加强共同合作，制定我国天然药物资源开发利用的有关法规；③对保护石斛属植物的几点意见和建议(请见原书 48 页)。我认为这些意见十分可贵，不仅石斛如此，中药材不少品种，特别是属于珍稀濒危的物种，人们都要增强保护意识，对其制订有力的保护措施，本书可作为一个较好的范例。

6　栽培成果突出

由于天然药用石斛的产量有限，赶不上临床用药的需求，则人工栽培石斛，为势所必然，然而石斛为兰科植物，种子细小且不具胚乳，故种子繁殖有极大的困难，在自然状态下发芽率很低，成苗更难。为此，先进的栽培技术多采用组织培养试管苗，然后移栽野外及大田栽培,但此技术难度很大,非比一般,前人有过失败的教训。但本书主编之一,有丰富的栽培理论和实践经验,其所在单位至今已建立起拥有每批育苗1400万株的铁皮石斛培苗大楼以及近千亩的大田栽培基地,这就为大面积农田栽培石斛闯出一条新路。此项成果经国家林业局鉴定为国内首创,达到同类研究的国际先进水平。铁皮石斛能如此育苗栽培,其他同属植物当然亦可如法炮制,此项突出成果,学术性和实用性很强,社会效益和经济效益都很高,值得大力推广。

7 全书文图并茂

全书含总论与各论两大部分,所占页数几乎各执一半,平分秋色。总论分①石斛的历史与研究工作概况;②石斛类药材的现状;③石斛类药材的植物资源保护与合理开发利用;④石斛属植物的栽培与组培试管苗移栽生产概况,附彩图74幅。各论首先论述石斛属51种药用植物,附彩图165幅。其次论述金石斛属、石仙桃属、石豆兰属、蜂腰兰属、贝母兰属、毛兰属、耳唇兰属、笋兰属有关植物,附图19幅,以上总计彩图为258幅。总论内容极为丰富,对药用石斛的历史、现状、品种的真伪、造成混乱的原因、成分、药理与临床应用以及资源保护与栽培研究等情况,均有详细论述并提出作者不少创见。各论对35种石斛属植物的基原、形态、分布进行了简明的描述,多数兼述茎的横切面构造,文后加以必要的注述。对其他有关种类则一般概述,做到主次分明。所有植物彩图栩栩如生,特征显明,特别对某些重点种类,还有花的特写镜头。我们知道,采石斛固不易,要拍摄到开花的石斛则更属不易,而且要把石斛属如此多的种类,采齐拍全,则更是难上加难了。可以想像,作者们花了数十年的功夫,亲自深入全国产区,攀崖越岭进行调查采集,其间经过文革10年动乱的干扰,有些既得材料,毁之一旦,其后又继而调查潜心研究,这种锲而不舍的钻研精神,为科研事业成功之本,是多么的可贵可敬。

总之,本书在中国药用石斛方面,做到了全面系统调查、品种鉴定精确、形态描述简明、有创见、有特色、科学性强、实用性广、文图并茂、装帧精美,在现有论述专属药用植物彩色图谱中,达到了国内领先水平,堪称石斛专属的权威之作。阅读本书,不但能丰富读者有关中药石斛的专业知识,而且在看图时,还有一种艺术审美的享受。

原载:《中国中药杂志》2001,26(11):795

《天宝本草》著者及版本内容比较评述

谢宗万,邬家林*

[摘要] **目的**:对《天宝本草》著者及版本内容进行实质性的探讨。**方法**:对5个不同版本的内容从版式、文字和药性赋与药性歌所收草药的药名、数目等方面进行全面的比较,并就《天宝本草》是否为一人所撰进行分析。**结果与结论**:《天宝本草》虽有报道为川人龚锡麟所编,但原作者应为众草医,龚氏仅作过一些汇总整理工作;通过版本研究认为5个版本互有短长,但较早的版本,不一定是较好的版本,实有基原考

* 四川省中药学校,四川 峨眉 614201

订、文字校注和新编《天宝本草》的必要。

[关键词] 天宝本草;著者;版本

《天宝本草》是一部四川省地方性本草,实即四川省民间草药,据《四川省医药卫生志》记载,《天宝本草》为清同治十年(公元1871年)川人龚锡麟所编,我们查阅了《全国中医图书联合目录》,并访问了一些在全国有影响的大图书馆,对同治初刻本均无有藏书,迄至目前为止,我们只见到如下5个刻本:①光绪二年丙子重刻本(公元1876年有2个版本即甲A本,为成都棉花街文乐斋刻本;甲B本内容为其重印本;二者除书名字体和有无炎帝画像及文乐斋字样略有区别外,其余内容完全一致。为讨论方便起见,此二者统称为"甲本")。②光绪癸未(光绪九年)重刊,方便堂梓行本(公元1883年刊本,简称"乙本");③民国二十一年新刊,吕文明、吕文滨堂藏板(公元1932年刊本,简称"丙本");④民国二十八年新刊本,未具梓行堂号(公元1939年刊本,简称"丁本")。这5个刻本均未著撰人,亦无序跋。由于同治初刻本无法得见,因此,只能就光绪以后的5个刻本进行研讨。

1 《天宝本草》释名

"天宝"一词,《辞海》解释为"天然的宝物"。王勃《滕王阁序》有"物华天宝"语。我们认为四川民间本草以"天宝"为名,有四川草药皆为天然宝物之意,此与唐代之国号"天宝"毫无关连之处。

2 《天宝本草》全书概貌

全书分药性赋与药性歌两大部分,药性赋为182味草药,按寒、热、温、平四性用骈文体裁写成寒性赋、热性赋、温性赋与平性赋4种"骈赋"。药性歌记载草药149味,每药以七言四句歌括形式编写,内容主要包括药名、性味和功效、主治,偶尔也涉及草药形态,但药性赋与药性歌所列品种并非完全对应。

3 版本形式比较

3.1 书口标为"草本"二字的版本

甲(包括甲A和甲B,下同)、丁本属之,共同的特点是:书口标为"草本"二字,药性赋和药性歌统一编为21页。正文第1页第1行上部为"天宝草本"四字。不同之处为甲A本正文第1页第1行下部有"棉花街文乐斋"6个字,甲B本仅有1个"棉"字,其下5个字被铲去。书末均记有"光绪二年暑月季夏林锺吉日重刊";丁本封面右侧刻有"民国二十八年新刊"8个字,左侧下仅有"藏版"二字,并无堂号。书末正文后仅有1个"终"字。

3.2 书口非为"草本"二字的版本

乙、丙本属之,共同特点是:书口非"草本"二字,正文第1页第1行记为"天宝本草药性下卷",书末正文后记有"此书神农皇帝采练,制下百草药性一部,以上尽是一切应验之药,认真病症,依药加用,百不失一,传下一十三代名医,济世救民,恐有士庶不知官药草药,在铺采辨,问明便知,是百发百中"。末行刻有"天宝本草药性下卷终"半行字样,可见它是以《草药性》作上卷的合刊本的一个组成部分。乙、丙不同之处为:乙本书口为"天宝"二字,丙本书口为"天宝本草"四字。

3.3 有神农炎帝画像本

甲B、乙和丁本属之,特别是甲B和丁本最为接近,连字体、大小和行、字间距都一样,但偶尔略有差异,可以认为丁本是甲B本的仿刻本。在内容上,甲、乙、丁3个版本可算是大抵相似。例如丙本“九重楼”条，甲、乙、丁本均为“九重川”，文词方面，丙本的“膨胀”二字，在甲、乙、丁本均为“蛊胀”。又如白茄子根条，丙本的“火煅”二字，甲、乙、丁本均同讹为“火锻”，连错字都错得一样，更充分地说明甲、乙、丁本属同一体系而无疑。

3.4 无神农炎帝画像本

甲A和丙本属之。在文字内容上甲A与甲B基本一致，而丙本则有所差别，特别是药性歌的某些内容在用词遣字方面，以及歌括的韵脚方面与甲A及有画像本均有所不同，字体和版式也不一致，显然是两个体系。

3.5 书名“天宝本草”四字为篆书

甲B、乙、丁本属之。

3.6 书名“天宝本草”四字为隶书

甲A及丙本属之。

从上述书口、书名字体、有无神农炎帝画像以及部分文字内容多方面来看，5个版本的异同虽互有交叉，但文字内容是第一位的，而版式则是第二位的。因此，综合看来5个版本大抵分属两个体系，即甲(包括甲A和甲B)，乙、丁本基本上属于一个体系，而丙本则单独为另一个体系。

4 5个版本互有优缺点

4.1 药性赋中文字的比较举例

以寒性赋中的荔枝草为例，甲、丙、丁本均为“荔枝草”，但乙本讹为“荔枝葛”。

寒性赋中“薰虱疥宜用浮萍草”句，甲本、丙本均正确，但乙本和丁本则将“虱”字误刻为“風”字。

热性赋中，“跌打损伤，五通甲为妙药；止痛敷疮，修天竹是灵方”，丙本如此，但甲、乙、丁本均作“五通五甲”，按骈赋体裁，第2,4句均各为6个字，丙本正确，而甲、乙、丁本则为7个字，多出1个字，这样就和第4句不对称了。从内容上来考虑，五通甲和五通五甲其意相通，并无矛盾，当以“丙本”为是。

热性赋中“箭杆风四体之湿可除”句，甲本、乙本、丁本均将箭杆风的“风”字，误刻为“居”字，唯独丙本正确无误，而丁本还将“除”字误刻为“馀”字。

平性赋中活血藤，丙本为活血藤，其余4个版本均用“截血藤”之名；白茄根，甲、乙、丙本均用“白茄根”，但丁本则讹刻为“白茹根”。

平性赋中鸭公头，丙本为“鸭公头”，其余3个版本均为“鸭公顿”。

4.2 药性歌中文字的比较举例

笔筒草：“笔筒草即土木贼”句中的土字，只有丙本正确，其余甲、乙、丁本均误刻为“上”字。

马连：“清喉利膈治牙黄”句末的“黄”字，甲、乙、丙本均正确，为“黄”字，唯有丁本误为“毒”字。“膈”字，5种版本全错，均误为“隔”字。

酸酸草：甲、乙、丙本均为“酸酸草”，唯有丁本误为“峻酸草”，但丙本将“塞鼻”误刻为“寒鼻”，而其余4个版本正确。

仙遗粮：丙本原文为“仙遗粮节土茯苓”，其余4个版本为“仙遗根节土茯苓”。我们认为正文应为“仙遗粮即土茯苓”。

猪鬃草：5个版本均误为“猪综草”。

无根草：丙本为无根草，其余均误为“草无根”。

野黄麻:丙本为野黄麻,其余均误为“到黄麻”。

捆仙绳:乙、丙本为“藁”字。甲、丁本为“捆”字。

二月桃花:甲本为一月桃花,其余均为“二月桃花”。

三白台:丙本正确,其余版本均误为“云白台”。

刮金板:丙本正确,其余均误刻为“刮金槭”。

合散菌:丙本为合欢菌,其余版本均为“合散菌”。

还魂草:“童便酒炒”四字,乙本误刻为“重便”,其余4个版本无误。

独脚莲:在“敷疔拔毒乃为尊”一句中,丙本正确,而其余4个版本均将“拔”字误刻为“疑”字。

4.3 5个版本的共同问题

5个版本在药名上存在着共同的问题:如倒水莲,5个版本均误刻为到水莲,鹿葱根,药性歌中均误刻为绿葱根,但药性赋中则刻为鹿葱根。猪综草5个版本均重出。铁马鞭梢亦均误刻为铁马鞭稍。大母花均刻成大母,实即雪莲花。马蔺均刻成马连。

4.4 较早的版本,不一定是较好的版本

根据上述5个不同版本的内容比较看来,内容互有短长,各有优缺点,说不上哪个版本最好,但相对来说,丙本稍好,但丙本为1932年刻本,特别是在歌词押韵方面,比较合理一些,可能是经过文人加工后的版本,所以题为“民国二十一年新刊”。因此,较早的版本,在文字方面可能比较粗糙,歌括的组成,也不正规,所以不能认为是最好和适用的版本。所幸5个版本,虽不尽相同,但基本内容一致。虽然同治初刻本未见,我们可以这样说,即使见到,在彼此互校之后,其结论也会仍然如此。由于《天宝本草》是清代的民间本草,从文献时代的价值来说,距今不算久远,即使将来也还找不到初刻本,亦无大碍。我们认为重要之处,是草药治病经验的广为流传,而现时的几个刻本已反映了基本情况。

4.5 草药总数及记数说明

如前所述,《天宝本草》分药性赋与药性歌两大部分,按理说,这两部分所载草药药名与药物数目应该完全相符,一一对应,但实际并非如此。我们在统计中发现药性赋有者,并未全为药性歌收载,反之亦然,而且所用草药正名也不统一,甚至个别还有药名完全雷同,而所载性味功能并非一致,这就是有同物异名和异物同名的现象存在。因此,对准确的统计全书所载草药总数,的确有相当大的难度。虽然如此,我们还是作了一定的澄清混乱品种的努力,在解决这些干扰因素之后,我们初步统计出药性歌收载草药149味,加上药性赋中增收的草药40味,则全书合计收载草药189味。

4.6 原本《药性赋》有载,而《药性歌》未载药物,品种有37味

散血藤、香桂皮、响铃草、五通加(五通甲)、修天竹、雀不站、野葡萄、矮坨坨(矮沱沱),搜山虎、破骨风、八月瓜、倒罐子(到贯子)、石南藤(石南星)、野萝卜(野萝葡)、大风藤、九节风(九节丰)、箭杆风、刺五加(茨五甲)、藤五加(藤五甲)、搬到甑、商陆根(水萝卜)、二郎剑、娃娃拳、母猪藤、鹅豆根、旱莲草、棕树根、九连环、佛指甲、鸡脚树、何首乌、石洋参、斑鸠草(班鸠草)、山萝卜(山萝葡)、一笼鸡、水甫归、都总管。

需要说明的是上述“五通加”是指五通、五加(甲)而言,所谓五通,是指白木通、花木通、油木通、淮木通和血木通而言,所谓五加(甲)是指刺五加、毛五加、树五加、藤五加和地五加而言,这10味之中药性歌已载而药性赋未载的只有4味,因此,原本药性赋有载而药性歌未

载的药物实际数应为40味(即“五通加”算作4味,而不是以1味计数)。

4.7 修订稿《药性歌》有载,而《药性赋》未载药物,有6味品种(品种考订,详见本书《药性歌》)

桃花、葵叶参、乌柏子(乌茶子)、乌柏皮(乌旧)、猪毛针(猪鬃草之二),青藤香。

4.8 原本《药性赋》与原本《药性歌》中的同物异名药物(括号前为《药性赋》中药名,括号内为《药性歌》中药名,有的仅药用部位有别)共58味

天蜈蚣(飞天蜈蚣),土茯苓(仙遗粮),矮茶风(矮茶子),凤凰草(凤尾草),三百苔(三白台),苍耳子(苍耳草),水奎根(水珠根),牛耳黄(牛耳大黄),覆盆子(覆盆参),臭草藤(臭藤),雄黄连(酸通),辰砂草(神砂草),蓝花草(兰花),白龙须(白金条),灵芝草(合散菌),走马胎(括金板),地胡椒(鹅脚板),鸡骨连(鸡肮裤),浮萍草(无根草),水粉团(指甲花),猪撩子(狗奈子),佛甲草(龙牙草),半边钱(肺经草),狗儿院(面根草),酸梅根(酸酸草),臌树根(野黄麻),捆仙绳(细仙绳),兰草根(春兰夏蕙),黄葛葡(黄葛藤),茨黎根(茨梨子根),九重楼(九重川),乌鸭风(乌鸦风),旋佛花(银沸草),六月苋(六月寒),青水香(怀木通),滑药草(滑药),隔山锹(奶浆藤),莫娘藤(木娘藤),洋鹊花(地洋鹊),猪棕草(猪综草),橄山鞭(金腰带),猪辽参(猪獠参),鸭公头(鸡公头),大母花(大母),见肿消(血牡丹),滔血藤(活血藤),四叶莲(田子草),硃硃连(硃砂莲),王不留(王不留行),三角丰(三角风),铁耙头(铁扒头),水泽兰(水滓兰)。

4.9 原本《药性歌》与修订后《药性歌》药名的对应比较(括号前为原本《药性歌》药名,括号内为修订后的药名)共45味

茨黄芩(刺黄芩),华头草(铧头草),铁马鞭梢(铁马鞭),三白台(三白苔),怀木通(淮木通),奶浆藤(隔山撬),地羊鹊(地阳雀),滑药(滑药根),矮茶子(矮茶风),兰花(兰花草),开喉剑(开喉箭),猪鼻孔(鱼腥草),木娘藤(无娘藤),过路黄(毛脚鸡),到黄麻(野黄麻),细仙绳(捆仙绳),马连(马蔺),瓜子草(瓜子连),二月桃花(桃花),刮金板(刮筋板),猪辽参(猪獠参),狗奈子(猪蓼子),大母(雪莲花),合散菌(合伞菌),鸡肮裤(鸡骨莲),田子草(田字草),黄京根(黄荆根),茨三甲(刺三加),清明香(青藤香),水珠根(尿珠根),藤萝花(藤萝根),猪综草(猪毛针),九重楼(九重根),地五甲(地五加),到水连(倒水莲),茨梨子根(刺梨子根),宗子羊(粽子瘍),胭脂花(胭脂花根),绿葱根(鹿葱根),乌茶子(乌柏子),乌旧(乌柏皮),倒竹散(倒竹伞),铁扒头(铁耙头),独脚连(独脚莲),合(菮)麻根(活麻根)。

5 《天宝本草》与《草药性》有一定的联系

《天宝本草》与《草药性》均为四川民间草药书,二书药物品种有很多相同之处,很有意思的是《草药性》清光绪丙午年(1906年)刻本,与《天宝本草》乙(1883年)、丙(1932年)本,书末均有如下相同的一段文字,“此书神农皇帝采练……问明便知,是百发百中。”(详见3.2)说明二者有着千丝万缕的联系,而且这两本书经常被合订在一起。从1932年吕文明、吕文滨堂藏板来看,他称《草药性》为上卷,置于前,将《天宝本草》称为药性下卷(即本文之“丙本”)置于后,足以说明吕氏的观点,那就是《草药性》与《天宝本草》是上、下卷的关系,但是甲、乙、丁本,则不存在上、下卷的明显关系,因《天宝本草》与《草药性》均各有其独立性,彼此并无互赖关系。再就所载品种而言,因二者均载四川草药,有部分相同,是可以理解的,但仍有很多不同之处,不能就此认为二书是一个不可分割的整体。再者所述相同的品种如鱼腥草,《草药性》名侧耳根,《天宝本草》名猪鼻孔,所述疗效也不尽相同,由此看来吕氏的观点是存在一定问题的。吕氏的最大缺陷是没有交代二书始刊本的著作年代,只是从先有药性知

识而后有应用歌括的程序来推测处理的,因此缺乏说服力。

6 《天宝本草》恐非一人所作

虽然《四川省医药卫生志》说《天宝本草》为川人龚锡麟所编,但《天宝本草》的药性赋与药性歌是不是都是龚氏一个所撰这一点,我们存有疑点。

6.1 药性赋中有数十种草药未列入药性歌内容,药性歌中亦有不少草药未见于药性赋中,这说明药性赋与药性歌的药味品种未能一一对应。

6.2 药性赋与药性歌中同一草药而所用药物正名前后不一致,如水彩团(指甲花),洋鹊花(地洋鹊)等不下30味之多。

6.3 药性歌中前后有药名相同品种,如猪综草。

6.4 药性赋与药性歌中,同品种而所列药用部位不同,如苍耳子(苍耳草)、夜合花(夜合皮)、覆盆子(覆盆根)等。

6.5 不同版本药性歌括中,某些药名音同字不同的现象更是口碑相传,导致讹误的明证。山慈菇(姑),捆(缃)仙绳、铧(华)头草、莫娘藤(木娘藤)。

在同一本小册子中出现如此多的矛盾和不统一之处,显然原作者可能不止一人,而是众多草药医各自的经验经过长时间的口碑相传,最后由川人龚锡麟在清同治年间,将其初步草草汇编成书。我们没有见到同治初刻本,但从清光绪二年以后的5个刻本,均未载编者姓名,亦无序跋这一点来看,龚锡麟作为该书的编者是否得到清代草药医们的公认,还是值得怀疑的。虽然我们对龚氏的身世不了解,不能肯定龚氏就是原书的作者,但还是承认龚氏至少在整理民间草药经验方面是有一定功绩的。至于5个版本内容的某些差异,则与后人的修订有关,特别是在药性歌方面,某些韵脚的调整,显然是经过一些文人加工后的产物。

7 保持地方本草特色,融会新知,新编《天宝本草》

综合性本草和地方性本草都是祖国医药学遗产的重要组成部分,综合性本草药物品种数目多,内容广泛,而且代代承传,所谓盛世修本草,一般都是指综合性本草而言。例如现时由国家中医药管理局主编的《中华本草》三十卷就是典型的综合性现代本草,是面向全国的本草巨著。而地方性本草,其收载的药物品种相对的来说要少得多,药名和医疗经验都具地方特色,其应用范围也是区域性的,有其局限性,如明代云南南部地区的《滇南本草》,清代两广地区的《生草药性备要》,川东地区的《草木便方》和川西地区的《天宝本草》,现代广西地区的《广西本草选编》和《陆川本草》,福建地区的《闽东本草》和《泉州本草》等,都属地方性本草。它们的共同特点是利用当地中草药资源,面向农村,面向基层,面向群众,以发挥其防病治病的保健作用,而且多半自采自用,经济、方便。

《天宝本草》除了具有上述共同的特点之外,还有一个独特之处,那就是将当地草药的药性功能编成骈赋和歌括,汇集成书,言简意赅,便于传诵、学习和运用。但《天宝本草》也有一些不足之处,如某些药名前后不一,歌括韵脚不工,词句讹错难解,异物同名草药基原混淆不清等等。为了提高《天宝本草》的质量,我们本着取长补短的精神,决定新编《天宝本草》,亦保持原有骈赋和歌括体裁特色,融会新知,考订草药基原,对原书不同版本内容进行校注,纠正讹错,补充草药形态特征、生境分布、采集加工、性味功能、现代临床应用,并配墨线图随文插入,使其能在认、采、用等方面更具实用性和科学性。目前《天宝本草新编》书稿已全部定稿,即将以"旧貌换新颜"而付梓问世。

原载:《中国中药杂志》2001,26(5):311

继承传统制药特色,创制新中成药

王孝涛,曹 晖,王一目

50年代兴起“学习中医药”,力求运用包括药学在内的现代科学技术,对中药材、饮片和成药进行科学整理和研究,取得了很大的成就和进展。这大多展示在《中国药典》和《中华本草》之中。

近年来又兴起“中药现代化”,举办了全国性和国际性专题学术研讨会、发表了实现中药现代化的科研思考和途径。力求达到国际标准,促使中药推上世界。其科研思路主要一是“单味单体”,从单味中药(生药)中提取分离有效单体来创制新药。二是“多味多体”,从多味中药(生药)中各别提取分离有效单体,来创制复方新药。三是“多味群体”,从成方多味饮片中结合临床疗效,研究其化学群体(多组分)来创制新成药(正在起步中)。

有认为中药研究是项系统工程,但至今未见到中成药系统研究的实例,为此本文就中成药研究开发应是继承传统制药特色与其原料药研究相结合同步进行,提出自己的浅识和建议。

一、继承传统中药制药的优势和特色

传统中药制药技术包括中药采制、中药炮制和中药和剂(配制)的经验技术。

中成药是中药成方药剂的简称,是在中医用汤药治病基础上发展而来的。成方是择优于临床疗效良好,应用较广泛的良效验方和秘方。为适应中医用药的需求,取成方以饮片投料创制成一定规格剂型,而直接供医疗保健服用的药剂。具有如下优势和特色:

1.有极丰富的中药“成方”资源和配制成药经验技术的优势。

历代医药学家在长期医疗实践中积累了数以万计有效方剂和成药配制(和剂)的经验技术。

东晋·《肘后备急方》(A.D.341)葛洪著,载方100余个,及配制浓缩丸、蜡丸、干浸膏、铅硬膏等技术。青蒿取汁治疟则源于此。

唐代·《备急千金要方》(A.D.652)、《千金翼方》(A.D.682)孙思邈著,载方5300和2000余方,及配制传统剂型丸、散、膏、丹、酒、霜等20多种。沿用的“苇茎汤”、“孔圣枕中丹”等则源于此。

宋代·《太平惠民和剂局方》(A.D.1078)太医局编,经多次增修(1241)刊本,载方788个(初刊297个)是册传统成药处方配本,规范了配制传统剂型技术。沿用的“至宝丹”、“牛黄清心丸”、“逍遥散”等则源于此。

元代·《御药院方》(A.D.1267)许国桢编,载方1068个,是一成方配本,搜集宋、金、元期间以成药为主的宫廷用方。

明代·《普济方》(A.D.1406)朱橚等编,载方61736个是集历代各医家方书,具有明初前的医疗经验,是现存最大一部专著。

现今刊行专著：

《全国中药成药处方集》(1962)载方6000余个和25种剂型的配制经验技术。

《中药制剂汇编》(1983)载有4000余种的成药和配制40多种剂型的经验技术。

上述文献资料可为中成药开发研究提供极丰富的“成方”资源和配制传统各类剂型的经验技术。

2. 有传统饮片炮制经验技术的特色

炮制是制备优质饮片的经验技术，其目的在于“制毒和增效”。中药依法炮制是传统用以控制中医用药质量，以达到用药的安全性和有效性。中医采用饮片入药组方是中医用药的特色所在。

历代医药学家在饮片试制试用中积累了丰富的炮制经验技术。

南朝·《雷公炮炙论》(A.D.420)雷敩著，是中国第一炮制专著，记述近300种中药炮制技术，包括有净选、切制和炮炙如酒制、蜜制、醋制、盐制等辅料处理及炒制、煨制、煅制等高温处理的制作技术。

宋代·《太平惠民和剂局方》(A.D.1078)太医局编(1241)修订。附许洪编“指南总论”中列有“论炮炙三品药石类例”专论记述炮制技术，载有187种中药的炮制方法，指出“凡有修合，依法炮制……”。又一次将饮片炮制技术列入国家法定规范，新发展有矾水制、麻油炒等方法，在工艺上要求更为严细。

明代·《炮炙大法》(A.D.1622)缪希雍著，收载常用中药439种的炮制技术，在工艺上有新发展，如酒制法记有酒炒、酒炖，酒煮、酒炙、酒浸、酒洗、酒润、酒烘等制作工艺。

清代·《修事指南》(A.D.1704)张仲岩编，收载中药232种的传统炮制技术，多沿用前人的制作方法。提出“炮制不明，药性不确，则汤方无准而病证无验也。”

现今刊行的炮制专著：

《中药炮制经验集成》(1963)收载常用中药501种的全国各地现行的炮制经验技术。

《历代中药炮制法汇典》古代分册(1986)、现代分册(1989)，古代分册收中药462种历代创制和沿用的炮制技术；现代分册收中药552种各地现行规定的炮制技术，是一部较完整炮制文献资料。

《全国中药炮制规范》(1988)收载常用中药554种及其不同规格饮片的炮制工艺标准。

上述文献资料可为中成药研究，保证原料药—饮片质量提供丰富炮制制作经验技术，炮制可谓是传统独特的一项制药技术。

3. 有传统中药材采制经验技术的特色

中药采制是制备优质中药材的经验技术，其目的在于控制药材质量。采制有一定的技术法则，包括有道地产区、生长年限、采收季节、加工及干燥方法、贮藏期限等要求，这是传统中药制药技术的又一特色。早期曾有《桐君采药录》等专著，原书都已散失。历代中药采制技术多见于古本草文献中。

秦汉·《神农本草经》(B.C.211—A.D.265)记述早期中药采制法则，要求药材“……阴干，暴干，采造时月，生熟，土地所出，真伪新陈，并各有法。”

唐代·《备急千金要方》(A.D.625)、《千金翼方》(A.D.682)孙思邈著，书中列有“药出州土”、“采药时节”、“药藏”等专论。认为“夫药采取，不知时节，虽有药名，终无药实，故不依时采取与朽木不殊，虚费人功卒无脾益。”当时规定全国133州所产的519种道地药材，可入药配方，“其余州土皆有，不堪进御。”并规定238种药材的采收时月和干燥方法（阴干、暴干、火干、日干）等。

宋代·《本草衍义》(A.D.1116)寇宗奭著。论及“凡用药必须择其州土所宜者，则药力具，用之有据。”

明代·《本草品汇精要》(A.D.1505)刘文泰等编。列有“地：载出处也”、“时：分生采也”、“收：书蓄法也。”等专项论述药材的道地产区，生长时月，采收季节及干燥方法等法则要求。

清代·《医学源流论·药性变迁论》(A.D.1767)徐大椿著，论有“当用之始，必有所产之地，此乃本生之土，故气厚而力全。”

上述表明中药采制经验技术与药材质量有密切关系，此等文献资料可为中成药研究，保证原料药的各类药材质量提供丰富的传统经验技术。

二、中成药研究应与其原料药基础研究同步进行

传统中成药生产包括中药材、饮片和中成药三大环节。中药材是饮片的原料药，饮片又是中成药、汤剂的原料药，三者之间是项系统工程。为此，中成药的开发研究应当与其原料药研究相结合。

1. 中成药开发研究应与其饮片炮制研究相结合

中药饮片虽已正式被国家药典所收载为法定药标准，由于药典收载的是部分常用的饮片，规格不全；《全国中药炮制规范》又未正式颁行。据调查，目前各地只能沿用各自地方炮制规范生产，由于各地区现行的炮制工艺，采用的辅料品种和用量，炮制生产的工具等很不统一。至今还存在“各地各法、一药数法”的状况。就药典收载的“熟地黄”为例，各地区有蒸制、酒制、砂仁制、砂仁黄酒制、砂仁陈皮制、砂仁黄酒陈皮制和砂仁白酒姜汁制等9种制法，其工艺有罐炖、桶蒸、笼蒸等。其辅料有黄酒或白酒，其辅料用量差异更大，而药典上仅收载蒸制和酒炖制两种规格的熟地黄。而以熟地黄组方的中成药，药典上收载有“六味地黄丸”等40种，而在40个成方上只写“熟地黄”。就是说当“六味地黄丸”等成药的生产配料时，采用任一规格的制品都是合法的，这就很难达到该成药质量的统一，也就会失去国家最高药品标准的权威性。同时现有饮片质量标准大多是采用“性状”经验鉴别及理化定性鉴别，而大多缺乏饮片内在药效成分定量检测标准。为此在中成药研究时，只有结合成方中原料药饮片炮制的研究，才能避免由原料药饮片质量的不稳定、不合格而造成中成药科研结论的准确性和科学性，否则也难以达到创制优质高效的新成方药剂。

2. 中成药开发研究应与其药材采制、品种研究相结合

中药采制是制备优质药材又一传统制药技术，是医药学家在长期结合医疗效应中优选形成特定的经验技术。依法采制也是传统用作监控药材质量的又一项有效法则，包括药材的道地产区、生长年限、采收季节、加工和干燥法、贮藏期限等最佳条件，以保证中医用药质量的稳定。

研究表明中药材采制法则与其所含药效成分量有密切关系，如不同产区的地黄，传统以怀地黄为道地（河南怀庆府），检测表明怀地黄所含的梓醇和总还原糖量最高，分别为0.811%和60.48%，而山东产品为0.036%和48.82%；浙江产品为0.001%和47.94%；广东产品为0.019%和58.11%。其他如秦皮、厚朴、黄芪等也均以其道地药材为最佳，其内含药效物质为最高。

不同采收期的枳实，其质量以幼果“鹅眼枳实”为佳，其幼果期（5月上旬至6月下旬）所

含的挥发油、橙皮甙、辛弗林、N—甲基酪胺等量为最高。其他如青蒿以生长全盛期至花蕾期采收青蒿素含量最高。丹皮以初春和秋季为采收期药效成分含量最高。

不同干燥方法的槟榔,其质量以阴干为好,其所含生物碱量暴干较阴干多损失23%。而所含鞣质经暴晒后而化氧成鞣红而变色。其他青蒿以晒干为好,丹皮以烘干为好,其药效成分含量最高。此外含挥发油成分的荆芥、薄荷等久经暴晒可使药效成分散失而失效。含脂肪油、粘液质及糖类成分的当归、白术、麦冬、党参等经暴晒使油脂外溢而出现"走油"或氧化分解而酸败变质影响质量。

不同贮藏期的贯众,贮存1年和2年后,其所含东北贯众素,降低率为22%和27%,总间苯三酚衍生物下降率为2%和8%。其他如苦杏仁、地黄、薄荷等贮藏1年后其苦杏仁甙、梓醇、挥发油等成分均有下降。此等说明中药采制的科学内涵,只有依法采制才能保持药材质量的优良度。

据调查,目前药材市场中仍有"同名异物"在混用,国家药典虽很早冠以"南、北"或"川、关"等加以区别,但至今尚未按药典使用。如南沙参(桔梗科)、北沙参(伞形科),川木通(毛茛科)、关木通(马兜铃科),麦冬(百合科沿阶草属)、山麦冬(百合科山麦冬属),板蓝根(十字花科)、南板蓝根(爵床科),粉萆薢(薯蓣科粉背薯蓣)、绵萆薢(薯蓣科福州薯蓣)等。而高校《方剂学》(1995版)中及中医临床处方尚未被分开,如"沙参麦冬汤"组方用的是沙参和麦冬,"导赤散"用的是木通,"神犀丹"用的是板蓝根,"萆薢分清饮"用的是川萆薢(百合科)等。在《方剂学》中亦未见有南沙参、山麦冬、关木通、南板蓝根、粉萆薢、绵萆薢等处方名。此外商品药材中,当正品药材货源紧缺时或价格差异关系,人为的加以混用和替代,如价低的山麦冬混在麦冬中,异地栽种价格低的枸杞混入宁夏枸杞以道地药材出售,半夏货源紧缺时就将价低的水半夏替代混用等,由于药材质量低下,这无疑会影响到饮片的质量,就会影响到中医处方用药质量的稳定和临床疗效的重现性。

三、中成药开发研究应与中医理论、临床研究相结合

中成药是中医临床用药的发展,中成药研究首先是进行成方临床疗效的优选。由于成方配伍一般药味多,又是用饮片来组方,可想而知其全方的内在成分是非常复杂的,有的含量又低,在成药制备过程中,各成分间的变化关系,和治病中的量效关系,现阶段还很难全部分析清楚,再之人体本身又是很复杂,在成药中究竟是何种物质对机体起主要作用也很难弄得明白。此等均有待于新科技、新方法的发展和需要进一步研究探索的时间,为此,现阶段中成药研究可结合临床和临床药理的系统研究,来观察总结中成药的药效等作用还是很必要的。也可进行成方临床疗效的再评价,也可结合现有科学资料,针对临床特定病症,按中医理论重行组方配伍。也可再进一步认识成方配伍的有效部位和各药效成分的关系。如中医大黄入药就有生大黄(生品)、熟大黄、醋大黄、大黄炭等不同规格的饮片,提供中医临床所选用。当需用于泻热通便、泻热化瘀时则可选用大黄生品来组方,如"大承气汤"、"大黄牡丹汤"等。已知大黄生品含有蒽醌类衍生物、鞣质、多糖类等几十种成分,其中主要泻下成分为结合型蒽醌衍生物的蒽醌甙和二蒽酮番泻甙等,其生品含量最高,其泻下作用强。当需用于清热解毒,退烧时,可选用熟大黄来组方,如"大黄当归散"、"新清宁片"等。熟大黄是取生大黄以酒为辅料,经加热炮制而成的饮片,炮制可使其结合型蒽醌水解而成为游离型蒽醌的大黄酸、大黄素和芦荟大黄素等,增强抗菌效力,缓和其泻下作用。对金黄色葡萄球菌、痢疾杆菌、伤寒杆菌,其抑制作用优于生品。熟大黄结合临床验证比较,用于治疗痢疾、化脓性扁桃体炎及退热作用等均取得显著的疗效，显示临床与实验结果是相平行的。当需用于化瘀消积、清热时，可选用醋大黄来组方，如“化癥回生丹”等。醋大黄是取生大黄，以醋为辅料，经加热炮制而成的饮片，其所含游离型蒽醌的大黄酸量有较多的保留，可缓和泻下作用而起到化瘀消积的作用。当需用于清热凉血、止血时，可选用大黄炭来组方，如“十灰散”等。大黄炭是取生大黄经高温炮制而成的，其所含蒽醌类成分经受高热，全部破坏，无泻下作用，而保留一定量的鞣质和大黄酚，而起到收敛止血的作用。此等并非大黄某一单体化合物所能起到的作用。

此外已知很多中药已分离得有效化学单体，而现阶段尚未能按中医理论作为中医组方配伍时所采用，如青蒿素未能用于“青蒿鳖甲汤”组方，黄连素、黄芩甙未能用于“黄连解毒汤”组方等。又如含有同一药效成分“人参皂甙”的人参、西洋参和三七，而三者的药性和功能是不相同的。人参药性甘，微苦，平；大补元气，复脉固脱、补脾益肺。西洋参性甘，微苦，凉；补气养阴，清热生津。而三七性甘，微苦，温，散瘀止血，消肿定痛等，可知其临床药性、功能的真正起作用药效成分并不是以某单一成分所能呈显的，均有待进一步结合临床对其药效成分和功能作用进行研究。

上述资料有利对含大黄组方中成药的认识。大黄经炮制对其内含物质发生量和质的变化，更好地发挥饮片全成分的综合的协同作用，中药饮片的临床效果远比大黄某一单体化合物或有效部位更为显著。中成药研究能结合中医理论，和临床药理相结合进行考察，尽快建立与临床研究相结合、适应中成药整体系统研究的试验方法体系，对提高认识全方化学成分和机理作用是很有必要的。

四、建议

为科学地开展中成药开发研究，首先应采用现代先进的科学技术对原料药的饮片和药材的质量进行多学科的综合系统研究。

1. 加强野生及栽培中药材的采制经验技术的整理与研究：着重阐明药材最佳的生长区域、生长年限、采收时限、加工与干燥方法、贮藏条件与期限、包装规格及中药材 GAP 的基础研究等，并规范药材名、饮片名和处方名，以保证提供优质药材。组织编订全国性《中药材采制技术规范》，以指导优质药材的生产。

2. 加强饮片炮制工艺规范和饮片质量标准的研究：著重研究炮制最佳新工艺、新设备、辅料和优质饮片质量标准及产品包装标准等，以保证提供优质中药饮片。并组织编订全国统一的《全国中药饮片炮制工艺规范和饮片质量标准》，以指导优质饮片的产生。

3. 继续加强中药基础研究，为中成药研究提供科学资料：

——中药材、饮片、中成药的药效与毒性成分的研究及适应中成药(复方)药效成分分析技术研究。

——中药药效学、毒理学的研究及与中药临床药理学相结合的研究。

——建立中医病证的动物新模型的研究及中药采制、炮制对药效成分、毒性成分及其药理作用等比较研究。

结语

中成药的开发研究是项系统工程，研究应是采用现代先进科学技术和方法，结合传统制药特点进行多学科综合性系统研究。只有与其原料的饮片和药材研究相结合，与临床药理相结合同步进行，才有可能得出符合安全、有效、可控、稳定高质量的原料药，有了高质量的原料药,才有可能研究创制出达到优质高效的新成方药剂。

原载:《亚洲医药》2001,12(3):31

以古币换算度量衡制度有失精确

高晓山,花　杰*

由于朝代更迭,度量衡制度变化不一,古今制度换算在中药剂量的研究、应用上有着重要意义。由于古币的重量、尺寸往往以法令规定,向来换算古今剂量常依古币衡量作标准。陶弘景开始用五铢钱。“凡药有云……钱五匕者,今五铢钱边五字者以抄字,亦令不落为度。”[1]宋人陈言始用开元钱。“每两则古文六铢钱四个,开元钱三个。至宋广秤,以开元钱十个为两,今(宋)之三两。……今以五铢钱十六个,正得开元钱十个重。又以六铢钱十二个,正得开元钱九个重。则只知开元钱每个以重八铢。唐武德四年铸开元通宝,径八分,重二铢四累。积十钱为两,似难考据。”“汉方……若用汉两计,一百八十铢得开元钱二十二个半重”[2]。近人吴承洛引《古今图书集成》“唐开元钱重二铢四累,今一钱之重。”又引吴大澂:用所藏唐开元钱中轮廓完好者,平列十个作为开元钱尺。测量得开元钱十个的长合24.69厘米。按开元钱径八分,推算出唐代的尺等于30.8625厘米。又唐开元钱十枚共重湘平一两零四分,就是唐代一两等于37.301克重[3]。陈存仁引章太炎先生稿则五铢钱与开元通宝(依文字次序,亦读作:开通元宝)同用:“据《志》货泉重五铢,今平得货泉十枚重六钱三分五厘。则一铢当今一分二厘七毫。二十四铢为成两,当今三钱另四厘八毫也。若汉五铢钱以今称平之,一枚适重八分,十三枚则重一两另四分。以唐开通元宝十枚互平,略相当。(沈冠云云:“开通元宝十枚重一两另三分。”比今之所平者正同。然则今之一钱,不逮开通元宝一枚也。)是一铢当今一分六厘,二十四铢当今三钱八分四厘也。[4]”

古币作为权衡标准,有其方便处,其形制、大小相对一致,又有法令制约,重量应少变化。所以,前人多以古币作为古制标准,换算今制。但有一点是没有考虑到的,就是古币制度虽有明文可考,实际存在许多不一致处:五铢钱从西汉到隋代,近十世纪,经十几个朝代更迭,开元钱从唐代经五代十国,到宋初也行时几个世纪,形制本来就有许多不同;更加上盗铸、私制,无从辨别真伪和时代。

我们将收藏外形完整的古币做了测量。以 Shimadzu Libror EB-3200 电子天平(感量:0.01g)称重;北京量具刃具厂镀铬游标卡尺测长度。以钱币的穿孔对角线延长线与外缘交点为外径测量点,其结果如下。

五铢钱 7 枚:平均每枚重 3.673g ± 0.1942g(平均值 ± 标准差,下同),变异系数为5.29%。最大重量 3.98g,最小重量 3.49g,最大最小相差 0.49g,为平均值的 13.34%。小

*　中国中医研究院中医药信息研究所,北京　100700

数点后 2 位内无两枚相同者。每枚两外径相同者(接近正圆者)仅 1 枚;大外径平均 2.569cm ± 0.0813cm,变异系数为 3.17%。最大值 2.66cm,最小值 2.44cm,差值 0.22cm,为平均值的 8.57%。小外径平均 2.556cm ± 0.0838cm,变异系数为 3.28%。最大值 2.66cm,最小值 2.43cm,差值 0.23cm,为平均值的 9.00%。

开元钱 39 枚:平均每枚重 3.646g ± 0.5510g,变异系数为 15.113%。最大重量 4.67g,最小重量 2.51g,最大最小相差 2.16g,为平均值的 59.24%。小数点后 2 位有 4 对相同者:重量分别为 3.06g、3.44g、3.74g、3.82g,没有 3 枚以上相同者。每枚两外径相同者(接近正圆者)仅 2 枚,分别为 2.53cm、2.57cm;大外径平均 2.439cm ± 0.0862cm,变异系数为 3.53%。最大值 2.58cm,最小值 2.214cm,差值 0.366cm,为平均值的 15.01%。小外径平均 2.425cm ± 0.0848cm,变异系数为 3.495%。最大值 2.56cm,最小值 2.21cm,差值 0.35cm,为平均值的 14.35%。大小外径相同者 2 枚,分别为 2.500cm、2.496cm,两者重量不同。

传说开元钱有月牙形阳纹者为杨贵妃指甲掐过蜡模铸制者(误传,开元钱始铸于唐初武德间,不是后来唐玄宗的开元年间),9 枚有月牙形阳纹的开元钱:平均每枚重 3.911g ± 0.4271g,变异系数为 10.921%。最大重量 4.90g,最小重量 3.48g,最大最小相差 1.42g,为平均值的 36.31%。小数点后 2 位内无两枚相同者。大外径平均 2.475cm ± 0.0602cm,变异系数为 2.430%。最大值 2.560cm,最小值 2.390cm,差值 0.170cm,为平均值的 6.869%。小外径平均 2.465cm ± 0.0580cm,变异系数为 2.465%。最大值 2.556cm,最小值 2.374cm,差值 0.182cm,为平均值的 12.916%。同一钱无大小外径相同者。不同钱仅 1 对大外径相同,重量、小外径均不同。

由测量得知:1. 无论五铢钱、开元钱,极少等大、等重、正圆,找出十个、二十个同大小的古钱做衡量标准,难度极大。而且,可重复性极小。没有肯定的标志认定就是西汉五铢钱、唐初开元钱;更难保证其大小与原制度相同。2. 利用古币换算古今度量衡有一定方便处,但难于精确,一般会有较大的误差。

参考文献

[1] 唐慎微．重修政和经史证类备用本草[M]．北京:人民卫生出版社,1957.35.

[2] 陈言．三因极一病证方论·五科凡例[M]．卷 2.北京:人民卫生出版社,1957.14-15.

[3] 吴承洛．中国度量衡史．第 1 章第 4 节．用古币考证度量衡[M].上海:商务印书馆,1957.37.

[4] 陈存仁．中国药学大辞典编辑后记(二、古方权量之考证)[M]．北京:人民卫生出版社,1956.1983.

原载:《中国中医基础医学杂志》2001,7(1):63

中药妊娠禁忌药的研究进展和动向

高晓山

[关键词] 妊娠;中药禁忌药;研究;综述

中药妊娠禁忌药的研究是近年来中药药性理论研究的重要内容。20世纪50、60年代,除了文献整理以外,实验室研究的重点在于妊娠禁忌药是否存在。对于妊娠禁忌的界定,大多局限于流产、堕胎等中断妊娠效果。其中,怀疑和否定的意见主要来自临床和遵经学者。有中医和中西医结合临床列举大量妊娠期有意、无意应用妊娠禁忌药没有发生中断妊娠的案例,印证《内经》[1]"有故无殒,亦无殒也"之说。对金、元医家有重要影响的《圣济经》[2]也称:"苟执方无权,纵而勿药,则母将羸弱,子安能保?上古圣人谓:'重身毒之,有故无殒,衰其大半而止。'盖药之性味本以疗疾。诚能处以中庸,与疾适当,且知半而止之,亦何疑于攻治哉?"这两部经书的内容对后世的影响极大,各科多有引述。吴又可[3]所称:"大黄为安胎之圣药。《经》云:'有故无殒',此也。……药先到胃,瘀热才通,胎气始得舒养。是以兴利除害于顷刻之间,何虑之有?"显然,延至明、清间形成的温病学家也尊崇这一理论。然而历代本草著作对妊娠禁忌药的记载和讨论却绵延不绝,代有增加,甚至地方草药也有不同的妊娠禁忌药规定传世。《中药药性论》[4]汇集81部古今著作中的妊娠禁忌药,竟多达716种;列入1995年版《中国药典》[5]的孕妇禁用、忌服、慎用中草药仍有64种,2000年版[6]增加至67种,俨然形成了内经与本草两大对立体系。

实际临床用于流产、堕胎的方剂代有流传,近年来各地试用中药中断妊娠、治疗异位妊娠,甚至有"灭胎"[6]、"杀胚"[7,8]的药性表述。可知临床家并不否认药物中断妊娠的可能,并不否认正常妊娠过程有可能因药物影响而终止。仅就中断妊娠这一点来讲,妊娠禁忌药也应是客观存在的。

在文献研究的基础上,近年来对于妊娠禁忌药的实验研究已不仅限于中断妊娠,广泛涉及妊娠毒理、生殖毒理,乃至遗传毒理等方面。实验的结果说明,妊娠禁忌药不只是中断妊娠的药物,包括致突变、致畸,以及影响胚胎发育等作用,都受到关注。仅以流产、堕胎等中断妊娠效果界定妊娠禁忌药就显得过于局限了。妊娠禁忌药的研究已不只是计划生育、保护母婴问题,还是涉及优生优育、直接关系国家民族未来的重要课题。

研究妊娠禁忌药首先遇到的问题是:妊娠禁忌药的范围,以什么作为标准?除了古代有关妊娠禁忌药歌诀中简单药名的诠释以外,由于缺乏经典的记载,几十个歌诀、文献中记录着互不统一、互有出入的内容,妊娠禁忌药本来就没有一个公认的标准范围。其次,随着临床实践经验的积累,实验研究的进展,妊娠禁忌药的范围也会有所变动。《中国药典》[6]2000年版中的千金子、华山参、阿魏、草乌叶、益母草、黑种草子、番泻叶等都是传统妊娠禁忌药歌诀所未收载的。妊娠禁忌药逐渐增多,将是妊娠禁忌药研究的重要趋势。

扶桑，即朱槿，*Hibiscus rosa-sinensis* L.《本草纲目》始收载入本草，此后的诸家本草、地方本草多有记载，但从没有关于妊娠禁忌的记载。国外学者 Kholkute SD (1977)、Singh MP (1982)先后报道朱槿提取物的抗生育作用。90 年代以来，姜燕等[10]连续报道，扶桑花的提取物具有明显的多环节抗早孕作用。不能不承认，扶桑花也应该列入妊娠禁忌药中。同样，青蒿从未列为妊娠禁忌药。但据陈丽娟等[11]报告：妊娠小鼠、大鼠、家兔肌注较高剂量蒿甲醚可引起大量胚胎吸收。徐继红等[12]报道的二氢青蒿素与青蒿琥脂致金黄地鼠、豚鼠流产，促小鼠、兔胚胎吸收作用，除说明二氢青蒿素与青蒿琥脂的抗生育作用外，是否也提示青蒿列入妊娠禁忌药的可能？早年曾试用于避孕的紫草，只在少数本草著作中列为妊娠禁忌药[4]，李媛[8]报告：大剂量云南紫草（未注明学名，疑为滇紫草 *Onosma paniculatum* Bur. et Franch 或长花滇紫草 *O. hookeri* Clarke *var. longiflorum* Duthie 属软紫草）加入宫外孕Ⅱ号方，治疗 30 例异位妊娠，治愈 29 例(96.66%)。动物实验显示，有影响滋养层细胞，使孕囊变性坏死的作用。紫草的妊娠禁忌药地位似应予确认。同样，只在部分现代本草著作列为妊娠禁忌药的地龙（参环毛蚓 *Pheretima aspergillum* (Perrier)），肖泓[13]等的实验证明：小鼠口服地龙水煎液能显著降低怀孕率，增加畸胎率。地龙的妊娠禁忌药地位也应确认。

妊娠禁忌药研究值得注意的另一个动向是妊娠禁忌药的引申应用：

其一、妊娠禁忌药用于男性避孕的可能：无疑，许多影响妊娠过程的妊娠禁忌药对女性生殖系统生理会有不同程度的影响，值得注意的是，近来研究显示，部分妊娠禁忌药对男性生殖系统也有影响；肖泓等[13]发现，雄性小鼠口服地龙水煎液可显著降低睾丸及贮精囊指数。肖庆慈等[14,15]发现，雄性小鼠口服斑蝥水煎液、蝉蜕水煎液，也可显著降低睾丸及贮精囊指数。显示妊娠禁忌药引申用于男性避孕药的前景。

其二、妊娠禁忌药用于抗肿瘤：联系到肿瘤和胚胎组织的生物学特征，恶性肿瘤细胞大都表现出种种胚胎的原始特征，邓雷鸣等[16]报告：23 种孕妇禁忌中草药，78.26%对红小豆发芽有抑制作用（12 种 $P \leqslant 0.01$；6 种 $P \leqslant 0.05$）。显微镜下观察，红小豆芽部组织结构比较疏松，细胞较大。推测可能细胞分裂周期被抑制。虽然抗癌作用的假定试验准确度、可信度不是很高。但这一思路对于妊娠禁忌药的引申应用很有开创性，实际从 20 世纪 80 年代起，已有学者实验证明，天花粉对实验性肝癌腹水型[17]、艾氏腹水癌[18]、黑色素瘤[19]的疗效。毕黎琦等[19]报告：天花粉蛋白纯化组可明显抑制小鼠黑色素瘤细胞 S 期 DNA 合成，干扰其蛋白质代谢，从而抑制瘤细胞的分裂增殖。实验证明[20,21]：著名的妊娠禁忌药天南星（南方又称蛇六谷、蛇包谷），能够诱导肿瘤细胞凋亡，使大量肿瘤细胞停留在 S 期；氧化砷能诱导早幼粒细胞白血病细胞凋亡[22]。显示中药妊娠禁忌药引申应用于治疗肿瘤的思路可行。跳出严格的“妊娠禁忌”范畴，对寻找、筛选抗癌中草药有参考意义。

妊娠禁忌药作为重要的药性理论内容，与现代科学相结合，显示出引申应用的活力，这是一个很值得注意的动向。也提示药性理论的现代科学研究，不拘泥于狭义定义的可能和前景。性味、归经、引经、升降浮沉等理论是否也存在类似的可能性？

参考文献

[1] 黄帝内经素问（卷二十一）·六元正纪大论[M]. 北京：人民卫生出版社，1956.184.

[2] 宋徽宗圣济经（卷二）·化原篇和调滋育章第六[M]. 陆心源刻本.

[3] 吴又可. 温疫论（卷下）·妊娠时疫[M]. 上海：江东书局 1911 年石印本.

[4] 高晓山．中药药性论[M]．北京:人民卫生出版社,1992.138～150.
[5] 张志芬．浅谈1995年版《中国药典》中有毒中草药及使用禁忌[J]．中草药,1997,28(2):123.
[6] 国家药典委员会．中华人民共和国药典(一部)[S]．北京:化学工业出版社,2000.
[7] 徐向春,国风容．蜈蚣灭胎治疗外孕的经验(附五例病例报告)[A].(辽宁省)全国首届中医学术会议论文汇编,1979.175.
[8] 吴紫莉,沈　丹,曾　琼,等．不同药物和方法杀胚治疗异位妊娠[J]．实用妇产科杂志,1999,15(3):159～160.
[9] 李　缓．大剂量紫草在非手术治疗异位妊娠中杀胚作用的临床观察[J]．云南中医中药杂志,1999,20(1):28.
[10] 姜　燕．Effect of Petroleum Ether Extract of Hibiscus-sinensis Flowers on Early Pregnancy and Some Reproductive Hormones in Rats [J]．云南大学学报(自然科学版),1998,20(3):162～165;扶桑花醚不溶物HR-2对体外培养的人绒毛膜及小鼠离体子宫活动力影响[J]．云南大学学报(自然科学版),1998,20(3):175～178.
[11] 陈丽娟,王美瑛,孙伟康,等．蒿甲醚对小鼠、大鼠和家兔的胚胎毒性和无致畸性[J]．中国药理学报,1984,5(2):118～121.
[12] 徐继红,章元沛．二氢青蒿素与青蒿琥脂的抗孕作用[J]．药学学报,1996,31(9):657～661.
[13] 肖　泓,肖庆慈,毛小平,等．地龙对妊娠影响之初探[R]．云南中医学院虫类妊娠禁忌药的部分药理研究组,2000,(1):17～21.
[14] 肖庆慈,毛小平,赵　霞,等．妊娠禁用药-斑蝥的部分药理研究[R]．云南中医学院虫类妊娠禁忌药的部分药理研究组,2000,(1):22～26.
[15] 肖庆慈,毛晓健,杨秀英,等．蝉蜕的部分药理研究[R]．云南中医学院虫类妊娠禁忌药的部分药理研究组,2000,(1):31～34.
[16] 邓雷鸣,徐润英．23种孕妇禁忌中草药抗癌作用的实验研究[J]．中医药研究,1995,(4):55.
[17] 郭　峰,李川生,周维登．天花粉对实验性肝癌腹水型的疗效观察及免疫机理的初步探讨[J]．第二军医大学学报,1980,1(2):9～11,20;郭　峰,李川生,刘潜心．天花粉抗实验性肝癌腹水免疫细胞变化观察[J]．肿瘤,1986,6(6):274.
[18] 郭　峰,刘小平,徐　瑛．天花粉对小鼠艾氏腹水癌的疗效和对红细胞周期的影响[J]．中国中西医结合杂志,1998,18(1),35～37.
[19] 毕黎琦,李洪军,张玉华．天花粉蛋白对黑色素瘤细胞凋亡及细胞周期的影响[J]．中国中西医结合杂志,1998,18(1):35～37.
[20] 包玉珍,孙在典,张爱琴．中药蛇六谷对荷瘤小鼠S180抑瘤及细胞周期的影响[J]．浙江中西医结合杂志,1999,9(3):162～163;蛇六谷诱导肿瘤细胞凋亡的实验研究[J]．浙江中医杂志,1999,34(6):276.
[21] 陈培丰,刘鲁明．中药蛇六谷抗癌活性及诱导癌细胞凋亡[J]．中国中医基础学杂志,2000,6(9):30～32.
[22] 陈国强．氧化砷诱导早幼粒细胞白血病细胞凋亡及其分子机制的初步研究[J]．中华血液病杂志,1997,18(1):25.

原载:《广西中医学院学报》2001,4(4):8

如何促进西部的中药产业发展

黄璐琦，姚乃礼

1 加入WTO为西部的开发创造了有利的氛围

长期以来，我国的医药科技一直偏重于仿制，到90年代初，我国生产的97.4%的西药品种都是仿制品。WTO在1991年12月通过《与贸易有关知识产权协议》(TRIPS)，严格实行药品专利和行政保护，新药仿制几乎不可行。而且目前从我国医药企业实力而言，很难承担起全新药物研制约需2～3亿美元的研制费和10年左右的时间。为了生存和发展，他们必将向我国在国际医药产业中最优势的产业——中成药方向发展。

加入WTO后，我国将无条件获得最惠国待遇，在获得高新技术产品和先进技术的同时，将取得不低于其它缔约方的平等待遇，有利西部各省引入高新技术和设备，进行科学化的研制开发和无菌化、自然化的加工生产，改变传统中药产业发展技术水平低，“药罐子”、“药袋子”的粗笨形象，迎合便捷、绿色的现代消费需求。目前国家和西部地区一些省、市已制定了引进外资的优惠政策，西部地区医药业在这方面也有成功的运作，如西安杨森、昆明贝克诺顿就是中外合资制药企业的成功范例；汉中市的汉江药厂以补偿贸易方式引进新型驱虫药的做法也很成功。

2 西部丰富的自然资源有利于中药产业化的发展

西部不仅是我国，而且也是世界上地形地貌、气候最为复杂的地区。从热带雨林到千年积雪的高山，从寸草不生的盐湖到一望无际的戈壁，从低于海拔的盆地到世界屋脊，可谓应有尽有。这就决定了其物种的多样性，且存在许多世界稀有物种。据报道，四川省共有4500余种中药材资源；云南省药用植物达6559种，占全国品种总数的51%；贵州等省也都在3000种以上。即使在青海、西藏、新疆、内蒙古那些处于高寒、酷热的高原、沙漠、雪山、盐碱滩里，也不乏药食兼用的野生植物，其中许多是开发保健食品的珍品，如蕨麻、苁蓉、锁阳、雪莲、虫草、刺蜜、红景天、委陵菜、碱蓬、沙蒿等。除上述提到的丰富的药用植物资源外，能源资源是西部地区的优势，电、石油、天然气等储量、产量、供应量都好于东部，同时西部地区整体经济、文化的发展，技术力量、配套条件大为改善。如重庆已是全国工业基础之一，西安、成都有很高的整体科技实力等。

但是，在制定具体规划时，不能只是紧紧抱着“资源丰富”的优势津津乐道，没有下力气去研究市场，谋划拓宽融资渠道，吸纳资本、技术、人力和寻求联合。“只要有资源，就能成为市场‘老大’”的简单“资源优势决定论”有着不小的市场。“关起门来论优势，单打独斗逞英雄”，这种“夜郎自大”式的发展思路是西部中药产业的“潜在杀手”。单靠资源优势难定竞争胜负，资本看中的不仅仅是资源，更关注有潜力、有市场前途的产品。不放眼长远目标，西部中药产业有可能跟其他一些产业一样，最终被“外来的和尚”各个击破，失去自己的“金字招牌”。

目前，西部一些省区已经意识到了挑战的严峻性。四川省正在积极调整中药产业发展思路，提出“如果不能站在国际化的角度去思考，就必将在未来的竞争中处于劣势”。2000年以来，四川加强了与港澳投资者的合作，目前引资规模近10亿元。云南提出了“云烟扶云药”的崭新产业发展思路。这些积极的探索是西部中药产业发展的希望所在。

3 开发大西部要打好民族医药这张牌

众所周知，西部地区是多民族聚居区，经过长期生活、生产实践，逐步形成了藏药、蒙药、维药、苗药等独具特色的民族医药，如甘肃奇正、青海三普药业已成为国内最大的藏药资源开发企业，仅短短数年间青海藏药开发年产值已突破1亿元。因此，开发大西部，在大力发展中药的同时，应注意藏药、维药、傣药、彝药的开发，他们皆属天然药物，有较大的发展潜力。

4 开发大西部要进行产业的重组与调整

纵观当今医药产业，企业结构调整和资产重组加快，跨国公司大搞联合与兼并已成为潮流。我国东部地区的制药企业顺应这种潮流，通过联合、兼并，区域规模经济的优势正逐步形成。浙、粤、苏、冀、鲁、沪六省市医药工业总产值之和已占全国的52.5%。西部中药产业的发展也要认清和顺应这种潮流，这种结构调整和重组可能是由产品结构演变而导致的企业业务领域演变。产品结构演变可能形成三个主体市场：

4.1 以OTC为主的大众药品市场

其主要特征是：市场容量巨大；市场进入壁垒松懈；市场拓展主要依赖市场营销(依赖技术进步相对弱)；品种多、选择余地大、药品之间替代性强；没有强大的市场营销做手段很容易被分散，使单一品种、单一企业的市场占有率低下，企业市场控制能力不足。因此，高强度市场营销和总成本领先是核心竞争，并成为压制竞争对手的主要力量。

4.2 技术专业性强、市场容量中、小规模的专业药品市场

这种市场的特点是依赖专业技术进步，垄断性和专署性极强，市场进入壁垒高，选择余地很小，品种的替代性极低，市场容量不很大。特别适合企业下的专业子公司或技术先导型小公司(中小型科技型企业)进入，并容易控制市场，将侵入者抵御在壁垒之外。垄断将成为排他性的压制竞争对手的有效手段。

4.3 中间药品市场

即介于大众药品市场和专业市场之间的市场。其特点是：既依赖专业技术进步又依赖市场营销，具有一定的垄断性，一定的市场进入壁垒、选择和替代性相居中。

这三个市场分布将促进形成大体三个企业群：①寡头垄断企业。其下设子公司有些专攻大众药品市场，有些则分化成专攻专业药品市场的中小型子公司。②中小型企业。他们将实施集中一些战略，专攻某个专业药品市场，形成独特的核心能力和技术优势。③徘徊企业。既没有规模优势以及伴随的成本优势，也没有独特的技术优势，从而徘徊于上述两者之间。这种企业要么通过改造向其中一种市场靠拢，要么通过经济规模实施总成本领先战略，要么通过独特的产品进步实施差别化战略或集中一点，否则将走向衰亡或被其它企业兼并。

调整除要以上述市场为导向外，还要体现和促进科技进步，利用国家的宏观调控，一方面，要推动企业走向市场化，国际化；另一方面要保持与国家宏观调控目标一致，为形成新的管理与调控体系创造条件。

5 开发大西部要紧紧抓住政策和机遇的优势

目前,国家有关部门已制定了不少支持西部的政策,如国家药品监督管理局在新药审批上对西部实施倾斜;上海、云南、北京和陕西已多次接触洽谈,就东部与西部制药企业合作事宜进行探讨。同时,创业板的建立也有利于西部中药产业的发展。目前我们要做的就是充分分析优势和条件,对开发项目搞好可行性论证,有计划、有步骤地进行,切忌盲目从事。

总之,西部大开发对西部中药产业的发展是一个极好的机遇,但必须注意:一是要发挥优势,搞特色医药,切忌搞低水平重复;二是重视资源的合理利用和开发,因地制宜,搞出本地区优势和特色产业;三是在重视生产的同时,要重视环境的保护。

原载:《中国中医药信息杂志》2001,8(2):4

毛细管电泳技术在中医药研究中的应用及展望

严 华*,杨洪军*,黄璐琦,王永炎

毛细管电泳技术(capillary electrophoresis,CE)是80年代后期在全球范围内迅速崛起的一种分离分析技术,具有高效、快速、经济的特点,是电色谱法的一个重要的分支[1]。笔者查阅了近30篇关于毛细管电泳的文献,现将其研究进展作一综述。

1 毛细管电泳应用领域及优势

毛细管电泳技术是以高压电场为驱动力,以毛细管为分离通道,依据样品中组分之间淌度和分配行为上的差异而实现分离的一种液相分离技术,广泛应用于各类化合物的分析。但与传统电泳技术一样,主要应用领域是生命科学,分离对象为氨基酸、多肽、蛋白质、核酸等生物大分子。

与高效液相色谱(HPLC)相比,毛细管电泳具有多方面的优势。①高效、快速。独具的扁平流型使其高效快速分离,且在同一条件下可分离多种成分。分析前样品处理简单,甚至无需处理。②经济。毛细管柱便宜,易清洗,缓冲液所用化学试剂少,大大减低分析成本。③能分析大分子化合物。CE不仅能分析中小分子化合物,且能分析HPLC不易分析的大分子化合物。④毛细管电泳运行模式多,适用于各类成分的分析。毛细管自由区带电泳(capillary zone electrophoresis,CZE)适用于蛋白质、氨基酸、肽、对映体和离子分离,但对非电荷物质的分离不适用。胶束电动毛细管色谱(micellar electrokinetic capillary chromatography;MECC)适合于非电荷物质的分离。毛细管凝胶电泳(capillary gel eletrophoresis,CGE)适合于蛋白质、寡聚核甙酸、RNA、DNA及PCR产物分析[2]。

2 毛细管电泳在中医药研究中的应用

* 北京中医药大学 北京 100013

2.1 生药鉴定研究

目前,在中药材鉴定中采用的显微鉴别、扫描电镜、紫外光谱分析、凝胶电泳等手段都存在一定的局限性,特别是凝胶电泳法分辨率较低,操作繁琐,重现性较差,因而难以推广。毛细管电泳可应用于同科同属易混药材的鉴别及道地性研究,为生药的鉴别及道地性研究提供了新的途径。①植物药材种子成分鉴定法。同属不同种的中药在性状特征和组织结构上极为相似,采用高效毛细管电泳法对其种子植物蛋白进行分析可有效地将其区分。胡氏等[3]应用毛细管电泳对不同植物来源的菟丝子所含植物蛋白的提取和分离及所含植物蛋白间的差异进行了比较,根据所出峰的数目、相对含量及区间内指纹图谱,有效地鉴别菟丝子类生药。②植物药材有效成分鉴定法。朱氏等[4]应用毛细管电泳对不同产地麻黄中6种生物碱首次进行分离定量测定,为分析麻黄中生物碱含量提供了有效的检测方法。③动物药材蛋白质成分鉴定法。张氏等[5]应用高效毛细管电泳法鉴别12种海马、海龙类药材。通过测定不同产地、不同储存时间的蛋白质电泳图谱,来鉴定药材,为动物类药材鉴定提供了新的分析手段。

2.2 中药及复方药效物质基础研究

中药药效物质基础研究是关系到药材质量控制、新药开发最关键的环节,是制约中医药国际化、现代化的瓶颈问题。目前,中药有效物质的分离分析,常用的方法有薄层扫描法、气相色谱法和高效液相色谱法。与前者相比,毛细管电泳简便、快速、经济,重现性、精确性高,在中药药效物质分离分析领域有其独特的优势。

已用毛细管电泳技术分离分析了单味中药中的多种成分,如:生物碱类有麻黄碱[4]、苦参碱及氧化苦参碱[6]、乌头碱[7]等;黄酮类有黄芩素苷[8]、葛根黄素[9]等;苷类有人参皂苷[10]、柚皮苷及橙皮苷[11]等;酚酸类有甘草酸[12]、绿原酸[13]等;香豆素类有伞形酮[14]等;蒽酮类有大黄素及大黄酸[15]、番泻苷A和B[16]等。

在中药复方质量研究中,目前已实现部分复方制剂的分析,如小承气汤[17]、三黄泻心汤[18]、桂枝汤[19]、葛根汤[20]、加味逍遥散[21]等。而且,可根据有效成分的量的比较,进行配伍规律的研究。周氏等[22]应用毛细管电泳测定黄连、肉桂配伍前后黄连主要生物碱的含量,发现在不同的配伍比例中,肉桂含量越高,黄连各生物碱的含量降低越大。

3 毛细管电泳技术在中医药研究中应用展望

3.1 证本质的研究

“证”本质的现代科学阐释亦是制约中医现代化的另一个瓶颈问题。中医理论强调“辨证论治,理法方药统一”。只有辨证准确,才能保证治则、治法的准确,依其而出的方剂才能准确,由此决定了中医治疗的完全个体化。一种中医治疗方法在不同患者身上常常难以重复,使之缺乏令人可以把握的共同规律,这也是中医理论之所以难以被世界接受的原因之一。

现代医学研究表明,基因的突变可导致疾病的发生或易感性的增加,通过对疾病相关基因的分析可进行疾病诊断或预告。已有证据表明,纷繁复杂的证的本质就是基因型及表达的多样化,是个体差异的物质基础[23]。

中医“六经”、“八纲”、“卫气营血”等辨证理念结合基因诊断技术,进行专题研究,确立辨证分型的分子基础,可为中医辨证论治客观化找到令人信服的证据。同时通过对疾病相关基因的分析,加上大规模分子流行病学的研究,研究阴阳气血理论与细胞膜受体及其mR-

NA的基因调控关系,可望找到与辨证相关的基因,从而揭示中医证的实质,使我们从生命的基本形式——分子水平上更深刻地理解和研究中医,其成果将使中医基础理论研究跨入新的境界[24]。

毛细管电泳最活跃的研究领域就是对遗传物质基础DNA的分析,且以其极高的准确性和可重复性来满足这方面的要求。毛细管电泳技术在中医辨证、证的实质研究方面有广阔的应用前景。

3.2 道地药材遗传本质研究

中药自古存在着道地性的问题,然而关于中药道地"本质"研究仅限于化学、药理学方面。从生物学角度分析,"道"的生物学本质是某一物种的特定条件下的"居群"(population),而"地方特化基因型"(local specialized genotype)则是产生"道"的遗传本质。同时国内外学者提出了划分药用植物的种内变异等级生态宗(ecological race)、地理宗(geographical race),可看作是传统道地药材优良品质的具体表征。毛细管电泳可通过测定中药材的核酸来分析其DNA指纹图谱,从而对中药的原物种居群地位进行评判和划分,对其道地性(地理分布)、植物引种与动物驯化(分化变异)的本质从分子水平阐释无疑会提供崭新的线索[25]。

3.3 中药药理及新药开发

基因表达的调控研究是当代分子生物学研究最活跃的领域。基因表达是一个多阶段过程,基因表达调控也是在多阶段水平上实现的,可分为转录前、转录、转录后、翻译和翻译后5个阶段。其中,转录水平是基因表达调控中最重要的一步。从基因表达调控方面来研究中药作用机制,将会从更深层次、更本质地揭示中药的作用原理[26]。

现代药理学研究已明确药物都有其"靶基因"。近年国内已有不少学者开展了中药干预基因表达的调控研究,初步证明中药作用原理与其生物活性成分调控基因表达有关。从而不仅在理论上有助于我们从更深层次了解中药的作用原理,而且为中药新药研制提供了新思路。靶基因是中药作用的最本质的指标,例如一首方剂对中风病比较有效,我们可应用毛细管电泳通过测定脑缺血神经元凋亡相关基因如c-fos、bcl-2、P^{53}、hsp70等基因的表达[27],研究中药能提高哪些基因的表达,抑制哪些基因的表达,建立"中风病—中药—基因表达谱"。这些基因可能就是与中风病的发生和治疗相关的基因。

毛细管电泳技术优势在于对DNA、RNA等生物大分子的快速分析。依据用药后相关组织细胞DNA、RNA所出峰的数目、相对含量及区间内指纹图谱,探讨中药对特异性调节基因的影响及对机体自身DNA修复机能的作用,从中筛选出疗效确切、针对性强、有应用前景的中药。这对于提高我国中药药理及新药研制水平将有积极的意义。

参考文献

[1] T Tsuda. High performance electrochromatography. LC-GC Intl,1993,5(9):26
[2] 王继贵. 毛细管电泳. 当代医师杂志,1997,2(10):2
[3] 胡 平,罗国安,王如骥,等. 中药菟丝子的高效毛细管电泳法鉴别. 药学学报,1997,32(7):549
[4] 朱萱萱,陈福林,茅咏雯,等. 毛细管电泳法测定麻黄中生物碱的含量. 中国中药杂志,1996,21(10):587
[5] 张朝晖,范国荣,徐国钧,等.12种海马、海龙类药材高效毛细管电泳法鉴别. 中国中药杂志,1998,23(5):259

[6] 罗 明,贺 平,吴孟超,等.高效毛细管电泳法测定苦参碱和氧化苦参碱.中草药,1999,30(4):261
[7] 孙爱民.高效毛细管电泳法测定中草药川乌草乌中乌头碱的含量.色谱,1999(1):67
[8] Y. M. Liu, Sh. J. Sheu. Capillary electrophoresis determination of six major flavonids in Scutellariae Radix by micellar electrokinetic capillary electro-phoresis. Analytical Chemica Acta, 1994, 288:221
[9] Wang CY, Huang HY, Kuo KL, et al. Analysis of Puerariae radix its medicinal preparations by capillary electrophoresis. J. Chromatogr. A., 1998, 802(I):225
[10] S. Iwagami, Y. Sawabe, T. Nakagawa. Micellar electrokinetic chromatography for the analysis of crude drug(Ⅲ) Separation of ginsenosides in Ginseng Radix. Shoyakugaku Zasshi, 1992, 46(4):339
[11] 杨 英,王实强,彭源贵.胶束电动毛细管电泳法测定柑橘属药材中柚皮苷和橙皮苷的含量.中草药,1999,30(3):181
[12] H. R. Chen, Sh. J. Sheu. Determination of glycyrrhizin and glycyrrhetinic acid in traditional Chinese medicinal preparations by capillary electro phoresis. J. Chromatogr. A., 1993, 653:184
[13] P. G. Pietta, R. L. Mauri, C. Gardana, et al. Micellar Electrokinetic Chromatographic/Ultraviolet Diode Array Analysis of Eleutherococcus senticosus. Phytochemical Analysis, 1994, 5:305
[14] Ch. T. Chen, Sh. J. Sheu. Separation of coumarins by micellar electrokinetic capillary chromatography. J. Chromatogr A, 1995, 710:323
[15] 宗玉英,余满堂,朱志强,等.胶束电动毛细管色谱法分离和测定几种大黄含量.药学学报,1995,30(8):594
[16] Hiraoka A, Miura I. Capillary isotachophoretic detection and identification of Sennosides A and B in extracts of crude plant. Seibutsuri Kagaku, 1990, 34(6):357
[17] Sh. J. Sheu, Ch. F. Lu. Determination of six bioactive componets of Hsia-Cheng-Chi-Tang by Capillary Electrophoresis. J. High Resol. Chromatogr, 1995, 18:269
[18] Sh. J. Sheu, Ch. F. Lu. Capillary Electrophoresis Deter-mination of Six Bioactive constituents in San-Huang-Hsieh-Hsin-Tang. J. High Resol. Chromatogr, 1996, 19:409
[19] H. Y. Huang, K. L. Kuo, Y. Z. Hsieh. Determination of cinnamaldehyde, cinnamic acid, paeoniflorin, glycyrrhizin and [6]-gingerol in traditional Chinese Medicinal preparation Kuei-Chih-tang by cyclodextrin-modified micellar electrokinetic capillary chromat- ography. J. Chromatogr. A., 1997. 771:267
[20] Shozo lwagami. Micellar electrokinetic Chromatography for analysis of crude drug(Ⅰ). Determination of Glycyrrhizin in oriental pharmaceutical preparations. Shoyakugaku Zasshi, 1991, 45(3):232
[21] Shozo lwagami, Sunbe Y., Nakagwa T. Micellar electrokinetic Chromatography for analysis of crude drug(Ⅱ) Simultaneous determination of Glycyrrhizin and peaoniflorin in oriental pharmaceutical preparations. Shoyakugaku Zasshi, 1992, 46(1):49
[22] 周洪雷,魏璐雪,杨东辉,等.高效毛细管电泳测定黄连、肉桂配伍前后黄连主要生物碱的含量.中国中药杂志,1999,24(5):308
[23] 宋为民,王明艳,徐 力.基因组学是中医现代化的最佳切入点.南京中医药大学学报,1999,15(4):193
[24] 王会玲.浅谈分子生物学技术在中医药学上的应用.中国中医药信息杂志,1997,4(11):37
[25] 曹 晖,刘玉萍,邵鹏柱,等.DNA分子指纹图谱与测序技术在中药品质研究中的现状及展望.中国中药杂志,1998,23(11):643
[26] 李杰芬.分子生物技术在中药研究中的应用.广州中医药大学学报,1996,(3/4):97
[27] 潘 军,周 岱.脑缺血后细胞凋亡分子生物学机制的研究进展.医学综述,1998,4(10):537

原载:《中国中医药信息杂志》2001,8(6):33

制定中药研究标准操作规程(SOP)的必要性

杜贵友，叶祖光*

药品非临床研究质量管理规范(Good Laboratory Practice for Nonclinical Laboratory Studies,GLP)是对药品临床前安全性评价的试验设计、操作、记录、报告、监督等一系列行为和实验室条件的规范要求。制定GLP的目的在于通过对药品临床前研究的设备设施、研究条件、人员资格与职责和操作过程等的严格要求,确保实验资料的真实性、完整性和可靠性,保证人民用药安全。GLP建设的基本内容包括软件和硬件两大部分:软件部分主要包括标准操作规程(Standard Operating Procedure, SOP)和质量保证部门(Quality Assurance Unit, QAU);硬件部分包括各种实验动物的饲养及其配套设施等。制定出具有中医药新药特色的SOP乃是中医药界科研工作者的当务之急,也是我国中药非临床研究质量管理规范研究特色的重要内容之一,此项研究可以补充和丰富国内、外GLP的内容,因此,具有重要意义。

1 GLP的历史

1.1 国际上GLP的发展历史

1972年新西兰率先进行了GLP立法;继而于1973年丹麦对GLP立法,1978年美国FDA颁布了GLP法规,并采取了强硬的推行措施,规定从1979年6月法规生效日起,FDA管辖范围内的产品,如果想在美国注册上市,其非临床安全性研究或者在GLP条件下进行,或者虽然不在GLP条件下进行,但有所做的安全性研究仍能达到GLP质量要求的详细论证,这一决定引起了包括欧洲各国在内的许多国家的关注。1982年日本也公布了GLP,并随继颁布了执行的各种法规;随之各国相继建成了GLP实验室或中心,制定了相应的SOP规程。由于药品生产具有跨国性的特点,所以一些经济发达国家之间已经签订了双边协议和备忘录,从而使一个国家GLP主管部门所认可的药物安全性评价数据也能被其他国家GLP主管当局接受,这就为一个国家研制的药品进入国际市场创造了条件。不仅如此,一些跨国组织也积极参与药品安全评价的规范工作,尤其是在GLP条例的国际化方面,欧洲经济合作与发展组织(OECD)已经建立了一个专家委员会,以促进GLP法规的国际统一,并制定了其成员国的GLP法规版本。自1991～2000年美国、欧洲共同体和日本三方联合召开了五次协调会议,以促进药品质量、安全、有效性申报资料的国际标准统一化。1991年以来,国际上成立了药物安全评价协商组织,制定了通用原则。这些事实表明,药品安全性评价工作的规范化已经国际化,因此,建立我国的GLP已是当务之急。

1.2 我国GLP的发展历史

1985年前我国学者根据国外的文献报道,曾呼吁有关领导建设GLP实验室,但由于认识和资金的不足未引起足够的重视,1985年7月1日起,我国实施《中华人民共和国药品管

* 国家药品监督管理局 药品审评中心;北京 100700

理法》,该办法对毒理学评价作出了要求。

1993年正式颁布了由中国药学会、中国药理学会有关专家编写的《新药(西药)临床前研究指导原则》,尔后又编写了《中药新药临床研究指导原则》。其中有关西药毒理学研究指导原则总共19项,中药新药毒理学研究技术要求共5大项。1991年开始起草中国的GLP,1993年12月原国家科委以16号主任令发布《药品非临床研究质量管理规定(试行)》,于1994年开始试行,共九章四十条。1996年原国家科委又印发了《药品非临床研究质量管理规定(试行)》实施指南(试行)和执行情况验收检查指南(试行)。1999年11月1日起施行《药品非临床研究质量管理规范》(试行)。"九五"期间原国家科委启动了"1035"工程,资助和扶持了6个GLP实验室及筹建两个中药GLP实验室。在全世界范围内我国是公布实施GLP较晚的国家,而且我国的GLP一直处在试行阶段,这说明与国际发达国家的GLP比较,差距很大。由于中药有着不同于西药的一些独特之处,所以,中药安全性研究不能完全照搬西药的GLP要求制定法规,尤其在SOP制定中,应体现中药特色。

2 制定具有中医药特色SOP的必要性

2.1 中医药学中有毒中药的概念

有毒中药的概念可分为广义的与狭义的两种。广义的是指一切中药的偏性,狭义的则指进入人体后能损害机体的组织器官、扰乱或破坏机体正常生理功能、使机体产生病理变化甚至危及生命的中药。《诸病源候论.卷二十六》曰:"凡药物云有毒及大毒者,皆能变乱,于人为害,亦能杀人"。是指狭义的有毒中药,即毒性大、副作用明显的中药。《类经.卷十四》指出:"凡可避邪安正者,皆可称之为毒药,所谓毒者,以气味之有偏也。"这是指广义的中药毒性。这些概念与现代毒理学对有毒药物的定义有相同之处,但也有不完全相同之点。

2.2 有毒中药的特点

各国在制定本国的GLP规范时都结合国情的不同,而有不同程度地修改,中医药理论体系与现代医学存在着很大差异,它是建立在不同文化背景、思维方式与思想体系之上的,因此,形成了许多特点。

2.2.1 道地药材的选择是中药及有毒中药研究首先要考虑的问题,中药材品种因产地、命名、运输保存、饮片加工以及制剂工艺的不同,给正确的使用带来很大困难,准确的选择道地药材试验研究就显得十分必要。

2.2.2 西药绝大部分为单一的化学结构,作用部位较明确,中药化学成分复杂,作用部位不太明确;中药复方成分更复杂,作用途径及部位更复杂,且大多数中药复方求不出LD_{50}。

2.2.3 中药与西药毒理学发生的机制有明显差异。西药毒性作用机理基本清楚,其毒性作用主要是使机体代谢异常;脂质过氧化产生大量的自由基和与体内组织大分子共价结合(如蛋白质变性)等,使细胞膜变性或坏死等导致细胞死亡;而中药特别是复方其毒性要复杂的多,大多数有毒中药的作用机理至今仍不清楚。

2.2.4 炮制与未炮制的同一中药的毒性不同:首乌,雄黄等,炮制前后使其达到增效减毒的目的,这是中医药的一大特色。

2.2.5 药证不符:人参用于正常人,少量可以适应,长期大量应用则会致病。如实热证用人参则如火上浇油。

2.2.6 配伍不当:中药有"中药十八反"、"十九畏"的记载,方剂的配伍可直接影响中药的毒性,大部分方剂配伍得当可减少有毒中药的毒性或改变了有毒中药成分在体内(肠道或血液中)的存在状态。

2.2.7 中药产地的不同,采集季节及药材部位不同其毒性也不相同。在供试品的来源、饮片加工、制备工艺与质量标准、对照品与对照组的选择与设置、毒代动力学研究指标与方法等方面,中药均具有其特殊性,特别要提出的是供试品来源和饮片加工最具有中医药特色的研究内容,这些应在 GLP 规范建设中予以体现,尤其在制定 SOP 时,要充分考虑到受试药物的质量控制,原药材、中药饮片及中间品的留样保存等特点,所以创建有中医药特色的中药毒理学,补充、丰富和完善世界范围内的 GLP 研究内容,具有重要意义。

2.2.8 中药最小有效剂量与最小中毒剂量的距离同西药一样往往不易测定,特别是中药方剂,更难以测定。我国药典一般将有毒中药分为大毒、有毒、小毒和无毒四类。一般依据为临床用药的倍数和口服生药煎剂的 LD_{50} 的大小:LD_{50}<5 g/kg 为大毒,LD_{50} 介于 5~16 g 之间为有毒,LD_{50} 介于 16~50 g/kg 为小毒,LD_{50}>50 g/kg 为无毒。但这些数据的界定,均未在 GLP 条件下,未按 SOP 规范进行严格的实验而得出的结论,因此,需要进一步研究界定四类有毒中药的划分。

有毒中药性猛力强,用之得当,当取效甚捷。古往今来善用有毒中药者比比皆是,如医圣张仲景善用附子、乌头、巴豆之峻。近代医学家用毒性中药治疗白血病、恶性肿瘤及艾滋病等。

3 制定具有中医药特色 SOP 的必要性

3.1 促进中药现代化和国际化的迫切需要

有毒中药是中药的重要组成部分,具有独特的疗效,临床时有因服用有毒中药死亡的病例报告,其主要原因是中药剂量的确定多凭经验,缺乏实验数据和科学的依据。另一个重要的原因是中药走向国际市场的要求,国际上由于缺乏对中药的全面了解,对有毒中药的使用十分敏感。有毒中药安全性评价工作及其 SOP 的建立有助于有毒中药的安全性评价并为其临床上合理用药提供依据,因此,建立常用有毒中药国际化 SOP 是发展中医药事业、促进中医药科技进步、推动我国药品产业的发展和促进中药现代化和国际化的迫切需要。

3.2 我国中药产业发展形势的需要

由于世界知识产权的原因,我国过去那种以仿制为主体的药品开发老路已经行不通了,如果完全采用国外新药研究开发的模式,那将是一种周期长、投资高、风险大的过程,这决不是我们的优势,因为我国无论在资金、仪器设备,还是技术力量等方面,都比较薄弱。然而,在药品研究开发方面我们有自己的优势,那就是中医中药。因此,从中药中创制新药这是我国的优势,是发达国家无法比拟的。然而,过去因为未有建立中药 GLP 中心及中药研制的特殊性,在中药新药研究开发中也未实施 GLP 质量管理规定,故中药安全性评价实验数据得不到国际的认可,从而也无法进入国际市场,造成徒有中医中药之优势,却不能获得巨大的社会效益和经济效益的局面。

3.3 中药开发研制和生产的需要

中药新药研究开发按我国目前国际化的要求,主要由三大部分所组成。

非临床实验研究:主要包括药物定点种植、采集加工、储存和运输;地道药材的选定及饮片加工入方,然后是药学、药理毒理学研究;临床研究;药物生产。

目前,我国在中药的临床研究和药物生产都已建立和实施与国际接轨的 GCP(药品临床质量管理规范)和 GMP(药品生产质量管理规范)国际标准,而做为中药新药现代化和国际化的另一个重要组成部分 GLP(药品非临床安全性研究质量管理规范)在我国目前仍为试行,在试行的 GLP 当中有一个很值得注意的问题就是为了强调中药与国际 GLP 接轨,其有关内容在一定程度上限制了有毒中药的入方或使用,这将使中医药新药研究失去一定的特点。因此,有必要制定中药研究的 SOP,使之更利于中药新药研制的发展。

4 如何制定具有中医药特色的 SOP

4.1 建立符合 GLP 要求的中药非临床安全评价中心

由于中药在人体长期使用,所以,我国从事药品安全性评价的专业人员绝大部分为西医人员,所建立的 GLP 只符合西药的安全性评价要求,而中医用药防病治病的另一个重要特点是以中药复方为主,这些方剂的方解及功能主治也与西药差异很大,因此,建立符合 GLP 要求的中药非临床安全评价中心对制定具有中医药特色的 SOP 十分重要;在 GLP 条件下对常用中药或有毒中药的概念进行现代毒理学阐明:包括有毒中药的毒性作用机理、用药剂量、有毒成分的含量测定等,并在 GLP 条件下按 SOP 操作规范规定出大毒、小毒及有毒的 LD50 或最大给药量范围等;在 GLP 条件下确定每种有毒中药的主要毒性成分及次要成分,以及这些物质在体内可能的存在状态和作用的靶器官。

4.2 制定符合中医药特点的中药材和饮片 SOP 规范

原国家科委对某些药材的生产已建立了许多基地,并制定了 GAP(药材生产基地管理规范),这对推动和发展我国中药新药研究与生产打下了良好的基础,因此,制定符合我国中医药特色的 SOP 还应包括药材的种植、采集加工、储存和运输的 SOP 之内容。另外,中医用药用原药材的情况较少,多用饮片入药,因此,还必须制定饮片加工的 SOP,这两种 SOP 也是具有中医药特色的内容。

4.3 制定中药及有毒中药标准规范体系

通过上述项目的实施,建立和完善中药和有毒中药标准规范体系,带动我国中药安全性评价学术发展,为创建中药非临床安全评价中心打下坚实的基础,填补国内外有关有毒中药 SOP 操作规范,为丰富和发展 GLP 中的 SOP 作出贡献。

4.4 在反复实践中制定具有中医药特色的 SOP

一套切合我国实际的 SOP 是软件建设中的主要内容;SOP 的建设决不是一朝一夕一蹴而就的事,建立一套结合本单位实际、可操作性强的 SOP,是要经过实践-修订-再实践-再修订的过程才能形成。那麽制定一套具有中医药特色的 SOP 就更加困难,需要更多的专业科技人员参加,如生药专业、中药炮制专业、中药药理以及植物化学等方面的人一起参加研究制定 SOP,只有这样才能制定出符合我国实际又能与国际接轨的 SOP,才能指导我国中医药研究的发展。

5 制定具有中医药特色 SOP 的思路及内容

5.1 思路

一套符合我国中医药特色实际完整的 SOP,还需要结合 GAP 以及中药饮片加工的 SOP 和其它中医药 GLP 研究单位协调联合才能更好地完成,在 GLP 硬件建设中还应设置中药材、炮制及中药材标本试验室的设置。在制定中药 SOP 的同时,除了参考国内外的 SOP 之内容外,还应重视中药配伍及复方对生物体靶器官和生物化学反应的影响,并在制定 SOP 过程中注意与西医药研究比较有何不同。

5.2 主要内容

实验室动物的饲养管理标准操作手册:包括动物饲养环境的检测,动物房微生物学检查,动物房室内温度和湿度检查与记录以及动物房内照度的检测等,还包括实验人员及动物进入清洁区出入规定,动物饲料和清洁饲料的储存规则。还有动物房各种器具和动物笼架的清洗,动物检疫以及大小动物的质量确定等。SOP 主要内容:血液学和生化检查标准操作手册:血液学检查十七项检查的操作规程以及生物化学测定操作规范,生物化学检验包括各种动物血清的制备,肝肾功能及血液和尿液各种生化检查等。

急性毒性和长期毒性实验标准操作手册:实验前应有实验动物检疫记录表,并有大、小动物的实验通知书,制定实验各种操作过程中的 SOP;在急性毒性实验中中药及复方往往测不出 LD 50 ,还应制定最大灌胃量的 SOP。

主要内容还应包括:皮肤毒性实验 SOP、实验室常用各种仪器 SOP、特殊毒理各种实验 SOP 以及常规实验技术 SOP。

原载:《中国中药杂志》2001,26(6):430

难波恒雄谈民族药物学

刘玉萍　编译

[摘要]　介绍了难波恒雄教授关于民族药物学的论述。难波教授认为,应该有组织地对世界各民族使用的药物进行广泛而详细的比较研究,以开发出更多的好药和新药。

[关键词]　民族药物学;传统药物;獐牙菜属药物

为了纪念日本生药学会成立 50 周年,《生药学杂志》出版了专刊,难波恒雄教授结合自己的切身体会撰写了"传统医药的实地调查与民族药物学的确立"一文,现将难波教授有关民族药物学的论述编译介绍如下。

1　世界的传统医学与药物

近年来,虽然医学在不断地进步,但疑难病症还是在不断地增加,人们开始重新认识毒副作用少的传统医学。全世界很多民族有独特的传统医疗,并有各自的传统药物,中医学、阿育吠陀医学、尤纳尼医学可以说是世界的三大传统医学。中医学体系包括韩国的韩医学、日本的汉方医学;阿育吠陀医学的分支有印度的锡达医学、泰国古医学、藏医学、蒙古医学;尤纳尼医学在埃及、巴基斯坦、土耳其、伊朗、伊拉克等阿拉伯国家广泛应用,甚至中国新疆的维吾尔医学也属于这个体系。这些医学并不是各自完全独立的体系,而是通过各民族间的文化交流,互相影响的产物,如藏医学起源于阿育吠陀医学,使用很多符合西藏高原风俗习惯的药物,并融汇了中医学的优点。传统医学是在自古以来拥有自己文字的民族和国家发展起来的,没有文字的民族则通过口头方式向后世传授药物知识。从南美和非洲诸民族的医疗中可以看到后者与传统医学有所区别,称做传承医学,在此将两者概括统称为传统医学(Traditional Medicine)。

传统医学的现代科学研究是近年来才开始的,中国早在 60 年代就开始了中西医结合研究,尝试用现代科学说明中医学,取得了一定的成果。由于传统医学和西医学对疾病的看法有着本质的不同，因此从同一角度进行讨论是极其困难的。

对于学习传统医学思想的人来讲，只要正确学习古典著作，即可理解其理论（病因、病理、生理、治疗及养生等），但在使用药物方面则有所不同。拥有辽阔土地和悠久历史的中国和印度等国，异物同名、同物异名的很多，且由于药物基源的历史变迁等原因，不能保证古典记载的药物一定与现在使用的同名药物为同一药物，传统医学研究中最困难的工作可以说是药物的鉴定工作，这方面仅在中国和日本有一些研究，而阿育吠陀医学与尤纳尼医学系统的药物则几乎没有开展。70 年代分析仪器特别是分析化学结构的仪器开发出来后，中国和印度对药物化学成分的研究进展非常迅速，鉴定了很多植物的化学成分，但对其结构和药理活性的相关性却只阐明了其中的一小部分。

2 传统药物的研究

传统医药学的研究，其医疗理论和药物效果等主要是在医院或实验室进行的，但实地调查是非常重要的工作。例如热病的研究等如果不在当地进行实地考察，是无法进行真正意义上的治疗方法研究的。在药物研究方面也需在进行成分、药理研究之前，了解当地人使用该药的具体情况。

以和汉药为主的传统药物的研究正在非常广泛的领域展开，可分为三个方向：①将传统药物作为药物资源，由此进行新药开发；②由于和汉药的使用是基于汉方医学（或称中医学）的理论，故应以现代科学阐明其使用方法的药效，在这方面阿育吠陀与尤纳尼医学也是同样。③将传统药物作为民族的一种文化进行发掘和继承。目前传统药物的研究动向分为如下几类：①基原的阐明（生药学研究）；②历史变迁的阐明（本草学研究）；③生产与流通的研究（植物栽培、动物饲养、组织培养、经济流通等）；④质量评价方法的确立；⑤含有成分的化学研究（天然物化学、包括化学修饰与合成）；⑥关于生物活性的研究（药理学研究）；⑦有关活性成分的吸收、代谢、排泄的研究（生物化学研究）；⑧方剂的分析与制剂的研究（包括炮制）；⑨关于资源开发的研究（包括民族药物学）；⑩临床研究。

3 何谓民族药物

传统药物可以说是各民族的文化遗产，因此药物调查不仅仅是药物的调查，必须兼顾使用此药物的民族的调查。宗教、语言、与其他民族的关系、生活状况等都与药物文化相关，特别是与周围民族的关系对其药物的流通有着很大的影响。藏药和印度尼西亚传统药物 Jamu 等究其起源都可能与印度的阿育吠陀药物有关，但要证明此事不能仅仅停留在药物的比较，还应比较诸民族的文化。

自古流传的各民族的药物一般统称为民间药（Folk Medicines），近年称其为传统药物（Traditional Medicines），但难波教授认为应该分为传统药物与传承药物。关于如何定义民间药有很多争议，把在日本、中国、韩国以及其他东南亚国家使用的汉方药统称为民间药是很不合适的。汉方药中也有不接受医生的指示，也不配伍使用的，近年流行的人参茶即是其中一例。人参是一味很好的汉方药，但出于保健的目的单味使用只是民间的用法。人参是依据中医理论配伍在人参汤、人参养荣汤、半夏泻心汤、白虎加人参汤等方剂中，根据患者的症状等与其他药物配伍使用。民间药与汉方药有着本质的区别，同样，把印度的传统医学阿育吠陀归类于民间医学范畴也是不合适的。可以将民间药定义为收集从大众生活中得来的知识，不借助医生的力量而自己使用的药物。各种药物的起源可以说都是由民间药发展起来的，但各民族将其融入了自己独特的医学体系，为此难波教授提议将这类药物以及民间药称为民族药物(Ethno-medicines)。民族药物中有民族固有的传统药物,也有其他民族的内容,这与各民族的文化有着很大关系。

4 獐牙菜属药物(Swertia spp.)

在日本被称做民间药的有车前(Plantago asiatica)、鱼腥草(Houttuynia cordata)、小连翘(Hypericum erectum)、童氏老鹳草(Geranium thunbergii)、当药(Swertia japonica)、樱皮(Prunus jamasakura)等。这些药基本上是单味使用。汉方方剂中使用的药物大部分是中国的民族药,日本民族固有的药物很少,这对在文化上依赖中国的日本来说是必然的结果。中国汉代就已经开始使用车前草、车前子、鱼腥草,日本使用童氏老鹳草是在江户初期,而中国则以牻牛儿苗始载于明代初期的《救荒本草》,两者为近缘植物,现在中国称其为老鹳草,此名始见于清代的《本草纲目拾遗》。由此可见,日本民间药大部分来自中国的药物知识,只有樱皮和当药才是日本独特的民间药。樱皮开发于江户中期,如藤井见隆的《妙药博物筌》、村井琴山的《和方一万方》、木内政章的《奇方录》、衣关顺庵的《诸国古传秘方》及《经验千方》等均记载其用于治疗食伤、食物中毒、痢疾、热病、醉酒、痔疮等疾患。华冈青洲在其所著《疡科方筌》一书中作为十味败毒汤中麻栎的代用品使用了樱皮、中国《名医别录》中收载有樱桃,这是 Prunus pauciflora 的果实,作强壮药作用,但在中国却没有将其树皮入药的记载。

当药(中药名獐牙菜)在日本的应用一般认为始于室町中期至末期,是作为胡黄连的代用品开发出来的。现在使用的是龙胆科当药(Swertia japonica),其近缘植物在日本有数种分布,苦味最强的是 Swertia japonica,其次为瘤毛獐牙菜(Swertia pseudochinensis)。獐牙菜属植物广泛分布于东南亚,很多种分布于中国,但在中国的本草书中却没有任何记载。近年有报道中国云南省产的青叶胆(Swertia mileensis)可治疗急慢性肝炎,如详细调查中国少数民族的草药也许会发现有的民族也使用当药,但如何判断为该民族独自的药物还是受阿育吠陀的影响却是非常困难的。日本周边的朝鲜半岛及台湾也有当药分布,但也没有药用的记载。在印度阿育吠陀的教科书《Caraka Samhita》中记载齐瑞埸獐牙菜(Swertia chirayita)作为药用其使用历史非常悠久。在西藏 Swertia racemosa 及显脉獐牙菜(Swertia nervosa)也作药用,这可以认为是受印度的影响。

日本的药物使用知识大部分是从中国传来的,但从正仓院的药物来看,也有从印度传来的,但阿育吠陀药物中没有不经过中国而直接进入日本的。从江户时代初期的《本草辨疑》胡黄连项下的记载可以看出,古代尚未将当药作为胡黄连的代用品。对此《大和本草》、《和汉三才图会》也有类似记载。胡黄连原为印度的草药,中国宋代《开宝本草》中始作为正品记载,其知识在唐代就已传入中国,这在正仓院药物中残存的断片可以证明,其基原为分布于喜马拉雅的玄参科植物胡黄连(Picrorhiza kurrooa)和西藏胡黄连(P. scrophulariiflora)的根茎,与当药完全不同。当药作为胡黄连的代用品的理由并不明确,也可能因为两者都为苦味,作为健胃药使用有着相似之处,而日本又无胡黄连分布,故将当药作为代用品使用。

难波教授认为,今后应该有组织地对世界各民族使用药物的种类、部位、使用方法、使用频率等进行广泛而详细的比较研究,以明确各民族之间如何相互影响,并有可能开发新的药物资源。因此,希望能涌现更多的民族药物学研究者,在充分考虑保护资源的前提下开发出更多的好药和新药。

原载:《国外医学中医中药分册》2001,23(2):78

日本正仓院药物的科学调查

刘玉萍 编译

公元756年,日本光明皇太后将圣武天皇的遗物700余件献给7东大寺卢舍那佛,其中有60种药物,这就是现在的正仓院药物。《种种药账》上记载着各种药物的名称、数量,《种种药账》上没有记载,但却收藏于宝库的有20余种,称为账外品。所载的药物不仅仅是保存,也有按皇太后的意愿,通过施药院等用于治疗,或给皇宫内及东大寺的僧人患者使用的记录,其消费量自献纳后的100年间都有详尽的记录。

1948~1949年对正仓院药物进行了最初的科学调查,宫内厅委托的调查团由以下10名成员(朝比来泰彦、铃木秀干、清水藤太郎、柴田承二、藤田路一、木村康一、森鹿三、益富寿之助、本岛正夫、渡边武)组成,另有8名专业协作者参加。此次调查的基本方针为:①阐明关于药物识别方面的疑点;②药效的检验;③向学术界公开调查结果;④进行改善保存方法的研究。

正仓院药物均为来自唐代中国或新罗(朝鲜古国)的舶来品,究其基原也有东南亚、印度、伊朗、中近东的物品。在此之前曾对其进行过几次调查整理,但都停留在外部观察的水平。大正年间至昭和初年,伊藤圭介、市村塘、土肥庆藏等曾进行考证,久保田鼎、大宫武磨负责称重,中尾万三观察记录。

1948年10月的第一次调查共进行了1周的时间,调查人员用放大镜观察了药物的外部形态并摄影,显微镜下观察了内部形态,以及称取分析化学成分用的样品进行分包等。第二年进行了为期1周的调查。当时主要进行的是形态学观察及文献考证方面的工作。此次调查有很多新发现,甚至在药生及其他品目中发现了几种以前认为已经亡佚的品种。

第一次调查的结果6年后(1955年)由植物文献刊行会出版了《正仓院药物》一书。据书中记载,蕤核、胡椒、阿麻勒、奄麻罗、黑黄连、理石、槟榔、呵梨勒等原认为已经亡佚的品种,或混在其他药物中,或在账外品中找到。如药账中记载献纳时呵梨勒有1000个,已全部消费完,但在账外品"草根木实数种"中找到唯一的一个。这主要是呵梨勒作为鉴真和尚推崇的处方呵梨勒丸的主药需求量很大之故。该方中槟榔也属这种情况,药账记载槟榔有700个,记载已经用完,但在紫矿和"草根木实数种"中发现有数个碎片。长期以来认为账外品紫铆与药账29的紫镰不是同一物质,但这只是单纯汉字误认的问题。还有贴外品"与药之属"形态学证明其实不是衡州乌药,而是已经亡佚的冶葛。人参(北93)、青木香(北116)为同一植物的主根和芦头,既不是人参,也不是青木香。另外,账外品竹节人参根据形态学研究证明其为真正的人参(根茎部非常发达的野生品)应为账41的品种。调查前认为账内品有26个品种,加上此次调查发现的14个品种成为现在40个品种,亡佚20个百种,账外品由24个品种减去8个品种而为16个品种。

当时由柴田承二教授负责药物化学分析,在汉药的成分研究方面,由于受分析技术的限制，几乎不可能对这些贵重药物进行分析研究，所以未能取得重大突破，仅仅证明了甘草中甘草甜素以及大黄中蒽醌的存在。

60年代天然物化学研究方法有了飞速的发展，运用滤纸层析、气相、高效液相等方法，可以分离超微量、高灵敏度的成分，更有紫外吸收光谱、红外吸收光谱、核磁共振、质谱、旋光色散、圆二色谱法、X线衍射法等决定分子结构的新方法迅速发展，化学成分结构的解析更加容易。同位素的应用又使植物成分化学合成取得很大进展。因此，在第一次调查历经50年后，1994～1995年又重新组织对植物药部分进行了第二次调查。

第二次调查的成员有：柴田承二、木岛正夫、难波恒雄、水野瑞夫、相见则郎、奥山彻、米田该典和米天雄介。调查的重点是对植物药进行化学成分的研究，并由此鉴定生药基原。这次还对全部品种摄制了彩色照片，刊登在由正仓院事务所编辑出版的《图说正仓院药物》一书中。

50年来由于汉药科学知识的极大丰富，以及海外学术调查和学术交流的广泛开展，因此可以直接比较鉴定国外的基原植物。第一次调查时未能检出的微量成分及残存的挥发性成分经高灵敏度的HPLC、GC-MS等方法均可予以确认。第二次的调查订正了不少第一认调查的结论，如账外品生药阿麻勒碎片与木岛等在泰国采集的其基原植物Spondias mangifera的种子不一致，因此否认了阿麻勒（药账8）的存在。第一次调查中根据形态学研究判明人参（北93）、青木香（北116）为同一品种，但不是真正的人参（药账41），这次的化学研究证明其含有孕烷型糖苷，为萝藦科植物的根，但不是牛皮消、隔山消的根，从成分上看更接近云南省的青羊参，但尚无定论。本次用HPLC从第一次调查时根据形态学特征曾被鉴定为冶葛（药账60，北127）的成分中分离出4种生物碱，用NMR确定7其化学结构，结果证明本品为断肠草（Gelsemium elegans）的根。第一次调查时曾指出，从形态学特征着厚朴（药账36，北84）与现代市售厚朴的原植物木兰科日本厚朴（Magnolia obovata）的树皮不同，第二次调查根据化学成分研究证明与现代厚朴非为一物，似为同科含笑属（Michelia）的树皮。第二次调查证明药账品现存38个品种，亡佚品22个品种。这些结果在正仓院纪要20号（1998年3月）正式公布。

两次调查的结果证明现存正仓院药物品种如下：药账品38个品种，账外品16个品种。按药账记载顺序现存品种为：麝香、犀角器、蕤核、小草、荜茇、胡椒、寒水石、奄麻罗、黑黄连、理石、太一禹余粮、龙骨、白龙骨、龙角、五色龙齿、似龙骨石、雷丸、鬼臼、紫矿、赤石脂、钟乳床、槟榔、巴豆、无食子、厚朴、远志、呵梨勒、桂心、芫花、人参、大黄、腊蜜、甘草、芒硝、胡同律、云母粉、戎盐、冶葛。其中动物药5种，植物药20种，矿物药8种，化石（动物）药5种。账外品为：药壶中的陈药、雄黄、白石英、滑石、木香、丁香、苏芳、没食子之属、沉香杂土、兽胆、草根木实数种、矿石数种、药尘、丹、银泥。调查发现，正仓院药物中有些药物在现代汉方中已不太使用，相反又缺少一些唐代医书中已经记载并且现代汉方中仍然频繁使用的生药，如：麻黄、黄芩、黄芪、当归、川芎、地黄、附子、葛根、芍药、苍术、柴胡、半夏、茯苓、桔梗、黄连、黄柏、防己、桃仁、杏仁等。对所有药账品及账外品进行了详细的形态学研究，并对有市场品的品种进行了比较研究，其结果如下。

麝香囊：为中国西藏、青海、云南等地出产的上等品。

犀角器：为印度犀牛的角。

蕤核：应为蔷薇科磷木稠李（Prtmus undulata）的核果，但尚未进行原植物鉴定。

小草：不是远志，而与中国华北产罂粟科地丁紫堇(Corydalis bungeana)的外部形态及内部形态一致。

荜茇：为印度产胡椒科荜茇(Piper longum)的根茎及带茎的根。

胡椒：为胡椒科胡椒(Piper nigrum)的果实。

寒水石：为方解石(主要成分为碳酸钙)，而非异名为凝水石的寒水石。

阿麻勒：第一次调查之前认为是本草书所说的奄罗果，其原植物为漆树科 Spondias mangifera 的果实。第二次调查证明阿麻勒巳经亡佚。

奄麻罗：曾被认为已经亡佚，但在第一次调查时从药尘中发现经鉴定证明为本草书记载的阿麻勒[大戟科油柑(Phyllanthus emblica)的果皮和种子]。其后木岛等又证明了泰国产 Lukma khampom 及中国四川省产生药余甘子与正仓院的奄麻罗为同物。

黑黄连：为本草书记载的胡黄连，也许是因为日本没有使用胡黄连的习惯，因此，几乎没有被消费。

理石：曾被认为已不存在，调查结果认为可能是账外品的数种矿石中的纤维状石膏($CaSO_4 \cdot 2H_2O$为主要成分)。

太一禹余粮：仅现存一部分皮壳，推测账外品中的紫色粉为太一禹余粮的内容物。

龙骨：为印度产的化石鹿角的断片。

白龙骨：为中国山西、河南出土的化石鹿的牙齿、角和四肢骨的断片。

五色龙齿：大块为旧象(Palaeoloxodon namadiens)的牙齿，小块为 Archidoskodon planifrons 的牙齿。

似龙骨石：在《种种药账》中记载已无现存品，但推测可能为数种矿石中发现的硅化木。

雷丸：与现在使用的雷丸相同，为多孔菌拉雷九菌(Omphalia lapidescens)的菌核。

鬼臼：曾被认为已不存在，但在装荜茇的瓶中找到 147 个。原生药为小檗科鬼自(Podophyllum versipelle)的根茎及细根。

紫矿：为紫胶虫科紫胶虫(Laccifer lacca)的雌虫寄生于树枝上所分泌的胶质。

赤石脂：根据分光分析证明本品为铁含量较丰富的白云母粉。

钟乳床：是以碳酸钙为主要成分的钟乳石。

槟榔：根据外形判断其与现代品相同，为棕榈科槟榔(Areca catechu)的种子。

巴豆：与现代品相同，为大戟科巴豆(Croton tiglium)的种子，但其胚乳中的脂肪油已变性消失。

无食子：与现代希腊、地中海沿岸、伊朗所产没食子为同物，为没食子蜂的幼虫寄生于壳斗科没食子树(Quercus infectoria)的幼枝上所产生的虫瘿。

厚朴：第一次调查曾指出从形态学特征看厚朴(药账 36，北 84)与现代市售品厚朴的原植物木兰科日本厚朴(Magnolia obovata)的树皮不同，第二次调查也从化学成分研究证明与现代厚朴非为一物，似为同科含笑属(Michelia)的树皮。

远志：与现代品远志的形态学特征完全相同，具有皂苷的显色反应，但起泡试验则因时间久远几乎观察不到。

桂心：为现在的肉桂，其中 50% 为樟科肉桂(Cinnamomum cassia)的树皮，也有一部分与现代市售品不一致，挥发性成分已树脂化。

芫花：大部分已破损成为粉尘状，根据部分残存花瓣的形态鉴定其为瑞香科芫花

(Daphne genkwa)的花蕾。

人参:明治以后鉴定其为竹节人参(账外品),这是错误的,第一次调查根据形态学研究证明其为真正的人参,五加科人参(Panax gingseng)的根茎及根。标签为北第93号的人参在第一次调查时已证明其不是人参。

大黄:为优质的锦纹大黄,蓼科掌叶大黄(Rheum palmatum)或唐古特大黄(R. Tanguticum)的根茎。

腊蜜:圆板状,为真正的蜜蜡。据记载,除药用外还用于蜡染、铸造、工艺以及大佛的修理。

甘草:第一次调查从形态学观察判断其为豆科西北甘草(Glycyrrhiza glabra var. glandulifera),并确认其含有甘草甜素。第二次调查证明其甲醇提取物的2DHPLC及3DHPLC光谱与现在的东北甘草和西北甘草极其相近,因此不能否认其为G. uralensis的可能性。

芒硝:经矿物学及化学研究证明为水合硫酸镁。

胡同律:经考证其基原植物为东南亚产Resina Tacamahaca asiaticum、藤黄科胡桐(Calophyllun inophyllum)或其近缘植物。账外品中标签为薰陆的不是真正的薰陆,账外品琥珀也不是真正的琥珀,而与胡同律为同一基原植物。

云母粉:经矿物学鉴定为白云母(muscovite)的粉末。

戎盐:可能为中国西北内陆碱水湖产的土盐。正仓院藏品为苦咸味,22%可溶于水,并检出Ca、Mg、Na、Cl、SO_4等离子。

冶葛:虽然账外品称之为“乌药之属”(北127),但形态学证明其不是天台乌药,而是已经亡佚的冶葛(药账60),第二次调查用HPLC分离出4种生物碱,用NMR确定了其化学结构,结果证明本品为胡蔓藤(Gelsemium elegans)的根。

雄黄:账外品记载,是将鸡冠石融化之后倒人模型中做成卵形物质,推测其不是作为药用,而是作为美术品传入日本。

木香:为菊科云木香(Saussurea lappa)的根,主要作为东大寺的仪式上的薰香使用。

苏芳:为豆科植物苏木(Caesalpinia sappan)的心材,可以作为染料使用。

第二次调查还进一步探讨了正仓院药物中植物药的成分。

原载:《国外医学中医中药分册》2001,23(4):241

简论中医与传统医学及西医的关系

张京峰

[关键词] 中医;传统医学;西医

中国传统医学是我国古代人民在长期生产生活及与疾病作斗争的实践过程中逐渐积累经验并形成的一门自然科学,是世界传统医学的组成之一。它有不同于现代医学的独特理论和确实的疗效,为医学的发展作出了卓越的贡献。

1 传统医学的组成

一般来说,医学以研究所采用的不同的认识论、方法论及理论体系分为现代医学和传统医学,它们之间在很多方面是相通的。世界上的传统医学包括中国传统医学、印度传统医学、埃及医学、美索不达迷亚之医学、希腊医学等。它们的理论体系和实践各不相同。印度医学据称起源于6000年前,理论上讲人有三原质,即气,位于脚与脐之间;胆,位于脐与心之间;痰,位于心与头之间。每种原质主司身体某种机能。此三原质按一定范围的比例混和,使身体的各项功能正常工作。当三原质混和不适宜或缺少某种或几种原质时,便会生病。治疗是调节三原质的关系,补充或减少某种原质,比较复杂。与西医不同的是中医讲整体,阴阳五行,但抽象的事物所主身体某种器官与机能与之类同,但相互作用原理的理论不同。埃及传统医学与上述医学差异甚大。古埃及人认为,疾病的发生并非是由于机能紊乱,而是由魔鬼从耳、鼻、口等处进人身体,此观察类似于现代对传染病的认识,他们的治疗方法主要是驱鬼,同时并用各种药物治疗。美索不达迷亚之医学在理论上与埃及传统医学多有相同之处,但他们会用青铜刀和青铜披针治疗一些(处)处伤及做一些小手术。希腊受埃及文化影响尤多,开始符咒论病,只是自公元前六世纪起至公元二世纪,不下800年,无时不在改进,成为现代医学的起源。

2 为何有些传统医学能生存和发展

目前,世界上很多传统医学已经消亡。仍在使用的只是中国传统医学,印度传统医学等少数医学理论体系。中医的医学理论体系在传统医学中是先进的。在理论上,中医重点强调整体现,包括①天地一体现,认为四时一体,即春、夏、秋、冬为一整体在运作。六气一体,即人体气、血、津、液、精、脉六种基本物质,均来源于后天的水谷精气。风、暑、湿、火、燥、寒六气升降是天地生化万物的客观条件。万物一体,但绝不是静止不动的一体。②人体的五脏一体,所有的器官都可以归到心、肝、脾、肺、肾。六腑胆、胃、大肠、小肠、膀胱与之相对应,三焦使之统一联络。是不能分开的整体。③人与天地相应。天地古人指自然界,自然界的变化可以影响人体并产生与之相应的变化。④对人体生理、病理、疾病的认识及预防诊断治疗上的整体现。⑤提挈天地,人定胜天。宿命论的思想在逐渐消亡。中医是以脏象论作为诊病治病的基础,以辨病论治与辨证论治为处方的基础。由此可以看到,中医理论不同于其它传统医学的理论。任何事物发展是必然的,否则就会相反。例如,中医的外科和针灸远先进于美索不达迷亚之医学的青铜刀针,以其强大的生命力至今仍活跃在医学舞台上,而美索不达迷亚之医学已经消亡。中医在不断的进步,如后人提出的活血化瘀的思想,发展了中医的理论体系。在治疗上,各种传统医学都使用动植物及矿物入药,但中药不仅数量多,药性了解也较全。各传统医学均有药书,但不能和《本草纲目》比。例如印度苏斯拉药书列有各类药760种,而李时珍的《本草纲目》中列有千余种各类药物。在治疗手法上,中医也最全,传统上分为体疗、疮肿、少小、耳目齿、角法,这些归于医科,另有针灸、按摩、咒禁等科。中医在不断的改进,推陈出新,随着思想的进步,早已取消了咒禁科。在治疗上,在长期不断的实践中,形成了各式各样的体系和流派,每一种体系和流派以其互补性,从整体上看提高了中医的疗效。因为从不同的角度看同一问题,成功的机率大于仅从一个角度看同一问题。这也是中医的特色所在,也是比其它传统医学实际所在。中医能生存至今和发展,主要原因在于疗效,治病范围广而且效果稳定,为广大群众所接受。目前的中医已不是纯粹的传统医学,已经加人了现代医学的理念,它在不断地发展壮大,这就是作为传统医学的中医能生存至今的根本原因。

3 中医与西医的关系

很早之前有一种基本错误认识,就是想把医学学术专一建立在亚里土多德的逻辑和论辩的效力上,认为思辩哲学可解决所有问题,包括生物学问题。当这种学术由于实验科学的兴起而被推翻后,在研究客观事实的结果上建立了另一种医学,即现代医学,并有着逐渐完整的体系。现在几乎无人能否认其基础的坚固和雄厚。但现代医学,不能而且不应当缺乏与医学的根本,即对病人精确的观察,密切联系现在正对此努力的探索。这几乎全面回到生物学方法,虽然不自觉地,这说明医生在行医和周密思考的时候,绝不能完全被试管、显微镜或任何一种人为的教条所束缚,不论个别的或者是群体的生物体,都时时演进着生命单位。因此医学本身也一直在变化过程中。我们应当承认世界上并不存在含有绝对正确定义的学说,或能够完全适用于医学某部门的体系。几乎可以说,没有一种错误不带有一丝真理,同样,也没有一种真理不带有一丝错误。纵然看起来象是绝对真理的也不例外。中医的整体意识和辩证施治思想和西医各种实验生物学、药理病理学、仪器使用等等方面至精至微和医师与之相配合的诊疗思路无一例外不是绝对真理。这在实际操作中表现尤为明显。中医西医理论和诊疗的互补性就强烈地表现了出来,尽管不是统一的理论。中西医结合就有了必然性和可行性。因为,医学的各种理论的最终目标是如何以最直接最优秀的方式为对象服务。

原载:《深圳中西医结合杂志》2001,11(1):18

中药走向世界的几点思考

方文贤

随着中国加入WTO的日益临近，随着世界上回归自然及对植物药和天然药的逐步信赖与应用热情的兴起，中药走向世界也已成为当前医药界的讨论热点。中药如何走向世界，仁者见仁，智者见智，各抒己见。有认为中药要称之为天然药，并用所谓现代研究模式去研究才能走向世界者；有认为中药只有同现代生物技术相结合，才能实现中药现代化，尽快把中药推向国际市场者；有认为中药只有现代化、科学化了，才能走向世界。众说不一，但都为中药如何走向世界提出了自己的看法。最近，国家中医药管理局李振吉副局长指出："由于不同人群有不同的理解，不同阶段有不同的认识，中医现代化是一个难度很大的课题。"中药现代化也如此，中药走向世界的问题也是如此。中药如何走向世界，谈几点个人的思考，抛砖引玉，不妥之处望同道指正。

1　只有中国的，才是世界的，才可望走向世界

只有中国的，才是世界的；只有民族的，才是世界的。中药也一样，只有保持其独具的中医药的特色，才能是世界的，才能走向世界。中药走向世界和中医针灸走向世界一样，如果没有其特有的中医药理论指导，离开中医经络学说，离开其特有的处方选穴及其理论指导下临床应用时所产生的独特疗效，要取得如今中医针灸在世界医学界的地位是不可能的。因此，世界上不少国家已在医学上正式确认了针灸的医疗地位，对它进行了法律上的认可和保护。当然，这也是与经历了几代中医针灸学家的努力是分不开的。虽然，在针灸作用原理的研究上也有了不少进展，主要是说明了其镇痛作用的部分机理，离真正说明针灸的作用原理还有不少距离，还有不少问题。但是其临床疗效，正如韩济生院士所说："针灸疗法最具有神秘色彩，它往往以神奇的疗效给人以深刻印象。"针灸即是以其中国独有疗法的疗效说服了太多人，所以走入了世界。

有人对中药走向世界的问题，提出要用西方国家对植物药、天然药的研究方法去进行研究的思路，即从中药中提出新的化学物质，通过动物实验找出其生物活性成分，或进行衍生物合成，找出新的化学物种，然后，过渡到临床的方法。我们认为，这只能算是从作为中药应用的药材品种中去寻找新的化学药品，而绝对不能代替中药。高尔鑫氏对这种研制新药的评价有其一定的道理："现在所进行的中药现代化举措，确实创制出一批疗效卓著的新药。不论称它们是中药现代化的典范，还是说它们是现代化的中药，其实质已不属于中医药。"因为"在使用这些新药时，大多已无需辨证"，只需按西药的用药方式去应用即可。

近些年来，西方发达国家鉴于化学药品毒副作用太大，合成新的化学药品又需耗费巨额资金且成功率极低，所以现在又都纷纷转向从天然药和植物药中分离、提取活性成分，以便进行新药研制。早在1999年阿姆斯特丹召开的"2000年天然药物研究——过去，现在和未来"国际会议上就有人了解到，美国制药工业界公布了一个继续研究传统植物药和分离新活

性物的大规模研究纲领。据说，1999～2000年间约分离10万种物质，其中1/3～1/2种物质结构将被阐明。这就是说，每天约有50种物质被分离出来。如果我们也按照他们的研究思路和方法把我国的中药当作植物药(天然药)，组织人马去重复他们的研究路线，恐怕只会耗费大量的人力、物力和财力，最后收益也不会太大。正如陆广莘教授所指出的："用疾病医学直接对抗和补充的疗效观寻找中药中有效成分的研究方法，成功率是很低的。"而且，目前我国所面临的中药自主知识产权的保护问题以及中药资源的紧缺，都是应引起我们极大关注的事实。有报道称："据缪金明博士介绍，虽然国内中药资源达1.2万多种，但蕴藏量有限，盲目挖掘、捕猎造成全国经常使用的400余种药材每年有1/5的短缺。"这是多么触目惊心的数字。最近还有报道指出："安徽省某县的葛根年产量下降，其原因是由于当地大量采挖新鲜的葛根直接出口日本，导致野生资源大大破坏，葛根野生资源逐年下降。"如果在中药走向世界时，不注意这些问题，不知中药资源还能保持几年，将来拿什么走向世界。

2 中医药不能分离，脱离中医药理论即不称其为中药

在国家中医药管理局科教司、科技部农村与社会发展司联合承担的"中医现代化科技发展战略"课题中，特别明确了"中医中药的不可分性"。也就是明确指出了中医中药是相互依存不可分割的。中医没有符合中医药理论而研制的中药，就无法对病人进行医治；中药如果离开中医对它的临床应用，也就不称其为中药了。所以中药的基础研究也好，中药的创新研制也好，都必须符合中医药理论，否则，其不能被中医所应用，也就不称其为中药了。

对中药的研究，从思路上讲，不少都是遵循还不尽善尽美的西医用药理论，试图对中医药的用药规律进行解释。分析一下按照这种方法研究的结果，并没有对中医药界作出巨大贡献。解放后至今的研究成果也没有什么特殊的重大理论突破，尤其对中医药理论贡献不大。如青蒿素的发现，似乎是对疟原虫的杀灭上从构效方面有所突破，但对真正解决疟疾的治疗仍有一段距离。疟疾的防治仍要继续努力。而从中药中提出的青蒿素，现在在《中国药典》中也从原来的一部(中药部)放入了二部中，即从法定角度把它从中药中分离出去，不再称其为中药了。青蒿素走向世界，已不是中药走向世界了。

中药走向世界，必须是中医应用的中药。其实，现在在国外临床应用的一些中药，都是离不开中医的，真正中药的疗效还是以中医辨证论治才能取得的。在今后的若干年内，随着中医在世界各国的被认可，中药一定会和针灸一样，能够被更多国家所认可和接受。

3 中药研究必须符合中医药理论

中药研究必须符合中医药理论的指导思想，要有自己的研究思路。中药的研究要依照中药的用药规律，结合疾病对人体的影响和中药对人体调治作用的过程去研究它们的理论真谛，在研究中要应用中医药理论去分析研究中药在治疗过程中的真正作用。过去，由于不少研究者从所谓现代医药理论角度出发，研究中药时只看到清热解毒类中药用于细菌病毒性感染类疾病有一定疗效，就不加分析地认为这类中药有抗菌(抗生)类活性，于是就对这类中药进行抗菌筛选。当看到有一些药物有体外抑菌作用，于是就认为找到了清热解毒类中药的现代医药理论作用的依据(有些实验还没有考虑到中药水煎剂 粗提物可能引起的假阳性结果及抑菌浓度在人体内是不可能达到的因素)，但此类药物中有不少药物抑菌作用并不明显。以后随着免疫学的发展，又从此类中药中寻找其免疫活性作用，并认为此类中药就是抗菌、免疫类药物。但是，随着时间的推移及中药药理研究结果的积累，通过综合分析，这些研究都不能看作是发展中药的最好的研究途径。因为具有免疫活性的中药，非独清热解毒

类中药具有，其他类中药如活血化瘀类中药也有，补益类中药也有……如何解释？对这些中药的临床效应，用西医药理论很难解释清楚。所以，对中药进行研究，必须要有新的、自己的、符合中医药理论和临床实践的研究思路。

4 突破“跟踪”老模式，走发展创新之路

有人认为：“中医药是人类的一份历史财富，其严密的思维逻辑与自然统一的辨证方法以及丰富的理、法、方、药，使其在人类的科技发展史上有着重要的地位。但同时也因中医药是在中国特定历史文化背景下起源、发展起来的，受中国历史上诸多因素影响，使中医药具有一定的封闭性。”其实，从中医药的整个发展史来看，中医药既有它发展时的理论思想的封闭性，又有其吸收外来医药知识的吸纳性和融合性，还有其“日日新，又日新”的创新精神。从中药来看，就有不少国外药物被引进，其中就有番药、海药、佛药等，不一而足。从中医来看，正如徐升阳氏所指出：“中医学术的发展史基本上是医学创新史。以热病为例，张仲景的《伤寒论》是对《内经》的突破和创新。刘完素对热病的认识，‘不墨守六经’，是热病学上又一次突破和创新，被誉为‘幽室一灯，中流一柱’。叶天士的卫气营血和吴鞠通的三焦辨证，将热病学推向一个新的高峰。”创新本身就是中医药生存和发展的源动力。

中国科学院路甬祥院长在2001年发表文章《规律与启示》，在文中明确指出“目前，我国的科技工作仍普遍存在自主创新能力不足的问题，科研工作大多仍属于跟踪方式。”一针见血的指出我国科研工作存在的主要问题。在中药研究领域中，此问题更是突出，尤其是在引进一些新的技术和新的实验指标时更是如此。更有甚者，对一些实验方法和指标，只要有人认为是所谓“高、新、尖”的、最新报道的，也不去深入研究其意义究竟如何，就你上我也上，你做我也做，做到后来才发现，这些指标和方法根本不能说明想要说明的问题，结果是人力、物力的大浪费。所以，在中药的科研工作中，必须突破“跟踪”老模式，走发展创新之路。正如路院长所指出的“21世纪，要使我国的科技水平跻身于世界先进行列，在注重技术创新与科技产业化的同时，还必须痛下决心，注重和鼓励原始性知识创新，技术创新及观念、体制和管理的创新。”中国中医研究院名誉院长王永炎院士在谈到中医中药研究时说：“回顾建国几十年来，所有先进的技术我们都不同程度的引进、吸收了，但是从我们所取得的科研成果来看，投入产出不成比例，可以说标志性的成果不多。”认为“现在到了应该好好总结的时候了，要冷静、理性的进行反思。”并且明确指出“中医中药要在相当长的一段时间里强调继承，强调继承是源头，强调宏观和综合的重要性。”在中医药科技的发展中，“要占领科技的制高点，关键在于源头创新。”

5 让具有中医药特色的中药堂皇的走向世界

中药走向世界，应是世界各国对中药的引进，而不应是中药向西药（化学药品）的接轨。也即是说，中药的研究和应用，都应有中医药的特色。在中药的研究中，要依据中医药的临床应用和要求，在保证其最有疗效的基础上，进行科学有效的制剂、工艺等的创新，并且在中药药理的研究上也必须进行创新性的研究（包括理论性的研究以及实验方法、指标的研究等），这样，才不会陷入作为西药替代物的研究方向的“跟踪”模式中去。如果只是从中药中去寻找可以替代某种西药的新化学物质（包括单体成分、有效部位、总苷类、总碱类、某溶剂提取部分等），那么，研究的结果只能是增加一种西药，对中药走向世界是毫无裨益的。因为仅仅根据西药替代物参数去研究中药，对说明中药的疗效和中药的临床应用是远远不够的，也是不可能解决中药创新问题的。中医的临床思想，是治疗有病的人体，对中药的运用，有

其独特的要求。所以必须加强中医药基础理论的研究，用中医药理论去说明中药的作用，用中药的疗效去说服世界，让世界接受并引进之，这样中药才能堂而皇之的走向世界。

原载：《中国中药杂志》2001，26(6)：363

黄芩研究的某些新进展

胡世林，冯学锋

[摘要] 目的：提供近年国际上研究黄芩的最新动向和进展。方法：主要对1998年以来的国内外主要期刊和著作中有关黄芩的文献进行综述和比较分析。结果：近二三年国际上对黄芩研究有持续升温的趋势，发表论文近百篇，达到这种热度的中药不多，以抗氧化、抗HIV和清除自由基为热点，带动了受体、酶和活性成分的分离鉴定，以及生物技术在活性成分的组织细胞培养等方面的开发应用。发现黄芩苷元的作用比其苷强，此外，含黄芩活性成分在三黄泻心汤、黄连解毒汤等复方中的存在形式和作用也受到关注。结论：国内黄芩研究与国际水平的差距在加大，建议有关部门资助黄芩中二萜类、三萜类成分及其活性，生物技术生产黄酮，黄芩苷；和黄芩素等黄酮新适应证治疗的开发及作用机制等进行研究。

[关键词] 黄芩；*Scutellaria baicalensis*；黄芩苷；黄芩素；自由基；生物技术

中药黄芩味苦性寒，具清热燥湿、泻火解毒等功效，是很常用的中药。在日本、韩国、前苏联也用。同属植物共有300多种，广布世界各地，我国有101种及29个变种，但古今本草皆只以 *Scutellaria baicalensis* Georgi. 为正品，以河北北部产者为道地，颜色愈黄，品质愈佳。黄芩的综述已经发表多篇，本文从时间上看是1998年最近一篇综述[1]的继续，从内容上说是以生物技术和生物活性密切结合为特点，从深度上考查，是以跟踪最新科技前沿和热点为导向。

1 资源与生物技术

黄芩中的黄酮类成分是倍受关注的活性成分，因此很多研究都是以寻找这类活性成分的植物资源或开发能生产这类成分的技术而展开。特别是近年发现黄芩中的黄酮具有抗氧化，清除自由基，抗HIV病毒，对金葡球菌抗性株有效，以及对血管有收缩和松弛的双向调节作用以后，这方面的论文显著增多，现归纳分析如下。

1.1 就地取材

黄芩(*Scutellaria baicalensis* Georgi.)是东亚的特殊物种，认识到此种中药药用价值的国家和民族或者引种，或者寻找当地同类资源。例如，美洲黄芩属药用植物单行本涉及大花黄芩(*S. montana*)，佛州黄芩(*S. floridana*)，侧花黄芩(*S. lateriflora*)，深红黄芩(*S. rubicunda*)，苍白黄芩(*S. albida*)等。《美洲黄芩属植物志》和《中美洲黄芩属志》(主要是洪都拉斯、尼加拉瓜、哥斯达黎加)的出版对利用当地资源起指导作用。通过形态和蛋白电泳比较，发现西佛吉尼亚、佛吉尼亚、俄亥俄页岩贫脊地区卵叶黄芩(*S. ovata* Hill)为特殊的地理宗[2]，有的研究扁茎黄芩(*S. planipes*)与黄芩(*S. baicalensis*)作对比。印度产的韩信草(向天盏)遗传结构研究发现,有些居群同一植株上有开花受精和闭花受精两种花,而另一些居群则只有闭花受精的花,闭花受精的结实率是开花受精的19倍,千粒重也较高。但开花受精者的花大于团花受精者7倍,花粉粒与胚珠之比率高5倍。用随机扩增的DNA多态性分析(RAPD)和歧化酶分析其遗传多样性,完全可以证明其为同一物种[3]。刘菊福等[4]则研究发现不同产地间的黄芩的抗菌、抗炎和镇静等药效有显著差异,特别是太白黄芩的急性毒性(LD_{50})为23.20 $g \cdot kg^{-1}$,而河北承德地区道地黄芩到最大浓度、最大给药体积仍不见有小鼠死亡,说明同一物种的生物多样性和道地性对药材质量和安全性的影响不容忽视,应当深入研究。

1.2 生物技术

1.2.1 组织培养　从黄芩幼苗的叶柄、子叶和根部取材进行培养,获得三者的愈伤组织,用HPLC测定其中黄芩苷含量分别为8.5%,7.1%和0.6%;黄芩素分别为0.3%,1.2%和0.2%。以上含量均以鲜重计,如果60℃低温干燥后再测定,黄芩苷含量下降90%以上,而黄芩素则升高约2倍[5]。可见组织培养材料的选择和提取加工方法对这2种成分的生产极为关键。黄芩愈伤组织叶原基表皮和腺毛细胞中β葡萄糖醛酸酶具有很强的活性,与植物体的抗病机能和黄酮合成有关[6]。用反相HPLC测定黄芩试管苗根部黄芩素为7%,汉黄芩素为1.9%,千层纸黄素A为1.3%,这一结果的意义在于这两种苷元的多种活性都比苷强,可以用这种途径来大量生产黄芩素和汉黄芩素。9种黄芩的愈伤组织都能产生黄芩苷、汉黄芩素7-葡萄糖苷、黄芩素、汉黄芩素、黄芩新素-Ⅰ、黄芩新素-Ⅱ、白杨黄素、acteoside等8种黄酮类成分,但以含量高低可分为4组:爱约黄芩(*Scutellaria iyoensis*)和范氏黄芩(*S. ventenatii*)以黄芩苷、汉黄芩素7-葡萄糖苷和汉黄芩素为主;侧花黄芩(*S. lateriflora*)以黄芩素和汉黄芩素为主;灰毛黄芩(*S. incana*),东方黄芩(*S. orientalis*)和牛黄芩(*S. taurica*)以汉黄芩素7-葡萄糖苷和汉黄芩素为主;*S. pontica*,并头草(*S. galericulata*)和*S. alpina*以黄芩苷为主。爱约黄芩(*S. iyoensis*)中黄芩苷在光照培养和暗培养条件下的含量分别为4.04%和4.06%,没有明显的差异[7]。该项研究表明黄芩苷等是广泛存在的黄酮化合物,如果中药黄芩有特殊药效的话,一定还有别的类型活性成分。利用MS(Murashige and Skoog)培养基增殖外殖体,以高效繁殖黄等的技术,是另一个扩大资源的途径。

1.2.2 细胞悬浮培养　早在1995年通过细胞培养生产黄芩苷的上游技术,已经基本成熟,工厂化大量生产黄芩苷已经为期不远。在黄芩的细胞悬浮培养过程中,维生素C的浓度不断增加,到21d达到最高,大约120 $ng \cdot g^{-1}$(干细胞重),而且证明*L*-半乳糖和*L*-半乳糖-1,4-内酯是黄芩细胞培养中维生素C生物合成的重要前体[8]。悬浮培养过程中细胞代谢产生大量H_2O_2,并由于β葡萄糖醛酸酶的作用,使得黄芩苷水解成黄芩素,而黄芩素又很快被过氧化物酶氧化,影响黄芩素收率,采用β葡萄糖醛酸酶抑制剂糖酸1,4-内酯降低H_2O_2的产生[9]。实际上黄芩素本身就是β葡萄糖醛酸酶的抑制剂,可以阻止进一步的分解氧化反应的发展[10]。因此黄芩细胞悬浮中黄酮葡萄糖苷酶、葡萄糖酸酶和葡萄糖醛酸酶的活性成为调控关键。用酵母激发可使黄芩细胞悬浮培养诱导产生三萜类成分[11]。

1.2.3 克隆技术的应用　黄芩毛状根中黄酮-7-葡萄糖基转移酶的克隆和尿核苷二磷酸葡萄糖的基因表达[12]。从黄芩克隆体根部分离到黄芩新素Ⅰ和acteoside两种已知黄酮和一种新化合物[13]。日本学者用聚合酶链式反应(PCR)技术将T-DNA直接植入获得黄芩的转基因毛状根,并从中分离到一种新的黄酮苷 5,7,2′,6′四甲氧基黄酮 2′-O-β 葡吡喃糖苷[14]。

2 活性成分的提取和测定

采用超临界提取方法提取黄芩中活性成分,黄芩苷和黄芩素的得率($mg \cdot g^{-1}$)分别为137.6和8.6,比常规提取方法的113.5,5.7分别高21%和51%,但对汉黄芩素提取则无明显差别[15]。韩凤梅[16]用毛细管电泳测定含有黄芩的清开灵和双黄连口服液中黄芩苷水平,以控制制剂质量。

从多种黄芩中发现新的二萜苷类成分,如从尼泊尔产的匍匐黄芩(*Scutellaria repens*)的叶中已经分离到16种新的二萜苷类 clerodane diterpenoids,从黄芩中分离到3种新的倍半木脂素苷类。这些萜类成分对鳞翅目昆虫有拒食活性,scutecyprol B 的有效浓度为$100mg \cdot L^{-1}$[17]。又从伏毛黄芩(*Scutellari strigillosa* Hemsl.)中分离1种新的三萜 3-epi-mi-cromeric acid 以及黄芩素、汉黄芩素、千层纸素A和白杨黄素等22种已知化合物。以上进展表明,黄酮类成分普遍存在于同属许多种中,中药黄芩的有效成分显然不止黄酮类成分,至少萜类成分已有线索可寻。

3 生物活性

3.1 抗氧化

黄芩素和黄芩苷清除羟自由基、DPPH和烷自由基呈剂量依赖关系,在10 $nmol \cdot L^{-1}$浓度时明显抑制由 Fe^{2+}-Vc,二脒基丙烷-AAPH或NADPH引起的大鼠大脑皮层线粒体脂质过氧化[18]和卵磷脂质体代谢,10 $nmol \cdot L^{-1}$浓度时对培养人体神经细胞瘤SH-SY5Y细胞株中,可对抗 H_2O_2 引起的损伤;而汉黄芩素和汉黄芩苷几乎无清除自由基作用,仅能抑制NADPH引起的脂质过氧化。黄芩素是以上4种黄酮中抗氧化作用最强的,当与其A环上3个邻位羟基有密切关系。体外实验证明,黄芩素具有直接清除超氧-,氢过氧化-,和羟-自由基的基础上,用细胞内荧光探针二氯二氢荧光素的乙酸乙酸盐(对 H_2O_2 和羟-自由基敏感)和二羟乙锭(对超氧-自由基敏感)证明,对心肌缺血再灌有保护作用,对照组细胞死亡率(47±3)%,存活细胞未见恢复收缩,给黄芩提取物组为(26±2)%,有显著差异($P<0.001$),而且细胞恢复收缩[19]。此外,黄芩的丙酮提取物按100 $mg \cdot L^{-1}$量加入canola油中的抗氧化作用(以耗氧量和亚麻酸及亚油酸量为检测指标)比$200mg \cdot L^{-1}$的丁基羟甲苯强,而且与提取物中黄芩素水平呈正相关,提示黄芩的丙酮提取物可望成为保存加工食品的天然抗氧化剂[20]。

3.2 抗菌和抗病毒作用

黄芩苷在低于细胞毒浓度时可以抑制T细胞和HIV-1型Env蛋白,而且在HIV-1被吸附之初,黄芩苷可以阻止其复制,其作用机制和主要环节在于干扰HIV-1攻击靶细胞,因此有望开发成为新的抗艾滋病药物。黄芩苷16 $ng \cdot mL^{-1}$与苄基青霉素合用,可使对新霉素和青霉素的金葡抗性株的最低有效浓度分别从125和$250ng \cdot mL^{-1}$下降为4和16 $ng \cdot mL^{-1}$,并有量效关系。对这类β内酰氨抗菌素抗性株,加用16 $ng \cdot mL^{-1}$的黄芩苷,可恢复其抗菌作用,为临床合理应用这类抗菌素提供理论依据[21]。此外,黄芩对皮肤和指甲的致病真菌有抑制作用。

3.3 抗致癌作用

黄芩素显示有量效关系的抑制黄曲霉毒素B1和亚硝胍对沙门菌的致突作用,在浓度5

nmol·L^{-1}时可降低黄曲霉毒素致染色体畸变的频率，但在浓度 50 nmol·L^{-1}或以上时则加强黄曲霉毒素 B1 的染色体断裂作用。此外，黄芩素对白细胞介素 2 和肿瘤坏死因子的作用均有增强[22]。

3.4 免疫作用

与γ-氨基丁酸受体 $GABA_A$ 受体的吖庚因亲合能力的大小顺序为汉黄芩素、黄芩素、scutellarein 和黄芩苷[23]，可部分地解释苷元比苷的作用强的生化基础。《黄芩中吖庚因受体配基的分离和鉴定》一书已经在新世纪初年问世。黄芩本身对 NO 的产生无直接作用，但与重组干扰素合并应用则能刺激小鼠腹膜巨噬细胞增加 NO 的产生，从而起到抗菌、抗病毒作用[24]。黄芩素和汉黄芩素对小鼠巨噬细胞因脂多糖引起的 NO 增加和 NO 合成酶的蛋白表达均有明显的抑制作用，此结果有助于阐明黄芩的抗炎解热作用[25]。

3.5 对血管作用

黄芩素对离体大鼠肠系膜动脉在低浓度时表现为收缩作用，而在高浓度时则表现为松弛血管平滑肌作用，其机制是抑制了蛋白激酶的收缩作用[26]。

3.6 在复方中作用

日本学者研究了黄芩和含有黄芩的复方（三黄泻心汤、小柴胡场）水提取物对神经胶元细胞内 Ca^{2+} 浓度由于组胺诱导而增加（磷酸酯酶增加）有抑制作用，并呈现量效关系[27]。以上 3 种水提取物以及黄芩苷通过抑制前列腺素 E_2(PGE_2)的释放，降低花生四烯酸的浓度，对防治高血压和糖尿病等有重要的临床意义。比较黄芩苷和黄芩素（黄芩苷的苷元）对组胺、去甲肾上腺素、卡巴胆碱（carbachol）可引起的细胞内钙浓度升高的抑制作用（降低磷酸酯酶 C 的活性），发现苷元比苷的作用强很多[28]。此外，三黄泻心汤和黄连解毒汤对引起昏睡病的锥虫有很强的杀灭作用，24 h 内的最小杀灭浓度为 125ng·mL^{-1}，半数有效浓度(EC_{50})分别为 63ng·mL^{-1}和 74 ng·mL^{-1}，方中黄芩的 24 h 内的最小杀灭浓度为 30ng·mL^{-1}，EG_{50}为 20ng·mL^{-1}[29]。柴朴汤是日本用于支气管哮喘治疗的有效汉方药，复方和黄芩素均可抑制来自多态核白细胞的白三烯 B4 及 C4(LTB4 和 LTC4)的释放，半数有效浓度为 63nmol·L^{-1}，方中甘草次酸可选择性地抑制 LTC_4 的释放[30]。

4 结 语

长期以来国内对黄芩的研究多局限于黄酮成分及其抗菌抗炎，从近年国际发展的趋势来看，生物技术突飞猛进，已经达到基因和克隆水平；化学成分研究分离鉴定了多种萜类；活性方面抗氧化、与β内酰氨类抗菌素联用对付抗性株、对心血管和微循环的调节，以及抗 HIV 病毒等均有所突破。本文希望借此拓宽中药黄芩的研究视野，扩展黄芩临床应用，推动新适应证用药的研究与开发。此外，印度、中东、美洲开发当地同属资源的动向也值得关注。

参考文献

[1] Gong Z. Progress of studies in the bioactivities of flavor extracted from Scutellaria baicalensis by Processing [J]. *Chin Pharm J*, 1998, 33(12): 705.

[2] Ewing EW. *Morphomeric Analysis and Comparisons of Electrophoretic Protein Profiles of the Scutellaria Ovata Hill (Lamiaceae) Complex in West Virginia, Virginia and Ohio With Emphasis on Shale Barren Taxa* [M]. Durham: Duke University press, 1996: 294～296.

[3] Sun M. Cleistogamy in *Scutellria indica* (Labiatea): Effective mating system and population genetic structure[J]. *Mol Ecol*, 1999,8(8):1285.

[4] 刘菊福,卢长安,廖福龙,等.不同产地黄芩提取物主要药效作用比较[J].中国中医药信息杂志, 2001,(3):28.

[5] Hirotani M, Nagashim S, Yoshikawa T. Baicalin and baicaletin productions of cultrued *Scutellaria baicalensis* cells [J]. *Nat Med*,1998,52(5):440.

[6] Matsuda T, Hatano K, Harioka T, *et al*. Histochemical investigation of b-glucuronidase culture culture cells and regenerated plants of *Scutellaria baicalensis* Georgi[J]. *Plant Cell Rep*, 2000,19(4):390.

[7] Nishikawa K, Furukawa H, Fujioka T, *et al*. Phenolics in tissue cultures of *Scutellaria*[J]. Nat Med, 1999,53(4):209.

[8] Ahn YO, Kwon SY, Lee HS, *et al*. Biosynthesis and metabolism of vitamin C in suspension cultrues of *Scutellaria baicalensis*[J]. *J Biochem Mol Biol*, 1999,32(5):451.

[9] Satoshi M, Morifumi T, Tomuko M. Novel hydrogen peroxide metabolism in *supension cells of scutellara baicalensis* Georgi [J]. *J Biol Chem*, 1998, 273(20):12606.

[10] Nishioka T. NITES-Baicalein, an a-Glucosidase In hibitor for *Scutellaria baicalensis*[J]. *J Nat Prod*, 1998,61(11):1413.

[11] Yoon HJ. Induced accumulation of triterpenoids in *Scutellaria baicalensis* supension cultures usi yeast elicitor [J]. *Biotechnol Lett*, 2000, 22(13):1071.

[12] Hirotani M. Cloning and expression of UDP-glucose: flavonoid 7-O-glucosytransferase from hairy root culture *Scutellaria baicalensis*[J]. *Planta*, 2000,210(6):1006.

[13] Nishikawa K, Furukawa H. Flavone production in transformed root culture *Scutellaria baicalensis* Georgi [J]. *Phytochemistry*, 1999,52(5):885.

[14] Zhou Y. Flavonoids and phenylethanoids from hairy root cultures of *Scutellaria baicalensis* [J]. *Phytochemistry*, 1997, 44(1):83.

[15] Lin MC, Tsai MJ, Wen KC. Supercritical fluid extraction of flavonoids from *Scutellaria Radix*. [J] *J Chroma A*, 1990,830(2):387.

[16] Han FM. Separation and determination of Baicalin in Prescriptions containing *Scutellaria baicalensis* Georgi by HPL [J]. Chi J Chomatogr, 2000, 18(3):280.

[17] Bruno M, Vassallo N, Simmonds MS. A diterpenoid with antifeedant activity from *Scutellaria rubicunda*[J]. *Phytochemistry*, 19899,50(6):973.

[18] Gao ZH, Huang KX, Yang XL, *et al*. Free radical scavenging and antioxidant activites of flavonoids extracted from the radix of *Scutellaria baicalensis* Georgi [J]. *Biochem Biophys Acta*, 1999,1472(3): 643.

[19] Shao ZH, Li CQ, Vanden HT, et al. Extract from *Scutellaria baicalensis* Georgi attenuates oxidant stress in cardiomyocytes [J]. *J Mol Cell Cardiol*, 1999,31(10):1885.

[20] Shen ZY, Su YL, Bi YR, *et al*. Food science and technology-effect of baicalein and acetone extract of *Scutellaria baicalensis* on canola oil oxidation [J]. *J Am Oil Chem Soc*, 2000,77(1):73.

[21] Liu IX, Durham DG, Richards RM. Baicalin synergy with betalactam antibiotics against methicillin-esistant Staphylococcus aureus and other beta-lactam-resistant strains of *S. aureus*[J]. *J Pharm Pharmacol*, 2000, 52(3):361.

[22] Kimura Y. Effects of baicalein isolated from roots of *Scutellaria baicalensis* Georgi on interleukin 1 and tumour necrosis factor-induced tissue-type plasminogen activator and plasminogen activator inhibitor-1 production in cultured human umbilical vein endothelial cells[J]. *Phytother Res*, 1997,11(5):363.

[23] Hui KM, Wang XH, Xue H. Letters -interaction of Flavones from the Roots of *Scutellaria baicalensis* with the Benzodiazepine Site[J]. *Planta Med*, 2000, 66(1):91.
[24] Kim HM, Moon EJ, Li E, *et al*. The nitric oxide-producing activities of *Scutellaria baicalensis*[J]. *Taxicology*, 1999, 135(2-3):109.
[25] Wakabayashi I. Inhibitory effects of baicalein and wogonin on lipopolysaccharide-induced nitric oxide production in macrophages [J]. *Pharmacol Toxicol*, 1999, 84(6):288.
[26] Chen ZY, Su YL, Lau CW, *et al*. Endothelium-dependent contraction and direct relaxation induced by baicalein in rat mesenteric artery [J]. *European Journal of Pharmacology*, 1999, 374(1):41.
[27] Kyo R, Nakahata N, Sakakibara I, *et al*. Effects of Sho-saiko-to, San′ o-shashin-to and *Scutellariae Radix* on in tracellular Ca^{2+} mobilization in C6 rat glioma cells [J]. *Bio Pharma Bull*, 1998, 21(10): 1067.
[28] Kyo R, Nakahat N, Sakakibara I, *et al*. Baicalin and baicalein, constitutents of a important medicinal plant, inhibit intracellular Ca^{2+} elevation by reducing phospholipase C activity in C_6 rat glioma cells [J]. *J Pham Pharmacol*, 1998, 50(10):1179.
[29] Yabu Y, Nose M, Koide T, *et al*. Antitrypanosomal effects of traditional chinese herbal medicines on bloodstream forms of trypanosoma brucei rhodesiense *in vitro* [J]. *Southeast Asian J Trop Med Public Health*, 1998, 29(3):599.
[30] Homma M, Minami M, Taniguchi C, *et al*. Inhibitory effects of lignans and flavonoids in Saiboku-To, a herbal medicine for bronchial asthma, on the release of leukotrienes from human polymorphonculear leukocytes [J]. *Planta Med*, 2000, 66(1):88.

原载:《中国药学杂志》2001,36(11):728

中药沉淀性配伍的研究

李建荣

中药配伍问题是近年来中药研究的一个热点,随着现代科技手段应用于研究中药的配伍变化,发现许多药物配伍后能产生沉淀反应。

一、中药沉淀性配伍的问题

日本于1978年首次报道,黄连中配伍甘草、大黄时,小檗碱型生物碱在煎剂中的含量大幅度下降。黄连、黄柏、吴茱萸等含生物碱的中药都能与甘草皂甙反应生成沉淀。80年代初,中国学者也先后发表了类似的研究报道,如李忠研究了黄连与黄芩、大黄、半夏、生姜、葛根、大枣、甘草、吴茱萸等配伍同煎,煎剂中的小檗碱含量均显著下降。李氏等又研究了《伤寒论》中5个含黄连的泻心汤方和另外组成的10个含黄连的配伍,煎剂中的小檗碱含量下降率分别为80.83%至65.42%。林似兰等报道黄连或黄柏与大黄和黄芩配伍时,在煎煮过程中均产生大量沉淀,致使煎剂中生物碱的溶出率下降,并发现当黄柏与黄芩配伍后,色谱图上出现了一个新峰,当黄柏与大黄配伍时,图上出现了两个新峰。孙启明认为大黄与黄连反应所生成的沉淀物不是单一性的。一类是大黄中的鞣质和鞣质类似物与黄连中各种生物碱所生成的各种鞣酸盐,另一类是大黄中各种蒽醌类衍生物及其甙与黄连中各种生物碱所生成的多种沉淀物。并将中药沉淀性配伍概括为6类,既含鞣质与生物碱成分中药的配伍、含甙类与生物碱成分中药的配伍、含有机酸与生物碱成分中药的配伍、含鞣质与蛋白质成分中药的配伍、含鞣性与甙类成分中药的配伍、含鞣质与其他成分中药的配伍均有沉淀产生。

据《中药大辞典》记载,含小檗碱的植物有30多种,如仅考虑可与小檗碱生成沉淀的含蒽醌类衍生物的植物,则将有更多的重要药物被涉及在内,可见中药配伍沉淀物问题存在的广泛性和重要性。陈馥馨等对含《伤寒论》在内的十三部宋及宋以前的古代方书中的方剂进行研究,结果黄连与黄芩、甘草、黄柏、大黄合用为最常用的2味药配伍,黄连、黄芩、甘草或黄连、黄芩、大黄为最常用的3味药配伍。而孔文基认为这些临床常用配伍均有沉淀生成,其中所含的生物碱、甙类也均被现代药理认定为活性成分。

二、中药配伍沉淀物具有生物活性

近年来,对中药配伍沉淀物具有生物活性的研究已有报道。如李建荣等对黄连和黄芩药对煎液的沉淀物进行了分析,结果产生沉淀的原因是黄连中含有原小檗碱型生物碱为碱性化合物与黄芩中含有多酚类化合物黄芩甙等酸性化合物相结合,生成分子量较大的水不溶物而沉淀。乔梁等研究了黄连与黄芩、甘草以不同比例配伍后上清液及沉淀物中小檗碱的含量,结果沉淀物中小檗碱的含量是上清液中的3倍。且配伍沉淀物中含有活性成分,大大高于上清液,但含有活性成分的沉淀物与煎剂、上清液的药效学比较,沉淀物的作用及作用机理尚待进一步研究。

三、影响中药配伍沉淀物的因素

1. 制剂方式 汤剂是方剂最古老、传统的煎煮方式,临床多采用合煎,但实验中有合煎也有单煎后混合者。李祥等通过比较两种制剂方法对沉淀物中小檗碱含量的影响,结果:单煎黄连、黄芩以0.5:1、1:1、1:2比例混合后的上清液和沉淀物中的小檗碱含量基本恒定,合煎上清液中的小檗碱含量随黄芩相对比例的增加而减少;黄连与甘草单煎后混合的上清液和沉淀物中的小檗碱含量随甘草相对比例的增加而减少,合煎沉淀物中的小檗碱含量则随甘草相对比例的增加而增加。表明煎煮方法不同,可直接影响沉淀物中小檗碱的含量。此外,制剂过程还应注意放置时间、温度对沉淀物的影响,及沉淀物放置后反复析出的现象。任天池报道三黄注射液(含黄连、黄芩、黄柏)、复方三黄注射液(三黄注射液、金银花、连翘),经薄层层析检查均不含小檗碱。所以在制剂工艺中应重视配伍沉淀物对药效的影响。

2. 配伍比例 尽管影响沉淀物的因素很多,但配伍比例是最直接的影响因素。如李祥等报道,当小檗碱与甘草皂甙以2:1至5:1的不同比例混合时,均可产生小檗碱与甘草酸盐的沉淀,沉淀随甘草皂甙增多而增多,苦味也随之消失,但当小檗碱量超过甘草皂甙6倍时,沉淀随之消失,苦味亦再现。当甘草与黄连配伍比例为1:4.6时(或更多),沉淀不会产生,表明配伍比例对沉淀是否产生具有重要作用。

3. 胃肠道环境 何桂霞测定了芍药汤中小檗碱、黄芩甙和大黄素的含量,其下降率分别为95.2%、61.3%和58.6%,而原方加入人工胃液,在37℃保温1h后,其下降率分别为63.7%、36.6%和39.8%,均有所提高。表明配伍沉淀物能否发挥药效与体液酸度、胃肠道环境有关。

四、展望

1. 为中药传统配伍的合理性提供科学依据 方剂中不仅存在着一味中药和另一味中药之

间的双边关系，也存在着一位中药和多味中药的多边关系，应对中药配伍后产生的各类沉淀物在消化道内的吸收状态及吸收后的药效学进行科学的探讨。

2．为复方制剂工艺提供实验依据 将沉淀性配伍用于制成注射剂是一种误区，但在制备冲剂、口服液等剂型中，如何利用沉淀物的性质，以发挥最佳药效，是成功剂型改革的关键。

3．为研制新药提供思路 通过研究表明，配伍后所生成的沉淀物可能会在胃肠液的作用下重新游离出有效成分而发挥药效，也可能以一种新物质的形式来发挥新的药效，在对沉淀物中的新物质经人工胃肠液作用后的化学、药理进行系统研究后，在明确了沉淀物物质基础与药效的关系后，很可能会开辟出一条研究新药的新思路，使沉淀物中的活性成分得以利用。

参考文献

[1] 贲长恩，郭顺根．中药归经理论研究述评．北京中医药大学学报，1999；(2)：2
[2] 蔡立丰，杨得坡．中药归经现代实验研究的理论、方法与局限性．新中医，1999；(11)：55
[3] 陈馥馨，高晓山．含黄连方剂及黄连配伍药的文献统计．中成药，1997；(8)：40
[4] 范　缨．归经的理论基础及临床应用．天津中医学院学报，1998；(3)：28
[5] 高晓山．中药配伍理论研究问题瞻望．中国实验方剂学杂志，1999；(6)：1
[6] 龚跃新．中药归经理论与微量元素的关系探讨．中医药研究，1999；(5)：23
[7] 郝近大．鲜品中药及其临床应用．上海：上海科学技术出版社 1996
[8] 何桂霞，蒋孟良，冯映冰，等．芍药汤配伍的化学变化研究．中国中药杂志，1998；(7)：432
[9] 洪宗国．中药性味分类法及其意义．中医函授通讯，1999；(1)：43
[10] 吉　阳，宋秀珍．"归经"理论渊源初探．吉林中医药，1999；(1)：2
[11] 孔文基，绳金房．天然活性成分简明手册．北京：中国医药科技出版社，1998
[12] 李　祥，杨长春，陶　哲，等．黄连甘草配伍剂量与其成分的关系．中成药研究，1988；(4)：8
[13] 李　忠．调剂配伍对黄连小檗碱溶出率的影响．中药通报，1981；(4)：16
[14] 李　忠．徐秋屯，郭湘云，等．《伤寒论》泻心汤煎液中黄连素和黄芩甙含量．中国中药杂志，1989；(2)：24
[15] 李建荣，刘　岱，高晓山．黄连与黄芩、甘草配伍小檗碱煎出率测定．中国实验方剂学杂志，1998；(6)：21
[16] 廉秀云，吴运玲，冯惠善．浅谈苦味药的药性特征及其配伍作用．黑龙江中医药，1999；(1)：52
[17] 林似兰，赵陆华，吴智南．大黄、黄连、黄柏、黄芩在复方汤剂中的反应研究－配伍变化对有效成分溶出率的影响．中草药，1989；(6)：10
[18] 林通国．《中医拮抗疗法》．长沙：湖南科学技术出版社，1987
[19] 刘沛然．细辛与临床．首届生命力杯世界传统医学优透论文大浆赛优秀成果汇编 205
[20] 卢国静．细辛用量初探．浙江中医学院学报，1999；(5)：61
[21] 乔　梁，彭嘉柔，濮训生．黄连－黄芩药对煎煮液沉淀物的分析．中国中药杂志，1999；(6)：352
[22] 秦华珍．酸味、涩味不宜相提并论．山东中医药大学学报，1999；(2)：104
[23] 任天池．中药配伍变化的讨论．中药通报，1981；(5)：7
[24] 史正新．中药归经受体学说．陕西中医学院学报，1993；(2)：4
[25] 宋纬文．中药超大剂量应用之浅见．中医药研究，1999；(6)：51
[26] 孙启明．中药沉淀性配伍的研究．中药通报，1985；(1)：26
[27] 孙守祥，刘和善，张建国．人参归经历史沿革探讨．时珍国医国药，1999；(8)：Ⅷ
[28] 孙晓波．对确定中药归经依据的探讨．广西中医药，广西中医药，1999；(2)：42
[29] 孙晓波．中药归经研究中的几个问题．吉林中医药，1999；(3)：49

原载：《中国中医药年鉴》2000 年

近10年中药外用制剂质量标准研究进展

李曼玲，冯伟红，刘振东*

中药外用剂制是指不经口服、注射给药，直接用于皮肤、粘膜或腔道的中药制剂。随着现代技术的不断发展，中药外用制剂发挥着越来越大的作用，其质量标准研究也随之增多，其中测定制剂中有效成分的含量是控制其质量的重要手段。《中国药典》1985年版收载中药外用制剂29种，1990版收载31种，1995年版则收载39种，其中5种制剂列有含量测定方法。2000版收载外用中药制剂43种[2]，其中有薄层色谱鉴别的22个制剂，有含量测定的9种制剂。本文总结了自1988年以来我国中药外用制剂质量标准研究进展情况。

1　中药外用制剂的定性研究

定性就是利用某种方法手段来鉴别中药成分，以控制成药的质量。它主要包括性状鉴别、显微鉴别、理化鉴别等。本文主要介绍理化鉴别。主要方法有：一般化学反应鉴别、薄层色谱法、气相色谱法、分光光度法。除此之外，应用薄层扫描法，液相色谱法对中药制剂进行鉴别也有报道。本文收集的定性鉴别方面的文献以薄层色谱法居多，它不仅快速、准确，而且价格便宜，故多被采用(见表1)。另外，还有利用薄层扫描、紫外分光光度法、气相色谱法等进行定性鉴别。

表1　中药外用制剂的薄层色谱定性研究

制剂名称	所测单味药成分	展开剂	荧光或显色	现象
跌打应灵酊	木香、广西血竭、黄连	环己烷-丙酮(10:31)；苯-丙酮(3:2)；苯-酸乙酯-甲醇-异丙醇-水(6:3:1.5:1.5:0.5)	5%香草醛硫酸 365nm	—
伤立效浴剂及软膏	草乌(乌头碱)	氯仿-乙醚(1:2.5)	碘蒸气熏	棕色斑点
胜湿软膏	苦参(苦参碱)	氯仿-甲醇-浓氨水(3:4.2:1.4)	碘蒸气熏	棕色斑点
	黄芩(黄芩甙)	氯仿-乙酸乙酯-甲醇-甲酸(7:3:3:1)	热风吹干	墨绿色点
七叶一枝花酊	薯蓣(薯蓣皂甙元)	甲醇-水-氯仿(35:10:65)	10%硫酸	橙色点
镇痛灵软膏	蟾酥(华酥毒基)	环己烷-氯仿-丙酮(4:3:3)	10%硫酸乙醇液105℃	
	延胡索(延胡索乙素)	正己烷-氯仿-甲醇-二乙胺(10:6:1:1)	碘蒸气365nm	
	芍药(芍药甙)	氯仿-甲醇-氨水(20:5:1)	5%香草醛硫酸液105℃	
	黄连(盐酸小檗碱)	正丁醇-冰醋酸-水(7:1:2)	365nm	
复方土荆皮酊	土荆皮(土荆乙酸)	无水乙醚	茴香醛-浓硫酸试剂	紫色点
疮灵膏	黄芩(黄芩甙)	醋酸乙酯-甲醇-甲酸(5:3:1)	365nm	
	五倍子(五倍子鞣质)			
清解喷雾液	山豆根(山豆根总碱)	氯仿-甲醇-氨水(25:3:1)	365nm	
	穿心莲(穿心莲内酯)	氯仿-丙酮-乙醇-水(5:5:5:1)	1%3,5-二硝基苯甲酸和7%KHOH	淡红色
复方黄连软膏	黄连	正丁醇-酸-水(7:1:2)	254nm	亮黄色点

*　北京联合大学中医药学院，北京　100013

制剂名称	所测单味药成分	展开剂	荧光或显色	现象
风油精	薄荷脑、樟脑、丁香酚	苯-酸乙酯(19:1)	香草醛硫酸乙醇液	蓝色点
相思宝栓	狗胆(牛磺胆酸)	正戊醇-冰醋酸-水(18:6:3)	10%磷钼酸乙醇液	
太白跌打	草乌(乌头碱)	苯-醋酸乙酯-二乙胺(7:2:1)	碘蒸气熏	
止痛液	青风藤(青风碱)	苯-乙酸乙酯-石油醚(2:2:1)		
	芸香油、香豆素		1%磷钼酸乙醇液	
骨刺消痛液	桂枝、乌头、乌梅、木瓜	异丙醚-甲醇-甲醇-甲酸-水-浓盐酸	0.4%溴甲酚绿乙醇液	
	麻黄	(30:4:3:1:20)		
		氯仿	0.2%2,4-二硝基苯肼	
		正丁醇-乙酸乙酯-95%乙醇(6.4:3.6:1)	改良碘化铋钾液	
阴痒宁海绵剂	地龙	茚三酮试液摇匀	水浴加热5min	蓝紫色
	丁香(丁香酚)	苯-乙酸乙酯(10:1)	20%硫酸乙醇液	
	蛇床子(甲氧基酸芹基)	石油醚-醋酸乙酯(5:1)	365nm	
	鸡冠花	石油醚-乙酸乙酯(4:1)	10%硫酸液	
	苦参	①甲苯-醋酸乙酯-甲醇-水(20:4:2:1)	稀磺化铋钾液	
		②甲苯-丙酮-乙醇-氨水(20:20:3:1)		
	黄柏	苯-醋酸乙酯-甲醇-异丙醇-氨水	365nm	
		(6:3:11.5:1.5:0.5)		
骨友灵擦剂	延胡索(延胡索乙素)	环已烷-氯仿-甲醇-乙二胺(7:5:0.5:1)	254nm	黄绿荧光
	何首乌	甲苯-无水乙醇(2:1)	氨气熏	红色点
鹅掌风药水	斑蝥(斑蝥素)	氯仿-丙酮(95:5)	碘气熏30min	
	蛇床子(蛇床子素)	正已烷-乙酸乙酯(85:15)	254nm	
鸳鸯春搽剂	黄连(小檗碱)	正丁醇-冰醋酸-水(7:1:2)	365nm	亮黄点
	芍药(芍药甙)	氯仿-甲醇-醋酸乙酯(8:4:1)	10%硫酸100℃5min	蓝紫色
	齐墩果酸	氯仿-乙醚(1:1)	5%磷钼酸	蓝色点
	大黄素	环已烷-丙酮-甲酸乙酯-乙醇-水	自然光	黄色点
		(3:1.5:1.6:1:1.5)		
	甲氧基欧芹酚	苯-醋酸乙酯(8:1)	365nm	蓝紫色点
	靛篮	苯-氯仿-丙酮(5:4:1)	自然光	蓝色点

注:薄层板均为硅胶G板

表2 外用中药制剂的薄层色谱定量研究

制药名称	所测单味药及成分	薄板	扫描波长	含量
伤立效浴剂	草乌(乌头碱)	硅胶G-0.25%CMC-Na板	$\Lambda_S=250nm, \lambda_R=400nm$	0.09132mg/10g
镇痛灵软膏	蟾酥(华蟾毒基)	硅胶G板	$\Lambda_S=405nm, \lambda_R=700nm$	0.031%
相思宝栓	狗胆(牛磺胆酸)	硅胶G板	$\Lambda_S=380nm, \lambda_R=700nm$	0.017%
创伤擦剂	大黄素	硅胶G板	$\Lambda_S=430nm, \lambda_R=670nm$	0.0482%
咽喉宁气雾剂	冰片	硅胶G板	$\Lambda_S=680nm, \lambda_R=480nm$	36mg/ml
软膏剂	蟾酥(华蟾毒基)	硅胶G板	$\Lambda_S=405nm, \lambda_R=700nm$	0.031%
骨刺劳损膏	颠茄(阿托品)	硅胶G板	$\Lambda_S=540nm, \lambda_R=650nm$	0263mg/ml
心宁贴膏	血竭(血竭素)	硅胶G板	$\Lambda_S=490nm, \lambda_R=650nm$	>0.45mg/g
前列消炎栓	芍药(芍药甙)	硅胶G板	$\Lambda_S=550nm, \lambda_R=620nm$	0.06947%
按摩灵	洋金花(莨菪碱、 东莨菪碱)	0.3%CMC硅胶G板	$\lambda=500nm$	0.0916% 0.997%
洁身宝洗剂	苦参(苦参碱)	硅胶G-0.3CMC-Na板(3:1)	$\Lambda_S=515nm, \lambda_R=650nm$	1.15mg/ml
速效六神气雾剂	胆酸	硅胶H板	$\Lambda_S=385nm, \lambda_R=700nm$	3.32mg/瓶
一洗消	苦参(苦参碱)	硅胶G-0.3CMC-Na板(3:1)	$\lambda=512nm$	2.42mg/ml
喘咳平气雾剂	苦参(苦参碱)	0.5%CMC-Na硅胶G板	$\Lambda_S=600nn, \lambda_R=510nm$	3.1148mg
中药橡皮膏	乌头碱	0.5%CMC-Na硅胶G板	$\lambda=495nm$	49.19%
复方人参酊	人参(人参皂甙)	0.1%CMC-Na硅胶G板	$\Lambda_S=525nm, \lambda_R=680nm$	0.1022mg/ml
补骨脂酊	补骨脂(异补骨脂素)	硅胶G板	$\lambda_{ex}=310nm$(汞灯)	0.3666mg/ml

表 3 外用中药制剂的气相色谱定量研究

制剂名称	所测单味药及成分	含量
跌打万应灵酊	樟脑	1.45g/100ml
风油精	桉叶素	8.859g/100ml
	樟脑	10.264g/100ml
	L-薄荷脑	32.366g/100ml
	水杨酸	29.910g/100ml
	丁香	4.692g/100ml
麝香风湿油	薄荷脑	4.351g/100ml
	水杨酸甲酯	47.96g/100ml
	桂皮醛	2.774g/100ml
	丁香酚	3.423g/100ml
	麝香酮	3.319g/100ml
白毛油	樟脑	108.6g/100ml
	薄荷脑	251g/100ml
	冰片	49.2g/100ml
万花油	薄荷油	2.309mg/ml
	水杨酸	2.563mg/ml
海马鹿茸膏	樟脑	7mg/片
珍珠明目液	冰片	1.1269×10^{-5}g/ml
宫颈糜烂栓	薄荷脑	112.44%
	冰片	103.69%
正骨水	樟脑	5.448%
	薄荷脑	5.486%
清凉油	樟脑	>93.0%
	薄荷脑	>93.0%
	桉油	>70%
丁香罗勒油	丁香酚	38.50mg/100ml
美肤乳膏	樟脑	4.177%
	薄荷脑	3.457%
	水杨酸甲酯	2.553%
康齿宁乳膏	丁香酚	95.0%
伤湿止痛膏	樟脑	29.986%
	冰片	20.629%
	薄荷脑	40.557%
	水杨酸甲酯	18.629%

2 中药外用制剂的定量研究

2.1 薄层扫描法

薄层扫描法分离速度快,效率高,较适用于基层单位。此法即能起分离混合物的作用,又能起定性定量分析作用。将展开后的薄板用薄层扫描仪扫描,获得中药制剂的扫描层析谱(层析指纹谱),来进行定性、定量分析(见表 2)。

2.2 气相色谱法

气相色谱法的特点是高效能、高选择性、高灵敏度、用样量少、速度快、重现性好,但受样品蒸汽压的限制,目前还仅限于挥发性成分的含量测定。外用中药制剂中常常含有冰片、樟脑、薄荷脑类的成分,所以很适合用气相色谱法来控制制剂的质量(见表 3)。

表 4 外用中药制剂的紫外可见分光光度法研究

制剂名称	所测单味药及成分	最大吸收区	平均含量
胜湿软膏	苦参(苦参碱)	420nm	92%
七叶-枝花酊	薯蓣(薯蓣皂甙元)	406n	0.99%
阴痒宁海绵剂	黄柏生物碱	345nm±1nm	0.211mg/块
消痔液	补骨脂(补骨脂素)	254nm	35.0mg/100ml
山苍子栓剂	柠檬醛	490nm±1nm	29.37%
毛果芸香碱滴眼剂	毛果芸香碱	$\lambda_1=220$nm $\lambda_2=208$nm $\lambda_3=202$nm	96.67%
伤湿Ⅱ号酊	盐酸小檗碱	361.3nm	>116.0mg/ml
中药散剂	朱砂	2537A	
夏方樟脑擦剂	樟脑	289±1nm	597.4mg/ml
	苯酚	272±1nm	299.5mg/ml
毛果芸香碱滴眼液	毛果芸香碱	208nm	1.03%
夏枯草眼药水	黄酮类成分	450nm	44.30μg/ml

2.3 紫外可见分光光度法

中药外用制剂中所含的化学成分或有效成分在紫外区有特征吸收,或只需加显色剂就能在特定的波长有最大吸收,测其吸收度便可计算其含量(见表 4)。黄志成等利用此法对祖师麻关节止痛膏使用前后有效成分瑞香素的消耗量进行了定量考查,结果表明:消耗量不到 50%,说明该药含膏量减少了一半。

2.4 液相色谱法

液相色谱法的特点是不受样品挥发性的限制,对于挥发性低、热稳定性差、分子量大的高分子化合物以及离子型化合物尤为适合。因此在中药制剂及外用制剂的含量测定中的应用会越来越广(见表 5)

表 5　外用中药制剂的高效液相色谱法定量研究

制剂名称	所测成分	色谱柱	波长	流　动　相	含　量
红花油	肉桂(桂皮醛)	C18(250×4.6nm)	280nm	甲醇－水(62:38)	5.13%
风油精	丁香酚	C18(250×4.6nm)	270nm	甲醇－水(60:40)	1.28%
补骨脂酊	补骨脂素	C18(6×15nm)	295nm	甲醇－水(6:7)	227.3μg/ml
	异补骨脂素				254.0μg/ml
复方滴鼻剂	大蒜素	C18(250×4.6cm)	230nm	乙腈－1%冰醋酸(50:50)	2.63%
涂痔消软膏	苦参(苦参碱)	C18(6×15mm)	220nm	甲醇－(0.025%mol/L)磷酸(30:70)	0.3066%
福丽生发液	骨碎补(柚皮甙)	国产 YWG－C18.5um	283nm	甲醇－冰醋酸－(20:4:76)	181.5μg/ml
喜树碱贴膏	喜树碱	岛津 CLC－ODS 柱(150×6mm)	254nm	甲醇－0.01mol/L 磷酸二氢钾(50:50)	70.63%

表 6　外用中药制剂的薄层层析光度法定量研究

制剂名称	所测单味药及成分	薄层板	展开剂	显色	含量
复方黄连软膏	黄连(盐酸小檗碱)	硅胶 G 板	正丁醇－水－乙酸(7:2:1)	254nm	0.9707
喘咳平气雾剂	苦参(苦参碱)	0.5%CMC－Na 硅胶 G 板	氯仿－甲醇－氨水(5:0.6:0.2)	碘蒸气	3.0284mg
补有脂搽剂	补骨脂素	硅胶 G 板	环已烷－醋乙醇(8:2)	365nm	0.786mg/10ml

表 7　外用中药制剂的滴定法定量研究

制剂名称	所测药及成分	含　量
清解喷雾剂	苦参(苦参碱)	1.0mg/ml
按摩灵	洋金花(总生物碱)	0.1484mg/ml
毛果芸香碱眼药水	毛果芸香碱	0.3781mg/ml
沃古林眼药水	硫酸锌	100.2mg/ml

2.5　薄层层析光度法(薄层比色法和薄层紫外分光光度法)(见表 6)

2.6　滴定法(见表 7)

2.7　其它

周长鑫利用旋光法测定了硝酸毛果云香碱滴眼液中毛果云香碱含量,测得其含量 0.9644%。邵爱新等利用比色法测定了骨刺消痛液中主要成分桂皮醛的含量,结果为 8.0mg/ml。曾洁实利用干柱色谱－紫外分光法测定华迪烫伤膏盐酸小檗碱,吸收剂高度为 5cm。洗脱液为 5% 乙醇,测得含量为 8.4mg。周波等用程红外导数分光光度法测定冰硼散中冰片的含量,为 0.1995。

黄隽等利用化学定量法对中成药散剂内朱砂含量进行测定,同时与硫氰酸盐法比较,结果此法优于硫氰酸盐法。剂文江等利用吸收度比值法测定宫颈康药膜的含量,采用甲醇提取,于 422nm 处重铬酸钾标准液进行吸收度比值法测定鞣酸、黄连素的含量,结果表明膜剂基质对含量测定无干扰。

3　小结

从以上资料可以看出:中药外用剂型在定性、定量方面的研究发展很快,尤其是在定量方面,几乎包括了中药外用药的所有剂型。本文概述了 100 多种外用中药制剂的定性、定量方法,介绍了 64 种外用中药制剂的定量方法,其中应用最多的是薄层扫描法、气相色谱法、紫外可见分光光度法及高效液相色谱法。

目前色谱技术在中药制剂分析方法中占主导地位,其中以高效液相色谱法与薄层色谱法最为突出。它们都具有快速、高精度、高灵敏性的特点,高效液相色谱法在分析可靠性方面优于薄层色谱法,是中药制剂(口服及外用)定量分析发展的必然趋势。当然,传统的中药鉴别分析方法在今后一段时间内仍然也是不可少的方法,有待于进一步研究提高。

参考文献(略)

原载:《中国中医药信息杂志》2001,8(2):37

我国保健品的现状及研发

周　俊

改革开放以来,随着我国人民生活水平的不断提高,人们的保健意识也在日益增强。当今世界,老年人要长寿、中年人要强壮、妇女要减肥和美容、儿重要益智增高,这已构成了我国保健品发展的大好环境。“花钱买健康”已成为千百万人的迫切需要。

在我国,保健品行业的发展虽几经挫折,但蓬勃发展的势头却总是引人瞩目。据统计,我国目前保健品的年销售量已达500亿元的水平,年增长率在15%~30%,并已明显高于西方发达国家13%的增长速度。现就我国保健品的现状及研发予以探讨。

1　我国保健品行业的现状

在我国保健品市场上曾出现过两颗明星——保健药品和保健食品,其现状简述如下:

1.1　保健药品即将退出历史舞台

去年3月7日,国家药品监督管理局发出通知,凡新审批的药品,取消健字号批准文号,规定具备治疗或辅助治疗作用的并经实验和临床证明,按新药进行审批,符合审批要求者发给卫药准字文号。同时规定2001年1月1日,将公告被撤消批准文号的中药保健药品目录,一经公布立即停产,2004年1月1日起不得在市场流通,届时保健药品将全部退出市场舞台。

1.2　保健食品发展迅猛,前景看好

最近,据国家卫生部和中国保健食品协会联合公布的统计数字表明,截止到2000年12月30日,经国家卫生部批准的具有卫食健字号的保健食品生产企业共有1012家,保健食品品种有1308个,年销售总额达到500亿元。

1.2.1　保健品企业初具规模:

据东方健康市场研究中心调研报道,我国保健品企业总投资额在1亿元以上的大型企业只占1.45%;投资总额在1亿元以下到5000万元以上的中型企业占38%;投资总额在5000万元以下到100万元以上的企业占6.66%;投资不足100万元到10万元以上的小型企业占41.39%;投资不足10万元的作坊式企业占12.5%。统计说明,当前我国保健品生产企业绝大多数还是中小型企业,尚待进一步通过资产重组,方能适应国内外和入关后的市场需求。

1.2.2　保健品特点众多

功能雷同:从保健品申报产品功能来看,大多是所针对免疫调节、降血脂、抗疲劳(约占65%)。产品功能的过多雷同,必然会造成今后产品的市场恶性竞争。

产地集中:42.8%的保健品生产企业在北京、上海、江苏、广东等经济发达地区,而西部经济不发达地区如西藏、青海、云南、贵州、新疆等地的保健产品仅占1.5%。

重复开发:低水平重复的现象仍然比较严重,容易造成资源以及人力和物力的浪费。

剂型单调:往往停留在胶囊、片剂、口服液、颗粒冲剂的水平上,科技含量较低,包装大,携带不便,容易破碎及变质。

市场集中:目前市场主要在城市,正在向农村广大地区转移,沿海开放城市销路明显高于内地边远地区,生活富裕地区销售额明显高于相对闭塞、贫困的地区。

1.2.3 保健品市场繁荣

我国保健品的品种繁多,但主要销售产品品种约有以下 8 类,现就 2000 年保健品销售状态作为素材进行剖解。

◆健脑益智类:自从脑黄金退出市场后,脑白金、松果体素、生命一号、中华增智助长片和脑轻松便应运而生。其中以脑白金销售情况最好,成为此类保健品的主打产品。

◆美容养颜类:以排毒养颜胶囊、百消丹、羊胎素、太太口服液、好心情驻颜口服液、新肤螨灵霜等几个品种表现尤为出色。其中,排毒养颜胶囊推出了"排出毒素、一身轻松"的新概念,百消丹的"消除黄褐斑、妊娠斑,子宫肌瘤和乳腺肿块"的功效,迎合了女性的需求,使销售量位居榜首,风靡一时。

◆补钙类:是保健品市场上竞争最热闹的品种。主要是盖中盖口服液、彼阳牦牛壮骨粉、巨能钙、钙尔奇 D、通康调控钙等系列产品,可算是"你方唱罢我登场,各领风骚三、四年"。

◆补肾类:代表产品是汇仁肾宝,主要成功因素是大规模的广告投入、营销网络的逐步完善以及医学口碑传颂起到了主导作用。

◆补血类:代表产品是红桃 K 生血剂,成功的因素主要是营销面向农村,其广告多种多样,采取大众化、普及化的方式广为宣传,取得了新的市场,这是继"三株口服液"后又一个大众化的旗帜性保健品。

◆增强免疫类:代表产品是珍奥核酸胶囊。由于广告的支持,业绩很好,但因生产组织与供销网络脱节而宣告失败。

◆减肥类:代表产品是血脂康和太极曲美。

◆辅助治疗类:代表产品是中华灵芝宝颗粒和绿谷灵芝胶囊。这些产品以灵芝孢子粉为原料,有抑制癌细胞生长和辅助治疗糖尿病、神经衰弱性失眠、高血压、高脂血症、冠心病、慢性肝炎、慢性胃炎、慢性支气管炎、支气管哮喘、更年期综合症、慢性疲劳综合症和免疫功能低下等作用,尤其在中老年人群中有较好的市场。

当今人们更需要安全、可靠、对人体健康有益的高科技、高质量的保健食品,所以提高产品质量、增加保健品的科技含量,是今后发展保健品的关键所在。

2 保健品的研究与开发

为了增进和维护人民健康,我国制定了《保健食品管理办法》,明文规定:保健食品"系指表明具有特定保健功能的食品,即适于特定人群食用,具有调节机体功能,不以治疗疾病为目的的食品"。其保健功能经卫生部调整后,目前正常审批 22 种保健功能是免疫调节、调节血脂、调节血糖、延缓衰老、改善记忆、改善视力、促进排铅、清咽润咳、调节血压、改善睡眠、促进泌乳、抗突变、抗疲劳、耐缺氧、抗辐射、减肥、促进生长发育、改善骨质疏松、改善营养性贫血、对化学性肝损伤有辅助保护作用、美容、改善胃肠道功能。并规定,如有其它超出这些范围的保健食品功能的宣传都属违法。目前,产品表现的主要形式有以下几类:

2.1 中药保健品

祖国医学历来就重视食补、药膳和食疗。早在两千多年前就曾提出“圣人不治已病治未病”,注重“正气在内,邪不可干”,并强调“食疗不愈,然后命病”。随着社会的不断发展和进步,人们对“药食同源”的认识和理解也在不断深化,现代中药保健食品应该加大研究开发力度,利用资源丰富的优势及人们的传统习惯,从多方面积极发展新品种,使人们较易接受。如:人参含片的研制成功,改变了以往认为人参只能通过胃肠道吸收的单一途径,增加了口腔粘膜吸收,从而大大提高了产品的竞争力。

卫生部规定的77种“既是药品,又是食品”的产品名单,都属于开发保健食品的原料。有许多品种已上市,如以杏仁为原料的“杏仁露”及山楂果茶等,其它如百合、桃仁、莲子、桑椹、甘草、酸枣仁、罗汉果、白果、紫苏、麦芽、芦根、枸杞子等,开发潜力很大。此外还有绞股蓝、沙棘、猕猴桃、生姜、大蒜、柿叶、刺梨等野生和家种的植物资源,所含成分各式各样,如进行深加工,可制成更多、更好的保健食品。

2.2 参类保健品

当前,我国人参的深加工率较低,主要产品有人参胶囊、人参含片、人参油、参元胶囊等,出口以原生药为主。随着世界老龄化社会的来临,人们对调节免疫类产品的需求量在不断增大。临床研究证实,中国人参在调节免疫,增强体质方面明显优于西洋参。我们应提高产品的科技含量,打造名牌,抓住国内外市场的需求,努力开拓,避免人参库存积压,为国家更好地创汇。

2.3 活性多糖类保健食品

当今营养保健食品快速发展,在众多保健食品的行列中,活性多糖食品异军突起,独树一帜,受到人们的青睐。活性多糖是从天然食物中提取的特殊营养成分,然后作为基料,添加到食品中生产出保健食品,发挥其特殊营养成分,对人类健康长寿起到积极促进作用。研究表明,存在于香菇、金针菇、黑木耳、银耳、灵芝、茯苓和猴头菇等食用菌中的某些多糖成分,具有提高人体免疫功能,某些多糖还具有很强的抗癌活性。这类物质对癌细胞并没有直接杀伤能力,它的奥秘在于刺激机体内抗体的形成,从而提高、调整机体内部的积极防御因素,这也是祖国传统医学扶正固本作用的体现。

某些植物的多糖成分,可在薏米、紫菜、甘蔗等植物,以及百合科、石蒜科、薯蓣科、兰科、虎耳草科、车前草科等植物的粘液中提取。这些多糖可显著降低机体心肌脂褐质和皮肤羟脯氨酸的含量,以及单胶氧化酶-B的活性,从而达到延缓机体衰老的作用。它还具有降低机体乳酸脱氢酶的活性,可使肝糖元含量显著增加而提高机体的运动能力,并在运动后使机体各项指标迅速恢复正常,达到抗疲劳的作用。有些多糖还能在发炎的呼吸道粘膜表面形成保护膜,从而发挥了脱敏止咳作用;在肠道中,多糖形成的保护膜能减少有毒物质对肠道的刺激,使之成为抵抗毒素的屏障;有的多糖能使胃肠道内淀粉酶失活,发挥了降血糖和降血脂的作用,可用来生产糖尿病和高血压患者专用保健食品。

目前已知活性多糖保健食品有口服液、发酵液、精粉等产品。另外,从动物体中提取的多糖,如从脾和肝中得到的肝素,有抗凝作用;从动物组织中提取的硫酸软骨素,有保持机体组织弹性的作用,可防治动脉硬化和骨质增生等。

2.4 海洋保健品

我国海洋生物资源丰富,可做保健品原料的种类很多,如海藻、海鱼下脚料、海菜、海胆、海蛙等都是很有价值的保健品原料。

海洋藻类:海洋藻类常见的有海带、裙带菜、紫菜、石花菜、羊栖菜等。我国沿海人民在二千多年前就食用海带、紫菜来祛病强身,现代生物医学研究证实螺旋藻富含蛋白质、维生素、微量元素、多糖、叶绿素和胡萝卜素,属于低脂食品,能刺激机体免疫系统,提高机体免疫力和抗肿瘤功能。近几年海藻食品风靡日、韩等东南亚地区和欧美市场,被誉为"长寿菜"。有:海带饮料、海带软糖、螺旋藻胶囊、赛鲨力补氧胶丸、海藻晶、海带晶、海螺晶、减肥霜、抗皱霜、护发保健品的原料以及螺旋藻营养面、营养蝶片、藻维碘、藻维钙泡腾片等产品。

海洋动物类:海洋动物种类繁多,为海洋生物的主要组成部分。其生物活性物质较海洋藻类更多样、特异,是药物、保健食品、生物材料的良好天然原料。主要开发方向:从废弃物虾、蟹壳中提取甲壳质、虾青素及活性钙,开发保健品及新型生物材料;从低值鱼类中提取不饱和脂肪酸 EPA、DHA,开发防治心脑血管病和健脑益智的保健品;从低值动物中开发功能蛋白用作儿童食品营养强化剂;利用虾头的多种营养成分开发营养食品和调味品;鱼鳔胶、牡蛎等保健品的开发;综合利用海参、海地瓜等高产量棘皮类海洋动物;利用海马、海龙的强壮和延缓衰老的功效,研制滋补酒类、抗衰老药物;用鱼精核蛋白独特的生化成分和较强的生物活性,开发营养保健品,天然抗菌防腐剂及生化试剂。

产品金牡蛎胶囊、"海墨特 1 号"、"增效鲨鱼软骨制剂"等对增强机体免疫功能有明显的作用。

另外海洋生物还大量用于智力保健品的原料。鱼类产品中的鱼脑油,含有不饱和脂肪酸,是很重要的保健食品,现已生产的品种有"多烯康"胶丸、"忘不了"胶丸及"鱼脑精"等产品。

2.5　昆虫类保健食品

现代药理研究证实,昆虫类普遍具有抗凝血、溶解血栓、改善微循环的作用。我国传统医药经过数千年的临床实践,一致认为昆虫类药物大多具有活血化瘀、散结消肿以及补气止痛的功能。目前最常用的昆虫类药物和保健食品有蚂蚁、蜜蜂、蝎子、紫胶虫、白蜡虫、信蚜虫、蜘蛛、蚕蛹、蟋蟀等。21 世纪昆虫将成为仅次于微生物和细胞生物的第三大蛋白来源。

一向被人类视为害虫的红蚂蚁,经鉴定所含蛋白质高于大豆 8 倍,含锌量居药品之首,并含有稀有的草蚁醛,长期服用对风湿性关节炎、类风湿、心脑血管疾病等有良好的疗效。

在我国养蜂业已成为一项传统的昆虫产业,年产值可达 10 亿元,蜂产品居世界之最。大量的蜂产品——蜂蜜、蜂胶、蜂毒,有很好的国外市场,大部分作为营养丰富、纯天然的营养保健品,畅销于国内外市场。其蜂毒具有很好的活血作用,不仅可以治疗支气管炎、动脉硬化等病,而且还可用作强心剂,用于临床。目前,我国以蚂蚁为主要原料的治疗药和保健品比较多,如蚂蚁乙肝宁、复方蚂蚁丸、蚁宝茶、金刚酒、中国蚁王酒、大力神口服液等。

国外科学家认为,蝎毒很有希望成为一种全新型的药物。他们发现蝎是一种结构极其复杂的多肽类蛋白质,只要将蝎毒蛋白的氨基酸顺序稍加变动,就可使其消除毒性,成为一种出色的新颖药物。目前,地球上昆虫类多达 180 余万种,多数昆虫的繁殖能力极强,其利用价值不容忽视。

2.6　保健饮料

据国家内贸局信息中心 5 月份对市场调查表明,洋饮料占有很大的市场份额:可口可乐 29.54%、雪碧 17.33%、百事可乐 16.12%,而国产饮料健力宝 4.58%、非常系列 3.00%、旭日升 1.38%,分别居 6、8、10 位,差距之大,令人汗颜。让人值得欣慰的是茶饮料、果蔬饮料正在我国兴起。这类产品目前在国内外很受欢迎，如保健茶中的银杏茶、灵芝茶、冬凌草速溶茶、冬虫夏草速溶茶等十多个品种。特别受到中老年人的喜爱。目前我国保健茶还处于起步阶段，所占市场份额很小，其发展空间巨大。

实验证实茶叶可以扩张血管，利于血液循环，提高肝脏代谢能力；还可利尿，促进酒精从体内迅速排出，可以增强肾脏局部免疫能力和泌尿系统的抗感染能力；还能助消化、治痢疾、降血压，预防脑溢血、动脉硬化和血栓的形成；可以减肥降脂、明目、坚齿防龋、抗癌。茶疗可根据病情的需要，加入适当中草药，具有多种功效，是当今自然疗法中的一种群众喜欢接受的疗法之一，值得进一步重视。

专家预测，今后全球健康饮料将以高于普通饮料增长速度 2%～3% 增长，我国茶饮料产量在 2000 年已升至饮料业的第三位，达到 150 万吨，具有强身和保健功能的保健茶产品更是受到市场欢迎，其前景越来越光明。以后发展的重点在中草药保健茶、果蔬饮料和乳酸菌乳饮料。

2.7 天然保健品

2.7.1 天然苦味食品

一些苦味食品营养丰富，含有多种能防病治病的活性成分，经常食用不仅能提高人体免疫力，而且能强身健体，延年益寿，因而是不可多得的保健珍品。如：

苦瓜：苦瓜中所含的大量奎宁，是古老的抗疟疾药。苦瓜的新鲜浆汁具有良好的降血糖作用，现已从中提炼出有效成分，治疗糖尿病取得良效。

杏仁：能发散风寒、止咳平喘、清热解毒和通便。能加强记忆，减轻忧郁失眠，防止贫血，长久食用强健体魄，润肤驻颜，延缓衰老。杏仁中还含有苦杏仁甙，是一种天然的抗癌活性物质。

柑桔：果实全身都是宝，其皮、肉、络、核都是中药，有理气健胃、止咳平喘的作用。柑桔果实富含的果胶能降血压，橙皮甙和芦丁具有强化血管壁、提高毛细血管抵抗能力的作用，从而可以防治高血压和动脉硬化等成人病；柑桔果实中含有的类柠檬素、类黄酮、类胡萝卜素等各种抗癌活性物质，对胃肠癌、肺癌、皮肤癌等多种癌症有良好的防治作用，对预防成人肥胖症和糖尿病也有一定作用。

荞麦：荞麦含的苦味素有清热、降火、健胃的功效，能消食化滞，除湿解表，治疗肾炎、烧心和便秘。荞麦中还含有芦丁、多种维生素和微量元素，长期食用，能保护视力，对糖尿病、肥胖病和高血压患者有医疗保健作用。

苦味食品因苦而有味，既富有营养又有独特的保健作用。经常食用苦味食品，对提高机体对疾病的免疫能力尤为重要。

2.7.2 薯类保健品

当今薯类新产品已发展成为一种全球性的保健品，以薯类为原料的综合性加工业在世界各国不断兴起，国际市场先后生产出干制、油炸、冷冻和膨化等多种薯类保健品。我国目前尚处于起步阶段，应着重开发以下品种，如传统食品：利用薯类生产淀粉、粉条、饴糖和酿酒的历史较长，现在仍有一定的市场，尚须在品种更新，造型新颖，质量求精等方面下功夫，如生产精白淀粉、精白粉丝等高档品种；方便食品：大力组织发展食用简便，质优价廉的方便型食品，消闲食品，可在继承生产传统品种如红薯片、干及辣椒红薯干、油炸红薯片的同时，充分借鉴外国经验，研制开发油炸土豆片、地瓜干、薯脯等系列新型流行食品。

2.7.3 花卉

近年来花卉食品风靡世界各地。随着回归大自然的潮流,一种新颖的味道鲜美的天然食品——花卉食品,被吃腻了各种肉食和多种时令菜肴的现代人兴致盎然地摆上了餐桌和宴席,成为引人注目的时兴佳品,深受消费者的青睐。许多餐馆除供应传统的桂花、玫槐花、菊花、荷花等菜肴外,又开发许多美味花卉菜肴。花卉是植物的精华所在,对人体健康益处很多,这类保健品大有潜力可挖。还应尽快将花卉开发成花卉食用油、香料油、花卉饮料、花卉食品添加剂等投放市场,其发展前景十分诱人。

2.7.4 芽类保健食品

目前,在美国、日本、香港等国家和地区已掀起一股食用芽类食品的热潮。人们对蔬菜产品的需求已从数量消费逐渐向质量消费型转变。芽类食品作为富含营养的优质、高档蔬菜而倍受广大消费者青睐。这主要是由于芽类食品是利用诸如香椿芽、豌豆芽、荞麦芽、萝卜芽等系列苗芽作为繁殖材料生产加工而成,不需施肥,因而清洁无污染,属高档无公害蔬菜。其品质柔嫩,口感极佳,风味独特,易于消化,具有丰富的营养价值和特殊的医疗保健效果。在国际市场上,日本人用焙炒、粉碎的大豆芽、大麦芽和薏米芽制成饮料,不仅口味好易吸收,还具有咖啡的色香味,越来越受到人们的欢迎。

2.7.5 根瘤保健品

根瘤,是由根瘤菌寄生或共生,在植物根部形成的生物性结节。根瘤菌属固氮菌,根据种类不同共生在豆科植物、花生、藻类等根部,所形成的结节是转化和产生营养素的场所,其本身所含的营养成分不但丰富而且颇多活性特殊物质,是生产食品及饮料的极佳原料,其中包含有机氢、多种矿物质、氨基酸、蛋白质、糖类、脂肪、多种维生素、营养素,此外,还含有核糖核酸、核苷酸、磷酸和固氮酶等多种消化酶。收集大豆根、豌豆根、花生根等便可得到根瘤。用可食性豆科植物根及其根瘤作食品尤其是生产饮料,在工艺生产上并不复杂,加香料、调味后可形成口感、风味上乘的科技新产品,是寻求大品牌、长线、高效特色饮料产品的一种选择。根瘤食品和饮料,呼唤人们去研究与开发。

2.8 β-胡萝卜素

β-胡萝卜素已被联合国粮农组织和世界卫生组织(FAO/WHO)、联合国食品添加剂专家委员会(JECFA)等国际机构认可为无毒有营养的食品添加剂。美国食品和药物管理局(FDA)批准为营养保健品。我国食品添加剂标准化技术委员会早在1990年已将它列为食品营养强化剂、并且广泛应用于食品工业和医药行业。

一般认为β-胡萝卜素是一种维生素A原,其根本的作用是在于清除氧自由基而产生的抗氧化作用,可以减少一些癌症的发病,有一定防癌作用。

β-胡萝卜素着色力很强,其稀溶液为橙黄色至黄色,所以在食品中添加可同时起到着色剂和营养强化剂的作用,并广泛应用于干酪奶油等油脂性食品以及冰淇淋、奶粉、蛋糕、饮料、果冻、糖果以及豆腐、面条、肉类、蛋类产品中,通常在烙烤食品如面包和饼干中应用较少。面粉中的β-胡萝卜素含量很少,所以可以考虑在面包和饼干中添加β-胡萝卜素可起到营养强化的作用。

β-胡萝卜素在营养保健食品中应用也较为广泛。β-胡萝卜素与其它营养素如微量元素、维生素配成复合制剂如口服液、胶丸或片剂等。目前不少产品是以非处方药(OTC)或以食品、保健食品形式面市。

2.9 食用菌保健食品

食用菌是发展保健食品的重要资源，特别是发展具有免疫功能的保健食品。食用菌大都含有“多糖”成分，多糖具有重要的免疫功能。如“香菇多糖”、“银耳多糖”、“猪苓多糖”、“灵芝多糖”等。近年来对多糖类保健品的研究开发已很兴旺，如广州“天然营养口服液”及“小精灵菇王口服液”即属这类产品。香菇多糖能增强巨噬细胞的吞噬功能，促进抗体形成，增强抗病及抗肿瘤的能力，具有重要的食疗价值，对攻克癌症能起到重要的辅助治疗作用。我国食用菌资源丰富，香菇、木耳、蘑菇、灵芝等，有的食用菌含有微量元素锗、硒等，有重要抗肿瘤作用的成分，已引起国内外专家的广泛重视。

2.10 野生及家种植物资源保健食品

野生及家种植物品种繁多，如绞股蓝、沙棘、猕猴桃、生姜、银杏叶、大蒜、酸枣、柿叶、刺梨、韭菜等，所含成分各色各样，可选择适于各种不同功能的保健食品进行深度开发，具有极大的潜力。在这方面已经开发了很多品种，例如银杏叶提取物、大蒜素，是多种心脑血管的保健药物。

2.11 中药维生素类保健品

早在公元六世纪，我国唐代医学家孙思邈就认为脚气病是一种食米地区的病，他用含有维生素 B_1 的车前子、大豆、防风、杏仁、槟榔等药治之，并用白米熬粥来预防。近代，随着中药分子化学研究的不断深入，医学界认为，中药除了含有生物碱、微量元素、酶等成分之外，维生素的蕴藏亦是一大特色。不少药物维生素含量丰富，性能较稳定，且与其它成分聚合，从而拓宽了应用范围。

维生素 A 是构成视觉细胞内感光物质的成分，还能促进身体正常发育。含维生素 A 的中药较多，如白术、苍术、大枣、熟地、龙眼、玉竹、生地、枸杞、桑叶、蔓荆子、覆盆子、山萸肉、青蒿、通草、蚕砂、夜明砂、五加皮等。

维生素 D 能加强钙、磷在肾小管的再吸收，使骨骼钙化，使婴儿免患软骨病。中药熟地、山萸肉、白术、人工牛黄等含有维生素 D，可以治疗小儿软骨病。

维生素 E 既可预防白发，抗衰老，降低胆固醇，又可治产后缺乳，并能促使乳房丰满，安胎等。含维生素 E 最丰富的中药要数续断、胡桃仁、菟丝子、胡桃、黑芝麻等，能降脂润肤，抗衰老。

2.12 营养保健油

人们每天都要进食植物油，但深加工技术却很少有人去研究，实际上只要将普通的精炼植物油（如豆油、低芥酸菜子油、花生油菜）加入一定比例的营养成分，如 DHA、ARA（花生的烯酸、GLA—亚麻酸）等“长链不饱和脂肪酸”经调合后即能大大提高普通食油的营养价值，使其成为真正的“保健食用油”。众所周知，DHA 有改善记忆、防止心脑血管硬化的作用；而 ARA 则有防止血管炎与前列腺炎的作用；GLA 被科学家誉为“最佳抗衰老剂”。美国一些保健食品公司早已不失时机推出含 DHA、ARA、GLA 等不饱和脂肪酸的高级营养油，供消费者作为烹调用油。

我国东南沿海省份也有丰富的鱼油资源、大量的海杂鱼资源，可用冷榨法提出鱼油再经分子蒸馏法分离出 EPA、DHA 等成分，产品有通康鳗鱼油胶丸。此外，在紫苏油和月见草油中含有丰富的亚麻酸。

2.13 营养保健酒

近年来，在酿酒业迅速发展的同时，酒家族中也出现了一类新品种——营养保健酒，它以独特的魅力受到越来越多的消费者的欢迎。目前市场上的营养保健酒从原料使用上大体分为二类：一是植物类补酒，如猕猴桃酒、枸杞酒、枣仁养心酒等；二是动物类补酒，如三鞭酒、三蛇酒等。

营养酒的消费群体以中年人及某些慢性疾病需要作为辅助治疗的人以外，更多的是作为馈赠礼品，在富有中国传统特色的人情消费中发挥了独特的作用。营养保健酒一般酒精度在30度以下，用优质酒配制耗费粮少，效益高，符合国家的产业政策和发展规划，因而具有强大的生命力，为酒类产品尽快打入国际市场开辟了一条新的途径。

2.14 保健食品配料

大豆异黄酮：从大豆胚芽天然原料中提取，有心脏保健、免疫功能、预防癌症、骨质健康的功用，常添加于食物和饮料中，每日1～2克，对健康有益。

叶黄素：本品广泛存在于蔬菜、水果中，如菠菜、甘蓝、桃子、芒果、木瓜等。叶黄素和玉米素均属胡萝卜素，有抗氧化作用，能减轻老年斑的形成和维护眼睛的健康。现瑞士罗氏公司已研制成功一种由多种维生素和叶黄素配制的护眼口嚼片。

番茄红素：本品在番茄、番石榴、西瓜之中，具有极强的抗氧化、降脂、防止皮肤免受紫外线的伤害，抑制癌细胞的增加和扩散。国外已制成无糖口嚼片投放市场。

玫瑰红色素：有脱敏、抑菌和抗氧化作用，主要用于饮料、糖果和健康食品。

紫苏提取物：本品具有预防过敏防龋齿、消炎等功能，可作为口香糖、糖果、果汁功能性饮料、口嚼片等食品配料，也可作为牙膏和口腔洗涤液，现已出口日本。

红葡萄提取液：从葡萄中提取多酚和黄酮，有预防冠心病和小动脉硬化的作用。

2.15 粮食保健品

据分析，部分粮食保健型产品开发有着巨大的市场潜力，亟待开发利用。

·麦叶食品将成为新宠。小麦嫩叶富含麦绿素、酵素、天然维生素、矿物质和氨基酸等成分，能消除长期积累于血液中的毒素，对哮喘等多种疾病有良好的辅助疗效。目前国外已研制开发的麦叶系列产品有小麦叶纤维食品、小麦叶保健食品、麦草汁饮料和麦绿素可乐等品种，而我国麦叶系列食品尚属空白。

·大米食品亟待开发。大米在我国整个粮食产品结构中历来占有很大比重，目前市场上大米加工的食品很少，且品种单调。开发大米系列保健产品在国内外市场潜力很大。宜加工的类型有：保健型：将精良大米配以玉米、燕麦等加工成混合保健品，如黑米、红赤米、香梗米等特种大米系列食品；饮料型：以优质大米为主料，经酿制加奶酪、乳酸发酵可制成多种营养型饮料；方便型：制作方便料籽，如糯米籽，还可制作方便米片，方便米面、方便米糊等；糕点型：用精细大米加工成各式糕团、点心、饼干，包括众多的膨化食品。

·玉米将成为"黄金食品"。最新研究表明，玉米较水稻有较强的抗毒等元素，锌、硒含量高于水稻，还有较丰富的营养及药用价值。如能在加工制作方面逐步克服玉米的粗糙，口感不好等缺陷，其市场将更加广阔。目前玉米在许多发达国家中已成为一种新潮时髦的保健食品。在美国有10%的食品是用玉米原料加工而成的。德国将玉米膨化后添加营养剂或佐料制成面包。俄罗斯、英国等均利用玉米提胚后加工成啤酒。

·大豆作为一种营养丰富的健康食品已经越来越受到消费者的欢迎。除含丰富的蛋白质外，还含3%左右的"大豆异黄酮"（植物雌激素），能预防与激素有关的一系列疾病（如乳腺癌、前列腺癌、肠癌等)。大豆可榨取豆油,其豆饼中提取的豆析蛋白,可制成各种大豆蛋白制品。

美国和欧洲一些国家的卫生部门将大豆(包括豆制食品)列为保健食品,并向其国民大力推荐食用。开发了数十种大豆蛋白的饮料,有香草豆奶、果汁豆奶、浓缩豆奶、牛奶豆奶、蜂蜜豆奶、酸豆奶,以及各种加有天然植物精华的豆奶等,颇受消费者欢迎。此外,还可利用大豆蛋白加工成为“素肉”,因不含脂肪和胆固醇而得到西方人的青睐。所以大豆食品无疑将成为世界保健食品市场上的新宠儿。

·黑色食品的开发。面向21世纪对食品的需求趋向于“回归自然”,要求食品集健康、美味于一体,突出其新鲜度、无色素、无污染、保持天然本色。目前,虽然绿色食品在市场仍然走俏,但黑色食品以其独特的优势悄然而起。营养学家普遍认为,一般食物颜色越深,其营养成分越丰富,深黑色的食物较其同类的浅色营养价值更高。在黑色食品新观念的推动下,我国目前已有100多家食品企业、科研单位开发了300多种黑色食品,产值达50亿元以上,正在形成一个独具中国特色的新兴“黑色食品行业”。所谓黑色食品就是指黑豆、黑米、黑芝麻、黑荞麦、黑木耳、发菜、乌鸡、黑加伦、红豆等,其中“黑五谷”(指黑米、黑大豆、黑芝麻、黑小麦、黑玉米)资源尤为丰富,可以开发众多的产品。

2.16 仿生模拟食品

天然名贵珍稀食物产量少,价格昂贵,非一般人能享用得起。但可以根据名贵珍稀食物所含的营养成分,选取含有同类成分的普通食物作原料,制成各种各样的仿生模拟食品。如人造鱼翅、人造燕窝、人造蟹肉、人造虾仁、人造奶酪等。就其营养价值来讲,这类食品几乎等同或接近天然食物,但市场价格却很便宜,具有一定的竞争力。此外还可用人造的方法模拟天然食品,以达到去除天然食品中某些不良成分,使其更适宜人们食用。如人造蟹肉、人造对虾、人造海蜇皮、人造鸡蛋、人造咖啡、人造大米、人造菠萝、人造蘑菇、人造植物奶、人造牛肉干等。

2.17 保健面包

随着人们生活水平的提高,国内外市场上应市的面包花样不断翻新,深受消费者青睐。常见的有草药面包、纤维面包、土豆面包、低糖面包、海带面包、麦麸面包、胚芽面包、糙米面包、健身面包、绿色面包等。

2.18 旅游保健食品

当今国内外“旅游热”已经形成,怎样迅速生产出受广大旅游者欢迎的旅游保健食品已是当务之急。如:

自然保健食品:猕猴桃、沙棘等系列食品以及各种豆制品、蔬菜制成的保健即食产品;

滋补保健食品:添加中药材,制成保健食品,主要功用是滋补、强壮,如人参、灵芝、枸杞等系列食品;

疗效食品:主要功用是促进一些有病的旅游者在旅途中早日康复,如预防和治疗感冒的姜糖饮等;

强力、美容食品:能增强体力,减少旅游活动中的日晒雨淋对皮肤的损伤,如花粉系列食品等。还可开发抗疲劳、益气生津、健胃助消化、四季旅游保健等食品。总之,积极开发旅游保健食品经济效益明显,值得大力开发。

2.19 美容与化妆保健品

当今,美容化妆品的市场很大,人们发现一些化学合成的美容化妆品,对皮肤副作用很大,主要表现是皮肤过敏,给人们带来了无端的烦恼。为此许多有识之士把研究方向转向了中草药的开发,使国际上出现了化妆品原料天然化的倾向。

资料表明,在化妆美容过程中,添加药用树叶、树皮、花(花籽)及全草植物提取有效成分的药物型化妆品总数已超过千种以上,如常用品种有大宝系列产品、人参霜、白芷美容膏、芦荟清凉蜜、大黄祛斑膏、首乌洗发香波、当归洁液、龙凤洗液等。其中应用最多的是:治疗头屑过多的洗发香波、治疗青少年的痤疮、减肥香皂,以及治疗各种皮肤病的药物性露和霜剂。此外,一些含皂角、黄瓜、丝瓜和其它植物成分的美容养颜洗面奶。护肤霜等销路更好。近年来,人们纷纷向海洋要药,一些如牡蛎提取物、虾蟹提取物、深海冷水鱼脂提取物,已经加入到多种营养性药物化妆品中,取得了较好的效益。在日本,常用大蒜、菊花、丝瓜提取液作为添加剂的化妆品对皮肤有良好的增白作用。还十分注重对我国中草药进行实验筛选工作。

黄芪、白及、紫草、啤酒花等提取液加入的美容化妆品已经上市,走势看好。

在我国,中医药在美容和化妆品方面有极其丰富的文献记载和有效的治疗方药,已广泛研制出美容粉剂、软膏、沐浴剂、搽剂、面膜等多种有效的新品种,供人们选择使用。同时还须引进现代先进的制药技术,开发出一些使用方便、疗效可靠、质量优秀、包装新颖的新剂型、新品种,如美容口服液、胶囊剂、冲剂、颗粒剂、外用气雾剂、美容按摩剂、美容治疗仪以及一些与国际接轨的产品,使中医药型美容化妆保健品更好地美化全人类。

2.20 森林保健食品

开发森林保健食品是当今世界性的话题,目前我国以世界7%的耕地面积养育着世界22%的人口,食物生产和供给依然有压力,今后将继续面临着农业耕地减少、人口增长的问题,还有人民生活水平提高后吃绿(绿色食品)、吃黑(黑色食品)、吃野(野生食品)的要求。解决的方法除了靠科技提高农业产量外,主要可以开发以下十类:

·森林蔬菜　据统计,森林中的木本、草本、藤木、真菌、地衣等植物蔬菜共700多种,大多处于野生,部分人工栽培,属营养丰富,味道鲜美,较少污染的保健食品。年产达20亿公斤,国际市场特别欣赏,远销美、德、日、加拿大、新加坡和港澳等20多个国家和地区,年创汇7000多万美元。

·森林粮食　120多种(包括粮食、干鲜食品、绿色食品、木本粮油),其中板栗、柿子、枣、银杏、魔芋、蕨菜食用最广,年出口量6.3亿公斤,相当于185万亩耕地,可换回62亿公斤小麦。

·森林油料　种子和果实含油率在15%的森林植物有400多种,如核桃油、茶油、橄榄油的亚油酸含量很高,营养丰富,潜力很大。

·森林饮料　茶叶、咖啡、可可为世界三大饮料,原产于森林,现被广泛栽培利用。目前主要是利用树木的液汁、野生植物的果、叶、花或花粉等原料加工制成的天然营养成分,无污染,又有医疗价值的天然饮料,有液汁型、果汁型、树叶型、花粉型四种,剂型是冲剂和液汁,深受世人的瞩目。

·森林药物　我国药用植物共5136种,大多生长于森林之中,除了制药用于医疗之外,相当一部分可供食用(营养液、药膳等)。

·森林调料　来自森林的树皮、果、果皮、种子等,如花椒、胡椒、陈皮、肉桂、八角茴香、豆蔻等树木调料已成家庭常备品，销路甚好。

·森林蜜源　约100多种，其中枣树、沙棘、槐树都是优良蜜源树种，花粉营养价值高，花多、花期长，少污染，倍受消费者欢迎。

·森林肉食　主要有二大类(野生禽兽、昆虫食品)，尤其是昆虫资源极为丰富，营养价值高，含大量的蛋白质、氨基酸和维生素，可以变害为利。

·森林饲料　开发途径有三：一是直接采集无毒、无异味的树叶、嫩枝供牲畜食用或加工成叶绿粉，成为牲畜优良饲料；二是将林木采伐剩余物或废弃木质资料饲料化；三是适当直接放牧，通过良性互动，达到林茂畜旺。

·其它　如香料(桂花、香子兰油等)、森林糖料(椰子、株树、糖槭等)。

总之，我国是一个森林食品生产大国，专家预测就此即可解决一亿人的温饱问题，值得人们进一步合理地开发利用。

综上所述，21世纪是保健品行业发展的大好时光，要求保健品向天然、安全、有效的趋势发展，为了迎接WTO的挑战，我们应加大对保健品的科技投入，发挥传统优势，提高产品质量。特别是要注重开发特色产品，加强对老年性保健食品的开发，应加强保健品企业的集团化建设，充分利用资源优势，科学地进行保健品广告宣传，严格杜绝夸大虚假广告，引导消费者正确认识保健品的作用，探索出一条具有中国特色的保健品发展之路，为重铸中国保健品的辉煌而共同奋斗。

原载:《中药材》2001(12):7

常见中药的致突变性研究进展

张春颖，周钟鸣

为了保证安全使用中药，对中药新药的安全评价研究特别是一类新药的评价研究，除了做急性毒性、长期毒性试验外，必要时还需做特殊毒性试验。特殊毒性试验回答的是潜在性危险问题，其中致突变性试验是特殊毒性试验的重要内容之一。对于常用的中药和待开发的中药能否引起突变，是否具有远期致癌效应，不仅是毒理学研究的重要内容，也是当前人们所共同关心的问题。

突变是生物遗传物质发生了突然根本性改变，生物体遗传物质主要是DNA，可以说，突变是DNA化学结构发生了改变而复制机制并不丧失的现象。突变有2种，一种为自发突变，一种为诱发突变。自发突变为天然的，有稳定的突变率，自然发生的机率很低；诱发突变指的是由于化学(包括药物)、物理或生物因素诱发的，突变率超过了自然突变率。本文所涉及的突变主要指后一类。根据化学诱变对DNA损害的程度，可以将突变分为基因突变和染色体畸变两大类型。致突变毒性试验是评价药物安全性的重要依据之一。目前最常见的方法是：微生物回复突变试验检测是否引起基因突变；哺乳动物培养细胞染色体畸变试验和啮齿动物微核试验检测是否引起染色体突变,这两类方法常同时使用。除了研究一类新药以外,近年来人们日益关注抗肿瘤药、补益药和活血化瘀药等常见中药是否具有致突变性,本文就这一方面的研究进展做一综述。

1 单味中药的致突变性

1.1 抗肿瘤药

刘氏等[1]观察了常见抗癌中药五加皮、茯苓、猪苓和山慈菇的致突变性。该研究从体细胞和生殖细胞两方面评价它们的致突变性。山慈菇属小毒中药,主要成分是杜鹃素,其各剂量诱发的小鼠骨髓嗜多染红细胞微核率高于正常对照组,但又显著低于环磷酸胺(CP)阳性对照组。山慈菇虽属抗癌中药,其本身却可诱发体细胞遗传损伤,具有致突变性。应用山慈菇治疗疾病的同时,不应忽视其潜在的致灾变作用。

茯苓多糖和猪苓多糖分别是茯苓和猪苓的主要成分,均具有抗癌活性,不同剂量所致的微核率和精子畸形率与正常对照组比较无明显差异,说明它们对体细胞和生殖细胞均无诱变损伤作用。五加皮含多糖和挥发油类成分,有明显的抗炎作用,可增强免疫功能,各剂量所致的微核率和精子畸形率均低于正常对照组,说明五加皮可以有效抑制自发的微核和精子畸形,对体细胞和生殖细胞的遗传物质具有保护作用。

1.2 活血化瘀药

昆明山海棠含二萜类化合物,已分离出雷公藤内醇酯、雷公藤内酯酮和雷公藤内酯二醇等成分,具有活血通络、祛风除湿之功能,抗炎、抑制免疫、抗生育,可使大鼠丧失生育力,但停药5周后,生育力及附睾精子活力均恢复。其本身属于大毒中药,能够在果蝇生殖细胞形成过程中导致染色体的丢失或不分离。因此人们特别关注它是否对人体具有潜在的诱变作用。中(100 μg/ml)、高剂量(200μm/ml)的昆明山海棠使人精子染色体的畸变率和断裂均数均有显著性增高,对人精子染色体具有致断作用,因此其抗生育作用可能与昆明山海棠所致的人精子染色体损伤有关[2、3]。

红花水提物的主要成分是红花甙,利用沙门氏菌致突变试验(Ames 试验)检测其诱变性,在加与不加大鼠肝脏微粒体酶(S9)时,没有诱发鼠伤寒沙门氏菌 TA98 和 TA100 的回复突变作用,但在染色体畸变试验和微核试验中为阳性[4]。

银杏叶的主要成分银杏总黄酮甙[5],200μg/ml 组染色体畸变率达 5%,畸变以易位为主,80%银杏总黄酮甙对中国仓鼠肺细胞(CHL)染色体畸变试验结果为可疑阳性。丹参的水煎提取物(含丹参素、丹参酸等成分)在不同浓度点均没有诱发 TA98 和 TA100 回变作用,却有明显的抑制 2-氨基芴诱发 TA98 和 TA100 回变作用,且抗诱变作用与中药水煎提取物呈正相关[6]。

1.3 补益药

1.3.1 补阳药 杜仲水煎提取物含木脂素类和酸性多糖-杜仲多糖,利用 Ames 试验检测其诱变性,在加与不加 S9 时,均有诱发 TA98 和 TA100 的回复突变作用,在染色体畸变试验和微核试验中亦为阳性,说明其具有致基因突变和染色体突变作用[4]。

冬虫夏草主要含冬虫夏草素、虫草酸。采用小鼠骨髓细胞微核试验和精子畸形试验,研究冬虫夏草的遗传毒性,结果为致突变实验为阴性,却有十分明显的抗突变作用[7]。蛇床子含蛇床子素、左族蒎烯等挥发性成分,可使正定霉素和环磷酸胺诱发的增加离体细胞姊妹染色单体交换(SCE)频率的作用下降,对抗环磷酸胺诱发的小鼠骨髓细胞染色体畸变和微核发生,畸变率和微核细胞率随剂量的增加而降低[8]。

1.3.2 补血药 熟地黄的水煎提取液以苷类为主,当归水煎提取液的主要成分是阿魏酸,两者在染色体畸变试验和微核试验中为阳性,而它们在 5.3～83.5mg/ml 5 个浓度点的 Ames 试验中均未见有诱发 TA98 和 TA100 回变作用[8]。

白芍根部提取的具有抗炎和双向免疫调节效应的二类新药白芍总苷进行了致畸、致突变实验研究,其染色体畸变率分别有所增加,结果为可疑阳性[9]。

此外,补气药人参、党参、黄芪、白术和大枣,补阴药桑植和女贞子等的水煎提取物用 Ames 试验检测了其诱变性,不同浓度点均未见有诱发 TA98 和 TA100 回变作用。其中,女贞子水煎提取物有明显的抑制 2－氨基芴诱发 TA98 和 TA100 回变作用,且抗基因突变作用与中药水煎提取物呈正相关[8]。

1.4 泻下药

狼毒大戟水提物主要为二萜内酯类化合物,具有抗癌活性,不同程度抑制腹水癌、肝癌腹水等癌细胞生长。对于多种移植性肿瘤均具有显著抑制作用,能抑制小鼠移植肿瘤 S_{180} 细胞的生长、集落形成及小鼠白血病 P_{308} 细胞的生长,并和剂量呈正相关。其抗癌作用机理是通过对癌细胞的直接作用而发挥的,故其在抑制肿瘤细胞的同时,可能对正常细胞也有损伤。低剂量狼毒大戟水提物对小鼠产生致突变作用,中(180g/kg)、高(360g/kg)剂量组所致的微核率和精子畸形率与阴性对照组比较,显著增高,对小鼠具有明显的致染色体突变作用。对生殖细胞产生的明显毒性,随剂量的增加有增加的趋势,但剂量反应关系不明显[10]。

1.5 解表药

羌活含单糖、有机酸和新香豆素类化合物,为辛温解表药,利用 Ames 试验检测诱变性,在加与不加 S9 时,均没有诱发 TA98 和 TA100 的回复突变作用,但在染色体畸变试验和微核试验中为阳性,说明该药有致染色体突变作用[4]。

利用抗突变和致突变同步快速试验检测山药、白菊花的诱变性,未发现有诱发 TA98 和 TA100 回变作用,而对丝裂霉素 C 引起的致突变作用有拮抗作用[6]。

1.6 利水渗湿药

茵陈蒿提取液主要成分为蒿属香豆素、绿原酸和茵陈黄酮等,Ames 试验结果为阴性,而在染色体畸变试验和微核试验中为阳性,因此,具有致染色体突变作用。用抗突变和致突变同步快速试验检测薏苡仁和车前叶的诱变性,经加与不加大鼠肝脏微粒体酶两种的试验,结果均为阴性[6]。

1.7 其它

内蒙古黄芪水煎提取物含多糖和黄酮类成分,槐树中含芦丁和黄酮化合物,它们可诱发 TA98 和 TA100 的回复突变作用,在染色体畸变试验和微核试验中为阳性。白曼陀罗含莨菪类生物碱、桔梗含三萜皂甙、川桂皮含桂皮油和桂皮酸等成分,它们的提取液在染色体畸变试验和微核试验中为阳性,具有致染色体突变作用。

用清热药牡丹皮、连翘和苦参的水煎提取物进行 Ames 试验,在加与不加 S9 时,均没有诱发 TA98 和 TA100 的回复突变作用,说明上述中药没有致基因突变作用。

石斛有较强的抗衰和延缓衰老的作用,在微核试验中,不同浓度的石槲水提剂和醇提剂均无致突变的遗传毒性[11]。

厚朴常用于理气等,在 AmeS 试验加与不加 S9 的情况下,测得各剂量组的回变菌落数均未超过自发突变的 2 倍,微核试验和精子畸形试验结果均为阴性[12]。野八角系八角科同属植物,对其进行致突变试验,Ames 试验、小鼠嗜多染红细胞(PCE)微核试验和小鼠精子畸形试验,在体细胞和生殖细胞、体外原核和体内真核试验,结果均为阴性[13]。

采用抗突变和致实变同步快速试验对蜂蜜、蜂王浆、蜂采花粉、百合、海带、柳芽、薏苡仁、魔芋、桂圆、胖大海、白菊花、山药、榆叶、南瓜籽、南瓜肉、冬瓜肉、佛手瓜、菱角等可食性中药材进行试验,经加和不加 S9 两种试验,全部受试物均未发现致突变毒性[6]。

2 复方制剂的致突变性

昆明山海棠胶囊由昆明山海棠、淫羊藿等药的提取物组成,对类风湿性关节炎有明显疗效。实验表明该胶囊不引起沙门氏菌的碱基置换或移码突变,但可增加骨髓细胞姊妹染色单体交换频率,使嗜多染红细胞微核率增加,并呈剂量依赖性,具有低中度的遗传毒性[14]。

天舒胶囊是依据宋代医学巨著《圣济总录》所收载的处方研制而成,由川芎、天麻等药物组成,具有宣散风寒、化导胸隔痰饮、通利关窍、清神爽志之功效。实验表明,该胶囊对小鼠骨髓细胞染色体和多染红细胞微核无显著性增加,说明其在所用的剂量范围内不存在损伤小鼠骨髓细胞的遗传物质[15]。

生长灵由党参、黄芪、灵芝、茯苓等数 10 种植物配制而成,拟作为生长发育的保健食品,通过 Ames 试验、小鼠 PCE 微核试验、精子畸变试验和睾丸染色体畸变试验观察其致突变作用,结果均为阴性[16]。

清心丸是我国传统中成药,因含有超量重金属,对其进行安全性研究。用 7 种致突变试验进行了研究。Ames 试验、枯草杆菌重组修复试验、CHL 细胞染色体畸变试验、骨髓嗜多染细胞微核试验、小鼠精子畸形试验和睾丸初级精母神经染色体畸变试验的结果均为阴性,清心丸不存在体外的基因突变和体细胞的染色体畸变[17]。

桃花牌防秀生发液是纯中药制剂,对头发再生有很好的临床疗效,利用 Ames 试验、小鼠骨髓微核试验和小鼠精子畸形试验研究其致突变性,结果均为阴性[18]。

3 讨论

综上所述,在最新报道的具有不同药性的 100 多味中药的致突变性研究中,只有少数具有致突变性;有的中药同时具有致基因突变和致染色体突变作用,如白曼陀罗、桔梗和川桂皮的水提取液;有的只具有致染色体突变作用,如昆明山海棠、杜仲、红花、内蒙古黄芪、槐树、茵陈蒿、熟地黄、当归、狼毒大戟和山慈菇的水煎提取物;银杏总黄酮苷和白芍总苷对染色体畸变试验的结果为可疑阳性。在复方中药中仅发现昆明山海棠胶囊具有致染色体突变作用,可能与昆明山海棠的致染色体突变作用有关。

目前所发现的具有致突变性的中药为数不多,但人们不应忽略长期使用中药后可能会产生的致突变性。实际使用中,中药在多数情况下是以复方的形式,对于少数有致突变作用的中药,在复方中其致突变性可能减弱或增强。因此,为确保人们长期安全的使用中药,对有致突变性的中药应进行长期深入的研究。

参考文献

[1] 刘 冰,庞慧民,武广恒,等.几味抗癌中药致突变性研究.白求恩医科大学学报,1999,25(1):8

[2] 马明福,蔡 敏,李练兵,等.昆明山海棠对人精子染色体的诱变作用研究.癌变·畸变·突变,2000,12(2):90

[3] 汪 旭,合正基,刘素清.昆明山海棠诱发果蝇生殖细胞非整倍体的研究.癌变·畸变·突变,1995,7(5):281
[4] Yin Xue-jun, Liu De-xiang, Wang Hechuan, et al. A study on the mutagenlclty of 102 raw pharmaceuticals used in Chthese tradtlonal medicine. Mutation Research, 1991,260:73
[5] 佘素贞,王家骥,缪世廉,等.银杏总黄酮甙毒理学和药效学作用.癌变·畸变·突变,1995,7(5):280
[6] 赵译文,魏丽珍.22种可食性中药材的抗突变和致突变同步快速试验报告.癌变·畸变·突变,2000,12(4)
[7] 马继霞,王世英,李玲君.冬虫夏草人工菌丝诱变及抗诱变效应研究.癌变·畸变·突变,1995,7(2):84
[8] 王家骥,佘素贞,徐德祥,等.白芍总甙有致突变致畸性研究.癌变·畸变·突变,1995,7(5):280
[9] 刘明哲,赵革平,黄品篯.41种中药的诱变和抗诱变作用的研究.癌变·畸变·突变,1992,4(3):25
[10] 刘 萍,杜 娟,于丽华,等.狼毒大戟水提物对小鼠致突变作用的实验研究.山东医科大学学报,2000,38(1):26
[11] 施 红,洪振丰,许碧玉.石斛复方制剂的致突变微核试验.福建中医学院学报,1996,6(1):30
[12] 池淑君,张 迟.一种天然防腐剂的急性毒性和致突变性检测.癌变·畸变·突变,1999,11(6):301
[13] 阮海星,王子坚,俞 红,等.野八角致突变作用的研究.癌变·畸变·突变,1999,11(5):267
[14] 唐 瑛,郑有顺,梁翠微.昆明山海棠胶囊致突变作用.癌变·畸变·突变,2000,12(1):49
[15] 张 辉.天舒胶囊的致突变试验.基层中药杂志,1999,13(1):20
[16] 万晓平,林龙毅,谭建东,等.生长灵致突变和致畸性测试.癌变·畸变·突变,1999,11(6):302
[17] 林 飞,宋谊萍.中药清心丸的遗传毒性研究.癌变·畸变·突变,1995,7(5):280
[18] 徐品良,富景辉,刘会山,等.用诱变实验初步鉴定防秀生发液的诱变性.癌变·畸变·突变,1999,11(6):302

原载:《中国中医药信息杂志》2001,8(3):20

知识产权的内容简介

哈 达

知识产权是一种权利,是对智力劳动成果享有的权利,这种权利的取得必须具备一定的条件、履行特定的法律程序后才能依法享有。因为知识产权内容涉及所有与知识相关的各个领域,很难下明确的定义,所以划定范围来界定知识产权概念比较好理解。

1 1967年7月14日在斯德哥尔摩签订的"成立世界知识产权组织公约"划定的知识产权包括的权利

①文学、艺术和科学作品;②表演艺术家、录音和广播的演出;③在人类一切活动领域内的发明;④科学发现;⑤外观设计;⑥商标、服务标记、商号名称和牌号;⑦制止不正当竞争;⑧在工业、科学、文学或艺术领域内其他一切来自智力创造活动有关的权利。

我国从1980年起成为世界知识产权组织成员国。

2　1994 年 4 月 15 日"关税与贸易总协定"乌拉圭回合谈判最后签署的协议中的《与贸易有关的知识产权协议》(简称 Trips)中划定的知识产权范围

①版权与邻接权;②商标权;③地理标志权;④工艺品外观设计;⑤专利权;⑥集成电路布图设计权;⑦未披露过的信息专有权。

我国政府积极参与了"关税与贸易总协定"乌拉圭回合谈判进程,并为 Trips 的签署做出了极大的努力。

3　1986 年 4 月 12 日颁布的《中华人民共和国民法通则》中规定的知识产权

①公民、法人享有著作权(版权);②公民、法人依法取得的专利权受法律保护;③法人、个体工商户、个人合伙依法取得的商标专用权受法律保护;④公民对自己的发现享有发现权;⑤公民对自己的发明或者其他科技成果,有权申请领取荣誉证书、奖金或者其他奖励。

我国在民事基本法律中明确规定知识产权是公民和法人的民事权利。

4　传统的知识产权包括版权(著作权)和工业产权

1883 年 3 月 20 日签订的《保护工业产权巴黎公约》划定工业产权的保护对象有:专利、实用新型、外观设计、商标、服务标记、厂商名称、货源标记或原产地名称和制止不正当竞争,并解释对工业产权应作最广义的理解。我国从 1985 年起成为该公约成员国。商业秘密一般都是纳入禁止不正当竞争法规范去保护,但是 Trips 已确认商业秘密为专有权,是知识产权的一部分。世界知识产权组织划定的知识产权范围较广,包括一切人类基于智力劳动创作所产生的权利。随着信息时代的到来和知识经济的逐渐发展,诸如网络知识产权等新内容会不断地扩展已有知识产权体系。

原载:《中国中医药信息杂志》2001,8(5):33

美国 FDA《植物药品产业指南》的技术要求与我国中药新药技术要求的比较

王智民,任　谦,叶祖光*

2000 年 8 月 10 日,美国食品与药品管理局(FDA)正式发布了《植物药品产业指南》(以下简称《指南》),并就植物产品在美国作为药品上市所需的各项技术细节进行了相关规定和要求。本文就 FDA《指南》与 SDA(中国国家药品监督局)的中药新药审批时技术要求的异同点进行了比较研究。并就中药到 FDA 申报植物药时应注意的问题提出了一点自己的看法。

1　在对植物产品的用途上大致相同

---

*　国家药品监督局 新药审评中心,北京　100050

植物产品均可作为化妆品、食品、保健食品和药品。FDA对营养滋补剂的要求相对于我国对保健食品的要求是较松的,我国需要进行相应的功能性试验和申报等。植物药均可以作为处方药和非处方药。中药可以包括高度纯化的单一化合物或由几个或一些化合物组成的有效部位,而FDA注明了它不应是高度纯化的植物产品,否则,需按照化学药品进行审批。我国的中药产品可以包含矿物药、动物药,而FDA不允许含有这些成分作为植物药组分。

2 在申报程序上大致相同

在我国,考虑到中药的处方是来自于传统经验方或临床验方,因此,一般不需要I期临床试验(I,Ⅱ类除外);FDA也考虑到植物药的这个特点,对于在美国具有上市历史的植物产品可以放宽要求,不进行I期临床试验。

在我国,中药新药需要一次性完成申报Ⅱ/Ⅲ期临床前研究的所有的药学、药效学、毒理学、临床方案等资料,有点"严进松出"的感觉。FDA要求提交IND(临床研究申请)后,就可以进行初始的临床试验,并根据临床进展的情况和阶段的不同来决定需要补充哪些实验研究资料和数据,是"松进严出"。

临床研究完成后,都需要进行生产的报批。在我国,对于新药要求在GMP生产条件下进行生产;FDA要求在现行GMP要求的条件下进行生产,并对植物药药材基地、中间体生产商、成品生产商进行不定期的抽查,如果不合格的话,将不予批准其NDA(新药申请)。

FDA在新药申报中,有NDA的新药申报和ANDA的简化新药申报两种。其ANDA相当于我国的仿制药,即:在某植物药过新药保护期后,其它企业生产的该产品只要能够达到与原来的NDA同样的CMC标准,其适应症与已批准的临床适应症相同,该企业可以进行ANDA申报,而无需进行临床试验。

3 在CMC(化学、生产和质控)技术要求上,有显著的不同

在我国,对于Ⅱ类中药新药要求化学成分明确50%以上,有主要有效成分或指标性成分的含量测定。对于中药注射液的药材、中间体和制剂要求指纹图谱,并对指纹图谱进行了技术要求,如:指定的共有峰应占全部峰面积的90%;对于某共有峰面积(S_i)占全部峰面积($S_{总}$)≥20%者,其$\Delta S \ngtr 20\%$;$20\% > S_i/S_{总} \geq 10\%$时,$\Delta S \ngtr 25\%$;$10\% > S_i/S_{总}$者,$\Delta S \ngtr 30\%$;$5\% > S_i/S_{总}$时,不做要求。在这方面我国比FDA要求的更具体(FDA不允许植物药做成注射液),但是,对于其它剂型的Ⅱ类药和所有的Ⅲ～Ⅴ类新药均未做要求。FDA考虑到植物药的特点,对于植物药的产地做出了严格的规定,并对于野生药材的生产进行严格的限定(提供对环境的评价报告),如果对环境造成破坏,该NDA将不被批准。相反,在I/Ⅱ期临床试验中,要求不甚严格,但是,在进行Ⅲ期临床试验时,所有的植物药无偏见地都必须满足药品的各项要求,即:"安全、有效、可控、稳定",所有需要补充的研究资料(CMC、毒理学、生物利用度、药代、三致、药物间的相互作用等)全是围绕上述的"八字"方针进行的。并会对临床研究样品进行抽查,以确定植物药批与批之间的生产的可重复性和一致性等。

在Ⅲ期临床研究结束后,进行NDA申请时,植物药必须达到如下10项技术要求:①建立了充足的生药质量控制手段。②生产工艺已经最终成型和确证,过程质量控制已建立。具有可查阅的实际生产的批生产记录。③所有相关批号的化学、物理和生物试验的全部实验结果,已表明植物药中间体和成药的批与批之间具有生产一致性。在植物药中间体各批号间的所有化学成分在光谱和(或)色谱指纹图谱上应具有可比性。④已建立了适合于植物

药中间体和成品的质量控制标准(试验项目列表,分析方法和试验过程,和所用的标准),包括鉴别和活性成分含量测定,特征性指标成分的鉴别和含量测定,和(或)生物测定。活性成分和生物测定应当与临床疗效具有相关性。如果活性成分的特性不明确或其合适的含量测定无法建立,应当通过与临床结果的直接或间接的相关性来表明该特征性指标性成分与临床具有相关性。⑤已完全验证了分析方法和试验过程的可靠性。用于分析指纹图谱的方法应当能够尽可能地检测到各种化学成分。也可以用多种不同分离方法和试验条件,来建立多个指纹图谱进行联合质量控制。另外,在联合分析方法中,应当表明能够检测出试验样品的绝大多数成分。⑥对每个植物生药、植物药中间体、和植物成药已经建立了合适的参考标准并留样。⑦稳定性研究的分析方法已成熟,能够检测植物药中间体和植物成药的稳定性。植物药中间体或植物成药的稳定性一般不都是按照活性成分的含量、特征性指标成分的含量测定、或生物测定来决定。因为在植物药中间体或成药中,由其它成分降解而形成的降解物,这些降解产物也应当得到很好的控制。分析方法应能检测到这些降解物(例如:色谱的指纹图谱),它应当在加速稳定性试验的探索研究中来建立。⑧临床前的、临床研究中用的、和未来上市的产品,应当比较和确定它们在生药、植物药中间体、植物药成品上的相似性和(或)差异性。⑨药物中间体和成品的生产和检测设备应提供给 FDA,以便检查其是否符合 CGMP(现行 GMP 规范)的要求。FDA 对 CGMP 的检查结果将决定其 NDA 是否能得到批准。⑩申请者要么提供一个 EA(环境评价报告),要么表明它是目录排除的声明。那些目录排除的 NDA 品种通常不需要准备 EA。然而,对于那些在正常情况下可以排除的,而在超常情况下可以对人类环境质量具有显著影响的特殊作用,而 FDA 至少需要一个 EA。机构要求那些从野生植物(被看作超常情况)来源制备药物的 NDA 申请必须提交 EA 报告。

该 10 项要求,对于中药复方来说是极其难以达到的。要想达到这些要求,每个植物药务必需要单独进行制备,而不是合煎制备(尽管 FDA 允许多味药进行合煎,但必须阐述合煎的必要性)。这一点对于从事中药生产和研究的机构来说是极其重要的,否则,所有的研究包括临床研究都将会是无功而返。

在我国的中药新药申报研究中,都需要表明所选择的工艺路线是最佳的,最大限度提出了有效成分或指标性成分,这一点是欠妥的。因为由于植物药化学成分的复杂性,我们很难判断出某复方中哪些成分是某个特定作用的有效成分,哪些成分对于该作用又是无效的或拮抗性的成分。某疾病的发生又是多个病理过程的综合反映,对于特定疾病的某几个病理环节,中药复方的化学成分可能都有作用,或者是通过代谢以后的产物才发挥作用。因此,以某个成分为指标判断某提取工艺是最优工艺是欠妥的。而 FDA 的要求是相对科学的,它不求工艺为最优的,但是追求一定要是稳定的、具有生产可重复性的。这一点也许值得我国的中药新药审批时借鉴。

4 在临床适应症上与我国不同

FDA 要求必须明确其临床适应症,而不是像我们的中药新药的治疗面很宽。我们不能写成活血化瘀,消肿止痛之类的作用,应该是对什么疾病,疾病的哪个阶段,在什么情况下可以用,在哪些情况下不能用等等,与化学药品的适应症的描述相同。

5 对药代动力学/毒代动力学研究的要求

在我国,对于中药 II 类可进行也可不进行药代研究,不要求毒代研究。而 FDA 要求至少应该有主要化学成分或代表性化学成分的系统暴露的研究资料。对于毒性成分,亦应检测其对系统暴露的影响。

6 在毒理学上的要求

在毒理学上,FDA 的要求与我国的Ⅱ类中药新药的要求几乎相同,是参照 ICH(国际协调会议)的国际标准(技术指南)进行的。与我国有所不同的是,我国把毒理学研究一般分为急性毒性和长期毒性试验,而 FDA 要求反复剂量给药毒性(相当于长毒),以得出其相应的研究结论,所要求的动物类型和研究时间与我国对 I 类新药的研究要求相类似。

7 对特殊毒性的要求

我国中药新药要求中对没有"十八反"、"十九畏"的中药(I 类新药除外),其它所有中药新药几乎都不需要进行特殊毒性研究。而 FDA 要求在Ⅲ期临床实验时,提供这方面的研究资料(生殖毒性、基因毒性、致癌毒性、对特殊器官的特殊毒性等)。

8 体内生物利用度和药物间的相互作用

我国对中药的生物利用度未做具体要求。而 FDA 对于这方面进行了详细的要求,要求至少需进行主要化学成分或有效成分的生物等效性试验。在药物间的相互作用研究中,应当研究化学药品间的相互作用及对于代谢酶、影响途径等的作用。

9 保护期

我国对于中药新药,无论其是否具有专利,除 V 类新药外均给予一定时间的保护。FDA 同样也给予进行 NDA 申报的植物药新药(即使没有专利保护)一定的保护期,时间为 3 年。

10 我国中药到美国进行植物药申报前,应当注意的问题

药理模型的问题:在我国,许多很好的药理模型由于没有用英文发表,很难得到国际上的承认,因此,建议以后的中药药理模型应尽可能的用英文发表,以便得到它国科研工作者的重复,进而得到承认,便于中药的药效学研究尽快得到证实。

在操作上的策略:如果某中药准备以药品的身份进入美国市场,首先应当先考虑专利问题,在原来的处方中研究出其专利点,进行国际专利的申请。处方最好是单味药,最多不要超过 2 味药(笔者认为),把它(们)分别做成具有专利保护的标准提取物,参照我国的中药注射液的技术要求进行相应的 CMC 的研究。同时以营养滋补剂的身份进入美国市场,进行有意识的销售,同时收集在美国上市后的应用情况和临床效果的观察总结等(按照 IV 期临床研究的方式进行)。这样,在美国销售 2~3 年,对自己的产品的疗效和质量有足够的把握后,可提出 IND 申请,有可能跳过 I 期临床而直接进入 II 期临床,这样的做法可以避免中药在 III 期临床试验中被淘汰出局,增加其得到 NDA 许可的成功率。

就该《植物药品产业指南》的相关资料可以参看 http://www.fda.gov/cder/guidance/index.htm,及其该站点的相关技术法规。

综上,根据 FDA 对植物药的技术要求来看,中药作为药品进入美国市场是有很大的可能性的,但是,这需要国人解放思想,在选题立项时应考虑中医药理论和临床的工作基础和疗效,在进入美国的各项申报工作中,应尽量摆脱传统中医药理论对研究的束缚,接受现代医学的科学方法、思路和手段进行各项的研究,这样,中药作为药品的身份进入美国市场才有可能和希望。

原载:《中国中药杂志》2001,26(1):14

美国《植物药新药研究指南》*(待续)

叶祖光**，王智民

Ⅰ.导言

本指南对下列两种情况进行了解释和说明:在什么情况下植物药可以作为 OTC 药物申请上市,以及在什么情况下植物药可以按照联邦食品、药品和化妆品法案(FD&C 法案,21,USC,355(b))505(b)条款的规定,向 FDA 申请以获得新药申请(NDA)的批准而上市。另外当植物药产品(包括那些在美国正在作为食品和营养补充剂合法上市的植物性产品)申请新药临床研究(INDs, Investigational New Drug Applications)时,本文件向植物药申报者提供有关指导原则。考虑到植物药独特的性质,FDA 认为,在一些技术要求方面,有必要采取与合成的、半合成的、或其他高度纯化的或化学修饰的(包括抗菌素)药物相不同的法规政策。后面这些药物在本指南中被称之为合成的或高度纯化的药物。本指南对植物药不同于合成或高度纯化药物的那些政策法规和技术要求也进行了讨论。本指南特别指出:对于那些已在美国作为营养补充剂或化妆品合法上市的、且没有任何已知安全性问题的植物产品,在其申请初期临床研究的 IND 时,申请者可以提交相对较少的关于临床前安全性和药学(CMC, Chemistry, Manufacturing, and Controls)的申报资料。

Ⅱ.背景

植物产品是指以植物性物质为组分、并具有注册标签的成品。FD&C 法案主要根据产品的用途而确定其归属。对于植物产品而言,如其标签、广告材料以及口头或书面声明所表示的那样,其用途可以是食品(包括营养补充剂)、药物(包括生物药)、医疗器械(例如:古塔胶)、或化妆品(21CFR201.128)。

本指南中的植物(botanicals)这一术语包括:植物类、藻类、可见的真菌类以及它们的混合物。它不包括发酵产品,如:用酵母、细菌和其它微生物发酵的产品,即使在美国先前已批准作为药用或已接受作为食用,也不包括在其内。同样它也不包括那些源于植物的高纯化或化学修饰的物质,例如:paclitaxel(紫杉醇衍生物),这些物质可以完全、准确地表示出其化学特征。该指南仅适用于那些 CDER 所管理的植物产品。

尽管本指南并不是针对那些含有动物或动物部位(如:昆虫,环节动物,鲨鱼软骨)和/或

---

* 本指南是由 FDA 的药物评价和研究中心(CDER)的工作小组起草的,该小组是由从事医学政策、药理学、毒理学和复方药物物质协调委员会委员所组成,本指南代表着 FDA 目前对植物药产品的观点和看法。本指南并不是法律性文件,换言之,它并没有授予任何人有任何法权,因而它的实施和运作对 FDA 或公众没有法律上的约束力,对于符合现有法令或/和条例有关规定的其他技术要求和途径,可以代替本指南而采用。

** 国家药品监督管理局药品审评中心,北京 100050

矿物的药物(无论这些动物或矿物是单独成药还是它们和植物药配伍形成复方),但是本指南中许多科学的原则同样也适合于这些产品。当一个药物制剂不仅含有植物性成分,而且还含有(1)合成的或高度纯化的药物,或(2)用生物技术或其它天然方法制备的药物时,本指南只适用于该制剂中的植物性药物那一部分。

Ⅲ.管理条例总则(General Regulation Approaches)

在美国,许多植物产品被广泛的应用,通常是作为营养补充剂在市场上销售。根据1994年的"食用营养补充剂健康和教育法案(DSHEA)"的规定,凡是符合FD&C法案中201(ff)项下"营养补充剂"定义的口服产品,均可以合法上市,但必须做如下声明:(1)有益于传统的营养缺乏性疾病,并且该疾病在美国较为普遍。(2)描述该产品是如何影响人体的功能或结构的;(3)说明该产品维持这些结构或功能的作用机制;或(4)描述该产品的一般性健康保健功能(FD&C法案的403(r)(6)(A),21U.S.C.343(r)(6)(A))。生产商必须具有证明上述声明真实性和不具有误导性的依据(FD&C法案的403(r)(6)(B),21U.S.C.343(r)(6)(B))。另外,声明还必须含有如下内容:"该声明未经FDA审评,该产品不能用于疾病的诊断、治疗、治愈或预防"。(FD&C法案的403(r)(6)(C),21U.S.C.343(r)(6)(A))。这段声明必须放在明显醒目的位置,并用黑体字印刷。

根据FD&C法案中403(r)(6)(A)(65 FR 1000;2000.1.6)条款中的规定,FDA已经颁布了有关管理条例,这些条例对于营养补充剂对人体结构或功能影响的声明内容作出了明确的界定。根据上述条例,营养补充剂的声明明显地区别于其他类型的声明—根据FD&C法案中201(g)(1),21U.S.C.321(g)(1)项下的规定,需要事先批准的药用声明,或根据FD&C法案中403(r)(1)(B)和(r)(5)(D)项下的规定,需要事先认可的健康保健声明。

上述营养补充剂不得声明能够诊断、减轻、治疗、治愈或预防某种或某类疾病FD&C法案的403(r)(6),21U.S.C.343(r)(6)。根据FD&C法案中201(g)(1)(B),21U.S.C.321(g)(1)(B)条款的规定,如果植物产品用于诊断、减轻、治疗、治愈或预防疾病,那么它就是药品(在FD&C法案中201(g)(1)和403(r)项下所规定的具有一定保健功能的上市产品除外)。这样的药品必须在获得NDA批准后才能上市①,除非这一药品不属于FD&C法案中201(p)条款中新药定义的范畴。根据201(p)条款的规定,某药品经FDA认定属于"公认是安全、有效的产品"时,可以根据FDA的OTC药物专论系统的有关规定将其作为OTC药品上市。

A.作为非处方药物上市与批准NDA上市

植物药产品可以通过下述两种途径而在美国上市:(1)OTC专论,或(2)批准NDA或ANDA。对于适应症属于OTC药物所限定的适应症范畴之内的植物药产品,如果该植物药已在美国上市销售相当长的时间和已具有相当大的规模,那么它可以作为OTC药编入21CFR Parts 331-358中的OTC专论中。为了将某一植物成分(或物质)作为新的活性组分列入OTC药物范围之内,根据21 CFR 10.30条款的规定,生产商需提交正式申请来修订相应的OTC专论。

---

① 根据FD&C法案505(j),21 U.S.C. 355(j)的规定,植物药产品也可以以简化NDA(ANDA)的方式申请上市。申请者可以提交植物药产品的ANDA,ANDA适应于那些与先前已批准的药品在适应症等各方面完全一样的药品(仿制药)。这些仿制药必须与先前批准的药物在药学上相同和在生物学上等效。有关申报ANDA的资料,可以参看FDA在21 CFR Parts 314 and 320规定的条例和FDA有关指南文件。

根据当前的管理条例，如果植物药产品没有在美国上市的历史，而且已有的安全性和有效性的证据不符合纳入 OTC 专论中产品的规定，或建议的适应症不属于 OTC 用药的范围，生产商必须提交新药的 NDA 申请，以得到 FDA 对于该药品批准上市的许可(FD&C 法案的 201 (p)和 505)。植物药的 NDA 是申请处方用药还是非处方用药，主要取决于该植物药产品的适应症和特点，以及不在法定的职业医师监督之下的应用是否安全。如果植物药已有的安全性和有效性资料难以充分支持其 NDA 申请，则需要重新进行临床研究来证明其安全性和有效性。当植物药作为某一适应症的 OTC 药物而发表其定稿的专论后，任何人都可以仿制该产品，然而所仿制的产品应具有相同的成分和相同的临床用途，而且其标签和其它活性成分(如果有的话)应和相应专论的内容一致并符合其它有关条例的规定。相反，如果一个产品获得新药 NDA 批准，那么该批准仅局限于申请 NDA 的那个药品，亦即，申请者独自享有批准权。即使在没有专利保护的情况下，申请者也可以在批准之后独占市场 5 年(如果它是一个新的化学物质)或批准之后 3 年。在市场独占期间，FDA 将不批准甚至在一些情况下不审评其他相应的“仿制”产品，除非“仿制”产品的申请者进行了所有的研究来表明其产品的安全性和有效性。因此，如果研究人员对一个未列入现有 OTC 药物目录中的植物药产品进行研究开发，并意欲在市场上独家经营销售该产品，那么他们就应当寻求 NDA 批准，而不是向 FDA 申请修订 OTC 专论而获得 OTC 药物的批准。附录 A 含有采用不同途径来申请植物药产品在美国上市的路线图，其中包括 OTC 专论和 NDA 的申报程序。

B. 植物药产品的 CMC 资料

在执行和运用 FDA 所制订的条例和指南时，应当充分考虑植物药产品的某些独特的性质。植物药来自于绿色植物，通常制成为混合物制剂而应用。其化学成分通常不能明确的界定。在许多情况下，也不能确定出其中的有效成分，而且其生物活性甚至也难以明确地表述出来。因此，其 CMC 申报资料将不同于合成药物或高度纯化的药物(因为它们的活性成分可以较容易地定性鉴别和定量测定)。例如：在 IND 阶段，或 NDA 申请阶段，植物药中的活性成分可以不必明确(如果这是不可实现的话)。在这样的情况下，FDA 将依靠其它试验(例如：光谱或色谱指纹图谱、特征性指标成分的化学测定和生物效价测定)、质量控制(例如：植物药材的严格质量控制和充分的生产全过程的质量控制)和过程有效性(Process Validation)(特别是植物药中间体)的联合应用，以保证植物药的特性、纯度、质量、规格(或含量)、效价和批与批生产的可重复性和一致性。

C. 支持初期临床研究的 CMC 和毒理学资料

许多植物产品在美国是作为营养补充剂合法上市的。这些产品并未进行过临床研究但却在市场上到处可以买到，因此，科学地评价这些产品的有效性就显得格外重要。对于那些没有发现任何安全性问题、且合法上市的植物产品，在申报初期临床研究时，与那些没有合法上市的合成药或高度纯化的新药相比，或与那些没有先前的人应用经验的植物产品相比，其所需提供的临床前药理学和毒理学资料将明显减少。在多数情况下，不需要提供额外的毒理学和 CMC 资料(参看 21 CFR 312.22(b))。

D. 复方药物管理条例的适用性

如果植物药产品来自于某一植物的单一部位(如：叶、茎、根、种子)，或单一的藻类或可见真菌(如：蘑菇)，那么它可不被认作是 21 CFR 300.50 和 330.10(a)(4)(iv)条款中所规定的那样比例固定的复方药物。所以，它不必去符合有关复方药物的技术要求。复方药物的技术要求主要是：要阐述清楚每个成分或活性成分在治疗中所起的作用。

由一种植物的多个部位、或不同植物的某些部位所组成的植物药，目前还要受有关复方药物技术要求的制约。然而，FDA 试图对这一规定提出修改的动议，亦即，在一定条件下，允许这些植物药免受复方药物技术要求的约束。

Ⅳ. 按照 OTC 专论的方式申请上市的植物药产品

如果植物药已在美国上市销售达到相当长的时间和相当大的规模，而且其适应症也属于 OTC 药物的适应症范畴，那么它就有资格进入 OTC 药物专论系统。当前，有若干植物药已进入了 OTC 药物目录，其中包括鼠李（cascara），车前草（psyllium）和番泻叶。如果植物药中间体要列入 OTC 专论中，它必须具有已发表的材料，其中包括充分和严格控制的临床研究结果，以证明其属于"公认的安全性和有效性"的药品。对于要列入 OTC 专论的药物，其安全性、有效性和标签的有关要求详见 21 CFR Part 330。

为了将某一植物性物质纳入 OTC 药物的范畴而要求修改 OTC 专论时，应根据 21 CFR 10.30 and 330.10(a)(12)的规定提交公民申请书。这些植物性物质应当在美国药典（USP）上有一个公开的质量标准。在 USP 没有某植物药的专论时，申请者应当提出合适的质量标准作为 OTC 专论的内容，同时建议 USP 采纳这些标准。

OTC 药物专论通常不包括药品的 CMC 资料，其活性成分（亦即，药物的中间体）的名称除外。然而，植物药产品（包括其相应的药材和药物中间体）的质量控制的检验和规格应是其 OTC 专论的一部分，它们可以是直接的描述也可以是间接的交叉索引。此外，FDA 有关 CGMP 的管理规定适用于包括植物药产品在内的所有 OTC 类药物（见 21 CFR 330.1(a)）。有关植物药中间体通过 OTC 专论的方式而上市的进一步信息，申请者应和 CDER（FDA 的药品审评和研究中心）的 OTC 药品部门进行商讨（HFD－560）。

Ⅴ. 以 NDA 的方式申请植物药产品上市

对于任何植物药产品，如果它们不属于"公认的安全性和有效性"的范畴，根据 FD&C A 法案中的 201(p)章节的规定，它们均为新药。该法案中的 505(a)条款中规定：任何人在将植物药产品作为新药上市之前，该产品必须得到 FDA 的 NDA 或 ANDA（NDA 简化申请）的批准许可。根据法案中 505(d)和 21 CFR 314.50 条款的要求，NDA 申请必须包括：有效性的确切证据（来自于充分的、良好控制的临床研究），安全性的依据，以及充足的 CMC 资料。NDA 申报资料中各部分的编排格式和具体要求详见 21 CFR Part 314，并在若干 CDER 有关指导原则的文件中对上述要求进行了讨论。

Ⅵ. 植物药的 INDs 申请

如果植物药的研究资料不足以支持其 NDA，申请者则应取得进一步的数据。如果申请者为了获得 NDA 的批准而打算在美国进行临床研究，根据 FD&C 法案中 505(i) 和 21 CFR Part 312 条款的规定，他们必须进行 IND 申请。当植物药产品要进行临床研究时，即使这样的临床试验仅仅是出于研究目的，它也需要进行 IND 的申请（见 21 U.S.C. 321 (g)）。根据 21 CFR 312.22 的规定，IND 必须包含有充足的资料来证明该药品在人体进行试验是安全的，其临床设计方案对于其临床研究目的是合理的。

A. 不同类别植物产品的 IND 资料

根据 21 CFR 312.22(b)的规定，某一药品在申请 IND 时，所必须提交的申报资料的数量取决于药物的新颖性、先前的研究程度、该药已知或可能的危险性以及药物所处的开发阶段等因素。在本文的Ⅶ和Ⅷ章节中，已阐述了申请者在申请植物药初期临床试验(亦即1期和2期)IND时应当提供的资料。值得一提的是，对于那些按照DSHEA规定而合法上市的植物性产品，只要该产品没有任何已知的安全性问题，而且其剂量大致同于当前或传统所应用或所推荐的剂量，那么在其申请初期临床研究时通常几乎不需要新的CMC或毒理学资料。这些初期的临床研究，其中包括临床有效性验证的2期临床研究，如果它们正确的实施，那么就可以根据该药的临床疗效程度做出是否值得进一步研究的评价，而且这些初期临床研究还应提供比以前更系统的安全性评价结论。如果在上述初期临床试验中，植物药产品显示出具有开发前景的临床有效性，那么下一步的工作则是：需要更大程度地保证该产品的质量和产品的一致性，以及进行扩大临床试验(即：3期)以进一步证实其安全性和有效性(21 CFR 312.22(b))。植物药扩大临床试验所要求的IND申报资料将在本文Ⅸ章节中讨论。

对于先前在美国以外国家上市的植物产品，其IND申请者应当提供更多的资料，以协助FDA确定该产品在初期临床研究中使用是安全的(见本文的Ⅶ章节)。根据21CFR312.22(b)条款的规定，提供更多的资料是恰当的，因为这些产品不是在美国上市的，故在患者应用之前，应当有充足的证据说明它们是安全的。

对于那些在任何地方均未合法上市或存在有安全性问题的植物产品，本指南也规定了它们在申请初期临床试验时所需提供的IND申报资料(见本文Ⅷ章节)。对于那些还没有作为食品或营养补充剂上市且尚未作为药物在人体进行过试验的新的植物性产品，其已有的安全性资料是相当少的。这与以某种形式上市且没有任何已知的安全性问题的植物产品迥然不同。根据312.22(b)有关规定，对于那些先前在任何地方都没有合法上市的植物性产品，或有已知的安全性问题的植物性产品，其初期临床试验的IND申请者向FDA提供一定的附加资料是合理的。

植物药产品申请IND时应提供的资料见附录B中的图示说明，同时在本章节和下面的Ⅶ－Ⅸ章节中也作相应讨论。CDER根据产品标签上的临床适应症对IND和NDA申报资料进行审评。FDA鼓励那些进行植物药初期临床试验的IND申请者去咨询CDER有关审评部门，以保证所提供的资料是合适的、其临床设计方案是完善的。对于某些特殊适应症或剂型，其有关指南文件可以向相应的审评部门索取。

(未完待续)

原载：《中国中药杂志》2001，26(6)：366

美国《植物药新药研究指南》(续1)

叶祖光*，王智民

根据21 CFR 312.23的规定,如果发现IND申报资料中没有充足的内容来评估受试者在所建议的临床研究中是否安全(21 CFR 312.42(b)(1)),FDA对该IND申请予以暂缓审评的处理(即:由FDA发布命令来推迟建议的临床试验)。然而,对于1期临床试验而言,在其IND申报资料中,如果缺少上述21CFR312.23中所规定的一些项目的内容,那么这些缺项不一定就是实施暂缓审评处理的依据。在21 CFR 312.42(b)项下,以及在CDER的行业指南中(Guidance for Industry on Content and Format of Investigational New Drug Applications (INDs) for Phase 1 Studies of Drugs, Including Well - Characterized, Therapeutic, Biotechnology - Derived Products)(November 1995),对可能实施临床申请暂缓审评的依据进行了讨论。

B. IND申报资料的基本格式

IND申报资料的格式和一般要求在21CFR312.23已作阐述,并在CDER若干指南文件讨论过,其中包括上面所引用的1期临床研究指南那篇文献。下面将对IND申报资料的有关要求作一总结;同时将植物药申请者应当提供的资料类别的有关指南也列于相应的条款项下。

1.封面[见312.23(a)(1)]
2.目录[见312.23(a)(2)]
3.概述和总体研究计划[见312.23(a)(3)]
4.研究者手册[见312.23(a)(5)]
5.研究方案[见312.23(a)(6)]

本部分要求针对拟进行的临床研究工作提供有关临床研究方案的相应资料。一般而言,植物药的安全性和有效性的临床评价与合成或高度纯化的药物的临床评价没有什么明显的不同。为了使研究结果具有可解释性,临床研究应当很好地进行周密设计并认真地执行。如果植物药产品是由单味植物的单一部分制备而成,申请者就不必去区别和明确植物药中每个成分(分子)的临床作用(见本文 Ⅲ.D,复方药物管理条例的适用性)。即使是复方药物的各组分将来必须研究,但是在初期临床研究阶段只是对整个复方制剂的疗效进行评价。有关新药临床研究阶段的其它方面资料,参见CDER指南:Format and Content of the Clinical and Statistical Sections of an Application (July 1988),以及有关特殊药物类别和特殊疾病申报资料的其它方面指南。

植物产品的临床研究可能会遇到与传统方法学相结合的一些问题,例如:剂量的选择和

* 国家药品监督管理局药品审评中心,北京 100050

根据效应加入新的植物成分等,这些问题需要加以解决。几乎在所有情况下,令人可信的临床研究应是随机、双盲和设有安慰剂对照的(或剂量－效应)。在用植物药治疗的大多数临床研究中(通常是轻度症状),仅设阳性对照的等效试验设计是不可信的。

无论是植物药还是合成的或高度纯化的药物,只要用于治疗疾病,绝对的安全是不存在的,任何风险的大小应根据其潜在的临床疗效来评价。欲了解有关安全性评价的更全面资料,可以参看 CDER 的其它指南文件。象合成或高度纯化的药物一样,新开发的植物药的安全性数据大多来自于严格控制的临床疗效研究,对于治疗慢性病的植物药而言,则需要在大量、长期的开放性临床研究中积累安全性数据。对于慢性疾病,植物药给药期通常至少需要 6～12 个月[见 ICH Guidance E1A The Extent of Population Exposure to Assess Clinical Safety: For Drugs Intended for Long-Term Treatment of Non-Life-Threatening Conditions (March 1995)]。

对于那些根据 DSHEA 法规要求而合法上市的植物性产品,本指南的 Ⅶ.E 章节对其初期临床研究设计方案提出了建议。本文Ⅷ.E 和 Ⅸ.E 两章节分别对未上过市植物产品的初期临床研究设计方案和所有植物药产品的扩大临床研究的设计方案进行了论述和说明。

对于任何临床研究,都必须采取适当的措施以保护受试者,其中包括向机构审查委员会(IRB, Institutional review board)提交临床研究方案和制定知情同意书(见 CFR Parts 56 and 50)。知情同意书应当对受试药品的有关已知和未知的内容进行描述。如果对该受试物的化学和毒理学特点缺乏充足的资料,在知情同意书中也要清楚地说明之。

6.化学,生产和质控[Chemistry, Manufacturing, and Controls,缩写为 CMC(见 312.23(a)(7))]IND 的 CMC 方面的内容和格式的有关要求参见 21 CFR 312.23(a)(7)(iv)(a)－(e)。这些条例规定要提供原料药(中间体)、药物成品、安慰剂、标签和环境分析报告等文件。植物药的植物原材料通常不能被完全清楚地描述和界定,或易被污染、变质,同时其组成和性质容易发生变异。在许多情况下,植物药的有效成分不能确定,生物活性也不能准确地表述,所以,植物药与合成药或高度纯化的药物不同,仅靠控制其原料药(中间体)和药物成品很难保证植物药产品的质量。为了保证植物药产品的质量和质量的一致性,除了对终产品进行质量检测之外,申请者还应对植物原药材进行严格的质量控制,同时还要对生产过程中和最后加工过程(尤其是原料药)中的各个环节进行全面的质量控制。正如本文Ⅲ.C 章节中所论述的那样,对于那些作为营养补充剂已合法上市的植物药以及那些没有发现任何安全性问题的植物药,在申请初期临床研究时,其申请者可以提交较少的 CMC 资料(相对于后期的临床研究和那些未上市的药品)。在本文的Ⅶ.B 章节中,描述了已上市的植物制剂在申请初期临床研究时应当提交的 CMC 资料。

如果该植物药产品没有上市或上市后发现有安全性问题,申请者在申请初期临床试验时应提交较多的 CMC 资料(见本文Ⅷ.B)。在申请扩大临床研究时,所有的植物药都必须提供较详细的 CMC 资料(见本文Ⅸ.B)。有关 IND 申请和新药上市申请的 CMC 资料的其他方面指导原则可以参见 CDER 的其它指南文件(不是专门针对植物药的)。

植物药临床试验的初始阶段,通常不需要鉴别活性成分或其它生物学指标成分,也不需要针对特定成分和指标成分进行化学鉴别和含量测定。色谱指纹图谱的鉴别和重量比含量的表达是可以接受的替代方法。虽然每批受试药品的有效使用期是在 3 期临床试验的后期才确定,但随着临床试验的进行,需要对每批产品和临床样品进行定期的质量控制检测。应当提交临床样品的批次分析报告,因为它将有助于证明批与批之间的一致性,以及有益于建立适宜的指纹图谱限量范围。在可能的情况下,在3期临床研究中也应尽力鉴定其有效成分。

在整个临床试验中的各个阶段,所用的研究样品应当是固定的配方(即:药物中间体和药物成品中的成分或组分和组成比例是恒定的)和固定的剂型。IND申请者应尽可能地制备出足够量的、同一批的植物药产品以满足初期临床试验的需要,这一批植物药产品应是同一个药材来源和/或同一个植物药中间体来源。这对于无法获得植物药中间体和成品的生产和质量控制等信息的申请者来说是至关重要的,也是非常切实可行的。如果申请者不能够实施保证批与批之间的质量控制检验,植物药成品的提供者在初期临床试验中,使用同一批或同一来源的产品是消除产品差异和批间差异的最好办法。另外,同批的植物药材和中间体应当有充足的留样,以保证将来化学和/或药理/毒理试验研究应用。同样重要的是,植物药提供者在需要的时候或随着临床研究的深入,愿意把生产和质量控制的详细资料提交FDA。应当从这样的供应者获得植物药产品。如果申请者想说服FDA批准其植物产品作为药物,那么上述这些问题是极其关键的。

有时植物药材在临床上根据需要或以开处方的方式发给患者,并由患者自己在家里进行煎制。在临床试验中,这样的方式应当尽可能地避免,由于患者之间在煎制上存在着较大差异,所以这种作法所得到的临床数据很不可靠。在绝对必需的情况下,这样的发放方法也仅在初期临床试验中可以考虑应用。但是,在扩大临床研究中,植物药产品(受试药物)应当由固定的生产商在可控条件下进行生产,以保证临床研究数据的有效性和可靠性。

如果在IND中直接提供已有的临床前和/或临床研究资料或将它们作为参考文献附后,那么应当对这些供参照的研究资料中的植物药产品和拟进行临床研究的受试物进行比较研究,如果有可能,也应和打算上市的产品进行比较研究(包括它们相应的药材、药物中间体和制剂)。

如果将合成或高度纯化的药物或用生物技术制成或用其它天然制备技术制成的药物加入到植物药产品中,根据FDA条例和有关指南的规定,上述加入物质的CMC数据应当另行描述或提供交叉检索的文献。当动物部位(如:昆虫,环节动物,鲨鱼软骨)或矿物与植物药复方配伍时,应当提供针对这些物质的生产制备和质量控制资料。

有关药材、中间体和/或成品的CMC资料可以由申请者作为IND的一部分内容而提交或由生产商(如果生产商和申请者不是同一实体)将上述CMC资料纳入药物主体文件(DMF文件)而提交。DMF文件是生产商向FDA提交的文件,DMF文件可以含有人用药物的机密资料(21CFR314.420(a))。只有在生产商授权的情况下,才可以引用DMF文件中的内容以支持IND或NDA的申请,同样只有获得生产商的认可,FDA方可对其DMF文件进行审评。然而,利用DMF文件中资料的申请者,要对DMF文件持有人所提供的药材、中间体、或药物成品进行验收,并有适合的验收检验。

7.药理和毒理资料

IND中的药理学和毒理学申报资料的内容和格式见21 CFR 312.23(a)(8)。临床前药理学和毒理学的研究对于指导初期临床研究和预示新药潜在的毒性都是大有裨益的。传统草药或当前市售的植物产品,由于它们在人体已经广泛的应用,所以,与合成药物或高纯化的药物相比,要求它们提供支持其初期临床试验所需的临床前研究资料相对较少。对于那些当前未在美国合法上市的植物药,但是其制法、加工和应用是采用前人的经验和方法学,已有的资料足以支持其进行初期临床研究,而不必进行标准的临床前试验。在初期临床试验之后、在进行下一期的临床研究之前和申请上市之前,通常需要更进一步的药理学和毒理学的研究。

本文Ⅶ.C,Ⅷ.C和Ⅸ.C等章节论述了植物药在申请临床研究时应该提供的药理学和毒理学研究细节。

(未完待续)

原载:《中国中药杂志》2001,26(7):440

美国《植物药新药研究指南》(续2)

叶祖光*,王智民

8. 产品以前的人用经验

根据21 CFR 312.23(a)(9)的规定,IND申请者必须提交在研药物以前的人应用经验。由于许多植物产品已经上市或进行过临床试验(尽管这样的研究仅限于少数患者),所以这些信息应包括在IND申报资料中,以供FDA对该产品的安全性进行整体评价。本文的Ⅶ.A,Ⅷ.A和Ⅸ.A等章节提供了提交植物药前人应用经验有关材料的详细建议。

Ⅶ.已合法上市的植物产品进行1期和2期临床研究的INDs

本章节阐述了已合法上市的和没有引起安全性问题的植物产品在申请INDs初期临床研究时,需要申报资料的较详细指南(有安全性问题的药物参看本文Ⅷ章节)。本部分也说明了在一个或多个他国上市但未在美国上市的植物产品在申请IND时,需要提交的额外材料。

A. 产品的描述和人应用的文件

1.所用植物的描述(312.21(a)(3)(i))

植物产品中的每味植物药材必须提供如下资料:

·植物、藻、或可见真菌的常用名;

·异名(如:拉丁,希腊,英文,西班牙,中文)

·科,属,种,变种的名称,包括第一个对该种和变种命名的植物学家(如果知道)。

·活性成分(对药理活性或治疗效果起主要作用的化学成分)或特征性指标成分(用于鉴别/或质量控制的化学成分)的化学类别(如果知道)。

2.应用历史(312.23(a)(3)(ii),(9))

申请者应当从历史来源的资料(例如:阿育吠陀、中医、尤那尼、锡达中的医学书籍)和现

* 国家药品监督管理局药品审评中心,北京 100050

代科学文献中收集前人在传统食物和药物中应用该植物药及其各组成药材的有关资料。如果原文不是英文的话,应当提供其英文译本。

3.当前市场用途(见 312.23(a)(3)(ii),(9))

申请者的申报资料应包括植物产品及其各组分作为食品和药品在世界范围内当前应用程度和性质的资料,其中还包括在美国和/或其他国家上市销售情况的资料。对于美国以外国家上市的植物产品,申请者应当提供数据(如果有的话)以证实它在人用时是安全的,这些数据还应包括每年的销售量的官方证据、应用人群数量的估计和不良反应的发生率。

B. 化学、生产和质量控制(CMC)(312.23(a)(7))

根据 21 CFR 312.23(a)(7)的要求,对于目前在美国和/或他国合法上市且没有引起安全性问题的植物产品,在其申请 1 期和 2 期临床研究(IND)时,应当提供的 CMC 材料如下。在可能的情况下,还应当提供文献参考资料和相关的官方文件或公布的标准。

1.药材

在本文Ⅶ.A.1 章节中所讨论的有关申报资料的要求适用于所有当前合法上市的产品。如果一个植物药仅在美国以外的国家上市,在可行的情况下应当提供训练有素的植物学家对其中每个药材的鉴定证明。

2.植物药中间体

应当提供加工过程的类型(如:粉化,煎煮,压榨,液体萃取,乙醇提取)。如果在文献中报道有几种生产制备工艺,而且这些不同的生产工艺又会影响中间体的安全性,那么在这种情况下,提交中间体制备工艺类别的资料就显得格外重要。

3.植物药成品

从植物药中间体,通过加入一种或多种赋形剂、混合、混匀、制粒、压片、装胶囊,或通过其它剂型的专门加工程序以及其后的包装,最后生产出植物药成品。当植物药中间体无须任何进一步的加工而直接进行包装时,此时的植物药中间体就是药物的成品。植物药成品需要提供如下资料:

a.成品的定性描述:包括剂型,服药途径,所有组成成分名称(植物药中间体和赋形剂),并书面说明产品不掺入其他强效的、有毒的、或成瘾的植物成分、合成或高纯化的药物、或生物技术类药物或其它天然衍生的药物。

b.成品的组成或定量描述(即植物中间体的含量):可以用单剂量单位的含量来表达。本部分的内容应以列表的方式表达。

单味植物药产品举例:

成分	每 1-g 片的含量
番泻叶提取物(1:8 粉末状,液相萃取得到)	250 mg

多味植物药产品举例:

成分	每 1-g 片的含量
1:5 粉末,从 1:1 的连翘的花和金银花的果的混合物液相萃取得到	600 mg

c.生产商对被研产品的分析合格证书或授权允许 FDA 相互参照其先前提交的 CMC 相关资料。对于一个在他国上市的产品,如果不能提供这方面的有关资料,申请者就应当据本文Ⅷ.B.3.e 项下的建议对产品进行质量试验、重金属分析,如果可行的话,还要进行动物安全性试验。申请者并应在 IND 申报资料中提交上述试验数据。研究产品应当来自于单一来源并在可能情况下来自同一批。进行临床研究的样品应当留

样,以备用于 FDA 将来可能进行的检测。

4.安慰剂(Placebo)

所用安慰剂中的成分都必须列出。

5.标签

标签应当提供以下信息:

a.对于已上市的植物药产品,其用于临床研究的大、小包装标签复印件。

b.在计划的临床试验中,所设计的容器标签的仿制品或印刷样品应提供给临床研究者。该标签样品应包含如下信息:临床方案编号,患者编号,申请者名称,产品名称或编码,强度和/或效价,推荐的保存条件;批号,以及根据 21CFR312.6 的要求所要做的如下声明:

注意:新药,“根据联邦法规,该药仅限于研究使用”。

在设有安慰剂对照的临床试验中,受试物和安慰剂应当贴上适当的标签,以保证盲法临床试验的严谨性。

6.环境评估或无条件排除声明

在 IND 申报资料中,通常应有免作环境评估的申明(EA)(见 21CFR25.31(e))。

C. 药理学/毒理学资料(312.23(a)(8))

1.所有已上市的植物药产品

为了支持植物药产品的初期临床试验(1 期和 2 期),申请者必须提供有关植物药制剂及其配方中各单味植物药的先前的临床应用经验和已有的动物毒性数据。如本文Ⅵ.A 章节中所指出的那样,对于美国上市产品的初期临床试验,通常不需要进行进一步的药理学和毒理学试验。尽管如此,也应当提供已有的试验和文献资料。在可行的情况下,检索数据库,查找下述 3 种物质有关安全性和有效性的文献资料:(1)准备上市植物药产品的最后配方制剂,(2)各个植物组分(药材或中间体),和(3)植物组分中已知的化学成分。

要对从医学和毒理学数据库(即:Medline,Toxline,TOMES,RTEC)检索到的数据进行全面的总结,并提交 FDA 供其审评。利用收集到的文献资料,申请者应对植物产品以下问题进行论述:(1)一般毒性;(2)毒性作用的靶器官或系统;(3)植物制剂各植物组分致畸、致癌、或致突变的可能性;(4)给药的剂量和时间与毒性反应的关系;和(5)药理活性。

2.在他国上市的植物药产品

根据本文Ⅵ章节所讨论的理由,对于在他国已上市、但并未在美国上市的植物药,除了应提供上述列举的资料之外,申请者还应提供其他资料来支持人用的安全性,其中包括年销售量,应用人群数量的估计值,以及不良反应发生率等方面的资料。在申请者进行初期临床试验前,应根据临床适应症、推荐的剂量和已有的人类应用的安全性依据等具体情况,同时按照个案处理的原则,对临床前药理学/毒理学的资料进行分析、评估。

D.生物利用度

根据所研究植物药产品的复杂程度的不同,药代动力学和药效动力学研究资料对于临床试验的设计及其结果的解释都是有用的。植物产品通常是由多种成分所组成。在有些情况下,产品的活性成分是未知的。在这种情况下,采用标准的药代动力学测定方法难以对动物和/或成人进行植物药体内过程的研究。然而,在可能的情况下,申请者应当检测植物药产品中已知活性成分、指标性成分或主要化学成分的血药水平。

E.临床研究中的注意事项

对于按照DSHEA规定而合法上市的植物产品,其初期临床试验通常是严格控制的临床研究,而且是能够判断该产品的临床有效性的。由于产品已经上市,故认可其剂量是合适的,而且能被人体良好的耐受,因此,不需要进行典型的1期临床试验。没有控制和对照的临床观察是没有价值的,所以,应当大力鼓励申请者在其早期开发阶段,对其植物药的1或2个临床适应症是否确有疗效进行较科学的临床试验。如果对植物产品的最佳剂量有质疑的话,在初期临床中采用随机、平行、剂量-反应的研究方法是特别有用的。

对于合法在美国上市的植物产品,完全可以在初期临床研究中短期应用之(例如:几个月)。从药物安全性角度看问题,这样做是可以被认可和接受的。对于在他国上市的植物产品,其安全性评价将取决于已有的CMC、药理学和毒理学、适应症、推荐的剂量以及支持其人体安全使用的其他已有的有关资料。

Ⅷ.未上市的植物药产品申请1期和2期临床试验的IND

本章节将讨论那些先前未在美国或他国上市或具有安全性问题的植物性产品,在申请初期临床研究时其IND所需提供的材料。

A.植物药产品的描述和人应用的文件

除了在本文Ⅶ.A.1-2章节中所列举的资料外,对于未在美国或其他国家合法上市的植物药产品而言,还应提供其组成的每一原药材的如下资料。

1.所用植物的描述(见312.23(a)(3)(i))

·形态学和解剖学的描述(如果可能,应包括雌雄两种性别的植物)以及植物或其药用部位、藻、或可见真菌的照片。

·植物、藻、或可见真菌的自然习性和地理分布。

·植物、藻、或可见真菌的当前资源,包括其地理位置以及是栽培还是野生采集。

·说明所用植物是否属于下述情况:

①“濒危动植物法案”或“濒危野生动植物国际贸易协定”中所列举的濒危植物;

②属于美国作为参加方的国际条约或其他联邦法规中专门保护的品种;动物群生死攸关的栖息地被认定处于危险和威胁之中。

2.应用历史(如果有)(312.23(a)(3)(ii),(a)(9))

·制备、加工和配方的方法

·服药途径、给药方案和剂量

·适应症

·禁忌症以及人和动物应用所出现的不良反应事件

·该植物药以往临床应用的传统地域和人群

·拟用的临床配方和传统制剂异同之处的比较说明

3.当前的研究应用(如果有)(见312.23(a)(3)(ii),(a)(9))

·建议的临床适应症和用量(mg/kg/次 和 次/日)

·所有的支持和不支持所建议临床适应症的文献资料

B.化学、生产和质量控制(见312.23(a)(7))

根据21CFR312.23(a)(7)的规定,对于在美国或他国没有上市的,或发现有安全性问题的植物药产品,在其申请1期和2期临床时,IND申报资料应包括下述CMC资料:

1.植物药材

植物药中间体可以由1种或数种植物药材制备而来。下述建议适用于每一种植物药材。植物药材的描述应根据本文Ⅶ.A.1和Ⅷ.A.1章节中的要求进行。如果药材没有文字记载的人体应用的历史,IND申请者应当如实说明。所用的植物、植物部位、藻、或可见真菌应当由训练有素的专家进行科学的鉴定,其中包括组织切片、形状和显微鉴别,并应提交这些鉴定材料。如果所用植物不止是一个品种或一个来源,那么每个品种或来源均需专门说明。每批均需保留其植物或植物部位的标本。

另外,在可能情况下,还应当提供如下内容:

·鉴定证明

·植物种植者和/或提供者的姓名和地址

·收获地点和采收时间

·采收、清洗、干燥和保存过程

·处理、运输和贮藏

2.植物药中间体

所有植物药中间体均需提供如下资料,无论它是由1个还是多个植物药材制备而成。

a.中间体的定性描述:

包括每个植物药材的名称,外观,物理和化学性质,活性成分(如果知道),生物活性(如果知道),以及临床适应症(如果知道)。如果活性成分、生物活性和/或临床适应症不明确,IND申请者应如实说明。对于由多种草药制备的中间体,申请者应当说明其中间体是每个药材分别制备成中间体(简称单煎)、然后混合而成的,还是将所有药材合并成一整体"混煎"后提取而制备的。

b.中间体的定量描述(含量):

在习惯上,植物药中间体的含量可以简单地用其绝对重量来表示。加工过程的批量的大小以及相对于药材的收率高低亦应说明。进而,对于活性成分或化学指标性成分明确并且可测者,应当说明这些成分在植物药中间体的含量。对于多种草药制备的中间体,其组成应当表示为由"单煎"制备的各中间体的相对比率或加工前各植物原药材的相对比率。根据情况,择一而行。

c.中间体生产商(加工者)的名称和地址。

d.生产过程的类型,参看本文Ⅶ.B.2章节的内容。

e.对每批药物中间体进行的质量控制检验及检测结果。质量控制检测应包括如下内容(但不限于此):

·外观

·光谱和色谱指纹图谱的化学鉴别,光谱鉴别包括:紫外、红外、傅立叶变换红外;色谱的方法包括:HPLC、二极管阵列检测的HPLC、薄层色谱(TLC)、二维薄层色谱以及气相色谱。

·如果可行,活性成分或特征性指标性成分的化学测定

·如果可行,生物活性测定

·含量/重量(相当于药材的量)

·重金属

·微生物限量标准

·如果可行,进行动物安全性试验

如果植物药中间体是强效(即:高活性)、有毒、成瘾、或有被滥用的可能性(如:麻黄、或大麻),应对其进行化学测定和/或生物学活性测定。

f.植物药中间体贮存和/或运输所用容器的描述

g.中间体稳定性的数据。随着IND的进展,申请者应该建立有关稳定性的分析方法并进行稳定性试验。

h.容器标签,应反映植物药中间体上述定性和定量描述的内容,以及推荐的保存条件,单味植物药的中间体和多味植物药中间体的书写范例如下:

单味药中间体:

·以收率表达:

番泻叶的中间体,10 kg,相当于80 kg的干叶或番泻叶的中间体,10 kg,1:8(W/W)干叶的粉末提取物

·以化学指标性成分或有效成分表达:

番泻叶的中间体,10 kg,以番泻叶苷B计算含有2 kg的羟基蒽醌苷(番泻叶苷)

(未完待续)

原载:《中国中药杂志》2001,26(8):520

美国《植物药新药研究指南》(续3)

叶祖光*,王智民

多味药中间体:

·将各单一植物的中间体(单煎而成)混合而制备:

金银花和连翘中间体6 kg,含有3 kg的金银花中间体(1:4固体提取物)和3 kg的连翘中间体(1:6固体提取物)。

·药材先混煎然后再进行加工制备的中间体(混煎后制备):金银花和连翘中间体6 kg,由15 kg的金银花和15 kg的连翘混煎后再制备得到1:5粉末提取物(中间体)。

3.植物药成品

应提供如下资料:

a.终产品的定性描述(见本文Ⅶ.B.3.a章节)

b.终产品的组成或定量描述,[即,植物药中间体和赋形剂(如果有)的名称和含量,以每批的量或每个剂量单位的含量来表示]。这些信息应列表表示。中间体的定量描述参见本文Ⅷ.B.2.h章节。

例如:

* 国家药品监督管理局药品审评中心,北京 100050

组成	每片的含量/mg	每批的量/kg
番泻叶中间体	250	10.0
	(相当于2000mg干叶)	(相当于80.0kg干叶)
赋形剂1	100	4.0
赋形剂2	10	0.4

c.成品生产商的姓名和地址

d.生产工艺的描述(如果直接用中间体进行填装而无任何赋形剂而包装为成品,那么b,c,d项下的要求均不需要)。

e.每批药物成品的一系列质量控制检验及其检测数据。上述质量控制检验应包括(但不限于此)如下内容:

·外观

·用光谱或色谱的指纹图谱进行的化学鉴别

·如果可能,活性成分或特征性指标成分的化学测定

·如果可能,生物活性测定

·含量/重量(中间体)

·微生物限量

·与该剂型相关的其他方面的检查

如果植物药中间体是强效(即:高活性)、有毒、成瘾、或有被滥用的可能性,那么就应对其进行化学测定和/或生物活性测定。

f. 成品包装容器及包装的描述

g. 成品已有的稳定性数据。随着IND的进展,申请者应该建立有关稳定性的分析方法(可行时可用指标性成分)并进行稳定性试验。

4.安慰剂(见本文Ⅶ.B.4章节)

5.标签(见本文Ⅶ.B.5章节)

另外,应提供每个剂量单位中的中间体的定量描述(见本文Ⅷ.B.2.h和3.b章节)。多种草药制备的植物药产品的定量描述举例如下:

商标名称　　XX　　100片

每1 g片中含有:

300 mg金银花中间体(1:4固体提取物)和

300 mg连翘中间体(1:6固体提取物)

6.环境评估或免做环境评估的声明

在IND中通常包含一份免做环境评估的报告(EA)(21CFR25.31(e))。然而,如果超常的情况表明,通常可以免做环境评估报告的某一工序可能对人类的环境质量会产生显著的影响,那么FDA至少要求提供一份有关该工序对环境影响的环境评估报告(21CFR25.21;40CFR1508.4)。当药物产品或生物制品来自于野生的动、植物时,CDER按照个案处理的原则对其IND进行评估,以决定在21CFR25.21中所列举的超常情况的条款是否适用于该产品。FDA鼓励申请者,针对与环境有关的问题在研究的早期和FDA的有关部门进行咨询和商讨,特别是对于那些涉及到采收野生品种的问题尤为如此。这样做可以保证研究计划以及有关决定能反映出环境保护的价值,同时也能避免以后研究工作的搁浅和进退维谷的可能性(21CFR25.10(b)和25.10(c))。有关环境评估的其他方面资料见21CFR Part25,40CFR Parts 1500－08和CDER/CBER制定的"企业指南":"Environmental Assessment of Human Drug and Biologics Applications"(人

用药品和生物制品应用的环境评估)。根据21CFR25.15(a)的规定,应当提供环境评估报告或其免做的声明。

C. 临床前安全性评价

1.传统制剂

临床前药理学和毒理学研究对于评价未上过市的新植物药品的安全性是特别重要的。这些药理毒理学信息将用于植物药利－弊之比的评估、指导早期的临床试验和预测可能的毒性。

由于一些传统的草药已在人体大量广泛的应用,所以可能会有足够的研究资料以支持这些草药进行初期临床研究,而不必进行标准的临床前研究。因此,根据21CFR312.23(a)(8)的规定,这类产品需要的临床前安全性资料不同于那些没有人体应用经验的合成或高纯化药物。

随着时间推移而逐渐形成的传统制剂通常具有如下特点:(1)所用的植物药材(植物或植物的某一部位)符合官方法规或其他公开发表的标准;(2)对于复方配伍制剂,其组成完全同于传统配方,而且其组成的每一味植物药的用量也在传统用量的范围之内;(3)它们采用传统的制备方法;(4)所治疗的适应症、给药途径和用法用量均按照传统的模式进行使用。

对于那些当前尚未在美国或他国合法上市、但却是按照前人经验进行制备、加工和应用的植物药产品,它们可能会有充足的研究资料以支持其初期临床研究,而不需要进行标准的临床前试验。通常,本文Ⅶ.C项下所列的条目适用于此类植物药。当这类药物的初始临床试验显示其具有开发前景、并准备进行下一步的临床研究时,应在开展下一期临床试验前进行药理学和毒理学的研究,以支持对该药利－弊之比的评价,同时尚可发现那些在临床研究中不易显示出来的潜在毒性(见下面Ⅸ.C章节)。

2.其他

对于未按照传统方法学进行制备的植物产品,其与传统配方、传统制备方法和加工等方面的不同之处应当详细说明。在进行初期临床试验之前,除了本文Ⅶ.C章节项下所要求的资料之外,还需要提供临床前药理学和毒理学资料。根据植物药的适应症、人类应用的安全程度,以及有关新配方、制备方法或加工方法的安全性等因素,并按照个案处理的原则,对其临床前药理毒理资料进行分析、评估。

D. 生物利用度

如本文Ⅶ.D章节所论述的那样,由于植物产品的活性成分可能是未知的,所以用标准的药代动力学测定方法无法在人和动物身上进行植物药体内过程的研究。然而,在可能的情况下,申请者应当检测植物药产品中的活性成分、代表性指标成分或其它主要化学成分的血药水平。由于那些没有合法上市的植物产品与合法上市的相比缺少人类应用的经验,所以,如果临床研究中包括有植物药和其它药物联合应用的内容,没有合法上市植物产品的申请者应当参考FDA指南"药物开发研究中的药物代谢和药物间相互作用的研究:体外研究(Drug Metabolism /Drug Interaction Studies in the Drug Development Process: Studies In Vitro)(April 1997)",来评价药物间可能存在的相互作用。

对于按照传统方法制备的植物产品,要在个案分析的基础上,依据其适应症、人类应用的程度、适用人群以及临床疗程的长短等因素来评估其临床药理学研究资料。

E. 临床研究的注意事项

通常,未上市植物药的初期临床试验和那些已上市的产品是完全一样的(见本文Ⅶ.E章节)。然而,由于缺少上市的人用经验,所以在临床研究中对其可能存在的毒性要格外注意观察。因此,对于未上市植物药在美国进行初期临床研究时,FDA对其安全性则力求更大的保险系数。欲达此目的,FDA要求提供进一步的化学分析和/或进一步的毒性数据。通过引用参考文献和/或药典,提供该品种先前人体应用的安全性有关文献资料将是有帮助的。

Ⅸ. 所有植物药产品申报3期临床试验的IND

当植物药要进行扩大临床研究(亦即:3期临床试验研究)时,其IND申请者应提供比1、2期临床试验时(21CFR312.22(b),312.23(a)(7)(i),312.23(8))更详细的CMC和临床前安全性方面的有关资料。对植物药产品的药理学和医学特征进行较明确的界定,这能保证将临床试验数据应用到质量控制严格、且具有可重复性的物质上。由于在扩大临床研究中受试物将会更为广泛的使用,故需要更多的毒理学数据支持之。无论该产品目前在美国或他国是否作为营养补充剂在合法的上市销售,它都应该提供上述更详细的毒理学资料。

对于申请3期临床试验的植物药,根据312.23法规的要求,应当提供下述资料:

A. 产品的描述和人用经验的文件

参看本指南的Ⅶ.A和Ⅷ.A章节中关于如何描述植物药产品和人用经验的有关内容。

B. 化学、制造和质量控制(CMC)(312.23(a)(7))

无论植物药产品在美国或在他国是否上市,如果该植物药要申请3期临床试验,则必须提交如下的CMC资料,除非在其申请1期或2期临床试验的IND中已经提交了下述CMC资料:

1.扩大临床研究

a.植物药材

·要按本文Ⅶ.A.1和Ⅷ.A.1章节所要求的那样对植物药材进行描述。如果某一植物药材没有应用历史的文件证明,那么应当如实说明。应当提供专家对植物、植物部位、藻、或可见真菌的鉴定证明,其中包括组织切片、形状、显微鉴别。如果应用的植物品种或来源是一个以上,它们需按照固定一致的方法和固定的比例进行混合。每批均需保留其植物或植物部位的标本。另外,必须提供有关植物种植者和/或提供者、种植的条件(包括杀虫剂的应用情况)、收获地点、采收时间、保存过程、处理过程和运输等情况的资料和权威证明。

(未完待续)

原载:《中国中药杂志》2001,26(9):582

美国《植物药新药研究指南》(续4)

叶祖光*，王智民

·每个药材的色谱指纹图谱和各药材中活性成分或特征性指标成分的化学特性。

·药材生产者(加工者)的姓名和地址。

·药材制备方法的描述，包括：收集、清洗、保存和/或去毒和保存程序。设备和用量、使用温度、加工(炮制)时间、全过程控制和收率应当详细说明。

·药材提供者所用的质量控制试验应当包括以下内容：

＊ 植物鉴定。

＊ 光谱或色谱指纹图谱的化学鉴别。

＊ 活性成分的化学鉴别。如果不知道其中的活性成分，可以对特征性指 标成分进行化学鉴别。

＊ 活性成分或特征性指标成分(如果活性成分未知)的含量测定。

＊ 如果有必要，可进行生物效价的测定。

＊ 重金属。

＊ 微生物限度。

＊ 杀虫剂残留量，包括杀虫剂本身及其主要毒性代谢物。

＊ 外源性毒素(例如：黄曲霉毒素)。

＊ 外来物和掺杂物。

·保留植物药材的标本作为对照标准，以便用于鉴别、指纹图谱以及其它比较和非比较的试验。

·药材代表性批次的分析报告。

·贮藏条件的描述，包括其容器/包装系统和保存温度。

b. 植物药中间体

·植物药中间体的定性和定量描述，生产商的名称和地址(参看本文Ⅷ.B.2.a－c章节)。

·如果可行，提供植物药中间体的活性成分或指标性成分的化学鉴别。如果上述化学成分不清楚，应提供代表性的色谱指纹图谱。

·中间体生产商建立了合适的药材质量标准(试验内容，方法，验收标准)，这些标准与本文Ⅸ.B.1.a章节中所列举的质量控制标准相类似。在收到每批药材及其分析报告后，生产商应当至少进行鉴别试验和含量测定。

·植物药中间体生产工艺的描述。包括：药材的用量，设备，溶剂，混合的温度/时间，粉碎，提取和/或干燥，收率，全过程控制参数。加工过程的收率应表达为相对于原药材的提取物量。

＊ 国家药品监督管理局药品审评中心，北京 100050

如果由多种植物药材制备的植物中间体,应当提供每个药材的加入量,加样顺序,混合,粉碎和/或提取等有关资料。如果复方植物药中间体是由2个或多个单一植物药中间体(单煎后制备的中间体)混合加工而成,那么需要分别提供每个植物药中间体制备加工的过程。
质量控制试验,包括(但不限于)如下内容:
* 外观。
* 光谱或色谱指纹图谱的化学鉴别。
* 活性成分的化学鉴别。如果活性成分不明确,特征性指标成分的化学鉴别。
* 活性成分或特征性指标成分(如果活性成分无法测定)的化学测定,如果由多种植物药材“混煎”制备的复方植物药中间体,而且还无法定量测定每个活性成分或特征性指标成分,在这种情况下,可对若干个活性成分或指标成分进行联合测定。
* 生物效价的测定。
* 含量/重量。
* 可燃物残留量。
* 水份。
* 溶剂残留量。
* 重金属。
* 微生物限量。
* 如果可行,进行动物安全性试验。
* 杀虫剂残留量。
* 放射性污染。
* 外源性毒素(如:黄曲霉毒素)。
* 内源性毒素(如:哔咯里西啶生物碱)。
* 与制备中间体的药材有关的其他检查内容。
·所有试验方法的描述及其有效性的确证报告。
·对于在指纹图谱和其他比较试验中用做对照品的植物药中间体,需要对其进行批次描述。
·代表批次的检验结果(亦即,批分析报告)。
·用于保存植物药中间体的容器和包装的描述。
·植物药中间体足够的稳定性试验数据,以保证在临床试验期间的用药安全性。
·建立稳定性的分析方法。
·容器标签的规定见本文Ⅷ.B.2.h章节中的有关论述。
c.植物药成品
·定性描述和剂型的组成,以及生产商的姓名和地址(参见本文Ⅷ.B.3.a－c章节)。
·成药生产商所建立的中间体质量控制标准(适宜的,可被大家所接受的),这些技术标准类似于本文Ⅸ.B.1.b章节中的质量控制检验,在收到每批中间体及其检验报告后,生产商至少要进行鉴别试验和含量测定。
·生产工艺的描述(没有实际批生产记录),其中包括称重、混合、混匀、过筛、全过程控制以及其它生产过程。
·质量控制试验,包括(但不限于)如下内容:
* 外观。

* 光谱或色谱指纹图谱的化学鉴别。
* 活性成分的化学鉴别。如果不清楚,则进行特征性指标成分的化学鉴别。
* 活性成分的化学含量测定,如果不清楚,则进行特征性指标成分的化学含量测定。
* 生物效价测定。
* 含量/重量。
* 溶剂残留量。
* 微生物限量。
* 外源性毒素(如:黄曲霉毒素)。
* 与该剂型相关的其他方面内容。

·所有试验方法的描述及其确证的报告。

·代表批次的检验结果。

·用于包装植物药成品的容器和包装的描述。

·药物成品充分的稳定性试验数据,以保证在临床试验期间的用药安全性。建立稳定性的分析方法。

d.安慰剂(参看本文Ⅶ.B.4章节)

e.标签(参看本文Ⅶ.B.5.b章节中有关临床研究药品的标签规定和Ⅷ.B.5章节中有关定量描述的内容)

f.EA或免做EA的声明(参见本文的Ⅷ.B.6章节)

2.在3期临床研究末期和NDA之前应考虑的问题

在3期临床结束时,或在新药申请者准备申请NDA时,一定要完成如下目标:

a.建立了适宜的药材质量控制方法。

b.生产工艺已经最终成型并合理有效,建立了全过程的质量控制。具有可查阅的实际生产的批生产记录。

c.根据所有相关批号样品的化学、物理和生物学试验的实验结果,可以证明植物药中间体或成药的批与批之间的一致性。在光谱和/或色谱指纹图谱上,各批次植物药中间体中的所有化学成分在定性和定量两方面均具有可比性和一致性。

d.已建立了适合于植物药中间体和成品的质量控制标准(试验项目一览表,分析方法和试验程序以及所用的标准),其中包括活性成分或特征性指标成分的鉴别和含量测定,和/或生物效价测定。活性成分和生物效价测定应当与临床疗效具有相关性。如果活性成分不明确或无法建立其合适的含量测定方法,应当通过指标成分与临床结果的直接或间接的相关性研究,以证明所选用的特征性指标成分是合理的,并与临床疗效密切相关的。

e.分析方法和检测程序的有效性和可靠性进行了适当的确认。用于指纹图谱的分析方法应当能够检测到尽可能多的化学成分。可以用多种不同分离方法和试验条件,并结合相关的分析方法来建立多个指纹图谱,这样有益于质量控制。另外,上述联合分析方法能够证明试验样品的质量平衡。

f.制备每个植物药材、植物药中间体和植物成药合适的标准品并留样保存。

g.建立了稳定性的分析方法,并用它检测植物药中间体和植物成药的稳定性。植物药中间体或植物成药的稳定性一般不能完全依赖于活性成分的含量测定、特征性指标成分的含量测定、或生物效价的测定,因为在植物药中间体或成品贮存过程中还会发生由其它成分降解而形成降解物的情况,故还应控制这些降解物。应当建立能检测到这些降解物的分析方法(例如:色谱的指纹图谱),该方法应当在加速稳定性试验的探索研究中加以建立。

h. 对于在临床前研究中的受试品、临床研究中所用的受试品以及将要上市的产品,它们三者之间在 CMC 方面的异同应当从药材、中间体和成品三个方面进行比较分析。

i. 药物中间体和成品的生产和检测设备应允许 FDA 核查,以便确定它们是否符合 21 CFR Parts 210 和 211 法案所规定的 CGMP(现行 GMP 规范)的要求。上述检查的合格是 FDA 批准 NDA 申请的条件之一。

j. 根据撰写 EA(21 CFR 25.15(a))的要求,申请者在 NDA 申报资料中,或是提供一个 EA(环境评价报告),或是提供免做 EA 的声明。那些免做 EA 的 NDA 品种通常不需要撰写 EA。在 21CFR25.3 条款中已列出此类品种。然而,对于那些在正常情况下可以免做 EA 的,但在超常情况下可以对人类环境质量造成显著影响(21 CFR 25.21;40 CFR 1508.4)的特殊"活动"或工作,FDA 则至少需要一个 EA。FDA 认为,应用野生植物制备药物属于上述"超常情况"的范畴,因此其 NDA 申请中必须提交 EA 报告,有关进一步的资料参看本文Ⅷ.B.6 章节的内容。

申请者在准备和提交 NDA 申请之前,FDA 鼓励他们和 FDA 有关审评部门就植物药的 CMC 问题进行充分的讨论。

(未完待续)

原载:《中国中药杂志》2001,26(10):667

美国《植物药新药研究指南》(续 5)

叶祖光*,王智民

C. 临床前(包括 NDA 前)安全性评价

为了使植物药在扩大临床试验中的安全性有保证或是为了支持其获得上市的批准,必须提供标准的动物毒理学研究数据。植物产品如作为药物申请上市批准,那么处理此阶段植物药的技术标准完全同于其他研究中的新药。此阶段,前人的应用经验不足以证明植物产品的安全性,这对于治疗慢性病的植物药来说尤为如此。此时需要进行系统的毒理学评价,以补充根据植物药产品已有的一般毒性、致畸、致突变和致癌等毒性资料而对其安全性认知的程度。根据其适应症(如:患者群,治疗的疾病)、给药途径和建议的疗程等具体情况,与临床试验相匹配的动物试验周期和临床前动物研究的其他方面要求可以各有所异。

对于申请大规模临床试验而申报 NDA 的植物药产品,在其制定临床前药理学/毒理学研究计划时应当考虑如下几个方面的问题。如果在植物药临床研究的任何阶段出现问题,

* 国家药品监督管理局药品审评中心,北京 100050

鼓励申请者和CDER的有关审评部门进行商讨。

1.多次给药的一般毒性研究(Repeat-Dose General Toxicity Studies)

动物长期、多次给药毒性研究的主要目的是要确定毒性的靶器官和/或系统和产生毒性反应的中毒阈剂量值。长期毒性研究对于大规模临床试验中安全剂量的选择以及对可能发生不良反应的适当监测均大有裨益。已有的植物药产品动物毒性的文献资料通常仅限于单剂量(急性)毒性研究。根据急性毒性试验结果而外延得出植物药多次(长期)服用是无毒的结论是不恰当的,因为在这些急性毒性试验中通常没有检测常用的毒理学指标(例如:临床病理学和组织病理学)或没有考虑多次反复给药的毒性反应。

为了支持扩大临床试验,药品多次给药的毒性研究要用2种哺乳动物(其中每一种为非啮齿类动物)进行试验,并用足够高的剂量以产生毒性反应或应用最大给药量给药。如果可能,在毒性试验中受试药物应当采用和临床用药一样的配方和给药途径进行试验。动物试验的给药周期至少应该与临床试验的1个疗程相等(通常至少2周)。对于一般动物毒性研究,啮齿类动物的给药期不超过6个月,非啮齿动物不超过9个月。有关与临床试验相匹配的动物毒性研究周期的进一步资料,参看国际协调会议(ICH)指南M3:人用药品临床研究实施前的非临床安全性研究(Nonclinical Safety Studies for the Conduct of Human Clinical Trials for Pharmaceuticals)(November 1997)。

2.非临床的药代动力学/毒代动力学研究(Nonclinical Pharmacokinetic/Toxicokinetic Studies)

在由单分子组成的新药开发中,常需要进行药代动力学研究,以阐明药物在人和动物的体内过程及药物浓度和毒性的关系。由于植物药产品通常由多种成分所组成,故如果在动物试验中采用标准的药代动力学测定方法来研究植物药的体内过程,那么在技术上是不可行的。然而,通过检测植物药中的主要或代表性化学成分的方法,可以对了解植物药的体内过程提出有价值的信息。根据所研究植物药产品复杂程度的不同,药代动力学研究对毒性研究的设计及其结果的解释都是有帮助的。进一步的毒代动力学的评价资料参看ICH指南S3A Toxicokinetics: The Assessment of Systemic Exposure in Toxicity Studies (March 1995),和 S3B Pharmacokinetics: Guidance for Repeated Dose Tissue Distribution Studies (March 1995)。

3.生殖毒性(Reproductive Toxicology)

生殖毒性研究,例如动物生殖力/生殖功能、致畸、以及孕期/围产期发育等生殖毒性研究,可以对植物药对动物在生殖和发育过程中不同阶段是否产生毒性提供依据。如果缺乏人或动物的生殖毒性申报资料,应在扩大临床试验前进行生殖毒性的试验研究。有关生殖毒性研究要求的详细资料,申请者可参阅ICH指南S5A Detection of Toxicity to Reproduction for Medicinal Products(September 1994)和S5B Detection of Toxicity to Reproduction for Medicinal Products: Addendum on Toxicity to Male Fertility(April 1996)。

4. 遗传毒性(Genotoxicity Studies)

应尽早准备好植物药遗传毒性的申报资料,最好在初期临床试验前完成。在扩大临床试验前,应有完整的遗传毒性评价和申报资料。标准的遗传毒性试验项目和内容参见ICH指南的S2A Specific Aspects of Regulatory Genotoxicity Tests for Pharmaceuticals (April 1996),和 S2B Genotoxicity: A Standard Battery for Genotoxicity Testing of Pharmaceuticals

(November 1997)。

如果标准的遗传毒性试验证实受试药没有遗传毒性，就不需要进行进一步的研究。如果遗传毒性试验中的一项或数项试验结果为阳性，申请者应和 CDER 相应的审评部门商讨，以决定还需要做哪些其他的遗传毒性试验。

5. 致癌研究(Carcinogenicity Studies)

在植物药申请上市批准之前是否需要进行致癌研究，取决于治疗疗程或其它特别关注的因素。植物药的全部毒性情况和特点、适应症和疗程等因素将影响是否需要进行致癌研究，同时也会影响给药周期的长短(参看 ICH 指南 S1A The Need for Long-Term Rodent Carcinogenicity Studies of Pharmaceuticals (March 1996))。在启动致癌研究之前，致癌试验的设计方案应提交相关的审评部门和 CDER 的致癌评价委员会进行审核，以保证剂量选择和研究设计的可接受性。研究的项目和内容应符合 ICH 指南 S1B Testing for Carcinogenicity of Pharmaceuticals (February 1998)的要求。所用剂量的选择应根据 ICH 指南 S1C Dose Selection for Carcinogenicity Studies of Pharmaceuticals(March 1995)，和 S1C (r) Dose Selection for Carcinogenicity Studies of Pharmaceuticals: Addendum on a Limit Dose and Related Notes(December 1997)所规定的原则进行。

6. 特殊药理学/毒理学研究(Special Pharmacology/Toxicology Studies)

对器官和/或系统的药理活性的总体评价通常在新药的开发阶段进行。应用方法成熟的体内和体外试验系统对植物药的作用方式和作用部位进行研究，并对该药物的药理活性作出总体评价。当发现对某些器官和/或某些系统具有明显的、独特的毒性时，在必要的情况下，申请者尚需进行附加的体内和体外试验研究，以进一步阐述其毒性作用机制。

7. 与法规相关的注意事项(Regulatory Considerations)

临床前毒性试验是植物药研发工作的一个组成部分，其目的在于证明受试物的安全性，因此这些毒性试验必须符合 GLP(21CFR Part 58)的规定。动物试验所用植物药中间体的制备与加工方式以及植物药产品的配方均应同于人用的上市成品。药物中间体和成品的批与批之间应当具有生产的重复性和一致性。如果药物中间体和成品在临床研究期间有变化，需要进行桥接毒性试验(Bridging toxicity studies)。

D. 生物利用度和药物间的相互作用

在 21CFR 320.21 和 320.22 中，对申请 NDA 药品体内生物利用度的一般要求及其免做的标准均进行了陈述，这些要求和标准适用于植物药产品。这些体内生物利用度试验数据应在 IND 阶段获得。某一植物药产品生物等效性研究的项目和内容取决于下述因素：(1)有关活性成分的信息(如果已知的话)，(2)药物中间体的复杂性，和(3)现有分析检测方法的可行性。如果免做或推迟进行生物等效性研究并不有悖于对公众健康保护的原则(21CFR320.22(e))，在理由充足的情况下，FDA 可以同意免做或推迟进行体内生物利用度的研究。

由于在植物药产品中的活性成分是一个以上或其活性成分根本不能确定，那么通过测定全血、血浆、血清、或其它生物液体中的活性组分、活性成分、或活性代谢物的浓度与时间的函数关系的方法，或通过测定尿中活性成分或活性代谢物的排泄浓度与时间的函数关系的方法，来进行标准的体内生物利用度试验和药代动力学研究是相当困难的或是完全不可能的。在某些情况下，有可能利用适当的生物效价测定方法来测定急性药理作用和时间的函数关系。如果生物效价测定还是不可能的话,植物药产品的生物利用度和药代动力学将根据在 GCP 条件下所观察到的临床效果来确定。

如果植物药与其他常用药物(无论是合成的/高度纯化的或是植物药)联合应用,就可能发生药物间的相互作用,因此应当广泛地研究植物药与其他常用药物间的相互作用。其中可能包括药物对代谢酶特性和/或代谢途径的影响。

在可能情况下,应当研究在病态下受损伤的药物清除率(肾或肝)对药代动力学的影响。在有效成分明确的情况下,该项研究是很容易的,即使有效成分不明确,也可以利用检测主要成分的方法来测定受损害清除率可能产生的影响。剂量-反应的有关数据可以表明受损伤排泄的水平。

与合成的和/或高纯化的药物一样,植物药的药剂学和生物药剂学研究对于产品的质量控制、批间比较和不同强度间的联系是至关重要的。根据植物药的适应症和配方的不同,这些研究可以包括:体外溶解试验,原位药物吸收试验,体外-体内相关性的试验研究,或体外经皮吸收/渗透试验。

E. 临床研究的注意事项

植物药的扩大临床研究和合成药的扩大临床研究二者的目的是相同的,其中包括:进一步的评价疗效和不良反应的剂量-反应关系,同时对于长期用药的反应、不同人群,疾病的不同阶段和不同严重程度,以及药物间的相互作用进行评价。

(未完待续)

原载:《中国中药杂志》2001,26(11):731

美国《植物药新药研究指南》(续完)

叶祖光*，王智民

附录A 植物药申报途径的图示

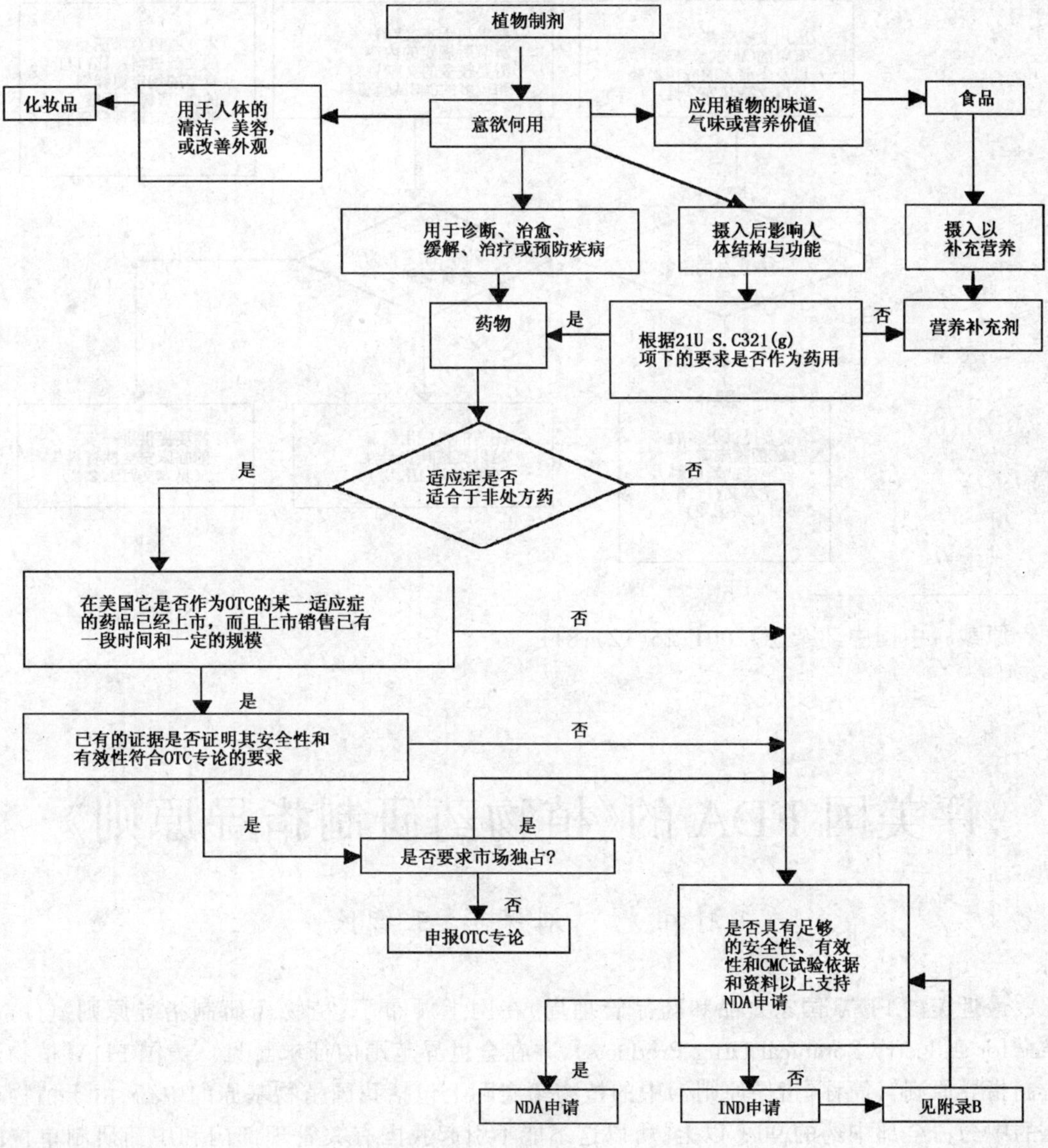

* 国家药品监督管理局药品审评中心，北京 100050

附录 B 植物药产品的 IND(临床研究申请)

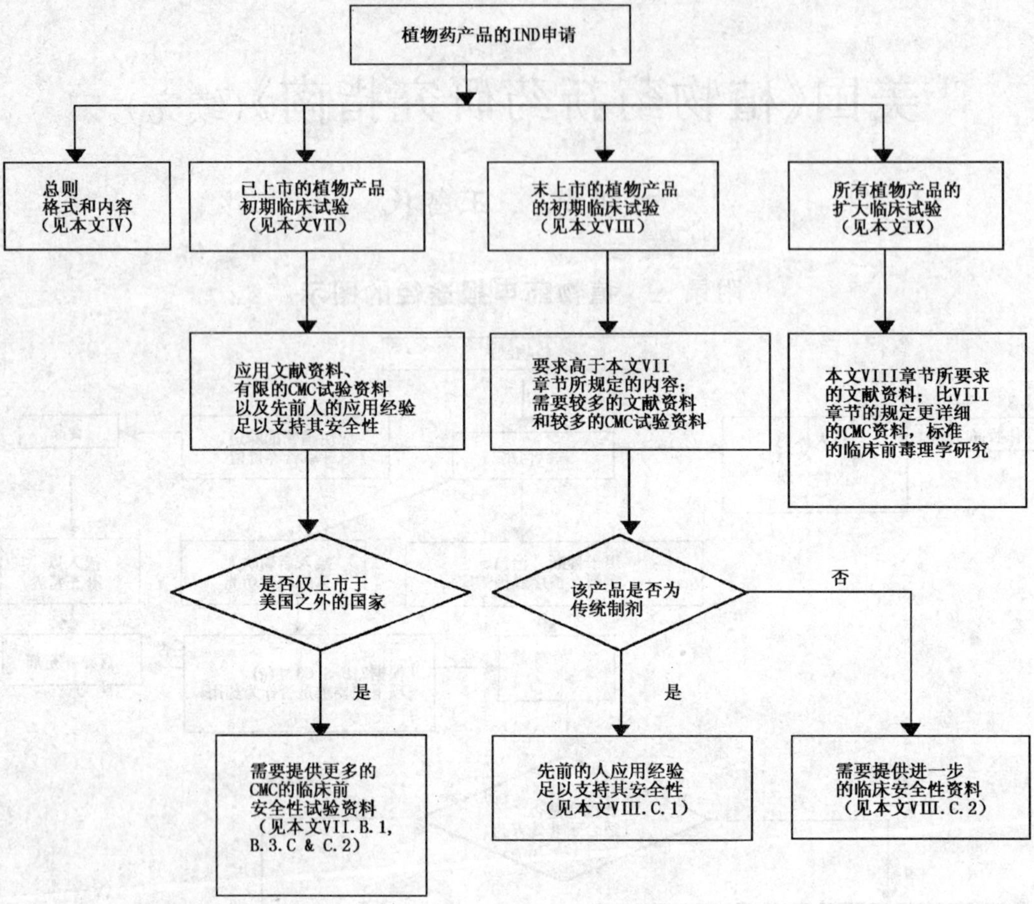

原载:《中国中药杂志》2001,26(12):811

评美国 FDA 的《植物药研制指导原则》

叶祖光*,刘保延,王智民

最近美国 FDA(国家食品和药品管理局)在网上颁布了《植物药研制指导原则》(Guidance for Industry Botanical Drug Products),并在全世界范围内征求意见。美国 FDA《植物药研制指导原则》(简称《指导原则》)中的植物药实际上包括我国植物基原的中药,由于植物基原的中药占全部中药的 90%以上,所以这不能不引起我国有关管理部门和中药研制单位的

* 国家药品监督管理局药品审评中心,北京 100050

关注。目前我国正在积极地推行中药的现代化和国际化,不少中药的研制单位和生产企业把中药研制和生产的战略方向由国内转向国外,其中美国市场是国内不少单位的主攻方向。在这种情况下,认真地研究《指导原则》是十分必要的。经逐字逐句的阅读和仔细反复的推敲后,现对美国 FDA《指导原则》作一梗概的评述。

1 美国对植物药态度变化的历史沿革

长期以来,美国 FDA 根本不承认包括中药在内的植物药是药品,因为包括美国在内的工业发达国家对药品的基本概念是:化学成分要明确,如果是复方制剂,其中一种化学成分的药效学作用,乃至它们之间的相互作用对药效及毒性的影响要清楚。在这种传统药品概念的影响下,美国对包括中药在内的植物药很不理解,所以不承认植物药是药品。近年来,人们逐渐认识到包括中药在内的植物药在卫生保健中的重要地位,同时在卫生保健巨额开支的压力和公众舆论的要求下,尤其是在美国国内一些中小企业经过不懈的努力和游说下,在 1994 年美国国会通过了《食品健康与教育法令》(Dieltary Supplement Health and Education Act)。在该法令中明确地将包括中药在内的植物药列为营养补充剂(Dietary Supplement),这是美国 FDA 对植物药态度发生变化的一个重要标志。尽管当时 FDA 只承认植物药是营养补充剂,并未承认植物药是药品,但毕竟给予包括中药在内的植物药在美国生产销售一个合法地位。

由于研制开发化学药的高昂费用以及西医在疾病治疗中的一些固有缺陷,如化学药毒副作用强以及对某些疑难病缺乏行之有效的药物,所以人们逐渐重视包括中药在内的植物药的作用。此外,美国食品主管部门启动对植物药的上述举措也促进了美国 FDA 的药品主管部门对植物药制订相应的政策。在 1995 年美国 FDA 开始酝酿制订相应的植物药管理规定,在 1996 年起草了第一稿《指导原则》草案。此后,几易其稿,先后在内部出台了第 2 稿(1997 年)、第 3 稿(1999 年)以及现在在网上发布的征求意见的第 4 稿(2000 年),2000 年草案很可能是最后的定稿。《指导原则》的面世,标志着美国 FDA 对包括中药在内的植物药的态度发生了质的飞跃,亦即经过多年的犹豫徘徊,终于承认植物药是药品。美国政府对植物药政策的改变,为以植物药为主体的我国中药作为药品堂堂正正地进入美国市场创造了良好的机遇。

2 美国对植物药的认知程度及其相应的技术要求

美国 FDA《指导原则》明确指出,植物药不同于化学药(在本文中是指那些合成药、半合成药、高度纯化药,以及化学结构修饰过的药品及抗生素),故其技术要求也应不同于后者。植物药之所以不同于化学药,这是由前者本身固有的特点所决定的。美国 FDA 在《指导原则》中也阐述了植物药的一些特点:①植物药的化学组成通常为多种成分的混合物,而不是单一的化合物;②植物药中的化学成分并非完全都清楚;③在多数情况下,植物药的有效成分也并未能完全确定;④在一些情况下,植物药的生物活性并不完全肯定、明确;⑤许多植物药制备和加工的方法学多数源于经验;⑥植物药有着广泛、长期的人体应用经验;⑦植物药在人体长期、广泛的应用中,未发现明显的毒副作用;⑧一些植物药作为保健品或营养补充剂已在市场上销售。

基于美国对植物药的上述认识,所以 FDA 在《指导原则》中对植物药的技术要求有别于化学药,这主要表现在如下几个方面:

2.1 临床前研究技术要求标准的宽松

FDA 将临床研究分为两大类：①初期临床研究(Initial Clinical Trial)，相当于Ⅰ/Ⅱ期临床研究；②扩大临床研究(Expanded Clinical Trial)，相当于Ⅲ期临床研究。根据所申请临床研究类别的不同，其临床前研究的技术要求也有所不同，换言之，如果申请初期临床研究(Ⅰ/Ⅱ期)，其临床前研究的技术要求可明显降低，如果该植物产品以前有着广泛、长期的人体应史，其临床前技术要求可进一步降低。然而对于申请扩大临床研究的申报资料，其技术要求几乎同于化学药。美国 FDA 之所以将植物药的临床研究分为两个阶段，理由是：包括中药在内的植物药在民间或临床上已长期应用，这说明人体对其有较好的耐受性，而且其中必然蕴藏着潜在的治疗价值，简言之，在安全性相对有保障，具有巨大开发潜力的情况下，放松临床前研究的技术要求，使这类植物药迅速进入初期临床研究，在较严格控制的条件下时行科学的临床试验，以证明该受试物的安全性有效性。我们认为，美国 FDA 针对植物药的特点，将临床研究分为两个阶段，并将初期临床研究的技术要求适当降低标准，是有一定的科学道理的，也是美国 FDA 对植物药采取务实和灵活态度的一个缩影。

2.2 药代动力学试验的灵活性

多数植物药制剂中有效成分不十分明确，或其有效成分不是一个纯化合物，而是由若干成分组成的有效分子群，这种情况给其药代动力学试验在技术上带来较大困难。针对植物药有效物质基础的复杂性和特殊性，FDA 植物药药代动力学研究采取较为科学的态度，他们建议：或以植物药中已知的有效成分，或代表性的标识成分，或主要化学成分进行药代动力学研究。如果现有的分析化学技术仍不能满足药代动力学检测的需要，FDA 建议可用生物效价检测方法代替分析化学检测方法进行药代动力学研究。

美国 FDA 在制定有关植物药的药代动力学(包括生物利用度)技术要求时，考虑到如下3个因素：①植物药的有效成分是否明确，它是由单一成分还是由多成分组成；②药材及中间品组成的复杂性；③现有的分析检测方法是否满足需求。根据受试物的具体情况下，可免做药代动力学或采取变通的方法而代之，这些变通办法中包括生物效价检测方法以及临床疗效强度的评价等方法。

2.3 植物药复方制剂的特殊性

国内外大量的研究证明：植物药复方制剂的临床治疗效果一般优于单味药。植物药复方制剂，甚至单味植物药制剂中都含有许多化学成分，事实上，我们不可能将植物药中所有化学成分全部搞清。然而，美国有关化学药品复方制剂的法规明确指出，组成复方制剂的每一种成分要明确，而且每一种成分在复方制剂中所起的治疗作用要清楚。美国 FDA 现在已经意识到，将化学药品复方制剂的技术要求生搬硬套在植物药复方上是不合适的，所以《指导原则》明确指出，如果由一种植物的一个药用部位制备的植物药制剂不算是复方制剂，而且 FDA 正在争取将一种植物不同部位所制备的植物药或用若干不同植物所制备的植物药制剂均列为特例而不受美国西药复方制剂技术要求的制约。例如，在临床研究中，《指导原则》指出，如果植物药仅由一种植物的某一部分所组成则不必要对其中每一种化学成分的药效/毒性进行临床研究，而是将植物制剂作为一个不可分割的整体进行安全性和有效性评价。由此看来，如果植物药制剂可以免除化学药品复方制剂技术要求的约束，那么就意味着美国 FDA 将植物药制剂当作一个整体或相当一个纯品化合物，而不是一个西医范畴中的化学药复方制剂，因而也就不一定非要在化学上搞清每个化学成分的组成，在药理上搞清每个成分的药效学作用以及各成分之间的相互作用等。这说明美国 FDA 过去对植物药的那种

"唯成分论"(凡是药品就必须明确其化学成分)的观点已经发生了重大变化。美国 FDA 对植物药复方制剂的这一政策无疑将有利于中药复方制剂作为药品在美国注册。目前至少是单味中药制剂(虽然是单味药,但也是由多种成分所组成)将不受美国化学药品复方制剂技术要求的制约。

2.4 药学技术要求的灵活性

鉴于植物药化学组成的复杂性,美国 FDA 对植物药制剂的定性鉴别和定量含测等质量标准方面的技术要求不同于化学药。美国 FDA《指导原则》在药学(CMC-Chemistry, Manufac-ture and Control)项下明确指出:植物药 CMC 申报资料的技术要求不同于化学药,例如化学药的有效成分能够明确的定性鉴别和定量测定,而植物药有时则不能定性和定量地测定其有效成分,如果经研究证明确实如此,在其申报 IND(Investigational New Drng,新药临床研究申请)或者申请 NDA(New Drug Application,新药证书或生产申请)时,可以不提交植物药有效成分的定性鉴别和定量测定资料。在这种情况下,FDA《指导原则》建议采用下述替代方法来保证植物药的纯度、质量、规格、药效、稳定性和一致性。①其他的检测方法,如指图谱法、标识成分(不是上述的有效成分)的定性和定量测定、以及生物效价测定法;②一些质量控制措施,植物原药材严格的质量控制以及生产过程中的各工序的控制(Adequate in-process control);③生产全过程中,各阶段的监督和检验,尤其要注意对原料药的质量检验。

用上述替代的质量控制检验方法和生产过程的严格控制等来弥补因不能定性和定量测定其中有效成分而造成植物药质量控制中的缺憾。此外,在植物药质量可控制性和一致性方面,FDA 非常强调对原药材的质量控制和生产全过程(包括中间品及终产品)的严格控制。通过这些措施以保证植物药的质量、纯度、效价和批－批之间的一致性。

植物药 CMC 具体的技术要求取决于该植物药是否已上市(尤其是否在美国上市)、安全性及其在新药研制过程中所处的阶段。其基本原则是,已上市的植物药 CMC 技术要求要低于未上市的,在美国上市的要低于在他国上市的,初期临床前的 CMC 技术要求要低于扩大临床研究的。

《指导原则》对植物药 CMC 的技术要求随其类别和阶段不同而有所不同,并针对植物药有效成分不完全清楚这一特点,采取一些相应的替代检测方法,所有这些值得我国有关部门参考。

2.5 药理毒理学技术要求标准的降低

众所周知,一些植物药做为营养补充剂在美国市场上已合法销售。根据这一现实,美国将植物药分为合法上市与否两大类,上市的植物药再细分为在美国上市和在他国上市的两个类别。对于已在美国合法上市的植物药,而且没有报道存在有安全性问题的,其临床前(指初期临床前)药理毒理学的技术要求大幅度降低,甚至降低到只提供已有的药理毒理学资料而不必专门再做额外的药理毒理试验。尽管如此,仍然要求申报者提供涉及安全性和有效的文献检索资料。文献的检索分 3 个层次,①成品;②处方中各个单味药;③单味药中已知的化学成分。美国 FDA 将植物药分为上市与否两大类,并根据类别不同,其相应的技术要求也随之不同。这种做法比较科学和实事求是,值得我国有关部门借鉴。

2.6 临床研究基本原则同于化学药

《指导原则》指出,植物药的临床研究和化学药比较起来没有什么区别(植物药与化学药在临床研究方面的不同之处请参见本文的其他部分),这里主要是指植物药临床研究的基本原则同于化学药,亦即随机、双盲、安慰剂对照(或剂量-反应关系研究)。然而《指导原则》不主张单一地选择阳性药对照进行等效性试验的临床研究。这提示美国FDA在植物药临床研究中更强调安慰剂对照或剂量-反应关系的研究,而对阳性对照的临床研究价值表示怀疑。美国FDA这种“重安慰剂,轻阳性对照药”的态度,单纯从评价药物的作用来讲是科学合理的。在临床研究中,如果仅有阳性对照而未有安慰剂对照,则有假阳性的危险,这种情况在包括中药在内的植物药临床研究中尤为突出。假如在临床研究中选择了一个名为有效实则无效的上市中药做为阳性对照药,而受试药的疗效是通过对其一系列的观察指标数值或百分率和“阳性”药组进行比较而确定的,而且受试药组和阳性药组的临床疗效比较又无显著性差异,好么就有可能引出一个假阳性的结论;受试物对某一适应症有疗效。实际上阳性药是无效的,阳性药组一系列观察指标的改善仅是安慰剂的作用。在这种情况下,受试药也是无效的。这一点应当引起我国中药临床药理学家和有关管理部门的高度重视。换言之,中药临床研究中,在伦理道德的允许下,应尽量设安慰剂对照,如果不能设安慰剂对照,也应在临床方案的设计中注意防止假阳性的产生,例如通过对受试物量-效关系的观察等。

3 《指导原则》存在的问题及其修改意见

3.1 接受包括中药在内的植物药,不接受中医理论

中医在诊治疾病方面有着自己独立、系统和完整的理论体系,只有在中医理论指导下应用的药品,才是名符其实的中药,美国FDA及其《指导原则》承认了植物药属于药品,这便意味着也承认并接受了植物基原的中药为药品。然而我们必须清楚地看到,美国FDA仅是简单地将植物基原的中药归属于植物药的范畴而接受,换言之,他们所认可的仅是植物药,而不是中药。这说明FDA并不承认中医药理论体系(事实上他们也不懂或也不甚了解),在他们眼里,中药只不过是一个植物药或天然药物而已。这提示即使中药在美国注册成功,也只是一种新的植物药在美国上市,而绝不可能在美国临床上用中医理论指导下使用之。在这种情况下,“中药”已是“盛名之下其实难符”。对于这一点,我们应当有一个清醒的认识,亦即真正意义的中药国际化-走向国际市场是一项任重道远的艰巨任务。中药走向世界困难,中医理论走向世界而且被人们所认可则更加困难。其症结在于如何进行深层次的基础研究,从而能用被世人所认可、接受的现代科学化的语言来表述中医理论。此外,如何使医学界能逐渐接受医学理论体系的多元化,亦即,既有西医药的理论体系,也应承认其他的传统医学,如中医理论体系,这是一项非一蹴而就的工作,也是需要我们中医药界不断努力方可达到的目标。

3.2 植物药复方制剂政策的矛盾性

美国FDA将植物药分成3个层次:①单一植物的单一部分所组成的植物药;②单一植物的若干部分所组成;③若干种植物所组成。美国FDA的态度是:对单一植物的单一部分组成的植物药的技术要求放松,可不按化学药复方制剂对待(见前文),而其他两类植物药仍按化学药复方制剂那样来要求。而中药制剂多为多味植物药组成的中药复方,所以美国FDA这一规定对中药在美国注册甚为不利。《指导原则》中的原文是:植物药产品如果其植物基原仅是某一植物的某一部分(如某一植物的叶、花种子等)可不视为复方药品。而植物药产品如果其植物基原是由某植物的两个或更多部分所组成,或由两种或更多植物所组成均作为复方药品处理,必须受美国有关西药复方制剂技术要求的约束。

美国化学药复方制剂技术要求的核心是要证明:复方制剂中每一种成分或有效部分具有什么药效学作用,这一要求完全不适合中药制剂(单味药或复方药)。因为无论是单味中药制剂,还是复方中药制剂,其中都含有大量的化学成分,目前二者都很难鉴定清楚其全部的化学成分,更不可能逐一对每个化学成分进行药效学研究。从化学成分而言,单味药和复方制剂都是由多成分所组成。此外,从化学成分的复杂性和多样性角度看问题,二者也没有本质的区别。然而《指导原则》认为,单味植物药制剂可以不受化学药复方制剂有关技术要求的制约,而复方制剂仍然按化学药复方制剂的技术要求进行管理(见上述)。这反映了美国 FDA 对植物药复方制剂的两重性和矛盾性,美国 FDA 的这条规定不利于中药复方制剂在美国的注册。因此我们建议将这条更改为:"植物药产品如果其植物基原是某种植物的一个部分(如叶、枝干、根或种子)或几个部分,或若干种不同植物所组成,均不属于复方药品的范畴"。

3.3　植物药Ⅲ期临床研究前的技术要求居高不下

尽管 FDA 对初期临床前研究的技术要求明显降低,但对申请扩大的临床研究,则其技术要求基本同于化学药。FDA 实际上对植物药的前研究采用二步法:第一步是初期临床前研究,在这一阶段,有关技术要求适当放松。然而当完成初期临床研究(Ⅰ/Ⅱ期)之后,便进入第二阶段;申报扩大临床研究(Ⅲ期),这一阶段申报资料则要求严格。FDA《指导原则》明确指出,并不能因为以往的人用药历史而降低技术要求,其技术要求基本同于化学药,例如,要提供符合 GLP 标准的安全性评价的动物试验资料,其中包括"三致"实验。

针对美国这一立场,我们应通过各种渠道,力争中药的技术要求不仅在初期临床前研究中放松,而且在Ⅲ期临床前研究中也应适当放松。其理由为:①在此阶段,实际上已经完成Ⅰ或Ⅱ期临床研究,受试物的安全性和有效性已在人体试验中(初期临床研究)进行了初步评价和认定;②该中药制剂有着广泛和长期的人体应用史,而且根据以往的临床应用实践,未发现受试物有任何毒副作用。在满足上述两个条件的情况下,扩大临床前研究的技术要求,尤其是药理毒理学方面的技术要求应适当降低标准。

3.4　植物药的一些技术要求内外有别

如前文所述,美国将已上市的植物药分为美国上市的和在他国上市的两类,对在美国上市植物制剂的技术要求明显地低于在他国上市的植物药。《指导原则》明确指出,在他国上市的植物制剂需要提供更多的药理毒理学试验资料,尤其是安全性评价资料,根据植物药的适应症、拟临床应用的剂量以及人体应用史等因素来评判临床前药理毒理学资料是否足以支持该植物药进入初期临床研究。在临床研究中,对于已在美国合法上市的植物制剂,由于其临床用量被认为是适宜的,而且是为患者良好耐受的(至少连续服用几个月没有安全性方面问题),所以初期临床研究中只要对其有效性进行观察研究即可,没有必要进行规范的Ⅰ期临床研究。而对于在他国上市的植物药制剂,其临床研究的技术要求要明显严于上述。至于是否要做Ⅰ期临床研究,以及在初期临床研究中如何进行安全性评价,要根据该植物药已有的药学、药理学、毒理学申报资料、适应症、剂量以及其他相关资料等具体情况而做相就除经之外,还要求申报单位提供该植物药在他国上市的年销售量、服用者数量的估计以及不良反应的发生率等。这与已在美国上市植物制剂的技术要求相比,要严格得多。世界上绝大数发展中国家的传统植物药一般没有经过严格的审评手续和官方批准而在民间广为使用,在这些国家,传统的植物制剂未进行严格的药学、药理毒理及临床等研究,因而其安全性、有效性和质量可控性缺乏必要的科学依据。因此,对这些国家上市的植物制剂,美国FDA《指导原则》在技术要求上区别对待,有其合理性,但对我国的中药制剂却很不公平、合理。我国的中药制剂一般在国外注册之前均已合法在中国上市。在上市之前我国研制单位在药学、药理毒理及临床等三个方面做了大量的研究工作,而且经过国家有关政府部门和药审中心的审评,符合有关技术要求后批准上市,而其他国家的植物药一般均缺乏严格的系统审评和正式的官方批准。我们应当充分利用我国中药制剂这一优势,建议 FDA 对经植物药注册的政策法规和技术要求比较健全的国家所批准而合法上市的植物药,应同于在美国上市的植物制剂而同样降低技术要求。此外,力求 FDA 接受外国的临床研究,如果这些临床研究是严格控制的,而且符合国际认可的 GCP 标准,无论是Ⅰ/Ⅱ期,还是Ⅲ期临床研究资料均应当接收和受理。如果美国能接受这一点,就意味着我国药监局药审中心正式批准的中药新药,可以在美国直接申请新药证书或直接申请Ⅲ期临床研究,使我国研制的中药制剂以快捷、高效的方式在美国注册上市。

3.5 指纹图谱及质量控制要求的合理性及其不足

由于植物药中有效成分的复杂性,所以用常规的分析化学方法不能满足植物药定性鉴别和定量含测的需要。美国 FDA 建议采用指纹图谱的方法对植物药进行定性鉴别和定量含测等质量控制试验。在植物药的质量控制试验中是否采用指纹图谱技术,取决于该植物制剂是否已经上市以及是处于哪一期的临床研究。对于申请初期临床研究的植物制剂,如果它是已上市的,那么在其质量控制中,无论是原药材和原料药,还是成品均不用指纹图谱进行定性和定量的检测;如果在申报初期临床研究之前未上过市,就要对该植物制剂的原料药和成品采用指纹图谱进行定性鉴别,但对原药材并未做要求。对于申请扩大临床研究的植物药,就要对其原药材、原料药和成品采用指纹图谱的方法进行定性鉴别和定量含测等质量控制试验。在Ⅲ期临床研究结束前,尚须采用指纹图谱方法对植物药批一批质量的一致性以及稳定性进行考察。

从 FDA《指导原则》上述技术要求中,我们清楚地看到:①对已上市植物制剂质量标准的技术要求低于非上市的植物制剂;②质量控制的技术要求随着植物药在新药研制轨道上的进展而逐渐提高;③在申请扩大临床研究时,无论该植物制剂是否已上市,其质量控制的技术要求均相同,而且均严于初期临床前的申报资料。

美国 FDA 对植物药质量控制的技术标准采用循序渐进的作法是合理的。在Ⅲ期临床结束前,对植物药成品批-批质量一致性的技术要求中提出:"原料药中所有化学成分均需运用光谱和/或色谱的指纹图谱进行定量和定性的对比研究。"由于对包括中药在内的植物药中的所有化学成分进行定量研究在技术上颇具难度或是不可能的,因而《指导原则》这一技术要求有些过分,并给中药在美国注册带来难度。基于这种考虑,应当争取将原文中的"所有的"改为"尽可能多的有关成分",将"定量和定性的对比研究"改为"定量或定性的对比研究"。

综上所述,美国 FDA《指导原则》经历了较长的时间过程才得以面世,它的出台是方方面面努力的结果,其中包括我国中医药界的学者和管理人员长期以来对美方不断的宣传和所做的工作。为了使《指导原则》更切合中药的实际情况,我们现在有必要进一步开展学术交流,加强向美方尤其是向美国 FDA 宣传和解释中医中药的特点及其在疾病防治中独特的优势,使美方能够更好地理解中医中药的理论和实践,从而为进一步修定《指导原则》做好铺垫。其目的在于删掉《指导原则》中那些不符合中医中药特点的内容,同时保留那些切合实际的合理部分。

原载:《中国中医药信息杂志》2001,8(4):1

中药药效评价的"水闸门"法

王智民,杜力军*,毕开顺**

[摘要] 疾病是由于各种致病因素的综合致病力超过人体免疫力,并达到发病阈值以上的结果。化学药品一般作用于疾病的某一发病环节,阻断病理过程,达到治疗疾病的目的。利用不同的药物作用于疾病的不同环节上,使综合致病力降低到疾病发病的阈值以下,使人体的免疫力足以对抗致病力时,疾病就能得以控制,达到治疗的目的。为了评价多种药物对疾病不同环节的综合作用,本文提出了用"水闸门"评价的一般方法,该方法把病理过程的各个阶段分为顺式途径和旁路途径两种,并初步提出了两个数学模型,以期说明用若干中等作用强度的药物对疾病各环节的阻断而达到的治疗效果,并不一定弱于那些对单靶点有高强度作用的药物的治疗作用。从而说明中药和中药复方中多种成分对疾病发病过程的不同环节或不同的靶点作用的综合性,解释中药或中药复方药效的科学内涵。

[关键词] 水闸门评价方法;顺式途径;旁路途径;病理环节;中药

笔者认为中药现代化的关键性问题是:中药(复方)质量的可控性研究、中药(复方)综合药效学评价方法和临床综合疗效评价方法的建立。质量可控性研究已得到有关部门的重视和大力资助;但建立中药综合药效的评价方法,并取得国际认可,不仅是中药现代化的关键,同时也必将带来药物有效性评价研究体系的革命。笔者就此谈点不成熟的看法,仅供参考。

评价中药和中药复方有效性,不能简单的套用西药的评价方法。因为对于特定的药理作用,大多数中药的作用强度远低于同类化学药品,这一点是无疑的。因此,FDA(美国食品管理局)按照西药的一整套评价新药的方法评价中药,可以预计植物产品要通过 FDA 的药物批准将是非常困难的。

但是,某些中药(植物药)的整体作用并不比化学药品差。例如:某中药治疗附件炎,利用活血化瘀,消肿止痛的治疗就比西药单纯的抗生素的效果要好。这是因为抗生素是杀菌抑菌,但对于无菌性炎症就无效了。再加上抗生素的耐药性的问题,使得西药对此类疾病一筹莫展。该药的活血作用本质可能是利用中药的某些成分(合适的亲水亲酯比)能够通过"生殖屏障"达到化瘀(消除炎症递质,抑制 PG 合成酶等)使病逐渐被吸收,同时加上止痛作用,治疗的效果颇佳。这说明评价药物作用不能仅看对单靶点或单受体的作用。

要想使中药得到国际承认,我们只有用数据向世人说明中药治病有效的科学性,其中重

* 中国医学科学院药用植物研究所

** 沈阳药科大学

要的环节之一就是建立一个新的药效学评价系统。只有解决了这个问题，才能说服全世界的科学家，才能说明中药各药配伍的科学性。

那么如何来建立一个新的综合评价系统来数据化地体现中药的复合作用或多途径/多靶点/多环综合作用呢？解决这个科学问题的方法，我们称之为“水闸门”评价法。

用一个比喻可以很好地解决这个复杂的科学问题。在长江上建立若干个闸门（如4个），如果每个闸门都截留河水50%的话，那么，通过第4个闸门的水流为 $0.5^4=6.25\%$，4个闸门共截留了93.75%的河水。

疾病像泛滥的“洪水”，药物像水闸门，西药希望一个闸门完全止住“洪水”，这客观上要求建筑该闸门的材料、工程极其浩大（开发一个新药约耗资3.5～5亿美元，1～3万个化合物才能开发出1个新药）。中药的化学/有效成分的作用强度往往一般或中等强度，成分的多样性决定了不同成分将作用于疾病的多个不同环节上，使导致疾病的各种致病因素总和限制在发病的阈值以下，达到控制疾病和“治本”的目的。

化学药品对某靶点的有效一般在70%～80%或以上；中药某些成分对某靶点的作用一般在50%左右，像上述的水闸门的例子，4个这样的水闸门的作用强度之和为93.75%，已达到或超过单一化学药品的作用。化学药品由于在单靶点的作用强度较高，因此将产生一定的副作用，如：抗肿瘤药对癌细胞具有较强的杀灭作用，同时将不可避免的对正常细胞有毒性。

我们根据偏头痛的病因和病机，分析吴茱萸汤大致可分为6个环节达到治疗偏头痛的作用。①对5-HT等的影响，②对脑血管系统的影响，③对神经系统的影响，④对中枢镇痛作用，⑤对炎症递质的影响，⑥对其他环节的作用。

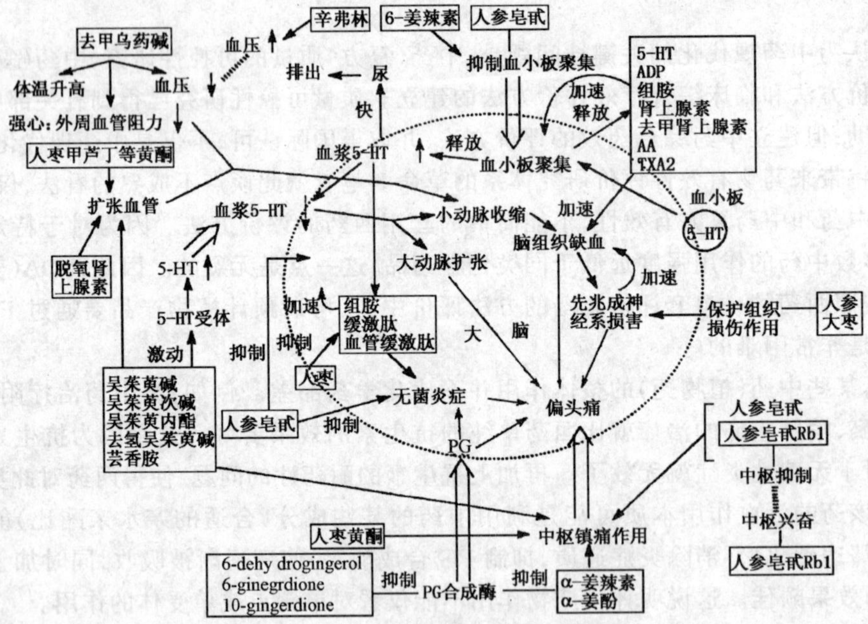

图1 吴茱萸汤治疗偏头痛的作用环节和部位

西药治疗偏头痛的药物，如曲马舒埋只是单一作用于5-HT受体，钙拮抗剂仅对血管系统作用等。这些药物显而易见不能治本，吴茱萸汤治疗偏头痛是象“水闸门”一样对于偏头痛这一疾病的全过程致病因素“截留”，达到了中医称之为的“治本”的效果。

笔者把上述的设想称为中药的“水闸门”作用，如何来评价这个“水闸门”的综合作用呢？我们认为可以用表达式1来说明。

Expression 1：

$E_{sequence\ path} = a_1 + a_2 - a_1 * a_2$

(for two sequence paths $A_1 \& A_2$)

$E_{sequence\ path} = a_1 + a_2 + a_3 - a_1 * a_2 - a_2 * a_3 - a_1 * a_3 + a_1 * a_2 * a_3$

(for there sequence paths $A_1, A_2 \& A_3$)

……可依次类推。

其中 $E_{sequence\ path}$：顺次途径的总有效率：

a_1, a_2, a_3……为药物对顺次途径(A_1, A_2, A_3……)中各靶点/受体的有效率或抑制率；对于顺序途径，其总强度是各途径的作用强度应为相乘关系。

对表达式1的简单解释：

如图2，阐因素引起疾病，

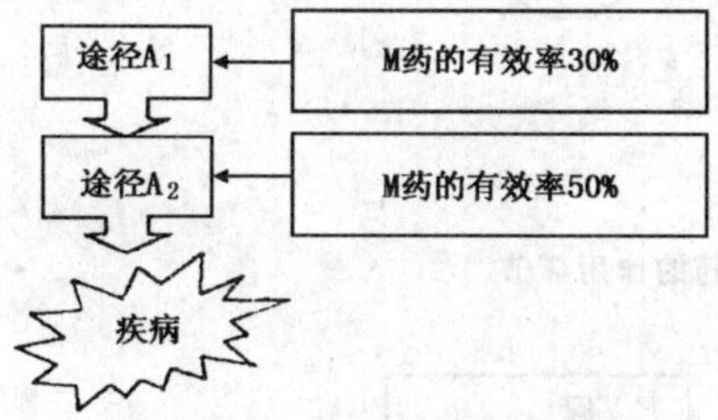

图2 顺次途径作用

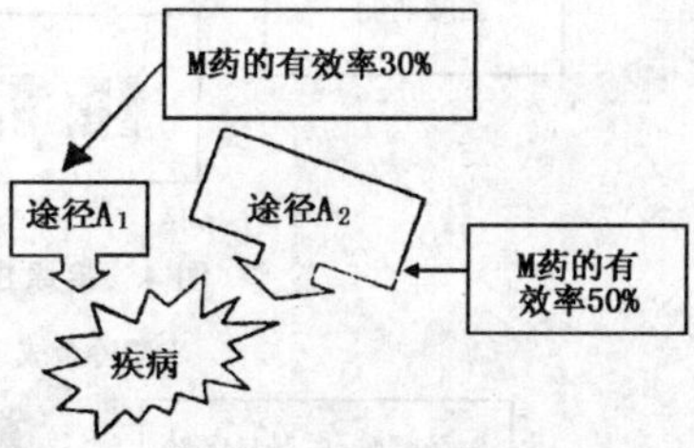

图3 旁路途径作用

如：导致某疾病有2个顺次环节的话，M药对途径 A_1 的有效率为50%，M药对途径 A_2 的有效率为30%，M药的总有效率应为65%（M药由复合成分组成，对 A_1 和 A_2 途径产生作用的有效成分也可能不同）。

Expression 2：

$$E_{paralle\ path} = \sum_{i=1}^{n} A_i{}^* a_i$$

其中 $E_{paralle\ path}$：旁路途径的总有效率：

a_i 为药物对旁路途径(i)的有效率或抑制率

Ai 为旁路途径(i)致病力占总致病力（各旁路途径致病力之和）的系数

n 为旁路途径数

如图3，多因素引起某疾病时，

如：图径 A_1 的致病力是途径 A_2（其致病力假设为A）的1/4，M药对途径 A_1 的有效率为30%，对途径 A_2 的有效率为50%的话，那么，M药对该疾病的总有效率应为：$0.5^* A/(A+0.25A) + 0.3^* 0.25^* A/(A+0.25A) = 46\%$。

上述表达式说明：①疾病是多因素导致的，在治疗上应全过程“综合治理”。②药物的综合作用强度与其有效分子（群）在各自作用环节/靶点上的作用强度呈正相关。③作用于顺次途径上的各有效分子（群）间具有协同增效作用。

值得注意的是:上述综合作用计算公式为通式,此处所指的病理环节是指病理过程中的主要过程。在具体的疾病中,应当根据具体病理病机的不同用表达式 1 和 2 进行混合运算,得出相应的表达式。对于复杂情况,要分析明白各病理环节的先后次关系及作用靶点,弄明白中药的哪些或哪类成分在相应靶点或环节上起作用,研究不同类别成分(群)即有效分子群间的协同/拮抗等关系。这样有助于更好地完善综合评价数学表达式。对于仅明确部分病理过程的模糊系统,其评价应利用模糊数学表达式表示。

上述的这一设想,旨在依据中医的整体观念,利用现代的科学数据,形象具体地说明中药的有效性。由于中药成分的复杂性,因此,为了便于解释该理论的科学性,使从事化学药品的研究理解该理论的内涵,本文将利用西药的典型例子来说明“水闸门”的理论。

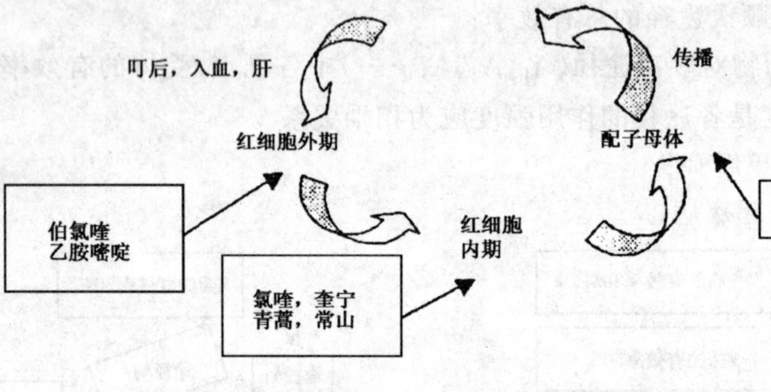

图 4　疟原虫的生活史和抗疟药的作用环节

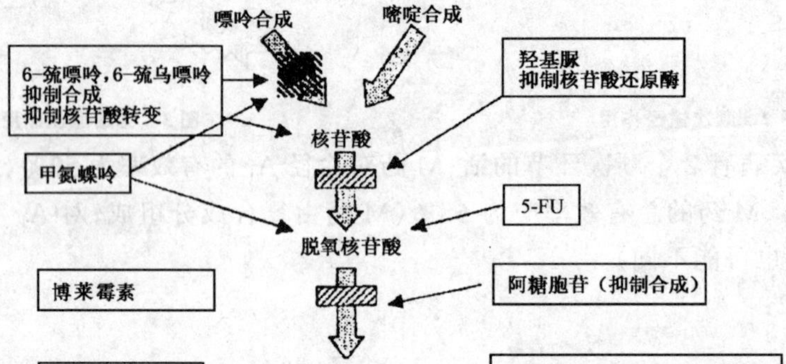

图 5　抗恶性肿瘤药物的作用部位示意图

疟原虫的生活史及目前抗疟药的作用环节已很明确[1]。其病理过程主要分为红细胞外期和红细胞内期,是典型的顺次途径。在临床上,由于抗药性的产生,临床上多采用联合用药,来达到临床治疗目的和降低毒副作用。如:对于间日疟或恶性疟的临床症状的控制,并根治良性疟、防止传播，用氯喹+伯氨喹；对于具有抗药性恶性疟，用乙胺嘧啶+硫酸奎宁；休止期治疗用乙胺嘧啶+伯氨喹；这样，利用药物阻断病理过程的不同环节，达到控制或根治疗疾病的目的。

上述这些应用，主要是在抗药性的“逼迫”下，临床上不得不联合用药。联合用药不仅降低了药物的服用量，降低了毒副作用，同时达到单一药物治疗所不能取得的临床效果。这是由于疾病发生的多样性和连续性，以及药物在疾病发病过程发挥协同作用的必然结果。

典型例子还有抗肿瘤药物的联合用药问题，抗肿瘤药的作用部位如图 4 所示，联合化疗的例子[2]如：治疗何杰金氏病及淋巴肉瘤的 MOPP 疗法（氮芥+VCR（长春新碱）+甲基苄肼+泼尼松）：治疗绒毛膜上皮癌的 5-FU（5-氟尿嘧啶）+放线菌素 D 和 MTX（氨甲蝶啶）+VLB（长春碱）；治疗乳癌的 5-FU+MTX+CTX（环磷酰胺）+泼尼松）；治疗肝癌的 FAM 方案（5-FU+阿霉素+丝裂霉素）等等。从多环节的作用达到破坏肿瘤细胞的 DNA 功能、各 RNA、蛋白质的合成及阻断细胞的有丝分裂等，从而达到抑制肿瘤生长的作用。

上述几个临床应用的实例说明，利用多种药物同时阻断导致疾病的不同环节，具有协同增效的作用[2]。

根据“水闸门”理论可以预测：对于肿瘤的根治应当是各种手段的联合应用，在化疗上以多种途径药物的联合应用可能会更好。

目前，由于对人类疾病的认识仍不深入，许多疾病发病机制的总结仍不完善，并将随着科技的进一步发展会有更深的认识，特别是人类基因组的研究和完成，必将推动对人类疾病的认识。

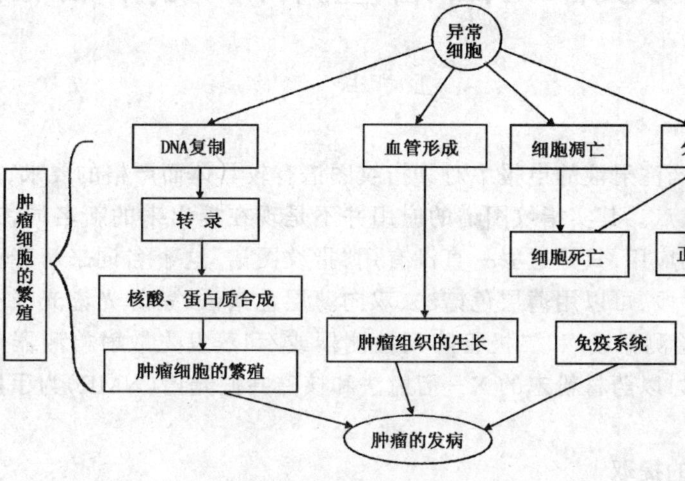

图 6　肿瘤生长过程示意图

但是，人是一个整体，各器官组织可因各种外因和内因的影响而发生变化，加之人本身某方面的缺陷或功能的不协调，必然导致各种疾病。因此，任何一个疾病的发生都可能是多因素的，对待疾病的治疗亦应根据相应的主要致病环节进行综合“调整”或“切断”，使各种致病环节的“致病力”总和低于发生疾病的阈值（“水闸门”）。这样，我们将从根本上“驾御”疾病的发生和发展。

由于人体是一个复杂的有机体，特别是许多现代疾病的出现，我们尚不能完全弄明白疾病的发病过程，我们又很难找到一个高效的“大坝”（化学单体）来阻止汹涌的“洪水”（现代疾病);那么,我们为什么不在形成该“洪水”之前的各“主支流”上建立一些“中、小型坝”(中等有效的药物),从而有效地控制各“支流”流入“大河”的流量,达到控制疾病的目的呢?这就是“水闸门”理论的思想根本,可能会是解释中药和/或中药复方有效的一个方法和手段。

那么,针对人体疾病发病过程这个“灰箱”,如何利用模糊数学的理论进行总体药效的评价和计算,是一个亟待解决的问题,值得药物学家、药物化学家、病理学家、数学家、药理学家等的共同配合,解决植物药的药效学和临床作用的综合评价标准——植物药的 ICH 药效学评价问题。

对于“水闸门”法的一个重要的应用,将有可能为中药(或植物药)新药的设计提供一个设计策略,推动中药研制由传统的开发方式向中药(植物药)新药设计的转变。

参考文献

[1] 江明性主编.药理学.人民卫生出版社,1995,365.
[2] 竺心影主编.药理学.人民卫生出版社,1987,391-405.

原载:《世界科学技术-中药现代化》2000,2(5):34

对中药指纹图谱应用的几点看法

王智民

目前,由于在中药注射液的申报中对其指纹图谱有较具体而严格的要求,成为中药科研界和企业界关注的焦点。其实指纹图谱的应用并不是现在提出来的新名词,它早已在中药的新药中申报中得到应用,只是过去一直没有用“指纹图谱”这个名词来解释而已。中药指纹图谱是一种鉴别手段,可以用薄层色谱法、双向薄层色谱法、紫外光谱光、红外光谱法、高效液相色谱法(UV 检测器或/和二极管阵列检测器或/和蒸发光散射检测器等)、气相色谱法等,还有学者在探讨以药材粉末的 X-衍射法和核磁共振光谱(NMR)为手段进行指纹图谱的研究。

1 特征性指纹信息的提取

目前,关于如何提取中药的特征性指纹信息的方法尚不成熟。严谨而科学的做法是以有效成分为指纹信息特征,以有毒成分为限定特征,从复杂体系中寻找与特定药效具有正相关的有效分子群,以及与毒性相关的有毒分子(群)。但是,由于中药在不同处方中的作用各不相同,对于某种药材很难找到一种万能的技术指标,使之适合于临床的不同用途。这样,就给指纹特征提供了一个广阔的空间,有待于科学家去进行探索。笔者根据指纹特征的用途,按照新药研究“安全、有效、可控、稳定”的指导思想,阐述一下指纹特征的提取原则。

1.1 用于鉴别药材的真伪、易混淆品种

一般薄层色谱(TLC)特征就能达到目的,特别是对于鉴别真伪,以对照药材、化学对照

品进行 TLC 即可。因为 TLC 可以提供大量的信息和可供选择的极性范围，可以用吸附色谱亦可用分配色谱。如：TLC 可提供化合物的类别（颜色反应），化合所含的基团（颜色反应），极性大小，共轭情况（荧光）等信息。

许多同属的易混淆品种（如：白前、白薇、徐长卿等）在极性较小的溶剂系统中，主要 TLC 特征是几乎相同的，但是，在中等极性展开系统中能够区别。

因此，在此类用途时，指纹信息应以寻找特征性为主，不是全方位信息的寻找，而是以一个或几个（组）特征来提取的。

对于同一个药材鲜品和干品的区别，由于其主要化学成分完全相同，可以考虑以成分间的比例关系为特征。如：生姜和干姜的区别，生姜中姜辣素和姜酚的比例大于 11，在干姜中两者的比例小于 2，该比例关系与药理作用具有相关性。

不同产地的药材在含量上存在较大的差异，但是，由于植物体内特有的生源合成和代谢途径，决定同一种植物在地域相关不太大的情况下，其主要的有效成分应是基本相同的。这就给工业化生产提供了广阔的药源选择，加上 GAP 基地的建立，使药材中成分间的相对比率得到了基本的恒定。因此，对于鉴别药材的真伪和易混淆品种，用 TLC 法即可达到目的。

1.2　用于控制成药的质量

成药的质量是要求其主要的有效成分及其在生产过程中达到基本一致，具有生产的可重复性，因此，选材是非常重要的。作为公开发布的质量标准要求可相对低一些，但是，企业内部的质量标准应该相对严格。使质量不稳定的药材通过生产过程使之变为质量相对稳定的中间体或成品药。

由于植物药的多成分性和复杂性，其主要药效成分可能是多个成分的共同作用，因此进行制备工艺研究时，不应该强调以某个成分为指标来选择其“最佳”工艺，而是应该强调以主要有效成分为成分群的、多指标的、生产可重复的制备工艺研究。以这样的主要有效成分群为共同指标，来全方位的考虑中药生产工艺的选择，使不同产地的合格药材均能达到所研制药物的用药要求。

作为药典标准的中药材，由于要达到一定的地域代表性，因此，药典对药材的要求可以相对较低，在企业内控标准或新药申报中应当制定严格的药材投料标准，以符合成药生产的需求。

其实，就药材的选材问题，古人很早就认识到了。孙思邈在《千金翼方》中写到：“夫药采取不知时节，不以阴干暴干，虽有药名，终无药实，故不依时采取，与朽木无殊，虚费人工，卒无裨益”。这说明在我国古代就对临床用药有了严格的要求。因此，我们在现代中药的生产中，严格药材投料标准，这是不违背古人的用药习惯的。

成药的指纹图谱应尽可能的反映药物的全部成分信息，无法进行指纹图谱的，可以引进生物学测定的方法来控制成药的内部质量，以保证药品的安全、有效、可控、稳定，利于人民的身心健康。

总之，在所有类别中药新药的申报中，引进指纹图谱对中药这个复杂体系进行全方位的质量控制的做法是正确的，明确药物的主要有效成分对于指纹图谱的制订标准是非常必要的。因此，在中药新药的技术要求上，对一类新药有 50％成分可知率的要求不是高了，而且是相对低了，理论上应该在 70％～80％以上可知，50％以上可测。对于三类中药新药，应当有 40％～50％以上可知，20％～30％的成分达到可测。这样，一方面避免了药品研制中的低水平重复和粗制滥造药品的上市，另一方面会促使一批真正有效的药物诞生，使中药新药的研究成为真正的药物研究开发，而不是批量的“制造”或自造“新药”，促使中药的研究上一个新的台阶。

1.3 用于研究稳定性

目前，研究中药稳定性主要是用质量控制的方法，其实这样的方法是不完全正确的。因为研究稳定性是为了保证药品在出厂以后的放置、贮藏过程中药物的质量。此时，药物可能会在货架上或贮藏中，发生降解、氧化、分解、水解、霉变、沉淀、裂片等。因此，对于研究稳定性时引入指纹图谱是必要的。笔者认为成分含量在5%以上，经保存前后相比较，相对标准偏差应当在5%或10%以内为度，以避免药品在出厂后产生降解、氧化、分解等，或给予一定的质量保证措施使之稳定。

1.4 临床研究用“新药”的质量控制和监督

现在，在二期临床前研究申报资料中，其很大的篇幅在研究临床用药的质量标准，但是，在正式的临床试验中，国家没有对药品的临床研究用药进行不定期的抽查和质量监督，这样就会使一大批临床疗效不太确切的药物得以蒙混过关。此时的抽查应主要集中在对主要有效成分的含量测定和批与批之间指纹图谱的一致性上，对于主要有效成分不清楚者，至少应当有指纹图谱的比较。

2 指纹图谱的限定原则

目前，国家药品监督局对于中药注射液的药材、中间体和制剂已发布指纹图谱的技术要求。如：指定的共有峰应占全部峰面积的90%；对于某共有峰面积(S_i)占全部峰面积($S_{总}$)$\geqslant$20%者，其$\Delta S \ngtr 20\%$；20%$>S_i/S_{总}\geqslant$10%时，$\Delta S \ngtr 25\%$；$S_i/S_{总}<$10%者，$\Delta S \ngtr 30\%$；$S_{总}<$5%时，不做要求。该限定标准对于含量在50%以上的成分的相对偏差没有要求，对于许多成分含量均小于5%的成分而其总和大于全成分的20%以上(甚至是50%以上)者，没有要求。对于有些技术关键标准较低，有些方面要求过于荷刻的，有待在实际工作中予以进一步的完善。

对于其它的二类新药，我们认为至少应当有主要有效成分的指纹图谱，要求标准至少应该与上述注射液的要求基本一致。

对于三类新药能否用以下标准，如：指定的共有峰应占全部峰面积的60%～70%；对于某共有峰面积(S_i)占全部峰面积($S_{总}$)$\geqslant$20%者，其$\Delta S \ngtr 30\%$；20%$>S_i/S_{总}\geqslant$10%时，$\Delta S \ngtr 40\%$；$S_i/S_{总}<$10%者，$\Delta S \ngtr 50\%$；$S_i/S_{总}<$5%者，$\Delta S \ngtr 100\%$。

对于中药四类新药，必须有指纹图谱，其标准应当和原剂型进行比较，具体情况不同，要求也不一样，但原则上应高于三类新药。如果指纹图谱与原剂型完全一致，根据其生物等效性研究结果，可以考虑免除临床验证。制备工艺改革者，需要研究改变前后指纹图谱的对照，如果有较大的差异，应当进行安全性评价。

对于复方指纹图谱，应当指明各个主要指纹峰的归属和来源。对于小于5%的所有共有峰的总和应当有一定的限定指标。

特定适应证药物的有效分子(成分)群应当以科学的方法来进行寻找。例如：利用模糊数学进行模式识别的方法，找出特定药效的分子组群；再利用化学信息和毒性的相关性找出处方中与毒性具有正相关的有毒分子群，这样，就可以知道中药或复方这个复杂体系中的药效成分和有毒成分的归属情况，就相对容易指定中间体、成药指纹图谱的限定标准了。

3 原药材、中间体、成药间指纹图谱的相关性

考虑到药材的不同产地、不同采收季节、不同生长条件等因素的影响，对于药材指纹图谱的限定，可以根据所开发药物的适应症，在考虑有效成分药理作用的基础上，对其成分作一定的取舍。因此，对于药材指纹图谱的限定标准可以相对较宽些，以适合于药材的实际情况。例如：用丹参治疗心血管疾病时，其主要有效成分是丹酚酸类成分，无论产地如何，其主要成分均为丹酚酸 B(根中的含量在 8%～10%)，其次是迷迭香酸(2%～5%)、儿茶醛(2%左右)等，其余的成分含量甚微。考虑到丹酚酸 B 的药理作用与丹参的作用几乎相当，因此，应以丹酚酸为质量控制指标。现在以丹参素为质量指标似乎不妥，因此正品丹参中几乎不含有丹参素，它的产生是在煎煮过程中，丹酚酸类成分水解掉其侧链所致(水煎液中的含量大约在 1%以下)；以丹参酮 $Ⅱ_A$(0.2%～0.4%)为指标似乎更为不妥，因为该成分不是活血化瘀的有效成分，仅具有抗菌消炎之作用。如果开发丹参为治疗痤疮类的药物，应当以丹参酮类成分为指标进行药材的选择。因此，在制订药材指纹图谱时，不可自束手足，应在对大样本的药材指纹图的分析、判断、综合的基础上，考虑生产的实际、GAP 药材基地的情况，制订合理的指纹图谱限定指标。

中间体，是从药材中经过一定制备工艺得到的药物的有效部分或药物的原料，也是被研药物的物质基础。因此，对于它的要求应当相对较严，因为中间体是药物是否有效的内在根据。它可以是药材中的某几个主要有效成分(群)，或具有一定比例关系或比例关系范围的有效部位，对于该部分制备工艺的要求应当是工艺的可重复性，而不是“最佳”工艺的研究。比如以某药材的总皂苷为被选有效部位，应当明确各皂苷间的比例关系或比例关系范围。对于有毒成分应当加以限定，如：马兜铃酸的问题，建议在成药处方中含有关木通、青木香、防已(有可能混入广防已)、马兜铃、细辛、天仙藤等药物入药者，应增加马兜铃酸的限量指标。

成药，即药物的成品，一般是由一个或若干个药物中间体或从若干个药物合煎中制备而来，对于成药指纹图谱的考核标准，主要在于成药的批与批之间的生产可重复性。

4 指纹图谱与知识产权保护

由于中药的特殊性和复杂性，为中药知识产权的保护提供了可探讨的空间。要想使自己的产品得到真正意义上的保护，就有必要对产品的指纹图谱进行限定。比如：EBC761，它的主要规格就是总黄酮≥24%，总内酯≥6%，其中银杏内酯 A+B 约等于白果内酯，加上对于毒性成分白果酸的限定和其他限定(如：水分、微生物、重金属等)，就构成了 EGB761 的基本内容，这样的产品可以构成物质专刊。因此，对于中药新药的研究，应当立足于尽可能多的明确其化学成分，进而明确其有效成分。只有对产品的有效成分的充分了解，才可能对产品充分保护。

综上，指纹图谱在中药中的应用是很有潜力和前景的，建议我国的新药审批部门予以大力的推广。同时值得注意的是，指纹图谱的研究应当在大量的基础研究上进行，尽可能的应用先进科学技术、手段和方法，对中药这个复杂体系进行探索性的研究。在不断研究中完善对中药指纹图谱的应用和限定标准。

以上是对指纹图谱的应用的一点看法和想法，仅供同行进行评判和争鸣。

原载：《中国中医药信息杂志》2001，8(9)：21

新药研制的广阔天地
——西药中药化

岳凤先，周　硕

［摘要］　**按中医药学理论研究确定西药的性能和功效，从而能按中医药学理论使用，此研究过程和结果，即为西药中药化。由此使西药再获中医药学优势和可避免西医药学的劣势。中药可被研究成西药，同理，西药亦可放研究成新中药，单味新中药还可按中医药学理论组成复方新中药，另还可据此而有指导地发现现有西药的潜在作用，又成新西药。如此，西药中药化为新药研制新领域，提供了广阔天地。**

当今之世界的医药学，从理论的完善和应用的角度讲，突出为中医药学和西医药学，就药物而言，则相应为中药和西药。中西医药学所提供的现有药物，尚难满足各种防治疾病的需求，故需不断研制新药物，即研制新中药和新西药。新药研制途径有多种，其中就包括吸收其他医药学的药物为自己医药学的药物，西医药学就在不断吸收中药或由中药研制新药物，对此，可称作中药西药化。此类研究；已成为新西药研制的重要领域，尤其近二三十年，更为突出。中医药学吸收西药或由西药而研制新药物的工作，即西药中药化的研究工作，尚属萌发状况，或者说并没受到广泛重视，突出原因仍在于存在视西医药学为标准医药学及西药为最完善药物的认识。事实并非如此，只要客观认识中西医药学及中西药物的优势和劣势，那么吸收西药或由西药而研制新中药的工作，即西药中药化的研究工作，将呈现新药研制的广阔天地。

一、中西医药学及中西药物的优势和劣势

药物的优势和劣势，是由其相应医药学所决定，故重点讨论中西医药学的优势和劣势。中医药学的优势在宏观，劣势的微观。中医药学大约形成于 2000 年前，当时人们只有宏观知识，故势必形成其宏观优势。宏观到将人体、药物及二者关系放大到宇宙大环境来考虑人体的平衡即健康状况，所涉及的知识不仅包括自然科学，尚包括社会科学、心理科学等。故考虑的可变因素多，更符合人体和药物的实际情况，从而保障对人体、药物整体认识的准确性。以微观知识为主体的现代科学，其历史不过三四百年，很多内容仅为近百年之事，又由于多种原因，中医药学未能及时吸收现代科学的微观知识，故至今中医药学仍是呈现微观劣势。其况不仅从物质角度讲未能达到分子水平，甚至细胞水平亦未达到，故难保障对人体、药物局部认识的精确性。表现在临床用药方面，对人体局部病变尤其急性局部病变以及精确保障药物质量，中医药学常呈力不从心之状。

西医药学的优势在微观，劣势在宏观。西医药学一开始就建立在以微观知识为主体的现代科学基础之上，故呈微观优势，从物质角度看，可达分子乃至量子水平以及微小电变化来认识人体状况及药物作用，即从现代科学的生理、生化、病理等指标来表达人体状况及药物作用。故能保障对人体、药物局部认识的精确性。但因从微观角度对人体、药物认识仍未达十分充分,从而难于达到微观在宏观中的地位和作用的认识,呈现宏观劣势。故不能保障对人体和药物整体认识的准确性。表现在临床用药方面,西药尽管精确针对人体某指标状况,但从全身讲,对于全面考虑,呈现不准确性也就很易理解了,这就是西药不良反应难于杜绝的根本所在。

二、西药中药化——新药研制的广阔天地

笔者于1982年公开发表了西药中药化的论点,此论点可简述为:将西药放到中医药学理论体系中进行研究,确定其中药性能和功效表述,此过程和结果即为西药中药化。

人们使用药物的目的,根本在于增进身体健康水平,即安全有效。为此,应当是达到准确性和精确性相结合,这就要求药物具备宏观和微观两方面的优势。现有中药具宏观优势,但处于微观劣势;现有西药具微观优势,但处于宏观劣势。若在保持各自优势同时,又克服劣势,对中药讲,即为实现现代科学化;对西药讲,则为中药化。因为中药的性能和功效的表述,正是中药在中医药学中的宏观优势的体现,故西药中药化,使得西药不仅成为现代科学化中药,更使之达到宏观和微观结合,呈现准确性与精确性相结合。

所谓新药,包括作用新、组成新、剂型新,突出又为作用和组成成分新。西药中药化,使得西药又具中药的性能和功效表述,显然为作用和组成均为新的中药。若据此再按中医药学理论组成复方中药,其新中药数极为可观。因为现有中药仅常用中药约3~500种,则可组成万千复方中药;若千余种常用西药,其所组成的新复方中药,显然会更多。

鉴于现有中药和西药功效表述的不同,即中药针对"证"而起作用,西药针对"症"而起作用,中医药学对人体状况"证"的表述,可包括西医药学对人体状况"症"的表述为多种;而"症"又可分属于不同的"证"。故可有指导地发现西药的潜在作用而成新药。例如有人研究确定西药D860具滋阴功效,D860可治疗西医药学概念的糖尿病,而阴虚决不仅有糖尿病,故试用于属阴虚证的老年慢性支气管炎者、男性精液液化迟缓而不育者,结果均具治疗作用。可见D860又可成为治疗此二病之新药。

综观,西药中药化可得单味中药,又得复方中药,还可得针对西医药学概念疾病的新西药即老药新用。更主要是这些新药均是具宏观及微观优势,呈现准确性与精确性相结合的药物,为当代新型药物,可见天地之广阔。

三、西药中药化的可行性论证及基本研究方法

中药的性能包括性味、归经、升降沉浮等;功效表述则以中医药对人体状况表述的对应术语表述,如滋阴、壮阳、活血、理气、清热解毒、软坚散结、舒肝平胃、治实秘或虚秘、治寒喘或热喘等。一种药物具备如上状况则可按中医药学理论使用而称中药。西药是完全能具备中药的如上内容而成中药。论据有:①从理论上讲,中西药均由化合物分子组成,作用的对象均为人体,故二者具物质和生物活性的同一性;②从历史上看,中医药学不断吸收非中药物质为中药,其中包括天然物和人工合成物、中国产和外国产的物质、混合物和单体化合物等,作为临床使用的西药,显然能被吸收为中药;③从反证上证明,西药亦能被研究成中药。因为中药可被研究成西药,如黄连、大蒜等能被研究成具抑菌消炎作用的西药使用;④从实践上表明,西药能具中药性能和功效表述。如在20世纪初出版的《医衷定中参西录》中,张锡纯视阿司匹林为辛凉解表药,且组成阿司匹林石膏汤应用于临床。笔者关于西药中药化的论点发表后,陆续有关于西药的中药性能和功效研究结果报道,如吕士选等研究利血平,其味甘、性凉,具平肝潜阳、清泄肝火功效,运用于肝阳上亢之头晕目眩和肝火旺头痛等。临床表明，对肝阳上亢高血压者有效，痰浊内阻高血压者无效。金亚城等研究头孢拉啶，其味苦性寒，具清热解毒、燥湿功能，适用于实热证的发烧、泻泄等症，临床表明，对实热证细菌感染者有效，虚寒证细菌感染者则不仅无效，且易致菌群失调的二重感染。

中医药学对中药性能和功效的确定，历来由临床研究完成，即对寒证具效之药，应为热药；若为脾胃虚寒者具效，归脾胃经；功效则应为温胃健脾等。西药中药化研究，亦应由临床研究，大体做法为：按西医药学诊断患者而选相应西药，在用药前后均作中医临床诊断，中医临床诊断的用药前后的变化，则为此西药的中药性能和功效的反映。据此而确定此西药的中药性能和功效，达中药化。

四、西药中药化研究前景及意义

西药中药化为新药研制的广阔天地，已如上述。其前景和意义不只于此，尚可：

1. 丰富和发展中医药学。增加中药品种数；因西药已具现代科学内容，从而得到现代科学化中药，即为实现中药现代科学化的另一途径；药物功效与人体状况对应，带动中医药学现代科学化；西药很大部分为人工合成物，故在一定程度上解决靠天吃中药的问题等。

2. 丰富和发展西医药学。西药中药化后，具宏观和微观优势，能准确性与精确性相结合地使用，从而可避免西药的不良反应；正如前述，因中药对“证”而用、西药对“症”而用，故可有指导地发现现有西药的潜在作用。正是西药中药化研究，可具体认识西药弊端，从而扭转西医药学为标准医药学和西药为最完善药物的误识，如此将会极大地促进西医药学的丰富和发展。

3·中西医药学结合研究的突破点。中西医学结合与中西药学结合，最终达到中西医药学结合。只有中西医学结合而无中西医药学结合，中西医学结合是难于深化和彻底的。中西医学结合研究几十年，突出成果为辨病与辨证相结合，即对西医药学概念的“病”再作中医临床的辨证分型，从而在疾病诊断上达到精确性和准确性相结合，但到底如何，应以药物应用来确证，但现有中药不对“病”，现有西药不对“证”，故难确证诊断结果。而西药中药化则能提供既对“病”又对“证”的药物，即体现中西药学结合，从而使得中西医药学结合得以根本性促进，可谓研究的突破点。

综观，西药中药化是可行的，为新药研制的广阔天地．更具多方面意义。此前景乃为中医药学在当代对世界医药学再作新贡献的所在。就药物而论，为新药研制新机制和医药经济的新增长点。只要耕耘，必有收获。

原载：《新世纪海峡两岸中医药》2001 版 P：204

医药学研究的重要领域——西药中药化

岳凤先

西药中药化的论点，自1982年公开发表已近二十年，在国内外已引起相当程度的反响。客观有些医药学界朋友，可能尚不知晓，或知之较少。甚至仍在误解中。为改变此种状况，更为了有更多朋友参与西药中药化研究，作为此论点的最初提出者的笔者，在此作个综合性简介。

1 西药中药化论点的中心内涵

何谓西药中药化？简单讲，就是将西药放到中医药学理论体系中进行研究，使其再具备中药的性能和功效表述，从而能按中医药学理论使用，即成为中药。如此的研究过程和结果，则称西药中药化。

西药中药化的论点，形成于20世纪70年代末，发表于80年代初。当初文稿约一万八千字，其中部分内容以“试论西药中药化”为题，发表于1982年的《医学与哲学》杂志第一期；其余内容又整理成文，题目为“医药学的未垦地——试论西药的中药特性和功效研究”，发表于1983年的《自然杂志》第十期。如上两文，构成西药中药化论点的总体内容。以后又陆续发表了一些相关文章，使得此论点逐渐充实和完善。

为什么要用“西药中药化”的提法呢？这有两层意思：第一，以往对中药所进行的现代科学研究工作，主流或称主体是站在西医药学角度，将中药研究成西药，即实为中药西药化。那么，站在中医药学角度，将西药研究成中药，自然应当称西药中药化。第二，将中药研究成西药，从而丰富和发展西医药学。如此，似乎中药的前景只能是被西医药学吸收，最后势必导致中医药学的消亡。针对此况，故用西药中药化，表明中医药学能吸收西药为中药，最终使中医药学得以丰富和发展。如上，为笔者用“西药中药化”提法的初衷。

在此文因何而讲西药中药化提法的初衷见？因为此论点公开发表后，陆续有朋友向我建议，若改变一下提法，可能更容易被人们接受，进而利于此论点传播。对此，此论点当初公开发表时已经考虑到，表现在此论点如何易于发表，即文章投到何类杂志易于公开发表。此论点之文，若投给中医药学类杂志，易被认为，中药就是中药，西药就是西药，化学药(指人工合成之药)怎么能成中药?！故难发表。认为中药和西药以天然产物和人工合成产物作为界定标志的观点，至今尚相当普遍，即可证明。此论点之文，若投给西医药学类杂志，易被认为，西药组成成分清楚，作用指标明确，再将其研究成中药，用四气五味来表述，模糊不清，实际是一种倒退！故难发表。持倒退观点者，虽然不会明讲，但现今对中药进行现代科学研究的主流，是将中药研究成西药，实际是认为西医药学和西药为标准和先进医药学和药物的真实反映。正是如上情况被考虑到，所以此论点之文，投到《医学与哲学》、《自然杂志》，因为这两刊物的编辑们，易站在中西医药学综合角度，即无偏见地考虑和处理相关文章，故易于发表。结果诚然。故至今仍不改初衷，坚持西药中药化的提法。因为此提法，即反映论点的实质,又具明显对比性,同时表述简练。

2 西药中药化论点的产生背景和提出

西药中药化论点产生背景是中药现代科学化的探讨。二十世纪六十年代初期,笔者怀着对中医药学的热爱和研究中药的愿望,开始了中药化学的研究生学习。在接触到中药的现代科学研究工作后,一个突出的事实摆在面前,即对中药进行现代科学研究的目的为:从中药得到具现代科学内容的西药,例如从中药麻黄中得麻黄素,从黄连中得黄连素,从元胡中得延胡索乙素(颅痛定)等。这类工作作为突出研究成果,因为它们均是能防治相关疾病的新药物。但另一种事实又得承认,这些新药物,只能接西医药学理论使用,即为新西药;中医药学对这类新药物,是无法使用的,客观也不用。如此,势必产生如下前景:所有中药都被如此研究,中医临床势必达无药可用状况,相继又势最后导致中医药学的消亡。而此却是与我对中医药学的热爱和研究中药的愿望相违背。一个不容回避的问题摆在面前:对中药进行现代科学研究,到底应将中药研究成什么样药物,即未来中药将是什么样药物?

关于未来中药将是什么样药物的问题,在研究生学习阶段难做深入探讨,后来又因"文革"起,正常科研工作已难进行,对此问题,只能存疑。七十年代初期,又能正式从事中药研究工作,故又开始思索和探讨此问题,时值全国提倡"四化",故产生中药应当现代化的想法,继之,探讨现代化中药的标志,现将结果简述如下:(1)仍具中药基本内容,可按中医药学理论使用,即仍为中药;(2)对中药基本内容给予现代科学的简述,包括物质和生物活性的两方面。进一步讲,所谓中药基本内容,包括:第一,药物本身性能的独特表述,即性味、归经、升降浮沉等;第二,药物功效以中医对人体状况认识所用术语的对应术语表述,如滋阴、壮阳、补气、养血、清热解毒、活血化瘀、软坚散结、舒肝平胃、治实秘或虚秘、治寒喘或热喘等:具如上两方面内容的药物,即为单味中药;第三,药物配合使用时,各药间关系主次有别,即按通称的"君臣佐使"关系组合。共同构成一个功效整体,施治于人,起到防治疾病的作用。具如上三点基本内容的药物,则可能按中医药学理论使用,故称中药。所谓中药基本内容的现代科学阐述,例如寒性药,其物质基础应为何,即到底哪些结构类型化合物具寒性作用;寒性作用,到底影响人体现代科学的哪些生理、生化、病理等指标的改变。再如清热解毒功效,到底哪些类型化合物呈此作用,此作用又是如何影响人体的生理、生化、病理指标的改变而达到的,等等。一个药物达到如上状况,则可称现代科学化中药,这就是未来中药。现代科学化中药标志又可简化为:(1)具中药基本内容:(2)具现代科学内容,如此两点,缺一不可。若缺(1),则不为中药;若缺(2),则为现状中药,均不定为现代科学化中药。

为获现代科学化中药,自然应从现有中药进行研究而得。突出的为现代科学的化学、药理学及其相互配合的研究。鉴于中药的绝大多数为得自动物体、植物体的药物,又几乎均为混合物,故查阅文献,以资借鉴。突出事例为人参的一本专著内介绍已得的近百种化合物;药理学文献达两千余篇。如此工作,用时达百年。但现时似不断有人参化学成分及药理学研究的新发现结果报道,表明其化学成分和生物活性仍未达现代科学阐述清楚的状况。于是,产生如下观念:从现有中药获现代科学化中药,实在是艰难和遥远的事。那么,是否还有其它途径的思路,由然而生。基于笔者乃为学西药出身,于此将现有中药、现有西药状况与现代科学化中药标志作概括对比:

现代科学化中药	具中药基本内容	具现代科学内容
现有中药	具中药基本内容	缺现代科学内容
现有西药	缺中药基本内容	具现代科学内容

获现代科学化中药的两条途径摆在面前:使现有中药和现有西药所具内容保留、所缺内容通过研究加以确定具备,均可得现代科学化中药。现有西药再具中药基本内容,那么就能按中医药学理论使用了,也就成了中药,这就是西药中药化,中药现代科学化的另一途径。产生如此论点的时间,已为二十世纪七十年代后期。

3 西药中药化的可行性论证

提出西药中药化论点后,要解决的关键性问题是,西药能不能具备中药的性能和功效表述,即西药中药化的可行性如何。结论是完全可能。论据如下。

第一,从理论上讲,不论中药还是西药,都是由化合物分子所组成,作用对象均为人体,即由化合物分子作用于人体而起到防治疾病的作用。这就充分表明,中药和西药二者具物质和生物活性的同一性,这就是中药能被研究成西药,同样,西药亦能被研究成中药的根本所在。

第二,从历史上看,中医药学丰富和发展的历史,就包括中药品种数的不断增加。而增加的中药品种,客观有如下来源和情况:有的原为民间药或外国药,有的原来都是非药物物质;有的为中国产的物质,亦有为外国产的物质;有的为混合物,但亦有单体化合物;有的为天然产的化合物,亦有人工合成的化合物等。单体又为人工会成的物质有机制冰片、砒霜等:外国产的如乳香、没药等。总观,连原本不是药物的物质,中医药学都可能将其吸收为中药;作为临床已在使用的西药,显然是能被中医药学吸收为中药的。

第三,实践上表明,西药确能具中药性能和功效表述。当初西药中药化论点发表时,作为实践的例证很少,更多是从理论上推导其可能性。能在当时查到的实践例证,在二十世纪六十年代初出版的《北京市老中医经验汇编》中,姚正平先生提到:考的松类西药,似一类阳性药,具有资助肺脾肾阳气的功效。在二十世纪前期出版的《医学衷中参两录》中,作者张锡纯认为阿斯匹林的中药性能和功效为——性凉、味酸,具辛谅解表功能。仅查到这两个实践例证。笔者关于西药中药化论点发表后,引起临床医师较多重视,陆续出现有关西药的中药性能和功效研究结果的报道,相关例证,容后专门介绍,这充分表明,西药确实具中药的性能和功效。

第四,从反证上说明,西药亦应具中药的性能和功效。近代,对中药所进行的现代科学研究的主体,则是将中药放到西医药学理论体系中进行研究,最终吸收中药为西药。或是单味中药被吸收为西药,如黄连作为抑菌消炎药;或复方中药被吸收为西药,如银翘解毒片作为治疗感冒的药;或是其中部分成分被吸收为西药,如当归芦荟丸中的靛玉红被吸收为抗癌药。既然中药能被吸收为西药,说明中药与西药具共同性能和功效内容。故西药亦应被吸收为中药,即西药亦应具中药性能和功效表述。

如上论据,能充分证明,西药中药化的论点能够成立,西药中药化可行。

4 西药中药化的基本研究方法

西药的中药性能和功效如何研究确定,只要明了中药性能和功效在中医药学理论体系中是如何确定的,也就清楚了。在中医药学理论体系内,中药的性能和功效是由临床研究而确定的:某药作用于人体,如果使寒证者得以治愈,热证者无效或中毒,那么此药为热性。若其对脾胃偏寒者效佳,表明其归脾胃经。若脾胃虚寒而致泻,用药后则能止泻,又表明此药具温阳止泻的功效。其它,亦然。这就是西药中药化的基本研究方法。

西药中药化研究,更基于西药已是法定药物,故更易由临床来进行研究。具体方案为:对患者进行西医药学诊断,并选用相应西药,在用药前后,对患者均作中医药学的诊断,那么中医药学诊断所见患者症状和证型的改变,即为所选用西药的中药性能和功效作用于患者的结果,据此而分析、归纳和确定此西药的中药性能和功效。例如,对细菌感染者,从西医药学讲,均可选用抗菌素A以治疗。但从中医药学诊断情况看,只是实热证之细菌感染者才产生疗效,对虚寒证之细菌感染者不仅无效,且产生不良反应。如此则表明抗菌素A为苦寒药,具清热解毒功效。若其对肠炎效佳,表明其归大小肠经。同时已表明,禁忌为虚寒证者忌用。如此,则抗菌素A的中药性能和功效基本得以确定,达中药化。

对如上的研究结果,还可再做进一步的确证性研究。例如,有人研究D860这一西药,其为降血糖药,对糖尿病患者有效,而糖尿病者从中医药学认识为阴虚症。可见D860具滋阴功效。中医药学的阴虚证者,不仅仅包括西医药学的糖尿病,尚有其它疾病。据此,有人试用于老年慢性支气管炎者和男性精液液化迟缓而致不育者,他们都属阴虚证者,结果表明,D860同样有效,进一步确证其具滋阴作用。

关于西药中药化的研究方法,还有三个问题需作说明。第一,动物实验方法的应用。作为药物性能和功效研究,在当代,动物实验方法的应用,往往被首先考虑。但基于西药中药化研究的特殊性,至今尚难作为基本研究方法。首先,西药已是法定药物,可以直接从临床研究其中药性能和功效,且结果比动物实验方法更直接和可靠。再者,至今完全与中医临床疾病相对应的实验动物模型尚少,难于作为基本研究方法加以应用。第二,文献研究方法的应用。鉴于西药已积累了大量实验和临床研究资料,尤其近三四十年来中西医结合工作的开展,西医临床使用的资料,在西药中药化研究中,应当尽可能利用,故文献研究应给予足够重视。因为文献研究结果,对西药中药化的临床研究,可能起到预见性的参考作用。例如,对可的松类激素防治疾病中所出现的不良反应,从中医临床角度加以防治时,采用滋阴之法而采用相应中药,往往取得较好治疗功效;这就表明可的松类激素西药具滋阴药相反的性能和功效,即为阳性药,温性,具补阳功效等。再如,有的抗生素对慢性细菌感染疗效不佳,对急性感染效佳。中医药学诊断,久病必虚,起码不能单独使用苦寒药;而急性感染者,多属实热证,既然具效,又表明此类药具苦寒之性味和清热解毒功效。如上研究结果,则可在其临床研究中,起到指导性参考作用。可的松类选择阳虚证和阴虚证、抗生素类选择实热证和虚寒证进行对比性研究,更易确定它们的中药性能和功效。第三,关于由中药化的西药按中医药学组成复方药物的研究。如果现时已将很大数量的西药进行了中药化研究,那么这方面研究工作较易进行,但在现时大量西药尚未作中药化研究的情况下,如何进行复方研究,却是值得深入探讨的问题。

5 具体西药的中药化研究举例

据不完全统计,大约有二十种西药进行了一定程度的中药性能和功效研究,均表明,西药的确能具中药性能和功效表述而达中药化。为了表明西药中药化的可行性,同时提供研究方法的参考,现将利血平和头孢拉定的具体研究情况,介绍如下。

利血平的中药化,是作为国家自然科学基金资助课题的一部分而加以研究的。吕士选等共选择不同年龄、不同发病期的高血压患者71例，接西医药学理论和要求，给予利血平治疗。在给药前进行症状、血压、舌质、舌苔、脉象等方面的诊断，证型分别为肝阳上亢型37例、痰浊内阻型12例、肝阳夹湿型8例、肝肾阳虚型7例、脾肾阳虚型3例、其它3例。在治疗中，对因严重副作用而无法坚持治疗者，在治疗后不统计其降压疗效，但仍分析其症状、脉象、舌苔情况，其余均按给药前诊断内容进行诊断，并且判定最后疗效和确定其中药性能和功效表述。结果如下。从血压变化情况看，肝阳上亢型高血压者，疗效非常显著；痰浊内阻型高血压者，则全部无效。中药性能和功效表述为味甘、性凉，归肝经，具平肝潜阳、清泄肝火的功能，可用于肝阳上亢的头目眩晕和肝火所致头胀头痛等症。阳虚和痰浊之患者忌用。

头孢拉定的中药性能和功效研究。金亚城等选择西医药学讲的细菌感染共103例。在给药前进行中医临床诊断，根据患者的舌质、舌苔、脉象、自我感知以及体温、血象检测（注：自我感知包括发热或畏寒、四肢冷或不冷、大便溏稀或偏干等）等，辩证结果为热证82例、寒证21例。用药后再进行中西医诊断，据此判定其中药功效及性能。热证者有效率98.7%，寒证者有效率23.8%，疗效差异显著，即 $P<0.01$。另一明显现象，凡舌苔黄减者效佳，薄黄苔者效差，薄净苔和光剥苔疗效最差。5例菌群失调致二重感染者均呈现在寒证的光剥苔或薄净苔的病例中。中药性能和功效归纳为：性味——苦寒，归经——肺胆膀胱，功能——清热解毒、化痰燥湿，主治——湿热证、痰热证、热毒证，尤适用于细菌感染性疾病而属热证者，对证虚者尤属虚寒证者慎用。

如上二药的中药化研究方法及情况，虽然有待深入和积累更多病例，但结果已能大体表明西药中药化研究方法及西药能具中药性能和功效的可行性。

6 西药中药化研究的意义

西药中药化研究，为医药学研究的新领域，其意义是多方面的，包括学术及应用、理论及实践、现时及长远意义，更涉及到医药学的科研、教学、医疗、生产、管理、法规等多方面，现择主要方面，分析之。

6.1 丰富和发展中医药学

第一，增加中药新品种，在中药品种数量上丰富和发展中医药学。常用单味中药约300至500种，现有西药就药典所载千余种，且多为常用西药，若均被吸收为中药，则常用中药品种大大增加。

第二，获得现代科学化中药之捷径，从质的方面丰富和发展中医药学。现有西药已具现代科学内容，对其中药性能和功效的确定，还是大有方便之处。可以设想：每种西药进行1000例的临床研究，基本可确定其中药性能和功效。因现在临床研究，可在医院进行，不仅病种和病例易于收集，医生与研究者间更可进行讨论，从而使资料充分，结果可靠，此种研究，由一名中医和西医为主合作研究，用3～5年时间，总可使一种西药的中药性能和功效得以确定。如此，则会在较短时间。用较小的费用，使得药典所载千余种西药均得到研究，如此再根据西药已具现代科学的物质和生物活性内容，可较方便地归纳确定中药共性的现代科学阐述，如那些物质结构类型呈寒性作用，寒性作用到底影响人体的哪些生理、生化、病理等指标的改变，其它亦然，从而达中药学的现代科学化。

第三，中药学的现代科学化，势必促进和带动中医学的现代科学化，进而实现中医药学的现代科学化，总体丰富和发展中医药学。这是因为药物的生物活性表述，实际是医学对人体的认识表述，故能丰富和发展中医药学。

6.2 丰富和发展西医药学

第一,提高西药使用的准确性。西药存在的毒副作用,早成世界性难题,对其原因的认识,至今仍停留在空泛的个体差异状况,客观讲,在很大程度上乃因西药使用没能考虑中医药学理论,即不对证用药所致。例如西医药学疾病的喘,从中医药学认识,起码可分"寒热虚实"四种证型,属四种病,应用四种方药治疗,西医药学只用一种平喘药,显然,必定有人不适用而致毒副作用,即准确性差。若某种平喘药被中药化后,再按中医药学理论使用,自然能提高其使用的准确性而避免毒副作用。

第二,有指导地发现西药的潜在治疗作用。所谓西药的潜在治疗作用,不仅在其中药化后能治疗中医药学概念的疾病,亦在于其中药化后能有指导地发现尚可能治疗的西医药学概念的疾病。西药按西医药学使用,用来治疗以"症"为主的疾病;中药按中医药学使用,用来治疗以"证"为主的疾病。西药中药化后,亦能按中医药学治疗以"证"为主的疾病。客观上,"症"与"证"内涵不同。西医药学的一种"病症"可分属于中医药学的不同"病证";中医药学的一种"病证",又可包括西医药学的多种"病症"。"病证"与"病症"的差异所在,正是西药潜在作用所在。例如前边举例的D860,中药化后表明具滋阴作用,故又用在慢性支气管炎及男性精液液化迟缓的不育症,若为阴虚者,同样具效。如此发现西药的潜在治疗作用,则远远优于目前西药新作用发现的盲目性和偶然性。

第三,明确西医药学的弊端。如上两点内容,足以表明中医药学的优势和西医药学的弊端,这却是在西药中药化后具体呈现的。然而至今,西医药学是作为先进而标准的医药学而存在着,如此,则难有较大的丰富和发展,只有明确不足,才会有较大发展。可见,西药中药化将会对西医药学的丰富和发展起到难于估量的巨大作用。例如,中医药学理论认为,"掌握寒热,八纲不混",此点具有相当广泛的实践指导作用。若疾病能辨别寒证或热证,药物能分清寒性和热性,则可使药物应用的准确性大大提高。但就是如此重要的中医药学理论性内容,西医药学则未予重视,更不要说吸收了。西药中药化后,若要使西医药学更好地使用药物,则必须承认弊端,克服弊端,从而促进西医药学的丰富和发展。

6.3 中西医药学结合研究的突破点

中西医学结合加上中西药学结合,中西医药学才能真正地结合,才能产生新型的医药学。只有中西医学结合而无中西药学结合,中西医学结合是难于深化和彻底的。以往仅有中西医学结合研究,并取得突出成就,即将西医药学概念的疾病再做中医药学的认识而分为不同证型,这就是通称的辩病与辩证结合诊断,无疑使对疾病认识深化,但这种认识的确切与否,则需用药物治疗取得相应疗效,才能证明。然而因为没有进行实质的中西药学结合研究而无既对病又对证的药物可供应用,故病证结合诊断的确切性,也就无从证明。所以,中西医学结合研究难于再深化。西药中药化后,能提供既对病又对证的药物,可使得中西医学结合得以深入,进而达到中西医药学结合。可见,西药中药化研究,是中西医药学结合研究的突破点。

7 西药中药化研究的前景

西药中药化研究的前景,大体可从如下几方面加以认识。

7.1 引起医药学的较大变革

西药中药化后,围绕如何认识和使用这类现代科学化中药,医药学必须要做较大变革,其中包括教育、法规等。如只有培养具中西两种医药学理论知识的人才,才能使用西药中药化后的药物;用药法规如药典要改写,要写入中药的性能和功效,才是现有西药的真实情况;医药学的管理若再分中与西,恐怕只能是多余乃至阻碍医学发展的模式了;药学科研若再简单研究中药成西药,只能是不适应医药学发展的研究工作了。应当是研究得到现代科学化的中药。

7.2 新型的医药产业的出现

西药中药化后,不仅可得到单味新中药,更可按中医药学理论组成新复方中药。如此从产品数量讲,将是极为可观的。因为现有几百种中药就可组成几十万种复方中药,这还不包括现今中医临床随时拟定的新复方中药;若现有西药中药化后,按中医药学所拟定的新复方中药,将会大大超过现有复方中药。如此则自然形成新型制药产业,成为国民经济的新增长点,同时在一定程度上解决靠天吃中药问题,相应,西药厂将成为新型制药产业的原料厂。

7.3 中药乃至中医药学由此而走向世界

中药走向世界,则应当为走向世界的药物是中药,并且是国外易接受的中药,西药中药化后的现代科学化中药,已具西药内容,国外可接受,又具中药基本内容,仍然是中药。故能走向世界,且为中药。正是中药走向世界,势必带动中医走向世界。为了更好地接受和使用西药中药化的药物,世界性的学习中医药学的高潮将会出现,中医药学在当代对人类健康再做新贡献的时代又将出现。

8 西药中药化研究现状的喜与忧

西药中药化论点自 1982 年公开发表至今,历时约二十年,其研究现状,可概括为喜与忧并存。

8.1 可喜的表现

西药中药化论点发表后,很快收到支持者的信函,有人形象化地比作“用外国人制作的子弹来消灭敌人”,更陆续有具体西药的中药性能和功效的研究报告发表,如肾上皮质激素类药物、阿托品、D860 等。如此又引起更多人关注和重视,引发出九十年代初期的讨论,如中医药信息报讨论一年有余、医学与哲学杂志讨论有七期,均是同时发表赞成与否定的两类观点的文章。但随着讨论的深入,更在有更多西药的中药性能和功效研究报告发表后,到九十年代中期,则难见否定观点之文章发表。如此表明,从认识方面,西药中药化论点的客观存在得到认可。此为可喜之一。可喜之二,到目前为止,粗略估计约有二十种以上的西药被不同程度地研究了它们的中药性能和功效。可喜之三,西药中药化研究课题,得到国家自然科学基金面上项目的中标资助。可喜之四,光明日报、科技日报等在 1992 年联合征文——《跨世纪的中国科技》,此论点成为多学科获奖的十七篇文章之一,并被收入周光召先生主编的《跨世纪的中国科技》一书。可喜之五,现国内已成立两个以西药中药化研究为重点的专业委员会,如中国水电医学科学技术学会成立了《临床药学与西药中药化专业委员会》。另一方面,西药中药化的论点和相关文章,亦引起国外的注意和重视,此为可喜之六。具体表现有:(1)中国中医研究图书情报研究所原所长吴伯平教授介绍,他到北欧和东南亚访问时,都有人问到西药中药化的情况,更提到欧美有战略眼光的医药学家也在重视西药中药化研究工作,这是基于他们久思而不得其解的问题——为什么按西医药理论和方法研制所得的西药回到临床应用而有人有效,有人无效,有人中毒?以往只是按个体差异来解释,但不解决问题,看起来确可能是没考虑西药的中药性能和功效,即不对“证”用药而致。(2)美国的一医学刊物转载了我发表在《中国中医基础医学杂志》的“试论西药中药化研究的意义”一文,更日本《中医临床》杂志约我写此方面之文章,我写文"西药中药化与中西药学结合",共七千余字,他们译成日文,全文发表。(3)韩国三星集团专邀讲学,内容就是西药中药化研究的现状与展望,总之,西药中药化研究正越来越受更多人注意和重视。

8.2 可忧之所在

国内对西药中药化研究感兴趣者确实在增加,并从事研究,但毕竟是处于分散、独立、业余状况下的研究,故难形成气候而有较大进展。尽管成立了专门的学术组织,但因经费所限,亦很难形成研究的核心和组织者,故亦难对西药中药化研究起到更大的推动作用。如此为可忧之一。可忧之二,尽管西药中药化研究已成不可回避的事实,但至今尚未得到行政部门的足够认识和支持。这固然是由多种原因所致,但此事实诚难称令人可喜之事。可忧之三,鉴于国外对西药中药化研究的注意和重视,现在最令人担忧的是国外先取得应用方面的进展,即按中医药学理论将中药化后的西药进行复方组合而成新药物,再转售各国,包括中国,若出现此种局面,实在是不如中国走在前边为好。

8.3 一点思考和建议

官方出面组织大型论证会,统一认识,将西药中药化研究推进到新阶段。

结语:只要耕耘,必有收获。西药中药化,是中医药学再放异彩和为人类健康再做贡献的重要所在。

原载:《国内外医药工业水平调研报告集》第十六集,PP:35

中药与西药的未来

岳凤先

中药和西药的未来,笔者之见,可简单概括如下:保留中药优势,克服中药劣势;保留西药优势,克服西药劣势;中西药学终将结合与统一,结合与统一的理论基础和核心内容,是中医药学。中药和西药的如上未来,乃为中、西医药学各自状况所决定,亦是客观要求所决定。准备从如下几方面加以论述。

一、中药和西药的概念内涵及其相应的优势与劣势

明确中药和西药的概念内涵及其相应的优势劣势,是探讨中药和西药未来的基础,故先论述。

(一)中药和西药概念内涵科学划定的原则

中药和西药分别为中医药学理论体系和西医药学理论体系内的概念,故其内涵的科学划定的基本原则,就是不能离开相应的医药学理论体系。主要包括两方面:第一,药物本身要具备相应体系的特征或称相应药物的性能表述,即具相应基本内容,从而能按相应医学理论使用;第二,药物只有按相应医学理论使用时,才能称相应概念,否则,不能称相应概念。

(二)中医药学理论体系的内涵及中药概念内涵与其优势和劣势

1. 中医药学理论体系的内涵

为了确定中药的概念内涵,首先应当明确中医药学理论体系的内涵,即具备哪些基本内容的医药学理论体系才能称作中医药学理论体系,因为这是确定中药概念内涵的基础和准则,笔者之见,中医药学理论体系的内涵为:以阴阳五行学说为基础;用脏腑,经络,卫气营血,三焦等表示人体的功能部位;以八纲—阴、阳、表、里、寒、热、虚、实来表示机体的功能状况,四诊的望、闻、问、切作为了解机体状况的手段;按辩证论治的原则,即确定机体的状况(包括病因、病位和病况)而采取相应的治疗或预防措施;若采用药物来影响机体的状况时(因尚可采取针灸、推拿、按摩等方法),要遵照理、法、方、药的程序,即根据机体状况,确定疾病机理—证型,选择相应防治法则如八法的汗、吐、下、和、温、清、补、消法的何种,确定基本方药类型,最后选择合适药物而施治于人,以达防治疾病的目的;在诊治的全过程中,始终坚持强调机体内因为主而又不忽视外因作用的防病治病观。具如上基本内容的医药学理论体系,则为中医药学理论体系。

2. 中药的概念内涵

中药概念内涵,应具备中医药学理论体系相适应的特征。具体包括如下三方面内容:(1)药物本身性能以中医药学独特术语表述,包括性味,即四气—寒、热、温、凉和五味—酸苦甘辛碱;归经,包括脏腑、经络、卫气营血等归经;升、降、沉、浮等。(2)药物功效以中医药学对人体状况认识的对应术语表述,如滋阴、壮阳、理气、活血、疏肝平胃、软坚散结、清热解毒、治实秘或虚秘、治寒喘或热喘等。(3)药物配合使用时,各药间关系,主次有别,即按通称的君臣佐使关系,又考虑药物间的反畏关系等,共同组成一个功效整体,施治于人,起到防治疾病的作用。具如上三点基本内容的药物,则可按中医药学理论使用,故称中药。若不考虑如上基本内容,而是考虑其他内容,进而按其它医药学或其它学科使用,则可不称为中药。总之,具中医药学术语表述的药物性能,功效和使用规律,并且只有按中医药学理论使用时,这样的药物才称中药。

3. 中药的优势与劣势

上述中医药学的内涵及中药概念的内涵已经表明其优势和劣势所在:优势在于,以宏观知识来认识人体、药物及两者关系,进而考虑人体的平衡即健康状况,其宏观到将人体、药物及两者关系放到宇宙大环境来考虑人体平衡,不仅包括自然因素,亦包括社会和心理因素,故所涉及的可变因素更多,更符合整体客观情况。所以,在防治疾病中,呈现着整体的准确性。例如用药物防治疾病时,药物较少呈现对人体的伤害,即毒副作用小。劣势在于,对人体、药物及两者关系从微观知识角度认识的缺乏。从物质角度看,不仅未达到分子水平,甚至细胞水平亦未达到,故对人体局部病变尤局部急性病,中医药学常呈力不从心之状。至于以现代科学的生理,生化,病理等微观指标表示的疾病,中医药学简直处于无能为力之状。如此,充分表明中医药学及中药的微观精确性差的劣势。简言之,中药的优势在宏观,劣势在微观。

(三)西医药学理论体系的内涵及西药概念内涵与其优势和劣势

1. 西医药学理论体系的内涵

为了确定西药的概念内涵,首先应当明确西医药学理论体系的内涵,即具备哪些基本内容的医药学理论体系才能称作西医药学理论体系,因为这是确定西药概念内涵的基础和准则。笔者之见,西医药学理论体系的内涵为:以现代科学的物理学,化学和生物学为基础;用直观所见(包括用各种放大倍数的显微镜所见)的实体来表示机体的部位;以组织形态,生理功能,生化变化的相应指标和术语表示机体的状况,并以此作为诊断标准和采取相应防治措施的依据;若采用药物来影响机体的状况的话(尚可采取非药物手法如手术,物理疗法等),主要考虑影响机体生理、生化、病理等指标变化的针对性而选用相应药物,施治于人,起到防治疾病的作用;在诊治的全过程中,始终强调外因对机体的作用,较少考虑机体内因的综合影响。具如上基本内容的医药学理论体系,则为西医药学理论体系。

2. 西药的概念内涵

西药概念内涵,应具备西医药学理论体系相适应的特征。具体包括如下三方面内容:(1)药物本身性能以其物理学和化学性质来表述,如是固体或液体,是酸性或验性,水可溶或不溶等。(2)药物功效则以现代科学的生理、生化、病理等微观指标表述,如降低血压、增强心肌收缩力、升高血醣、抑制细菌、增加白细胞等。(3)药物配合使用时,主要考虑各药间的物理学、化学、物理化学变化,如沉淀、分解、氧化、成盐等。至于生物活性,则主要考虑各药各自作用结果(包括拮抗和协同作用),而不是按一个功效整体使用于人,起到防治疾病的作用。具如上三点基本内容的药物,则可按西医药学理论使用,故称西药。若不考虑如上基本内容,而是考虑其它内容,进而按其它医药学或其他学科使用,则可不称西药。总之,具西医药学或称具现代科学微观术语表述药物的性能,功效和使用规律,并且只有按西医药学理论使用时,这样的药物才称西药。

3. 西药的优势与劣势

上述西医药学的内涵及西药概念的内涵已经表明其优势和劣势所在:优势在于,以微观的现代科学知识来认识人体,药物及两者关系,微观到很高程度,药物的物质基础可达分子乃至量子水平,药物的作用表述可用微小电变化,微小化学变化,微小组织形态变化的相应指标,故临床用药时,对局部疾病表现较高精确性,呈现较好治疗效果。劣势在于,对人体,药物及两者关系从宏观知识角度认识不够,甚至达到不予考虑的程度,例如人体感到发冷,喜热饮等,此乃为人体状况的反映,但往往在用药时不予考虑,故难保障临床用药时对人体整体的准确性,这乃为西药毒副作用难以避免的根源所在,充分表明西医药学的宏观准确性的劣势。简言之,西药的优势在微观,劣势在宏观。

二、中药现代科学化是时代的必然

中药现代科学化是时代的必然,也就是说,未来中药将是现代科学化中药,如此,才能保持优势,克服劣势,适应现代人和法规的需求,同时,中药及中医药学自身能得以丰富和发展。

1. 以微观知识为主体的现代科学构成时代特征的主体

近三四百年,尤其近百年来,以微观知识为主体的现代科学得以产生并得到长足发展,主宰或影响着医药学及药物,更左右着人们思维和对客观事物包括对医药学及药物的认知和接受。在此顺便提及,近几十年出现了以宏观知识为内容的现代科学,如系统论,控制论,模糊数学等,但尚未构成人们知识的主体和认识客观事物的主要依据,尤其在医药学领域甚至尚未得以利用。故所指现代科学仍然是指微观知识为主体的现代科学而构成的时代特征。

2. 时代要求中药实现现代科学化

中药的优势在宏观,劣势在微观。作为应用性很强的中药,就要面对现代的人和现代的药用法规,而现代的人,其知识结构的主体为现代科学,即从微观知识方面来认识和接受中药及中医药学,可见,现代人对中药的宏观优势不能认识,能认识的药物只能是微观知识表述的药物,而此又为中药的劣势,故中药面临的是难于被现代人认识和接受的状况,其优势也就难于发挥,故中药为了发挥自身优势,就必须克服自身的微观劣势,即再获微观优势,可见,必须实现现代科学化,此为时代要求之一。时代对中药要求之二,就是对现代用药法规的适应,而现代用药法规的制定,则以微观知识为依据,故中药延续到今天,若再仅为宏观优势,那是难以被现代药用法规承认,面临非法状况,故应再获微观知识,实现现代科学化。

3. 中药及中医药学自身的丰富和发展亦要求中药实现现代科学化

中药及中医药学自身丰富和发展的历史。就包括着不断吸收同时代其它学科所取得的成果,以往为宏观知识罢了。正是在宏观知识的范畴内,达到较完善的程度,若想再取得较大发展,仅在宏观知识范畴内,看起来,困难较大,近三四百年,中药及中医药学发展迟缓,尤其在中药方面更加突出。表现在现今临床用药方面。几乎难以与三四百年前没有较大区别,如此表明,中药及中医药学自身若欲取得较大丰富和发展,应当吸收微观知识以克服微观劣势,即应当实现现代科学化。

4. 现代科学化中药的标志

为获现代科学化中药,对中药应进行现代科学研究,包括化学,药理学,临床学,制剂学等多方面的现代科学研究,使之具备现代科学的微观内容。但应注意,将中药研究成具现代科学内容的药物,更具体讲,如西药样药物,是不是就是现代科学化中药,换言之,将中药研究成西药,是不是就是中药现代科学化?前已述及,西药仅具微观优势,不具中药的宏观优势,丢掉中药宏观优势的现代化,显然不是真正的中药现代化。如此,就摆在前面的一个问题,现代科学化中药的标志是什么?即一个药物具备哪些基本内容,才能称现代科学化中药?笔者之见,现代科学化中药应当仍具中药优势,同时克服微观劣势,即再获得微观优势,故具体标志为:(1)仍具中药基本内容,可按中医药学理论使用,即仍为中药;(2)对中药基本内容给予现代科学的阐述,包括物质和生物活性两方面,物质基础达分子乃至更小物质单位的表述;生物活性则达到以现代科学的生理、生化、病理等的微观指标和术语表述。如上(1)(2)两点,缺一不可:若缺(1)则不为中药,无从谈起宏观优势的保持;若缺(2),则仍为现有中药或称现状的中药,仍属微观劣势,只有(1)(2)均具备的药物,才为现代科学化中药。对现代科学化中药的两点标志,还可作进一步表述:其物质组成清楚,即明确其组成化合物的种类和数量;其作用,即可针对现代科学的生理、生化、病理等指标表述的疾病而使用(又可理解为能针对西药学概念的疾病而使用),又能针对中医药学的病征和证型来使用。换言之,用中西医结合的术语讲,未来中药将是对病又对证而使用的药物,如此状况的药物,能具中医药学的宏观优势,又克服其微观劣势,即又获微观优势,从而能准确与精确地来防治疾病。

5. 中药现代科学化的主要途径

为获得现代科学化中药,从字面就可理解,中药加现代科学,即对现有中药按现代科学化中药的标志而研究,就能得到现代科学化中药,一般来讲,应当如此,此为中药现代科学化的主要途径之一,具体如何研究,此处不再多述。应特别指出,客观运作,却非易事。以人参为例,对其进行现代科学的化学研究,历史超过百年,化合物已确定百种以上,但其现代科学的物质基础,尚不能说已经确定,表现有二:(1)不断有新化合物陆续发现;(2)已知物再混合,还不能等于人参。人参的生物活性研究,仅从药理学角度而言,所见人参专著所引文献,其数达几千篇;研究历史而达百年:不断有其新作用报导,如此可见,其生物活性仍不能达现代科学化。人参如上情况,固然与已往未从现代科学化角度进行研究有关,客观亦非易事。再以人参为例,为研究清楚人参所有成份,从植物化学发展水平看,是可能做到。但若真正运作,实有困难之处。如人参所含多醣类,蛋白质类等大分子,研究清楚其化合物种类和数量,诚非易事。再从药理作用研究讲,人参的中医药学功效,主为性温和补气,而这两个方面均指对全身作用的反映,若从微观进行研究,势必涉及人体各方面的生理、生化、病理指标的影响,如此工作量将很大,总之,从现有中药而获现代科学化中药,决非易事。

为获得现代科学化中药,除从现有中药这一途径而研究外,是否还能有其他途径?为此,先看下表:

现代科学化中药	具中药基本内容	具现代科学内容
现有中药	具中药基本内容	缺现代科学内容
现有西药	缺中药基本内容	具现代科学内容

如此表明,若使现有中药和现有西药保留所具内容,研究确定所缺内容,则均可得现代科学化中药。这就是获得现代科学化中药的两大途径——从现有中药和现有西药而得现代科学化中药。从现有中药而获现代科学化中药之难,已为上述。从现有西药获现代科学化中药,实际是研究确定现有西药的中药基本内容,那么它们也就成了中药。笔者于 1982 在〈医学与哲学〉杂志第一期以“试论西药中药化”为题,公开发表西药中药化论点,即研究确定西药的中药基本内容的过程和结果,称作西药中药化,此为获得现代科学化中药的另一途径。关于西药中药化的相关问题下述之。

三、西药中药化是克服西药劣势的最佳选择

未来的西药,应当是在保留微观优势,又克服宏观劣势,即再获宏观优势的药物,从而达到能被临床精确而准确使用的药物。那么如何才能达到?笔者之见西药中药化为最佳选择。

1. 西医药学克服西药劣势的艰难性分析

西药劣势的突出表现:毒副作用突出;新要研制困难,即周期长,花费大,又具毒副作用。为此,西医药学做了多方努力,但收效甚微。原因何在,在于西医药学理论体系自身,即以微观知识为基础。换言之,在于宏观劣势。西医药学若欲从微观知识角度克服西药劣势,势必需要对西药在机体内的作用作广泛的微观认识,进而总结出宏观内容,使得宏观劣势得以克服,即再获宏观优势。然而现实情况却是:人们现时对人体整体的微观认识还很不够。这从多方面可以证明,例如,很多疾病的病因从现代科学角度尚不能认识,更确切地讲,现代科学尚不能解释很多疾病的病因。在此情况下,若想使西药对人体作用的微观各方面均得以认识,可以说是很难的事情,甚至可以说是不可能的事情。故从西医学理论体系自身来解决西药的宏观劣势,类似于人们自已想提着头发离开地球一样的艰难。然而客观上又要求西药克服其宏观劣势。未来西药如何才能达到如此要求?只能从西医药学理论体系之外来寻找办法,起码现今是只能如此思考和操作。

2. 西药中药化是克服西药劣势的最佳选择

西药的宏观劣势克服,中医药学是可担当此任的。根据在于:(1)中医药学及中药具宏观优势;(2)中医药学和中药与西医药学和西药,都是用来防治人体疾病的科学和药物,两者具有内在的共同性。据此,自然会引出如下思路:若能使西药亦获得中药的基本内容,那么西药也就具备了宏观内容,而获得宏观优势,微观劣势得以克服。而正如前述,令西药在获中药基本内容的研究过程和结果,笔者称之为西药中药化。鉴于西药已是法定药物,在临床使用中,中医药学再给予其中药基本内容的认识和确定。对此,中医药学是有悠久历史和丰富经验的。尤其今日的中医可在医院进行研究,更具很多方便之处,故西药中药化是克服西药劣势的最佳选择。

3. 西药中药化的可能性论证

关于西药中药化的可能性,在前述中已有所提到,更在笔者以往相关文章中作过较详细论,为了此文的完整性和给新读者以方便,此处再做简要性论证,西药中药化是可能的。

第一,从理论上讲,中药和西药均由化合物分子所组成,作用对象均为人体,即均是用来防治人体疾病的药物,故两者具物质和生物活性的同一性。

第二,从历史上看,中医药学丰富和发展的历史,就包括中药品种的增加。新中药来源有:非药物物质或其它医药学的药物,如蒙药,印度药;天然物质或人工合成物质,如砒霜,冰片;混合物或单体化合物,如砒霜即为三氧化二砷,冰片即为右旋龙脑。如此表明,连不是药物的物质都能被中医药学吸收为中药,即能令其具中药基本内容,显然,作为临床已在使用的西药,是完全可能被吸收为中药,即中药化。

第三,从反证上表明,西医药学能吸收中药为西药,说明中药和西药具有共性,可见,西药亦应能被中医药学吸收为中药。近代,在此方面作了多类研究,包括中药的部分成分乃至单体化合物,单味中药,复方中药,均可被吸收为西药,故西药亦能够中药化。

第四,从实践上证明,西药确能具中药基本内容而达中药化。本世纪初期,张锡纯所著〈医学衷中参西录〉中,记有阿斯匹林为辛凉解表之性能,用来治疗外感风热之病证,且组成阿斯匹林石膏汤用于临床。六十年代出版的〈北京市老中医经验汇编〉载有姚正平医师关于对考的松的中药性能认识,"考的松类西药,似一种阳性药,具有资助肺脾肾阳气的功效。"笔者于 1982 年发表西药中药化论点后,陆续有具体西药的中药性能研究结果报导,且较多是临床研究结果。例如,利血平;性凉味甘,归肝肾经,具平肝熄风功能,临床表明,用于肝阳上亢高血压,具效;用于痰浊内阻高血压,不效。再如,头孢拉定;性味为苦寒,归胃、大肠、小肠经,具清热解毒功能。临床表明,用于实热证细菌感染者,具效;用于虚寒证细菌感染者,不效,且易致菌群失调的二重感染。

总之,西药中药化是完全可能的,从而使西药再具中药基本内容,克服其宏观劣势。

4. 西药中药化研究的基本方法

现代对药物性能、功效、毒性的研究确定,一般程序是先做动物实验研究,再过渡到临床研究,最后确定之。但作为西药中药化研究,若依此法来确定西药的中药性能、功效、毒性等基本内容,则具很大局限性,乃因现今与中医临床一致的实验动物模型鲜见。当然,此类方法不应完全排除应用。但也只能供作参考。

西药中药化研究的基本方法,应当是临床研究,乃基于如下两方面情况:第一,中医药学对中药基本内容的确定,历来是由临床研究来确定的,即根据药物对人体作用情况来总结,归纳确定,如对寒证有效,对热证无效或致毒性,那么此类药为热性。其它亦然。第二,西药已是法定药物,可在临床使用,在使用中进行研究,显然应允许。故具体研究方案和方法为:按西医药学理论和方法对患者进行诊断,并根据西医药学理论和西药基本内容,选择相应西药对患者进行治疗，在用药前后，均给患者进行中医药学诊断，那么，此西药所致中医临床诊断的变化，则是其中药性能、功效、毒性的反映，据此可确定其中药基本内容，使达中药化。前述的利血平，头孢拉定的中药基本内容，则是如此研究确定的。即利血平按西医药学理论，使用于高血压患者，客观仅对肝阳上亢高血压者具效；头孢拉定按西医药学理论，使用于细菌感染者，客观仅对实热证细菌感染者具效。如此，则使一药又获中药基本内容，即又获宏观优势，克服了劣势，增加使用的准确性，预防或根本避免了毒性作用对人体的危害。

西药中药化研究，使西药展现出美好的未来，相应意义却是多方面的，此处不准备详述，仅作如下提示：具现时和长远意义；具实践及理论意义；具社会效益及经济效益；具医药学意义和文化意义，一句话，为中医药学在当代对人类再做新贡献的重要所在，提高中华民族在世界声望的重要一举。

四、中药学与西药学结合与统一的理论基础和核心内容是中医药学

从前述的二三两部分的论述，已经表明中药和西药的结合与统一。因为中药的现代科学化，即现代科学化中药，体现着宏观与微观的统一；西药中药化，即中药化后的西药，体现着微观与宏观的统一，故均为共同内涵的药物，呈现着结合与统一。为深刻认识中药学与西药学结合与统一，故从第一部分的角度，再做些论述，即中药学与西药学结合与统一的理论基础和核心内容，是中医药学。

1. 中药学和西药学是能够结合与统一的

今天，中药学和西药的各自存在，是从不同角度对药物认识的结果，即从中医药学和西医药学分别认识药物的结果，但无论如何认识中药和西药，却具如下事实：中药和西药均由化合物分子所组成，作用对象均为人体。正如前述，中药和西药具物质和生物活性的同一性。正是此基础，中药学和西药学终将结合与统一。

2. 中药现代科学化的实现，就是中西药结合与统一的到来

中药现代科学化后，则具中医药学的宏观优势和现代科学的微优势，达到准确性与精确性的统一。获得现代科学化中药的另一途径，则是西药中药化，中药化后的西药，同样具备中医药学的宏观优势和保留西药已具的现代科学的微观优势，亦达到准确性与精确性的统一。可见，中药和西药在未来均可称作现代科学化中药，故中药的现代科学化内容，正是包括了现有西药的现代科学内容，从而体现着中西药的结合与统一。

3. 中西药学结合与统一的理论基础和核心内容是中医药学

中西药学结合与统一的理论基础和核心内容是中医药学，这从前述内容，已经充分表明，此处再从认识论和辨证法角度加以阐述。

中医药学及中药优势在宏观，西医药学及西药的优势在微观，认识论和辩证法表明，宏观包括并统帅微观，微观则用来阐述宏观，但决不能包括和统帅宏观。可见，具有宏观优势的中医药学及中药，必然作为中西药及中西医药学结合与统一的理论基础和核心内容，此种哲学和理论的认识，在实践中能得以表明，将中药研究成西药，尽管从表面看，现有中药又具备了现代科学内容，呈现着微观优势和使用的精确性，但因失去宏观优势，使用却难保准确性，又呈现了西药的弊端，如毒副作用的突出。若将西药中药化，即研究西药而纳入中医药学理论体系，则能在保留微观优势的同时，又获宏观优势，呈现着精确性与准确性，可见，中西药学结合与统一的理论基础和核心的内容，是中药医学。

至此，本文已可结束，因为已经论述清楚中药和西药的未来：保留中药和西药的优势，克

服其劣势，最终实现二者的结合与统一。具体讲，保留中药的宏观优势，克服其微观劣势，实现途径为中药的现代科学化；保留西药的微观优势，克服其宏观劣势，实现途径的最佳选择是西药中药化，最终使现有中药成为能准确而精确使用的药物；现有西药成为能精确而准确使用的药物。正是由于未来中药和西药，均为宏观与微观优势兼具药物，能成准确性与精确性共有药物，中西药及中西医药学得以结合与统一。如此的中药和西药的未来，尽管终将实现，但现今在走向中药和西药未来的道路中，还存在很多误识，故有必要使此文再作延长，即再讲如下的第五个问题：

五、中药和西药向未来发展过程中应澄清的几种误识

现在有些误识，正在阻碍着中药和西药向真正的未来发展，对此，若不澄清，中药和西药真正未来的到达，将会延缓。现择几种主要误识，加以剖析，以达澄清。促进中药和西药真正未来的早日达到。

1. 西医药学是标准医药学，西药是标准药物。

西药是标准药物是基于西医药学是标准医学的观点，此种观点，虽然鲜见明言，但多方面的表现，却是基于此种观点。首先，认为西医药学是先进的医药学，在医药卫生、医疗保健等多方面的标准是依西医药学相关内容而制定；第二，西药为标准药物，只有将中药研究成西药，才是正常，才是方向。据此观点，在新药研制认可方面，即新药评审内容方面，只有将中药研究成新西药的内容要求，而无将西药研究成新中药的内容要求。如上的认识或称观点以及实际表现，实在是对中西医药学和中西药的误识。此类误识，近些年在中西药关系方面表现更为突出。之所以称视西药为标准药物为误识，正如前述，中药和西药各有优势和劣势。如此的误识，势必仅承认和坚持西药的微观优势，而不需克服宏观劣势；对中药则重视劣势的克服，而不顾宏观优势的保持，结果只能是中药和西药真正未来的不能实现。现今，从中药及中医药学来讲，危害更大，以西药为标准药物，将中药研究成西药，势必致中药临床无药可用，(因西药尚不能按中医药学理论使用)导致中医药学的消亡。那种一边讲中药重要性，一边却将中药研究成西药的作法，实质是从中药角度来消灭中医药学。不管具体人的主观愿望如何，只要如此作为，客观效果定然如此。

2. 微观知识构成的知识体系才为科学

微观知识构成的知识体系才为科学，此种观点本身就是对科学的误识，更是视西医药学为标准医药学，视西药为标准药物的误识的理论基础，因为西医药学和西药是以微观知识为主体的现代科学为基础。

微观知识构成的知识体系是科学，宏观知识构成的知识体系同样是科学，按现代观点，一门精密的科学必须备三条标准：(1)正面精验累积；(2)概念陈述的单一性；(3)经验资料的严格、合理的综合即系统化。仅符合(1)，则为原始科学，仅符合(2)(3)，则为伪科学。正面经验是任何知识体系科学性的必要条件，因为只有正面经验才能在必要时予以重复和验证。科学是应能重复和验证的。这一点中医药学和中药是极为突出的，翻开中医药学典籍，几乎记载的都是如何用药物(尚有其他方法)治好疾病的内容：实践中药物的作用如地黄滋阴，人参补气确能重复和验证。陈述的单一性，中医药学及中药亦很突出，每种概念是有其限定内涵的，例如药物的寒性或热性，疾病的热证或寒证，辩证论治的理、法、方、药等，均有特定内涵。至于经验资料的严格、合理的系统化，中医药学及中药更是具备。因为中医药学有理论，有实践；理论指导贯践；实践丰富和发展理论。对中医药学的科学性问题，德国学者 M·

波凯特(Manfred Porkert)曾言“中医一让我说出来叫你们大吃一惊——除了还有一点原始科学和伪科学残馀外,大部分属精密科学。”可见,以宏观知识构成的中医药学及中药,是科学和具科学性的药物。

宏观知识或微观知识构成的相应知识体系均为科学,即中医药学和西医药学均为一门医药科学,各有优势与劣势,这才是正确的认识,才有真正的中药和西药的未来——准确性和精确性共具药物。

3. 中西医结合是中药现代化必由之路

所谓中医结合是中药现代化必由之路,这就意味着中药现代化应当在中西医结合之后,如此认识,恐不尽然。在一种医药学理论体系内,应当是医学和药学两大方面有机结合,两者关系应当是即有区别,又密切关联。区别在于各有侧重,医学是以人体状况的认识——诊断及药物的选用为主要的对象;药学是以药物为主要研究对象,侧重于药物功效确定及制备;关联在于相互依存,相互促进,决不是彼此可包含或替代的关系。如此可见,中西医学结合可促进中西药学结合的实现,决不是中西药学结合一定要等到中西医学结合后才能做起。正是中西医结合是中药现代化必由之路的认识或称观点,那么,中药现代科学化的单独研究工作可放后,形成今天中药现代科学化滞后的局面,不能不说与此认识密切相关。也就是说,今天的中药和西药仍处各自优势和劣势状况,没能出现宏观与微观相结合的药物。

好在现今中西医学结合取得了较大进展,即达辨病与辨证结合诊断,呈现着微观优势与与宏观优势的结合诊断。如此,要求与此相适应的药物,促进中西医药学结合。如果当初不是如此认识,即中药现代化必由之路为中西医结合的话,中西医药学结合会早日实现的。客观讲,若中西药结合先行,可能更利于中西医药学结合的实现,因为药学较易于研究,同时基础较好,药物的功效,客观表述着医学内容。未来中药和西药具备宏观及微观优势后,势必促进中西医学结合,最终实现中西医药学结合。

4. 中药是天然药物,故中药毒性小

首先应明确,药物是指制剂,制剂前的与药物相关物质,只能是原料。再者应明确,天然药物乃指药物组成的化合物,是由动物,植物机体制备,或者为宇宙自然存在之物,如矿石等。最后应明确,由天然产物再制备的物质,并不能简单再称天然产物。

根据如上共识,再看中药到底有多少是天然药物。中药制剂由中药饮片制备而成,中药饮片由中药材或称中药生药制备而成。很多中药饮片是由中药材经热、水、酸等处理而得,处理过程会发生成分的改变,如熟附片是附子制备的生附片加热加水处理而得,内中产生乌头硷的水解,故熟附片不能再简单称作天然药物。更很多炒炭类而成的中药饮片,显然更不为天然药物。由中药饮片再制成中药制剂过程中、更多还会发生内中成分的变化,不为天然药物了。真正是天然药物的中药,仅剩如麦冬口含,生附片及生大黄片等的直接使用者等为天然药物,为数极少;故不能由少数中药为天然药物而统称中药为天然药物,还是如前述,中药为中医药学理论体系的药物之认识为宜。

视中药为天然药物。对其进行现代科学研究,则不必再顾及其优势保留及劣势克服,更不会想到将人工合成的西药再中药化,使之再获宏观优势,克服微观劣势,即不会有中药和西药的真正未来。

至于中药毒副作用小或少而归于中药为天然药物,更非事实,纯属误识。上述中药为天然药物,以属误识。中药毒性大小,乃由中医药学理论决定,按中医药学理论和用药规律使用，则毒副作用小或少，否则，则不小或少。例如桂枝，本为毒性小之药物，但有“桂枝下咽，阳证以亡”之谓，因此为热性药，若用于阳证，属不对证，毒大。在此特别强调一下，当今在很多情况下将中药当西药用，而不顾中医药学理论而按西医药学理论使用所出现的毒副作用，都归罪于中药，是不公正的，客观乃为西药毒副作用。正是这种归罪，使人误认，避而不用，限制使用，此况多有报道，如此难有中药的真正未来到达。

5．其它误识

还有很多，如中药科学化，中药能卖出去的国际化等等，不再一一列举和剖析了。

小结几句，结束此文：中药的优势，在于理论体系——中医药学；中药的劣势，在于技术方法——现代科学；西药的劣势，在于其理论体系——西医药学。未来的中药和西药，保留现有优势，克服现有劣势，达到宏观与微观均具，准确性与精确性并有的新型药物，实现结合与统一。未来中药和西药的结合与统一，理论基础和核心内容是中医药学，前提是中药的现代科学化。故可预见，二十一世纪的世界药学，将是中药学占主导地位的药学，此乃为中医药学在当代再对人类健康和世界医药学做出新贡献的重要所在，进而成为大大提高中华民族文化在世界的地位的扬眉吐气之举，此为中国医药学工作者的历史使命和重任，任重道远，愿与同道携手共进。

原载《台北医学大学药学系迎新专刊》药学专栏，2001

中西医并重、共同发展、相互补充

岳凤先，周　硕

在我国突出存在中医药学和西医药学独特国情的情况下，如何摆好中西医药学的关系，是能否保障中医药学持续丰富和发展的重大问题。对此，江泽民主席作出了明确的论述：“中西医并重、共同发展、相互补充”。这是中医药学丰富和发展的重要保障。

一、“中西医并重”的前提是承认中西医药学各为一种医药学理论体系

作为一种医药学理论体系，中医药学不仅和西医药学一样，更具有独特的地位和作用。中西医并重，就要在政策、法规和具体工作等多方面加以体现，决不能以一种医药学为标准医药学的认定为基础。然而在现实中，以西医药学为标准的医药学的认识在一些方面却有程度不同的反映。仅就中药现代化及由此引发的新药研制来看，现行的新药评审内容却仅有将现有中药研究成西药的要求，而无将现有西药研究成新中药的评审内容，更不要说具体要求了。在以西医药学为标准药学认定的情况下，是难能有“中西医并重”的。如果承认中医药学和西医药学均为一种医药学理论体系，那么，就也应当有将西药研究成新中药的评审内容和要求。客观地讲，中医药学若能吸收现有西药为中药，则中医药学将会有较大的丰富和发展。

二、“共同发展”的体现在于坚持中西医药学各自的理论体系

中医药学丰富和发展的主体力量,应当是中医药学人员;西药药学丰富和发展的主体力量,应当是西医药学人员。当今,中医药学丰富和发展的突出所在,是实现现代科学化。由于中医药学在我国的独特地位和作用,一些西医药学人员愿为中医药学的丰富和发展作出贡献,这是大好事。但是,现实不能不承认,有些西医药学人员出于为丰富和发展西医药学而吸收中医药学的一些有益内容,例如吸收中药或从中药获得新西药,但若将此说成是中医药学的丰富和发展,实质却成了以西医药学的丰富和发展来代替中医药学的丰富和发展。显然,这就不是"共同发展"的问题了,此情况在强调中药现代化的今天,还是容易见到的。例如,西医药学人员从中药麻黄中得到西药麻黄素、从中药黄连中得到西药黄连素、从中药青蒿中得到西药青蒿素等,就被有人称作中医药学的丰富和发展的认识。客观上讲,麻黄素、黄连素、青蒿素等,至今尚不具备中药内涵,还不能按中医药学理论使用。若相应的中药麻黄、黄连、青蒿等都如此发展,中医临床将无药可用。可见,离开中医药学理论体系来谈中医药学的丰富和发展,只能是中医药学的消亡,根本谈不到中西医药学的"共同发展"。

为了确保中西医药学的"共同发展",对中西医药学人员作个大体界定,是有益的。所谓中医药学人员,决不能以中医药院校毕业、在中医药机构工作年限为界定标准,而应当是这样一类医药学工作者:承认并坚持中医药学理论,即用中医药学理论指导自己实践,在实践中丰富和发展中医药学。对西医药学人员界定也是以西医药学理论为标志。离开中医药学理论的人员来丰富和发展中医药学,中医药学很难达到与西医药学的"共同发展",中医药现代化的历史使命是很难实现的。例如中药现代化,实质和根本在于得到具现代化科学内容的中药,即仍可按中医药学理论使用。否则,无从谈起中药现代化,充其量是中药西药化。

三、"相互补充"的根本在于正确认识中西医药学的各自优势和劣势

中西医药学之所以应当和能够"相互补充",根本在于各有优势和劣势。对此,应有正确认识,从而保持优势、克服劣势,进而达到"相互补充"。具体地讲,中医药学的优势在宏观,劣势在微观;西医药学的优势在微观,劣势在宏观。认识论表明,宏观认识客观事物,能够保障对客观事物整体认识的准确性,但难于保障对客观事物局部认识的精确性;微观认识客观事物,能够保障对客观事物局部认识的精确性,但难于保障对客观事物整体认识的准确性。从使用药物角度讲,人们希望药物能准确而精确地起作用,即安全有效。但现状中药的难于精确和现状西药的难于准确却是客观现实。例如现状中药难于针对现代科学的人体微观指标变化而使用,现状西药难于避免对人体的不良反应,即为明证。为克服中西药的以上不足,中药应当吸收现代科学的微观内容而实现现代科学化。鉴于西医药学是以微观为主的现代科学作基础,即属于现代科学的一部分,故中药应尽可能吸收其内容以弥补不足。西药则应再获宏观内容,因为中医药学的优势在宏观,故西药可再获中药基本内容的表述而成中药,进而亦按中医药理论使用,从而弥补西药之不足。如上所述,则达中西药的"相互补充",即准确、精确,安全有效地用药,那么,全新的药物乃至药物学则会应运而生,中医药学为人类健康将会再做新贡献。

原载:《前进论坛》2001(12):18

编 辑 说 明

本论文集主要选辑了中国中医研究院中药研究所2001年度的中药科技研究论文和就当前中药研究动向所写的部分述评、综述及参加国际学术会议论文共136篇。内容涉及本草、资源与植物、制剂、化学、药理、临床、综述等。书中文章题目和署名均按原文发表的形式收录。为便于查阅,编排了中文与英文两种目录。通过本书,读者既可以了解中国中医研究院中药研究所的科研工作概貌,也可以部分掌握当前中药科研的动态和进展。本论文集的编辑工作由中药研究所学科建设处承担。英文目录审校:李晓明。由于缺乏编辑经验,遗误之处在所难免,敬请读者指正。